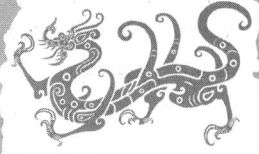

中医优势病种古籍文献挖掘丛书

腹痛

主编 刘毅

全国百佳图书出版单位
中国中医药出版社
·北京·

图书在版编目（CIP）数据

腹痛 / 刘毅主编 . -- 北京：中国中医药出版社，

2025.4. --（中医优势病种古籍文献挖掘丛书）.

ISBN 978-7-5132-9419-5

Ⅰ . R256

中国国家版本馆 CIP 数据核字第 2025GQ2876 号

中国中医药出版社出版

北京经济技术开发区科创十三街 31 号院二区 8 号楼

邮政编码　100176

传真　010-64405721

河北品睿印刷有限公司印刷

各地新华书店经销

开本 787×1092　1/16　印张 38.75　字数 883 千字

2025 年 4 月第 1 版　2025 年 4 月第 1 次印刷

书号　ISBN 978 - 7 - 5132 - 9419 - 5

定价　159.00 元

网址　www.cptcm.com

服 务 热 线　010-64405510

购 书 热 线　010-89535836

维 权 打 假　010-64405753

微信服务号　zgzyycbs

微商城网址　https://kdt.im/LIdUGr

官 方 微 博　http://e.weibo.com/cptcm

天猫旗舰店网址　https://zgzyycbs.tmall.com

如有印装质量问题请与本社出版部联系（010-64405510）

《腹痛》编委会

主　编　刘　毅

副主编　任玉兰　文愈龙　刘辰昊

编　委（按姓氏笔画排序）

司龙飞　朱俊龙　刘文平　祁嘉文

苏　悦　李耀光　吴　曦　张　怡

张会择　郝宇乐　秦永乐　唐健元

黄兴贵　敬海洋　蒲玥衡

前　言

中医药古籍承载着数千年来积累的理论知识和临床经验，赓续着中医药学的血脉，是中医药传承创新发展的源头活水。加强中医药古籍保护、研究与利用，对于传承学术精华、促进原始创新、弘扬中华优秀传统文化具有重要意义。

党和国家高度重视中医药事业发展，大力支持开展中医药古籍普查、整理和研究。习近平总书记强调，要加强古典医籍精华的梳理和挖掘。国家中医药管理局深入学习贯彻习近平总书记有关重要指示精神，将中医药古籍工作摆在中医药传承创新发展的重要位置，系统谋划和实施了一系列中医药古籍抢救保护、整理研究和出版利用重大项目。2010 年，启动"中医药古籍保护与利用能力建设项目"，历时八载，整理出版中医药古籍 417 种，编纂集成《中国古医籍整理丛书》。2018 年，会同文化和旅游部组织实施《中华医藏》编纂项目，保存、传承、整理和利用 2289 种传世医籍，为中医药事业踵事增华。

开展面向中医药优势病种的中医药古籍文献专题挖掘、整理和出版，是中医药事业发展和中医临床诊疗水平提升的重大需求。2020 年，国家中医药管理局设立中医药古籍文献传承专项，以国家重大疾病防治需求为出发点，结合已开展的中医临床研究成果，选择 40 个中医优势病种作为研究对象，建立中医药古籍文献专家与重点病种临床专家双牵头的工作机制，进行系统的专题挖掘整理，结集为《中医优势病种古籍文献挖掘丛书》出版。

此次整理出版以疾病为中心，从中医药古籍入手，在全面搜集整理与归类总结的基础上，撷取精华，条分缕析，列为病名源流、病因病机、证治条辨、治则治法、方药纵横、外治集萃、预防调护、医案医话等章节。通过全面系统的文献爬梳、归纳总结和学术研究，探究不同地域、不同时期疾病名称的演变过程及差异，审视古代医家对该病病因的认识及病机理论的发展，拓展某一疾病的中医证型辨证要点和治疗方法，探讨古代医家的治疗原则和具体治法的应用要点，梳理历代医家治疗该病的常用方剂和药物，总结归纳辨证与治疗的规律性认识，为深入理解疾病本质提供更多视角，为中医临床诊疗提供文献支持。另外，还收集了与此疾病相关的针灸、推拿、贴敷、膏摩等外治方法，以及预防措施和调养经验，丰富了疾病治疗手段，为治未病提供参考。

本丛书是对 40 个中医优势病种古籍文献的全面梳理和系统结集，也是中医药学术史和与疾病斗争史的一次系统回顾。通过对某一病种的中医药古籍文本从源到流进行系统梳理，不仅可以溯源疾病认知，明晰疾病的学术流变，也可以为中医临床提供优势病种全面、完整的古代文献资料，开拓临证治疗思路，提高临床疗效。同时，在全面总结历代医家理论和经验的基础上，深入探索证治规律、用药思辨，为创立新说提供有力支持与佐证，进而推动中医理论的进步与发展，促进中医药学术传承精华、守正创新。

中医药古籍文献传承工作项目管理办公室

二〇二四年七月

腹痛

编写说明

本书在编写过程中利用了《中国古医籍书目提要》《中国中医古籍总目》《中国医籍大辞典》《中华医典》等书籍与数据库，在现存的 7000 余种古籍中确定用于检索"腹痛"文献的古代书目，制订书目纳入类别和原则，确定"腹痛"古今中医文献的选书范围并收集整理资料，保证资料收集的系统性、全面性与权威性，并形成了"腹痛古代文献检索书目表"。基于书目表，我们进一步利用《中华医典》光盘数据库、超星读秀电子图书馆、纸质古籍，制订文献检索、文本复制粘贴、内容校对、文本标点的规则，以及文献汇编、类编的规范与流程，并最终形成了"腹痛"文献检索、汇编与类编操作规范及"腹痛的历代文献汇编"编写体例和样稿。

在确定书目范围后，项目组进行了三次检索，遵循传统类书编纂方式，以病证为纲，对收集到的历代"腹痛"文献资料进行筛选、编次。第一次检索围绕"腹痛"有关症状如"痛""疼""坚""急""猝"等，有关病位如"腹""肠""脐"等，有关病类如"瘕""风""毒"等展开内容检索；第二次检索补充特殊病类如"淋""疝""癖""积"，以及"疠"等特殊症状表现，力求详尽无遗；第三次检索主要去除重复、多余和意义不大的内容。同时，项目组制定了类编格式与标准，涵盖内容、作者、出处、书目版本、章节、时代等，并形成了《腹痛文献内容汇编》稿（34644 条，5700 万字左右）。本书内容类目按照病名源流、病因病机、证治条辨、治则治法、方药纵横、外治集萃、预防调护、医案医话进行分章，结合古今研究成果梳理各类目源流沿革，深入挖掘分析，按照症状、部位、疼痛程度等分别命名归纳，收集有价值方剂 400 余首，药物 300 余种，基本详尽覆盖各个章节的提示内容。

现就校勘整理的有关问题进行如下说明：

1. 凡底本中的繁体字，均改为规范简化字。为适应横排版的需要，原书表示文字前后之"右""左"改为"上""下"。

2. 采用现代标点方法，对原书进行句读。

3. 凡底本中俗体字、异体字、古字均以现行规范字律齐，不出校。

4. 凡底本中字形属一般笔画之误，明显形近误字，予以径改，不出校。

5. 凡底本中引录他书文献，虽有删节或缩写，但不失原意者，不改动原文，以保持底本原貌。

6. 对古籍中有残损、缺漏或难以辨别的字词，若不能准确辨别其内容，以□标注。

7. 对引用的古籍文献，在前期版本筛选明确的情况下，不单独就版本、馆藏信息作标注。

《腹痛》编委会

2025 年 5 月

目录

腹痛

腹痛

目
录

·5·

腹痛

腹
痛

第一章

病名源流

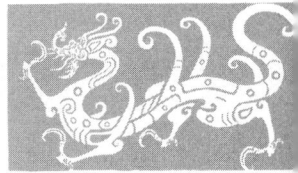

早期涉医出土文献的腹痛记载

从早期的涉医出土文献资料来看，彼时"腹痛"多以症状出现，用于支撑相关病种的描述。其可用于直接笼统描述腹部的不适，如"腹不安"。余则涉及病种，如"腹瘕""溏瘕""蚟瘕"等瘕证与肠澼、经络病证等。病证性质以积聚证和肠道病变为主，涉及疼痛病位有少腹、肠，疼痛表现及位置有痛而掣腰、少腹痛、肠痛。

伴随症状包括数言（谵语）腹瘕，便溏、里急后重、食谷不化溏瘕，下脓血、刺痛痔瘕，腹热蚟瘕，肠鸣、腹肿大水瘕，小便不利、溺而不畅字瘕，腹膨大、痛如虫啮蛊瘕，触及积块、不利饮食、呼吸承瘕。

一、甲骨文疾病资料记录

《殷墟文字乙编》（编号 2340）：贞，疾拊宠。

意：按摩治疗腹痛。

《续甲骨文编》：癸酉卜，争贞，王腹不安，亡延。

二、老官山汉墓医简

《天回医简·释文注释·脉书下经》：

腹瘕：痛而挛腰□之劳，稍行劳也，笄瘕之□气也，不死，数言。

溏瘕：腹痛，善窘之□出黄而糜，不亟之后，即恐遗之。

痔瘕：少腹痛，时下脓血，久肠澼之所产，笄瘕。其发如有刺者，类肠澼痛之状。

蚟瘕：时痛而腹热，类苦母。

水瘕：鸣窒窒淖淖，其征如黿，以周腰，其痛也，类赤蚟。

字瘕：少腹痛，少下而不快，类小水。

蛊瘕：其痛也，如有贯之，哐哐如有□之，其征如蝉如蛊。

·3·

《治六十病和齐汤法》:

承痕: 治心腹承痕, 字余病, 少腹痛, 此皆有积, 按之应手, 妨食, 及暴血在心腹, 及气暴上, 腹盈, 妨息者。

三、张家山汉简

血痕: 在肠中, 痛, 为血痕。

溏痕: 在肠中, 痛, 左右不化, 泄。

肠澼: 在胸, 有脓血, 纂、髀、尻、少腹痛, 为肠辟。

四、马王堆医简

《足臂十一脉灸经》:

足太阴脉: 出大指内廉骨际, 出内踝上廉, 循胻内廉, 上膝内廉, 出股内廉。

其病: 病足大指废, 胻内廉痛, 股内痛, 腹痛, 腹胀, 复□, 不嗜食, 善噫, 心烦, 善肘。诸病此物者, 皆灸足太阴脉。

阳明脉: 系于胻骨外廉, 循胻而上, 穿膑, 出鱼股之廉, 上, 穿乳, 穿颊, 出目外廉, 环颜。

是动则病: 洒洒病寒, 喜伸, 数欠, 颜黑, 病肿, 病至则恶人与火, 闻木音则惕然惊, 心荡, 欲独闭户牖而处, 病甚则欲登高而歌, 弃衣而走, 此为骭厥, 是阳明脉主治。

其所产病: 颜痛, 鼻鼽, 颔颈痛, 乳痛, 心与胠痛, 腹外肿, 肠痛, 膝跳, 跗□□, 为十病。

传世古医籍病名记载

一、按部位命名

腹痛部位区分及相关病症名类确定，多以发病或症状出现的位置为依据。以全腹为总括，又以脐为"大腹""少腹"的划分标志。《素问·脏气法时论》提出大腹、小腹之别。《医会元要》中言："脐之上为大腹。"《针灸逢源》直言腹痛三部的病理特点，即"腹痛有三部，大腹痛者属太阴脾，当脐痛者属少阴肾，小腹痛者属厥阴肝及冲任大小肠"，并指出"各有七情之发，六气之害"。《针灸逢源》在三部分类框架下将腹痛又细分为偏上腹部、环脐部、偏下腹部和皮部。偏上腹部包括心腹痛、大腹痛、胸腹痛、脘腹痛、胁腹痛；环脐部包括绕脐痛、环脐痛、当脐痛、脐腹痛、脐下痛；偏下腹部包括小腹痛、少腹痛；皮部包括腹皮痛。

（一）偏上腹部

1. 心腹痛

《中藏经·卷上·论心脏虚实寒热生死逆顺脉证之法第二十四》：心气盛则梦喜笑及恐畏；邪气客于心，则梦山丘烟火；心胀，则心烦短气、夜卧不宁，心腹痛，懊憹，肿，气来往上下行，痛有时休作。

《中藏经·卷下·疗诸病药方六十道》：尸厥者，谓忽如醉状，肢厥而不省人事也。猝痛者，谓心腹之间或左右胁下痛不可忍，俗谓鬼箭者是。

《四圣心源·卷六·杂病解中·腹痛根原》：凡心腹疼痛，率因水寒土湿，木气郁冲所致。

《诸病源候论·卷之六·解散病诸候·解散心腹痛心懔候》：膈间有寒，胃脘有热；寒热相搏，气逆攻腹乘心，故心腹痛。其寒气盛，胜于热气，荣卫秘涩不通，寒气内结于心，故心腹痛而心懔寒也。其状心腹痛而战懔，不能言语是也。

《诸病源候论·卷之十六·心腹痛病诸候·心腹痛候》：《养生方·导引法》云，行大道，常度日月星辰。清净以鸡鸣，安身卧，漱口三咽之。调五脏，杀蛊虫，治心腹痛，令人长生。

《证治汇补·卷之六·腹胁门·心痛》：凡心腹痛，仓猝无药，急以盐置刀头，烧红，淬入水中，温和饮之，探吐。

《杂病广要·脏腑类·蛔虫》：面㿠白，心腹痛，口中沫及清水出，发痛有时……小儿本怯者多此病。

《诸病源候论·卷之四十一·妇人妊娠病诸候上·妊娠心腹痛候》：妊娠心腹痛者，或由宿有冷疼，或新触风寒，皆由脏虚而致发动也。邪正相击而并于气，随气上下，上冲于心则心痛，下攻于腹则腹痛，故令心腹痛也。

《千金宝要·卷之六》：忧恚气结在胸心，苦连噫及咳，胸中刺痛……心腹切痛及心中热。

《仁斋直指方论·卷之三·附瘟疫·附运气证治》：寒温无时，地气正寒，霜露乃降。民病感冒寒邪，关节不利，心腹痛。

《世医得效方·卷第一·大方脉杂医科·集脉说》：霍乱，浮洪可救，微迟不语，气少难瘥。鼻衄、吐血，利于沉细，不利于浮。心腹痛，宜见沉细，不宜见浮大。

《普济方·卷十六·心脏门·心虚（附论）》：左手寸口人迎以前脉阴虚者，手少阴经也，病苦悸恐不乐。心腹痛难以言。

《古今名医汇粹·卷二·张景岳脉神章十一条·平病脉》：诸病惟心腹痛一症，脉多难辨。

《保命歌括·卷之十九·霍乱》：心腹痛疼时眩晕，宜分干湿受三因。

《保命歌括·卷之三十·心痛》：诸虫痛者，如心腹痛者，懊恼，发肿聚，往来上下行，痛有休作，心腹中热，喜渴涎出，面色乍青乍白乍赤，呕吐清水者，蛔咬也。

《柳选四家医案·评选静香楼医案两卷·下卷·脘腹痛门》：心腹痛，脉弦，色青，是肝病也。

《叶选医衡·卷上·霍乱证治论》：至《巢氏病源》，因此一条乃云，霍乱者，由清浊二气相干于肠胃间，因遇饮食而变，发则心腹绞痛，夹风而实者，发热头痛体疼，虚则但心腹痛而已。

2. 大腹痛

《素问·脏气法时论》：肾病者，腹大胫肿，喘咳身重，寝汗出憎风，虚则胸中痛，大腹小腹痛，清厥意不乐。

《杂病广要·身体类·腹痛》：其大腹痛者，乃太阴脾土之部。

《成方切用·卷五上·和解门·芍药甘草汤》：大抵胃脘下大腹痛者，多属食积外邪。

《伤寒广要·卷三·辨证·腹痛》：又当分大小少三腹而治之，若大腹痛者，即心腹，而有寒邪食积也。

《重订通俗伤寒论·第九章伤寒夹证·第四节夹血伤寒》：邪陷暴结而为蓄血者，似同实异。其证必有痛处定而不移，或胸脘痛，或胸胁痛，或大腹痛，或少腹痛，或腰胁痛，或肢臂痛。

3. 胸腹痛

《脉因证治·卷一·痹》：其气痹者，愁思喜怒，过则气结于上，久而不消则伤肺，正气衰，邪气胜。留于上，则胸腹痛而不能食。

《女科指掌·卷之三·胎前门·胸腹痛》：胸腹痛者，或宿有冷痛，或新触风寒，皆由脏虚而致也。

《岭南卫生方·中卷·又治蛊毒挑生及蒙汗诸中毒神效诸方》：挑生之害，于饮食中鱼肉果菜，皆可挑生而中人。其候初觉胸腹痛，次日渐搅刺，十日毒在腹中能动。凡胸臆痛为在上膈，腹痛为在下膈。

《验方新编·卷之二十一·痘症慈航·初发热辨症用药诸法》：发热之初，有呕吐，有泄泻，有吐泻交作者，全要辨虚实寒热而用药。或吐泻交作而胸腹痛甚者，此感寒而停食也。

《勉学堂针灸集成·卷一·别穴》：独阴二穴，在足大指、次指内中节横纹当中，主胸腹痛及疝痛欲死。

《伤寒寻源·中集·发热》：凡发热必察其表里有无兼证，而后可穷其致热之因。其但发热而表里别无兼证者，此内伤发热，不在此例。所谓兼证者，以外兼头痛、恶寒、身疼、腰痛等证，此邪在表者也，内兼烦渴、胸腹痛、不大便或下利等证。

《三元参赞延寿书·卷之三·人元之寿·饮食》：吴楚之人，每中脘有疾，翻谓脾病，胸腹痛不以虚实，悉谓脾病。

《张畹香医案·卷下》：胸腹痛响，作泻如痢，舌黄，背冷，两手皆弦细小数，当属风木之乘脾。

4. 脘腹痛

《资生集·卷三·胎前门上·腹痛（胎痛）》：妊娠脘腹痛，或宿有痰饮，或新触风寒，皆因脏虚而致。邪正相击而并于气，随气上冲则心痛，下攻则腹痛，痛甚必致害胎，甚则伤堕。

《重订通俗伤寒论·第十章伤寒坏证·第二节伤寒转厥》：亦有食填太阴，脘腹痛而吐蛔者，温中化滞为宜。

《叶天士医案》：产后病起下焦为多。今右偏头痛，得暖为甚，纳食则脘腹加痛，必泻则已，夫痛随利减。

《曹沧洲医案·风温湿热》：脘腹痛，得饮食即吐，胸闷，作寒发热，脉数而不畅。势在转重，勿忽。

《西溪书屋夜话录·医话》：须知脘腹痛证，若大痛不休者，必死且速，若时作时止者，未必便死，亦临证之要诀。

5. 胁腹痛

《肘后备急方·卷一·治卒得鬼击方第四》：鬼击之病，得之无渐，猝著如人刀刺状，胸胁腹内，绞急切痛，不可抑按，或即吐血，或鼻中出血，或下血，一名鬼排。

《金匮翼·卷四·尸疰·鬼迷鬼击》：鬼击之病，得之无渐，猝著人如矛戟所伤，令人胸胁腹满急痛，不可按抑，或即吐血，或即下血，轻者获免，重者或致不救，治宜符禁之法，兼辟邪安正之剂。

《普济方·卷一百八十一·诸气门·一切气》：七气积聚不散，在于胁腹，结如杯。胸中气膈，吐逆不能下食，腹胁疼痛、喜怒不常、呼吸短气、四肢不举。

《普济方·卷三百二十·妇人诸疾门·风痰》：心下汪洋嘈杂，腹鸣多唾，口中清水自出。胁肋胀闷痛，不欲食，此胃气虚冷所致。

《妇科心法要诀·癥瘕积痞痃癖疝诸证门·血癥证治》：乘脏虚分风冷干，饮食内与血相搏，因成血癥坚牢固，胁腹胀痛热而烦，少食多忘头汗出，血竭归芍蒲桂延。

《普济方·卷三百九十·婴孩心腹痛等疾门·疟疾（附论）》：故暑之脉沉积，癖之脉结聚。或实，胁腹必痛。

《种福堂公选医案·木乘土呕痢》：疾走作劳，身前胁腹闪气，上下窜痛。

《重订通俗伤寒论·第九章伤寒夹证·第八节夹痛伤寒》：脾胃不和，过食生冷油腻，停滞不化，胸膈饱闷，胁腹疼痛。

《金匮悬解·卷十·内伤杂病·水气》：肝水者，水乘木也。木郁贼土，是以腹大。肝脉自少腹而循胁肋，行身之侧，脾胀肝郁，经脉迫急，故不能转侧而胁腹时痛也。风木疏泄，故时时津液微生于上，小便续通于下也。

（二）环脐部

1. 绕脐痛

《伤寒论·辨阳明病脉证并治第八》：病人不大便五六日，绕脐痛，烦躁，发作有时者，此有燥屎，故使不大便也。

《金匮要略·腹满寒疝宿食病脉证治第十》：腹痛，脉弦而紧，弦则卫气不行，即恶寒，紧则不欲食，邪正相搏，即为寒疝。绕脐痛，若发则白汗出，手足厥冷，其脉沉弦者，大乌头煎主之。

《诸病源候论·卷之二十·疝病诸候·诸疝候》：疝者，痛也。或少腹痛，不得大小便；或手足厥冷，绕脐痛，白汗出；或冷气逆上抢心腹，令心痛；或里急而腹痛。此诸候非一，故云诸疝也。

《病机沙篆·腹痛》：《素问》云，岁土太过，湿淫所胜而痛。有言冲脉之病气溢于大肠，绕脐而痛。

《女科指掌·卷之一·调经门·经闭》：尺脉来而断续者，月水不利，腹不通，绕脐痛，其脉沉紧，此由寒气客于血室，血凝不行也。

《妇科玉尺·卷二·胎前》：猝惊恐，忧愁嗔怒，喜仆，动干经脉，腹满绕脐痛。

《太平圣惠方·卷第四十八·诸疝论》：夫诸疝者，由阴气积于内，复为寒气所加，故使荣卫不调，血气虚弱。故风冷入其腹内，而成疝也，疝者痛也。或小腹痛，不得大小便；或手足厥冷，绕脐痛，白汗出。

《太平惠民和剂局方·卷之三·治一切气·五膈宽中散》：寒膈，心腹胀满，咳嗽气逆，腹上苦冷雷鸣，绕脐痛，不能食肥。

《圣济总录·卷第一百九十二·针灸门·任脉》：阴交一穴，一名横户，在脐下一寸，任脉气所发，治脐下疗痛，寒疝引小腹痛，膝拘挛，腹满，女子月事不绝，带下，产后恶露不止，绕脐冷痛。

2. 环脐痛

《针灸甲乙经·卷八·经络受病入肠胃五脏积发伏梁息贲肥气痞气奔豚第二》：环脐痛，阴骞两丸缩，坚痛不得卧，太冲主之。

《千里医案·卷五·诸痛》：又腹痛少减，咳倦如故，脉两手皆弦而左尤甚，右弦为饮，左弦为肝之郁，乘脾则环脐痛，痛甚于暮，是肝胆旺时也，肝阳扰肺，则咳逆气急，胃不和则疲倦少食也。

3. 当脐痛

《证治汇补·卷之六·腹胁门·腹痛》：当脐痛者，属少阴肾。

《医学真传·心腹痛》：冲脉当脐左右，若为寒气所凝，其冲脉之血不能上行外达，则当脐左右而痛。当用血分之药，使胞中之血通肌达表，若用气药无裨也。

《张氏医通·卷五·诸痛门·腹痛》：当脐痛，为肾虚，任脉为病。

《内伤集要·卷三·内伤虚损证治》：腹胀，胃脘当脐痛，四肢与两胁拘急，膈噎不通，或涎唾，或清涕，或多溺，足下痛不能任身履地，骨乏无力，两丸多冷，阴茎作痛，或妄见鬼状，腰背肩髀脊臀皆痛，不渴不泻，脉盛大以涩，名曰寒中。

《女科精要·卷二·胎前杂症门·妊娠霍乱》：邪在下胃脘，则当脐痛而利多。

《时方妙用·卷二·心腹诸痛》：当脐痛，属肾，此臆说也，不可从。

《药治通义·卷六·吐法》：吐后间有腹痛者，多当脐痛。至明日，炒盐布裹熨之效。即日用熨，必激药气，反益其苦矣。

《针灸资生经·第三·泄泻》：天枢主冬月重感于寒则泄，当脐痛，肠胃间游气切痛。

《张氏医通·卷二·诸伤门·劳倦》：病似外感阴证，腹胀胃脘当脐痛。

《杂病源流犀烛·卷八·虚损痨瘵源流》：脾热轻重按俱不得，热在不轻不重间，脾主肌肉也，夜尤甚，必兼急惰嗜卧，四肢不收，无气以动，泄泻溺闭，面黄口甘，舌强痛，吐逆，不贪食，不化食，抢心，善味，善饥，善嘻，当脐痛，腹胀肠鸣，肉痛足肿。

《杂病源流犀烛·卷二十八·腹少腹病源流》：营分虚寒，当脐腹痛嗳气，遇冬必发，过饥动怒亦发，宜温通营分。

《医宗必读·卷之一·辨治大法论》：尻阴、膝、腨、胻足背痛，当脐痛，腹胀肠鸣，足不收行，善瘈善噫，后泄气，肉痛，足胻肿，体不能动。

《病机沙篆·虚劳》：其症怠惰嗜卧，四肢不收，无气以动，泄泻便秘，面黄，舌强痛，口甘，吐逆不嗜食、不化食，抢心，善寐善饥善噫，当脐痛，腹胀肠鸣，肉痛足肿。

《清代名医医案精华·叶天士医案精华·疝》：脉右弦左涩，当脐痛连少腹，已属凝聚有形，呕吐黄浊，大便欲解不通。若患处有漉漉声，痛势稍减，惟外著体不转移，其痛更加。

4. 脐腹痛

《证治汇补·卷之六·腹胁门·腹痛》：脐腹痛，多积热痰火。

《杂病广要·脏腑类·淋病》：

大人小儿病砂石淋，及五种淋涩癃闭，并脐腹痛。

心肾凝滞，膀胱有热，小便不通，风热相搏，淋沥不宣，或服补药过多，水道塞涩，出少起数，脐腹急痛，攻疰阴间。

《妇人大全良方·卷之二十·产后小腹疼痛方论第八·紫金丸》：产后六七日，忽然脐腹痛，皆由呼吸之间，冷气乘虚而入。

《妇人大全良方·卷之十七·产难门·杨子建〈十产论〉第二》：正产者，盖妇人怀胎十月满足，阴阳气足，忽然腰腹作阵疼痛，相次胎气顿陷，至于脐腹疼痛极甚，乃至腰间重痛，谷道挺进，继之浆破血下，儿子遂生，此名正产。

《邯郸遗稿·卷之三·临蓐》：临产腹痛，而不甚痛者，产未至也，切勿使稳婆探候。虽脐腹痛，犹当熟忍，扶夹而行，凭物而立，须候腰腹痛极不已，谷道如挺并，目中火生，胞水已破，尺脉切如绳珠之状，便当顺产。

《女科精要·卷三·胎产门·临产斟酌》：斯时稳婆以意推度，产妇以意审详，切不可轻易催迫用力，必俟脐腹痛极，腰间重痛，眼中如火，谷道迸急，胞水或血俱下，脉见离经，或沉细滑，此时子已出胎，产母方用努力，庶不误事。

《女科秘旨·卷一·安胎论》：或孕成数坠，而子不寿。是必资药力以助母胎，并寿子也……脾气虚而胎压尿胞，则脐腹痛而小便淋闭。

《女科折衷纂要·调经门·痰气污血论》：丹溪云涎郁胸中，清气不升，故经脉壅遏而降下，非开涎不足以行气，非气升则血不能归隧道（又得一种见解，人尝谓丹溪先生善治痰，然哉）。此论血泄之议甚明。盖开胸膈浊痰则清气升。清气升则血归隧道而不崩矣。故其症或腹满如孕，或脐腹疞痛，或血结成块，或血出则快，血止则痛，或脐上动。

《圣济总录·卷第五十一·肾脏门·肾虚》：肾主水，受五脏六腑之精而藏之。若肾气虚弱，则足少阴之经不利，故其症腰背酸痛。小便滑利、脐腹痛、耳鸣、四肢逆冷、骨枯髓寒、足胫力劣、不能久立，故曰诊左手尺中神门以后阴脉虚者，为少阴经病，令心闷下重，足肿不可按，盖足少阴肾之经也。

《全生指迷方·卷一·辨脉形及变化所主病证法》：芤而滑，呕吐，甚则亡血。芤而数，阳陷阴中，血妄行。芤而急，风冷入血，下血如豚肝，脐腹痛，死不治。芤而弦，因失血致劳伤。芤而微或散，久成血枯。

《世医得效方·卷第二·大方脉杂医科·伤寒遗事》：脏结如结胸，舌白苔，阴筋引脐腹痛，时时下利，不治。

《世医得效方·卷第五·大方脉杂医科·泄泻》：治下泄如水，或青或白，脐腹痛，手足冷，脉细欲绝，渐渐短气。由阳气暴绝，为阴所迫，则注下不止。阳复则生，不复则死。

《针灸大成·卷二·通玄指要赋》：抑又闻心胸病，求掌后之大陵；肩背患，责肘前之三里。冷痹肾败，取足阳明之土；连脐腹痛，泻足少阴之水。脊间心后者，针中渚而立痊。

《针灸逢源·卷四·足阳明胃经穴考》：上巨虚（一名上廉）在三里下三寸，两筋骨罅中，举足取之（针三分，灸七壮），治偏风脚气，夹脐腹痛。

5. 脐下痛

《病机沙篆·腹痛》：脐下痛，肾症也。

《诸病源候论·卷之十六·腹痛病诸候·腹痛候》：诊其寸口脉沉而紧，则腹痛。尺中紧，脐下痛。

《万氏女科·卷之一·济阴通玄赋》：脐下痛而或淋或秘兮，沟渎塞于污淤，腹中痛而或胀或肿兮，仓廪积乎陈莝。

《普济方·卷二百七·泄痢门·总论》：如恶寒脉沉，或血腰痛，或血脐下痛，非黄芩不止，此中部血也。

（三）偏下腹部

1. 小腹痛

《难经集注·卷之四·虚实邪正第七（凡五首）》：其病身热，而小腹痛，足胫寒而逆。吕曰身热者心，小腹痛者肾，肾邪干心，此二脏病证也。

《难经集注·卷之四·五泄伤寒第十（凡四首）》：小肠属心，心主血脉，故便脓血，小肠处在少腹，故小腹痛也。

《诸病源候论·卷之三·虚劳病诸候上·虚劳三焦不调候》：下焦有热，则大便难；有寒则小腹痛而小便数。

《诸病源候论·卷之四·虚劳病诸候下·虚劳阴萎候》：肾开窍于阴，若劳伤于肾，肾虚不能荣于阴器，故萎弱也。诊其脉，瞥瞥如羹上肥，阳气微；连连如蜘蛛丝，阴气衰。阴阳衰微，而风邪入于肾经，故阴不起，或引小腹痛也。

《诸病源候论·卷之十四·淋病诸候》：

《养生方·导引法》云，以两足踵布膝，除癃。又云，偃卧，以两手布膝头，取踵置尻下，以口纳气，腹胀自极，以鼻出气七息，除气癃，数小便，茎中痛，阴以下湿，小腹痛，膝不随也。

劳淋者，谓劳伤肾气，而生热成淋也。肾气通于阴。其状，尿留茎内，数起不出，引小腹痛，小便不利，劳倦即发也。

《诸病源候论·卷之十四·大便病诸候·大小便难候》：诊其尺脉滑而浮大，此为阳干于阴，其人苦小腹痛满，不能尿，尿即阴中痛，大便亦然。

《诸病源候论·卷之三十七·妇人杂病诸候一·小腹痛候》：小腹痛者，此由胞络之间，宿有风冷，搏于血气，停结小腹。因风虚发动，与血相击，故痛。

《诸病源候论·卷之四十一·妇人妊娠病诸候上·妊娠小腹痛候》：妊娠小腹痛者，由胞络宿有冷，而妊娠血不通，冷血相搏，故痛也。痛甚亦令动胎也。

《脾胃论·卷中·凡治病当问其所便》：一说，肠中寒，则食已窘迫，肠鸣切痛，大便色白。肠中寒，胃中热，则疾饥，小腹痛胀；肠中热，胃中寒，则胀而且泄。非独肠中热则泄，胃中寒传化亦泄。

《脉因证治·卷一·痹》：《痹论》中议痹，乃三气皆可客于五脏，其风、寒、湿乘虚而客之故也。筋痹不去，内舍于肝；皮痹不去，内舍于肺；肌痹不去，内舍于脾；脉痹不去，内舍于心；骨痹不去，内舍于肾。其客于心，则烦心，上气嗌干，恐噫，厥胀是也。其客于肺，使人烦满而喘吐；其客于肝，多饮数溲，小腹痛如怀妊，夜卧则惊。

《病机沙篆·虚劳》：肝热者，按之肌肉之下、筋骨之上乃得，肝主筋也。寅卯时尤甚。其症多怒多惊，便难，转筋挛急，四肢困热，满闷，筋痿不能起，头痛耳聋，颊肿面青，目痛，两胁痛，小腹痛，呕逆作酸，睾疝，冒眩，善瘛。实则梦山林大树，虚则梦细草苔藓。

《病机沙篆·疝》：小腹引阴而痛，大便难，曰狼疝。皆由阴气积于内，为寒气所加，营卫不利，故成疝也。

《金匮翼·卷八·淋症·诸淋》：石淋，茎内痛，尿不能出，内引小腹，膨胀急痛，尿下沙石，令人闷绝。

《妇人大全良方·卷之二十·产后小腹疼痛方论第八》：夫产后小腹痛者，此由产时恶露下少，胞络之间有余血与气相击搏，令小腹痛也。因重遇于冷，则血结变成血瘕，亦令月水不利也。

《万氏女科·卷之三·产后章·产后尿血》：小腹痛者，乃败血流入膀胱，小腹不痛，但尿时涩痛者，乃内热也。

《邯郸遗稿·卷之四·产后》：若小腹甚痛，手足麻木，及遍身麻、晕，为痰与血虚也……盖血虚证亦能作小腹痛，但重按之痛若缓者，是血虚也。

腹痛

《太平圣惠方·卷第一·平寸口脉法》：寸口脉沉而弱，寒中疝瘕，小腹痛。

《古今名医汇粹·卷一·喻嘉言秋燥论》：其左胠胁痛，不能转侧，嗌干面尘，身无膏泽，足外反热，腰痛惊骇，筋挛，丈夫癫疝，妇人小腹痛，目眛眦疡，则燥病之本于肝，而散见不一者也。

《古今名医汇粹·卷六·疝证》：其症有有声者，有无声者，或有形如瓜，或有声如蛙，有小腹痛连睾丸者，有痛在下部一边者。

2. 少腹痛

《素问·平人气象论》：寸口脉浮而盛者，曰病在外。寸口脉沉而弱，曰寒热及疝瘕少腹痛……脉滑浮而疾者，谓之新病。脉急者，曰疝瘕少腹痛。

《素问·标本病传论》：脾病身痛体重，一日而胀，二日少腹腰脊痛胫酸。

《素问·五常政大论》：心下痞痛，地裂冰坚，少腹痛，时害于食，乘金则止水增，味乃咸，行水减也。

《素问·至真要大论》：少阳之胜，热客于胃，烦心心痛，目赤欲呕，呕酸善饥，耳痛溺赤，善惊谵妄，暴热消烁，草萎水涸，介虫乃屈，少腹痛，下沃赤白……丈夫癫疝，妇人少腹痛，目眛眦，疡疮痤痛，蛰虫来见，病本于肝。

《难经集注·卷之四·五泄伤寒第十（凡四首）》：小肠泄者，溲而便脓血，少腹痛。

《诸病源候论·卷之十六·腹痛病诸候·腹痛候》：脉来触触者，少腹痛。

《脾胃论·卷中·饮食劳倦所伤始为热中论》：《内经》所说少腹痛，皆寒证，从复法相报中来也。经云大胜必大复，从热病中变而作也，非伤寒厥阴之证也（仲景以抵当汤并丸主之，乃血结下焦膀胱也）。

《病机沙篆·痫症》：寸口脉后部左右弹者，阳跷也，动苦癫痫寒热，皮肤淫痹，又为少腹痛，里急，腰及髋窌下相连阴中通，男子阴疝，女子漏下不止。

《证治准绳·女科·卷之一·赤白带下》：三阳急为瘕，三阴急为疝（王注云太阳受寒，血聚为瘕。太阴受寒，血聚为疝）。脉急者曰疝瘕，少腹痛。

《素问·至真要大论》：厥阴之复，少腹坚满，里急暴痛，偃木飞沙，倮虫不荣，厥心痛，汗发呕吐，饮食不入，入而复出，筋骨掉眩清厥，甚则入脾，食痹而吐。

《难经集注·卷之二》：其病逆气，少腹急痛，泄如下重，足胫寒而逆。有是者，肾也，无是者，非也。丁曰其内证者，肾王于冬，应北方，故在脐之下也。其病，逆气，少腹急痛，泄如下重。

《难经集注·卷之四·五泄伤寒第十（凡四首）》：小肠泄者，溲而便脓血，少腹痛。

《病机沙篆·赤白带》：《明堂》曰，女人少腹痛，里急癥瘕，月事不调，赤白带下。

《杂病广要·脏腑类·脏腑总证》：

亡血过多，角弓反张，属肝血虚，有热；少腹连阴作痛，按之则止，属足厥阴经血虚。

下焦有热，则大便难；有寒，则少腹痛而小便数。三焦之气，主腐熟水谷，分别清浊，若不调平，则生诸病。

《杂病广要·身体类·胁痛》：心下胠肋少腹疼痛，皆素有积寒，而温暖汤散亦可主治，甚者以温药下之。心下与少腹痛，诸书并有效方，而胠肋下痛，鲜获治法。

《济阴纲目·卷之一·调经门·脉法》：脉来至状如琴弦，苦少腹痛，主月水不利，孔窍生疮。肝脉沉，主月水不利，腰腹痛。尺脉来而断续者，月水不利……当患小腹引腰痛，气滞，上攻胸臆也。

《女科精要·卷一·经病门诸论》：《脉经》曰，尺脉滑，血气实，妇人经脉不利。尺脉来而断绝者，月水不利。寸关如故，尺脉绝不至者，月水不利，当患少腹痛。

《女科指掌·卷之一·调经门·经水愆期》：寸关脉调如故，尺脉绝不至者，当患少腹痛引腰痛，气滞上攻胸臆也。寸口脉浮而弱，浮则为虚，弱则无血。

《妇科秘书·新产三审论》：凡治产后，三审不可缺也。一审少腹痛与不痛，以征恶露之有无。

《华佗神方·卷四》：谓劳伤肾气而生热成淋也。其状尿留茎内，数起不出，引少腹痛，小便不利，劳倦即发，故云劳淋。

《华佗神方·卷二十二》：齐中尉潘满如病，少腹痛，臣意切其脉，深小弱，其猝然浮合也，是脾气也。右脉口气至紧小，见瘕气也，后溲血死。按，此若经吾师治，必不令其瘕之自溃溲血而死。意盖仅能诊脉决死生，而决不能治病也。脾去而人不致死，瘕破而肉不致痛，此理彼犹未知耳。

《史载之方·卷上·太阴所胜生病·天胜》：胸中不利，阴萎，气大衰而不起，不用，当其时，反腰脽痛，动转不便，心下痞满，少腹痛，时害于食，胕肿，骨痛，阴痹，阴痹者，按之不得，腰脊头项痛，时眩，大便难，阴气不用，饥不欲食，咳唾则有血，心如悬。

《史载之方·卷上·少阳所胜生病·地胜》：注泄赤白，少腹痛，溺赤，甚则血便，少阴同候。

《史载之方·卷上·论六气所生之病·大府泄》：肺金之胜，亦生腹鸣溏泄，肺主清肃之气，流入于中，变成寒中鹜溏，又肺主少腹，故生斯病，余证，少腹痛，中清，胠胁痛。

《史载之方·卷上·脉要精微解》：右沉则肺冷，而寒清之气流入于中，左沉则心气不足，血为寒邪所犯而少腹痛，至脉急曰疝少腹痛，则言六脉之皆急也。

《圣济总录·卷第一之上·运气·戊辰岁》：少腹痛肿，不得小便，病冲头痛，目似脱，项似拔，腰似折，髀不可以回，腘如结，腨如别，其法治以苦热，佐以酸淡，以苦燥之，以淡泄之。

《圣济总录·卷第二之中·运气·辛亥岁》：岁半之后，少阳主之，火淫所胜，则焰明郊野，寒热更至，民病注泄赤白，少腹痛溺赤，甚则血便，其法治以咸冷，佐以苦辛，以酸收之，以苦发之。

《圣济总录·卷第二之中·运气·庚戌岁》：故经曰岁金太过，燥气流行，肝木受邪，民病两胁下少腹痛，目赤痛眦疡，耳无所闻，肃杀而甚，则体重烦冤，胸痛引背，两胁满，且痛引少腹，甚则喘咳逆气，肩背痛，下连股膝髀腨胻足皆病，收气峻，生气下，草木敛，苍干凋陨，胠胁暴痛，不可反侧，咳逆甚而血溢。

《圣济总录·卷第四十一·肝脏门·肝胀》：肝受风邪，面多青黄，两胁胀满，引少腹痛，浑身疼痛，口淡无味，饮食减少。

《圣济总录·卷第一百九十四·针灸门·治腰痛灸刺法》：腰痛少腹痛，阴包主之。

《医权初编·卷下·陈辅廷子少腹痛一案第五十五》：痢疾之痛在少腹，以其大小肠俱在少腹也。

《张畹香医案·卷下》：少腹痛，气升作呕，诊脉两关尺独大，咳嗽多痰，患经四载，此属奔豚，当用石顽先生法。

《丁甘仁医案·卷七·调经案》：少腹痛已舒，泛恶渐止，有汗甚多，四肢逆冷，形瘦骨立，口渴欲饮。肝郁化热，热深厥深，阴伤津少上承，肺虚痰热留恋，舌质光，脉细依然。颇虑阴不敛阳，阳不藏阴，致有厥脱之变。皆由虚羸太极，不任攻补使然。

《丁甘仁医案·卷五·诸痛案·少腹痛》：经行忽阻，少腹痛拒按，痛引腰胯，腰腹屈而难伸，小溲不利，苔薄腻，脉弦涩，良由蓄瘀积于下焦，肝脾气滞，不通则痛。急拟疏气通瘀，可望通则不痛。

《柳选四家医案·评选环溪草堂医案三卷·下卷·妇人门》：经停少腹痛，小溲淋沥有血，缕此肝火，与凝瘀交阻，当导而通之。

《柳选四家医案·评选静香楼医案两卷·上卷·诸郁门》：病从少阳，郁入厥阴，复从厥阴，逆攻阳明。寒热往来，色青颠顶及少腹痛，此其候也。泄厥阴之实，顾阳明之虚，此其治也。

《吴鞠通医案·卷二·伏暑》：不渴，腹胀，少腹痛，是谓阴阳并病，两太阳互争，难治之症。拟先清上焦湿热，盖气化湿亦化也。

《医粹精言·卷一·论肝无补法》：肝血不足，则为筋挛，为角弓，为抽搐，为爪枯，为目眩，为头痛，为胁肋痛，为少腹痛。

（四）皮部

腹皮痛

以《灵枢》记载为先，此后此症记载多从《灵枢》发挥。

《灵枢·经脉第十》：任脉之别，名曰尾翳，下鸠尾，散于腹。实则腹皮痛，虚则痒搔，取之所别也。

《普济方·卷十三·针灸门·腹痛》：治腹皮痛搔痒，穴鸠尾。

《普济方·卷一百三十九·伤寒门·伤寒心腹痞满（附论）》：腹皮痛者，脾不胜水，故水与气搏于皮肤之间，观其肠鸣漉漉可知矣。

二、按病状归因命名

（一）腹寒（冷）痛

《妇人大全良方·卷之一·调经门》：地榆主带下十二病。一曰多赤，二曰多白，三曰月水不通，四曰余蚀，五曰子脏坚，六曰子门僻，七曰合阴阳患痛，八曰小腹寒痛，九曰子门闭，十曰子宫冷，十一曰梦与鬼交，十二曰五脏不足。

《金匮玉函要略述义·卷中·五脏风寒积聚病脉证并治第十一》：微上关上，积在心下，如胃寒脘痛之类是也。微下关，积在少腹，如少腹寒痛之类是也。

《金匮要略心典·卷中·腹满寒疝宿食病脉证治第十》：心腹寒痛、呕不能食者，阴寒气盛，而中土无权也。上冲皮起，出见有头足，上下痛而不可触近者，阴凝成象，腹中虫物乘之而动也。

《证治准绳·女科·卷之三·滞下》：若下痢纯白，状如鱼脑，脐腹冷痛，日夜无度，手足逆冷，或有呕逆，全不入食，饮食欲温而恶冷，六脉微细，此由脏腑虚冷之极。

《妇科玉尺·卷五·崩漏》：脐腹冷极，则汗出如雨，尺脉微小，由冲任虚衰，为风冷客乘胞中，气不能固……或气血劳伤，冲任脉虚，如经来非时，忽然崩下，或如豆汁，或成血片，或五色相杂，或赤白相兼，脐腹冷痛，经久未止，令人黄瘦口干，饮食减少。

《千金宝要·卷之三》：心腹冷痛，熬盐一斗熨。熬蚕沙，烧砖石蒸熨。取其里温暖止。蒸土亦大佳。

《金匮玉函要略述义·卷下·妇人杂病脉证并治第二十二》：绕脐隐伏，为少腹冷痛，为奔豚，为寒疝，种种不同。旁出者结于两胁，如脏腑相连，邪高痛下，而痛反在关元，为下厥上逆之证。

《保命歌括·卷之五·内伤病》：手足厥逆及下焦阳虚脐腹冷痛，此亦肾之脾胃病也。

《奇症汇·卷之七·手足》：罗谦甫治征南元帅忒木儿，年近七十，秋间征南过阳州，时仲冬病自利，完谷不化，脐腹冷痛，足胫寒，以手搔之，不知痛痒，常烧石以温之，亦不得暖。

（二）腹热痛

《证治准绳·女科·卷之一·赤白带下》：少腹热痛为热瘕，以刘河间法治之。

《针灸甲乙经·卷十二·妇人杂病第十》：女子阴中痒，腹热痛，乳余疾，绝不足，子门不端，少腹苦寒，阴痒及痛，经闭不通，中极主之。

《普济方·卷四百十三·针灸门·十二经流注五脏六腑明堂》：任脉足三阴之会，灸三壮，主女子禁中央腹热痛，妇人子门不端，少腹苦寒，阴痒及痛，经闭不痛。

《增订通俗伤寒论·第三编证治各论·第九章伤寒夹证·第十三节夹疝伤寒（一名伤寒夹疝气）》：或挺纵不收，小腹热痛，出白物如精，随溺而下，宜治肝经湿热。

《医验大成·遗精章（附：便浊）》：一人右关浮而尺数，小腹热痛，溲出白液。

（三）腹虚痛

《黄澹翁医案·卷二》：又忽添少腹虚痛，小便不禁，竟似胞门大开之象，非峻补无以收功，又恐腹中余剩之坚，得补而固，甚为棘手。因与家传胎产金丹十丸赠之，令其每日服半丸，以黄丝绵汤送之。越半月，而神旺腹消，溲便如常矣。

《普济方·卷二百五十六·杂治门·杂病》：吸吸少气，小腹虚痛，急引腰背，时自汗，不思饮食。

《杂病广要·脏腑类·滞下》：诸下痢之后，小便利而腹中虚痛不可忍者，此谓阴阳交错，不和之甚也。

《女科秘要·卷二·产后血尽作痛》：此腹中虚痛，若有潮热，亦属虚潮。

《仁斋直指方论·卷之六·附：调理脾胃·调理脾胃方论》：调中益气汤（东垣方）治因饥饱劳役，损伤脾胃，元气不足，其脉弦，或洪缓而沉，按之无力中之下时得一涩，其症身体沉重，四肢倦懒，百节烦疼，胸满短气，膈咽不通，心烦不安，耳鸣耳聋，目有瘀肉，热壅如火，视物昏花，口中沃沫，饮食失味，怠惰嗜卧，忽肥忽瘦，溺色变，或清利而数，或上饮下便，或夏月飧泄，腹中虚痛，不思饮食。

《金匮玉函要略辑义·卷二·腹满寒疝宿食病脉证治第十》：《外台》《小品》，寒疝气腹中虚痛，及诸胁痛里急，当归生姜等四味主之。

《医方选要·卷之十·妇人门·四物汤》：芍药（和血理脾，如腹中虚痛，非此不能除，乃通于脾经之药也）。

（四）腹实痛

《症因脉治·卷一·伤寒总论》：若手足自温，发热身黄，腹满大实痛者，此热邪传于太阴也，仲景不设承气汤下法，而立桂枝大黄汤下之，以太阴脾经为纯阴之脏，且太阳之邪，传入太阴，故用桂枝太阳之药，协大黄之功，既散太阳之表邪，复清太阴之里热。

《高注金匮要略·呕吐哕下利病脉证治第十七》：哕，兼呕吐在内。腹满指实痛光亮而两言之，非谓按之则软之满也。此承上文吐以下为禁，然间亦有可下，并可利小便者，又不容不细辨也。如哕而其腹实痛光亮，则为有形之满，而非虚满矣。夫有形之满，又有水食之别，视其前阴不利，则知蓄水以致满；而其腹光亮，后阴不利，则知积食以致满；而其腹实痛，俱气闭于下而逆于上，故令哕耳。利之，则下气通而逆自平，故愈。哕深于呕吐，言哕而呕吐者，可例推矣。故曰兼呕吐在内。

《普济方·卷一百三十九·伤寒门·伤寒心腹痞满（附论）》：本太阳病，医反下之，因而腹满时痛者，属太阴也，桂枝芍药汤主之。大实痛者，桂枝加大黄汤主之。少阴病，腹胀不大便者，急下之。诸如此者，皆里证也，虽曰腹中满痛者，此为实也，当下之。然腹满不减者，则为实也。

《医方集解·和解之剂·芍药甘草汤》：实痛者，痛甚胀满，手不可按。

《外科心法要诀·痈疽总论歌·痈疽辨痛歌》：虚痛者，腹饥则甚，不胀不闭，喜人揉按，暂时可安；实痛者，食饱则甚，又胀又闭，畏人挨按，痛不可言。

《奇效良方·疮诊论卷之六十五·论疮痘初出证第一·疮疹身热耳尖脚稍冷腹内痛或块》：腹满而不大便者为实痛，是热也。

《婴童百问·卷之五·腹痛第四十四问》：夫腹痛者，多因邪正交攻，与脏气相击而作也……实痛有热者，大柴胡汤主之，心腹痛甚有实热者，大承气汤下之。

《济阴纲目·卷之九·胎前门（下）·胎堕后为半产》：《别录》谓人参能治心腹鼓痛，此用之，盖虚痛也，若实痛则不宜矣。

三、按病症特点命名

（一）腹切痛

《诸病源候论·卷之十六·腹痛病诸候·腹痛候》：《养生方·导引法》云，治股、胫、手臂痛法，屈一胫、臂中所痛者，正偃卧，口鼻闭气，腹痛，以意推之，想气往至痛上，俱热即愈。又云，偃卧，展两胫、两手，仰足指，以鼻内气，自极七息。除腹中弦急切痛。

《金匮要略·腹满寒疝宿食病脉证治第十》：腹中寒气，雷鸣切痛，胸胁逆满，呕吐，附子粳米汤主之。

《金匮翼·卷四·尸疰·鬼迷鬼击》：《肘后方》治鬼击诸病，猝然著人如刀刺状，胸胁腹内切痛，不胜抑按，或吐血、鼻血、下血。一名鬼排，以醇酒吹两鼻内良。

《外台秘要·卷第十六·肉极寒方五首》：《删繁》疗肉极虚寒则脾咳……留饮痰癖，大小便不利，少腹切痛，膈上寒。

《证治准绳·女科·卷之三·积聚癥瘕》：痹引少腹重，腰背如刺状，四肢不举，饮食不甘，卧不安席，左右走腹中切痛，时瘥时甚，或时少气头眩。

《济阴纲目·卷之五·积聚癥瘕门·论妇人八瘕所因》：若人水浣洗沐浴，不以时出，而神不守，水精与邪气俱人，至三焦之中幕，玉门先闭，津液妄行，留络不去，因生鳖瘕之聚，大如小柈，令人小腹内切痛，恶气左右走，上下腹中苦痛，若存若亡，持之跃手，下引阴里，腰背亦痛，不可以息，月水不通，面目黄黑，脱声少气。

《妇科玉尺·卷六·妇女杂病》：小腹切痛，左右走，上下腹中痛，持之跃手，下引阴里痛，腰背亦痛，不可以息，月事不通。

《肘后备急方·卷一·治卒得鬼击方第四》：鬼击之病，得之无渐，猝著如人刀刺状，胸胁腹内，绞急切痛，不可抑按，或即吐血，或鼻中出血，或下血，一名鬼排。治之方。

《肘后备急方·卷三·治中风诸急方第十九》：若眼反口噤，腹中切痛者，灸阴囊下第一横理，十四壮。又别有服膏之方。

《古今医统大全·卷之六·经穴发明·足阳明胃经穴图》：厥逆小便难，怠惰，腿膝酸，屈伸不便，腹痛如切，肢肿足清寒湿，喉痹不能言，癫狂见鬼好笑。

《丹溪手镜·卷之上·五脏虚实（五）·肾》：虚，腰背切痛，不得俯仰，足腿酸，手足冷，呼吸少气，骨节痛，腹结痛，面黑，耳鸣，小便数。

《医述·卷八·杂证汇参·积聚》：八鳖瘕，形大如杯，若存若亡，苦少腹切痛，恶气左右走，上下腹中痛，腰背亦痛，不可以息，面目黄黑，甚则亦有头足成形，此八瘕之属也。

《类证治裁·卷之八·痃癖癥瘕诸积》：经行浴水，水精与邪气袭入子户，形如小桦，少腹切痛。

《本经逢原·卷三·脏器部·败鼓皮》：凡中蛊毒，或下血如鹅肝，或吐血，或心腹切痛，如有物咬，不即治之，食人五脏即死。

（二）腹痞（鼓）痛

《证治准绳·女科·卷之三·杂证门下》：前证属肝经内有湿热，外乘风冷所致。若小便涩滞，或小腹痞痛。

《洪氏集验方·卷第二（痈疽）·化毒排脓内补散》：人参（微温，无毒。主补五脏，除邪气，通血脉，破坚积，疗心腹鼓痛，胸胁逆满。今以新罗者为上，择团结重实滋润者，洗净去芦，薄切，焙干）。

《普济方·卷一百三十九·伤寒门·伤寒霍乱》：夫呕吐而利，病名霍乱。皆邪气在中焦，使阴阳二气不能升降，则心腹鼓痛，而作吐利也。

《普济方·卷一百三·诸风门·风热（附论）》：邪气上逆，以致上实下虚，风热上攻，眼目昏蒙，耳鸣鼻塞，头痛眩晕，燥热上壅，痰逆涎嗽，心腹痞痛，大小便结滞。

《江泽之医案·痞满》：七情不适，气结于中，吸受新凉，引动伏邪。身热不清，脘腹痞痛，按之尤甚。

（三）腹疠痛

《诸病源候论·卷之十六·心腹痛病诸候·心腹痛候》：诊其脉，左手寸口人迎以前脉，手厥阴经也，沉者为阴，阴虚者，病苦心腹痛，难以言，心如寒状，心腹疠痛，不得息。

《金匮要略·妇人产后病脉证治第二十一》：妇人怀娠，腹中疠痛，当归芍药散主之。

《证治汇补·卷之二·内因门·虫病》：体实之人，虫攻脏内，心腹疠痛，在上用吐法，在下用攻法。

《症因脉治·卷四·霍乱论·附：诸贤转筋论》：《准绳》云，霍乱之症，多由伏暑而作，病之将作，必先腹中疠痛，吐泻之后，若见转筋者，此阳明经内有积热，外有风寒，必须发散表邪。

《妇人大全良方·卷之十二·妊娠门·妊娠中恶方论第十三》：夫妊娠人忽然心腹刺痛，闷绝欲死者，谓之中恶。言邪恶之气中胎，伤于人也。所以然者，血气自养，而为精神之主。若气血不和则精神衰弱，故邪毒之气得以中之。妊娠之病，亦致损胎也。当归散，治妊娠中恶，心腹疞痛。

《证治准绳·女科·卷之四·胎产大法》：新产恶血上冲，运闷不省，喘促汗出，及瘀血未尽，脐腹疞痛，寒热往来。或因产劳损，虚赢未复，面黄体瘦，心忪盗汗，饮食不进，渐成蓐劳。

《盘珠集胎产症治·卷中·产后·腹痛》：腹中疞痛，客寒阻逆也。

《太平圣惠方·卷第一·分别脉病形状》：脉来迟而涩，胃中寒，有癥结。脉来快而紧，有积聚击痛。脉沉而细，下焦寒，小便数，苦疞痛，下重痢。

《诸病源候论·卷之九·时气病诸候·时气脓血利候》：此由热毒伤于肠胃，故下脓血如鱼脑，或如烂肉汁，壮热而腹疞痛，此湿毒气所为也。

《诸病源候论·卷之十·温病诸候·温病阴阳易候》：其病之状，身体热冲胸，头重不举，眼中生眵，四肢拘急，小腹疞痛，手足拳，皆即死。

《古今医统大全·卷之二十五·瘟疫门·瘟病阴阳易者不治》：其症身热头重，四肢拘急，小腹疞痛者，即死。

《简明医彀·卷之三·诸虫》：人腹之虫有九……患者心腹疞痛，胀满少食，呕吐清水，日渐赢瘦，眼眶鼻下青黑，是其候也。

《疡医大全·卷十二·颧脸部·面部望色辨证门主论》：面青兼小腹疞痛，是夹阴伤寒。面目身黄，小腹胀满硬痛，小便利，是蓄血伤寒。

（四）腹胀痛

《证治汇补·卷之二·内因门·血症》：产后小腹胀痛，手不可按，法宜破之。

《证治汇补·卷之三·外体门·恶寒》：若小腹胀痛，是恶露；心下饱闷，是食滞；乳中胀痛，是蒸乳。四者皆令恶寒，宜详辨之。

《症因脉治·卷一·伤寒总论》：是以下法，必要确见腹胀痛，大便结，时下矢气，欲便而不得便，手见自汗时出，皮肤不热，面无赤色，舌上有黄黑干苔，方可用下。

《症因脉治·卷四·腹痛论·痧胀腹痛》：痧胀腹痛之症，忽尔胸腹胀痛，手足厥冷，指甲带青，痛不可忍，不吐不泻，或吐或泻，按之痛甚，俗名绞肠痧，此即痧胀腹痛之症也。

《杂病广要·内因类·积聚》：酒积，目黄口干，肚腹胀痛，少食……酒湿热伤脾，痰血瘀滞成积，须兼清热利湿导滞之药。

《杂病广要·脏腑类·滞下》：如五心烦热，唇赤烦渴引饮，心中欲冷而恶热，脐腹胀痛，六脉洪数或六脉虚弱者，便不可作虚寒治疗投之热药，此等脉证多因中暑得之。

《杂病广要·脏腑类·小便不通》：小腹痛胀如覆碗为实，其法有二，气壅塞于下者，用吐法以提之，血污于下者，用桃仁之类以破之。

《医学举要·卷六·玉台新案·浊证医案》：提宪稿房陈寿昌病浊，医者疑其肾阴亏损而致此疾，早投补肾药，少腹胀痛欲死。

《济阴纲目·卷之五·积聚癥瘕门·论疝瘕》：一妇人小腹胀痛，小水不利，或胸乳作痛，或胁肋作胀，或气逆心呿，余以为肝火而血伤脾。

《济阴纲目·卷之七·前阴诸疾门·治阴挺下脱》：阴中生一物所大牵引，腰腹膨胀，痛至甚，不思饮食，皆因多服热药及煎爆，或犯非理房事，兼意淫不遂，名阴挺。

《女科精要·卷三·产后门·产后当知》：胞衣不下有二，有因恶露入衣，胀而不能出，有因元气亏损，虚而不能出，恶露流入衣中者，腹必胀痛。

《妇科玉尺·卷二·胎前》：过食生冷瓜果，及当风取凉，以致胎冷不安，胸腹胀痛，肠中虚鸣，四肢拘急，便泄欲绝，名曰胎寒。

《医验大成·呕吐章》：一人胸腹胀痛嘈杂，数日乃吐黑水而作酸，吐后嗳气，饮食少进，前后溲俱不通利，日轻夜重，卧不得瞑，脉俱浮弦细弱，此足太阴经虚，失其运化之常，则浊气阻塞而为胀痛，而为嘈杂也。

（五）腹掣痛

《金氏门诊方案·又二方》：肝肾阴虚、冲任失固，自白带而转赤色，由经漏而至成块血，既失其所养，气遂乘于脉络，少腹掣痛。

《孤鹤医案·痞》：胃气素旺，过食易伤，夏秋不无暑湿，中脘结痞，气陷下趋，则便泄成利，胁腹掣痛，左脉弦，右沉实。

《医门棒喝·卷之一·伤寒传经论·附治案》：左胯间与小腹掣痛如锥刺，日夜坐不能寐。医者谓系湿邪。

《肘后备急方·卷一·治卒中五尸方第六》：治猝有物在皮中，如虾蟆，宿昔下入腹中，如杯不动摇，掣痛不可堪，过数日即煞人方。

（六）腹彻痛

《证治准绳·女科·卷之五·血不止》：独圣汤疗产后亡血过多，心腹彻痛，然后血下，久而不止。亦治赤白带下，年深诸药不能疗者，良验。

（七）腹闷痛

《症因脉治·卷三·肿胀总论·血臌腹胀》：血臌腹胀之症，腹胀不减，肚大紫筋，腿足或见血缕，小便反利，大便或黑，血在上则漱水多忘，血在下则小腹闷痛，此血臌腹胀之症也。

《卫生易简方·卷之一·伤寒》：又有初得病即胸腹闷痛，胃气喘息，则又不可拘以日数，即宜下之。

《伤寒指掌·卷之四·伤寒类证·暑证（中暍同合参）》：凡胸腹闷痛，舌苔中白边红，气口脉微弱，而身大热者，此即寒包暑之暴症也。若缓发，非疟即痢矣。

《续名医类案·卷十二·下血》：夏末，忽滞下口渴，不思饮食，坐卧不宁，身体日夜发热，肛门下坠，周围肿痛，遍身软弱，身子羸瘦，行走懒急，始则腹内闷痛，继而体热脉洪数。

（八）腹满痛

《素问·至真要大论》：少阴之胜，心下热善饥，脐下反动，气游三焦，炎暑至，木乃津，草乃萎，呕逆躁烦，腹满痛溏泄，传为赤沃。

《中藏经·卷上·阴厥论第五》：飞霜走雹，朝昏暮霭，云雨飘飘，风露寒冷，当热不热，未寒而寒，时气霖霪，泉生田野，山摧地裂，土壤河溢，月晦日昏，此天地之阴厥也。暴哑猝寒，一身拘急，四肢拳挛，唇青面黑，目直口噤，心腹满痛，头颔摇鼓，腰脚沉重，语言謇涩，上吐下泻，左右不仁，大小便活，吞吐酸渌，悲忧惨戚，喜怒无常者，此人之阴厥也。

《伤寒论·辨阳明病脉证并治第八》：大下后，六七日不大便，烦不解，腹满痛者，此有燥屎也。所以然者，本有宿食故也，宜大承气汤。

《伤寒论·辨阳明病脉证并治第八》：发汗不解，腹满痛者，急下之，宜大承气汤。

《伤寒论·辨太阴病脉证并治第十》：本太阳病，医反下之，因尔腹满时痛者，属太阴也。

《金匮要略·妇人杂病脉证并治第二十二》：带下经水不利，少腹满痛，经一月再见者，土瓜根散主之。

《脉因证治·卷一·劳（附：劳极、烦热、劳瘵）》：气实，喘息冲胸，常欲自恚，心腹满痛，内外有热，烦呕不安。甚则呕血，气短乏不欲食，口燥咽干。

《重订通俗伤寒论·第八章伤寒兼证·第十三节秋燥伤寒》：如湿遏热郁者，浅则多肺燥脾湿，一起即洒淅恶寒，寒已发热，鼻唇先干，咽喉干痛，气逆干咳，肢懈身痛，渴不思饮，饮水即吐，烦闷不宁，胸胁胀疼，大腹满痛，便泄不爽，溺短赤热。

《伤寒六书·伤寒家秘的本卷之二·急下急温论》：阳明病，腹满痛，为土实，急下之。

《伤寒绪论·卷下·小腹满痛》：小腹满痛，皆为里证，与胸胁满之属气不同。太阳风伤卫不解，渴而小便不利，邪热犯本，五苓散。太阳寒伤营失汗，热结膀胱如狂，小便自利，小腹急满结痛，桃核承气汤。

《奉时旨要·卷五·土属·痞满》：寒气至则坚痞，腹满痛急，下利之病生矣。

《齐氏医案·卷五·血病》：有过啖炙煿辛热等物而得者，上焦壅热，胸腹满痛，血出黑紫成块者，可用桃仁承气汤从大便导之，此釜底抽薪之法。

《研经言·卷三·〈伤寒论〉六经解三》：在腹，即太阴腹满痛及少阴、厥阴病也。特措词有文质，分次有赢缩，以此不同耳。

《医权初编·卷下·丁赤晨疫症一案第十五》：重者，舌苔黄燥，腹满痛，谵语，饮冷，二便不通，脉沉数有力，乃大承气汤症，此下症之明著者。

（九）腹绞痛

《素问·至真要大论》：少阴之复，燠热内作，烦躁鼽嚏，少腹绞痛，火见燔爇，嗌燥，分注时止，气动于左，上行于右，咳，皮肤痛，暴暗心痛，郁冒不知人。

《诸病源候论·卷之十六·腹痛病诸候·久腹痛候》：久腹痛者，脏腑虚而有寒，客于腹内，连滞不歇，发作有时。发则肠鸣而腹绞痛，谓之寒中，是冷搏于阴经，令阳气不足，阴气有余也。

《诸病源候论·卷之十六·心腹痛病诸候·心腹痛候》：邪气发作，与正气相击，上冲于心则心痛，下攻于腹则腹痛，上下相攻，故心腹绞痛，气不得息。

《诸病源候论·卷之二十二·霍乱病诸候·霍乱候》：霍乱者，由人温凉不调，阴阳清浊二气，有相干乱之时，其乱在于肠胃之间者，因遇饮食而变发，则心腹绞痛。

《诸病源候论·卷之三十七·妇人杂病诸候一·月水不利候》：脉寸关调如故，而尺脉绝不至者，月经不利，当患小腹引腰绞痛，气积聚上叉胸胁。

《金匮要略·消渴小便不利淋病脉证并治第十三》：淋之为病，小便如粟状，小腹弦急，痛引脐中。

《脉因证治·卷一·伤寒》：阴毒，身重背强，腹中绞痛，咽喉不利；毒气攻心，心下坚，呕逆，唇青面黑，四肢冷，脉沉细紧数，身如打，五六日可治。

《证治汇补·卷之二·内因门·伤食》：令人腹胀气逆，胸膈痞塞，咽酸噫气，如败卵臭，或呕逆恶心，欲吐不吐，恶闻食气，或胃口作痛，或手按腹疼，或泄泻黄白，而绞痛尤甚，或憎寒壮热头疼，似外感疟疾。

《证治汇补·卷之六·腹胁门·腹痛》：肠痈痛者，腹重而痛，身皮甲错，绕脐生疮，小便如淋。疝气痛者，大腹胀，小腹急，下引睪丸，上冲而痛。痧症痛者，或大吐，或大泻，上下绞痛，厥冷转筋。

《症因脉治·卷四·霍乱论·热气霍乱》：热气霍乱之症，时值湿热，心腹绞痛，上吐下泻，烦闷扰乱，昏不知人，此热淫所胜之霍乱也。

《女科百问·第十八问·身体疼痛流注不定》：身体疼者，其证不一，太阳证表未解，法当身体疼痛，太阳中湿，一身尽痛。若脉沉身体自利。痛者阴也，身重背强，腹中绞痛，咽喉不利，身如被杖者，阴毒证也。若风邪乘虚在于皮肤之间，淫淫跃跃。

《证治准绳·女科·卷之一·治法通论》：若经事欲行，脐腹绞痛，临经痛者，血涩也。

《胤产全书·妇人脉法》：寸关调如故，而尺脉绝不至者，月经不利，当患少腹引腰绞痛，气积聚上攻胸臆也。

《肘后备急方·卷八·治百病备急丸散膏诸要方第六十九》：猝得吐泻，霍乱，蛊毒，脐下绞痛，赤痢，心腹胀满，宿食不消，蛇蝎毒入腹，被毒箭入腹，并服二枚。

《小品方·卷第五·疗下利方》：泄利不禁，少腹绞痛，灸丹田穴百壮，在脐下二寸。

《史载之方·卷上·六气复而生病·少阴之复》：燠热内作，烦躁鼽嚏，少腹绞痛，火见燔爇，嗌燥，分注时止，气动于左，上行于右，咳，皮肤痛，暴喑，心痛，郁冒不知人，乃洒淅恶寒振栗，谵妄，寒已而热，渴而欲饮，少气，骨痿，膈肠不便，外为浮肿，哕噫，疮疡痈痤，甚则入肺，咳而鼻渊。

《伤寒六书·伤寒一提金卷之四·用药法》：口吐涎沫，或四肢厥冷不温，过乎肘膝，不渴，小腹绞痛，呕逆者，急用茱萸四逆汤温之（即回阳救急汤，自有加减法）。

《奉时旨要·卷四·火属·瘛疭》：若爪甲青，腹绞痛，舌卷茎缩者，急用葱饼于脐上熨之，服附子散、人参三白汤、四逆汤之属。

《寿世编·下卷·中症门》：其症烦躁如狂，其腹绞痛，头旋欲吐，面青黑，四肢冷，或闷绝微温，命在须臾。

（十）腹坚痛

《金匮要略·妇人产后病脉证治第二十一》：产后七八日，无太阳证，少腹坚痛，此恶露不尽，不大便，烦躁发热，切脉微实，再倍发热，日晡时烦躁者，不食，食则谵语，至夜即愈，宜大承气汤主之。热在里，结在膀胱也。

《脉因证治·卷二·下利》：肠澼下脓血，悬绝者死，滑大生。又沉小流连者生，数大有热者死。肠澼转筋，脉极数者死。凡诸痢泄注，脉沉小者生，浮大者死。身热者死。或谵语，或腹坚痛，脉沉紧者，可下。

《证类本草·卷第六·牛膝》：小便不利，茎中痛欲死，牛膝饮方，亦疗妇人血结腹坚痛方。取牛膝一大把并叶，无多少，酒煮饮之，立愈。

《证治准绳·女科·卷之一·经闭》：妇人少腹坚痛，月水不通，带脉主之。

《女科切要·卷六·产后门·产后如狂喘满》：牛膝汤，治胞衣不下，脐腹坚痛，服此烂下。

《女科指掌·卷之一·调经门·妇人三十六病》：七害孔痛中寒热，小腹坚痛脏不仁，子门不端引背痛，愆期害吐得其真。

《圣济总录·卷第一百五十一·妇人血气门·妇人月水不通》：论曰月水不通者，所致不一，有气不化血，微不通，有先期太过后期不通，有大病后热燥不通，有寒凝结滞不通，有积聚气结不通，有心气抑滞不通，凡此所受不同，治之亦异，盖妇人假血为本，以气为用，血气稽留，则涩而不行，其为病，或寒或热，脐腹坚痛，肌肉消瘦，久则为癥瘕之证。

《圣济总录·卷第一百六十一·产后门·产后血气攻腹疼痛》：妇人产后，冲任俱虚，气血离经，失于将理，气道行涩，恶露下少，则令人烦懑冒闷，脐腹坚痛。通行败血，升降阴阳，则病可愈。不治则变产后癥瘕羸瘦之病也。

《圣济总录·卷第一百六十一·产后门·产后恶露不断》：恶露乘虚，不能制约。淋漓不断，久不已，则经血不荣，脐腹坚痛，面色萎黄，气短不足，是其证也。治法宜温补之剂。

《圣济总录·卷第一百九十一·针灸门·足少阳胆经第十一》：带脉二穴，在季胁下一寸八分，治妇人少腹坚痛，月脉不调，带下赤白，里急癥瘕，可灸五壮，针入六分。

《普济方·卷四百十三·针灸门·十二经流注五脏六腑明堂》：带脉在季肋下一寸八分，灸五壮。主妇人少腹坚痛，月水不通。

《普济方·卷四百十三·针灸门·十二经流注五脏六腑明堂》：贲豚上腹，腹痛口强，不能言。茎肿先引腰，后引少腹，腰髋少腹坚痛，下引阴中不得小便，两丸骞。

《普济方·卷四百十六·针灸门·足太阴脾经左右二十二穴》》：气痈狐疝走上下，引小腹痛，不可俯仰，小腹坚痛，下引阴中。

《金匮玉函要略辑义·卷五·妇人产后病脉证治第二十一》：此一节具两证在内。一是太阳蓄血证，一是阳明里实证。因古人文法错综，故难辨也。无太阳证，谓无表证也。少腹坚痛者，以肝藏血，少腹为肝经部分，故血必结于此，则坚痛亦在此。

《金匮玉函要略述义·卷下·妇人产后病脉证治第二十一》：按此条，李注极允。且据无太阳证一句考之，则其有里证，可以推知，盖是产后得邪。邪气下陷，与血相搏者，既有热候，亦有少腹坚痛，与产后得胃家实者，其证相似易错，故对待为辨也。又膀胱，犹言下焦，不须深讲。

《叶天士医案》：误用攻表伤阳，致阴邪浊气结闭于下，少腹坚痛，二便阻涩，浊上干逆则呕。

（十一）腹空痛

《妇科秘书·血脱气脱神脱三症论》：亦有小腹空痛，不可误认有瘀，察其下血少而无紫块者是也，当以崩治，宜重用熟地。

《类经图翼·卷七·经络（五）·足少阴肾经穴》：妇人瘦损，赤白带下，子宫久冷，不受胎孕，经水正行，头眩小腹空痛，月水不调，脐腹疼痛，及淋漏不断等证。以上诸证，先以照海为主，后随证加穴分治。

（十二）腹拘痛

《青囊琐探·下卷·表证》：或腹拘痛者，或下利者，或如疟状，发热呕者，发陈汤主之。

《青囊琐探·下卷·癜疾》：而小腹拘痛，小便频数，或尿血者，当归散、清济子，间服可也。如大便结燥甚，色黑者，兼用顺气丸。

（十三）腹结痛

《中藏经·卷上·论肾脏虚实寒热生死逆顺脉证之法第三十》：

肾病，手足逆冷，面赤目黄，小便不禁，骨节烦痛，小腹结痛，气上冲心，脉当沉细而滑。今反浮大而缓，其色当黑。其今反者，是土来克水，为大逆，十死不治也。

膏粱肥盛，多为痰湿热血蓄胃口，或兼胁满，或少腹结痛。

《严氏济生方·五脏门·肾膀胱虚实论治》：腰背切痛，不能俯仰，足胫酸弱，多恶风寒，手足厥冷，呼吸少气，骨节烦痛，脐腹结痛，面色鼙黑，两耳虚鸣，肌骨干枯，小便滑数，诊其脉浮细而数者，是肾虚之候也。

《杂病广要·脏腑类·淋病》：治石淋及血淋，下砂石兼碎血片，小腹结痛闷绝，犀角散。

《女科要旨·卷四·杂病》：妇人经水（久闭不至者，有虚实寒热之可也。又有行而不畅者，如一月再见之可征也。若少腹结痛，大便黑，小便利，明知血欲行而）不（肯）利下（不得以寻常行血导气、调和营卫、补养冲任之法）。

《华佗神方·卷一》：肾病手足冷，面赤目黄，小便不禁，骨节烦痛，小腹结痛，气上冲心，脉当沉而滑，今反浮大缓，其色当黑，今反黄，其翕翕少气，两耳若聋，精自出，饮食少，便下清，脉迟可治。

《太平圣惠方·卷第一·平尺脉法》：尺脉坚，脐下及小腹结痛。

《普济方·卷二·方脉总论·评尺脉法》：脐下及小腹结痛，尺脉微，厥逆，小腹有寒气。

《古今名医方论·卷四·失效散（附：独圣散）》：凡兹者，由寒凝不消散，气滞不流行，恶露停留，小腹结痛，迷闷欲绝，非纯用甘温破血行血之剂，不能攻逐荡平也。

《伤寒绪论·卷上·总论》：新产小腹结痛，炒黑山楂肉三五钱，炒黑砂糖两许煎服，瘀血即行，其痛立止。

《订正仲景全书金匮要略注·卷六·妇人杂病脉证并治第二十二》：今曰抵当汤主之，夫抵当重剂，文内并无少腹结痛、大便黑、小便利、发狂善忘、寒热等证，恐药重病轻，必有残缺错简，读者审之。

《养生类纂·卷下·鳞介部·蛤蜊》：蛤蜊性冷，乃与丹石相反，服丹石人食之，令腹结痛。

《医镜·卷之二·秘结》：粪结则干涩坚硬，多转矢气，而小腹结痛，欲下不下，甚至有肛门燥裂而沥血者，秘而不结，虽不通利，而不甚艰难，结而不秘，虽不滋润，而不甚费力，惟秘结兼至，难中之难也。

（十四）腹坠痛

《女科撮要·卷下·产后泻痢（二症治同，兼呕吐）》：一妇人五月患痢，日夜无度，小腹坠痛，发热恶寒，用六君子汤送香连丸，二服渐愈。

《绛雪丹书·胎症上卷·保胎总论》：如禀厚呕吐，再加竹沥、姜汁。下血不止，名胎漏；小腹坠痛，名胎痛。

《绛雪丹书·胎症上卷·安胎》：孕成后，胎气不安，腰腹坠痛，饮食不甘，自二三月至五六月者，并宜服丹溪安胎饮。

《绛雪丹书·胎症上卷·腹痛》：孕妇腹中不时作痛，小腹坠痛，是血虚气陷等症，名曰胎痛。

《医方简义·卷五·调经》：白淋者，膀胱之内有湿热蕴结，必小腹坠痛而后下者，治宜化气之法，兼清湿热可也。

《全国名医验案类编·初集四时六淫病案·第三卷暑淫病案·伏暑烟痢案（妇科）》：

证候：面白微黄，体格不甚瘦弱，大便时中气下陷，腰腹坠痛，里急后重。

诊断：脉左手沉弦而紧，右手虚数，舌苔厚腻，黄白相兼。此内夹肝郁兼受暑湿，感秋凉而发为肠澼也。

《柳宝诒医论医案·医案·胎前门》：重身六月，而病胎漏，右脉浮数，腰腹坠痛，胎元受伤。以右脉论，当兼凉胎为是。

《张聿青医案·卷十七·产后》：卢（右）胃痛日久不止，经来淋漓，少腹坠痛，两足酸楚，不能步履。营血不足，营滞未楚。调治不易。

《临证指南医案·卷九·产后·小产郁冒》：顾，小产三日，脉数，头痛，脘痞，小腹坠痛，欲厥，此属郁冒。

《也是山人医案·疝》：马（廿五）肝络久虚，少腹坠痛，此属气疝，宗子和方。

（十五）腹按（压）痛

《重订通俗伤寒论·第八章伤寒兼证·第八节湿温伤寒》：脘腹按痛，痞、满、燥、实、坚悉具。痞满者，湿热气结，燥实坚为燥矢，甚则上蒸心脑，下烁肝肾，烦躁谵语……若舌色黑润，少腹按痛，大便色黑如漆，反觉易行，其人喜笑如狂，小便色黑自利，是胃肠蓄血，累及膀胱。

《临症经应录·卷一·六气杂感门·春温》：春温斑疹十三天，大便屡解不彻，胸腹按痛稍减，舌苔厚腻渐宣，灰色不退，尖赤干燥欠津，按脉数软。

《医原·卷中·湿气论》：当脐及小腹按痛，邪在小肠，胃脘下口及脐两旁按痛，邪在大肠，热结旁流，按之硬痛，必有燥矢。

《医原·卷中·湿气论》：若邪已传里，而入血分，暑湿无形之热，与有形糟粕相搏，舌苔黄腻而厚，脘腹按痛，大便不解，或虽解无多，或虽多而仍觉不爽，宜于辛苦剂中，加熟大黄、瓜蒌缓通之，或酒煮大黄为丸缓化之。

《王旭高临证医案·卷之一·温邪门》：舌黑而干，湿已化燥；频转屎气，脘腹按痛，邪聚阳明，肠胃已实，当商通腑。

《经方实验录·第一集下卷·第七九案肠痈其三（颖师医案）》：大便四日未行，小便短赤，绝不欲食，常屈足而卧。每痛作，辄不耐云云。余以手按其患处，适在所谓马克宇内氏之压痛点，即自脐至右腹角高骨引一直线，此线与右直腹肌边线相交之点是，亦即近前线之中点。

（十六）腹厥痛

《圣济总录·卷第一百九十二·针灸门·治心腹灸刺法》：复溜，主腹厥痛。

《普济方·卷四百十五·针灸门·腹部第二行左右二十二穴》：脏有恶血，腹厥痛绞刺，不可忍，及肠鸣。

《普济方·卷四百二十一·针灸门·腹痛》：穴昆仑治腹厥痛。

《普济方·卷四百二十四·针灸门·绝孕》：治绝子，脏有恶血，上冲腹，疼痛不可忍，及腹厥痛、绞刺。

（十七）腹肿痛

《素问·厥论》：厥阴之厥，则少腹肿痛，腹胀泾溲不利，好卧屈膝，阴缩肿，胻内热。盛则泻之，虚则补之，不盛不虚，以经取之。

《病机沙篆·疝》：膀胱气，小腹肿痛，不得小便是也。

《济阴纲目·卷之七·前阴诸疾门·论阴户肿痛》：其外证，或两拗小腹肿痛；或玉门㿉肿作痛（肝经之脉环阴器，故见证如是，而治法亦如是也）；或寒热往来，憎寒壮热。

《华佗神方·卷五》：肠痈生于大小肠之间，其症口渴，小便如淋，时时汗出，小腹肿痛，手不可按；又生于大肠者，右足屈而不伸；生于小肠者，左足屈而不伸。

《圣济总录·卷第五十四·三焦门·三焦约》：少腹肿痛，不得小便，邪在三焦，病名曰三焦约，内闭，发不得大小便，夫三焦者水谷之道路，气之所终始也，上焦如雾，中焦如沤，下焦如渎。

《圣济总录·卷第一百九十四·针灸门·治小便赤黄不利灸刺法》：小腹肿痛，不得小便，邪在三焦约，取太阳大络，视其结脉，与阴厥小络，结而血者肿上，取胃脘及三里。

《行军方便便方·卷中·疗伤》：蜘蛛咬伤，中其毒者，或胸腹肿痛胀，遍身有丝，惟服盐汁即愈。

《经方例释·经方例释中·大黄牡丹汤方》：又《纲目·三十三》录《圣惠方》云，肠痈已成，小腹肿痛，小便似淋，或大便难，涩下脓。

《四科简效方·甲集·疝·下部诸证》：小腹肿痛不得小溲者，名膀胱气。

《勉学堂针灸集成·卷一·五脏六腑属病》：肝属病腰痛，癫疝，狐疝，小腹肿痛，嗌干，面尘脱色，胸满呕逆，洞泄，癃闭遗尿。

《增订通俗伤寒论·第一编伤寒要诀·第一章伤寒总论·第五节六经病证》：手足厥冷，一身筋挛，寒热类疟，头痛吐涎，面青目赤，耳聋颊肿，胸满呕逆，甚或男子睾丸疝疼，女人少腹肿痛。

《素圃医案·卷四·胎产治效》：大产死胎，稳婆手重，致伤子肠，七日后招治。大小两便不通，已四日矣，少腹肿痛如坟，仰卧于床，不能转侧。

（十八）腹窘痛

《厘正按摩要术·卷四·列证·痢疾》：痢疾，古名滞下。多因外受暑湿，内伤生冷，而伤于气者色多白，以肺与大肠相表里也。伤于血者色多赤，以心与小肠相表里也。里急者，腹窘痛也。后重者，频下坠也。总之，无积不成痢，内治以宣通之法主之。热痢，湿热熏蒸，凝结肠胃，以致腹痛，肛坠，溲短，舌赤，唇焦，烦渴迫迫，下痢鲜红，脉象洪滑。总由暑湿积滞，内治宜清火导滞法。

《临症经应录·卷二·七情内伤门·水不养肝》：于是升降不和，逆而上行，致脐腹窘痛。

《续名医类案·卷三·温病》：其初与逍遥自愈，乃用燥散之剂，更扰其阳，而伤其阴，是以腰腹窘痛。

《形园医书·小儿科·卷之二·痢疾》：此因热结肠胃，以致下痢，或赤或白，腹中窘痛，初起形气尚实。

《幼科指南·痢疾门》：

其证后重下坠，里急而腹窘痛。

热痢者，皆因湿热结于肠胃，致腹窘痛，下痢无度，尿短色红，舌赤唇焦，喜饮冷水，此里热之证也。

（十九）腹窜（串）痛

《祉孝堂医案·痰饮》：肝木乘脾，饮邪入络，脘胁少腹窜痛，食少神疲，加之木火凌金，咳逆频仍，脉弦细而数。

《丛桂草堂医案·卷四》：胸腹窜痛，上下不停，手仍麻。

《重订通俗伤寒论·第四章气血虚实·第四节血实证》：瘀在三焦，上焦则胸膈、肩膊刺疼，心里热，舌紫黯；中焦则脘腹串痛，腰胁间刺痛痹着；下焦则少腹胀满刺痛，大便自利而黑如漆色。至若化肿、化胀，成痨、成臌，尤其瘀之深重者也。

《重订通俗伤寒论·第七章伤寒本证·第二节大伤寒》：猝然头摇目瞪，发躁欲狂，甚则血厥，手指抽掣，厥回则脘腹串痛，身重不能转侧，屎虽硬，大便反易而色黑，小便自利，舌色紫黯，扪之滑润，脉右沉结，左反弦紧有力，此为瘀热在里。

（二十）腹紧痛

《寓意草·论吴叔宝无病而得死脉》：翁见案不怿，至冬月果患胸腹紧痛，胀闷不堪。以滚酒热盐，内浇外熨不止，服附子理中十数剂始安。

《急救广生集·卷九·外治补遗·脱阳虚证》：四肢厥冷、不省人事，或小腹紧痛、冷汗气促。炒盐，熨脐下气海取暖。

《证治准绳·女科·卷之一·治法通论》：临产小腹紧痛，加红花、滑石、甘草、灯心、葵子。

《女科指要·卷一·经候门·痛经》：血凝寒结于冲任而滞于胞门，故脐腹紧痛经候不调焉。

《仁术便览·卷之四·救急诸方》：大吐大泻之后，四肢逆冷，元气不接，不省人事。及伤寒新瘥，误与妇人交，其证小腹紧痛，外肾搐缩，面黑气喘，冷气自出，亦是脱阳，须臾不救。

（二十一）腹撮痛

《普济方·卷二百五十六·杂治门·杂治》：中恶心痛腹疼，男子小腹撮痛，妇人脾血痛，并用五灵脂、蒲黄各一钱，醋炒溶趁热，再入酒一盏同调下。

《张氏医通·卷三·诸气门上·气》：一切冷气，及妇人血气攻击，心腹撮痛，《局方》乌沉汤最捷。

《圣济总录·卷第九十九·九虫门·蛔虫》：盖较之它虫，害人为多，观其发作冷气，脐腹撮痛，变为呕逆，以至心中痛甚如锥刺。

《证治准绳·女科·卷之二·心腹痛》：没药散，治一切血气，脐腹撮痛，及产后恶露不下，儿枕块痛。

《济阴纲目·卷之一·调经门·治经病疼痛》：交加散治荣卫不和，月事湛浊，逐散恶血，治脐腹撮痛，腰腿重坠。

《景岳全书·卷之六十一·妇人》：琥珀散，治心膈迷闷，肚腹撮痛，月信不通等疾。

《宁坤秘笈·上卷·大黄膏方》：经行腹中疼痛，妇人每遇经来而脐腹撮痛者，益冲任，两脉弱，而血海与小肠二经虚，而受风便下之际，血气搏于风冷相攻而痛。

《竹林女科证治·卷三·保产下·心腹痛》：产后阳气虚弱，而寒从中生，或寒由外入以致心腹作痛，呕吐不食，四肢厥冷，宜大岩蜜汤或九蜜煎。若恶露不尽，心腹撮痛，宜乌金散。

腹
痛

《太平惠民和剂局方·附指南总论·卷下·论泻痢证候》：病人登厕，才有三两点物，或赤或白，或如鱼脑者，此皆痢证也。凡痢下赤白，或纯脓，或鹜溏，若先脐腹撮痛，遇痛即痢下，下后痛止者，此为积痢。

《鸡峰普济方·卷第十·泻痢（呕吐附）疟》：若暴下如水，或青或白，脐腹撮痛，手足逆冷，脉细欲绝，渐渐短气，此由寒冷之气暴伤于阳气，凑下为阴所辟，气不禁固，阳复则生，不复死。

《活人事证方后集·卷之十·呕吐门》：盛季文传于贺方回，云顷在河朔，因食羊肝，生脾胃泄泻、脓血，仍发脾气，呕吐霍乱，心腹撮痛，时出冷汗，四体厥逆，殆不可忍。

《普济方·卷一百三十九·伤寒门·伤寒霍乱（附论）》：中暑霍乱烦躁，大肠心腹撮痛，四肢冷，冷汗出，脚转筋，香苓散。

《证治准绳·类方·第六册·遗精》：妇人久无妊者，以当归、熟地黄浸酒下，便有符合造化之妙。或久冷崩带虚损，脐腹撮痛，艾醋汤下，服毕以少白粥压之。

《秘方集验·卷之上·诸药食毒》：服药过多，生出毒病，头肿如斗，唇裂流血，或心中饱闷，或脐腹撮痛者，黑小豆（即马料细豆），绿豆各半升，煮浓汁服之，并食豆完，愈。

《本草单方·卷八·滞下》：休息痢疾，日夜无度，腥臭不可近，脐腹撮痛。

《资生集·卷五·产戒·产后戒服黑神散热药论》：张子和曰，妇人产余之疾，皆是败血恶物。发作寒热，脐腹撮痛，食饮稍减，医者不察，谓产后气血俱虚，便用温热之剂，养血补虚，止作寒治，举世皆然。

《医学原理·卷之十·黄疸门·丹溪治霍乱活套》：如中暑霍乱，烦躁大渴，心腹撮痛，四肢冷汗，脚转筋，宜藿香正气散，或理中汤加石膏。

《妇科玉尺·卷四·产后》：产后之疾，皆是败血恶物，发作寒热，脐腹撮痛。

《妇科玉尺·卷四·产后》：且其方中言妇人血气不调，必腹撮痛。

（二十二）腹攻痛

《临证一得方·卷三·上下身内痛部·少腹痛》：劳顿伤气，气滞血凝，少腹攻痛，按之坚实，肠痈将成也。先宜温通，盖通则不痛耳……少腹攻痛如拳，按之坚实，脉旺身热，将成小腹痛之候，进以疏通法。

《傅氏验方秘方·妇科·癸日丸和乌鸡丸》：妇女产后，恶露不行，瘀血留止，最易导致心腹攻痛、血晕、发狂等症。

《剑慧草堂医案·卷上·咳呛》：迭岁咳呛，肺气膹郁，气滞成疝，少腹攻痛，脉濡弦。以肝肺同治。

《剑慧草堂医案·卷下·女科疟疾》：胎前寒热，炽伤胎元，不足月而产，产后寒热复来，反增咳呛便泄，瘀凝少腹攻痛，脉弦数，汗多，势非轻藐。

《剑慧草堂医案·卷下·女科产后瘀阻》：产后瘀阻，少腹攻痛，营卫不和，寒热往来。

《汪艺香先生医案·下》：脘腹攻痛，而为下痢，是暑湿夹积，交阻脾胃也。

《汪艺香先生医案·下》：血崩之后，遍体黄浮，股腹攻痛，便泻溲涩，是脾伤肝横，土乏堤防，水湿泛滥于脾也。

《慎五堂治验录·卷二》：胃土本弱而受肝之克，克则土愈弱而木愈强，是以脉来右弦，纳食时少，小腹攻痛，上窜脘间，泛泛作恶，时时眩晕，耳内蝉鸣，大便溏泻相因而至矣。

《环溪草堂医案·卷三·妇人》：今经行后少腹攻痛，痛在左则左股酸而无力，痛在右亦如之。兼有淋带如膏。此瘀凝化浊，冲任失调也。通络泄浊治之。

《竹亭医案·卷之六》：脘腹攻痛，头胀，舌苔糙泥，遍体酸疼，欲呕不饥，不嗜饮，小溲少，脉息细小。治宜清暑、却湿、和中。

（二十三）腹硬痛

《王旭高临证医案·卷之一·温邪门》：又腹硬痛，大便三日不通。积聚于中不下，气火尽浮于上。似宜通降为先。然阴津大涸，不得不先养其津。姑拟一方备商。

《马培之医案·少腹痛》：气血凝滞，少腹硬痛，小溲不爽，寒热，势成肠痈，急为流气化痰。

《证治汇补·卷之三·外体门·水肿》：且血分之病，小腹硬痛，手不可按。而水道清长，与脾虚之候。

《内伤集要·卷四·内伤虚损失血经旨》：蓄血，为瘀血积蓄也。血蓄上焦，则善忘；血蓄中焦，胸满身黄，漱水不欲咽；血蓄下焦，则发狂，粪黑，小腹硬痛。

《圣济总录·卷第七十二·积聚门·食癥》：脾胃虚弱，饮食累伤，积久不去，结在肠内，与正气交争则心腹硬痛，妨害饮食，肢体消瘦，以手按之，积块有形，谓之食癥。

《万氏家抄济世良方·卷一·伤寒（附伤风）》：伤寒腹中痛甚，将凉水一盏与病人饮之。其痛稍可者属热痛，当用凉药清之。不已而或绕脐硬痛、大便结实、烦渴，属燥粪痛，急用寒药下之。食积痛亦宜下。若小腹硬痛、小水自利、大便黑、身目黄者属蓄血痛，亦用寒剂加行血药，下尽黑物即愈。

《万氏家抄济世良方·卷一·伤寒（附伤风）》：若心胸胁下有邪气结实满闷、硬痛，用生姜一斤捣去汁微炒燥，带润以绢包熨患处。稍可又将姜渣和前汁炒干，再熨许久即宽快。

《伤寒附翼·卷上·太阳方总论》：热入有浅深，结胸分大小。心腹硬痛，或连小腹不可按者，为大结胸。

《伤寒六书·伤寒一提金卷之四·一提金贯珠数》：伤寒，失于汗下，使热邪传里，燥渴谵语，小水自利，大便黑，小腹硬痛，或身黄，是下焦蓄血如狂证。此与阳狂不同治，宜下尽黑物则愈。

《伤寒大白·卷三·腹痛》：若小便不利，小腹硬痛，此为溺涩。

《伤寒广要·卷二·论察·察胸腹》：小腹者，阴中之阴，里症之里，可以观邪之结实也。既问其胸腹，后以手按其小腹，盖小腹藏糟粕之处，邪至此必结实。若小腹未硬痛者，知非里症也，若邪已入里，小腹必硬痛。

《感症宝筏·卷之三伤寒变证·发狂》：太阳蓄血发狂，则大腹硬痛、小便自利为辨。阳明蓄血发狂，则喜忘、大便黑为辨。

《存存斋医话稿·卷二》：胸腹硬痛，脉沉数促涩，模糊不清，时时发厥，余大骇异曰，奚至此乎。其兄曰，昨述汗流卧席，归后细询家人，乃小便，非汗也。

（二十四）腹猝痛

《脉因证治·卷一·霍乱》：其状心腹猝痛，呕吐下利，憎寒发热，头痛眩晕。先心痛则先吐，先腹痛则先下，心腹俱痛，吐利并作。甚则转筋，入腹则死，不然则吐泻。

《太平圣惠方·卷第五十六·治中恶诸方》：猝中恶，客忤，飞尸入腹，鬼击，及中蛊毒，吐血下血，心腹猝痛满，及热毒痛，六七日。

《奇效良方·卷之二十·中恶霍乱门》：夫中恶霍乱者，客邪内干，正气暴乱，使胃中食物不化，气道痞结，不得宣通，令人心腹猝痛，吐利烦闷，甚则精神冒昧，靡所知识，此得之鬼气所作也。

《文堂集验方·卷一·霍乱吐泻（附转筋）》：其症初因好饮冷物，或冒寒，或失饥，或大怒大惊，或乘舟车，动伤胃气，外感内伤，阴阳乖隔，以致心腹猝痛上吐下泻，偏阳多热，偏阴多寒，心痛则先吐，腹痛则先泻。

《种杏仙方·卷之一·痼冷（即阴证）》：阴证手足厥冷，心腹猝痛。用好酒一壶，极滚，将鸡刺血入壶中，极热饮之，被盖出汗。男用雄，女用雌鸡。随量饮。

（二十五）腹冤痛

1. 冤热痛

《素问·玉机真脏论》：脾传之肾，病名曰疝瘕，少腹冤热而痛，出白，一名曰蛊，当此之时，可按可药。

《绛雪园古方选注·中卷·内科·〈圣济〉大建中汤》：风邪从肺乘胜至脾，脾风传肾，燥土之气，肾之所恶，真精不守，乃冤热腹痛而出白液，病名曰蛊，即《左传》以丧志为蛊也。

《医方歌括·正文》：冤热腹痛出白液，肝风传肾名疝瘕。

《医门法律·卷之一·先哲格言》：因余经上下往来，遗热于带脉之间，血积不流，火从金化而为白液，少腹冤热，白物满溢，随溲而下，绵绵不绝，多不痛也……《内经》曰，少腹冤热，溲出白液。

《医述·卷七·杂证汇参·三消》：少腹冤热而痛，出白，名曰蛊，此膏液之消也。

《医权初编·卷下·陈辅廷子少腹痛一案第五十五》：外此更有大小肠痈，并少腹冤热诸症，皆不可用热药。

2. 冤结痛

《证治准绳·女科·卷之一·赤白带下》：治带下少腹冤结而痛者，先以十枣汤下之，次服苦楝丸、大玄胡散调之。

3. 冤然而痛

《病机沙篆·腹痛》：《素问》云，岁土太过，湿淫所胜而痛。有言冲脉之病气溢于大肠，绕脐而痛；有脾伤传肾，少腹冤然而痛。

4. 烦冤痛

《普济方·卷一百三十二·伤寒门》：或蓄热内甚，阳厥急深，以至阳气怫郁，不能营运于身表四肢，以致遍身清冷，痛甚不堪，项背拘急，目睛赤疼，昏眩恍惚，咽干或痛，燥渴虚汗，呕吐下利，腹满实烦冤闷乱。

《救急选方·下卷·中药毒门》：集验，疗中诸毒药未死，但闻腹中烦冤，剥裂作声，如肠胃破断状，目视一人成两人。或五色光起，须臾不救方。

《古今医统大全·卷之三十八·霍乱门·干霍乱候》：干霍乱者，忽然心腹胀满，绞刺疼痛，蛊毒烦冤，欲吐不吐，欲利不利，状若神灵所附，顷刻之间，便致闷绝。

《证治准绳·杂病·第五册·虚烦》：振寒洒洒，鼓颔，不得汗出，腹胀烦冤，取手太阴是也。

《妇科玉尺·卷四·产后》：若夫儿之初生，母腹烦冤，便啖鸡子，且吃火盐，不思鸡子难化。

（二十六）腹瘕痛

1. 血瘕痛

《病机沙篆·癥瘕积聚痃癖疝疬》：针灸法，食积血瘕痛，胃俞、气海、行间。小儿痞气久不愈，灸中脘、章门各七壮，脐后脊中七壮。

《证治准绳·女科·卷之三·积聚癥瘕》：妇人脾胃虚冷，气滞不行，攻刺心腹，痛连胸胁间，膀胱小肠疝气，及妇人血气癥瘕痛。

《普济方·卷三百二十四·妇人诸疾门·八瘕（附论）》：

凡妇人月事，沉滞数月不行，肌肉渐减。《内经》曰，小肠热已满移于大肠，则伏瘕为沉，沉者月事沉滞不行，故云伏瘕。急宜桃仁承气汤加归大作剂料煎服立效，复用四物汤补之，更服宣明中槟榔丸。

治妇人血瘕痛，脐下胀，不下食。

《妇人大全良方·卷之二十·产后血瘕方论第十二·葛氏方》：产后血瘕腹痛及喉痹热塞，今人呼血瘕为儿枕。产后即起，痛不可忍。铁秤锤煅令通赤，淬酒中，候温饮之。用斧亦得。

2. 疝瘕痛

《种福堂公选医案·瘕病伤厥阴》：疝瘕痛在少腹左旁，病伤厥阴络脉，宗仲景法。

《金匮玉函经二注·卷十四·水气病脉证第十四》：《脉法》曰，伏者为水，急者为疝瘕，小腹痛，脉当伏而反紧，知其初有寒疝瘕痛，先病者治其本，先当温其疝瘕。

3. 瘕痛闷

《普济方·卷二百五十二·诸毒门·解食牛马猪羊犬鸡鸭鱼蟹中毒（附论）》：以人乳汁合豉浓汁，服之神效。治食鱼鲙腹中胀满成瘕痛闷，饮食不下，日渐瘦，出本草。

4. 瘕痛

《诸病源候论·卷之十八·癥瘕病诸候·瘕病候》：瘕病者，由寒温不适，饮食不消，与脏气相搏，积在腹内，结块瘕痛，随气移动是也，言其虚假不牢，故谓之为瘕也。

《邯郸遗稿·卷之一·经候》：室女经闭成劳，脐腹瘕痛，宜牛膝散或通经丸。

《行军方便便方·卷中·愈疾》：治心下鳖瘕痛，用黑猫头一枚，烧灰，酒服方寸匕日三效（食物本草）。

《退思集类方歌注·承气汤类》：《经》曰，小肠移热于大肠为虑瘕。腹中瘕痛时宽窄。大肠热结（大）便时坚，虑者伏也，瘕者瑕。

《女科指掌·卷之一·调经门·妇人三十六病》：孙真人曰，妇人腹中十二疾，经水不时，经如清水，经水不通，不周时，生不乳，绝无子，阴阳减少，瘕痛如刺，阴中冷，子门引背痛，经

腹
痛

水冻如葵汁，腰急痛，凡此十二病皆因经行内虚时。

《扫叶庄医案·卷四·经产淋带女科杂治》：奇脉空虚，腹中瘕痛，温补佐以宣通，其力可以入八脉。

《环溪草堂医案·卷一·痢疾》：李，少腹瘕痛，久痢久泄，或痢白黏，或泄清水，或时出燥屎一二枚，或时溏粪，诸药俱无效，殆《难经》所谓大瘕泄耶。今变前法治之，深求不应，退而求浅，以博胡先生一哂。

（二十七）腹焮痛

《古今医统大全·卷之八十·外科理例（上）·腹痛》：一人腹痛焮痛，烦躁作呕，脉实。

《景岳全书·卷之四十六·外科钤（上）·作呕（三十二）》：热毒作呕，证如刘贵患腹痛，焮痛烦躁脉实作呕。

《赤水玄珠·第二十九卷·疮科总论》：如烦躁时嗽，腹痛渴甚，泄利无度，小便如淋，一恶也；脓血大泄，焮痛尤甚，臭恶难近，二恶也。

《保婴撮要·卷十六·腹破肠出》：小儿伤腹，发热作呕焮痛。

《外科心法要诀·股部·肚门痈、箕门痈》：初起红肿焮痛者，宜服神授卫生汤。

《外科枢要·卷三·论下疳疮（五）》：不信，反服二陈、黄柏、知母之类，饮食益少，大便不实，又日晡热渴，小腹重坠，患处焮痛。

《外科心法·卷五·天泡疮》：又杨文魁腹患此，延及腰背，焮痛饮冷，脉数，按之愈大。

《外科发挥·卷四·肠痈》：小腹硬痛，脉迟紧者，瘀血也，宜下之。小腹焮痛，脉洪数者，脓成也，宜托之。

《续名医类案·卷三十六·杖伤》：一人杖后，发热焮痛，服寒凉药，更加口干作渴，肚腹亦痛。

（二十八）腹闪痛

《普济方·卷三百四十五·产后诸疾门·产后恶露不下（附论）》：用螃蟹并酒服之，螃蟹脚爪破宿血，止产后闪肚痛，酒及醋汤煎服之，治产后血不下。

《种福堂公选医案·木乘土呕痢》：疾走作劳，身前胁腹闪气上下串痛。交正月，寒战气冲，呼吸皆阻，腹胀，脐上横梗，有形作痛，自痢已两月。

（二十九）腹触痛

《张聿青医案·卷四·虚损》：今神情痿顿，肢体疲软，吸气则少腹触痛。

《齐氏医案·卷六·绞痛痧》：心腹绞绞大痛，或如石硬，或如绳缚，或如锥触。

《金匮要略·腹满寒疝宿食病脉证治第十》：心胸中大寒痛，呕不能饮食，腹中寒，上冲皮起，出见有头足，上下痛而不可触近，大建中汤主之。

《奇方类编·下卷·附奇疾方·产后肉线》：一妇产时用力，产后垂出肉线长三四尺，触之痛引心腹，欲绝。

《叶氏医案存真·卷一》：向来经水不调，冲任脉病，医未明奇经脉络，久治无功。后患阴疟延虚，经来色淡淋漓，少腹攻触疼痛，晨必瘕泄。

（三十）腹烦痛

《病机沙篆·霍乱》：干霍乱者，心腹胀痛，烦躁愦乱，不吐不泻是也，俗名绞肠痧，此土郁不发泄，火热内炽，阴阳不交，皆为火极之故。或云方论皆言宿食与寒气相搏，何以独指火乎？曰闷乱烦痛，故经云诸躁狂越，皆属于火者乎。

《肘后备急方·卷四·治脾胃虚弱不能饮食方第三十四》：治食生冷杂物，或寒时衣薄当风，或夜食便卧，不即消，心腹烦痛，胀急，或连日不化方。

《世医得效方·卷第三·大方脉杂医科·诸气》：心腹诸病，坚满烦痛，忧思结气心痛，吐下食不消。

《普济方·卷二百一·霍乱门·总论》：挥霍变乱，搏结于中，猝然或泻而不吐，或吐而不泻，大抵心腹搅闷烦痛。

《普济方·卷二百三十四·虚劳门·虚劳癥瘕（附论）》：虚劳癥瘕心腹冷气胃脘烦痛，脐下多痛，气块发即上抢心胸，手足逆冷。

《诸病源候论·卷之八·伤寒病诸候下·四十九、伤寒阴阳毒候》：其候身重背强，喉咽痛，糜粥不下，毒气攻心，心腹烦痛，短气，四肢厥逆，呕吐，体如被打，发斑，此皆其候。

《刘涓子鬼遗方·卷五》：或寒癖腹满坚胀，及飞尸恶毒楚痛，温酒服……若已痢，一两行而腹烦痛，更服之。

《先哲医话·卷下·多莒纪庭》：黄连汤，治霍乱吐泻不下，心腹烦痛者。

（三十一）腹气痛

《苏沈良方·卷第四·小建中汤》：腹痛按之便痛，重按却不甚痛，此止是气痛。

《景岳全书·卷之五十一·新方八阵·因阵·荔香散》：治疝气痛极。凡在气分者，最宜用之。并治小腹气痛等证，神效。

《女科秘要·卷二·产后血气痛》：产后余血未尽，腹中疼痛，遍身潮热，此恶血在腹故也。去其余血，潮热自退矣。

《女科秘要·卷三·行经气痛》：经来一半，余血未尽，腹中作痛，变作潮热，或无热，当用红花当归散，破其余血，则痛止人安。

《胎产指南·卷七（上）·产后论解三十二症医方·产后小腹痛》：问有血块痛，本方加元胡散二钱，亦治寒气痛。

《太平圣惠方·卷第二十八·治冷劳诸方》：治冷劳，心腹气痛，食少羸瘦，宜服鳖甲丸方。

《类编朱氏集验医方·卷之三诸气门（附诸疝、腰痛）·治方·金银散》：气痛，多因冷，或感风、雨、湿，或冷、食、癥、滞，则腹有痛块，引引上心。

《普济方·卷三·方脉总论·辨七表八里脉法》：微为气结，寸口脉微，上焦寒，气癖结，关脉微，胃中寒，心下痛，愊愊然。尺脉微，小腹有寒聚，左右微，皆为气痛。

《普济方·卷一百七十四·积聚门·结癥》：结癥之证，腹中气痛，动转横连胁下，有如癖气。

《普济方·卷三百七十三·婴孩惊风门·总论》：但盘肠气痛则腰曲干啼。

《医方选要·卷之七·疝气门》：四曰盘疝，腹中气痛，盘结脐傍。

（三十二）腹中转痛

《脉因证治·卷一·劳（附劳极、烦热、劳瘵）》：筋虚，好悲思，支嘘吸，脚手俱挛，伸动缩急，腹内转痛，十指甲疼，转筋。

《普济方·卷三百七十九·婴孩诸痹门·总论》：张氏女十岁，忽脐下疼痛，脐下透起，自言觉腹囊转痛不可言。

《伤寒括要·卷上·腹痛》：太阴腹痛，当分虚实，肠鸣泄泻而痛者，也便秘按之转痛者，实也。

《伤寒百证歌·卷一·第十四证·阴证阴毒歌》：阴病渐深，腹转痛。

《古今医统大全·卷之三十·胀满门·治法·治案》：腹满转痛来趣小腹，为欲自下利也。

《经方实验录·第一集下卷·第七八案肠痈其二（颖师医案）》：药后，即大呕吐，继之以血，终夜反复，不获一寐。次日往诊，自谓腹中痛差，盲肠处转痛。

（三十三）腹筑痛

《妇人大全良方·卷之七·妇人八瘕方论第九》：小腹筑痛、淋漓，面色黄黑，则不复生子。

《圣济总录·卷二十七·伤寒门·伤寒阴毒》：阴气转盛，阳气不复所致，其候四肢逆冷，脐腹筑痛，身如被击，呕吐下利，其脉沉细而疾者是也。

《杨氏家藏方·卷第五·心腹痛方二十二道·拈痛丸》：及伤寒阴证，手足逆冷，脐腹筑痛，吐利不止，脉息沉细，并宜服之。

《杨氏家藏方·卷第七·泄泻方二十道·温肠丸》：肠胃受湿，泄利频并，米谷不化，腹胀肠鸣，脐腹筑痛，肠滑洞下。

《世医得效方·卷第十五·产科兼妇人杂病科·通治》：产后血块筑痛，延胡索、酒。

《类编朱氏集验医方·卷之三诸气门（附诸疝、腰痛）·治方·金银散》：若下元虚冷，冷气逼上，脐腹筑痛，上引至心，脉沉而迟，面青不渴，曲卧不伸者，谓之冷气……如面赤发渴，心腹筑痛，或吐或泻，六脉洪大，或沉而数，或心脉数大，为其心属小肠，肺通大肠，此为热气。

《岭南卫生方·中卷·治瘴续说·良姜香薷汤》：若心腹筑痛，欲吐不吐，欲下不下，谓之干霍乱。

《普济方·卷二十二·脾脏门·兼理脾胃附论》：心脾气痛，加泡过吴茱萸三十粒。肾气发动，绕脐筑痛，去术加桂半两。

《普济方·卷一百二十一·伤寒门·伤寒总论》：其证四肢逆冷，腹脐筑痛，身如被杖，脉沉疾，或吐或利。当急灸脐下，内服辛热之药，令阳复而大汗解矣。

《普济方·卷三百五十二·产后诸疾门·血块攻筑疼痛》：盖以新产之后，脐腹空虚，真气怯弱，寒气为血所裹，与恶血共相为害。其痛若物所筑，故名筑痛也。产妇血块筑痛。

《全国名医验案类编·二集传染病案·第十一卷时行痢疫病案·五色疫痢案》：脉弦劲紧急，不为指挠，舌色纯红，苔焦黑。脉证合参，即张仲景所谓五液注下，脐筑痛，命将难全之证也。

（三十四）腹沉痛

《轩岐救正论·卷之一·医论·论补脾补肾》：脐腹沉痛。

《轩岐救正论·卷之二·四诊证法·脉论·如紧脉》：在关心腹沉痛。

四、按持续时间、起病缓急命名

（一）腹乍痛

《仁斋直指方论·卷之二·证治提纲·脾泄、肾泄》：脾泄者，肢体重着，中脘有妨，面色虚黄，腹肚微满。肾泄者，肤腠怯冷，腰膂酸疼，上咳面黧，脐腹乍痛。

《万氏女科·卷之三·产后章·产后恶露不下》：问云，云者何？曰，此有二证，治各不同。或因子宫素冷，停滞不行者……此必小腹胀满刺痛无时也。或因脾胃素弱，中气本虚，败血亦少，气乏血阻，不能尽下。其症乍痛乍止，痛亦不甚。

《胎产指南·卷七（下）·增补产后十二症·恶露不下》：产后恶露不下，此症有二。或因子宫素冷，停滞不行，必小腹胀满，刺痛无时；或因中气本虚惫，血少气乏，血阻不能尽下，腹必乍痛乍止，痛亦不甚。

《胎产心法·恶露不下论》：因脾胃素弱，中气本虚，败血亦少，气乏血阻，不能尽下，其证乍痛乍止，痛亦不甚，不可用大黄等药攻之，反增别病。

《普济方·卷三百七十九·婴孩诸痈门·治小儿一切痈（附论）》：饭早，食肉太早，或肠胃停蓄，甜腻化为蛔虫。皱眉多啼，呕吐清沫，腹中乍痛，肚胀青筋，唇口黑紫，伤齿头痒是也。

《验方新编·卷之二十·妇科调经门·行经后》：其症经来如漏水，头昏目暗，小腹乍痛，兼白带，咽中臭如鱼腥，恶心吐逆。先用理经四物汤，后用补内当归丸。

《周慎斋遗书·卷九·腹痛》：腹痛绵绵无增减者，脉迟，属寒；乍痛乍止，脉数大，火也。

《妇科百辨·杂证》：腹中乍响乍痛，时时登圊者，痢也。

《王仲奇医案·正文》：霖公，心胸作嘈，腹中隐隐乍痛，大便稍带黏积，头脑昏蒙，颠顶尤欠清爽，口甘溺赤，脉缓微弦，面黄暗不泽。

《临诊医案·正文》：胡小姐，八月廿日。秋温伏暑，病今十有二天，身热午后则甚，神迷如醉，疹痦隐约末透，胸闷气急，纳谷不思，得饮泛恶，脉濡细数而弦，舌尖绛，根腻，遍身骨楚，少腹乍痛，经行即止。

（二）腹恒痛

《杂病广要·脏腑类·脏腑总证》：胃虚则生寒，寒则苦饥，心腹恒痛，两胁虚胀，咽喉不利，食饮不下，面目浮肿，渐渐恶风，目中急，足胫寒，不得安卧，则是胃虚冷之候也。

（三）腹宿痛

《本草单方·卷十九·服食》：蚕砂酒，治风缓顽痹，诸节不随，腹内宿痛。

（四）腹时痛

《素问·至真要大论》：厥阴在泉，客胜则大关节不利，内为痉强拘瘛，外为不便。主胜则筋骨繇并，腰腹时痛。

《伤寒论·辨太阴病脉证并治第十》：本太阳病，医反下之，因尔腹满时痛者，属太阴也，桂枝加芍药汤主之；大实痛者，桂枝加大黄汤主之。

《脉因证治·卷三·积聚（附痰块）》：脉沉而紧者，若心下有寒，时痛，有积聚。关上脉大而尺寸细者，必心腹冷积；迟而滑，中寒有癥。脉弦而伏，腹中有癥，不可转也，死。脉紧，强急者生，虚弱者死，沉者死。

《病机沙篆·腹痛》：时痛时止，脉洪数，用芩、连、栀、芍、香、壳、朴、陈、甘、苍。

《鸡峰普济方·卷第九·中丹法》：若腹胀如鼓，按之坚硬，腹中时痛，始起于目下微肿，时喘，小便不利，四肢瘦削，其脉自沉，大便利则逆，谓之石水。绕脐坚硬，腹不痛者，谓之鼓气。

《古今医统大全·卷之二十四·附吐清水证》：心腹时痛而作，亦吐清黄水者，虫也。宜类辨而治之。

《妇人大全良方·卷之一·调经门·月水不断方论第十三》：若经候时行时止，或淋漓不断，腹中时痛，其脉沉细，此因寒热邪气客于胞中，冲任不调，此非虚弱，盖邪气伏留，滞于血海，譬如有积之人，下利不定，有所去即愈。

《济阴纲目·卷之六·求子门·治宫冷不孕》：肚腹时痛，久无子息，服药更能戒恼怒、生冷，累用经验。

《女科折衷纂要·调经门·痛经论》：经水欲行，脐腹绞痛，属血滞。经水临行时痛为气滞。

《太平圣惠方·卷第八·辨太阴病形证》：太阴病下之后，腹满时痛，宜桂心芍药汤。若太实腹痛者，宜承气汤下之。

《太平惠民和剂局方·附指南总论·卷中·伤寒十劝》：《难经》云，痛为实。故仲景论腹满时痛之证，有曰痛甚者加大黄。夫痛甚而反加大黄，意可见也。唯身冷厥逆而腹痛者，是阴证，须消息。每见医者，多缘腹痛便投热药而杀人。

《太平惠民和剂局方·附指南总论·卷下·论泻痢证候》：痢下赤白，连绵日久，愈而复发，腹中时痛，诸药不瘥者，可与木香推气丸、不二丸、驻车丸、厚肠丸、感应丸。

《鸡峰普济方·卷第十六·气》：腹中成形作块，按之不移，推之不动，行辄微喘，令人寒热，腹中时痛，渐渐羸瘦，久不治之，或成水肿、虚劳，其始得之，亦由思忧惊怒或寒热结聚，阴阳痞滞，荣卫结涩而成其形。脉当结涩，谓之积气。

《仁斋直指方论·卷之二·证治提纲·经常用药自有奇功》：人有中年以上，素夹风痰，腹中时痛，忽尔感冒，虽已发散寒邪，无复发热头疼之苦，奈何风痰呕吐俱作，诸药罔功。

《普济方·卷一百二十六·伤寒门·平脉法第二》：如太阴腹满时痛，为有积。

《奇效良方·卷之二十二·痨瘵门》：七曰食疰，心下痛，懊恼彻背，一年后羸瘦体肿，先从脚起，肉变黑，脐内时痛。

《时方妙用·卷二·心腹诸痛》：中脘之下，当阳明胃土之间，（铜人图中脘下一寸名建里穴）时痛时止，乃中土虚而胃气不和。

《秘方集验·卷之上·诸症歌诀》：腹痛，腹痛有热亦有寒，死血食积并湿痰，时痛时止应是热，绵绵不止作寒看。

《删补名医方论·卷六·桂枝加大黄汤》：柯琴曰，腹满为太阴、阳明俱有之证，然位同而职异。太阴主出，太阴病则腐秽之出不利，故满而时痛。

《医方集解·和解之剂·桂枝加大黄汤》：赵嗣真曰，太阴腹痛有三，有次第传经之邪，有直入本经之邪，有下后内陷之邪。此腹满时痛为下后内陷之邪，宜桂枝加芍药汤。

《吴氏医方汇编·第三册·托里之剂·当归川芎散》：肝血虚寒，小腹时痛，加肉桂。

《证治针经·卷二·呕吐》：至于口吐清水，其因有五。因寒而致者胃寒；已食而作者食阻；食少而吐，气虚何疑；胸膈（漉漉）有声，痰饮可悟；心腹时痛，当与驱虫。（《证治汇补》）

《伤寒缵论·卷上·太阴篇》：腹满者，太阴里气不足也，时痛者，有时而痛。

《伤寒摘锦·卷之下·太阴禁忌不可犯》：凡阴寒在里而为腹痛者，则常痛不止。此阳邪于里，但时时痛而不常也。此证未至于实，不可使下。下之，胸下结硬者，下之早也。

《金匮悬解·卷十·内伤杂病·水气十四》：肝水者，水乘木也。木郁贼土，是以腹大。肝脉自少腹而循胁肋，行身之侧，脾胀肝郁，经脉迫急，故不能转侧而胁腹时痛也。

《湿热条辨》：湿热证，十余日后，左关弦数，腹时痛，时圊血，肛门热痛，血液内燥，热邪传入厥阴之阴。

《温疫论·卷下·肢体浮肿》：

时疫潮热而渴、舌黄身痛、心下满闷、腹时痛、脉数，此应下之症也。

向有单腹胀而后疫者，治在疫。若先年曾患水肿，因疫而发者，治在疫，水肿自愈。

因下之，下后胀不除，反加腹满，宜承气加甘遂二分，弱人量减。

时疫愈后数日，先自足浮肿，小便不利，肿渐至心腹而喘，此水气也，宜治在水。

稍补则心腹满闷……以后心腹忽加肿满烦冤者。

《医学刍言·郁证、痰病》：妇人患此最多，每每经事不调，腹中时痛。

《古今医统大全·卷之四十二·附下血候（并肠风、脏毒）·医案》：因强饮酸酒，少时腹痛，次传下痢无度十余日，便后见血，或红或黑，腹鸣时痛。

《古今医统大全·卷之八十三·妇科心镜下·妇人阴冷候》：渐不愈，令人黄瘦，或小腹时痛，口中清水如注。

《杂病源流犀烛·卷十三·诸痹源流（白虎历节风）》：疝在前阴少腹间，当肝部，肝郁于此，即阴痹也……涩病积，心腹时痛……涩为本气不足，故不能胜邪而成积，疝与积，概指其聚而积者，非特前阴少腹之病也。

《顾松园医镜·卷十六·症方发明·调经》：

凡经将行而腰腹作痛者，责之气滞血实；行后绵绵作痛者，责之血虚气滞。

治血瘀内积，经闭不行，少腹时痛。

如少腹满痛拒按，可用桃仁承气，加减用之。

《竹亭医案·女科卷二·妇女经产杂症》：产后恶露未尽，缠绵两月有余。小腹时痛，血块偏左，偶发寒热，食后作胀。脾土亏而肝木不舒，防其腹大块攻。

【评述】

在现代定义中，腹痛是以胃脘以下、耻骨毛际以上部位发生疼痛为主要表现的病证。可由六淫外邪、七情内伤和病理产物（痰饮、宿食、瘀血）引发，病因较多，涉及病种分布广泛，内科、妇科、儿科、男科、外科疾病均可出现腹痛。李永红博士的《腹痛病症的古今文献研究与学术源流探讨》一文探讨了古籍文献中腹痛从症到病的发展过程。这一过程呈现阶段性特点。先秦时期，腹痛主要作为临床症状在相关文献中出现，而不是一种独立的疾病。两汉至南北朝时期，腹痛从症状逐渐向病名演变。隋唐时期，腹痛已经作为独立的病名出现（以《诸病源候论》为标志）。宋元时期，腹痛的相关内容在一定程度上得到了丰富。明清时期所提出的与腹痛有关的病名多沿用前人论述，较少有创新之处。明代仍存在将腹痛与胃脘痛混称为心腹痛的情况，清代《症因脉治》一书明确了腹痛的病位，即"痛在胃之下，脐之四旁，毛际之上，名曰腹痛"，将腹痛和胃脘痛明确区分开来，并延用至今。

从早期的涉医出土文献资料来看，彼时"腹痛"多以症状出现，用于支撑相关病种的描述。其多直接用于笼统描述腹部的不适如"腹不安"，余则涉及其他病种，如"腹瘕""唐瘕""蚑瘕"等瘕证与肠澼、经络病证等。其病证性质以积聚证和肠道病变为主，疼痛的表现及位置有痛而掣腰、少腹痛、肠痛，伴随症状有数言（谵语）腹瘕，便溏、里急后重、食谷不化唐（溏）瘕，下脓血、刺痛痔瘕，腹热蚑瘕，肠鸣、腹肿大赤蚑，小便不利、溺而不畅字瘕，腹膨大、痛如虫啮盅瘕，触及积块、不利饮食、呼吸承瘕。

在传世古籍文献记录中，腹痛开始以病名形式出现，并逐渐分化出按部位、病状归因、病症特点、持续时间和起病缓急等命名方式。

部位区分及相关病症名类确定，多以发病或症状出现的物理位置为依据。以全腹为总括，又以脐为"大腹""少腹"的划分标志。《素问·脏气法时论》提出大腹、小腹之别，如"大腹小腹痛"。《医会元要》中言："脐之上为大腹。"《针灸逢源》中直言腹痛三部的病理特点，即"腹痛有三部：大腹痛者属太阴脾，当脐痛者属少阴肾，小腹痛者属厥阴肝及冲任大小肠"，并指出其"各有七情之发，六气之害"。《针灸逢源》在三部分类的框架下将腹痛又细致分为偏上腹部、环脐部、偏下腹部和皮部疼痛。偏上腹部包括心腹痛、大腹痛、胸腹痛、脘腹痛、胁腹痛；环脐部包括绕脐痛、环脐痛、当脐痛、脐腹痛、脐下痛；偏下腹部包括小腹痛、少腹痛；皮部包括腹皮痛。

病状归因的腹痛名类，是以症状表现的病因、病机为归纳依据，主要有寒、热、虚、实四种。这四种概述名称，既能够反映部分疼痛的主观感受症状，又能够较为直观地映照其病机。如腹寒（冷）痛属症状还是病名，《妇人大全良方》在描述地榆所主十二病时，将"小腹寒痛"列为一种疾病，可见其作为专病具名化已比较成熟。而该病名在文献描述摘录中多与阳虚、痼寒、受冷和耗伤正气有关。如《金匮玉函要略述义》中"积在少腹，如少腹寒痛之类是也"和《金匮要略心典》"心腹寒痛，呕不能食者，阴寒气盛，而中土无权也"等描述。除《金匮要略》中提到"心腹寒痛"以示中阳衰败外，其他古籍的记录多以"少腹""脐腹"较为常见，尤其在女子病的描述中，按照腹的部位分别，"少腹""脐腹"属于下腹，居于阴位，涉及病种有胞宫、肠道等，同时下腹部为丹田所在，元阳亏损也多出现下腹部的不适。腹虚实痛，也多以气血精的虚实病机为支撑，实痛表现为经典的邪实、食积、热结表现。

按腹部症状特点命名，长期以来存在症状描述与专病病名同时使用的情况，较早的有腹冤痛、腹切痛、腹绞痛、腹坚痛等，腹触痛的描述则出现较晚。该类疾病中，如腹彻痛、腹按痛、腹紧痛、腹硬痛等是直观的症状和体征描述，而腹瘕痛、腹瘩痛、腹厥痛则带有病理特点的归纳。腹切痛涉及客寒、客邪、肾虚、盅毒、水饮、痰湿等因素；腹瘩（鼓）痛涉及伏邪、湿热、癥瘕等因素；腹疞痛最早出现在东汉《金匮要略》一书中，用于描述妇人妊娠和产后的腹痛症状。在归类时，"冤热痛""冤结痛""冤然而痛""烦冤痛"等被归为冤痛，与冤痛有关描述出现很早，《素问·玉机真脏论》中即有脾传之肾，病名曰疝瘕，少腹冤热而痛，出白，一名曰盅，当此之时，可按可药。但关于冤痛的具体表现，尚缺乏清晰的定义，在其他非医学古籍文献中有"冤痛"一词的记录，如《论衡·感虚》言："何其冤痛相似而感动不同也。"《三国志·魏志·杨俊传》曰："黄初三年，车驾至宛，以市不丰乐，发怒收俊。尚书仆射司马宣王、常侍王象、荀纬请俊，叩头流血，帝不许。俊曰臣知罪矣，遂自杀。众冤痛之。"上两处描述皆侧重于心理活动，指蒙冤屈而遭受苦痛或见冤屈之事而有痛苦同感。在腹冤痛的文献记录中，病机多涉气结、湿淫、蓄热等，与"烦冤"感受相类。腹焌痛则多与内痛相关，如《古今医统大全·卷之八十·腹痛》提到一人腹痛㶿痛，烦躁作呕，脉实。《景岳全书·卷之四十六》言热毒作呕，证如刘贵患腹痛，㶿痛烦躁脉实作呕。以上描述均表明腹㶿痛以热邪内蓄和脓痛为表现。

　　按持续时间、起病缓急命名的腹痛名称主要有"乍""宿""恒""时"等四种。此外，尚有"腹急痛""骤然疼痛"类表述，但其更贴合症状特点和表现，故未作为病名收录于本章中。腹乍痛的起病形式主要表现为"乍痛乍止"，如《古今医彻》中分析了此种腹痛的病因，其认为一腹痛乍痛乍止，或受暑热，或嗜火酒，脉数或伏匿。此外，腹乍痛还涉寒客、虚寒、败血、宿食、痢疾、虫积等因，多有实邪因素。腹恒痛、腹宿痛多指久病。腹时痛与腹乍痛在起病时间和缓急上有类似表现，但腹时痛疼痛程度轻于腹乍痛，且多有虚实夹杂的伏邪因素存在。

第二章

病因病机

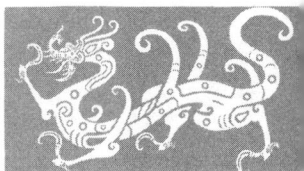

辨病因

一、外感病因

（一）五运六气的影响

《中藏经·卷上·阴厥论第五》：飞霜走雹，朝昏暮霭，云雨飘飘，风露寒冷，当热不热，未寒而寒，时气霖霪，泉生田野，山摧地裂，土坏河溢，月晦日昏，此天地之阴厥也。暴哑猝寒，一身拘急四肢拳挛，唇青面黑，目直口噤，心腹满痛。

《素问·五常政大论》：地乃藏阴，大寒且至，蛰虫早附，心下痞痛，地裂冰坚，少腹痛，时害于食，乘金则止水增，味乃咸，行水减也。

《素问·六元正纪大论》：

金郁之发，天洁地明，风清气切，大凉乃举，草树浮烟，燥气以行，霜雾数起，杀气来至，草木苍干，金乃有声。故民病咳逆，心胁满引少腹，善暴痛。

不远热则热至，不远寒则寒至，寒至则坚痞腹满，痛急下利之病生矣。

《素问·至真要大论》：

岁少阴在泉，热淫所胜……民病腹中常鸣，气上冲胸，喘不能久立，寒热皮肤痛，目瞑齿痛肿，恶寒发热如疟，少腹中痛腹大。

岁太阴在泉，草乃早荣，湿淫所胜……民病饮积，心痛，耳聋浑浑焞焞，嗌肿喉痹，阴病血见，少腹痛肿。

少阴同候……妇人少腹痛，目昧眦，疡疮痤痈，蛰虫来见，病本于肝。

厥阴之胜，耳鸣头眩，愦愦欲吐，胃膈如寒，大风数举，倮虫不滋，胠胁气并，化而为热，小便黄赤，胃脘当心而痛，上支两胁，肠鸣飧泄，少腹痛。

少阳之胜，热客于胃，烦心心痛，目赤欲呕，呕酸善饥，耳痛溺赤，善惊谵妄，暴热消烁，草萎水涸，介虫乃屈，少腹痛。

厥阴之复，少腹坚满，里急暴痛。

少阴之复，燠热内作，烦躁鼽嚏，少腹绞痛。

主胜则筋骨繇并，腰腹时痛。

少阳在泉，客胜则腰腹痛而反恶寒。

《古今医统大全·卷之五·运气易览门·运气诸说总例》：

民病咳喘，血溢血泄鼽嚏，目赤眦疡，寒厥入胃，心痛腰痛腹大，嗌干肿上。

甚则疮疡胕肿，肩背臂臑及缺盆中痛，心痛肺䐜，腹大满膨而喘咳。

雨湿流行，肾水受邪，民病腹痛，清厥意不乐，体重烦冤。

病腹满溏泄，肠鸣反下，甚而太溪绝者死不治。

寒气收举，则霜雾翳，病生皮腠，内舍于胁，下连少腹而寒中。

《症因脉治·卷二·呕吐论·暑气呕吐》：暑热行令，头眩目暗，呕吐暴作，身热恶寒，烦渴引饮，齿干唇燥，腹中疼痛。

（二）六淫

1. 风

《伤寒论·辨太阳病脉证并治中第六》：伤寒五六日中风，往来寒热，胸胁苦满，嘿嘿不欲饮食，心烦喜呕，或胸中烦而不呕，或渴，或腹中痛。

《金匮翼·卷六·腹痛·风痛》：风痛者，邪风内淫肠胃，与正气相搏而痛也。其症恶风脉弦，腹中奔响急痛。

《云林神彀·卷之四·破伤风》：破伤风邪，传入于里，舌强口禁，筋惕搐搦，胸腹满闷，便溺闭赤，急宜疏导，诸风可愈。

《诸病源候论·卷之二十七·血病诸候·大便下血候》：脏气既伤，则风邪易入，热气在内，亦大便下血，鲜而腹痛。

《证治准绳·幼科·集之二·天钓（内钓附）》：内钓者，腹痛多喘，唇黑囊肿，伛偻反张，眼尾赤，此胎中受风，及外惊所致。

《证治准绳·幼科·集之九·躯啼》：巢氏云，小儿在胎时，其母将养，伤于风冷，邪气入胞伤儿脏腑，故儿生之后，邪犹在儿腹内，邪动与正气相搏，则腹痛，故儿躯张蹙气而啼。

《症因脉治·卷四·腹痛论·风气腹痛》：风气腹痛之因，偶值衣被太薄，外又风气所伤，风与寒常相因，风气入于肠胃，传于太阴，则腹痛作矣。

《原幼心法·上卷·原小儿论·原幼论证诗七十一首》：脐风，风邪早受入脐中，七日之间验吉凶，若见腹疼脐凸起，恶气口撮是为风。

《形园医书·小儿科·卷之四·脐寒泻》：此因初生断脐失护，风冷乘入，传于大肠，致令寒泻，粪色青白，腹痛肠鸣。

《育婴家秘·卷之一·十二科·蓐养以防其变三》：断脐后，或脐已落未干时，或伤于风湿，或尿在抱裙之内，必成脐风、内钓腹痛，误儿命矣，慎之！慎之！

《诸病源候论·卷之三十七·妇人杂病诸候一·十六、心腹痛候》：心腹痛者，腑脏虚弱，风邪客于其间，与真气相击，故痛。其痛随气上下，或上冲于心，或下攻于腹，故心腹痛。

2. 寒

《证治准绳·幼科·集之三·变蒸热》：续感寒邪者，但变蒸则耳冷骹冷，上唇发泡，状如泡珠，若寒邪搏之，则寒热交争，腹中作痛，而啼叫之声，日夜不绝。

《幼科杂病心法要诀·泻证门·脐寒泻》：剪脐失护受寒冷，粪色青白腹痛鸣。

《原幼心法·上卷·变蒸门·变蒸论》：若寒邪传之，则寒邪及攻，腹中作痛，而啼叫之声，日夜不绝。

《景岳全书·卷之七·伤寒典（上）·论脉（四）》：畏寒厥冷，及呕吐、腹痛、泻痢者，此即阴寒直中。

《症因脉治·卷四·霍乱论·寒气霍乱》：时值暴寒，恶寒身痛，腹痛吐利。

《医学心悟·卷之二·伤寒类伤寒辨》：肾为水脏，寒邪相犯，水寒成冰，少腹厥痛。

《长沙证汇·呕吐门》：若初病无身热，无头疼，便就怕寒厥冷，腹疼呕吐泄泻，脉来沉迟无力，此为直中寒症。

《石室秘录·卷之三·霸治法》：

此寒邪直入肾宫，将脾胃之水夹之尽出，手足厥逆，少腹痛不可忍，以火热之物熨之少快，否则寒冷欲死。

腹必大痛，手不可按，完谷不化，饮食下喉即出，捷如奔马，若稍稍迟延，必死亡顷刻。

腹亦有痛者，以完谷不化，下喉即出，亦死亡顷刻。

《神仙济世良方·上卷》：腹痛极甚，至手足皆青，救若少迟必至立亡，此肾经感受寒邪也。

《医学心悟·卷之三·类中风》：凡人暴中于寒，猝然口鼻气冷，手足厥冷，或腹痛，下利清谷，或身体强硬，口噤不语，四肢战摇，此寒邪直中于里也。

《辨证录·卷之一·中寒门》：人有严寒之时，忽感阴寒，唇青身冷，手足筋脉挛急，上吐下泻，心痛腹疼，囊缩甲青，腰不能俯仰，此阴寒中脏之病也。

《金匮启钥·幼科·卷之二·胎病论》：或百日之内忽冷，手足蜷曲不伸，腹痛啼叫不止，此生后受寒得之。

《片玉心书·卷之四·惊风门·醒脾散》：盖因受寒气，腹中作痛，以至痛极目定。

《形园医书·小儿科·卷之一·胎寒》：有外因寒冷侵袭，百日之内忽患战栗，面青口冷，手足卷曲，腹痛多啼，此生后受寒外因病也。

《金氏门诊方案·平右三十九岁》：产后腠理空虚，寒邪易于侵袭，形寒头晕，脘痛，腹痛。

《素问·举痛论》:

寒气客于肠胃之间，膜原之下，血不得散，小络急引故痛，按之则血气散，故按之痛止。

寒气客于脉中，则血泣脉急，故胁肋与少腹相引痛矣。厥气客于阴股，寒气上及少腹，血泣在下相引，故腹痛引阴股。

寒气客于肠胃，厥逆上出，故痛而呕也。寒气客于小肠，小肠不得成聚，故后泄腹痛矣。

《济阳纲目·卷之二·中寒·论中寒本乎肾虚》: 或为疝瘕，或为脚气痿痹，或为腰膝冷痛，或为虚劳阴萎，或小腹急痛，皆寒邪所为也。

《辨证录·卷之九·疝气门》: 人有睾丸作痛，气上冲于肝，两胁胀满，按之益疼，人以为阴寒在腹，谁知是厥阴之气受寒也。

《症因脉治·卷四·腹痛论·寒气腹痛》:

寒气腹痛之症: 面黄唇白，手足多冷，恶寒不热，二便清利，腹中绵绵作痛，此寒气腹痛之症也。

寒气腹痛之因: 腹主太阴，其人阳气不足，又冒外寒。《内经》云: 寒气入经，猝然而痛，此寒气之能令人腹痛也。

寒气腹痛之脉: 脉多沉伏，或见微弱，或见弦紧，或见迟弦。

《小儿诸证补遗·小儿胎寒证》: 婴孩初生百日内，觉口冷腹痛，身起寒粟，时发战栗，曲足握拳，日夜啼哭不止，或口噤不开，名曰胎寒。或曰因何致此也? 对曰婴儿在胎时，母因腹痛而致产，亦有孕妇喜吃肥甘生冷时果，皆致胎寒。

《证治准绳·幼科·集之九·悲哭》: 脾为至阴，喜温而恶寒，寒则腹中作痛，故曲腰而啼，其候面青白，手腹俱冷，不思乳食是也，亦曰胎寒。

《冯氏锦囊秘录·杂症大小合参·卷九·寒门（儿科）》: 更有胎中受寒，生下面色青白，四肢厥逆，盘肠气钓，噤口不开，脏寒腹痛，而为胎寒者，此又积之最深者也。

《扁鹊心书·卷下·胎寒腹痛》: 脏气虚则生寒，寒甚则腹痛，亦有胎中变寒而痛者。

3. 暑

《诚求集·十九·伤暑》: 有暑伤胃，腹痛水泻者，胃与大肠受之，恶心，系胃口有痰。

《景岳全书·卷之十五·暑证·述古（共六条）》: 霍乱吐痢，痰滞呕逆，腹痛泻痢，此则非暑伤人，乃因暑而自致之病也。

《医学入门·外集卷四·杂病提纲·暑》: 冒暑入肠胃，腹痛恶心呕泻。

《伤寒指掌·卷之四·伤寒类症·霍乱（新法）》: 吸暑，面赤口渴，或干呕，或吐泻，舌苔微黄而燥。或白中兼红，胸闷腹痛，此口鼻吸入秽暑而成也。

《仁斋直指方论·卷之三·暑·中暑论》: 人有常言，伤暑做出百般病，其果厚诬哉。盖暑之入人，伏于三焦肠胃之间，至有兼旬累月而不可测识者。如呕吐，如中满，如泄泻，如下利，如焦渴，如发疟，如腹痛。

《验方新编·卷之十五·中暑·中暑论》：中暑者，静而得之。如避暑深堂大厦，为阴寒所遏，暑不得越故也……又腹痛、呕、泻为冒暑，宜凉解清利。

《医学入门·外集卷四·杂病提纲·暑》：伏暑即冒暑，久而藏伏三焦、肠胃之间，热伤气而不伤形，旬月莫觉，变出寒热不定、霍乱吐泻、膨胀中满、疟痢烦渴、腹痛下血等症。

《证治汇补·卷之五·胸膈门·呕吐》：有暑邪犯胃，心烦口渴，腹痛泄泻而呕者。

《济世全书·坎集卷三·痢疾》：夏月下痢，或赤或白，烦渴呕逆，腹中搅痛，小便不利者，此因暑致之。

《六因条辨·上卷·论伤暑中暑中热辨误》：顷刻胸腹闷痛，肢逆汗冷，吐泻交作，此无论动静，而即为中暑也。

《六因条辨·中卷·伏暑条辨第二十》：

伏暑痢积，色赤腹痛，里急后重，此由气伤血。

故初起便兼肠脂浊垢交结而下，不拘赤白，总有里急后重腹痛下垂之患。

4. 湿

《医方集解·利湿之剂·肾着汤》：伤湿身重，腹痛腰冷，不渴，小便自利，饮食如故，病属下焦（肾主水，湿性下流，必舍于其所合而归于坎势也）。

《罗氏会约医镜·卷之十二·论湿证》：在脏腑，为尿赤便泄，腹痛后重。

《证治准绳·幼科·集之七·冷泻》：阴湿气重，中伤脾胃，致腹痛泄利，经久不止，渐传手足浮肿，饮食少思。

《史载之方·卷上·论六气所生之病·腹痛》：人有病腹痛者，其状多端，经之所言亦多变，湿邪之胜，腹满而痛，食减体重，四肢不举，腹鸣肠泄。

《伤寒论翼·卷下·厥阴病解第六》：太阴主湿土，土病则气陷下，湿邪入胃，故腹痛自利。

《伏邪新书·伏湿》：湿邪兼热，伏于二厥阴经者，善怒，胁下痛，有止息，女子经前腹痛，月事不爽，色淡，男子疝瘕。

《医学纲目·卷之十四·肝胆部·诸疝》：经云，太阴在泉，病小腹痛肿，不得小便者，是湿邪攻膀胱虚而然，治法当补膀胱，泻湿土邪也。

《经历杂论·诸痛论》：湿邪……若郁于内，而为脐腹、胁肋痛者，痛有止息，有松紧绵绵，难愈，多太阴脾症。

《不居集·下集卷之五·湿劳·治验》：腹胀痛。天时闷热，连旬晴雨，湿邪直入太阴，合谷饪之邪，从口而入，久则中土重困，腹痛转剧，食减淋浊。

《沈菊人医案·卷上·痢、泄泻》：湿邪夹滞、夹寒、内蒸。滞下腹痛，瀣瀣不爽，舌白口腻，脉弦滞，溺赤。法以疏泄。

《汪艺香先生医案·下》：脘腹时觉作痛，舌苔黄腻。乃湿邪蕴于大肠，肝脾胃三经不和也。

《医门棒喝·卷之一·伤寒传经论·附治案》：左胯间与小腹掣痛如锥刺，日夜坐不能寐。医者谓系湿邪。

《临证指南医案·卷九·调经·湿滞腹痛泻》：少腹痛胀，血结洞泻不爽，乃内伤气血不和，兼有时令湿邪。

《扫叶庄医案·卷二·痞胀便秘》：老年脉沉目黄，不饥不食，腹痛自利，后坠溺涩。此长夏湿邪，伤于太阴脾位，阳不运行，湿热凝注。

5. 燥

《症因脉治·卷四·腹痛论·燥火腹痛》：

燥火腹痛之症：满腹刺痛，攻注胁肋，口渴身热，烦躁不寐，小便黄赤，不吐不泻，此燥火腹痛之症也。

燥火腹痛之因：或令值燥热，或燥金司政，燥气伤人，肠胃干涸，不得流利，不通则痛，此燥火腹痛也。

燥火腹痛之脉：多见躁疾，躁则为燥，疾则为热，躁疾兼见，则为燥热。

《证治准绳·杂病·第六册·疝》：民病腹痛，复则胸胁暴痛，下引小腹者，是燥邪攻肝虚而然，治法当补肝泻金也。

《齐氏医案·卷二·痛门挈纲》：门人清华问曰，吾师方中无治腹痛之药而效，其证寒乎？热乎？予曰，非寒非热，此乃肺气为燥气壅塞，混乱清肃之令，陷入腹中，搏结而为腹急痛，故止清其燥邪而病去如扫矣，何不效之有？

6. 火

《验方新编·卷之二十二·疹症·小腹痛痧》：夏月不头痛发热，但小腹疼，或心腹俱痛胀痞不能屈伸，此皆暑火流注脏腑，故先小腹痛，遍及心腹。

《证治汇补·卷之六·腹胁门·腹痛》：腹痛有三部……伤于热者，痛作有时，得寒则减。

《证治汇补·卷之八·下窍门·泄泻》：

痛一阵，泻一阵，泄复涩滞者，火也。

然亦有火势攻冲，抟击水气而鸣者，必兼腹痛。

7. 风寒

《大医马氏小儿脉珍科·卷上·诸泻论治》：夫冷泻多是白水，泻密而少，腹痛而鸣，眉皱面白额汗，此冷泻也，皆因感冒风寒，多食冷物所致。

《诸病源候论·卷之四十三·妇人产后病诸候上·产后腹中痛候》：产后脏虚，或宿夹风寒，或新触冷，与气相击搏，故腹痛，若气逆上者，亦令心痛、胸胁痛也，久则变成疝瘕。

8. 暑湿

《症因脉治·卷四·腹痛论·暑湿腹痛》：

暑湿腹痛之症：热令当权，忽尔腹中作痛，肠中作响，痛泻交作，此暑湿霍乱之类也。

暑湿腹痛之因：夏令暑湿之邪，与肠胃水谷互相混乱，暑热不得发越，食气不得运化，而诸腹作痛之症成矣。

暑湿腹痛之脉：伤暑脉虚，腹痛脉大。

《验方新编·卷之二十二》：暑湿侵脾，下痢红积，更衣腹痛后重，乍寒乍热，脉弦滑数。

9. 湿热

《形园医书·小儿科·卷之四·热痢》：因湿热结于肠胃，致腹中窘痛，频频下利，尿短色赤，舌赤唇焦，喜饮凉水。

10. 风寒湿

《医学纲目·卷之十四·肝胆部·淋》：今风寒湿邪气客于胞中，则气不能化出，故胞满而水道不通，其小腹膀胱按之内痛。

《赤水玄珠·第十五卷·疝气门》：有所伤风寒湿邪，乘虚而袭人于肾，则胕囊肿，小腹痛，而足冷，舌本强，此肾经受病之候。

《张聿青医案·卷十二·痿》：寒湿停阻胃中，呕吐恶心，频渴欲饮，咳嗽则少腹两旁牵痛，四肢脉络不舒。盖寒湿内阻，则清津不升，故口渴。阳明病则脉络不和。再温运湿邪，而降阳明。

（三）疫毒

1. 时气

《广瘟疫论·卷之三·里证·少腹满痛》：时疫少腹满痛，为邪热结于下焦。

《赤水玄珠·第十九卷·寒疫》：寒疫四时皆有之，若初起病头疼，发热，憎寒，拘急，或吐逆恶心，中脘痞满，或饮食停留不化，或腹中作痛。

2. 霍乱

《证治准绳·幼科·集之七·吐泻》：小儿吐泻并作，即名霍乱，有心痛而先吐者，有腹痛而先泻者，莫不由中焦而作。

《幼科杂病心法要诀·霍乱门·霍乱总括》：霍乱风寒暑饮成，猝然吐泻腹心疼，饮暑盛兮湿霍乱，寒胜为干症不轻。

《大医马氏小儿脉珍科·卷上·吐泻论治（附干霍乱）》：夫霍乱吐泻者，乃挥霍扰乱之症，先心痛则先吐，先腹痛则先泻，心腹俱痛，则吐泻并作，皆因内有所伤，外有所感，阴不升，阳不降，以致清浊相干，蕴作而然……又有干霍乱者，忽心腹胀满绞痛，欲吐不吐，欲泻不泻，死在须臾，升降不通故也。

《医方简义·卷六·产后霍乱》：较常人霍乱为更甚。因七日内瘀血未净，多致不治。七日以外，恶露已尽，庶乎稍缓，况腹痛如绞，甚则转筋。

《儒医心镜·各症病原并用药治法要诀·霍乱》：更有一种干霍乱者，最难治也，死在须臾，俗言绞肠痧。忽时心腹绞痛，手足厥冷，脉沉细或沉伏，欲吐不得吐，欲泻不得泻，阴阳乖隔，升降不通。

《彤园医书·小儿科·卷之四·湿霍乱》：湿霍乱乃因暑饮合邪，其症吐泻不已，肚腹疼痛，口渴引饮，胸膈痞闷。

《证治汇补·卷之四·霍乱论》：霍乱之症，多由伏暑而作，病之将作，必先腹中疠痛。

《顾松园医镜·卷九·症方发明·霍乱》：霍乱者，挥霍撩乱，起于仓猝，心腹大痛，呕吐泻痢，或憎寒壮热，头痛眩晕，先心痛，则先吐，先腹痛，则先泻，心腹俱痛，则吐泻交作。

《育婴家秘·卷之二·惊风总论》：霍乱发搐，其病在胃，此干霍乱也，神气变乱，心腹绞痛，不吐不泻，所以邪气上下不得出，陈氏所谓气逆而作搐，痰聚发惊是也。

《石室秘录·卷之六·内伤门》：腹痛之最急者，绞肠痧也。

《辨证录·卷之六·暑证门》：中暑热之气，腹中疼痛，欲吐不能，欲泻不得，此名为干霍乱也。

《景岳全书发挥·卷之三·霍乱·论证》：霍乱之症，多在夏秋暑热侵入，肥腻生冷郁遏不通，致腹痛吐泻、挥霍扰乱不宁。

《三因极一病证方论·卷之十一·霍乱诸证》：霍乱其状心腹猝痛，呕吐下利，憎寒发热，头痛眩晕。先心痛则先吐，先腹痛则先下，心腹俱痛，吐利并作。甚则转筋，入腹则死。

《三因极一病证方论·卷之十一·霍乱凡例》：干霍乱者，忽然心腹胀满，绞刺痛疼，蛊毒烦冤，欲吐不吐，欲利不利。

《医方简义·产后霍乱》：霍乱者，挥霍发乱也。四肢厥逆，吐泻并作，腹痛异常，较常人霍乱为更甚。因七日内瘀血未净，多致不治。七日以外，恶露已尽，庶乎稍缓。况腹痛如绞，甚则转筋。产后之人，何可当也。故欲吐不吐，欲泻不泻者，名干霍乱，较前症更甚一倍。

3. 痧

《症因脉治·卷四·腹痛论·痧胀腹痛》：

痧胀腹痛之症：忽尔胸腹胀痛，手足厥冷，指甲带青，痛不可忍，不吐不泻，或吐或泻，按之痛甚，俗名绞肠痧，此即痧胀腹痛之症也。

痧胀腹痛之因：或沿海之地，或山岚之间，或风木之邪，燥金之胜，一切不正之气，袭人肠胃，则为痧毒而腹痛作矣。

腹痛

痧胀腹痛之脉：脉多数大，或多促结，痛极而结，脉反停歇。

《神仙济世良方·下卷》：腹痛之最急者，绞肠痧也。

《随息居重订霍乱论·药方第四·方剂》：

痧胀秽毒，心腹疠痛，霍乱火炽，躁瞀烦狂。

温暑痧邪，深入营分，转筋吐下，肢厥汗多，脉伏溺无，口渴腹痛，面黑目陷，势极可危之证。

《痧胀玉衡·卷之下·痧变肿毒》：苏成中长子，暑月吐泻，腹中绞痛，刮痧痛止，两臂红肿且痒。

4. 麻疹

《形园医书·小儿科·卷前篇·麻疹轻重》：《活幼心法》曰，麻疹初起白睛色赤，声哑唇肿，狂叫烦渴，腰腹胀痛，口鼻出血者，毒闭于内也。

《麻疹备要方论·分论麻疹始终杂症·腹痛》：麻症腹痛，由于食滞凝结，热毒不能宣发于外，故有时曲腰啼叫，两眉频蹙。

《麻疹备要方论·禁忌》：凡麻疹初出，切戒风寒生冷，如一犯之，则皮肤闭密，毒气壅滞，遂变浑身青紫，而毒反内攻，烦躁腹痛，气喘闷乱，诸症作矣。

《新订痘疹济世真诠·三集·形色论》：凡出疹之际，切忌风寒生冷，否则皮肤闭塞，毒气壅滞，遂变浑身青紫，或复隐伏，毒反内攻，烦躁腹疼，气喘闷乱，而成危殆。

5. 疟疾

《证治准绳·幼科·集之九·寒热往来》：若寒热如疟，不以时度，肠满膨脝，起则头晕，大便不通，或时腹痛。

《诸病源候论·卷之十一·疟病诸候·疟病候》：脾病为疟者，令人寒则腹中痛。

《脉因证治·卷一·疟》：脾疟，寒则腹痛。

《证治汇补·卷之三·外体门·疟疾》：凡疟经年不瘥，谓之老疟。或食积、痰涎、瘀血结成痞块，藏于腹胁，作胀且痛。

6. 疮痘

《证治准绳·幼科·集之四·辨疑似》：痘之始发，有因伤风、伤寒而得者，有因时气传染而得者，有因伤食呕吐而得者，有跌仆、惊恐、蓄血而得者，或为窜眼惊搐如风之证，或口舌咽喉腹肚疼痛。

《证治准绳·幼科·集之四·出不快》：水禁者，初发热之际，阴阳未分，毒气方炽，或误食生冷，则毒停于皮肉之间，隐隐有红点，或于方广两胁手足头面之际，发有水泡者是也，盖冷气在内则腹疼肚胀，在外则发热恶寒，此其验也。

《证治准绳·幼科·集之四·见形三朝生死》：其或发热只一日或二日即见红点，或吐泻腹痛。

《证治准绳·幼科·集之六·腹痛》：痘腹痛，多是痘毒，当临证消息。

《证治准绳·幼科·集之四·始终》：发热之初，大热渴烦，大便秘，腹痛腰痛，鼻干唇燥，惊悸谵妄，此毒气郁遏于内，即当防其伏而不出也。

《证治准绳·幼科·集之五·灌浆证治》：痘疮初出腹痛者，毒在里也。起发不透腹痛者，陷伏也。

《证治准绳·幼科·集之六·腹痛》：

腹痛皆属于寒，惟有一证为热，疮疹腹痛，皆属毒热也。

盖肢体厥冷而腹痛者，此毒气在里也。

腹痛大便不通，乃热毒在里，热甚则发厥，仲景所谓热深厥亦深也。

发热自利，又腹痛者，此亦毒也。

如发热时心腹绞痛，烦闷叫呼，或疮陷伏，胀满疼痛，喘促者，此毒恶之气，攻刺肠胃，燔灼脏腑，必不可治。

《慈幼新书·卷之三·痘疮·总诀》：

七恶之外，又有浑身血疱，心腹刺痛，陷伏不出，便溺皆血，寻衣撮空，是又猝死而不可救者。

故惊者狂者，吐者泻者，瘟者疹者，腰痛腹痛者，肉肿痘不肿者，水呛错喉者，皆当发不发，毒壅三焦，停气道也。

《幼科汇诀直解·卷之八·含浆至浆足证治（行浆七八九日间也）》：失于内托，痘毒乘虚内攻，故腹作痛而鸣，大便一次又一次，其色如酱带黑。

《经验麻科·腹痛恶心》：疹出不透，脾胃有毒，邪正交攻，脏气相击，火毒郁结，凝滞而作腹痛。

《景岳全书·卷之四十五·痘疮（下）·腹痛》：初见发热，痘疮未出，别无寒滞、食滞，而腹满、腹痛者，此必起发不透，痘毒内攻而然。

《冯氏锦囊秘录·痘疹全集·卷十一余毒门·腹痛》：夫痘疹未出而腹痛者，斑毒内攻也。至于痘后，则毒气常解，无复壅遏而腹痛者，其症有二，有因大便不通，燥尿作痛者，有因胃虚不能消谷而腹痛者。

《痘疹心法要诀·痘中杂证上·腹痛》：凡出痘腹痛，有因风寒郁结，痘出不快，烦躁而痛者，乃表邪所郁……有因食滞郁塞，痘出之时，原无腹痛，忽然一时作痛者，此为里郁……又有初起因毒热郁于阴分，痛在脐下，时作时止者，此属阴郁。

《专治麻痧初编·卷之三述古编（下）·张氏〈痘疹诠〉·疹禁忌》：凡疹出发表之后，红影现于肌肤，切戒风寒生冷，如一犯之，则腠理闭密，毒气壅滞，遂变浑身青紫，而毒反内攻，烦躁腹痛气喘闷乱诸证作矣，欲出不出，危亡立至，医家病家皆不可不慎。

《新订痘疹济世真诠·初集·初发热至报苗出齐数日内调治法》：有痘色淡白，饮食减少，身凉手足冷，小便清长，大便滑泻，腹疼呕逆而出不快者，此气血怯弱，不能载毒出外。

《痘疹精详·卷之二·治痘总论》：设或频频腹痛，此内毒作痛。

7. 痢疾

《罗氏会约医镜·卷之十·论痢疾》：实热者，必腹痛，胀而拒按；虚热者，痢出脓血，刮脏剥肤，但痛而不胀，并喜按也。

《幼幼集·下卷·钱氏经验良方·初生诀》：

冷痢者，脾胃虚寒停滞，物冷不化，遂下，或青或白，冻沫夹水腹痛者是也。

热痢者，胃中湿热，凝蓄不散，乘于血分，而散于大肠，故下或赤或黄腥臭，或多或少腹中窘痛，里急后重，或身发热，恶心口渴，不思饮食者是也。

《云林神彀·卷之二·痢疾（十味）》：疫痢赤白，憎寒壮热，腹痛后重，噤口不食。

二、五劳七伤

（一）七情气郁

《云林神彀·卷之一·郁证（十二味）》：七情气郁症，腹胁胀满痛，胸臆不通和，六脉多沉重。

《症因脉治·卷四·腹痛论·气结腹痛》：怒则气逆，思则气结。若人忧愁思虑，恼怒悲哀，皆能郁结成病。或气食相凝，用力劳动，起居不慎，则气亦伤结而痛作矣。

《金氏门诊方案·李左六十五岁》：肝气夹饮流入脉络，自胁至腹疼痛兼胀，究其受病之源，不外情郁二字。

《三因极一病证方论·卷之八·七气证治》：脏腑神气不守正位，为喜怒忧思悲恐惊忤郁不行，遂聚涎饮，结积坚牢，有如坏块，心腹绞痛，不能饮食，时发时止，发则欲死。

《医宗必读·卷之六·类中风》：左关弦大，胸腹痛甚，知为大怒所伤也。

《儒医心镜·各症病原并用药治法要诀·六郁》：气郁者，腹胁胀满，刺痛不舒。

《伤寒论浅注补正·卷之一（中）·辨太阳病脉证篇·真武汤方》：肝膈中之气，迫凑于腹内网油之中，则腹中痛。

《症因脉治·卷四·腹痛论·气结腹痛》：

气结腹痛之症：胸腹胀满，痛应心背，失气则痛减，气闭则痛甚；服破气之药稍减，服补气之药则愈痛，此气结腹痛之症也。

气结腹痛之因：怒则气逆，思则气结。

气结腹痛之脉：下手脉沉，便知是气。

《三因极一病证方论·卷之十三·内因腰痛论》：腹急胁胀……所祈不得，意淫于外，宗筋弛纵，及为白淫，郁怒所为也。

《脉因证治·卷二·逆痰嗽》：怒伤肝，咳而两胁下痛，不可转侧，则两胠下满，左胁偏痛引少腹。此怒伤肝，胆受之，咳呕胆汁。思伤脾，咳而右胁下痛，隐隐引肩背。甚则不可动，腹胀心痛，不欲食。

《杂病广要·诸气病》：

七气者，寒气、热气、怒气、恚气、忧气、喜气、愁气。凡七气积聚牢大，如杯如柈，在心下腹中，疾痛欲死。

七情者，喜怒忧思悲恐惊是也。虽七证自殊，无逾于气，积之既久，脾胃衰弱，血气虚耗，至于上焦不纳，中焦不化，下焦不渗，展转传变，渐成呕吐、噎膈、痰饮、诸般积聚、心腹疼痛之证。

《辨证录·卷之七·癥瘕门》：左腹之上，动则痛，静则宁，岁月既久，日渐壮大，面色黄槁，吞酸吐痰，时无休歇，人以为痞块也，谁知木郁而成癥瘕乎。

《证治准绳·幼科·集之一·乳令儿病证》：凡喜怒气乱未定，乳儿则成吐泻腹痛，疳黄不食。

《脾胃论·卷下·脾胃损在调饮食适寒温》：因忧气结中脘，腹皮底微痛。

（二）劳倦内伤

《辨证录·卷之九·内伤门》：人有饥饱劳役，又感冰雪之气，或犯霜露之感，遂至腹痛畏寒，身热不解，人以为外感之症也，谁知是阳气之内伤乎。

《诸病源候论·卷之四·虚劳病诸候下·六十九、虚劳阴萎候》：阴阳衰微，而风邪入于肾经，故阴不起，或引小腹痛也。

《杂病广要·脏腑类·遗精》：其病小腹弦急，阴头寒，目眶痛，发落，诊其脉数而散者，失精脉也。

《内伤集要·卷二·内伤虚损证治》：预事而忧，为肺之劳，其证气乏，心腹冷痛。

《苍生司命·卷之五·虚损成劳证·五劳见症》：脾劳者，面色萎黄，唇口焦燥，饮食无味，腹痛肠鸣，泻利，四肢倦怠，脉虚濡而数。

《诸病源候论·卷之十四·淋病诸候·五、劳淋候》：劳淋者，谓劳伤肾气，而生热成淋也。肾气通于阴。其状，尿留茎内，数起不出，引小腹痛，小便不利，劳倦即发也。

《罗氏会约医镜·卷之十一·论淋癃》：至于劳淋，或禀质素弱，或劳心劳力，或房劳之后，发则气由小腹上冲，痛引外肾。

《金匮翼·卷八·淋证·劳淋》：劳淋者，劳伤肾气，内生虚热，热传膀胱，气不施化，以致小便淋涩作痛。此证劳倦即发，故谓之劳淋，其候小腹痛引茎中者是也。

《冯氏锦囊秘录·杂症痘疹药性主治合参·卷九·兽部》：心腹内崩劳极，洒洒如疟状，腰腹痛，四肢酸痛，养血安胎，阴气不足。

《长沙证汇·头眩门》：夫失精家小腹弦急，气从小腹上冲胸咽。

《三因极一病证方论·卷之十三·腰痛治法》：肾虚，风劳所伤，毒肿掣痛，牵引小腹，连腰痛。

《扁鹊心书·卷中·劳复》：其候头痛、身热、烦躁，或腹疼，脉浮而紧。此劳复也。

《简明医彀·卷之七·调经（附经闭）》：乃至腹中结块，或动或痛，似孕非孕，乃血枯经闭，俗谓干血劳是也。

《兰台轨范·卷之二·虚劳·〈病源〉》：肾劳者，背难以俯仰，小便不利，色赤黄而有余沥，茎内痛，阴湿囊生疮，小腹满急。

《医学衷中参西录·赭石解》：因房事后恣食生冷，忽然少腹抽疼。

《扁鹊心书·卷中·阴毒》：或肾虚人，或房事后，或胃发冷气，即腹痛烦躁，甚者囊缩，昏闷而死。

《诸病源候论·卷之九·时气病诸候·时气病瘥后交接劳复候》：夫病新瘥者，阴阳二气未和，早合房室，则令人阴肿入腹，腹内疞痛，名为交接劳复。

《杂病源流犀烛·卷十八·内伤外感门·色欲伤源流》：其或大吐大泄后，四肢厥冷，不省人事，或交接后，小腹肾痛，外肾搐缩，冷汗出，均为脱阳危症，须臾则不救欤。

《轩岐救正论·卷之四·治验医案上·房劳伤寒》：当小腹微疼而复下利。

《三因极一病证方论·卷之四·阴阳易证治》：阴阳易者，其男子病新瘥，未平复，而妇人与之交接，得病名曰阳易，里急，腰踝连腹内痛。妇人病新瘥未平复，而男子与之交接，得病名曰阴易，身重少气，阴肿入里，腹内绞痛，热上冲胸，头痛不欲举，眼中生花。盖男女病相换易，故谓之阴阳易证治。

《三因极一病证方论·卷之十二·淋证治》：女人房劳，小便难，大腹满痛。

《卫生宝鉴·卷之五·名方类集·劳倦所伤虚中有热》：少腹满，此为劳使之然……夫失精家少腹弦急，阴头寒，目眴，发落，脉极虚芤迟，为清谷亡血失精。

《伤寒指掌·卷之二·瘥后诸病心法》：瘥后色复，伤寒瘥后，气血未充，早犯房事，则内损真气，外触邪气而复作也。其症头重不举，目中生花，腰胁痛，小腹里急绞痛，憎寒发热，或阴火上冲，头面烘热，胸中烦闷是也。若卵缩入腹，脉离经者死，舌伸出数寸者，亦死。

《伤寒论纲目·卷之十六·伤寒后症·阴阳易》：王肯堂曰，男病而女与交接相染，名阳易。女病而男与交接相染，名阴易。男相染，则阴肿入腹绞痛。女相染，则里急腰胯连腹内痛。

《医学心悟·卷之二·伤寒兼症·劳复、食复、女劳复》：若病后犯房事，以致病复，名曰女劳复，其症头重不举，目中生花，腰背疼痛，小腹里急绞痛。

《简明医彀·卷之七·调经（附经闭）》：妇人有犯房室，血去不净，皆致后期小腹作痛。

《和缓遗风·卷下》：男女交合之后，或外受风寒，或内食生冷等物，以致肚腹疼痛，肾囊（俗谓卵泡）内缩，亦有不缩者，手足弯曲紫黑，重则牙紧气绝，谓之阴症伤寒。

《三因极一病证方论·卷之十三·虚损证治》：诸虚百损，五劳七伤，肢体沉重，骨节酸疼，心中烦悸，唇口干燥，面体少色，情思不乐，咳嗽喘乏，伤血伤气，夜多异梦，盗汗失精，腰背强痛，脐腹弦急，嗜卧少起，善惊多忘，饮食减少，肌肉瘦瘁。

三、病理产物

（一）痰

《证治汇补·卷之二·内因门·痰症》：若因饮酒，干呕嗳气，腹痛作泻，名曰酒痰。

《脉因证治·卷二·头目痛》：太阴头痛，有湿痰实，体重腹痛。

《医学入门·外集卷四·杂病分类·腹痛（附腹中窄狭）》：脐腹痛，多积热痰火。

《医学指归·卷下·三焦经第十》：凡人腹中疼痛欲死，手按之转甚者，此乃火夹痰与食而作祟也。

《明医指掌·卷之四·泄泻四》：腹中觉冷，隐隐微痛，下如稠饮者，痰也。

《症因脉治·卷四·腹痛论·痰积腹痛》：

痰积腹痛之症：时痛时止，利下白积，光亮不臭，或恶心眩运，或响如雷鸣，此痰积腹痛之症也。

痰积腹痛之因：饮食入胃，赖脾土运化，其人胃阳不能腐熟，脾阴不能运化，则停积成痰，而腹痛矣。

（二）饮

《校注医醇剩义·卷之四·胀》：腹急肢瘦，为膀胱水；小腹急满，为小肠水。

《伤寒指掌·卷之三·伤寒变症·停饮（述古）》：如少阴病，至四五日，四肢沉重疼痛，腹痛，小便不利，自下利者，此为有水气也。

《内伤集要·卷一·内伤虚损病源》：若阳虚者纵之饮，则性不足以扶阳，而质流为水，故寒者愈寒，而病为膨胀、泄泻腹痛。

《金匮悬解·卷十·内伤杂病·水气十四》：肝水者，其腹大，不能自转侧，胁下腹痛，时时津液微生，小便续通。

（三）燥屎

《证治准绳·幼科·集之五·灌浆证治》：忽然腹痛，其人不大便者，必然燥屎也，当归丸、胆导法（俱大便秘）以通之。

《经验麻科·腹痛恶心》：大便秘结忽作腹痛者，燥粪欲出也，用外导法。

《伤寒六书·伤寒一提金卷之四·一提金六经证治捷法》：口燥咽干，渴而谵语，大便实，或绕脐硬痛，或下利纯清水，心下硬痛者，俱是邪热燥屎使然。

《伤寒指掌·卷之四·伤寒类症·吴又可法（摘要）》：疫病失下，自利纯臭水，昼夜十数行，口燥、唇干、舌裂、腹满硬痛，此热结旁流也。

《伤寒六书·杀车槌法卷之三·劫病法》：而或绕脐硬痛，大便结实，烦渴，属燥屎痛。

《古今医统大全·卷之十三·伤寒门上集·谵语》：脉来沉实，洪数有力，大便不通，小水赤燥而渴，谵语狂妄，腹中满硬痛，或虚热汗自出，或下利纯清水，心腹硬痛者，皆里证，邪热燥粪也。

《杂病心法要诀·大便燥结总括》：实燥即胃实硬燥也，与腹满痛同见者也。虚燥即脾虚，先硬后溏之燥也，与少气腹缩同见者也。

（四）瘀血

《证治准绳·幼科·集之五·烦躁》：如面黄，大便色黑，烦躁喘渴，或如狂，或喜忘，腹胀或痛，此为有瘀血在里也。

《颅囟经·卷上·病证》：初生小儿，至夜啼者，是有瘀血腹痛，夜乘阴而痛则啼。

《验方新编·卷之九·妇人科产后门·产后腹痛》：产妇中气多虚，不能行血，血斯凝滞，或闭而不来，或来而不尽，败血入腹，故为腹痛，乍作乍止，其痛如刺，手不可近。

《病机沙篆·卷之二》：血瘀者……在女子则经停腹痛，产后小腹胀痛，手不可按，法宜破之。

《古今名医方论·卷四·失笑散（附独圣散）》：吴于宣曰，《经》云心主血，脾统血，肝藏血，故产后瘀血停滞，三经皆受其病，以致心腹疼痛，恶寒发热，神迷眩晕，胸膈满闷。

《济世全书·乾集卷一·伤寒》：热蓄膀胱，其人如狂，小水自利，大便黑，小腹满痛，身目黄，谵语燥渴，为蓄血症，脉沉有力，宜此下尽黑物则愈。

《验方新编·卷之九·妇人科产后门·产后腹中有块上下时动痛不可忍》：此由产前聚血，产后气虚，恶露未尽，新血与旧血相搏，俗谓之儿枕痛，即血瘕之类也。

《罗氏会约医镜·卷之四·论伤寒·论伤寒蓄血》：蓄血者，热蓄血分，留结下焦，小腹硬满而痛，大便或泻或黑，其人如狂，喜忘，小便自利。

《景岳全书·卷之八·伤寒典（下）·蓄血（四十二）》：故凡诊伤寒，但其少腹硬满而痛，便当问其小便，若小水自利者，知为蓄血之证。

《医学衷中参西录·医论·论腰疼治法》：一妇人行经腰疼且兼腹疼，其脉有涩象，知其血分瘀也。

《冯氏锦囊秘录·杂症痘疹药性主治合参·卷三·草部下》：月水气滞血凝，产后血冲血晕，心腹猝疼，小腹胀痛。

《金匮玉函要略辑义·卷五·妇人产后病脉证治第二十一》：因气血不利，而瘀则腹中刺痛不止。

《新订痘疹济世真诠·初集·浆足回水结痂数日内调治法》：当靥时，忽然腹痛，其痛著在中脘，此热毒凝滞，瘀血作痛也。

《顾松园医镜·卷十六·症方发明·产后》：腹中有块，时上时下，痛不可忍，此名儿枕块痛，乃宿血也。

《医学心悟·卷之五·半产》：既产而腹痛拒按者，此瘀血也。

《医林改错·卷上·膈下逐瘀汤所治症目》：肚腹疼痛，总不移动，是血瘀。

《病机沙篆·腹痛》：小腹痛，因蓄血，桃仁承气汤加山甲、桂。

《验方新编·卷之九·妇人科产后门·产后尿血》：尿血而小腹痛，乃败血流入膀胱。

《女科经纶·卷之一·月经门·经行腹痛属于血涩》：王海藏曰，经事欲行，脐腹绞痛者，血涩也。

《医宗说约·卷之四·女科·产后》：何者为实腹疼痛，兼有硬块手难动，皆因恶露去不多，败血停留为病重。

《资生集·卷五·头痛（附心腹腰胁遍身痛）·产后腹痛属余血壅滞》：《大全》曰，产后恶血，虽常通行，或因外感五邪，内伤七气，致令斩然而止。余血壅滞，所下不尽，故令腹痛，当审察治之。

《妇科冰鉴·卷之七·产后门·头疼六》：间有败血攻冲而疼者，必兼腹痛之证，治者详之。

《济世全书·离集卷六·求嗣》：经水将行，小腹作痛，有瘀血也。

《不知医必要·卷四·妇人科·血晕气脱》：血晕者本由气虚，然亦有血壅痰滞者。察其形气，果属有余，胸腹胀痛上冲，此血逆症也。

《医学心悟·卷之五·恶露不绝》：若瘀血停积，阻碍新血，不得归经者，其症腹痛拒按。

《增订通俗伤寒论·第二编病理诊断·第四章气血虚实·第四节血实证》：瘀在三焦，上焦则胸膈、肩膊刺疼，心里热，舌紫黯。中焦则脘腹串痛，腰脐间刺痛痹着。下焦则少腹胀满刺痛，大便自利而黑如漆色。

《六因条辨·上卷·春温条辨第二十三》：春温热不解，少腹硬痛，小便自利，大便黑色，昏谵犯妄，此蓄血也。

《妇科玉尺·治妇女杂病方》：妇人三十八九岁，经水断绝，腹中有块疼痛，头晕眼花，饮食不思，此气血两虚，恶血不散，急当散其瘀血。

《医宗必读·卷之八·心腹诸痛》：小腹硬满，茎中作痛欲死，血瘀也。

《资生集·卷五·头痛（附心腹腰胁遍身痛）·产后小腹痛属瘀血停滞有骨疽证》：薛立斋曰，有产妇小腹作痛，服行气破血药不效，脉洪数，此瘀血内溃为脓也。

（五）结石

《幼科折衷·下卷·五淋》：石淋者，肾主水，水结则化为石，肾为热所乘，遇小便则茎中痛，不得流利，痛引小腹，则砂石从小便出。

《金匮翼·卷八·淋证·沙石淋》：沙石淋者，膀胱结热，水液煎聚，有如沙石，随溺而出，其大者留碍水道，痛引小腹，令人闷绝也。

腹痛

《诸病源候论·卷之十四·淋病诸候·石淋候》：其病之状，小便则茎里痛，尿不能卒出，痛引少腹，膀胱里急，沙石从小便道出。

（六）疟母

《云林神毂·卷之二·疟疾（十一味）》：腹中有一块，是名为疟母，日久恐不消，多有成胀满。

（七）恶露

《景岳全书发挥·卷之三·产后类·产后恶露不止》：恶露不止，而有紫色成块腹痛者，当以理气消瘀，不可补涩，补之则成胀满。

《金匮悬解·卷二十一·妇人·产后七》：产后七八日，无太阳表证，但觉少腹坚痛，此恶露之不尽也。

《金匮玉函经二注·卷二十一·妇人产后病脉证治第二十一》：少腹坚痛，此恶露不尽。

《资生集·卷五·产戒·产后胞衣不下有虚实之分》：恶露流入衣中者，腹必胀痛。

《景岳全书发挥·卷之三·产后类·产后腹痛》：产后恶露不尽，留滞作痛者，亦常有之，然与虚痛不同，必由渐而甚，或大小便不行，或小腹硬实作胀，痛极不可近手（腹痛有瘀，仍有大小便利、小腹不胀者）。

（八）癥瘕

《订正仲景全书金匮要略注·卷四·水气病脉证并治第十五》：盖其人不止有水气之邪，而更兼平日有积寒疝瘕，腹中常常作痛，水邪中又兼寒邪也。

《女科精要·卷三·产后杂症门·产后小腹痛》：产后小腹痛，由恶露凝结，或外寒搏之久而不散，必成血瘕，月水不调。

《中藏经·卷上·论小肠虚实寒热生死逆顺脉证之法第二十五》：小腹䐜胀，引腹而痛也……小腹中有疝瘕也。

《杂病源流犀烛·卷十二·六淫门·风病源流（毒风论）》：疝瘕者，聚气而痛之名，少腹冤热而痛，出白而烦热也。

《医学心悟·卷之五·产后心腹诸痛》：若小腹痛，气自脐下逆冲而上，忽聚忽散者，此瘕气也。

《诸病源候论·卷之三十八·妇人杂病诸候二·疝瘕候》：疝瘕之病，由饮食不节，寒温不调，气血劳伤，脏腑虚弱，受于风冷，冷入腹内，与血气相结所生……其发腹痛逆满，气上行，此为妇人胞中绝伤，有恶血，久成结瘕。

《景岳全书发挥·卷之三·疝气·论证》：若血涸不月，月罢腰膝上热，足躄，嗌干，癃闭，少腹有块，或定或移，前阴突出，后阴痔核，皆女子疝也，但女子不谓之疝，而谓之瘕。

《医学心悟·卷之三·疝气》：五曰瘕疝，腹有癥瘕，痛而热，时下白浊也。

《盘珠集胎产症治·卷上·胎前》：此必经水来后，当有旧血未尽，偶感寒气，或触怒气，留于两胁少腹之间，故成血瘕也。

《邹氏寒疫论·附类方》：疝瘕候其病，腹内急痛，腰背相引痛，亦引小腹痛。

四、其他病因

（一）虫伤

《证治准绳·幼科·集之八·蛔疳》：小儿食乳饭早，食肉太早，或肠胃停蓄甜腻，化为蛔虫，皱眉多啼，呕吐清沫，腹中作痛，肚胀青筋，唇口紫黑，摇头齿痒是也。

《慈幼便览·腹痛·下虫简便方》：

凡小儿肥甘过度，或糖食甜物太多，乃致湿热久停而成积，积久生虫，时发腹痛，以手摸之，腹内有块，或一条梗起。

又有腹痛，一痛即死者，亦是虫痛。

《证治汇补·卷之二·内因门·虫病》：一曰伏虫，长四寸许，为群虫之长；二曰蛔虫，长一尺许，轻则呕吐腹痛，多则贯心杀人。

《医学纲目·卷之二十二·脾胃部·腹痛》：又有诸虫痛者，如心腹懊憹作痛聚，往来上下行，痛有休止，腹热善渴，涎出，面色乍青乍白乍赤，呕吐水者，蛔咬也。

《冯氏锦囊秘录·杂症痘疹药性主治合参·卷十一·虫鱼部》：心腹蛊痛者，虫在内也。

《医宗说约·卷之四·心诚赋》：肚痛而清水流出者，虫。

《冯氏锦囊秘录·杂症大小合参·卷十三·虫痛大小总论合参》：一切疳虫，攻刺心腹，疼痛不已，叫哭合眼。

《三因极一病证方论·卷之十二·九虫治法》：心腹绞痛，发则肿聚，往来上下，痛有休止，腹中烦热，口吐涎沫，是蛔咬。

《伤寒绪论·卷上·劫法》：凡胸腹绞痛，呕吐涎沫，而时缓时甚，面乍赤乍白，脉忽大忽小，甚则厥逆脉乱，此食滞中宫，蛔上入膈也。

《古今医统大全·卷之二十四·吞酸门·附吐清水证》：心腹时痛而作，亦吐清黄水者，虫也。

《医述·卷十二·杂证汇参·诸虫》：心肠痛，憹作痛，肿聚，往来上下行，痛有休止，腹热喜渴涎出者，是蛟蛔也。

（二）食伤

1. 食饮不节

《三因极一病证方论·卷之十一·胀满证治》：虚人、老人饮啖生冷，多致腹胀，心下痞满，有妨饮食，或刺痛泄利，气痞滞闷。

《证治准绳·幼科·集之五·灌浆证治》：忽然腹胀作痛，烦躁喘促，痘疮色变如灰木之状，此必伤食得之。

《证治准绳·幼科·集之六·腹痛》：如疮已出，至收靥时原无腹痛，忽然作痛，此必有饮食也。

《证治准绳·幼科·集之六·痘后余毒证治》：今毒已解，无复壅遏矣，而腹中痛者，其证有二……痘后腹虚肿胀满，或气喘粗者，此宿垢在里。

《证治准绳·幼科·集之六·麻疹》：目胞肿而右颊有青筋，发热而头额腹肚最甚，或兼呕吐腹疼者，伤食之热也。

《证治准绳·幼科·集之七·伤食泻》：腹痛按之益痛者，虽作泻而所停滞之物尚未消也。

《证治准绳·幼科·集之八·食积痢》：有食饱伤脾，脾气稍虚，物难消化，留而成积，积败为痢，腹肚微痛。

《幼科折衷·上卷·诸泻》：腹痛甚而泻，泻后痛减是食积。

《幼科折衷·下卷·大便结》：宿食留滞，则腹胀痛闷，胸痞欲呕，热气燔灼，则内受风热，坚燥闭塞……惟胸中活法治之。

《幼科折衷秘传真本·伤积》：

凡儿所患积症，皆因肠胃平素乳哺不节，过食生冷之物，脾胃不能消化，积于中脘，外为风寒所伤，或由夜卧失盖，致腹痛，面黄身热，眼胞肿痛膨胀，足冷肚热，喜睡，神疲，不思饮食，或呕，或哕，口嗳酸气，大便酸臭。

或腹痛叫啼，痢如蟹渤，触忤其气，荣卫不和，潦潦日久，是为气积。

《诚求集·七·目直目窜》：又有饮食停滞中焦，清不能升，浊不能降，致令中满腹痛。

《幼科汇诀直解·卷之一·小儿病原论》：腹痛者，食所伤也。

《金匮翼·卷一·湿症·诸湿统论》：西北地高，人食生冷湿面，或饮酒后寒气怫郁，湿不能越，或腹皮胀疼。

《杂病广要·身体类·痿》：食积痿者，饮食太过，妨碍道路，升降失常，脾气不得运于四肢，手足软弱，或腹膨胀痛。

《杂病广要·诸血病·吐血》：伤胃者，因饮食大饱之后，胃中冷则不能消化，不能消化便烦闷，强呕吐之，所食之物与气共上冲蹙，因伤裂胃口，吐血色鲜正赤，腹绞痛。

《证治准绳·幼科·集之五·惊搐》：一则病后多食，胃弱不能胜谷，谓之食蒸发搐，其人必潮热，大便酸臭，秘泄不调，或呕吐腹痛。

《冯氏锦囊秘录·痘疹全集·卷十三麻疹门·论疹与痘治法》：如午前发热，目胞高肿，面黄吐利腹疼，头额肚腹倍热，或昼热夜凉，及上热下冷者，是伤食之热也。

《症因脉治·卷四·泄泻论·食积五更泄泻》：每至五更，则腹中作痛，腹皮扛起，痛而欲利，利后稍减，俗名并肚泻，此食积泄泻之症也。

《彤园医书·小儿科·卷之三·食痛》：因儿乳食不节，积滞不化，其症食入即痛，喜饮凉水，恶食吐酸，腹满便秘。

《片玉心书·卷之五·胀满门》：积胀者，腹中原有食积结粪，小便黄，腹时作痛，微喘脉实，时时饮水，又不能食者，可下。

《新订痘疹济世真诠·初集·呕吐泄泻论》：倘吐出有馊酸气味，见点之后，不甚爽快，且又腹痛，此停食作痛而呕吐也，其痛绵绵不已，啼叫必多，且多在脐以上痛，面必清自，唇必淡白不甚红，手足俱冷。

《痘科辑要·卷之二·起胀险症》：内伤饮食，腹中饱胀而痛，痘不起胀，此中气为食积所滞，不能宣畅。

《顾松园医镜·卷八·症方发明·中暑》：过食生冷，则胃家为生冷所伤，故有吐泻腹痛之症，此在里而不在表也。

《金匮翼·卷三·疟疾·食疟》：饮食无节，伤胃而成，其证腹痛。

《金匮翼·卷六·腹痛·食积痛》：食积痛者，经所谓饮食自倍，肠胃乃伤也。

《古今名医方论·卷四·备急丸》：治寒气、冷食稽留胃中，心腹痛，大便不通者。

《伤寒绪论·卷下·发热》：发热，脉沉，小或短涩，而足冷阳缩，兼腹满或痛，为食郁。

《资生集·卷五·头痛（附心腹腰胁遍身痛）·产后腹痛分证用药法》：若胸膈饱闷，或恶食吞酸，或腹痛手不可按，此是饮食所伤。

《儒医心镜·各症病原并用药治法要诀·六郁》：食郁，嗳气作酸，胸腹饱闷作痛，恶食，不思饮食。

《儒医心镜·各症病原并用药治法要诀·伤食》：伤食者，是因多餐饮食，脾虚运化不及，停于胸腹。饱满恶心，恶食不食，作嗳作酸，下泄臭屁，或腹痛吐泻，重则发热头疼，左手关脉平和，右手关脉紧盛，皆是伤食也。初起一吐即宽，若郁久不化，成食积也。

《女科经纶·卷之四·胎前证下·妊娠痢疾属饮食生冷》：陈良甫曰，妊娠饮食生冷，脾胃不能克化，致令心腹疼痛。

《症因脉治·卷四·腹痛论·食积腹痛》：

食积腹痛之症：胸腹胀满，痛不欲食，嗳气作酸，痛而欲利，利后稍减，或一条扛起，手按则痛，此食积腹痛之症也。

食积腹痛之因：饮食不节，或饥饱伤损，或饱时强食，或气食相凝，或临卧多食，皆成腹痛之症也。

食积腹痛之脉：右关滑大，或见沉实。

《罗氏会约医镜·卷之十四·妇科（上）》：过食生冷，则胃家为生冷所伤，故有吐泻腹痛之症，此在里而不在表也。

《扁鹊心书·卷下·午后潮热》：小儿午后潮热，不属虚证，乃食伤阳明，必腹痛吐逆。

《杂病心法要诀·痢疾总括》：肠澼者，饮食不节，起居不时，阴受之，则入五脏，膜胀闭塞，下为飧泄，久为肠澼，腹痛下血也……里急者，腹痛积滞也。

2. 乳伤

《证治准绳·幼科·集之八·心疳》：治小儿因吃着患热病奶次腹痛，并及惊风毒奶，便乃下痢吐逆，又名奶疳。

《格致余论·慈幼论》：儿得此乳，疾病立至，不吐则泻，不疮则热，或为口糜，或为惊搐，或为夜啼，或为腹痛。

《金匮启钥·幼科·卷之一·初生护持》：怒乳则上气癫狂，醉乳则身热腹痛。

（三）食物中毒

《慈幼便览·惊风辟妄·一曰非搐》：复有中恶毒之物者，如菌蕈、河豚、瘟牛、疫马自死六畜，并水鸡虾蚌等类，自口而入，则肠胃受之，故心腹刺痛，腹皮青黑。

《诸病源候论·卷之二十六·蛊毒病诸候下·食牛肉中毒候》：凡食牛肉有毒者，由毒蛇在草，牛食因误啖蛇则死；亦有蛇吐毒著草，牛食其草亦死，此牛肉则有大毒。又因疫病而死者，亦有毒。食此牛肉，则令人心闷，身体痹，甚者乃吐逆下利，腹痛不可堪。

《诸病源候论·卷之二十五·蛊毒病诸候上·蛊毒候》：昔有人食新变鲤鱼中毒，病心腹痛。

《辨证录·卷之十·中毒门》：

人有误食竹间之蕈，或轻吞树上之菌，遂至胸胀心疼，腹痛肠泻而死。

即或已过胃中，鹅翎探引不吐，亦必腹疼下泻，可庆安全。

人有一时短见，服盐卤之毒，必至口咸作渴，腹中疼痛，身蜷脚缩而死。

《古今医统大全·卷之七十七·解毒门·解误饮蛇交水毒》：人溪行入山或饮泉水，其中有蛇交遗毒，人误饮之，则心腹绞痛而不能食。

《金匮玉函要略辑义·卷六·果实菜谷禁忌并治第二十五》：朽木生蕈，腐土生菌，二者，皆阴湿之气蒸郁所生也。既非冲和所产，性必有毒，若误食之，令人吐利不已，心腹切痛，甚者身黑而死。

（四）药伤

《证治准绳·幼科·集之七·腹痛》：若服克滞之药致腹作痛，按之不痛，脾气复伤也。

《证治准绳·幼科·集之四·汗下》：每见疹痘者服发表麻黄药出汗，阳气尽出肤表，遂至瘢烂脏虚，虚则腹痛自利，或作寒战，或作阴痛，死者多矣。

《冯氏锦囊秘录·杂症痘疹药性主治合参·卷四十一·石部》：故古今以难求死者，服金一二钱，则腹剜心痛肠胃如裂而毙。

《石室秘录·卷之六·砒毒》：雷公真君曰，世人有服砒霜之毒，五脏欲裂者，腹必大痛，舌必伸出，眼必流血而死。

《古今医统大全·卷之七十七·解毒门·解中砒毒》：凡中砒毒者，其人烦躁如狂，心腹绞痛，头眩呕吐，面色青黑，四肢逆冷，六脉洪数。

《古今医统大全·卷之十三·伤寒门上集·表里俱见证》：太阳病，医反下之，因而腹痛，是有表复有里。

《顾松园医镜·卷八·症方发明·痢》：愚谓必先曾用通泄寒凉等药太过，症变虚寒，口不渴而喜热饮，小便清而不赤涩，下利水谷而澄彻清冷，腹痛绵绵，而手按即止，四肢厥冷，脉微沉细。见诸脉症，方可议投温补，又必先以温药小剂探之，如得中病而止。

《诸病源候论·卷之二十六·蛊毒病诸候下·服药失度候》：凡合和汤药，自有限剂。至于圭、铢、分、两，不可乘违。若增加失宜，便生他疾。其为病也，令人吐下不已，呕逆而闷乱，手足厥冷，腹痛转筋。

《卫生宝鉴·卷之三·药误永鉴·妄投药戒》：渐觉腹中痛……重寒相合是大寒气入腹。

《儒医心镜·各症病原并用药治法要诀·泄泻》：若泻初起，不可就用补塞，恐积滞未尽，而成腹痛。

（五）秽恶邪毒

1. 中恶

《兰台轨范·卷之六·心胃痛·〈外台〉》：中恶心痛，心腹绞刺，奄奄欲绝。

《景岳全书·卷之四十二·麻疹·疹后诸证》：疹退之后，饮食如常，动止如故，乃猝然心腹绞痛，遍身汗出如水者，此因元气虚弱，失于补养，外虽无病，里实虚损，偶然为恶气所中，谓之中恶。

《金匮启钥·幼科·卷之一·辨色分证》：

盖因恶毒之气从鼻而入，肺先受之，阻遏正气，遂道不通，所以腹痛。

小儿神气怯弱，阳和未充，外邪客气得以乘之，从鼻而入，忤其正气，则口吐青黄白沫，面色变异不常，腹痛喘急者是也。

《金匮玉函要略辑义·卷六·杂疗方第二十三》：肘后云，客忤者，中恶之类也。多于道间门外得之，令人心腹绞痛，胀满气冲心胸，不即治亦杀人。又云，客者客也，忤者犯也，谓客气犯人也。

《育婴家秘·卷之二·惊风诸证》：

内钓者，腹痛多啼，唇黑囊肿，伛偻反张，眼内有红筋斑黑者也，此肝病也，但不昏困耳，乃受寒气所致。

病有盘肠腹痛似内钓者，乃小肠气痛也。亦令腹痛作啼，伛偻腰曲，干痛多啼，额上有汗，此小肠为冷气所搏然耳。

其候口吐青黄白沫，水谷鲜杂，面色变异，喘急腹痛，反侧瘈疭，状似惊痫，脉来弦急而数。

其候因初中恶毒，心腹刺痛，腹皮青黑不能啼息，闷乱欲死。

2. 鬼击

《金匮翼·卷四·尸疰·鬼迷鬼击》：鬼击之病，得之无渐，猝著人如矛戟所伤，令人胸胁腹满急痛。

《外台秘要·卷第二十八·鬼击方一十首》：《病源》鬼击者，谓鬼疠之气击着于人也，得之无渐，猝着如人以刀矛刺状，胸胁腹内绞急切痛，不可抑按，或即吐血，或鼻中出血，或下血，一名为鬼排，言鬼排触于人也，气血虚弱，精魂衰微，忽与鬼神遇，相触突致之，为其所排击，轻者因而获免，重者多死也。

《证治准绳·幼科·集之九·疰病》：

疰之言住也，谓其风邪鬼气留人身内也，人无问大小，若血气虚衰，则阴阳失守，风邪鬼气因而客之，留住肌肉之间，连滞腑脏之内，或皮肤掣动，游易无常，或心腹刺痛，或体热皮肿，沉滞至死，死又疰易傍人，故为疰也。

巢氏云：人聚蛇虫杂类，以器皿盛之，令相啖食，余一存者，即名为蛊，能变化，或随饮食入腹，食人五脏。小儿有中者，病状与大人老子无异，则心腹刺痛懊闷，急者即死，缓者涉历岁月，渐深羸困，食心脏尽，利血，心脏烂乃至死，死又疰易傍人，故为蛊疰也。

《诸病源候论·卷之二十四·注病诸候·五注候》：注病之状，或乍寒乍热，或皮肤淫跃，或心腹胀刺痛，或肢节沉重，变状多端，而方云三十六种，九十九种，及此等五注病，皆不显出其名，大体与诸注皆同。

《诸病源候论·卷之二十四·注病诸候·寒注候》：其病之状，心腹痛而呕沫，爪青，休作有时，至冬便剧，故名为寒注也。

《诸病源候论·卷之二十四·注病诸候·冷注候》：阴阳偏虚，为冷邪所伤，留连腑脏，停滞经络，内外贯注，得冷则发，腹内时时痛，骨节酸疼，故谓之冷注。

《诸病源候论·卷之二十四·注病诸候·蛊注候》：人中之者，心闷腹痛，其食五脏尽则死。有缓有急，急者仓猝，十数日之间便死；缓者延引岁月，游走腹内，常气力羸惫，骨节沉重，发则心腹烦懊而痛，令人所食之物亦变化为蛊，渐侵食腑脏尽而死，死则病流注染著傍人，故谓之蛊注。

《诸病源候论·卷之二十四·注病诸候·注忤候》：人有猝然心腹击痛，乃至顿闷，谓之客忤，是触犯鬼邪之毒气。

《诸病源候论·卷之二十四·注病诸候·遁注候》：由人体虚，受邪毒之气，停遁经络脏腑之间，发则四肢沉重，而腹内刺痛，发作无时，病亦无定，以其停遁不瘥，故谓之遁注。

《诸病源候论·卷之二十四·注病诸候·丧注候》：若触见丧柩，便即动，则心腹刺痛，乃至变吐，故谓之丧注。

《诸病源候论·卷之二十四·注病诸候·食注候》：人有因吉凶坐席饮啖，而有外邪恶毒之气，随食饮入五脏，沉滞在内，流注于外，使人肢体沉重，心腹绞痛，乍瘥乍发。

3.蛊

《育婴家秘·卷之三·呕吐》：蛊者，腹有虫，时作酸痛，痛则吐清水涎沫，宜下之。

《扁鹊心书·卷下·蛊毒》：中其毒则面目黄肿，心腹胀满疼痛，或吐涎血，久则死矣。

《诸病源候论·卷之二十五·蛊毒病诸候上·蛊毒候》：

病发之时，腹内热闷，胸胁支满，舌本胀强，不喜言语，身体恒痛；又心腹似如虫行，颜色赤，唇口干燥。

病发时咽喉塞，不欲闻人语，腹内鸣唤，或下或上，天阴雨转剧，皮内如虫行，手脚烦热，嗜醋食，咳唾脓血，颜色乍白乍青，腹内胀满，状如虾蟆。

其脉缓而散者，病发之时，身体乍冷乍热，手脚烦疼，无时节吐逆，小便赤黄，腹内闷，胸痛，颜色多青，毒或吐出，似蜣螂有足翅，是蜣螂蛊。

昔有人食新变鲤鱼中毒，病心腹痛，心下硬，发热烦冤，欲得水洗沃，身体摇动，如鱼得水状。

调五脏，杀蛊虫，治心腹痛，令人长生。又云，《无生经》曰治百病邪蛊，当正偃卧，闭目闭气，内视丹田，以鼻徐徐内气，令腹极满，徐徐以口吐之，勿令有声，令入多出少，以微为之。

《诸病源候论·卷之二十五·蛊毒病诸候上·蛊下血候》：人中之者，心腹懊痛，烦毒不可忍，食人五脏，下血瘀黑如烂鸡肝。

《诸病源候论·卷之二十五·蛊毒病诸候上·氐羌毒候》：然其发病之状，犹如中蛊毒，心腹刺痛，食人五脏，吐血利血，故是蛊之类也。

《诸病源候论·卷之二十五·蛊毒病诸候上·猫鬼候》：其病状，心腹刺痛。

《诸病源候论·卷之二十五·蛊毒病诸候上·沙虱候》：飞蛊白色，如韭叶大，长四五寸，初著腹胁，肿痛如刺，即破鸡揩之，尽出食鸡，或得三四数过，与取尽乃止，兼取麝香、犀角护其内，作此治可瘥。

《诸病源候论·卷之二十五·蛊毒病诸候上·水毒候》：此证者，至困时亦不皆洞利及齿间血出，惟热势猛者，则心腹烦乱，不食而狂语，或有下血物如烂肝，十余日至二十日则死……溪病不歇，仍飞蛊来入，或皮肤腹胁间突起，如烧痛，如刺，登破生鸡揩上，辄得白虫，状似蛆，长四五六七寸，或三四六八枚无定。

《诸病源候论·卷之二十六·蛊毒病诸候下·服药失度候》：其为病也，令人吐下不已，呕逆而闷乱，手足厥冷，腹痛转筋。

《诸病源候论·卷之二十六·蛊毒病诸候下·食牛肉中毒候》：食此牛肉，则令人心闷，身体痹，甚者乃吐逆下利，腹痛不可堪，因而致死者，非一也。

腹痛

《冯氏锦囊秘录·杂症大小合参·卷十四·蛊》：蛊……最能变化，或随饮食入腹，食人五脏，急者刺痛猝死，缓者渐深羸瘦，更有误食蜈蚣物中毒，舌出口外而不收。

《三因极一病证方论·卷之十·中蛊证治》：夫中蛊毒者，令人心腹绞痛，如有物啮，吐下血皆如烂肉。

《外台秘要·卷之二十八·中蛊毒方二十一首》：《肘后》疗中蛊毒诸方，人有养畜蛊毒以病人，凡诊法，中蛊状，令人心腹切痛，如有物啮，或吐下血，不即疗之，食人五脏，尽即死矣。

4. 鬼神

《女科精要·卷之二·胎前杂症门》：妇人怀子在身，痰多吐涎，偶遇鬼神祟恶，忽然腹中疼痛，胎向上顶。

5. 尸病

《诸病源候论·卷之二十三·尸病诸候·飞尸候》：其状心腹刺痛，气息喘急胀满，上冲心胸者是也。

《诸病源候论·卷之二十三·尸病诸候·遁尸候》：令人心腹胀满刺痛，气息喘急，傍攻两胁，上冲心胸，瘥后复发，停遁不消，故谓之遁尸也。

《诸病源候论·卷之二十三·尸病诸候·沉尸候》：沉尸者，发时亦心腹绞痛，胀满喘急，冲刺心胸，攻击胁肋。

《诸病源候论·卷之二十三·尸病诸候·尸注候》：或腹痛胀满，喘急不得气息，上冲心胸，傍攻两胁，或垒块踊起，或挛引腰脊，或举身沉重，精神杂错，恒觉昏谬。

《诸病源候论·卷之二十三·尸病诸候·伏尸候》：未发之时，身体平调，都如无患；若发动，则心腹刺痛，胀满喘急。

《诸病源候论·卷之二十三·尸病诸候·冷尸候》：心腹胀满刺痛，气急，但因触冷即发，故谓之冷尸。

《诸病源候论·卷之二十三·尸病诸候·寒尸候》：发动亦令人心腹胀满刺痛。

《诸病源候论·卷之二十三·尸病诸候·丧尸候》：其发亦心腹刺痛，胀满气急。

《诸病源候论·卷之二十三·尸病诸候·尸气候》：人有触值死尸，或临尸，其尸气入腹内，与尸虫相接成病。其发亦心腹刺痛，胀满气急。

《医学纲目·卷之十六·心小肠部·谵妄（附中恶尸疰等症）》：

飞尸者，发无由渐，昏然而至，其状心腹刺痛，气息喘急胀满。遁尸者，停遁在人肌肉血脉之间，触即发动，亦令人心腹胀满刺痛，喘急，攻胁冲心，瘥后复发。沉尸者，发时亦心腹绞痛，胀满喘急，虽歇之后，犹沉痼在人腑脏，令人无处不恶。

伏尸者，其病隐伏五脏，积年不除，未发身体都如无患，发则心腹刺痛，胀满喘急。又有诸尸注候者，则是五尸内之尸注，而夹外鬼邪之气，流注身体，令人寒热淋漓，或腹痛胀满喘急，或垒块踊起，或挛引腰脊，或举身沉重，精神杂错，恒觉昏谬，每节气改变，辄致大恶，积年累月，渐至顿滞，以至于死。

（六）杂因混合发病

《幼科折衷·下卷·变蒸》：若原无腹痛发热，二三日后大便不通而痛者，此燥屎与毒相并而痛也。

《幼科折衷·下卷·变蒸》：若寒邪搏之，则寒热交争，腹中作痛而啼叫之声日夜不绝。

《景岳全书发挥·卷之三·心腹痛·述古》：肥白人腹痛，多是气虚兼湿痰。

《万病回春·卷之三·青筋》：病人胁下旧有痞，连在脐旁，痛引小腹入阴筋者死，积与真脏气结也。

《玉机微义·卷之五·滞下门》：其痛或头疼身痛，发热恶寒，或恶心呕吐、泄泻腹痛，此内伤生冷、外感风寒所致也。

《证治准绳·幼科·集之二·疝》：疝者，寒气结聚之所为，故令脐腹绞痛者是也……皆因本脏气虚，外感于寒湿，内伤于生冷，遂使脐腹绞刺激搏而痛，无有定处，仓猝之际不堪忍者，谓之疝也。

《诸病源候论·卷之四十一·妇人妊娠病诸候上·妊娠小腹痛候》：妊娠小腹痛者，由胞络宿有冷，而妊娠血不通，冷血相搏，故痛也，痛甚亦令动胎也。

《诸病源候论·卷之二十四·注病诸候·寒注候》：人虚为寒邪所伤，又搏于阴，阴气久不泄，从外流内结积。其病之状，心腹痛而呕沫，爪青，休作有时，至冬便剧，故名为寒注也。

《诸病源候论·卷之三十七·妇人杂病诸候一·心腹痛候》：心腹痛者，腑脏虚弱，风邪客于其间，与真气相击，故痛。其痛随气上下，或上冲于心，或下攻于腹，故心腹痛。

《医学纲目·卷之三十七·小儿部·变蒸热》：若寒邪搏之，则寒热交争，腹中作痛，而啼叫之声，日夜不绝。

《景岳全书·卷之三十三·疝气·述古》：《巢氏病源》曰，诸疝者，阴气积于内，复为寒气所加，使营卫不调，气血虚弱，故风冷入其腹内而成疝也。或小腹痛，不得大小便；或手足厥冷，绕脐痛，自汗；或冷气逆上抢心腹，令心痛；或里急而腹痛，此诸候非一，故云诸疝也。

《金匮玉函要略辑义·卷三·水气病脉证并治第十四》：腹中常常作痛，水邪中又兼寒邪也。

《证治针经·卷二·呕吐》：本因肾气虚寒，或因冷物伤脾，外感风寒，内既伏阴，外又感寒，或先感外寒而内伏阴，内外皆阴，则阳气不守，遂发头疼腰重腹痛。

《彤园医书·小儿科·卷之二·寒疝》：因儿平日过食生冷，或坐卧湿地，致阴结于内，气滞不行，为日既久，复为风邪所乘，水湿所伤，故发时囊冷结硬，牵引少腹作痛。

《彤园医书·小儿科·卷之二·小肠气痛》：因湿气在内，寒气又束于外，故发时少腹胀急，下控睾丸，中引腰脊，上冲心痛，而不肿赤，当详审形状治之。

《彤园医书·小儿科·卷之三·寒痛》：因小儿中气虚弱，复为风冷所乘，脾经受寒，缓缓腹痛。

《彤园医书·小儿科·卷之三·内食外寒》：因小儿内伤乳食，外感寒邪，食寒凝结，腹中作痛，发热恶寒，呕吐恶食，腹痛多啼……若外感风寒，内伤生冷，身热无汗，头背强痛，或往来寒热，呕吐冷秘，胸满腹痛。

《彤园医书·小儿科·卷之四·霍乱门》：

霍乱者，乃风寒暑饮之杂邪为病也，猝然挥霍变乱，心腹大痛，吐泻交作。

湿霍乱乃因暑饮合邪，其症吐泻不已，肚腹疼痛，口渴引饮，胸膈痞闷。

《冯氏锦囊秘录·痘疹全集·卷三十·落痂三朝顺逆险》：痘后而口禁僵直，腹痛达脐，冷汗如雨，其痛定汗止而脉弦紧者，是因瘢受风寒也。

《金匮翼·卷三·恶寒》：夏月劳役过甚，烦渴不上，极饮潼乳，又伤冷物，遂自利，肠鸣腹痛。

《诸病源候论·卷之四十六·小儿杂病诸候二·寒热往来腹痛候》：风邪外客于皮肤，内而痰饮渍于腑脏，血气不和，则阴阳交争，故寒热往来。而脏虚本夹宿寒，邪入于脏，与寒相搏，而击于脏气，故寒热往来而腹痛也。

《郑氏家传女科万金方·胎前门·胎前十八论》：妊娠小腹痛者，由胞络虚，风寒相搏，痛甚亦令胎动也。

《诸病源候论·卷之四十一·妇人妊娠病诸候上·妊娠腹痛候》：妊娠之人，或宿夹冷疹，或新触风邪，疠结而痛。其腹痛不已，邪正相干，血气相乱，致伤损胞络，则令动胎也。

《赤水玄珠·第十九卷·切生死形状六经六绝脉》：左手脉来紧涩，右手脉沉数，心胸胁下小腹有痛处，是血郁内伤外感。

《类证普济本事方·卷第九·伤寒·葛根汤》：阴毒本因肾气虚寒，因欲事或食冷物后伤风，内既伏阴，外又感寒，或先感外寒而伏内阴，内外皆阴，则阳气不守，遂发头痛，腰重腹痛，眼睛疼，身体倦怠，而不甚热，四肢逆冷，额上及手背冷汗不止，或多烦渴，精神恍惚，如有所失。

《文堂集验方·卷一·霍乱吐泻（附转筋）》：其症初因好饮冷物，或冒寒，或失饥，或大怒大惊，或乘舟车，动伤胃气，外感内伤，阴阳乖隔，以致心腹猝痛上吐下泻，偏阳多热，偏阴多寒，心痛则先吐，腹痛则先泻。

《诸病源候论·卷之四十三·妇人产后病诸候上·产后腹中痛候》：产后脏虚，或宿夹风寒，或新触冷，与气相击搏，故腹痛，若气逆上者，亦令心痛、胸胁痛也，久则变成疝瘕。

《诸病源候论·卷之四十三·妇人产后病诸候上·产后心腹痛候》：产后气血俱虚，遇风寒乘之，与血气相击，随气而上冲于心，或下攻于腹，故令心腹痛。

《景岳全书发挥·卷之四·痘疮·发热三朝治款》：发热之时，有腹痛胀满者，必外邪与毒气相并，未得外达而然。

《简明医彀·卷之五·腹痛（附绞肠痧）》：夫腹痛之证，多因劳役过甚，饮食失节，中气不足，寒气乘虚而客之，故猝然而作大痛……然腹痛有部分，脏位有高下，感受不同，为病非一。

《订正仲景全书金匮要略注·卷四·水气病脉证并治第十五》：盖其人不止有水气之邪，而更兼平日有积寒疝瘕，腹中常常作痛，水邪中又兼寒邪也。

《资生集·卷五·头痛（附心腹腰胁遍身痛）·产后遍身疼痛属血气失其常度》：《大全》以为血滞经络，似属有余，然去血过多，虚而风寒袭之，亦为疼痛。

《诸病源候论·卷之二十·疝病诸候·寒疝心腹痛候》：此由腑脏虚弱，风邪客于其间，与真气相击，故痛。其痛随气上下，或上冲于心，或在于腹，皆由寒气所作，所以谓之寒疝心腹痛也。

《诸病源候论·卷之二十·疝病诸候·疝瘕候》：由寒邪与脏腑相搏所成。其病，腹内急痛，腰背相引痛，亦引小腹痛。

《诸病源候论·卷之二十·疝病诸候·寒疝腹痛候》：此由阴气积于内，寒气结搏而不散，腑脏虚弱，故风邪冷气与正气相击，则腹痛里急，故云寒疝腹痛也。

《诸病源候论·卷之三十七·妇人杂病诸候一·月水来腹痛候》：妇人月水来腹痛者，由劳伤血气，以致体虚，受风冷之气，客于胞络，损冲、任之脉，手太阳、少阴之经。

《妇科心法要诀·癥瘕积痞痃癖疝诸证门·痃癖证治》：妇人痃癖腹胁痛，风冷血气结而成。

《验方新编·卷之八·腿部·脚气肿痛》：此症始于受湿，以及酒色劳伤，外感风寒冒热，忽然手足发冷发热，其气从脚下而起，上冲心腹作痛。

《和缓遗风·卷之下》：又有食积而兼滞毒者，多自腹先肿起，必腹中隐隐作痛，不思饮食，且腹有微热，大便黄臭，小便赤涩者，滞积而肿也。

《验方新编·卷之二十一·痘症慈航·初发热辨症用药诸法》：或吐泻交作而胸腹痛甚者，此感寒而停食也。

《证治汇补·卷之六·腹胁门·积聚》：盖月事正临，产后虚弱，适感寒气，寒气客于子门，血凝成块，多在小腹，发则痛楚万倍，面色不泽。

《验方新编·卷之二十一》：小儿心腹痛者，肠胃宿夹冷，又暴为寒气所加，前后冷气重沓，与脏气相搏，随气上下，冲击心腹之间，故令心腹痛也。

《云林神彀·卷之三·腹痛》：肚腹胀痛，感冒夹食，或兼气脑，腹满胸痞。

腹
痛

究病机

一、寒

（一）胎寒乘虚入脏

《证治准绳·幼科·集之一·生下胎疾》：小儿胎中有寒，生下不能将护，再伤于风，其候面色青白，四肢逆冷，手足颤动，口噤不开，乃胎寒之故，或寒乘虚入脏，作腹疼盘肠内吊。

《诸病源候论·卷之四十七·小儿杂病诸候三·难乳候》：儿在胎之时，母取冷过度，冷气入胞，令儿著冷，至儿生出，则喜腹痛，不肯饮乳，此则胎寒，亦名难乳也。

（二）表里虚寒

《小儿药证直诀·卷之四》：若闷乱烦渴，吐泻不食，腹痛腹胀，痰喘气急，谓之表里虚寒。

（三）客寒相阻

《资生集·卷五·头痛（附心腹腰胁遍身痛）·产后腹痛属气弱阻寒》：痛者，缓缓痛也，概属客寒相阻。

（四）脏气虚寒

《诸病源候论·卷之十三·气病诸候·冷气候》：夫脏气虚，则内生寒也。气常行腑脏，腑脏受寒冷，即气为寒冷所并，故为冷气。其状或腹胀，或腹痛，甚则气逆上而面青、手足冷。

（五）腹中虚冷

《竹林寺女科证治·卷之一·调经上·经来尽后作痛》：经尽作痛，手足麻痹，乃腹中虚冷也。

（六）寒积在脏

《医医偶录·卷之二·大肠部（手阳明属腑）》：久痢者，腹绵绵痛，寒积在脏也。

（七）寒客肠间

《针灸资生经·卷之三·泄泻》：若心腹痛而后泄，此寒气客于肠间云云。

二、热

（一）热在中焦

《订正仲景全书金匮要略注·卷三·五脏风寒积聚病脉证并治第十一》：热在中焦者，篇中所谓腹满坚痛也。

（二）火热泻泄

《彤园医书·小儿科·卷之四·诸泻附法》：火泻，腹痛一阵，下泻一阵，粪热暴下也。

《傅青主男科重编考释·痢疾门·血痢腹痛》：血痢腹痛者，火也。

（三）热毒瘀滞

《痘疹精详·卷之六·结痂落痂治法·中脘痛（中脘即心之上下四围也）》：痘归收靥之时，忽然腹痛，其痛着在中脘，此热毒凝滞瘀血而作痛也。

《冯氏锦囊秘录·杂症大小合参·卷十三·方脉肠风脏毒合参》：热毒下血者，腹中多痛。

三、寒热错杂

（一）肠寒胃热

《脾胃论·卷中·凡治病当问其所便》》：肠中寒，胃中热，则疾饥，小腹痛胀。

（二）寒热错杂

《诸病源候论·卷之六·解散病诸候·解散心腹痛心慄候》：其寒气盛，胜于热气，荣卫秘涩不通，寒气内结于心，故心腹痛而心慄寒也。其状心腹痛而战慄，不能言语是也。

《验方新编·卷之二十》：小儿腹痛，多由冷热不调，冷热之气，与脏腑相击，故痛也。

《病机沙篆·卷之二·虚劳》：冷热痛者，经所谓寒气客于经脉之中，与炅气相搏则脉满，满则痛而不可按也。寒气稽留，热气从上，则脉充大而血气乱，故痛甚不可按也。

《女科经纶·卷之一·月经门·经行腹痛属寒湿搏于冲任》：经行腹痛，寒热交作，下如黑豆汁，两尺沉涩，余皆弦急，此由下焦寒热之邪，搏于冲任，痛极则热，热则流通，因寒湿生浊，故下如豆汁也。

（三）寒热客肠胃

《针灸资生经·卷之三·呕吐》：若心腹痛而呕，此寒热客于肠胃云云。

（四）寒热入厥阴发疝

《幼科杂病心法要诀·疝证门·疝证总括》：诸疝厥阴任脉病，外因风寒邪聚凝，内因湿热为寒郁，证皆牵睾引腹疼。

四、奇经病机

（一）寒客冲脉

《原幼心法·中卷·腹痛门·论腹痛所因》：

岐伯曰，寒气客于脉外则脉寒，脉寒则缩蜷，缩蜷则脉绌急，绌急则外引小络，故猝然而痛，得炅则痛立止。

寒气客于冲脉，冲脉起于关元，随腹直上，寒气客则脉不通，脉不通则气因之，故喘急应手矣。

（二）火郁冲任

《医门法律·卷之一·先哲格言》：膀胱癃闭者，脐下小腹逼迫而痛，是皆下焦火郁，而六腑浊气，相与纠郁于冲任之分故也。

（三）邪伤冲任

《罗氏会约医镜·卷之十四·论妇科·脉候》：经行腹痛，寒热交作，下如黑豆汁，两尺沉涩，余皆弦急，此由下焦寒热之邪，搏于冲任。

（四）寒湿伤奇经

《金氏门诊方案·钦右二十四岁》：先由白带，继而赤带，益于经水，淋漓甚而色紫起块，少腹抽痛牵及经络，形寒头痛，脘泛食少，脉象弦芤，舌质腻白，病在奇经八脉，尚夹寒湿阻遏。

（五）冲任虚衰

《三因极一病证方论·卷之十八·妇人女子众病论证治法》：气血劳伤，冲任脉虚，经血非时，忽然崩下，或如豆汁，或成血片，或五色相杂，或赤白相兼，脐腹冷痛，经久未止。

（六）冲任失调

《医学入门·外集卷七·杂病妇人小儿外科总方·血类》：冲任月事不调，脐腹疼痛。

五、脏腑病机

（一）心系

1. 心气亏虚

《医心方·卷之六·治心病方第十一》：心气不足，则胸腹相引痛，惊悸（其黍反）恍惚，少颜色，舌本强，善忧悲，是为心气之虚也。

《中藏经·论心脏虚实寒热生死逆顺脉证之法第二十四》：心虚则恐惧多惊，忧思不乐，胸腹中苦痛。

《备急千金要方·心虚实第二·心虚寒》：病苦悸恐不乐，心腹痛难以言，心如寒恍惚，名曰心虚寒也。

2. 邪气客心

《中藏经·论心脏虚实寒热生死逆顺脉证之法第二十四》：邪气客于心，则梦山邱烟火，心胀，则心烦短气，夜卧不宁，心腹痛。

3. 小肠客寒

《原幼心法·中卷·腹痛门·论腹痛所因》：寒气客于小肠，小肠不得成聚，故后泄腹痛矣。

《辨证录·卷之一·中寒门》：人有少阴肾经感中邪气，小腹作痛，两足厥逆，人以为寒邪之直犯于肾也，谁知入肾而兼入于小肠之腑乎……盖寒客于小肠，则腹痛而脉不通，脉既不通，安得两足之不厥逆乎。

《医宗必读·卷之八·疝气》：小肠之病，小腹引睾丸，必连腰脊而痛，小肠虚则风冷乘间而入，邪气既入，则厥而上冲肝肺，控引睾丸，上而不下。

（二）肝系

1. 肝郁气滞

《顾松园医镜·卷十四·症方发明·胁痛》：
肝气喜条达。若因忿怒气郁冲上，则胸胃痛，奔下则少腹痛，横行则胁肋胀痛。
或少腹作痛，肝脉抵少腹也。

2. 肝气盛

《医心方·卷之六·治肝病方第十》:《病源论》云，肝气盛，为血有余，则病目赤，两胁下痛引小腹，善怒。

3. 肝实热结

《太平圣惠方·卷第三·治肝实泻肝诸方》：夫肝实则生热，热则阳气盛，致心下坚满，两胁痛引小腹。

4. 肝邪上厥

《罗氏会约医镜·卷之十三·杂症》：治冲疝，气上冲心，二便不通，小腹与阴相引痛甚，此肝邪上厥也。

5. 肝血不荣

《冯氏锦囊秘录·杂症大小合参·卷第八·方脉中风合参》：肝血不足则为筋挛，角弓抽搐，为目眩爪枯头痛，为胁肋、少腹疼痛，疝痛诸症，凡此皆肝血不荣也。

《医学摘粹·杂证要法·妇人科·经脉》：如经后腹痛者，缘经后血虚，肝木失荣，枯燥生风，贼伤土气，是以腹痛也。

《太平圣惠方·卷第三·治肝气不足诸方》：夫肝脏虚损，气血不荣，内伤寒冷，致使两胁胀满，筋脉拘急，四肢厥冷，心腹疼痛。

《金匮方歌括·卷之三·腹满寒疝宿食方·当归生姜羊肉汤》：腹痛胁疼（腹胸皆寒气作主，无复界限，里）急不堪（内之营血不足，致阴气不能相荣而急）。

6. 肝阴枯竭

《女科精要·卷三·产后杂症门·产后血崩》：若小腹满痛不已，为脉实大紧数者，此肝阴已竭，肝气随败矣，难治。

7. 肝经寒凝

《顾松园医镜·卷十三·症方发明·疝》：其邪或结少腹，或结阴丸，或结阴丸之上下左右，而筋急绞痛，以寒主收引故也……又按，经言足厥阴之脉，入毛中，过阴器，抵少腹。

（三）脾系

1. 脾虚气郁

《罗氏会约医镜·卷之八·论脾胃》：过食饮食，暴伤生冷，以致腹痛胀满，或呕或泻者，此脾虚而气滞也。

《三因极一病证方论·卷之六·疟病内所因证治》：病者寒多，腹中热痛，或渴或不渴，不热不泄，肠鸣汗出，以思伤脾，气郁涎结所致，名曰脾疟。

2. 脾气壅滞

《顾松园医镜·卷十四·症方发明·胃脘痛》：腹中痛绝者，壅之甚也。

《杂病广要·脏腑类·喘》：脾伤则津液不得布散而生痰涎，壅塞经隧，肺气为之不利，则胸满腹痛。

3. 脾气下陷

《证治准绳·幼科·集之七·腹痛》：若腹痛重坠，脾气下陷也。

《医学摘粹·杂症要法·里证类》：脾陷则乙木之枝叶不能上发，横塞地下而克己土，故痛在少腹。

《医学摘粹·杂证要法·里证类·心腹痛》：土湿而肝脾下陷，则痛在少腹。

4. 脾虚夹湿

《医宗必读·卷之七·积聚》：脉大而数，腹痛呕涎，面色萎黄，此虚而有湿，湿热相兼，虫乃生焉。

《伤寒论汇注精华·卷之四·辨太阴病脉证篇》：腹痛，阴寒在下，湿气不化，脾络不通也。

5. 胃气上逆

《内伤集要·卷四·内伤虚损失血症治》：胃之气传入大小肠、膀胱等处，亦本下行也，以屡呕血之故，上逆而不下达，则肠腹之间必致痛闷矣。

6. 脾胃不和

《校注医醇剩义·卷之四·诸痛》：脾胃不和，胸膈噎塞，腹胁疼痛，气促喘急，心下胀满，饮食不进，呕吐不止。

7. 脾胃虚弱

《证治准绳·幼科·集之三·注夏》：脾胃虚弱，中气不足者，必为腹痛少食，泄泻寒中之疾矣。

《证治准绳·幼科·集之六·腹痛》：原无腹痛，自利后痛者，此虚痛也。

《证治准绳·幼科·集之七·吐泻》：吐而少食，腹痛欲按者，脾气虚也。

《小儿药证直诀·卷之三·五脏杂症主治》：若脸青唇白，或小便黄短，属脾气不足，至夜则阴盛而腹痛也。

腹
痛

《脾胃论·卷中·脾胃虚弱随时为病随病制方》：夫脾胃虚弱，必上焦之气不足，遇夏天气热盛，损伤元气，怠惰嗜卧，四肢不收，精神不足，两脚痿软，遇早晚寒厥，日高之后，阳气将旺，复热如火，乃阴阳气血俱不足……脐下周围，如绳束之急，甚则如刀刺，腹难舒伸。

《医学纲目·卷之二十二·脾胃部·腹痛》：腹中常痛及心胃痛，胁下急缩，有时而痛，腹不能努，大便多泻而少秘，下气不绝或肠鸣，此脾胃虚之极也。

《金匮要略广注·卷之下·妇人杂病脉证治第二十二》：此中气不足而致腹痛也。《经》云，脾主中州，灌溉四旁。

《顾松园医镜·卷十一·症方发明·虚劳》：在脾则为饮食少思，为恶心呕吐，为胀满腹痛，食不消化，为肠鸣泄泻。

《三因极一病证方论·卷之十三·虚损证治》：脾元气弱，久积阴冷，心腹满痛。

8. 脾胃虚寒

《证治准绳·幼科·集之五·吐逆》：

若腹痛恶寒者，脾胃虚寒也。

若手足并冷，渴饮热汤，或腹作痛，中气虚寒也。

《证治准绳·幼科·集之七·腹痛》：

腹痛面青，而手足冷者，脾胃虚寒证也。

若面色㿠白，目无晴光，口中气冷，不食吐水，肌瘦腹痛，此胃气虚寒之证。

脏寒泻，粪如青竹色，不稀不稠，或下青水，未泻时腹痛而鸣。

泻痢兼呕，或腹中作痛者，脾胃虚寒也。

《小儿药证直诀·卷之三·腹痛肿胀诸症》：薛按，痛腹不食，口中气冷，下利撮口等症，属形病虚寒也。

《诚求集·十七·夜啼》：有为脾寒者，面色青白，腹冷肢冷，不思乳食，至夜则阴胜，腹中作痛，曲腰而啼，以手按其腹则少止。

《伤寒指掌·卷之三·伤寒变症·噫嗳（述古）》：阳虚阴逆，有因寒凉太过，胃中虚冷，浊阴上逆，以致呃逆呕吐，或腹痛下利。

《医法圆通·卷之一·各症辨认阴阳用药法眼·肺病咳嗽》：因脾胃之阳不足，不能转输津液水谷而作者，其人饮食减少，腹满时痛，多吐清冷痰涎，喜食辛辣椒姜热物。

《医方论·卷之三·祛寒之剂·小建中汤》：脾阳不运，虚则寒生，阴气日凝，阳气日削，故见肠鸣、泄泻、腹痛等症。

9. 脾邪干胃

《医学心悟·卷之一·经腑论》：然必腹中实痛，乃为脾邪干胃。

（四）肺系

1. 肺火上冲

《原瘄要论·总论》：疹多腹痛，大肠与肺相表里，肺火上冲于内故腹痛。

2. 邪在大肠

《杂病源流犀烛·卷三·肠鸣源流》：腹痛肠鸣，气上冲胸，喘不能久立，邪在大肠也。

3. 水渗大肠

《症因脉治·卷四·小便不利论·偏渗小便不利》：泄泻不止，水谷不分，腹中漉漉有声，或痛或不痛，小水全无，此水液偏渗于大肠也。

4. 大肠液亏

《冯氏锦囊秘录·杂症大小合参·卷三·大便秘塞（儿科）》：有数日不便，腹胀闷痛，胸痞欲呕，咽燥秘塞，热气烦灼者，此热邪聚内，津液中干，大肠枯涩而气滞也。

5. 肺气郁于大肠

《幼科折衷·上卷·痢疾》：腹痛因肺金之气郁在大肠，实则可下，虚则桔梗发之。

《幼科折衷秘传真本·痢疾》：初得而竟腹痛窘迫者，此因肺金之气郁在大肠之间，实者必推荡之。

《和缓遗风·卷下》：若腹中虚痛不可忍者，是非寒也，明是肺气下郁于大肠，积而成热，寒热混淆而痛。

（五）肾系

1. 肾气不足

《小儿药证直诀·卷之三·五脏杂症主治》：若面赤白，及白睛多者，属肾气不足，至夜则阴盛而腹痛也。

《证治汇补·卷之六·腹胁门·心痛》：胸中引胁下空痛者，肝虚也；引小腹病痛者，肾虚也。

《辨证录·卷之十一·妇人科·调经门》：妇人有经后小腹作痛，人以为气血之虚，谁知是肾气之涸乎。

2. 肾气热

《证治准绳·幼科·集之二·淋》：肾气热，则小便淋沥，或少腹引脐而痛。

腹痛

3. 命门火衰

《冯氏锦囊秘录·杂症大小合参·卷十一·方脉痨瘵合参》：命门火衰，不能生土，以致脾胃虚寒，饮食少思，大便不实，脐腹疼痛，夜多溲溺，或阴盛格阳，内真寒而外假热等证。

《轩岐救正论·卷之五·治验医案下·命门火衰阳气脱陷证》：罗工部仲夏腹恶寒，而外恶热。鼻吸气而腹觉冷，体畏风而恶寒……若粥离火食，腹内即冷……怀抱郁结，呕痰少食，胸腹疼胀，虽盛暑犹裹首着绵，六脉浮结，或时烦渴不寐。

《辨证录·卷之九·大便闭结门》：人有大便闭结，小腹作痛，胸中嗳气，畏寒畏冷，喜饮热汤，人以为火衰闭结也，谁知是肾火之微乎。

4. 冷结膀胱

《兰台轨范·卷之二·厥·〈伤寒论〉》：

病者手足厥冷，言我不结胸，小腹满，按之痛者，此冷结在膀胱关元也。

伤寒五六日，不结胸，腹濡脉虚复厥者，不可下。

5. 热入膀胱

《三因极一病证方论·卷之十四·阴癫证治》：热入膀胱，脐腹上下兼胁肋疼痛，便燥，欲饮水。

《诸病源候论·卷之十五·五脏六腑病诸候·膀胱病候》：其气盛为有余，则病热，胞涩，小便不通，小腹偏肿痛，是为膀胱气之实也，则宜泻之。

6. 膀胱气实

《医心方·卷之六·治膀胱病方第十九》：小便不通，小腹偏肿痛，是为膀胱气之实也，则宜泻之。《千金方》云，膀胱病者，少腹满，肿而痛，以手按则欲小便而不得。

7. 败血流入膀胱

《验方新编·卷之二十·妇科产后门·大小便论》：产后尿血，小腹痛者，乃败血流入膀胱。

8. 肾虚，膀胱热

《原幼心法·下卷·小便诸证门·小儿诸淋证治》：肾气不足，热入膀胱，水道涩而不利，出入起数，脐腹急痛，蕴作有时。

《金匮翼·卷八·淋症·诸淋》：膀胱与肾为表里，为津液之府，肾虚则小便数，膀胱热则水下涩，数而且涩，则淋沥不宣，故谓之淋。其状小便数起少出，少腹弦急，痛引于脐。

《病机沙篆·淋闭癃》：淋之为病，肾虚而膀胱热也。肾气虚则便数；膀胱热则溺窍塞窒，淋沥不快，小腹弦急，痛引于脐，分有石淋、劳淋、血淋、气淋、膏淋、冷淋之别。

《三因极一病证方论·卷之十二·淋证治》：因肾气不足，膀胱有热，水道不通，淋沥不宣，出少起数，脐腹急痛，蓄作有时，劳倦即发，或尿如豆汁，或便出沙石。

9. 下焦有寒

《诸病源候论·卷之三·虚劳病诸候上·虚劳三焦不调候》：下焦有热，则大便难；有寒则小腹痛而小便数。

10. 下焦湿热

《冯氏锦囊秘录·杂症痘疹药性主治合参·卷九·兽部》：阴肿痛引腰背，腹痛疝积，皆下焦湿热，邪气留结所致。

（六）脏腑兼病

1. 肝脾不调

《证治准绳·幼科·集之二·偏风口噤》：唇口歪斜，腹痛少食，目胞浮肿，面色青黄，肢体倦怠之类，皆肝木乘脾之证也。

《四圣心源·卷六·杂病解中·腹痛根原》：

腹痛者，土湿而木贼之也。

至于中气颓败，木邪内侵，则不上不下，非左非右，而痛在当脐，更为剧也。

《脉因证治·卷一·劳（附劳极、烦热、劳瘵）》：肝乘之，胁痛口苦，往来寒热而呕，四肢满闷，淋溲便难，转筋腹痛。

《伤寒直指·卷之三·辨太阳病脉证治中第六》：土受木克，则腹中急痛也。凡腹痛，寒痛缓，热痛急。

《医学摘粹·杂证要法·妇人科·经脉》：如经前腹痛者，缘水土寒湿，乙木抑遏，血脉凝涩不畅，月满血盈，经水不利，木气郁勃冲突，克伤脾脏，是以腹痛也。

《四圣心源·卷十·妇人解·胎漏》：若血下而腹痛者，则是胞气壅碍，土郁木陷，肝气贼脾也。

《四圣心源·卷十·妇人解·产后根原》：气血亏乏，脾虚肝燥，郁而克土，腹痛食减者，亦复不少。

《医学摘粹·杂证要法·妇人科·胎妊》：腰腹必痛，痛者，木陷而克土也。

《伤寒说意·卷之八·太阴经》：伤寒，胸中有热，腹中有肝胆之邪，肝邪克脾，则腹中疼痛。

《四圣心源·卷六·杂病解中·腹痛根原》：

腹痛者，土湿而木贼之也。乙木升于己土，甲木降于戊土，肝脾左旋，胆胃右转，土气回运而木气条达，故不痛也。水寒土湿，脾气陷而胃气逆，肝胆郁遏，是以痛作。

盖乙木上升，是为枝叶，甲木下降，是为根本。脾陷则乙木之枝叶不能上发，横塞地下而克己土，故痛在少腹，胃逆则甲木之根本不能下培，盘郁地上而克戊土，故痛在心胸。肝胆之经，旁循胁肋，左右并行，而三阳之病，则外归于经，三阴之病，则内归于脏。以阴盛于内而阳盛于外，故痛在脏腑者，厥阴之邪，痛在胁肋者，少阳之邪也。至于中气颓败，木邪内侵，则不上不下，非左非右，而痛在当脐，更为剧也。

此其中间，有木郁而生风热者。肝以风木主令，胆从相火化气，下痛者，风多而热少，上痛者，热多而风少。而究其根原，总属湿寒。

若有水谷停瘀，当以温药下之，仲景大黄附子汤，最善之制也。若宿物留滞，而生郁热，则厚朴七物汤，是良法也。如其瘀血堙塞，气道梗阻，而生痛者，则以破结行瘀之品利之，桂枝茯苓丸、下瘀血汤，酌其寒热而选用焉。若无宿物，法宜培土疏木，温寒去湿之剂，大建中、附子粳米、乌头石脂三方，实诸痛证之准绳也。

《辨证录·卷之七·痢疾门》：人有夏秋之间，腹痛作泻，变为痢疾，宛如鱼冻，久则红白相间，此是肝克脾土也……脾胃之土伤，难容水谷，遂腹痛而作泻矣。

《医方论·卷之三·祛寒之剂·小建中汤》：肝木太强，则脾土受制。脾阳不运，虚则寒生，阴气日凝，阳气日削，故见肠鸣、泄泻、腹痛等症。

《四圣心源·卷十·妇人解·堕胎》：胎妊欲坠，腰腹必痛，痛者，木陷而克土也。

《四圣心源·卷十·妇人解·经行腹痛》：经行腹痛，肝气郁塞而刑脾也。缘其水土湿寒，乙木抑遏，血脉凝涩不畅。月满血盈，经水不利，木气壅迫，疏泄莫遂，郁勃冲突，克伤脾脏，是以腹痛。

《金匮悬解·卷十·内伤杂病·水气十四》：脾胀肝郁，经脉迫急，故不能转侧而胁腹时痛也。

《四圣心源·卷六·杂病解中·腰痛根原》：腹者，土之所居，土湿而木气不达，则痛在于腹。

《女科百问·第三十三问·心腹痛或又有小腹痛》：肝木妄行，胸胁痛，口苦舌干，往来寒热而呕，多怒，四肢满闭，淋溲便难，转筋，腹中急痛，此所不胜乘之也。

《金匮玉函经二注·卷二十一·妇人产后病脉证治第二十一》：徐忠可云，痛者，绵绵而痛，不若寒疝之绞痛，血气之刺痛也，乃正气不足，使阴得乘阳，而水气胜土，脾郁不伸，郁而求伸，土气不调，则痛绵绵矣。

2. 肝胃不和

《济世神验良方·腹痛门》：寒湿气滞，肝胃不和，绕脐腹痛，纠缠不已，脉右弦滑。

3. 肺胃不和

《杂病源流犀烛·卷十八·内伤外感门·内伤外感源流（脱营失精）》：盖饮食七情，俱能闭塞三焦，熏蒸肺胃清道，肺为气主，由是而失其传化之常，所以气口脉独紧且盛，其症呕泄痞满腹痛亦相似。

4. 脾肾虚寒

《证治准绳·幼科·集之七·不乳食》：禀赋命门火衰，不能生土，以致脾土虚寒，或饮食少思，及食而不化，腹脐疼痛，夜多漩溺等证。

《医略十三篇·卷十·痢疾第十》：脾阳肾水潜伤，舌苔色常黧黑，中寒格阳于上，腹中隐痛。

《景岳全书发挥·卷之四·痘疮·呕吐》：脾肾虚寒，命门不暖，而为吐泻者，必饮食不化，水谷不分，而下腹多痛。

《轩岐救正论·卷之四·治验医案上·肾虚伤寒》：甲申仲春，连翔梧次郎参天，头痛发热，小腹微痛，大便不实，脉寸关浮数，两尺沉迟，此肾虚应温，即《伤寒论》亦谓尺迟暂补何妨之说。

《三因极一病证方论·卷之四·阴毒证治》：阴毒为病，手足冷，腰背强，头疼腹痛，或烦渴，精神恍惚，额与手背，时出冷汗，音声郑重，爪甲、面色青黑，多因脾肾虚寒伏阴，重感于寒所致。

《古今名医方论·卷四·八味地黄丸》：治命门火衰不能生土，以致脾胃虚寒，饮食少思，大便不实，下元衰惫，脐腹疼痛，夜多漩溺等症。

《症因脉治·卷四·腹痛论·寒积腹痛》：真阳不足，身受寒邪，口伤生冷，胃阳不能腐熟消化，则寒积凝滞，不得宣行，而腹痛矣。

《苍生司命·卷之四·医方论第二十二》：命门火衰，不能生土，以致脾胃虚寒，饮食少思，大便不实，脐腹疼痛，夜多漩溺或阴盛格阳，内真寒而外假热等症。

《医宗必读·卷之七·痢疾》：迎余诊之，脉大而数，按之豁然，询得腹痛而喜手按，小便清利，此火衰不能生土，内真寒而外假热也。

《妇科心法要诀·调经门》：冯氏云，产后腹痛泻痢，若非外因所伤，乃属肾气亏损，阳虚不能生土，阴虚不能闭藏耳。

《原幼心法·上卷·原小儿论·原惊》：如泻金，寒水来乘脾土，其病呕吐腹痛，泻痢青白。

《医略十三篇·卷十二·沙蜮第十二》：腹中为寒水反乘，痰唾沃沫，食入反出，腹中常痛。

《兰台轨范·卷之八·小儿·腹痛肿胀诸症》：小儿腹痛体瘦，面色㿠白，目无睛光，口中气冷，不思饮食，或呕利撮口，此脾土虚而寒水所侮也。

腹痛

六、阴阳病机

（一）阴阳升降失调

《慈幼新书·卷之一·胎病·胎寒》：一切腹痛寒热，多啼不乳等症，皆为阴阳不升降，气道壅塞而作。

《杂病广要·脏腑类·霍乱》：由人温凉不调，阴阳清浊二气，有相干乱之时。其乱在于肠胃之间者，因遇饮食而变，发则心腹绞痛。

《内伤集要·卷四·内伤虚损失血证治》：胃之气传入大小肠、膀胱等处，亦本下行也，以屡呕血之故，上逆而不下达，则肠腹之间必致痛闷矣。

《伤寒直指·卷之四·辨太阳病脉证治下第七》：腹中痛，且呕吐者，阳欲降而不得降，阴欲升而不得升也。此邪正不得交通，阴阳互格可知矣。

《医法圆通·卷之一·各症辨认阴阳用药法眼·胃痛》：更有一等，心胃腹痛，面赤如朱，欲重物压定稍安者，此是阴盛逼阳于外之候。

《金匮玉函要略辑义·卷四·趺蹶手指臂肿转筋阴狐疝蛔虫病脉证治第十九》：腹痛脉多伏，阳气内闭也。

（二）亡阴

《胎产心法·卷之下·血脱气脱神脱三证论》：若少腹满痛不已，而脉实大紧数者，此肝经已竭，肝气随败矣，难治。

《医学举要·卷六·玉台新案·发黄医案》：脉两手俱洪数之甚，询得腹中攻痛无常，夜则身热如烙，此由阴液不充，瘀滞干黏所致。

（三）亡阳

《医法圆通·卷之二·呃逆》：因元气将绝而致者，盖以元阳将绝，群阴顿起，阻其升降交接之机，其人或大汗、自汗出，或气喘唇青，或腹痛囊缩，或爪甲青黑，或头痛如劈，目眦欲裂，耳肿喉痛。

《医法圆通·卷之三·辨认阴盛阳衰及阳脱病情·腹痛欲绝》：凡腹痛欲死之人，细察各部情形，如唇舌青黑，此是阴寒凝滞，阳不运行也，急宜回阳。

（四）阴阳两亡

《辨证录·卷之一·伤寒门》：冬月伤寒，大汗而热未解，腹又痛不可按，人以为邪发于外未尽，而内结于腹中，乃阳症变阴之症也，余以为不然。夫伤寒而至汗大出，是邪随汗解，宜无邪在其中，何至腹痛？此乃阳气尽亡，阴亦尽泄，腹中无阴以相养，有似于邪之内结而作痛，盖阴阳两亡之急症也。夫痛以可按为虚，不可按为实，何以此症不可按，而又以为虚乎？不知阴阳两亡腹中，正在将绝之候，不按之已有疼痛难忍之时，况又按而伤其肠胃，安得不重增其苦，所以痛不可按也。

七、六经病机

（一）三阴病

《罗氏会约医镜·卷之四·论伤寒阳厥阴厥》：初无三阳传经实热等症，而真寒直入三阴，则畏寒厥冷，腹痛吐泻，脉沉无力，此独阴无阳也。

《景岳全书·卷之八·伤寒典（下）·阴厥阳厥（三十九）》：阴厥者，寒厥也，初无三阳传经实热等证，而真寒直入三阴，则畏寒厥冷，腹痛吐泻，战栗不渴，脉沉无力者，此阴寒厥逆，独阴无阳也，故为阴厥……病者手足厥冷，言我不结胸，小腹满，按之痛者，此冷结在膀胱关元也。

《医学衷中参西录·医案·伤寒门》：证候迨愚至为诊视时，其寒战腹疼益甚，其脉六部皆微细欲无，知其已成直中少阴之伤寒也。

《医学衷中参西录·医论·少阴病麻黄附子细辛汤证》：服后温覆，周身得微汗，抖战与腹疼皆愈。此于麻黄附子细辛汤外而复加药数味者，为其少阴暴虚腹中疼痛也。

《形园医书·小儿科·卷之三·三阴三阳伤寒附法》：陈飞霞曰，亦有寒邪直中阴经者，因三阳经主气衰，无热拒寒也，初起脉即沉迟，不发热而恶寒，面如刀割，手足逆冷，口吐涎沫，战栗蜷卧，不渴腹痛，呕吐滑泻，爪甲、唇色淡白，脉或沉迟，无脉，皆直中阴经症。

《幼科杂病心法要诀·疝证门·疝证总括》：诸疝厥阴任脉病，外因风寒邪聚凝，内因湿热为寒郁，证皆牵睾引腹疼。

《辨证录·卷之九·疝气门》：人有睾丸作痛，气上冲于肝，两胁胀满，按之益疼，人以为阴寒在腹，谁知是厥阴之气受寒也。

《轩岐救正论·卷之四·治验医案上·三阴合病伤寒》：余适外出，闻其母悲泣，因入视之，病者目瞑耳聋，舌有黄苔，燥渴索水，绝食两日，少动则呼，胸腹胁肋皆痛，大便下赤水，小便亦赤涩，幸囊未缩，脉沉缓。

《症因脉治·卷四·泄泻论·外感寒邪泻》：真阳素虚，偶值时令之寒，直中三阴之经，则身不发热，口不发渴，小便清利，腹中疼痛。

《伤寒指掌·卷之三·伤寒变症·下利（述古）》：三阴热邪下利，太阴有暴烦下利，腹满大痛，咽干而渴之症。

《伤寒直指·卷之十六·辨证》：初起身不热，头疼畏寒，腹痛吐泻，手足冷，小便白，或呕呃者，本经直中寒也。

《伤寒论纲目·卷之十五·厥阴经症·手足厥逆》：腹痛吐泻，战栗不渴，脉沉无力。此阴寒厥逆，独阴无阳也。

《苍生司命·首卷·风寒感冒·寒证》：寒中太阴经，与传经热证不同，自利不渴，腹痛无休，手足不温。

《济世全书·乾集卷一·中寒》：如寒中少阴者，则脐腹疼痛……如寒中厥阴者，则少腹、小腹至阴疼痛。

《医学实在易·卷之二·表证条》：腹满痛，何以是太阴证？答曰，脾为坤土，坤为腹，阴中之至阴也。邪气传之，则腹满而痛。

《难经集注·卷之二》：虞曰，病在三阴，阴主于内，故腹中病也……阴病甚，所以腹中痛也……气逆小腹急……其病逆气，少腹急痛。

《医宗必读·卷之五·伤寒》：三阴发热，则有腹痛肢冷，脉沉，下利为异。

《云林神彀·卷之一·中寒（四味）》：寒中少阴经，脐腹作疼痛，恶寒头及疼。

《云林神彀·卷之一·伤寒（附伤风）》：伤寒脉沉细，腹满而作痛，咽干手足温，此是太阴症。

《伤寒指掌·卷之二·救逆述古·误下例》：本太阳病，医反下之，因而腹满时痛，此引邪入太阴也。

《身经通考·卷之二·图说》：太阴之为病，腹满而吐，食不下，自利益甚，时腹自痛。

《证治准绳·幼科·集之六·腹痛》：痘疹腹痛者，由毒郁于三阴，脐以上属太阴，当脐属少阴，小腹属厥阴，须分别之。

《经验麻科·腹痛恶心》：腹痛者毒郁于阴，脐以上属太阴，当脐属少阴，小腹属厥阴，治宜升发解利。

（二）三阳病

《辨证录·卷之一·伤寒门》：冬月伤寒，发热口苦，头痛，饥不欲饮食，腹中时痛，人以为太阳之症也，谁知少阳之病乎。

《古今名医方论·卷三·桂枝加芍药、加大黄二汤（合论）》：阳明主内，阳明病则腐秽燥而不行，故大实而痛……属阳明则腹大实而痛，阳道实也。

《彤园医书·小儿科·卷之三·阳明胃腑受病热症》：邪从阳明经中深入胃腑，从阳化热，脉实大有力，不恶寒，反恶热，潮热自汗，大便燥结，腹满胀痛，烦渴谵语，表症未除，里症又急者，用大柴胡汤表里交治。

《感症宝筏·卷之三伤寒变证·结胸（述古）》：然满痛虽至小腹，而尚未离心下，是水热互结，与阳明之燥屎不同。

八、气血病机

（一）元气亏虚

《证治准绳·幼科·集之六·麻疹》：几见疹子收完之后，出入动止如常，忽然心腹绞痛而死者，还是元气虚弱，曾受疫疠之气，外虽无病，里实亏损，所以一发而死也。

《慈幼新书·卷之五·痘疮·落痂余毒诀》：腹痛而见舌白，元气竭也，必死。

《医学纲目·卷之三十七·小儿部·中恶》：小儿神守则强，邪不干正，若真气衰弱，则鬼毒恶气中之，其状猝然心腹刺痛，闷乱欲死是也。

《景岳全书·卷之七·伤寒典（上）·阳证阴证辨》：或腹痛泻利，或畏寒不渴，或脉来沉弱无力，此皆元阳元气之不足，乃为真正阴证。

《冯氏锦囊秘录·痘疹全集·卷十三麻疹门·中恶》：夫有痘疹收后，举止饮食，已复如常，忽然遍身汗出如水，或只心腹绞痛而死者，此是元气尚亏，外虽无病，里实空虚。

《简明医彀·卷之六·疹后余毒证治》：如忽然心腹绞痛汗出，乃元气亏损，失于补养，外虽似安，内虚未实，偶中恶气，多致不救。

《医学心悟·卷之五·妇人门》：

真气虚损，下焦伤竭，脐腹强急，腰脚疼痛，亡血盗汗，遗泄白浊，大便自利，小便滑数，或三消渴疾，饮食倍常，肌肉消瘦，阳事不举，颜色枯槁。

诸虚不足，小腹急痛，胁肋胀，脐下虚满，胸中烦悸，面色萎黄，唇干口燥，手足逆冷，体常自汗，腰背强急，骨肉酸疼，咳嗽喘乏，不能饮食。

《丹溪治法心要·卷之一·湿》：元气素弱，饭食难化，食多则腹中不和疼痛泻泄，此虚寒也。

《罗氏会约医镜·卷之十五·产后门·产后腹痛》：产妇气虚不能行血，故或闭而不来，或来而不尽，致令腹痛。

（二）血虚

《仲景伤寒补亡论·卷之十三·三阳合病十五条》：此治寒多而血虚者之法，血虚则脉不荣，寒多则脉细急，故腹胁痛而里急也。

《妇科玉尺·卷之六》：妇人二十五六岁，血海虚冷，经脉不调，腰腹疼痛。

《秘珍济阴·卷之一·胎前门·妊娠诸痛》：腹痛时发时止，名胎痛，属血少。

（三）气滞（气逆）、血瘀

《内伤集要·卷四·内伤虚损失血症治》：胃之气传入大小肠、膀胱等处，亦本下行也，以屡呕血之故，上逆而不下达，则肠腹之间必致痛闷矣。

腹痛

《医心方·卷之六·治肝病方第十》:《病源论》云，肝气盛，为血有余，则病目赤，两胁下痛引小腹，善怒。

（四）血不归经

《辨证录·卷之十二·小产门》：妊妇有大怒之后，忽然腹痛，因而堕胎，及胎堕之后，仍然腹痛者，人以为肝经之余火未退也，谁知血不归经而痛乎……治法引其肝血仍入于肝中，而腹痛自止。

《辨证奇闻·卷十二·小产》：气血两归，腹犹作痛，余不信也。

（五）气滞血瘀

《医医偶录·卷之一·月经》：将行而腹痛拒按者，气滞血凝也。

《万氏女科·卷之一·调经章·经期腹痛》：凡经水将行，腰胀腹痛者，此气滞血实也。

《景岳全书发挥·卷之三·经脉类·血热经迟》：要问腹痛不痛，如腹痛而下有紫黑块者，此血热而气滞有瘀也，宜加香附、胡索为主。

《女科折衷纂要·调经门·调气论》：盖人身血随气行，气一壅滞则血与气并，或月事不调，心腹作痛，或月事将行，预先作痛，或月事已行，淋漓不断，心腹作痛，或腰胁引背，上下攻刺，吐逆不食，甚则手足搐搦，状类惊痫，或作寒热，或作癥瘕，肌肉消瘦，非特不能受孕，久而不治，转而为瘵疾者多矣。

《万病回春·卷之六·调经》：腹中阵阵作痛，乍作乍止，气血俱实，治当行经顺气，痛自止也。

《神仙济世良方·上卷》：血虚气滞，已成石瘕，少腹痛胀，经停五月，脉弦涩数。

（六）气虚血少

《医医偶录·卷之一·月经》：既行而腹痛喜按者，气虚血少也。

九、邪正病机

（一）邪正交攻

《证治准绳·幼科·集之七·腹痛》：夫腹痛者，多因邪正交攻，与脏气相击而作也。

《经验麻科·腹痛恶心》：疹出不透，脾胃有毒，邪正交攻，脏气相击，火毒郁结，凝滞而作腹痛。

《妇科冰鉴·卷之七·产后门》：或七情郁结气盛为火，停蓄胃中，乍因寒热之感，邪正交争，阴阳相混，故令心腹绞痛。

《验方新编·卷之二十》：心腹痛者，由腑脏虚弱，风寒客于其间故也。邪气发作，与正气相击，上冲于心则心痛，下攻于腹则腹痛，上下相攻，故心腹绞痛，气不得息。

《辨证录·卷之九·内伤门》：夫腹痛、爪甲青，明是厥阴阴寒之气阻其真阳运行之机，邪正相攻，故见腹痛。

《验方新编·卷之二十》：痢后腹痛者，体虚受风冷，风冷入于肠胃，则痢后腹痛。是脏气犹虚，风冷余热未尽，脏腑未平腹，冷气在内，与脏腑相搏，真邪相击，故令腹痛也。

《诸病源候论·卷之四十一·妇人妊娠病诸候上·十四、妊娠心腹痛候》：妊娠心腹痛者，或由腹内宿有冷疹，或新触风寒，皆因脏虚而致发动。邪正相击，而并于气，随气上下，上冲于心则心痛，下攻于腹则腹痛，故令心腹痛也。

《原幼心法·中卷·腹痛门·腹痛治法》：用光曰，腹痛之因，邪正交攻，与脏气相系而作也。

《伤寒六书·伤寒家秘的本卷之二》：腹痛者，缘邪气与正气相搏，则为腹痛。

《罗氏会约医镜·卷之十四·胎孕门·妊娠腹痛》：此病或素有冷疼，或新触风寒，邪正相击而并于气，气上则冲心，气下则攻腹。

（二）正虚邪攻（乘）

《医学纲目·卷之二十二·脾胃部·腹痛》：夫心胃痛及腹中诸痛，皆因劳力过甚，饮食失节，中气不足，寒邪乘虚而入客之，故猝然而作大痛。

《景岳全书·卷之四十六·外科钤（上）善恶逆顺》：腹痛泄泻，咳逆昏愦者，阳气虚，寒气内淫之恶证也……若手足逆冷，肚腹疼痛，泄利肠鸣，饮食不入，呃逆呕吐，此阳气虚，寒气所乘之恶证也。

《景岳全书·卷之四十四·痘疮（中）·咽喉口齿》：牙疳臭烂，气粗热甚，舌白至唇，口臭如烂肉，大便泻脓血，肚腹胀痛，此胃虚毒气内攻，胃烂之证。

《景岳全书·卷之三十九·产后类·产后腹痛》：凡新产之后，其有阳气虚弱而寒从中生，或寒由外入，以致心腹作痛，呕吐不食，四肢厥冷。

《脾胃论·卷下·脾胃损在调饮食适寒温·胃风汤》：

治大人小儿风冷乘虚入客肠胃，水谷不化，泄泻注下，腹胁虚满，肠鸣疠痛，及肠胃湿毒，下如豆汁，或下瘀血，日夜无度，并宜服之。

人参（去芦）　白茯苓（去皮）　芎劳　桂（去粗皮）　当归（去苗）　白芍药　白术（以上各等分）

上为粗散，每服二钱，以水一大盏，入粟米数百余粒，同煎至七分，去渣，稍热服，空心食前，小儿量力减之。

《痧疹辑要·卷之二·论治（上）》：曾见痘疹收后，动止出入，饮食如常，忽然心腹绞痛而死者，还是元气怯弱，乘以疫疬之气，正不能胜邪，邪伏于中。

《医略抄·卒心腹剧痛欲死方》：病源论云，心腹痛者，由腑脏虚弱，风寒客于其间之故也。

《医法圆通·卷之一·各症辨认阴阳用药法眼·脾病呕吐、泄泻》：亦间有猝闭而即四肢冷者，腹痛吐泻甚者，由其内本先虚，外邪猝入，闭其清道，邪正相攻，腹痛吐泻并作。

《诸病源候论·卷之十六·心腹痛病诸候·二、久心腹痛候》：久心腹痛者，由寒客于腑脏之间，与血气相搏，随气上下，攻击心腹，绞结而痛。脏气虚，邪气盛，停积成疹，发作有时，为久心腹痛也。

《医法圆通·卷之二·虚劳》：腹时痛时止（阳衰则寒隔于中，阻其运行之机，邪正相拒，故时痛时止）。

《三因极一病证方论·卷之十七·产科二十一论评》：产后腹痛又泻痢者何？答曰产后肠胃虚怯，寒邪易侵，若未满月，饮冷当风，乘虚袭留于肓膜，散于腹胁，故腹痛作阵，或如锥刀所刺，流入大肠，水谷不化，洞泻肠鸣，或下赤白，肷胁膜胀，或走痛不定，急服调中汤立愈。

《资生集·卷五·头痛（附心腹腰胁遍身痛）·产后腹痛属冷气乘虚入产门》：又产后六七日，忽然脐腹痛，皆由呼吸之间，使冷气乘虚而入。

《诸病源候论·卷之三十八·妇人杂病诸候二·四十七、疝瘕候》：疝瘕之病，由饮食不节，寒温不调，气血劳伤，脏腑虚弱，受于风冷，冷入腹内，与血气相结所生。

《医心方·卷之廿一·治妇人月水腹痛方第廿二》：《病源论》云，月水来腹痛者，由劳损血气，体虚受风冷，故令痛也。

【评述】

腹痛的病因，在《黄帝内经》中已经有较为丰富的内容。首先，其建构了运气与人身生理、病理的关联体系。其次，其具体举隅运气对腹痛发病的影响。如《素问·气交变大论》曰："岁土不及，风乃大行，化气不令，草木茂荣，飘扬而甚，秀而不实，上应岁星，民病飧泄霍乱，体重腹痛。"其又言："岁土太过，雨湿流行，肾水受邪。民病腹痛，清厥意不乐，体重烦冤。"《素问·至真要大论》曰："岁少阳在泉，火淫所胜，则焰明郊野，寒热更至。民病注泄赤白，少腹痛，溺赤，甚则血便。"再次，其阐明腹痛的经络病因。如《素问·举痛论》曰："寒气客于厥阴之脉，厥阴之脉者，络阴器系于肝，寒气客于脉中，则血泣脉急，故胁肋与少腹相引痛矣。厥气客于阴股，寒气上及少腹，血泣在下相引，故腹痛引阴股……寒气客于小肠，小肠不得成聚，故后泄腹痛矣。"最后，其指出了病理产物对于腹痛发病的影响，如虫积、瘀血、积食等。如《灵枢·厥病》曰："心肠痛，憹作痛肿聚，往来上下行，痛有休止，腹热，喜渴涎出者，是蛟蛔也。"《素问·举痛论》曰："厥气客于阴股，寒气上及少腹，血泣在下相引，故腹痛引阴股。"《灵枢·百病始生》曰："其著于缓筋也，似阳明之积，饱食则痛，饥则安。"同时，其还具体对腹痛发病的藏象联系、邪气致病及不同病种的腹痛症状联系等内容进行了阐释，在此不一一举例。

东汉时期，《伤寒杂病论》从辨证论治的方面，对腹痛病因病机进行了描述，充实了具体内容和临床治法案例，其独有特色是将腹痛纳入了六经病的范畴，发展了对腹痛病因、病机的认识，并为经方体系的腹痛辨治奠定基础。如"伤寒五六日中风，往来寒热，胸胁苦满、嘿嘿不欲饮食，心烦喜呕，或胸中烦而不呕，或渴，或腹中痛"等。

隋代《诸病源候论》一书将腹痛作为专病来具体论述其病因、病机，如"腹痛者，由腑脏虚，寒冷之气，客于肠胃、募原之间，结聚不散，正气与邪气交争相击，故痛"，从整体角度概述腹痛发病的基本机制和相关要素。其还对久腹痛这一病症进行了论述，"久腹痛者，脏腑虚而有寒，客于腹内，连滞不歇，发作有时。发则肠鸣而腹绞痛，谓之寒中，是冷搏受于阴经，令阳气不足，阴气有余也"。至此，对腹痛病因、病机认识的基本框架得以完善。

宋金元时期，各家从个人经验与理论研究方面，对于该领域进行了进一步创新。如成无己《伤寒明理论》着重阐发了"瘀血致病"于腹痛的相关意义与治法，刘完素《素问玄机原病式》将与"热邪"腹痛相关的病种进行分析，发挥了"清化""寒下"法的内容。在此之前，腹痛病因病机分析和治疗多强调"寒邪"和"温法"的意义，刘完素对腹痛病机的发挥，影响深远。

本章将腹痛病因分外感病因、五劳七伤（内伤）、病理产物及其他病因。外感病因主要涉及运气失调、六淫与疫毒外感等方面，其中《中藏经》引用《黄帝内经》的内容，完备列举了"热淫所胜"致"少腹中痛腹大"，"湿淫所胜"致"少腹肿痛"，还涉及厥阴、少阳，少阴胜、复，时气变异等因素。在六淫邪气中，"伤寒中风""风邪内淫""风邪外受"均可导致腹痛发病。因寒腹痛在腹痛发病中占据相当大的比例，幼科因寒发病中"剪脐感寒""寒邪传变""胎寒"是常见原因，成人感寒诸多因素里，"阴寒直中"是较危险的情况，多由寒邪犯肾宫，以致脱阳。暑病腹痛多伴随泄泻、呕吐等胃肠道症状，涉及病种有霍乱、痢疾、疟疾，这类病有传染性，多以秽暑而名。伤暑还多引动伏邪致病，如同时受寒，则阴寒遏制，暑愈不得越，变生诸症。伤湿多以湿性下流，而表现为下焦病症，常伴随二便异常。无论湿热、寒湿侵犯中下焦，总阻遏气机，影响津液流通，导致浮肿、身重，与肝脾胃三经关系最为密切。燥多化火，其引起的腹痛在《症因脉治》中的描述较为准确，如其言："燥火腹痛之因，或令值燥热，或燥金司政，燥气伤人，肠胃干涸，不得流利，不通则痛，此燥火腹痛也。"此外《证治准绳》示喻燥邪攻肝虚的病状，提出"补肝泻金"的治法，较为创新。火泻腹痛，多伴痛泻，有伤热、伏火、热结等原因。但应该看到，六淫因素所致发病往往非单一邪气致病，而是多类相兼，如湿热、风寒、燥火、暑湿等。

疫毒外感也是导致腹痛的重要因素，时气变异，是疫病发生的主要原因，"时气""温病"和"热病"在古代通常被作为疫病别名使用。《医宗金鉴》言："春温夏热秋清凉，冬气冷冽令之常，伤之四时皆正病，非时有气疫为殃，应冷反温冬温病，应温反冷寒暴伤，瘟疫长幼相传染，须识岁气汗攻良。"伤之非时，则容易引起瘟疫病变，时气致病有不同表现，其病机表现可呈寒象，也可呈热象。如"时疫少腹满痛，为邪热结于下焦""寒疫四时皆有之"在对时疫命名的时候，往往根据其病症特点和病机要素，将其命名为"寒湿疫""湿疫""温疫"等。

劳伤腹痛主要有七情的气郁和劳倦内伤，气郁多表现为郁滞不通，导致经脉受阻，气血不行，《症因脉治》将气结腹痛之因概述为怒则气逆，思则气结。怒可致气逆，导致气血逆乱，而引起疼痛。如"左关弦大，胸腹痛甚，知为大怒所伤也"。此外，七情的不守、变异，可以导致气机不畅，从而产生病理产物，形成积聚痞块，引起疼痛。如《三因极一病证方论》中记载："脏腑神气不守正位，为喜怒忧思悲恐惊忤郁不行，遂聚涎饮，结积坚牢，有如坯块，心腹绞痛，不能饮食，时发时止，发则欲死。"劳倦内伤的表现则有阳气内耗导致积冷，正气衰微导致感邪，以及失精、房劳导致的虚损诸症，如"阴阳易"等。

病理产物致腹痛，有"痰""瘀血""癥瘕""结石""燥屎"等几类。秦汉至晋时期，少以"痰"字喻病，古"痰"字多形容味淡。自隋唐以后，"痰"被广泛作为致病因素，应用到病因病机分析中，故有"百病多由痰作祟"的习用说法。《景岳全书》中载有："有云怪病之为痰者，有云痰为百病母者。"在与腹痛病因有关的古籍文献中，有"酒痰""湿痰""痰火"与"积痰"诸种情况。"酒痰""湿痰"多由饮食不节而致，"痰火"乃积热煎熬津液所致，其余积痰则由脾阳亏虚、胃阳不振及水液代谢失常导致，因寒热不同而表现不同、病状各异。"饮"由水停所致。一者膀胱腑气化不利；二者因痞满、积聚、痛疝导致腹腔水液流通失常，而水饮停聚，出现疼痛或胀满；三者因脏腑虚损，而湿浊变生。燥屎多从中焦热盛、津干而来，为有形之积，为水谷糟粕积聚之邪，多呈实痛，近手更甚，伴有便秘或热结旁流的腹泻。其病机与治法，东汉《伤寒杂病论》以阳明论之，构建了经典范式模型，后世从外导、按摩与其他方面进行发挥，但主体框架仍袭仲景之说。"瘀血"作为腹痛病症较为广泛集中的致病因素，在病因中具代表性，瘀血可结在胃肠、肝胆、胞宫、精室等诸多位置，表现多有大便颜色变深、刺痛、满痛、手不可近，此外还有可能出现情志变化，如躁狂、谵妄、弃衣而走、高声等表现。小儿瘀血腹痛则会啼哭、烦躁，需细查，辨明病因。"结石"致痛，主要涉及胆、肾和尿路三个病位，在《素问》和《金匮要略》的淋病中已有记载，其虽未明确结石病因，但症状表现极其类似。《诸病源候论·诸淋证候》指出："石淋者，肾主水，水结则化为石，故肾客砂石，肾虚为热所乘。"首次有代表性提出"石淋"之名，并阐述相关症状。对于妇人腹痛，有恶露和癥瘕两种特殊病因，恶露由产后瘀血、浊恶不净所致。癥瘕的描述先秦即有，在后世中，与其病因和论治相关的典籍更加丰富。

此外，"虫伤腹痛"，主要指饮食不洁、过食肥甘，引发体内蛔虫、寄生虫感染，导致腹痛，此种腹痛小儿多见，成人的症状一般较重，并伴有脏腑功能失调，多疼痛不定、绞痛、乍发乍止。《证治汇补·卷之二·内因门·虫病》中将虫分多种，"虫分九种，一曰伏虫，长四寸许，为群虫之长；二曰蛔虫，长一尺许，轻则呕吐腹痛"。实际上，九种之内多为蛔扰。"食伤"多见食饮不节、宿食停滞或乳食不受，在幼儿腹痛的因素中，值得关注的是使疮痘反复的饮食原因。《证治准绳·幼科·集之六》言："如疮已出，至收靥时原无腹痛，忽然作痛，此必有饮食也。"另外，导致小儿腹痛的饮食因素较为普遍。《幼科汇诀直解·卷之一·小儿病原论》直言："腹痛者，食所伤也。"除饮食不节外，食物中毒也会引发胃肠道症状而导致腹痛，如食用有毒菌类、瘟疫牲畜或食有毒动物，能够引发较为明显的胃肠道症状，甚至危证。在乳伤中，母醉以哺乳，会导致小儿醉乳，而身热腹痛。同时，母亲若患有相关疾病，也可通过哺乳影响到小儿。药物服用不当也是导致腹痛的因素之一，可有：①用药不当。《证治准绳·幼科·集之七》言"若服克滞之药致腹作痛，按之不痛，脾气复伤也"，不对证之药的服用可能导致脏腑气血失调，加重病情或出现腹痛。②误用毒药。如服用金屑、砒霜等，会引发胃肠道不适，乃至全身性中毒症状。病因中，有一类为感染秽恶邪气，多会导致烈性传染病，但古人因其起病急、预后差、症状剧烈，表现与疾病规律特殊，故多以秽恶、鬼神言之，有中恶、鬼击、尸病之名。

腹痛的病机分析以寒热为纲，寒证病机可分"虚寒""客寒""感寒"三类，热证病机可分"热积""热毒""火热"三类。寒多夹虚，热多伴实，故寒热错杂病机中，也多兼虚实夹杂。虚实病机广泛存在于脏腑、奇经与气血诸患。奇经病机主要以冲任二经病变为主，有"寒客""火郁""邪伤""虚衰"等几种。在五脏病机中，本章节将其分心系、肝系、脾系、肺系、肾系，囊括相关脏腑并分别论述，对其中有代表性、普遍性的一些病机概念进行提炼，配以文献描述。心系病致腹痛的情况较少，但"心气亏虚"可以导致胸腹邪气相攻、下焦水饮相凌，出现胸腹引痛表现，"邪气客心"多由心气虚而来，表现为失眠、心腹痛。"肝系"病变，以气机郁闷、血脉瘀滞为主，肝郁气滞会导致肝胃升降失调，气盛则血逆，肝经结寒则其经脉循行部位会出现疼痛表现。脾胃系病变在腹痛病机里占有主要地位，其他脏系的病机亦多通过脾胃表现，其证型机制有"脾胃虚损""气机壅滞""气机逆乱""寒热邪气内客"。其影响一者表现为影响脾气输布津液，结痰阻气；二者影响脾胃阳气温煦内脏，导致结寒；三者影响气机运行流通，升降失序，从而出现壅塞胀满、疼痛。肺系疾病的腹痛表现与肺和大肠表里联系密切，"肺火"多发于积热，火势上冲于内，腹痛则现，另外肺热多导致肠道津干，宿食结聚，也会引发腹痛。此外，肺气郁也可导致腹痛，如《幼科折衷·上卷·痢疾》言："腹痛因肺金之气郁在大肠，实则可下。"此类治法，若虚则引，若实则下，总以调气。肾系病症，多与泌尿生殖系统疾病相关。肾气不足，则阴邪易积下焦，湿浊生变。肾气热，则易为淋证，命门火衰即中下二焦虚寒，疼痛多为少腹部、脐腹部。涉及膀胱的病机，一为冷热结，二为气化失常，如气实、小便不利，三为蓄血的瘀血证，当以下瘀血法处理。

伤寒六经病机的框架构建为认识腹痛打开了另一个方面的视角，三阴经、三阳经发病均有涉及腹痛内容。在《伤寒论》中有106条涉及太阳经腹痛的内容，其言："太阳病不解，热结膀胱……外解已，但少腹急结者，乃可攻之。"此句阐明了太阳蓄血证与腹痛的联系。在伤寒"阳脉涩、阴脉弦"的建中汤中有"法当腹中急痛"的说法。此外，陷胸证中表现为"心下至少腹硬满而痛"。阳明经主要集中在阳明腑实证，如"大下后，六七日不大便，烦不解，腹满痛者，此有燥屎也，所以然者，本有宿食故也"。少阳腹痛病变为典型小柴胡证，"伤寒，五六日中风，往来寒热，胸胁苦满，嘿嘿不欲饮食，心烦，喜呕，或胸中烦而不呕，或渴，或腹中痛"。太阴腹痛表现为"时腹自痛"，并指出禁下，下后会出现"胸下结硬"的症状。少阴腹痛，主要由于阳气衰亡，导致寒凝内虚的诸变，少阴水气病，可以出现适宜用"真武汤"治疗的腹痛，少阴下利，便脓血可以出现"桃花汤"适宜证型，如四逆汤类亦多疗阴寒腹痛。厥阴腹痛多为阴阳气逆，腹为阴海，又为阳气所出之地，在一身阴阳气机调节中，具有外现作用，故厥阴腹痛表现多为疾病产生变化的时候，或欲解、或加重。由于《伤寒杂病论》条文少有直接分析病机内容，故本章节在伤寒六经病机内容中，多选择各个医家的相关论述。

阴阳与气血也是腹痛病机内较为重要的内容，阴阳病机表现为阴阳升降失调，这与厥证多有相似，甚至在有些古籍里其被作为总病机的概括描述。如《慈幼新书·卷之一·胎病》中言："一切腹痛寒热，多啼不乳等症，皆为阴阳不升降，气道壅塞而作。"此外，其还涉及一些专病，如霍乱。亡阴、亡阳为阴阳气血亏虚衰败的危证，亡阴证中提到"肝阴已竭，肝气随败"的少腹满痛症状，亡阳以扶阳医家论述为代表，如《医法圆通》中以"腹痛囊缩""腹痛欲死"作为回阳救逆法的指征。《辨证录·卷之一·伤寒门》还提到了因阳证变阴证，导致阴阳两亡的腹痛，"冬月伤寒，大汗而热未解，腹又痛不可按，人以为邪发于外未尽，而内结于腹中，乃阳症变阴之症也……此乃阳气尽亡，阴亦尽泄，腹中无阴以相养，有似于邪之内结而作痛，盖阴阳两亡之急症也"。气血病机里，主要围绕整体气血失衡致病的情况，囊括"元气虚""气滞血瘀""气虚血少""血不归经"，尽管这部分内容，在脏腑病机中也有一定体现，但其专论时，仍然可以作为整体病机来看待。同样地，本章节单列"邪正病机"也出于以上考量。诸病皆受邪正关系影响，且"邪正交攻""正虚邪乘"并非特定病种的专属病机，亦非某一脏腑的独有病机，其具有广泛性与纲领性。

第三章

证治条辨

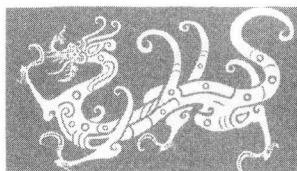

一、望诊

（一）望神

《中藏经·卷上·论脾脏虚实寒热生死逆顺脉证之法第二十六》：脾病疟气久不去，腹中痛鸣，徐徐热汗出，其人本意宽缓，今忽反常而嗔怒，正言而鼻笑，不能答人者，此不过一月，祸必至矣。

《鲁府禁方·卷之一·伤寒》：伤寒瘥后，发大热昏沉，错语失神，小腹绞痛，头不能举，足不能移，眼中生花，百节解散，热气冲胸，男子则阴肿，入小腹攻刺，妇人则里急，腰胯重，引腹内痛，此男女劳复，阴阳易也。

《医宗说约·卷之三·色复证》：在妇人则里急连腰胯，重引腹内痛，大热昏沉，错语失神，眼中生花，百节解散，热气冲胸欲死。

《济世神验良方·伤寒门》：伤寒热邪传于里，少阴厥阴证见矣，心腹坚满绕脐痛，烦躁咽干并谵语，或发斑黄与狂乱。

《傅氏验方秘方·妇科·产后极效要方》：若产后腹痛、晕厥、狂乱，因瘀而致者，亦可使用本方。

《伤寒瘟疫条辨·卷三·大便自利》：内热甚而利不止，躁闷狂乱者，增损三黄石膏汤加酒大黄，腹满痛更加之。

《景岳全书·卷之四十五·痘疮（下）·腹痛》：火毒内攻，谵妄狂乱而烦热腹痛者，退火丹，或朱砂益元散。

《世医得效方·卷第一·大方脉杂医科·集证说》：背强腹中绞痛，身如被杖，燥渴呕泄，冷汗郑声，多因脾胃虚寒，重感于寒，阴毒明矣。

《普济方·卷一百三十五·伤寒门·阴毒（附论）》：至十日变成阴毒，身重背强，腹中绞痛，咽喉不利，毒气攻心，心下坚强，短气不得息，躁渴虚汗，或时郑声。

（二）望色

《太平圣惠方·卷第八十三·治小儿腹痛诸方》：夫小儿腹痛者，多由冷热不调，冷热之气与脏气相击，故为痛也。其热痛者则面赤，或壮热，四肢烦，手足心热是也。冷而痛者，面色或青或白，甚者乃至面黑，唇口爪甲皆青是也。

《普济方·卷三百五十九·婴孩门·形候验病法》：

印堂多青黑，腹痛夜频啼。睡卧时惊悸，无欢日惨凄。攒眉因下痢，疳积面黄浮。吐泻形容白，唇干渴不休。伤寒身热攒眉者，主头疼。

皖白青形面，心烦泻又惊。躯身啼腹痛，脏腑作雷鸣。面色青兼赤，惊来热亦成。色青肠胃冷，腹痛但啼声。红赤伤寒面，心烦热不安。眼解惊必作，风盛变多端。

《万氏家抄济世良方·卷六·伤寒五脏受病歌》：肾家面黑爪甲青，耳闭足寒泄腹疼。

《普济方·卷一百七十五·积聚门》：或泄利腹内痛，气力乏弱，颜色黎黑是也。

《验方新编·卷之十·小儿科杂治·儿科外治法》：又面有五色。面红病在心有热，面青病在肝多腹痛，面黄病在脾伤，面白病在肺中寒，面黑病在肾，黑而无润色，肾气败也。望其色若异于平日，而苗窍之色与面色相符，则脏腑虚实，无有不验者矣。

《冯氏锦囊秘录·杂症大小合参·卷二·五脏部位气色外见》：

若青黑色者，主心中有邪，惊风腹痛，手瘛疭而啼叫。若青黑甚者，主心腹疼甚。

若青黑者，主惊或腹痛。

若青黑者，主惊风欲发，或盘肠内钓、腹痛等症。

若青黑色者，主腹痛多啼，兼红主惊热，白为无病。

更凡人中黑者，主乎腹痛虫动。

《医学摘粹·四诊要诀·望色·辨鼻色》：鼻色鼻头色青，主腹中痛。

《简明医彀·卷之六·论形色（附手指脉纹八段锦、手指诀）》：左脸属肝，色赤，主身热拘急，肝风；青主惊；黑，腹痛。

《古今医统大全·卷之八十八·幼幼汇集（上）·五脏病证形色总见面部》：人中黑，腹痛虫动，点点黑吐痢。

《古今医统大全·卷之八十八·幼幼汇集（上）·聚面部分五脏病证》：青黑色，中有邪，主惊风腹痛……青黑甚，则心腹痛……青黑主惊或腹痛……青黑主惊风欲发，或腹痛，婴儿盘肠内吊。

《古今医统大全·卷之八十八·幼幼汇集（上）·面部杂病证》：

印堂证：青黑色主腹痛、夜啼。

孙真人云：唇青主脾寒，或时腹疼，乳食减少。

面青脸赤：主壮热惊搐，面青白黑，往来不定，主心腹痛，发渴无时。

钱氏云：面㿠白气发，肚腹疼痛，不思乳食。

面色或青或白或黑，不定者心腹冷痛。

《伤寒论纲目·卷之十三·太阴经症·腹满腹痛》：膜满闭塞，唇青，手足冷，脉沉细，少情绪，或腹痛，此名太阴也。

《古今医统大全·卷之八十九·幼幼汇集（中）·病机》：小儿腹痛之病，诚为急切。凡初生二三个月及一周之内，多有腹痛之患，无故啼哭不已，或夜间啼哭之甚，多是腹痛之故，大都不外寒热二因。夫因于寒者，面白唇青，或泻痢清白，以热绵裹腹而啼少止即是寒也；因于热者，面赤唇红，得暖啼甚即是热也。一周之外，能吃饮食，则有伤食腹痛，或泻，或不泻，口渴而臭，面黄身热，即是积痛久而不愈。

《伤寒直指·卷之九（上）·望色篇》：（仁斋）鼻头色青，腹中痛，若冷者死。

《金匮悬解·卷一·脏腑经络·脏腑经络六》：脉出于气口，色见于明堂……堂者，鼻也。青为木色，鼻头色青，是木邪克土，当腹中痛。若腹里苦冷者，则水寒木枯，土败火熄，于法当死。

（三）望形

《素问·气交变大论》：岁土太过，雨湿流行，肾水受邪。民病腹痛，清厥意不乐，体重烦冤，上应镇星。甚则肌肉萎，足痿不收，行善瘈，脚下痛，饮发中满食减，四肢不举。

《注解伤寒论·卷一·平脉法》：里实护腹，如怀卵物者，心痛也。心痛，则不能伸仰，护腹以按其痛。

《素问·至真要大论》：岁少阴在泉，热淫所胜，则焰浮川泽，阴处反明。民病腹中常鸣，气上冲胸，喘不能久立，寒热皮肤痛，目瞑齿痛顑肿，恶寒发热如疟，少腹中痛腹大，蛰虫不藏。

《脾胃论·卷中·脾胃虚弱随时为病随病制方》：脐下周围，如绳束之急，甚则如刀刺，腹难舒伸。胸中闭塞，时显呕哕，或有痰嗽，口沃白沫。

《杂病广要·内因类·水气》：若腹胀如鼓，按之坚硬，腹中时痛，始起于目下微肿，时喘，小便不利，四肢瘦削，其脉自沉，大便利则逆，谓之石水。绕脐坚硬，腹不痛者，谓之鼓气。

《杂病广要·脏腑类·蛔虫类》：昔一人患心腹大痛，或止或作，痛不可忍。凡用去积行气等药，百方不效，但于痛极时，须用拳捶之，痛得少止，而旋止旋作，久不能愈，日加困弊，莫测其故。

《杂病广要·身体类·腹痛》：小儿身热足冷，耳及尻骨冷，及眼涩者，皆疮疹候，必先腹痛，盖疹子先自肠胃中出，然后发于外。

《华佗神方·卷一》：暴哑猝寒，一身拘急，四肢蜷挛，唇青面黑，目直口噤，心腹满痛，口颔摇鼓，腰脚沉重，语言謇涩，上吐下泻，左右不仁，大小便活，舌吐酸渌，悲忧惨戚，喜怒无常者，此人之阴厥也。

《普济方·卷一百七十四·积聚门·结瘕》：结伏积聚久不散，谓之结凝滞。腹内按抑有形，谓之结瘕。结瘕之证，形体瘦悴，食不知饥饱，遇阴寒冷湿之气，则发而腹胁块硬，隐隐然痛者是也。

《普济方·卷一百九十一·水病门·总论》：肝水者，其人腹大不能自转侧，胁下腹痛，时时津液微生，小便续通。

《增订通俗伤寒论·第三编证治各论·第九章伤寒夹证·第十节夹胀伤寒》：胸中痞满，气喘咳逆，目突如脱，鼻塞涕出，甚则肠鸣濯濯，满腹胀痛，飧泄不化，舌苔白滑而腻。气裹水胀，即脾肾胀，一名寒胀。肢懈体重，不能胜衣，气闷善哕，睡卧不安，甚则腹满引背，腰髀胀痛，小便癃闭，舌苔灰滑而腻。气裹血胀，即心肝胀，一名血胀，烦心短气，卧寐不安，甚则胁下满痛，痛引小腹，腹起红丝，重则青筋亦露。

《证治汇补·卷之六·腹胁门·霍乱》：霍乱者，腹中猝痛，上下奔迫，（《三因》）手足抽掣而挥霍，眼目旋转而撩乱也。

《杂病广要·脏腑类·蛔虫》：

或痛而坐卧不安，自按心腹，时大叫，或青或黄，唇缓，口吐清水，目无光彩者，虫痛也。

虫之为病，其类不一，或由渐而甚，或由少而多，及其久而为害，则为腹痛食减，渐至羸瘠而危者有之。凡虫痛证，必时作时止，来去无定，或呕吐青绿水，或吐出虫，或痛而坐卧不安，或大痛不可忍，面色或青或黄或白而唇则红，然痛定则能饮食者，便是虫积之证，速宜逐之。

虫病之人，面黄肌瘦，唇白毛竖，容颜不泽，脸多白印，时觉恶心，口吐清水，或心腹绞痛，饮食不为肌肤，或头发狰狞，洒淅恶寒，或额面生疮湿痒，皆其症也。

《杂病广要·脏腑类·脏腑总证》：病甚则腹胁胀满，吐逆不入食，当心痛，上下不通，恶闻食臭，嫌人语，振寒，喜伸欠。胃中热则唇黑，热甚则登高而歌，弃衣而走，癫狂不定，汗出额上，衄衊不止。虚极则四肢肿满，胸中短气，谷不化，中消也，胃中风，则溏泄不已。

《医学衷中参西录·医论·论革脉之形状及治法》：其大便四日未行，腹中胀满，按之且有硬处。其家人言，腹中满硬系宿病，已逾半载，为有此病，所以身形益羸弱。

《辨证录·卷之七·癥瘕门》：

人有胃气虚弱，食不能消，偶食坚硬之物存于胃中，久则变为有形之物腹中乱动，动时疼不可忍，得食则解，后则渐大，虽有饮食亦痛，人以为痞块成鳖也，谁知似鳖非鳖乎。

日用饮食以供其口腹，则身形日大。身形既大，所用之饮食，何足以供之？自然啮皮伤肉，安得不痛哉？治法自当以杀虫为主。

《杂病广要·脏腑类·脏腑总证》：夫肝实则生热，热则阳气盛，致心下坚满，两胁痛引小腹，忿忿如怒，气逆头眩，为血有余，即目痛，眼眦赤，生瘜肉，阳毒所攻，悒悒先寒而后热，颈直背强筋急，不得屈伸，诊其脉浮大而数者，此是肝气实也。

（四）望指纹

《普济方·卷三百五十八·婴孩门·指脉纹色样》：深青色主惊悸，浅青主便青肚痛，青黑主惊搐内吊。红赤色主惊热，浅红主下痢腹痛，如不痢主吐泻不食。

《秘方集验·卷之下·婴儿诸症》：辨虎口纹，小儿左右叉手处，名曰虎口。白虎口而上第一节，名风关；第二节，名气关；第三节，曰命关……纹细则腹痛，多啼，乳食不消。

《验方新编·卷之十·小儿科杂治·纹形主病歌》：腹疼纹入掌中心，弯内风寒次第侵。纹向外弯痰食热，水形脾肺两伤阴。

《古今医统大全·卷之八十八·幼幼汇集（上）·三关指掌图》：寅关纹见浅青色，便青腹痛。

（五）望舌

《伤寒论·辨太阳病脉证并治下第七》：太阳病，重发汗而复下之，不大便五六日，舌上燥而渴，日晡所小有潮热（一云日晡所发，心胸大烦），从心下至少腹硬满，而痛不可近者，大陷胸汤主之。

《金匮要略·腹满寒疝宿食病脉证治第十》：病者腹满，按之不痛为虚，痛者为实，可下之。舌黄未下者，下之黄自去。

《脉因证治·卷一·伤寒》：温病下利，腹中痛甚者死。热病七八日，不汗躁狂，口舌暴燥焦黑，脉反细或代者死。

《症因脉治·卷一·伤寒总论》：必要确见腹胀痛，大便结，时下矢气，欲便而不得便，手见自汗时出，皮肤不热，面无赤色，舌上有黄黑干苔，方可用下。

《金匮翼·卷一·瘟疫·瘟疫大法》：从内陷者，胸膈痞闷，心下胀满，腹痛，燥结便闭，热结旁流，协热下利，或呕吐恶心，谵语舌黄，及黑苔芒刺等症，因症用治。

《医略十三篇·卷十·痢疾第十》：脾阳肾水潜伤，舌苔色常黧黑，中寒格阳于上，腹中隐痛，澼久剥及肠胃脂膏，食减神疲，夜多妄梦。

《妇科心法要诀·胎前诸证门·子死腹中总括》：子死腹中须急下，舌青腹痛冷如冰，时久口中秽气出，寒热峻缓详斟平。

《秘珍济阴·卷之三·产后门·产后大便闭》：妇已生二子，至四十余岁又妊孕，仅六七月因腹痛，误药水瘀俱下欲产，医治罔效。至五六日，腹痛更甚，心胸满闷难当，延湘门诊视……舌黑大半，不问而知胎已损也。

《仁斋直指方论·卷之二十六·附子嗣·孕育备论》：腰腹痛割，其或面青、唇青，以至舌间黯黑，口角沫出，则不容以人力胜之。

《环溪草堂医案·卷三·脘腹痛》：阴维为病，苦心痛。阳维维于阳，阳气弱，则腹痛而便溏；阴维维于阴，营阴虚则心痛而舌红也。脉微形瘦。阴阳并损，损及奇经。当以甘温。

《邵氏医案》：木克土化泻，脉右弦，中痞气滞腹痛，舌红经阻，宜养胃和中平肝。

《张丰青医案·卷十·痢》：舌红苔黄，近根脱液。有形之积虽化，而风湿热从气入血，血液耗残，木失柔养，虚肝肆横，所以少腹作痛更甚，以少腹居中为冲脉，两旁属肝也。拟酸甘柔润养血。

《全国名医验案类编·二集传染病案·第十一卷时行痢疫病案·急性疫痢案》：下痢纯红，腹痛，里急后重，昼夜百余次，溺短赤涩。诊断，脉六部洪数搏指，按之有神，舌红苔黄。脉证合参，此乃暑毒夹秽，蕴蓄于内，若不急治，防骤有腐肠之变端也。

《重订通俗伤寒论·第八章伤寒兼证·第三节伤寒兼痧》：甚或猝然腹痛昏倒，面色黑胀，不呼不叫，舌苔灰腻者，此为痧闭，证最危急。

《重订通俗伤寒论·第八章伤寒兼证·第九节春温伤寒》：在阴分，初起微微恶寒，身痛无汗相同，惟面多油光，尺肤热甚，口干齿燥，烦躁狂言，腰疼如折，小腹重痛，男则梦泄遗精，女则带下如注，小便赤涩稠黏，状如血淋。兼厥阴肝病，气上撞心，时时欲厥，厥回则痉，痉后复厥，筋惕肉瞤，甚则两目上视，或斜视，舌卷囊缩。舌苔初则紫绛而圆；继即胖嫩，根黄黑；终则深紫而赤，或干或焦，甚则紫而干晦，色如猪腰。

《重订通俗伤寒论·第七章伤寒本证·第二节大伤寒》：

腹痛热泻，泻而不畅，或便脓血，里急后重，溲短赤热，舌苔前半白滑，后根黄腻而厚……此寒格于上，热结于下，水逆火郁之错杂证也。

腹满而痛，大便不通，舌苔浅黄薄腻，黄中带白，脉右洪数，左尚浮缓，即仲景所谓胃中干燥，因转属阳明。

腹痛下重，舌苔白而底绛，脉左沉弦而滑，右弦急，此阳气内郁，不得外达。水气上冲而下注也，治宜达郁通阳。

《陈莘田外科方案·卷之一·肠痈》：产后瘀露停滞，气阻不宣，左少腹结硬作痛，小溲窒塞而痛。脉来细数，舌苔糙白。是乃肠痈重症，虑其正不克邪之险。

《竹亭医案·卷之六》：身微热，舌苔白，脉象浮濡细小。外为风邪所搏，内为湿食交阻，此腹痛水泻之所由来耶。

《温热论·卷之一》：按之痛，或自痛，或痞胀，当用苦泄，以其入腹近也。必验之于舌，或黄或浊，可与小陷胸汤或泻心汤，随症治之。或白不燥，或黄白相兼，或灰白不渴，慎不可乱投苦泄。

《验方新编·卷之十·小儿科麻症·论麻症轻重》：眼白赤色，声哑唇肿，心烦口渴，腰腹疼痛，口鼻出血，人事不清，大小便秘，狂乱不宁，舌苔黄黑，口气腥臭，此名闭症。

《神仙济世良方·下卷》：予辨之热与痛耳，火热者，口必渴，舌必燥，甚则生刺也，舌苔必黄灰黑色，腹必痛而手不可按也。

《临证经验方·便秘》：汗畅热解，舌苔转黄，大腑稍行，腹中反痛，滞初运而未得尽下也。法当导之。

《凌临灵方·白积》：痢下白积，更衣腹痛后重，脉弦滑而濡，舌苔黄腻，治宜和中导滞。

《证治针经·卷二·痢》：腹中大痛，饮食不进，至于腰脊两旁，肾涸成窟，舌黑绉卷，肛门火逼，干吊如孔，积全不下，茶汤过多，秽水直出。医认为大孔如竹筒，误用参附而死，良可悲痛。

腹
痛

《伤寒论辑义·卷之五·辨少阴病脉证并治》：腹胀不大便者，然必兼见舌苔干燥，恶热饮冷，方为实证。

《伤寒指掌·卷之三·伤寒变症·下利（新法）》：凡伤寒疫疠，热邪传里，下利肠垢，或下鲜血，小溺赤涩，舌苔黄燥如刺。或红刺如杨梅状，身热口渴，六脉洪数，脐腹大痛者，此热毒内攻肠胃也。

《伤寒指掌·卷之四·伤寒类症·霍乱（新法）》：面赤口渴，或干呕，或吐泻，舌苔微黄而燥，或白中兼红，胸闷腹痛，此口鼻吸入秽暑而成也。

《重订通俗伤寒论·第三章表里寒热·第五节里热证》：热在胃肠之候，便血，便脓血，谵语多言，腹满痛，唇裂齿燥，舌苔黄燥。

《重订通俗伤寒论·第六章伤寒脉舌·第八节察舌辨症歌》：黑滑太阴寒水侮，腹疼吐利理中宜。更兼黏腻形浮胖，伏饮凝痰开逐之。

《湿温时疫治疗法·第三章病状及疗法·第二节中医之诊断疗法·二慢性时疫》：少腹按痛，大便色黑如漆，反觉易行，其人喜笑如狂，小便色黑自利，是胃肠蓄血，累及膀胱。

《湿温时疫治疗法·第三章病状及疗法·第三节湿温之化症·丁湿温化泄泻》：其症腹中微痛，大便稀溏，小便淡黄，口腻不渴，胸痞肢懈，身重神疲，脉右缓滞，舌苔滑白而腻。

《医学刍言·痢疾》：下痢初起，不食，舌苔浊腻，脘腹硬痛，平胃散加消导药。

《医学答问·卷之一·怎样辨真假表里寒热虚实证》：有脾经肝经俱实热而夹湿者，发为遍身肿胀病，其症面赤口渴，舌苔芒刺黄黑，气粗喘，腹坚硬，坐落大声而呼，陡然起，陡然下，皮肿胀欲裂，似见水形，日夜不能眠，脉极数而濡，大小便壅塞，此名阳水肿胀症。

二、闻诊

（一）闻声

1. 语声

《齐氏医案·卷二·痢门挈纲》：门丁王五美，亦患痢也，身体燠燥，声音重浊，腹痛心烦，口涩无味，证日加剧，昼夜无宁，胀醉异常，诸医不效，来寓求治。

《痢疾明辨·秋燥·附秋燥痢医案》：舒进贤治一人，身体燠燥，声音重浊，腹痛心烦，口燥无味，痢症日增，痛愈甚，曰此秋燥症也。

《济阳纲目·卷之十·内伤·论内伤诸证与外感不同》：

语声重浊，高厉有力，鼻息塞壅而不通，能食，腹中和，口知味，大小便如常，筋骨疼痛，不能动摇，便着床枕，非扶不起。

腹中不和，或腹中急而不能伸，口不知五谷之味，小便频数而不渴。

辨口鼻，若饮食劳役所伤，其外证在口，必口失谷味，必腹中不和，必不欲言，纵勉强对答，声必怯弱，口沃沫多唾，鼻中清涕或有或无，即阴证也。

《全国名医验案类编·二集传染病案·第十卷时疫霍乱病案·抽筋霍乱案》：

证候：骤然四肢麻木，体中战栗，腹痛胸满，上吐下泻，由辰至午，足筋挛缩，声音嘶哑，汗出如珠，目直、口开气促。

诊断：左右手脉沉微似绝。脉证合参，此虚脱之抽筋霍乱证也。其吐者胃气上逆，其泻者脾气下陷，其吐泻抽筋自汗如浆者，阳越于外阴盛于内也。中气将脱，危在顷刻。

《形园医书·外科·卷之四·发无定处》：若失治毒气入里，腹胀硬痛，声音嘶哑，吮乳不得下咽者，急服紫雪散（见五卷露字号）。

《龙砂八家医案·戚云门先生方案》：神色痿弱，上下睛明穴黑滞，脉浮弦，腹痛喜食香味，寐则肠鸣，此虫积为患也。

《杂病广要·脏腑类·滞下》：族侄良诠患血痢，腹痛里急后重，时师治以香连丸、黄芩芍药汤不愈，腹反增痛，面赤唇红，有似涂朱，喊叫之声，四舍悚骇。

2. 嗽声

《丁甘仁医案·卷七·产后案》：新产十一天，恶露不止，少腹作痛，咳嗽声音不扬，风寒包热于肺，宿瘀留恋下焦，脉象浮濡带滑。姑拟祛瘀生新，开胃化痰。

3. 呃、噫、嗳

《石山医案·卷之中·吐血（咳血）》：过于房劳，病怠惰嗜卧，食后腹痛多痰，觉自胃中而上，又吐酸水，肺气不清，声音不亮。

《先哲医话·卷下·高阶枳园》：无触犯之因，猝然小腹坚硬，痛难忍，或从右，或左上抢冲胁，胁气急息迫，手不可近，烦闷扰乱，身热甚似温病，口渴舌燥，小便不利，大便秘，或呕吐恶心，或时呃逆，从少腹直上冲心下，或下牵阴囊，但坐不能卧，或肚腹臌胀，弹之为声者，名曰冲疝。

《全国名医验案类编·二集传染病案·第十卷时疫霍乱病案·阴寒霍乱案》：

腹痛水泻，色如米浆，呕吐清水，饮即吐出，呃逆连声，四肢厥逆，手指白胖，汗泄淋漓。旋即眶陷肌削，气急失音，咽痛口渴，面赤戴阳，烦躁暴至，有欲坐卧泥水之态。

诊断：六脉沉微似伏，舌苔灰白滑黏。此阴寒霍乱危证也。阴盛于下，格阳于上，上热假，下寒真，中阳困顿，转旋无权，阴阳否格，暴脱在迩。

《伤寒绪论·卷下·厥》：或腹痛泄利清谷，或凛栗面如刀刮，或口吐涎沫，或干呕呃逆，脉来沉细无力，此直中阴经寒厥。

《感症宝筏·卷之三伤寒变证·呃逆·幽门浊逆》：若大便秘结，少腹耕痛而作呃逆者，承气汤主之。

《广瘟疫论·卷之二·表证·恶寒》：或心下至少腹有痛不可按处，此皆热深阳郁之象……不

腹痛

可过温，致下焦瘀热、蓄血、斑黄、呃逆而死；不可清凉，致胸腹痞闷而危。

《广瘟疫论·卷之三·里证·呃逆》：凡见呃逆，即当下之，下之不止，按其脐腹有硬痛拒按处，仍当下之，有下至十数次方止者。

《简明医彀·卷之二·伤寒·汗吐下等可不可治法》：阴寒盛，脉沉迟，下利腹满身痛，发热，脉反沉，阴毒呃逆，四逆汤……不可补（余邪未尽）脉实头痛，身热，大渴舌苔，便秘，下利秽水，腹满。

《医学衷中参西录·医话》：拟得肝脾双理丸，凡肝脾不和，饮食不消，满闷胀疼，或呃逆、嗳气、呕吐，或泄泻，或痢疾，或女子月事不调，行经腹疼，关于肝脾种种诸证，服之莫不奏效。

《医学入门·外集卷三·外感·阴证》：或少阴下利清谷，或咳，或悸，里寒外热，脉微欲绝，发躁身反不恶寒，面赤腹痛，或干呕咽痛，或呕吐呃逆，或利止脉不出者，此为阴甚于内，格阳于外，不相通也。

《医法圆通·卷之二·呃逆》：呃逆因元气将绝而致者，盖以元阳将绝，群阴顿起，阻其升降交接之机，其人或大汗、自汗出，或气喘唇青，或腹痛囊缩，或爪甲青黑，或头痛如劈，目眦欲裂，耳肿喉痛。

《医宗说约·卷之五·外科赋》：寒气内淫，腹痛吐泻，手足冷而人昏愦（或咳嗽呃逆，腹鸣不食，阳气虚乏），恶证。

《济阳纲目·卷之十三·呃逆·治胃寒呃逆方》：参附汤治阳气虚寒，自汗恶寒，或手足逆冷，大便自利，或脐腹疼痛，呃逆不食，或汗多发痉等证。

《杂病广要·脏腑类·伤食》：但见胸膈饱闷，或噫气咽酸，腹痛肠泄，恶食少食，便问曾何饮食。

《临证指南医案·卷四·噫嗳·脾胃不和》：嗳气，腹微痛，脾胃未和。

《乘桴医影》：腹中时痛，泄气稍舒，欲噫不宣，苔色满布，此但知其久病元虚，率投守补，窒其升降之机，而不调其情志也。

《杂病广要·脏腑类·泄泻》：香苏散，治食伤脾胃，噫生熟气，及所泄秽气殊甚，或腹紧块痛，水煎。

《张聿青医案·卷六·吐血》：吐血频来，不时嗳噫，大便数日方行。未吐之先，觉胸腹作痛，既吐之后，其痛转定。

《友渔斋医话·第三种·上池涓滴一卷》：伤饮食则病腹痛胀满，痞闷不安（脾气滞碍），大便或闭或泄，里急后重（湿热郁结）噫气（脾土壅滞），痞气（脾之积），身热（管气不通）。

《沈菊人医案·卷上·寒》：厥阴寒浊上潜清阳，胸痛嗳噫，猝然寒厥之后音哑，厥阴脉循喉咙，为浊邪所阻，音不显扬，脉迟弦，肢冷，少腹胀痛，议进辛泄温通。

《外科理例·卷之四·腹痛一百零八》：更兼身体痛难移，腹胀善噫，舌本强，得后与气快然……一人素嗜酒色，小腹患毒，脉弱微痛，欲求内消。

《环溪草堂医案·卷三·脘腹痛》：当脐腹痛，痛则气塞胸中，嗳气不得语。

《眉寿堂方案选存·卷之上·暑》：阴虚之体，遇夏气泄，元气受伤，神倦不耐烦劳。复因暑邪窃踞中宫，遂致胃不知饥，口不知味，或恶心，或嗳气，腹鸣渐痛。岂非病在中焦，久延三焦俱困。恐有疟、痢之虞，宜安闲调摄，旬日可安，进温胆法。

《续名医类案·卷十九·腹痛》：包海亭夫人患腹痛连少腹，上连心，日夜靡间，百药不效。诊其脉两寸关俱伏，独两尺实大，按之愈甚。询知其起于暴怒，风木郁于地中。投以芎劳（上）、柴胡（中）、升麻（下），下咽嗳气数十声，痛立已，已而作喘。曰是升之太骤也。

《临证指南医案·卷八·腹痛·营分虚寒》：当脐腹痛，发于冬季，春深渐愈，病发嗳气，过饥劳动亦发，宜温通营分主治。

《邵兰荪医案·卷三·脘痛》：

介按，肝横气滞，胃弱不和，以致腹痛联脘，嗳气上逆，是属旋覆代赭石汤之症。今以疏肝和中为治，可谓别出心裁。

腹痛联脘，脉弦，肝横，嗳气上逆。姑宜疏肝和中。

《医镜·卷之二·腹痛》：呼吸如无气力者，即气虚腹痛也。又有腹中冷痛，尝欲嗳气，得热物熨之，或饮热酒热汤即缓者，乃冷伤气也。又有腹中攻痛，口干舌燥，小便赤涩，肛门如烧者，火也。

《辨证奇闻·卷之九·大便闭结》：大便闭结，小腹作痛，胸中嗳气，畏寒冷，喜饮热汤，人谓火衰闭结，谁知肾火微乎。

《何元长医案·腹痛门》：下午绕脐腹痛，上逆嗳气。木侮土位也。莫作轻恙。

《医学妙谛·卷之上·杂症·伤食章》：胸腹饱闷并作酸，嗳气恶食腹痛累。

《杂病广要·身体类·痿》：食积痿者，饮食太过，妨碍道路，升降失常，脾气不得运于四肢，手足软弱，或腹膨胀痛，或恶心嗳气，右手脉洪弦滑者，宜运脾消导，从食积治，俟食消积化，然后补脾。

4. 肠鸣

《丁甘仁医案·卷五·诸痛案·少腹痛》：风冷由脐而入，引动寒疝，脐腹攻痛，有形积块如拳，形寒怯冷，肠鸣，不能饮食，舌苔白腻，脉象弦紧。阳不运行，浊阴凝聚，急拟温通阳气，而散寒邪。

《古今医案按·卷之七·咽喉》：腹痛肠鸣自利，日夜约五十余行，咽嗌疼痛，耳前后赤肿，舌本强，涎唾黏，欲吐不能出，以手曳之方出，言艰眼难，反侧闷乱，夜不能卧。

《古今医案按·卷之七·心脾痛》：腹痛肠鸣。时复胃脘当心而痛。

《症因脉治·卷首·论〈内经〉〈金匮〉水肿腹胀症因各别治法不同》：大肠胀者，肠鸣而痛，濯濯有声。

《太平圣惠方·卷第五·治脾虚补脾诸方》：食则呕吐，气逆霍乱，腹痛肠鸣，时自泄利，四肢沉重，常多思虑，不欲闻人声，梦见饮食不足，诊其脉沉细软弱者，是脾虚之候也。

《太平圣惠方·卷第四十三·治腹痛诸方》：其有寒气搏于阴经者，则腹痛而肠鸣，谓之寒中，是阳气不足，阴气有余者也。

《圣济总录·卷第一百九十三·针灸门·治水饮不消灸刺法》：腹胀肠鸣，气上冲胸，不能久立，腹中痛濯濯，冬日重感于寒则泄，当脐而痛，肠胃间游气切痛，食不化，不嗜食，身肿（一作重）夹脐急，天枢主之。

《普济方·卷一百四十三·伤寒门·治伤寒心腹胀痛》：尺脉弦，肠鸣泄利而痛者，冷痛也。

《金针秘传·十二经四肢各穴分经主治病症·手阳明大肠经》：肠鸣腹痛，伤寒身热，头痛，哕逆，肩不得举，癫疾吐涎，狂言见鬼，喉痹而虚肿。针入三分，可灸三壮。

《万病回春·卷之八·痛疽》：若手足逆冷、肚腹疼痛、泄痢肠鸣、饮食不入、呃逆呕吐，此阳气虚、寒气所乘之恶症也。

《医学入门·外集卷五·外科·痛疽总论》：阳虚寒战腹疼甚，自汗呃逆雷鸣肠。

（二）嗅味

1. 大便、泻下物

《古今医案按·卷之七·腹痛》：东宿曰，一染匠妇，腹痛两月矣，或以为寒为热，为气为虚，为食积为虫。愈医愈痛。一医与大膏药一个，满腹贴之。痛益剧，乃揭去膏药，即粘牢不可起，火熨油调，百计不能脱分寸，如生在肉上相类……予往视之，见其面色苍黑，手上皮肤燥若老松树皮，六脉皆洪数。叩其不能举步之由，妇曰非力弱不能行，乃左脚不可动，动即痛应于心，是以一步不能举也，予思色脉皆非死候，胡治而益剧？此必肠痈，左脚莫能举，是其征也。与营卫返魂汤，加金银花为君，酒水各半煎，一帖痛稍减，二帖下黑臭脓半桶。

《张氏医通·卷十一·婴儿门上·腹痛腹胀》：小儿腹痛体瘦，面色㿠白，目无精光，手足指寒，口中气冷，不思饮食，或呕利撮口，此脾土虚而寒水所侮也，益黄散，或理中丸去参加茯苓。若口中气温，手足心热，面色黄白，目无精光，或多睡恶食，或大便酸臭，此积痛也，消积丸。

《续名医类案·卷二十九·泄泻》：夫泻有三症，热泻者，粪色黄而渴，冷泻者，粪色青而不渴，食积泻者，屎酸臭而腹痛，或渴或不渴。

《续名医类案·卷二十七·腹痛》：徐仲光治一痘，未尽出而腹痛，嗳乳吞酸，大便酸臭，乃饮食停滞也。

《青囊琐探·下卷·里证》：胸腹满痛，下利臭秽，大渴烦躁，自汗恶热。

《西溪书屋夜话录·医话》：必腹中略痛片刻，解下秽粪极臭，坠痛从此大松。

《医镜·卷之二·泄泻》：热泻者，肚腹尝热而痛，口干舌燥，小便赤涩，所下之粪皆深黄色，臭秽不可近者是也，宜以清热为先。

《全国名医验案类编·二集传染病案·第十一卷时行痢疫病案·热毒赤痢案》：初次所下之痢，赤白参半，继则纯下赤痢，继则变为腥臭，血水夹杂脂膜，或如烂炙，时时腹中切疼，心中烦躁，不能饮食。

《全国名医验案类编·二集传染病案·第十一卷时行痢疫病案·急性疫痢案》：痢虽十减七八，而腹中切痛，常常后重，所便之物多如烂炙，且有腐败之臭，深恐肠中腐烂，病势尚在险途，幸而脉势稍柔，舌紫渐转红活。

《经方实验录·第一集下卷·第七十七案肠痈其一（颖师医案）》：其夜所下最多，皆黑色臭秽之物。更衣频数，至不可数。而快下之后，腹痛大减，肿胀亦消，次日乃来二诊。

《邃园医案·卷之下》：患温热症，大热大渴，汗出，双目红肿，口舌亦肿裂流血，头痛如劈，腹痛泄泻，臭不可闻，脉洪大而数。

《邃园医案·卷之上》：顷之，购药者返，时正午，即嘱煎好，计一时服一茶碗，至二时又服一茶碗，迄三时，大便行，甚黑而臭，腹痛减，日晡时但微热，不复谵语矣。

《片玉痘疹·卷之三·痘疮始终验方》：凡收靥腹痛，屎臭泄泻者，兼有食积也。

《痘疹精详·卷之七·痘后治法·浮肿》：又有食积而兼滞毒者，多自腹先肿起，必腹中隐隐作痛，不思饮食，大便黄臭，小便赤涩，治当消导解毒为主。

《证治准绳·幼科·集之八·食积寒热》：腹痛膨胀，呕吐吞酸，足冷肚热，喜睡神昏，大便酸臭是也。

2. 小便

《竹亭医案·卷之五》：素好酒喜面，纵啖厚味，脾土久亏。迩来脘腹胀痛，得食愈增。舌苔厚浊腻滞，大便三日不通。小溲短赤，出时热臭。

《张聿青医案·卷十·痢》：呃止两日，而下痢仍然不减，腹痛溲少，糜黄甚臭。

3. 汗

《素圃医案·卷一·伤寒治效》：予迁郡城之次年，其时疫气盛行，因看一贫人斗室之内，病方出汗，旋即大便，就床诊视，染其臭汗之气，比时遂觉身麻，而犹应酬如常，至第三日病发，头眩欲仆，身痛呕哕外，无大热，即腹痛下利。

4. 痰

《王氏医案续编·卷一》：腰腹痛坠，人皆不能措手，孟英诊曰，伏暑失于清解，舌虽黑而脉形滑数，痰虽臭而气息调和，是胎尚未坏，犹可治也，重予气血两清之药。

《回春录·妇产科·妊娠感冒》：怀孕四月而患寒热如疟，医与发散安胎，乃至舌黑神昏，大渴便泻，臭痰顿（频）吐，腰腹痛坠，人皆不能措手。

《石山医案·卷之下·咳嗽》：质脆弱，产后咳嗽，痰臭。或作肺痈治，愈剧。延及两脚渐肿至膝，大便溏，小腹胀痛，午后发热，面红气促，不能向右卧。予诊，脉虚小而数。

腹痛

《痘科辑要·卷之二·初热逆症》：腹中疼痛，及腰痛如杖，连尻骨俱痛者不治……吐臭痰或腹胀痰鸣者死。

5. 头面、身体

《续名医类案·卷二十七·腹痛》：头面发臭，方日进粥三次，皆碗许，而腹痛与热依然。至十八日，始大转，自始至终一方收效。如此治验多矣，聊举此以概其余。

《全国名医验案类编·初集四时六淫病案·第六卷火淫病案·伏热五色痢案（内科）》：四肢厥冷，身热腹痛，右脐旁跳动，一分钟约行二三次，青白黄红，臭秽令人欲呕，合目谵语，奄奄一息。

《目经大成·卷之一上·五行邪正致病暨虚实传染统论》：其病身热，小腹痛，足胫寒而逆，其脉沉缓而大；中暑得之为正邪，当恶焦臭。

《外科正宗·卷之四·杂疮毒门·阴毒第一百三十三》：小腹、大臀阴痛不肿，日夜响叫，至一月后，谷道傍生一烂斑，黑靥倒陷，诸药不效；至半月大臀连黑，腐烂作臭，干靥无脓；十日大脏俱坏，黑败而死也。

《外科正宗·卷之三·下部痈毒门·肠痈论第二十八》：或致阴器攻烂，腐靥黑斑，色败无脓，每流污水，腹连阴痛，烦躁不止，身热口干，衾帏多臭，卧房难进者，凡犯之俱为不治证。

《沈菊人医案·卷下·产后》：产后阴器受伤致腐之后，脐旁腹痛，四五日一发，发则如淋臭秽水下，即有寒热，此由冲、任、带脉皆伤，而跻维亦少护持耳。

《幼科医验·卷之下·结核》：服后疮口翻突，臭腐难近，小便闭，饮食不进，兼间有积滞腹痛。

《解围元薮·卷之二·六经三十六疯总论·形似熏煤磊石血溢六经》：毒犯胃经，则浑身疙瘩，脓秽腐臭，瘫痪胀满，或脾泄泻痢腹痛，终身为害。

《外科备要·卷之一证治·内痈》：如耽延日久，因循失治，致毒攻内脏，腹痛牵阴，肠胃受伤，女子日久致阴器紫黑腐烂，色败无脓，每流污水，衾帏多臭，烦躁不止，身热嗌干，俱属逆证。

6. 分泌物

《沈菊人医案·卷下·淋带》：露秋崩冲，并非下血，所下黄水臭秽而腥，淋滴溺涩。经事仍行，趱前，腹痛，其色亦正。

《旌孝堂医案·崩带血淋》：肝脾不和，任带交伤，湿热内蕴，于是天癸应竭不竭，反而妄行，带下不已，气味腥臭，少腹作痛，延经年余，脉弦而滑，再延防崩。

《费绳甫先生医案·费绳甫先生女科要略·带下》：黑带时下，臭秽异常，腹痛阴肿，小溲茎中作痛，面赤内热，口渴引饮，命门、三焦、膀胱、胃火交煽。

《外科发挥·卷二·发背》：其或脓血既泄，肿痛尤甚，脓水败臭，烦躁时嗽，腹痛渴甚，泻利无度，小便如淋，乃恶证也，皆不治。

《洞天奥旨·卷之一·疮疡善恶论》：吾再言其恶者。口大渴呼饮，烦躁不常，腹中时痛，口中时咳，大便作泻，小便成淋，此恶之一也；脓少血多，不肿而痛，皮肉腐坏，臭气难闻，疮口低陷，沿开广阔，此恶之二也。

《彤园医书·妇人科·卷之一·瘀血化带》：所下之物紫黑成块，腹常胀痛，如气臭色浊，是血瘀热滞也，当清热逐瘀。

7. 呕吐物

《片玉心书·卷之四·吐泻门》：凡吐泻出物酸臭，面黄，不喜饮食，腹常作痛者，此食积也。

《彤园医书·小儿科·卷之四·实吐》：因儿平素壮实，偶尔停滞，致胸腹胀满，痞硬疼痛，二便秘结，口渴饮冷，吐多酸臭，宜攻下利。

《万氏女科·卷之三·产后章·产后口干痞闷》：若其人脏气本虚，宿夹积冷，胸腹胀痛，呕吐恶心，饮食减少……若因胎衣未下，恶露不来，肚腹胀大，绷急如鼓，呕吐黄水，多带腥臭，加喘者死。

8. 口

《医镜·卷之四·疳症》：小儿黄瘦，腹大，口臭，好食泥土，饮食不为肌肤，腹中尝痛者，宜服肥儿丸。

《医验大成·饮食伤章》：一人寸口脉大于人迎三倍，尺脉复沉，寒热恶食，气急痞塞，嗳气酸臭，胃腹胀痛，手不可按，此系食塞太阴。

《全国名医验案类编·二集传染病案·第十一卷时行痢疫病案·急性疫痢案》：肌肉消瘦，形体枯黑，唇焦而裂，齿黑而枯，面黑目赤，气逆喘急，热臭非常，昼夜不眠，势甚猛烈。

《齐氏医案·卷二·痢门挈纲》：时毒者，天行疠疫，时气流行，人触之而为病，外见心烦恶热，口臭气粗，渴欲饮冷，满腹搅痛，鼻如烟煤，肛门似烙，乃热毒内攻脏腑，有立坏之势。

《备急千金要方·果实第二》：温中，主心腹痛，止吐呕，去口气臭。

《痘医大全·卷三十二·痘疹部（中）·闷痘门主论》：发热之时，即行腰痛腹疼，或两腿酸麻，不能竖立，眼开谵语，口臭冲人。

《痘医大全·卷三十二·痘疹部（中）·论报痘三朝生死诀》：报痘烦躁不宁，腰腹痛不止，口气大臭，出紫点者死。

《痘疹精详·卷之三·见痘逆症》：

腰腹痛甚，口臭气粗，痘色紫黑者，死。

痘出即有紫黑之点，大如绿豆，现于两腋及腹上者，不过三日，遍身之痘俱紫黑而死。

《竹林女科证治·卷之一·调经上·经来如屋漏水》：经来如屋漏水，头昏目眩，小腹作痛，更兼白带，咽中臭如鱼腥，恶心吐逆，此血虚有热也。

三、问诊

（一）问寒热

《奇效良方·卷之五十四·疮疡门》：数者，脐下热痛，小便赤色而恶寒也。

《奇效良方·卷之十七·脾胃门》：如腹痛不恶寒者，加白芍药（五分），黄芩（二分），却减五味子。

《奇效良方·卷之十三·痢门》：《机要》云，腹痛者和之，如发热恶寒，腹不痛，以黄芩多用。

《普济方·卷二百八十六·痈疽门·肠痈》：小腹肿痞，按之即痛如淋，小便自调，时时发热，自汗出恶寒。其脉迟紧者，脓未成，可下之，当有血。洪数者脓已成，不可下。

《普济方·卷二十五·脾脏门·脾胃不和不能饮食》：如恶热而渴或腹痛者，加白芍药半钱、生黄芩二分。如恶寒腹中痛，加中桂三分，去黄芩，谓之桂枝芍药汤。

《普济方·卷二十四·脾脏门·饮食劳倦》：

脉弦恶寒腹痛，乃中弱也，以仲景小建中汤加黄芪。

恶寒冷痛，加去皮中桂一分或二分桂心是也。恶热喜寒而痛者，于已加白芍药、甘草二味中，更加生黄芩一分或二分，治时热也。

肾水反来侮土，所胜者妄行也。作涎及清涕唾。唾多，溺多，而恶寒者是也。土火复之，及三脉为邪，则足不任身，足下痛不能践地，骨乏无力，喜睡，两足冷，腹隐隐而痛，妄闻妄见，腰脊背皆痛。

腹痛兼发热加黄芩。恶寒或腹中觉寒，加桂。

《医学纲目·卷之三十一·伤寒部·自汗》：腹满不恶寒者，邪在里，此表里俱有邪宜和解。

《医学纲目·卷之三十·伤寒部·恶寒续法》：若妇人恶寒，尤不可近火，恐寒气入腹，血室结聚，针药所不能治矣。

《医学纲目·卷之二十五·脾胃部·欲独闭户牖而处》：腹胀皮痛，善伸数欠，恶人与木音，振寒，嗌中引外肾痛，热病汗不出，下齿痛，恶寒目急，喘满寒栗，啮齿口噤，懈惰不嗜食，内庭主之。

《医学纲目·卷之二十四·脾胃部·胎前腹胀、产后腹胀》：妇人怀妊六七月，脉弦发热，其胎愈胀，腹痛恶寒者，小腹如扇。

《医学纲目·卷之十九·心小肠部·肺痈肠痈胃脘痛》：肠痈为病，小腹重而强，按之则痛，便数似淋，时时汗出，复恶寒，身皮甲错，腹皮急，如肿状，其脉数者，小有脓也。

《景岳全书·卷之四十七·外科钤（下）·杨梅疮》：一儒者，患前证，先玉茎作痒出水，后阴囊股内小腹胁臂发小瘰，或干或脓窠，误服祛风等药，肢体倦怠，恶寒发热，饮食渐减，大便不实，脉见浮弦，两尺浮数，此肾水虚热，肝木乘脾土也。

《景岳全书·卷之四十·小儿则（上）·夜啼》：夜属阴，阴胜则脾脏之寒愈盛，脾为至阴，喜温而恶寒，寒则腹中作痛，故曲腰而啼，其候面青，手腹俱冷，不思乳食是也，亦曰胎寒。

《景岳全书·卷之十五·暑证·述古（共六条）》：又有恶寒，或四肢逆冷，甚者迷闷不省，而为霍乱吐痢，痰滞呕逆，腹痛泻痢，此则非暑伤人，乃因暑而自致之病也。

《医学入门·外集卷六·杂病用药赋》：阳明湿热传入太阳，恶寒发热，小腹连毛际间闷痛不可忍。

《冯氏锦囊秘录·杂症大小合参·卷十·遵古汇集伤寒诸方》：寒邪直中阴经真寒证，初病起，无身热无头疼，止恶寒四肢厥冷战栗，腹疼吐泻不渴，引衣自盖，倦卧沉重，或手指甲唇青，或口吐涎沫，或至无脉，或脉来沉迟无力。

《冯氏锦囊秘录·杂症大小合参·卷十·产后伤寒》：但产后恶露不尽，发热恶寒者，必胁肋胀满，连大小腹，有块作痛。

《杂病源流犀烛·卷十六·诸疸源流》：仲景为立方，因详辨女劳疸症，其初亦未遽即黄，故如日晡发热，反恶寒，少腹满，身尽黄等症，皆与他疸病相类，惟额黑、足热、膀胱急、小便利，为女劳所独。

（二）问汗

《素问·至真要大论》：厥阴之复，少腹坚满，里急暴痛，偃木飞沙，倮虫不荣，厥心痛，汗发呕吐，饮食不入，入而复出，筋骨掉眩清厥，甚则入脾，食痹而吐。

《中藏经·论脾脏虚实寒热生死逆顺脉证之法第二十六》：腹中痛鸣，徐徐热汗出。

《诸病源候论·卷之二十·疝病诸候·诸疝候》：疝者，痛也。或少腹痛，不得大小便；或手足厥冷，绕脐痛，白汗出。

《金匮要略·疮痈肠痈浸淫病脉证并治第十八》：肠痈者，少腹肿痞，按之即痛如淋，小便自调，时时发热，自汗出，复恶寒。其脉迟紧者，脓未成，可下之，当有血。脉洪数者，脓已成，不可下也，大黄牡丹汤主之。

《杂病广要·脏腑类·肠痈》：痈之为病（按，痈上盖脱肠字），诊小腹肿痞坚，按之则痛，或在膀胱左右，其色或赤或白，坚大如掌热，小便欲调，时色色汗出，时复恶寒。

《内伤集要·卷四·内伤虚损失血症治》：因食太过、不能消化，烦闷强呕，因伤胃吐血，腹中绞痛，自汗，其脉紧而数者，难治，枳实理中汤加丹皮、扁豆灰。

《女科撮要·卷下·产后腹痛》：一妇人产后，腹痛后重，去痢无度，形体倦怠，饮食不甘，怀抱久郁，患茧唇，寐而盗汗如雨，竟夜不敢寐，神思消烁。

《证治准绳·女科·卷之一·治法通论》：若妊娠伤寒，四肢拘急，身凉微汗，腹中痛，脉沉而迟，少阴病也。

《随息居重订霍乱论·医案第三·梦影》：己丑五月，天气骤热，先慈陡患霍乱，肢冷自汗，脉微苔白，腹大痛，欲重按，是中虚有素，因热而受寒侵也。

《脉因证治·卷一·疟》：脾疟，寒则腹痛，热则肠鸣，鸣已汗出。

《症因脉治·卷四·腹痛论·气虚腹痛》：或久病汗下，久泻伤元，劳形气散，饥饿损伤，或急于奔走，或勉强行房，气道虚损，则腹为之痛矣。

《古今医统大全·卷之八十八·幼幼汇集（上）·内钓候第二十一》：惊风内钓，腹痛多啼，汗出粪清，咬乳睛慢，流涎或唇焦黑，囊肿伛偻，眼内红筋斑血，虎口脉纹侵入掌中。

《万病回春·卷之三·霍乱》：霍乱吐泻，腹痛、口渴烦躁、自汗面垢、脉虚躁乱不宁者，此是伏暑霍乱也。

《三因极一病证方论·卷之四·伤风证治》：足太阴脾经伤风，自汗，胸满，腹痛，四肢倦怠。

《类证治裁·卷之四·霍乱论治·霍乱脉案》：大率口鼻吸入秽邪，头晕胸闷，心腹猝痛，倾吐注泻，阳脱肢冷，目陷筋掣，身温汗油，顷刻昏厥矣。

《杂病源流犀烛·卷十五·暑病源流（伏暑暑风暑泻疰夏）》：而其所及之症，有吐利，腹痛气逆，发热，头疼烦渴，肢冷疼，前板齿寒，无汗，脉虚或迟或伏，昏闷者（宜香薷饮）。

《杂病源流犀烛·卷十八·内伤外感门·色欲伤源流》：其或大吐大泄后，四肢厥冷，不省人事，或交接后，小腹肾痛，外肾搐缩，冷汗出，均为脱阳危症，须臾则不救钦。

（三）问二便

1. 大便

《难经集注·卷之四·五泄伤寒第十（凡四首）》：瘕，结也，少腹有结而又下利者是也。一名利，后重，言大便处疼重也，数欲利，至所即不利。

《脾胃论·卷中·凡治病当问其所便》：一说，肠中寒，则食已窘迫，肠鸣切痛，大便色白。肠中寒，胃中热，则疾饥，小腹痛胀；肠中热，胃中寒，则胀而且泄。非独肠中热则泄，胃中寒传化亦泄。

《伤寒论·辨阳明病脉证并治第八》：大下后，六七日不大便，烦不解，腹满痛者，此有燥屎也。所以然者，本有宿食故也，宜大承气汤。

《脾胃论·卷下·脾胃损在调饮食适寒温·草豆蔻丸》：腹中为寒水反乘，痰唾沃沫，食入反出，腹中常痛，及心胃痛，胁下急缩，有时而痛，腹不能努，大便多泻而少秘，下气不绝，或肠鸣，此脾胃虚之极也。

《脾胃论·卷上·脾胃胜衰论》：腹中刺痛，或周身刺痛者；或里急者，腹中不宽快是也；或虚坐而大便不得者，皆血虚也，血虚则里急；或血气虚弱而目睛痛者，皆加当归身。

《病机沙篆·疝》：小腹引阴而痛，大便难，曰狼疝。

《证治汇补·卷之二·内因门·血症》：血瘀者，其症在上则烦躁，漱水不咽；在下则如狂谵语，发黄，舌黑，小腹满，小便自长，大便黑而少，法宜下之。

《幼科释谜·卷之二·疟疾·寒热往来》：如苦寒热如疟，不以时度，肠满膨脝，起则头晕，大便不通，或时腹痛，胸膈痞闷。此由宿谷停留不化，结于肠间，气道不舒，阴阳交乱，宜备急丸。

《六因条辨·上卷·春温条辨第二十三》：春温热不解，少腹硬痛，小便自利，大便黑色，昏谵犯妄，此蓄血也。

《时病论·卷之三·春伤于风夏生飧泄大意·火泻》：火泻，即热泻也。经云，暴注下迫，皆属于热。暴注者，猝暴注泻也，下迫者，后重里急。其证泻出如射，粪出谷道，犹如汤热，肛门焦痛难禁，腹内鸣响而痛，痛一阵，泻一阵，泻复涩滞也，非食泻泻后觉宽之可比，脉必数至，舌必苔黄，溺必赤涩，口必作渴，此皆火泻之证也。

《医宗说约·卷之四·心诚赋》：咳嗽失音者肺痿，肚痛而清水流出者虫，腹痛而大便，酸臭者积。

《金匮翼·卷三·膈噎·血膈》：

一妇年及五十，身材略瘦小，勤于女工，得噎膈证半年矣，饮食绝不进，而大便燥结不行者十数日，小腹隐隐然疼痛，六脉皆沉伏……半日后下宿粪若干，明日腹中痛止，渐可进稀粥而少安。

口疮其症饮食少思，大便不实，或手足逆冷，肚腹作痛。

《医碥·卷一杂症·血·治法》：

脏毒腹略疼，肛肿凸，大便难通，先以拔毒疏利之剂，追出恶血脓水，然后内托，并凉血祛风，虚兼参、术，助养胃气。

寒气攻刺，腹中绵绵作痛，肠鸣，暴下无声，水谷不化，所下清冷，如鸭屎之溏，大便如水，中有少粪也。

《医学正传·卷之八·吐泻》：腹痛，口中气温，面黄色，目无精彩，或白睛多，及多睡畏食，或大便酸臭者，当磨积。

《内科摘要·卷之上·九、脾胃亏损停食痢疾等症》：罗给事，小腹急痛，大便欲去不去，此脾肾气虚而下陷也。

《证治准绳·杂病·第三册·下血》：太阴阳明腹痛，大便常溏泄，若不泄，即秘而难见，在后传作湿热毒，下鲜红血，腹中微痛，胁下急缩，脉缓而洪弦，中指下得之，按之空虚。

2. 小便

《中藏经·论肾脏虚实寒热生死逆顺脉证之法第三十》：脊脉痛而少气（本作令人体瘠而少气，不欲言。）不及，则令人心悬如饥。眇中清，脊中痛，少肠腹满，小便滑（本云心如悬，少腹痛，小便滑。）变赤黄色也。

《诸病源候论·卷之三·虚劳病诸候上·虚劳三焦不调候》：下焦有热，则大便难；有寒则小腹痛而小便数。

《广瘟疫论·卷之三·里证·囊缩》：阴茎萎缩，或全缩入腹，有如妇人；时疫热厥囊缩，阴茎如常。再以兼证辨之，阴证囊缩小便清，少腹牵引作痛而不满，喜温按，多自利，神清不烦；时疫囊缩小便赤，少腹满而硬痛拒按，大便秘，烦而神昏。

《素问·刺热》：肝热病者，小便先黄，腹痛多卧身热，热争则狂言及惊，胁满痛，手足躁，不得安卧。

《素问·长刺节论》：病在少腹，腹痛不得大小便，病名曰疝。

《素问·至真要大论》：民病饮积，心痛，耳聋浑浑焞焞，嗌肿喉痹，阴病血见，少腹痛肿，不得小便，病冲头痛，目似脱，项似拔，腰似折，髀不可以回，腘如结，腨如别。

《中藏经·论诸淋及小便不利第四十四》：砂淋者，脐腹中隐痛，小便难。

《症因脉治·卷二·呕吐论·暑气呕吐》：暑热行令，头眩目暗，呕吐暴作，身热恶寒，烦渴引饮，齿干唇燥，腹中疼痛，小便赤色，或混浊涩短，此暑热呕吐之症也。

《济阴纲目·卷之八·胎前门（上）·心腹痛》：胎冷，腹痛引两胁，小便频数，大便虚滑。

《叶氏医效秘传·卷二·伤寒诸证论·小便不利》：热蓄于下，湿蕴于中，气因热伤，结而不散，甚则小腹硬满而痛，小便闭而不通也。

《病机沙篆·疝》：膀胱气，小腹肿痛，不得小便是也。

《胎产心法·卷之下·口干渴兼小便不通或短少论》：密斋云，如恶露不来，败血闭涩水渎，小便不通，其证则小腹胀满刺痛，乍寒乍热，烦闷不宁，用加味五苓主之。

《评注产科心法·下集·产后门·恶露不下》：此物关系不少，眼前则防发热也，腹痛也，小便被阻也。

《孕育玄机·卷之下·肠痈》：产后肠痈，因产恶露停滞，小腹作痛，急宜行之，缓则腐为脓，难治……其症绕脐生疮，身皮甲错，小便如淋状，小腹作痛。

（四）问饮食

1. 口渴与饮水

《素问·举痛论》：热气留于小肠，肠中痛，瘅热焦渴则坚干不得出，故痛而闭不通矣。

《素问·至真要大论》：少阴之复，燠热内作，烦躁鼽嚏，少腹绞痛，火见燔焫，嗌燥，分注时止，气动于左，上行于右，咳，皮肤痛，暴暗心痛，郁冒不知人，乃洒淅恶寒，振栗谵妄，寒已而热，渴而欲饮，少气骨痿，隔肠不便，外为浮肿哕噫，赤气后化，流水不冰，热气大行，介虫不复，病痱胗疮疡，痈疽痤痔，甚则入肺，咳而鼻渊。

《四圣心源·卷十·妇人解·产后根原》：脾虚肝燥，木郁克土，腹痛食减，渴欲饮水者。

《脉因证治·卷一·伤寒》：太阴证，腹满咽干，手足自温，自利不渴，时腹痛，脉沉细，其脏寒。

《病机沙篆·痢》：冒暑而成自汗发热、面垢、呕渴、腹痛、小便不通。

《证治汇补·卷之六·腹胁门·腹痛》：吞酸腹痛，为痰郁中焦；痞闷腹痛，为气搏中州。火痛，肠内雷鸣，冲斥无定，痛处觉热，心烦口渴。

《内伤集要·卷四·内伤虚损失血经旨》：血蓄下焦，则发狂，粪黑，小腹硬痛；蓄血外症，痰呕燥渴，昏愦迷忘，常喜汤水漱口。

《薛氏济阴万金书·卷之二·经闭》：是其寒与血搏，则绕脐腹痛，或恶寒喜热，或呕吐清涎，面青肌冷，大便溏泄，或小便清白，心不烦，口不渴，寒之象也。

《万氏女科·卷之二·胎前章·妊娠伤寒》：如恶寒无热，腹中疼痛，吐泻不渴，手足逆冷者，此病在足太阴脾经也。

《济阴纲目·卷之十一·产后门（上）·腹痛》：产后恶血不散，发渴，心腹疼痛及恶露不快，脐下急痛，连及腰足疼痛。

《竹林女科证治·卷之三·保产下·泄泻》：产后泄泻，有夹寒腹痛肠鸣，小水清白，口不渴者。

《质疑录·论真中风外有六经之形症》：此足三阳之见症也。至传入足三阴，四日有腹满、咽干、自利、不渴、腹痛之症，是足太阴之见症，而中风有之乎。

《医学穷源集·卷之六·水运年》：凌氏，四十，胸腹绞痛欲绝，自言食稞屑饼过多，渴极饮水数碗，遂致此病。

《症因脉治·卷四·腹痛论·血滞腹痛》：血滞腹痛之症，不作胀，不饱满，饮水作呃，遇夜更痛，痛于一处，定而不移，服行气消化之药不应，以热物熨之稍减，此血滞停瘀之症也。

《杂病广要·内因类·寒疝·（附）㿗病》：热入膀胱，脐腹上下兼胁肋疼痛，便燥，欲饮水，按之痛者。

《御药院方·卷之十一·治小儿诸疾门·钱氏白术散》：小儿吐泻之后，腹中疼痛，气不和，烦渴引饮不止，及伤寒下后，胃中虚热，饮水无力，当生胃中津液。

《松峰说疫·卷之二论治·瘟症杂症治略·腹痛》：凡腹痛，但将凉水与饮而试之，若饮水痛稍可者属热，痛剧者属寒。

《考证医源·考证病源七十四种·霍乱脾寒伤食所致》：四肢厥冷腹痛，不喜饮水，此阴邪胜也。

2. 食欲与食量

《杂病广要·内因类·胀满》：光禄卿吴伯玉夫人，患腹满而痛，喘急异常，大便不通，饮食不进。

《金匮要略·腹满寒疝宿食病脉证治第十》：腹痛，脉弦而紧，弦则卫气不行，即恶寒，紧则不欲食，邪正相搏，即为寒疝。绕脐痛，若发则白汗出，手足厥冷，其脉沉弦者，大乌头煎主之。

《太平圣惠方·卷第五十九·治白痢诸方》：治白痢，腹内疞痛，行数极多，色白如泔淀，不欲饮食。

《圣济总录·卷第一百七十五·小儿门·小儿丁奚腹大》：小儿坚癖面黄，羸瘦丁奚，不欲食。食不充肌，心中躁闷，时发寒热，五脏虚胀，腹中疠痛。

《素问·至真要大论》：少阴之胜，心下热善饥，脐下反动，气游三焦，炎暑至，木乃津，草乃萎，呕逆躁烦，腹满痛溏泄，传为赤沃。

《圣济总录·卷第四十七·胃病门·胃热肠寒》：论曰黄帝针经曰，肠胃相通，疾病相连，人因饮食不节，寒温失宜，致肠胃受邪，有冷有热，疾证俱见者，则善饥小腹痛胀，为胃热肠寒之病，胃热则消谷故善饥，肠寒则血凝脉急故小腹痛，又寒则气聚，故痛而且胀。

《三因极一病证方论·卷之六·疟病不内外因证治》：病者发寒热，一岁之间，长幼相若，或染时行，变成寒热，名曰疫疟。以岁运推之。病者寒热日作，梦寐不祥，多生恐怖，名曰鬼疟。宜用禁避厌禳之法。病者乍寒乍热，乍有乍无，南方多病此，名曰瘴疟。当随方土所宜治之。病者寒热，善饥而不能食，食已支满，腹急疠痛，病以日作，名曰胃疟。六腑无疟，唯胃有者，盖饮食饥饱所伤胃气而成。世谓之食疟，或因诸疟饮食不节，变为此证。病者经年不瘥，瘥后复发，远行久立，下至微劳，力皆不任，名曰劳疟。亦有数年不瘥，百药不断，结成癥癖在腹胁，名曰老疟，亦曰母疟。以上诸证，名状不同，各有治方，宜推而用之。

《金匮要略·果实菜谷禁忌并治第二十五》：贪食，食多不消，心腹坚满痛治之方。

《杂病广要·脏腑类·脾胃部》：若人脾胃素弱，饮食虽化，食多即腹中不和，疼痛泄泻，此虚寒也，宜温补兼消导。

《太平惠民和剂局方·卷之三·治一切气·小独圣丸》：治脾胃不和，饮食多伤，心腹刺痛，呕哕恶心，噫痞吞酸，干噫食臭，腹胁胀闷，不思饮食。

《诸病源候论·卷之三十七·妇人杂病诸候一·带下候》：妇人年五十所，病但苦背痛，时时腹中痛，少食多厌。

《类证治裁·卷之七·诸虫论治》：心嘈腹痛，面色萎黄，沉默嗜眠，食减羸瘦，唇有红白点，呕多青绿涎，或专嗜（生米、茶叶、泥螺、瓦灰之类）。

3. 问经带

《杂病广要·脏腑类·噫醋（吐酸）》：族妹经不行者八十日，每饮食入腹，即疼痛，必尽吐出乃止，居常亦吐酸水，上焦热，下焦寒，大便半月始一行，食饮不进者四十日，六脉皆数，左滑右软弱。

《妇人大全良方·卷之一·调经门·月经不调方论第五》：妇人月水不调，或淋漓不断，断后复来，状如泻水，四体虚羸，不能饮食，腹中坚痛，不可行动。月水或前或后，或经月不来，举体沉重，唯欲眠睡，多思酸物。

《类证治裁·卷之八·调经论治》：

至于经期前后腹痛，虚实悬殊，经未行而先痛者，血为气滞，经通则痛自除。

亦有腹愈痛经愈多，至痛欲死者，系火搏于血。

年高经或大行，腹痛不止者危。

《景岳全书·卷之三十八·经脉类·经期腹痛（十一）》：经行腹痛，证有虚实。

《妇科百辨·调经》：更有痰症、湿郁而经来重坠，小腹烙热作痛，甚至身热、口干、呕吐，紫血成块，牵引腰胯掣痛，种种痛苦难以备述。

《金匮启钥·妇科·卷之一·调经论》：妇体肥，后经期不利，腹痛色淡，期亦无定，当期口燥有热，脉左关旺，两寸亦旺且滑，知其有痰而夹热也。

《万氏女科·卷之一·调经章·经期腹痛》：凡经水过后腹中痛者，此虚中有滞也。

《徐养恬方案·卷之下·经水不调》：脉细数，经期错乱，不时寒热，腹痛。气血两虚、冲任不调故也。

《眉寿堂方案选存·卷之下·女科》：昼夜腹痛，泄气则缓。夜卧扪之，常高突有形横处其间，为肝郁不舒，致冲、任二脉乏气流行。经期不来，营卫阻闭，为寒热互作。

《张畹香医案·卷上》：肝痛已瘥，左脉尚弦数，述患经一年，曾经期至如崩，现尚早而如崩，腹中痛而胀，口渴，是可知其血之热而不摄。

《素圃医案·卷一·伤寒治效》：腹肋大痛，呻吟不绝，盖因吐血时值行经，服藕汁冷药，经因冷阻，故当经期，遂致大痛，复用前方加肉桂、五灵脂，去细辛、木通，六七日瘀血下而痛旋减。又畏热药中止，留痛经余证，至今未除。

《医学穷源集·卷之四·火运年》：经期无定，淋浊不止，少腹痛，气逆呕哕，咽痛头运，嗽有咸痰。脉寸虚大，关实而滞，尺濡弱。（两尺应伏，今见濡弱，湿胜而阴亏也。）

《医林改错·卷下·少腹逐瘀汤说》：经血见时，先腰酸少腹胀，或经血一月见三五次，接连不断，断而又来，其色或黯，或黑，或块，或崩漏，兼少腹疼痛，或粉红兼白带，皆能治之，效不可尽述。

《病机沙篆·赤白带》：女人少腹痛，里急瘕疝，月事不调，赤白带下。

《薛氏济阴万金书·卷之三·调经十五论》：凡妇人二十五六岁，血海虚冷，经闭不调，或下白带如鱼脑，如米泔，或时腹痛，不分信期，每来淋漓不止，面色羸黄，四肢无力，头晕目眩，此症血气俱虚。

《证治准绳·女科·卷之一·治法通论》：凡血脏虚冷，血涩腹痛；血海久冷，血崩，赤白带下，小便频数；又血脉妄行，渗入大肠，有似肠风。

《证治准绳·女科·卷之一·赤白带下》：妇人室女，腹脏冷热相攻，心腹绞痛，腰腿疼，赤白带下，面色萎黄，四肢羸乏。

《女科精要·卷一·带下门诸论》：盖湿热怫郁于内，肚腹疼痛，赤白带下，非辛温之药从治，而能开散之乎。

《竹林女科证治·卷之一·调经上·经来如屋漏水》：经来如屋漏水，头昏目眩，小腹作痛，更兼白带，咽中臭如鱼腥，恶心吐逆，此血虚有热也。先用理经四物汤，次用内补当归丸。

腹痛

《太平惠民和剂局方·卷之五·治诸虚·钟乳白泽丸》：妇人血海虚冷，崩漏不止，赤白带下，经候不调，脐腹时痛，面无颜色，饮食不进。

4. 问睡眠

《续名医类案·卷二十·疝》：因食鸡、鱼，脐腹复胀痛，发热不眠，脉复弦。

《乘桴医影》：姚欧亭夫人，年五十九岁，素伤谋虑，首如戴帽，杳不知饥，夜来非酒不眠，苔色一块白滞，时或腹痛，手心如烙，脉左弦数，右软滑。

《归砚录·卷之四》：偶患腹痛，医谓寒也，进以热剂，痛渐剧而腹胀便闭，按之甚坚，又以为肠痈，攻之而愈痛，遂绝粒不眠，呼吸将绝。

《全国名医验案类编·二集传染病案·第十二卷时行痘疫病案·妊痘案》：斯证因毒壅于胃，则呕恶不眠，毒锢于脾则便秘腹痛。

《妇科心法要诀·产后门·蓐劳虚羸总括》：寒热往来脐腹痛，懒食多眠头晕迷，骨蒸盗汗痰嗽喘，面黄肌瘦力难支。蓐劳先须调脾胃，后调荣卫补其虚。

《小品方·卷第五·疗下利方》：春月暴热，解脱饮冷，或眠湿地，中冷腹痛，下青黄汁，疲极欲死。

《太平圣惠方·卷第十二·治伤寒心腹胀痛诸方》：治伤寒，大肠气壅，心腹胀满疼痛，四肢骨节酸疼烦闷，不得眠卧。

《医述·卷十二·杂证汇参·诸虫》：心腹痛，呕吐涎沫，面色萎黄，眼眶鼻下青黑，饮食不进，肌肉不生，默默欲眠，微有寒热，如不早治，相生不已。

《医学衷中参西录·医案·肠胃病门》：少腹时觉下坠，眠时须以暖水袋熨脐下，不然则疼不能寐。

《医学入门·外集卷四·杂病分类·鼓胀》：虫积善食瘕不眠，虫积胀，腹痛，善吃茶盐之物。

《妇科秘书·脉法》：若还腰腹俱疼痛，日夜咽干潮热盛，多眠恶食倦昏沉，此属经凝却非妊。

《形园医书·妇人科·卷之五·蓐劳、虚羸》：产后气血两虚，起居不慎，风寒外袭，瘀血内停，更或饮食厚味过伤，忧劳忿怒，乃不足之中夹有余之症，以致寒热往来，脐腹胀痛，懒进饮食，常喜眠卧，起则头晕昏迷，骨蒸潮热，盗汗自汗，痰喘咳嗽，面色萎黄，肌肉削瘦，气力难支，名为蓐劳。

《婴童百问·卷之二·发搐第十四问》：小儿胎惊内钓，腹肚紧硬，眠睡不安，夜多啼哭。

四、脉诊

《仁术便览·卷之一·心脾痛》：沉、弦、细、动，皆是痛证。心痛在寸，腹痛在关，下部在尺，脉象显然。即胃脘痛，虽不食不妨，治而痛止，不宜即食，得食还痛，必须三二服药。真心痛，朝发暮死，不治。痛甚至唇口青黑，脉必伏，用温药，不可用参术。又心腹之痛，脉必沉、细、浮、大、滑、数，命必促。

《仁术便览·卷之二·气滞》：下手脉沉便知是气，沉极则伏，涩弱难治，其或沉滑，气兼痰饮。又曰沉弦细动，皆气痛症，心痛在寸，腹痛在关，下部在尺，脉象显然。怒则气上，喜则缓，惊则乱，恐则下，劳则耗，悲则急，思则结，皆能致疾，气无补法，亦有当补者。

《景岳全书·卷之二十五·心腹痛·论痛脉》：凡诸病之虚实，辨之于脉者皆易，惟心腹痛证，则有大有小，其脉多有难辨，虽滑实有力者，固多实邪，虚弱无神者，固多虚邪，此其常也。

《丹溪手镜·卷之上·脉（七）》：左尺（小腹痛，小便不禁）……右尺（腰痛，小腹拘急）。

（一）浮脉类

1. 浮

《盘珠集胎产症治·卷中·产后·腹痛》：腹痛欲绝，脉浮弦，风入胞门也。

《脉因证治·卷四·妇人产胎》：脉浮腹痛，痛引腰脊，为欲生也。

《症因脉治·卷四·腹痛论·风气腹痛》：浮缓不数，乃是风冷。

《幼幼集成·卷之一·小儿脉法·脉证宜忌歌》：腹痛不堪浮有力（三阴受病，浮则反常），浮洪吐衄总无功（阳火太盛，阴血愈伤）。

《四圣心源·卷三·脉法解·缓紧》：浮紧相抟，腹鸣而转，转即气动，膈气乃下，是内寒之痛也。

2. 洪

《症因脉治·卷四·腹痛论·酒积腹痛》：酒积腹痛之脉，多见洪大，洪数主热，实大主积，滑大洪数，酒湿之积。

《订正仲景全书金匮要略注·卷八·正误存疑篇·蚘蹶手指臂肿转筋阴狐疝蛔虫病脉证并治第十九》：病腹痛有虫，其脉何以别之？师曰，腹中痛，其脉当沉，若弦，反洪大，故有蛔虫。

《一见能医·卷之七·病因赋（下）·小腹痛》：小腹痛有二，凡尺脉洪大者，为阴不足。

《类证治裁·卷之七·诸虫论治·诸虫脉候》：巢氏曰，腹痛脉当沉弱，若反洪大者，蛔虫也。

《幼科医验·卷之下·积聚》：一儿，腹痛有形如癖，脉沉细，独肝部洪而急。乃伤于怒气而得之。

3. 濡

《苍生司命·卷之五·虚损成劳证·五劳见症》：脾劳者，面色萎黄，唇口焦燥，饮食无味，腹痛肠鸣，泻利，四肢倦怠，脉虚濡而数。

腹痛

《邵氏医案》：暑湿伤气，苔滑白，脉濡细，腹痛泻痢溺少，宜清阳明经为主。

《丁甘仁医案·卷七·调经案》：少腹胀痛拒按，痛甚有晕厥之状。形寒怯冷，口干不多饮，苔黄腻，脉濡涩。新寒外束，宿瘀内阻。

《丁甘仁医案·卷二·痢疾案》：腹痛纳少，苔黄，脉濡数。此湿热入营，血渗大肠，肠中滞浊互阻，锻炼而为红积也。

《曹沧州医案·痢疾门》：溏泄约已匝月，支急腹痛，脉濡。延防转痢。

《史载之方·卷上·半产正产论》：胃脉濡湿而沉，多缘寒气所损，忽因坐草多时，地之寒气所损，忽因坐草多时，地之寒气所冲，腹中成块，忽冲心背，脐腹疼痛，呕逆恶心，不思饮食。

4. 芤

《岭南卫生方·下卷附录·八证标类·淤血》：人有恶寒发热，状似伤寒。其脉芤涩，其证胁下与小腹疼痛。手不可近，大便黑，小便利者。此瘀血证谛也。

《太平圣惠方·卷第一·辨七表八里脉法》：尺脉芤，小腹疼痛下血。

《全生指迷方·卷一·辨脉形及变化所主病证法》：芤而急，风冷入血，下血如豚肝，脐腹痛，死不治。

《症因脉治·卷四·腹痛论·血滞腹痛》：血滞腹痛之脉，多见芤涩。

《古今医案按·卷之十·外科·肠痈》：妇人小腹胀痛而有块，脉芤而涩，此瘀血为患。

《程杏轩医案·初集·方灿侣翁腹痛蓄瘀脱血治愈并商善后法》：灿翁年近七旬，向患腹痛，一夕忽吐下紫瘀血块数碗，头晕自汗，目𥆧神疲，诊脉芤虚，谓其子曰，此血脱证也。书云，久痛多蓄瘀。盖腹痛数年，瘀蓄已久，一旦倾囊而出，夫气为血之帅，高年气虚，切虑晕脱。

《医验大成·便血章》：一人脏毒色黯而浊，腹中作痛，右手脉芤濡无力。

《内伤集要·卷五·内伤虚损方法》：失精家，少腹弦急，阴头痛，目眩发落，脉极虚芤迟，为清谷、亡血、失精。至虚劳、失精、悸、衄、腹痛、烦躁，则于本方加饴糖，为小建中。

《杂病广要·脏腑类·肠痈》：初起小腹疼痛，或软或硬，脉芤数者，瘀血也，宜下之。

5. 革

《轩岐救正论·卷之二·四诊正法·革、牢不同》：主病为心腹疼痛、疝瘕癥瘕，为气短息促，为皮肤著肿。

（二）沉脉类

1. 沉

《景岳全书·卷之四·脉神章（上）·〈内经〉脉义》：寸口脉沉而横，曰胁下有积，腹中有横积痛。

《太平圣惠方·卷第一·分别脉病形状》：脉沉而弦者，其人有痃，腹内痛。

《胎产心法·脉诀歌》：若脉沉细腹微疼，虽有形如怀抱瓮。

《胎产心法·腹痛论》：如产后数朝内，饮食如常，忽作腹痛，六脉沉伏，四肢厥冷，此恶血不尽，伤食裹血而脉不起也，不可误认气血两虚而用大补，须兼消导行血之药。

《太平圣惠方·卷第一·平寸口脉法》：寸口脉沉而弱，寒中疝瘕，小腹痛。

《金镜内台方议·卷之二·麻黄汤》：脉沉实者，为阳盛，宜下之，不可汗。脉浮盛者，为阴盛，宜汗不宜下。更以外证参之者，大便不通，小便赤涩，恶热不恶寒，烦渴饮水，腹硬而痛，此皆为阳盛，若此下之则愈，汗之必死也。

《症因脉治·卷四·腹痛论·气结腹痛》：气结腹痛之脉，下手脉沉，便知是气。

《症因脉治·卷四·腹痛论·寒积腹痛》：寒积腹痛之脉，脉多沉迟，或见沉紧，或见沉弦，或见沉涩，寒冷太甚，脉至沉伏。

《注解伤寒论·卷一·平脉法》：腹痛者，里寒也。痛甚则不能起，而脉沉细。

《古今医统大全·卷之四·内经脉候·统候》：其脉自沉，外证腹满不喘曰石水……浮涩恶寒，沉涩腹疼，紧涩为痹，弦涩少血。

《济阴纲目·卷之一·调经·脉法》：肝脉沉，主月水不利，腰腹痛。尺脉来而断续者，月水不利……当患小腹引腰痛，气滞上攻胸臆。

《云林神彀·卷之一·伤寒（附伤风）》：伤寒脉沉细，腹满而作痛，咽干手足温，此是太阴症。

2. 牢、坚

《太平圣惠方·卷第一·平尺脉法》：尺脉坚，脐下及小腹结痛……尺脉微牢，腰胯冷，小腹痛，小便不禁。

《医门补要·附载·脉诀纂要·脉象主病》：牢，心腹寒痛，疝气癥瘕。

《医学摘粹·四诊要诀·切脉》：牢脉（沉而极有力）主诸疝癥瘕，心腹寒冷疼痛。

3. 伏

《太平圣惠方·卷第一·平尺脉法》：尺脉伏，小腹痛，寒疝瘕有水谷不化。

《一见能医·卷之一·望闻问切·切脉》：何谓隐伏？如中寒腹痛，脉不出；又外感风寒，将有正汗，脉亦不出。

《类证普济本事方·卷第十·小儿病方》：伏、结为物聚。单细为疳劳，腹痛，多喘、呕。

《医门补要·附载·脉诀纂要·脉象主病》：伏，寸伏食滞，关知腹痛，尺主疝气。

《轩岐救正论·卷之二·四诊正法·如伏脉》：伏脉深于沉，诊须推筋着骨，细寻方见，主寒凝经络脏腑，或霍乱吐泻，腹疼沉困，或宿食沉蓄，或老痰胶固，或厥逆重阴。

《类证治裁·卷之六·腹痛论治·腹痛脉候》：痛甚者，脉必伏。

《医学答问·卷之一·怎样分别二十七种脉象》：伏脉属阴，为里，为邪闭火伏，为寒结内伏，为食积痰郁伏，为频吐气痛腹痛伏，其症不一，详审勿误，伏脉重按著骨，指下才动，沉而几无，有潜伏象。

4. 弱

《华佗神方·卷二十二》：齐中尉潘满如病，少腹痛，臣意切其脉，深小弱，其猝然浮合也，是脾气也。

《妇人大全良方·卷之十五·妊娠泄泻方论第一》：凡妊娠泄泻，冷热不同。水泻青白或黄白，或水谷不化，腹痛肠鸣，其脉弱而紧，此内伤冷也，谓之洞泄寒中。

《女科指掌·卷之一·调经门·经病疼痛》：虚痛，经来腰腹痛悠悠，过后缘何反不休，脉弱痛绵手可按，必然血少是根由。

《妇科玉尺·卷之五·带下》：脐腹冷痛，阴中亦痛，经水不止，或因崩后，脉弱无力而酸疼，由于虚也。

《厘正按摩要术·卷一·辨证·候脉》：右脉弱，左脉强，主腹痛易怒。

《伤寒论浅注补正·卷之四·辨太阴病脉证篇》：太阴为病，必腹满而痛，治之之法，当以脉消息之。若其人脉弱，则其中不实，虽不转气下趋少腹，然必续自便利。设当行大黄、芍药者，宜减之，以胃气弱难堪峻攻，其便易动故也。

《伤寒指掌·卷之二·太阴经症·太阴本病述古》：脉弱，腹满而痛，此太阳之热邪，陷于太阴之里也。

《感症宝筏·卷之二下·太阴经证·太阴本病述古》：腹满大痛为实，宜桂枝加大黄汤。然脉弱则胃气亦弱，故云设当用大黄芍药者，宜减之。

《古今医统大全·卷之八十·外科理例（上）·腹痛》：一人素嗜酒色，小腹患肿毒，脉弱，微痛，欲求内消。

《医述·卷七·杂证汇参·三消》：少腹冤热而痛，出白，名曰蛊，此膏液之消也……其有冷饮入腹，则滞沃不行；或口虽作渴，而但喜热饮；及脉弱便溏者，皆非火证。

（三）迟脉类

1. 迟

《古今医统大全·卷之四·内经脉候·二十六脉主病》：尺迟男子为肾虚便浊，女子不月，总为脏寒泻泄，小腹痛，腰足重。

《古今医统大全·卷之八十九·幼幼汇集（中）·脉候》：脉迟微，为寒痛。

《明医杂著·卷之三·附滑伯仁先生〈诊家枢要〉》：尺迟为脏寒泄泻，少腹冷痛，腰脚重。

《诸病源候论·卷之三十八·妇人杂病诸候二·崩中候》：诊其寸口脉微迟，尺脉微于寸，寸迟为寒在上焦，但吐耳。今尺脉迟而弦，如此小腹痛，腰脊痛者，必下血也。

《金匮要略方论·疮痈肠痈浸淫病脉证并治第十八》：肠痈者，少腹肿痞，按之即痛如淋，小便自调，时时发热，自汗出，复恶寒。其脉迟紧者，脓未成，可下之，当有血。

《脉因证治·卷二·下利》：下痢脉迟，紧痛肠鸣，心急大孔痛，皆可温。

《郑氏家传女方万金科·诊脉切要》：冷气伤脾脾脉迟，肠鸣腹痛泻无时。

《病机沙篆·水泻》：泻有寒热，寒则脉迟身冷，不独溲清白，或绵绵腹痛，附子理中汤加肉蔻，仲景云下利不止，与理中而利益甚。

《证治汇补·卷之一·提纲门·中寒》：五积散（《和剂》），治中寒轻症，未离于表，头疼身痛，恶寒，腹痛吐泻，脉迟者。

《竹林女科证治·卷之二·安胎下·妊娠腹痛》：妊娠腹痛，须分寒热虚实。寒痛脉迟，宜理中汤。

《太平圣惠方·卷第四十三·治心腹痛胀满诸方》：邪气并于心脾，故令心腹痛而胀，诊其脉迟而滑者，胀满也。

2. 缓

《仁斋直指方论·卷之六·附腹痛、胁痛·腹痛方论》：《元戎》云，腹痛……脉缓伤水加桂枝。

《岭南卫生方·中卷·集验治蛊毒诸方》：人中其毒者，心腹绞痛，如有物啮，或吐下血，皆如烂肉。或好卧暗室，不欲光明。或心性反常，乍嗔乍喜。或四肢沉重，百节酸疼。或乍寒乍热，身体习习而痹，胸中满闷。或头目痛。或吐逆不定。或面目青黄，甚至十指暗黑。诊其脉缓大而散，皆其候也。

《普济方·卷三·方脉总论·八里脉主治》：

主脉缓，客脉迟，缓迟相合，腹中痛甚，桂枝加附子汤。

腹满坚痛，其脉缓而长涩，是正阳阳明症也。

3. 涩

《太平圣惠方·卷第一·诊百病决死生法》：尺脉涩如坚，为血实气虚也。其发病，腹痛逆满，气上冲，此为妇人胞中绝伤，有恶血，久成结瘕，黍稷赤而死。

《古今医统大全·卷之四·内经脉候·二十六脉主病》：关涩为腹痛，脾气不运行而饮食不化。

《沈菊人医案·卷下·调经》：营虚气滞，经阻。脉涩而速，胃减，少腹痛，手足入暮烦热，阴气自虚，脾胃生阳不振，痰气流溢结于颊车。

《邵兰荪医案·卷一·暑》：秋暑未清，脉涩滞，气机不和，神识乍愦，溺后精关不固，舌微白，腹痛，仍遵前法加减治之。

《邵兰荪医案·卷三·肝风》：冲任内怯，带下癸涩，腰酸腹痛，脉涩细，右细数，肝风浮越，头疼牙痛。姑宜柔肝息风为主。

4. 结

《医宗说约·卷之首·脉象主病二十九法·结脉》：尺结小腹冷痛硬满。

《华佗神方·卷二十二》：臣意谓腹之所以肿者，厥阴之络结小腹也。厥阴有过则脉结动，动则腹肿，臣意即灸其厥阴之脉。左右各一所，即不遗溺而溲清，小腹痛止。

《普济方·卷三百九十·婴孩门·疟疾附论》：癖之脉结聚，或实，胁腹必痛。

《伤寒绪论·卷上·脉法》：夫脉来缓，时一止复来，谓之结，此阴盛脉，必有寒伏于中，故伤寒脉结，足冷腹中痛。

《赤水玄珠·第十九卷·结脉》：若脉结足冷腹中痛，阳气以微者，大建中汤。

《证治准绳·杂病·第二册·诸气》：脉结涩，或沉弦，急疾收敛，四肢腹胁腰胯间牵引疼痛，不能转侧，皆由七情郁滞。

（四）数脉类

1. 数

《脉经·卷二·平三关病候并治宜第三》：尺脉数，恶寒，脐下热痛，小便赤黄。

《症因脉治·卷四·腹痛论·痧胀腹痛》：痧胀腹痛之脉，脉多数大，或多促结，痛极而结，脉反停歇。

《备急千金要方·客忤第四》：凡中客忤之为病，类皆吐下青黄白色，水谷解离腹痛夭纠，面色变易，其候似痫，但眼不上插耳，其脉急数者是也，宜与龙胆汤下之，加人参当归，各如龙胆称分等多少也。

《诊余举隅录·卷之下·妇人痛经阴阳证》：上海有李姓妇，每月经水先期而至，淋漓不尽，腹中攻痛不堪。余诊之，脉数舌绛，知是性躁多气伤肝，而动冲任之脉。

《眉寿堂方案选存·卷之下·女科》：脉数，下焦冷，经淋不止，少腹腰臀痛，火升面热。

《眉寿堂方案选存·卷之下·女科》：

脉数盗汗，心嘈咳嗽，腹痛便溏，形体日瘦，小溲淋痛。此肝肾真阴大虚，欲为劳怯，不可轻视。

产后腹痛脉数，足不能伸，瘀留入络，结为小腹痛矣。

《金匮启钥·妇科·卷之一·调经论》：

经过腹痛，多属虚弱，八珍汤。

如色紫黑，证兼腹痛难按，脉数有力，即用香附丸，夫复何害。

2. 促

《环溪草堂医案·卷三·妇人》：寒热无序，脉促数，下有淋带，上则心跳，又少腹痛，大便坚，面色萎黄，血瘀之候也。虑延劳损。

《临证指南医案·卷五·温热·劳倦感温营卫胃阳兼虚》：脉促数，舌白不饥，寒热汗出，初起腹痛。

《邹氏寒疫论·附类方》：芍药黄芩汤，东垣治泄利腹痛，或后重、身热久不愈、脉促者，及下利脓血黏稠。

3. 急

《史载之方·卷上·诊癥疝》：六脉急沉，为疝为瘕，为少腹痛，盖疝瘕皆寒搏于中，而急则为痛。

《史载之方·卷上·脉要精微解》：寸口脉沉而弱，曰寒热及疝瘕及少腹痛，又曰，脉急者，疝瘕，少腹痛，病同而脉异。启玄子遂以为经传之误，亦不知变矣。寒疝之为病，有寒清连于小腹而为疝，故止言寸口脉沉而弱，不分左右之脉皆沉故也。右沉则肺冷，而寒清之气流入于中，左沉则心气不足。血为寒邪所犯而少腹痛，至脉急曰疝少腹痛，则言六脉之皆急也。盖经尝言，诊得心脉而急为疝，正谓此矣。

《景岳全书·卷之四·脉神章（上）·〈内经〉脉义》：脉急者，曰疝瘕少腹痛。

《备急千金要方·脉法（凡十六类）·诊三部脉虚实决死生第十六》：三部脉急切，腹间病，又婉转腹痛，针上下瘥。

4. 动

《医门补要·附载·脉诀纂要·脉象主病》：动，便泻拘挛，腹痛惊悸，女人带漏，男子遗精。

（五）虚脉类

1. 微

《普济方·卷三·方脉总论·辨七表八里脉法》：左右微，皆为气痛。

《小儿药证直诀·卷之一》：微细为疳积，为腹痛，浮而洪为有蛊，浮而迟为胃寒。

2. 细

《太平圣惠方·卷第一·分别脉病形状》：脉细小紧急，病在中，寒疝，瘕积聚，腹中痛。

《症因脉治·卷四·腹痛论·血虚腹痛》：血虚腹痛之脉，多见细涩，或见虚微，阴虚阳旺，乃见细疾。

《曹沧州医案·淋浊门》：水液浑浊，蕴热所致，溲时淋痛，脉细，脐腹痛。治所急。

《竹亭医案·卷之五》：胸腹俱痛，舌苔腻白、根黄，小便短赤。进厚朴温中法，顷之即吐，痛仍如前，左脉细小难寻，右关中按小数。

《得心集医案·卷之二·痛厥门·中食（二条）》：胸腹大痛，忽然昏倒，手足逆冷，口不能言，两手握固，两尺脉细。

《环溪草堂医案·卷一·痢疾》：红痢匝月，仍腹痛后重。据云，先曾发疟三次。此属中虚表邪传里。现今脉细肢寒，太阴阳气已弱。

《景岳全书·卷之四十六·外科钤（上）·作呕》：脉细，肠鸣腹痛，滑泄而呕者，宜托里温中。

3. 代

《医门补要·附载·脉诀纂要·脉象主病》：代脉气衰，疮疽脓血，呕吐腹痛，下利霍乱，跌打闷绝，女胎三月。

《古今医鉴·卷之一·脉诀·脉体捷法》：故伤寒家亦有心悸而脉代者，心腹痛亦有结涩止代不匀者。

《顾松园医镜·卷三·脉法删繁内景详解·持脉真诀》：代脉原因脏气衰，腹痛泄痢下元亏，或为吐泻中宫病，女子怀胎三月分。

《医宗说约·卷之首·脉象主病二十九法·代脉》：主霍乱吐泻，主心腹急痛，主便脓血，主心中惊悸，主积痰、停水，主中风猝仆、主瘀血、饮食停滞，以致元气不续。

4. 短

《普济方·卷四·方脉总论·九道脉名》：短者不及之脉，故属于阴。凡物短长，各有所宜，适当其可，然后为中。夫长短未始有定体，质于中而过者为长，质于中而不及者为短。有中，短乃见焉。其脉按举之间，虽往来洪盛，而不及本位，故曰短。病应邪气内结，宿食成癥，心腹切痛，三关不利，阳邪虚搏，三焦气厥，外为寒热，内则便硬，于法宜引而竭之。

（六）实脉类

1. 实

《太平圣惠方·卷第一·辨七表八里脉法》：尺脉实，小腹满痛，小便涩。

《古今医统大全·卷之五十七·腹痛门·脉候》：尺脉实，小腹痛，当利之。

《明医杂著·卷之三·附滑伯仁先生〈诊家枢要〉》：尺实少腹痛，小便涩，实而滑，淋沥、茎痛、溺赤，实大膀胱热溺难，实而紧腰痛。

2. 滑

《普济方·卷三·方脉总论·七表病脉》：滑而浮大，小腹痛。

《备急千金要方·脉法（凡十六类）·阴阳表里虚实第八》：尺脉滑而浮大者，名曰阴中之阳，病苦小腹痛满，不能溺，溺即阴中痛，大便亦然。

《症因脉治·卷四·腹痛论·附肠痈腹痛》：肠痈腹痛之脉，多见滑数。

《症因脉治·卷四·腹痛论·痰积腹痛》：痰积腹痛之脉，脉多滑大，滑主于痰，大主于积。滑大兼见，必是痰积。

《症因脉治·卷四·腹痛论·热积腹痛》：热积腹痛之脉，右关滑数，肠胃积热。

《医经小学·卷之二·脉诀第二·二十四种脉体》：滑而浮大，小腹痛。

3. 紧

《史载之方·卷上·半产正产论》：产后，恶血行，少腹中块刺痛，须六脉大而紧。

《全生指迷方·卷一·辨脉形及变化所主病证法》：紧脉之状，如按绳缴指，三部通度，与弦相似而有力，举按皆有余。主中寒腹痛切急。

《普济方·卷二·方脉总论·分别脉病形状》：脉来盛紧者，腹胀。脉弦急，疝瘕，小腹痛。

《儒医心镜·各症病原并用药治法要诀·伤食》：腹痛吐泻，重则发热头疼，左手关脉平和，右手关脉紧盛，皆是伤食也。

《医门补要·附载·脉诀纂要·脉象主病》：寸口脉紧而横坚（《素问》作沉而横）者，曰胁下腹中有横积痛……左寸紧伤冷，右寸紧伤食，关心腹痛，尺疝奔豚。

《四圣心源·卷三·脉法解·缓紧》：趺阳脉紧而浮，浮为风，紧为寒，浮为肠满，紧为腹痛。浮紧相抟，腹鸣而转，转即气动，膈气乃下。

《轩岐救正论·卷之二·四诊正法·如紧脉》：暴症见之为腹痛身疼，寒客太阳，或主风痉痫证，在尺阴冷脉疝，在关心腹沉痛。

4. 长

《轩岐救正论·卷之二·四诊正法·如长脉》：若短脉不及本位，应指而回，不能满部，主病为内虚，为喘满气促，为胃气弱，为头腹疼，诸病见短难治，为真气不足，是有与长为霄壤之判。

《保婴撮要·卷一·脉法》：长珠形，主脾伤，饮食积滞，肚腹作痛，寒热不食。

5. 弦

《太平圣惠方·卷第一·辨阴阳法》：阴微即下，阳弦即头痛，阴弦即腹痛。

《太平圣惠方·卷第一·分别脉病形状》：夫疟脉自弦，弦数多热，弦迟多寒。初持脉如躁之状，久久按之细而牢，苦腰腹相引痛，不能食，足胫重。

《太平圣惠方·卷第一·平尺脉法》：尺脉弦，小腹疼，腹中拘急。

《普济方·卷一百八十七·诸痹门·胸痹短气》：阳微主胸痹，阴弦故主腹痛。

《古今医统大全·卷之八十九·幼幼汇集（中）·脉候》：脉候小儿脾胃脉弦，食积痛。

《丹溪手镜·卷之下·积聚（六）》：脉弦，腹中急痛为瘕。

《医学摘粹·四诊要诀·切脉》：脉象主病尺弦为阴乘阴，主腹痛。

（七）脉势

《奇效良方·卷之六十三·妇人门》：而尺脉不至者，月水不利，当患小腹，引腰痛气滞，上攻胸臆也。

《症因脉治·卷四·腹痛论·虫积腹痛》：虫积腹痛之脉，乍大乍小，乍数乍缓，或见沉滑，或见沉涩，虫积牢固，其脉沉实。

《罗氏会约医镜·卷十四·论妇科·脉候》：寸关如故，尺脉绝而不至者，月水不利，当患小腹痛。

《千金翼方·卷第二十五·色脉·诊杂病脉第七》：妇人脉寸关调如故，而尺脉绝不至者，月经不利，当患少腹引腰绞痛，气积聚上叉胸胁也。

《女科指掌·卷之一·调经门·经水愆期》：寸关脉调如故，尺脉绝不至者，当患少腹痛引腰痛，气滞上攻胸臆也。

（八）多类相兼脉象

《史载之方·卷上》：

肾脉细沉而微紧，肺脉重而洪大，小便即少腹先痛，此寒伏于胞络中。

产后，未经百日，腹疼气疼，转泻不止，六脉沉细而虚，此余寒在中。

《资生集·卷二·诸积》：尺脉涩而浮牢，为血实气虚，其发腹痛，逆气上行，此为胞中有恶血。

《症因脉治·卷四·腹痛论·气虚腹痛》：气虚腹痛之脉，多见微弱，或见空大，或见细涩，元气虚惫，脉反动急。

《万病回春·卷之五·腹痛》：腹痛关脉紧小急速，或动而弦，甚则沉伏。

（九）吉凶判断

《华佗神方·卷一》：病心腹胀满，痛不止，脉坚大洪者死。

《华佗神方·卷十七》：本症之候，为猝然心腹绞痛闷绝，诊其脉，紧大而浮者死，紧细而微者生。

《太平圣惠方·卷第一·诊百病决死生法》：诊人心腹痛，痛不得息，脉细小迟者生，紧大疾者死。

《古今医统大全·卷之五十七·腹痛门·脉候》：腹痛，脉反浮大而长者死。心腹痛不得息，脉细小迟者生，脉大而疾者死。

《古今医统大全·卷之八十九·幼幼汇集（中）·脉候》：脉细小迟者生；坚实大者死。腹痛脉大而长者死。

《医门补要·附载·脉诀纂要·脉象吉凶》：心腹之痛，细迟速愈，浮大弦疾，必是延久……中毒腹胀，细紧无妨，浮大如何，命乃危亡。

《丹溪手镜·卷之中·心腹痛（三十六）》：腹痛，反浮大而长者死。腹痛而喘，滑利数而紧者死。

《医学摘粹·四诊要诀·切脉》：中恶腹胀，紧细乃生，浮大则凶矣。

《冯氏锦囊秘录·杂症大小合参·卷十·伤寒论脉撮要》：肾家面黑爪甲青，耳闭足寒泄腹疼，脐下气兮脉沉滑，缓而大者死之形。

《罗氏会约医镜·卷之七·脉症吉凶》：霍乱遍身转筋，肢冷，腹痛欲绝，脉洪者易治；舌卷囊缩，脉微者死。

辨证要点

《医学心悟·卷之三·腹痛》：腹中痛，其寒热、食积、气血、虫蛊，辨法亦与心痛相符。惟有肝木乘脾、绞肠痧、腹内痈，兹三症有不同耳。

《医经小学·卷之一·本草第一·药性指掌（九十首）》：心腹作痛而不歇……下腹消疼补肾虚……除新产罢腹脐疼……扶阳气治腹间疼……腹停恶血又能除……导疏肿气通胸腹……腹中新旧滞皆调……心腹久新痛可攻……霍乱转筋心腹痛……产余腹痛亦能攻……炒除腹痛保妊娠……主除胸腹热无时。又止转筋心腹痛……气因冷热攻心腹……腹心邪气疰皆医……主治腹疼并霍乱……腹心痛满是奇方……杀鬼辟邪除腹痛……有人胸腹中间病……痰唾腰疼心腹痛……心腹满胀宜此伸……更消腹结心下满。

一、辨表里

《一见能医·卷之三·辨症上·寒热虚实表里阴阳辨》：

一病之表里，全在发热与潮热，恶寒与恶热，头痛与腹痛，鼻塞与口燥，舌苔之有无，脉之浮沉以分之。

假如潮热恶热，腹痛口燥，舌苔黄黑，脉息沉，此里也。

《订正仲景全书伤寒论注·卷十六·辨脉法》：外感，六脉浮紧，寒气在外，故骨节烦痛；内伤，胃脉浮紧，寒气在内，故腹满绞痛。

《伤寒直指·卷之一·辨平脉法第二》：腹痛者，里寒也，痛甚则不能起，而脉沉细。今病人自坐，而脉浮大者，里寒散也。是有表而无里证也，则知里邪当愈。是望证、问病、切脉，三者而得之，可谓十全之医矣。

《伤寒论集成·卷之八·辨太阴病脉证并治第六》：里证，即自利腹痛类，如真武证是也。则知少阴虽曰表病，其稍重则兼下利腹痛等证也。

《丹溪手镜·卷之上·六经》：本太阳病，医反下之，因而腹满时痛（表邪乘虚传太阴也）属太阴，桂枝加芍药主之。

《广瘟疫论·卷之四·辨似》：更以里证论之，舌苔黄黑、裂燥、芒刺，胸、腹、胁、脐硬痛，大小便闭，六脉数大，邪在里也。

《松峰说疫·卷之二·论治》：如腹痛而兼身大发热，恶饮水，呕恶，肠鸣如流水声，此表热（邪热）。

二、辨寒热

《症因脉治·卷四·腹痛论·寒气腹痛》：面黄唇白，手足多冷，恶寒不热，二便清利，腹中绵绵作痛，此寒气腹痛之症也。

《太平圣惠方·卷第八·辨伤寒热病不可治形候》：

热病二三日，身体热，腹痛，头痛，食饮如故，脉直而疾者，至八日，不可治。

热病下利不止，腹中痛甚者，不可治。

《诸病源候论·卷之十六·腹痛病诸候·久腹痛候》：久腹痛者，脏腑虚而有寒，客于腹内，连滞不歇，发作有时。发则肠鸣而腹绞痛，谓之寒中，是冷搏于阴经，令阳气不足，阴气有余也。

《伤寒缵论·卷上·厥阴篇》：

按腹痛亦有属火者，其痛必自下逆攻而上。若痛自上而下趋者，定属寒痛无疑。

阳邪必结于阳，阴邪必结于阴。故手足厥冷，小腹满按之痛者，邪不上结于胸其非阳邪可知，其为阴邪下结可知，则其当用温用灸更可知矣。

《厘正按摩要术·卷四·列证·腹痛》：寒痛者，气滞阳衰，面色白，口气冷，大便青色，小便青利。痛之来也。迁缓不速，绵绵不已。痛时，喜以热手按之，其痛稍止，肚皮冰冷者是也。

《冯氏锦囊秘录·杂症大小合参·卷十·伤寒腹痛》：腹痛有寒热二候，则烦满气粗，口渴噫气，倍食停滞，或宿血结聚者，是属热也……如身发大热，而腹痛酷喜重裘按肚者，此表热内寒也。

《秘传证治要诀及类方·卷之五·诸痛门·腹痛》：若腹痛欲得热手按……而又加以腹冷疼者……应腹冷痛。

《伤寒括要·卷上·腹痛》：身无大热，口中不渴，喜饮热汤者，寒也；身热口渴，喜饮凉水者，热也。

《医学心悟·卷之三·腹痛》：凡腹痛乍作乍止，脉洪有力，热也……若腹痛绵绵不减，脉迟无力者，寒也。

《冯氏锦囊秘录·痘疹全集·卷之二十三·腹痛》：夫诸腹痛多属于寒，独痘疹腹痛，多属于火，虽然尤宜细详。

《石室秘录·卷之六·腹痛》：雷公真君曰，凡人有腹痛不能忍，按之愈痛，口渴饮冷水则痛止，少顷依然大痛，此火结在大小肠，若不急治，亦一时气绝。

腹
痛

《古今医统大全·卷之五十七·腹痛门·属热腹痛》:《原病式》曰,热郁于内而腹满坚结痛者,不可言为寒也。故丹溪云,积热死血、食积湿痰皆能作腹痛,宜于各类求治之。戴氏曰,绵绵腹痛而无增减者,寒也。

《伤寒溯源集·卷之九·少阴篇·少阴寒利》:此条自成氏以来,凡注皆以腹痛为里寒,惟《尚论》以腹痛小便不利为少阴热邪。云注家见用干姜,谓是寒邪伤胃,欠清。盖热邪夹少阴之气,填塞胃中,故用干姜之辛以散之。若混指热邪为寒邪,宁不贻误后人耶?详推此论,未必能矫前人之失。盖腹痛为太阴本证,即有热邪,亦必有宿食积滞,方能作痛。岂但有热邪在内,能作腹痛耶?况热邪夹少阴之气句,尤为难解。若果热邪填塞胃中,如何可用干姜之辛热以散之,似属背理。窃恐指为寒邪者,未为大误。指为热邪者,反贻误后人不小矣。若以干姜为误,其误当责之立法之仲景矣。但观痢证,有用大黄黄连而愈者,有用干姜肉果人参附子而愈者,岂非明证耶。

《幼科指南·痢疾门》:

其证后重下坠,里急而腹窘痛。

热痢者,皆因湿热结于肠胃,致腹窘痛,下痢无度,尿短色红,舌赤唇焦,喜饮冷水,此里热之证也。

三、辨虚实

《一见能医·卷之三·辨症上·寒热虚实表里阴阳辨》:病之虚实,全在有汗无汗,胸腹胀痛与否,胀之减与不减,痛之拒按与喜按,病之新久,禀之厚薄,脉之虚实以分之。假如病中无汗,腹胀不减,痛而拒按,病新得,人禀厚,脉实有力,此实也。假如病中多汗,腹胀时减,复如故,痛而喜按,按之则痛止,病久,禀弱,脉虚无力,此虚也。

《伤寒括要·卷上·腹痛》:腹痛,有虚、有实、有寒、有热、有食、有血,当详辨之。可按可揉而软者,虚也。不可揉按而硬者,实也。

《周慎斋遗书·卷之三·二十六字元机·验》:医家临证要分明,察色观识死生,腹满按知虚与实,还凭验舌听声音……按腹之法,所以验虚实也。

《医学心悟·卷之三·腹痛》:古方治腹痛症,多以寒者为虚,热者为实,未尽然也,盖寒证亦有实痛者,热证亦有虚痛者,如寒痛兼食,则为实矣,夹热久痢,则为虚矣,凡看症之法,寒热虚实,互相辨明,斯无误也。

《证治汇补·卷之六·腹胁门·腹痛》:痛而胀闷者,多实;痛不胀闷者,多虚。拒按者为实,可按者为虚;喜寒者多实,爱热者多虚;饱则甚者多实,饥即闷者多虚。脉强气粗者多实,脉虚气少者多虚。新病年壮者多实,久病年高者多虚。补而不效者多实,攻而愈剧者多虚。

《类证活人书·卷之二十二·伤寒十劝》:难经云,痛为实。故仲景论腹满时痛之证,有曰痛甚者加大黄。夫痛甚而反加大黄,意可见也。

《张氏医通·卷二·诸伤门·虚损(传尸)》:夫失精家,少腹弦急,阴头寒,目眩发落,脉极虚芤迟，为清谷、亡血、失精。

《六因条辨·中卷·伏暑条辨第二十》：然腹痛之中，务要辨明虚实，其痛随便减者为实，宜通之。

《订正仲景全书伤寒论注·卷十六·辨脉法》：腹痛不便，则为中寒实邪；腹痛下利，则为中寒虚邪。由此推之，凡诸实脉从虚化者，即未可谓之实矣。

四、辨阴阳

《伤寒绪论·卷上·总论》：其或面赤戴阳，身有微热，咽干烦躁，脉来数疾无伦，乃水极似火，因虚冷内盛，逼其浮阳发外也。又如始本阳证，误服凉药，攻热太速，其人肾气本虚，胃气素弱，遂变阴寒，虽发热面赤，欲引衣自覆，而手足必寒，或燥渴欲饮水而不能咽，或呕哕而咳逆，或咽痛而郑声，时躁闷乱，欲坐卧泥水中，稍祖露即畏寒莫禁，腹痛可按可揉而不硬满，下利清谷白沫及淡黄水，小便清白，厥逆过肘膝而不复热，舌上略有黑苔，与灰色苔，苔虽老必极薄无津，而不燥裂，无芒刺，脉多沉细，或浮大数疾，按之必虚软无力，不鼓击于指下者，此为阴极似阳，不可误认热证而下之，此证急温，尚且十难救一，下之百不一生矣。

《订正仲景全书伤寒论注·卷七·辨少阴病脉证并治全篇》：少阴肾经，水火之脏，邪伤其经，随人虚实，或从水化以为寒，或从火化以为热。水化为阴寒之邪，是其本也；火化为阳热之邪，是其标也。阴邪其脉沉细而微，阳邪其脉沉细而数。至其见证，亦各有别。阴邪但欲寐身无热，阳邪虽欲寐则多心烦。阴邪背恶寒口中和，阳邪背恶寒则口中燥。阴邪咽痛不肿，阳邪咽痛则肿。阴邪腹痛下利清谷，阳邪腹痛下利清水，或便脓血也。阴邪外热面色赤，里寒大便利，小便白；阳邪外寒手足厥，里热大便秘，小便赤。此少阴标本寒热之脉证也。凡从本之治，均宜温寒回阳；从标之治，均宜攻热救阴。回阳救阴，其机甚微，总在临证详究，辨别标本寒热，以急施其治，庶克有济，稍缓则不及矣。

《伤寒绪论·卷上·总论》：《伤寒外编》云，病在三阴皆有下利腹痛厥逆躁渴，但属于阳者，必先发热头痛，渐至唇干舌燥，烦渴喜冷饮，面色光彩，语言清亮，手足温暖，爪甲红润，身轻易于转侧，呼吸出于自然，小便或赤或涩，脉来浮洪数大，此阳证也。至四五日后，传进三阴血分，变出四肢厥冷乍温，或燥结或下利，躁渴潮热，自汗谵妄，扬手掷足，气息喘急，小腹痛不可按，舌上苔厚而黄黑，甚则芒刺燥裂，脉沉而滑，皆三阳传变之热证，其或身寒逆冷，神气昏昏，脉来沉实附骨，乃火极似水，缘阳邪失于汗下所致。虽身冷而不欲近衣，虽神昏而气色光润，虽腹痛必胀满而喘急不可按揉，下利旁流清水，小便黄赤，大便或秘或黑，厥逆亦不过肘膝，厥过即发热，厥深热亦深也。此为阳极似阴，不可误认为寒而温之。

五、辨六经

《伤寒论集成·卷之八·辨太阴病脉证并治第六》：太阴者，谓少阴之邪之转入于里者也。寒邪在里，脏腑失职，是以腹满而吐，食不下，自利益甚，时腹自痛也。吐者，有物自胃中反出也。食不下者，胃脘不肯容也。史记仓公传云，气鬲病，使人烦懑，食不下，时呕沫。义与本文同焉。自利益甚，承少阴之自利不甚言之。若以太阴病为承之阳明病，或以为阴病之始，则自利益甚一语，遂不可读矣。时腹自痛，谓有时自痛。时也者何？以得寒则痛，得暖则止也。自也者何？以内无燥屎也。

《感症宝筏·卷之二下·太阴经证·太阴感寒》：凡见腹痛、吐利交作、脘闷不食（太阴寒邪见症）、六脉沉细或伏（阴寒脉象）、舌苔黑滑或白滑（太阴寒湿舌苔）、口不渴饮，此太阴感寒本病也。

《感症宝筏·卷之二下·太阴经证·湿热内结》：如有腹痛痞满、呕吐不纳（太阴湿热见症）、舌燥渴饮，或大便泄泻、小溲不利，或二便俱秘，此湿热内结于太阴。

《金匮玉函经二注·卷二·痉湿暍病脉证第二》：若发热，腹痛，脉沉细者，太阴也。此论固善矣。惜其不及少阴厥阴，以全三阴之痉。岂二脏之经，不为内外之强，有类于太阴者乎？且灵枢曰，足少阴之筋，循脊内，夹脊上至项，与足太阳筋合。其病在此，为主痫瘛及痉。在外阳病者，不能俯。在内阴病者，不能仰。此非少阴之病痉者乎？况厥阴肝脏主筋，又岂有风寒过甚，犹不自伤其筋，以致其筋软短者耶？是可触而悟矣。

《伤寒直指·卷之十一·类证二》：

少阳往来寒热，胸胁满，烦呕或腹中痛。（小柴胡去黄芩加芍药。）

阳明不大便五六日，绕脐痛，烦躁，有燥屎也。（大承气汤。）大下后六七日不大便，烦不解，腹满痛，有宿食也。（上方。）发汗不解，腹满痛，急下之。（上方。）

《仁斋直指方论·卷之三·诸风·诸风证治》：太阳风痉证候，始则发热、腹痛、喘息、涎浮，次则牙紧、头摇、十指微动、渐加项背强直，转则不仁。甚者昏困、失音、目睛直视、滑泄不禁、身腰反张。如此则十不救一。新产血虚，汗出伤风，亦作痉证。凡产后发热，若舌謇唇急，手指微动，便急作风痉疗之。

《伤寒论辨证广注·卷之十·辨厥阴病脉证并治法·麻黄升麻汤方》：伤寒四五日，腹中痛，若转气下趋少腹者，此欲自利也。（此条乃言厥阴腹痛，将欲自利之证。伤寒四五日，邪气传里之时，腹中痛者，凡三阴之经皆走腹，若腹中更有转气，下趋少腹。此为厥阴经腹痛明矣。里气虚而遇邪热，故不上结于胸。遂下移于肠，欲作自利之证。按此条论，仲景无治法。愚意云未利者，宜四逆散。已利者，宜白头翁汤。补亡论常器之云宜四逆汤散。愚以汤散寒热相反，何得误用。）

《伤寒直指·卷之九（上）·望色篇》：青色属木，主风主寒主痛，乃足厥阴肝之色也。凡面青唇青者，阴极也。若舌卷囊缩，急温之。如夹阴伤寒，小腹痛则面青也。《内经》青如翠羽者生，青如草滋者死。青而红、青而黑相生者生，青白而枯燥相克乃死。凡脾病见青气多难治。

《阴证略例·韩祗和温中例·三阴总论》：吐利，手足逆冷，烦躁欲死，吴茱萸汤。今举仲景论中数条，最是三阴病之良法。今世之用，尚有未尽证者，愚尝校自至和初岁，迄如今三十余年，不以岁之太过不及为则。每至夏至以前，有病伤寒人，十中七八，两手脉俱沉细数，多是胸膈满闷，或呕逆，或气塞，或腹鸣，或腹痛。

《成方切用·卷之六（下）》：

治少阴伤寒腹痛，小便不利，四肢沉重疼痛，自下利者，此为有水气。或咳或呕，或小便利。（伤寒脉沉细，欲吐不吐，心烦，但欲寐，五六日自利而渴者，为少阴证。）

少阴属肾，肾病不能制水，水饮停为水气。腹痛者，寒湿内甚也。四肢沉重疼痛，寒淫外甚也。小便不利，自下利者，湿胜而水谷不别也。或咳或呕，皆停饮也。

六、辨虫伤

《证治汇补·卷之二·内因门·虫病》：

凡虫症，眼眶鼻下，必带青色，面上萎黄，或生白斑，或见赤丝，唇疮如粟，或红而肿，或缓而痛，饮食减少，肌肉不生，睡卧不安，肠鸣腹痛，口吐清水，目无睛光。甚则沉沉寒热，肚大青筋，或为鬼胎血鳖。

二曰蛔虫，长一尺许，轻则呕吐腹痛，多则贯心杀人。

体实之人，虫攻脏内，心腹疞痛，

《金匮悬解·卷十八·内伤杂病·蛔虫五》：

病腹痛，有虫，其脉何以别之？师曰，腹中痛，其脉当沉若弦，反洪大，故有蛔虫。

腹中痛者，肾肝之邪，水寒而木郁也。肾脉沉，肝脉弦，是其脉当沉若弦，乃反洪大，是木郁而生上热也。木郁热闭则虫生，故有蛔虫也。

《症因脉治·卷四·腹痛论·虫积腹痛》：虫积腹痛之症，腹中有块，块或耕起，痛而能食，时吐清水，或下长虫，面见白点，唇无血色，或爱食一物，肚大青筋，此虫积腹痛之症也。

《冯氏锦囊秘录·杂症大小合参·卷十三·虫痛大小总论合参》：造化化生之理，莫不假于湿热，即本朽生虫，腐草为萤，难成形于草木而寄生，实由湿热气交而化育，人腹之虫也……动则往来上下，攻剌心腹，叫号啼哭，仰身挥手，心神闷乱，吐涎吐沫，或吐清水，乍瘥乍甚，腹上青筋，恶心似痫，但目不斜，手不搐搦，面无正色，或青或黑者是也……动则攻心刺腹，乍作乍止，忽往忽来，爱甜怕食，口吐清水，高声啼叫，唇口紫黑。凡诸腹痛，脉必沉弱而弦，若反大者，必是蛔也……凡腹内热，肠胃虚，虫行求食，上唇有疮曰惑，虫食其脏，下唇有疮，曰狐，虫食其肛，得此疾者，十无一生也。凡腹中痛，其脉当沉弦，若反洪大，必有蛔虫，盖热则生虫，故脉洪大，大凡偏嗜一物，中必有虫，即以所好之物，加入下虫杀虫之药于中，无不应手取效。

《医学研悦·附小儿形症研阅卷之八·因症辨吉凶二》：眉毛频蹙，则腹痛以多啼……腹痛而清水流出者，虫动。

《中国内科医鉴·后篇·病证各论》：肠寄生虫病属于局处的症状为腹痛、腹鸣……局所的症候为腹鸣、腹痛、便通不整、肛门上感瘙痒……患者诉腹部压重、膨满及疼痛……但亦有便通不整、腹痛、腹鸣、肠内回旋之感觉……腹痛甚者用大建中汤、甘草粉蜜汤……蛔虫之腹痛时……通例腹痛甚时……患者腹痛，须于空腹时顿服为要。

七、辨荣卫

《张卿子伤寒论·卷一·平脉法第二》：

王三阳云：腹痛诸因不同。亦有其脉自浮大者，必自坐方愈。

问曰：脉有灾怪，何谓也？师曰：假令人病，脉得太阳，与形证相应。因为作汤，比还送汤。如食顷，病人乃大吐。若下利，腹中痛。师曰：我前来不见此证，今乃变异，是名灾怪。又问曰：何缘作此吐利？答曰：或有旧时服药，今乃发作，故名灾怪耳。

沉者，腰中直，腹内急痛，但欲卧，不欲行。荣气独和于内，卫气独和于外，荣卫不相和谐，相搏而为病。腰中直者，卫不和于外也。腹内痛者，荣不和于内也。但欲卧不欲行者，荣卫不营也。

八、辨食伤

《伤寒括要·卷上·腹痛》：噫气恶食，气口脉实者，食也。

《医学心悟·卷之三·腹痛》：若嗳腐吞酸，饱闷膨胀，腹中有一条扛起者，是食积也，保和丸消之。

《张氏医通·卷十一·婴儿门上·吐泻》：若泻而嗳臭吞酸，胸腹满痛，按之益甚者，虽作泻而所伤之物未消也，保和丸消导之；腹痛按之不哭者，乳食已消也，异功散加木香。

《幼幼集成·卷之三·食积证治》：其候面色黄白，或青黄，腹大或紧，食少腹痛，发则数日不止。

九、辨瘀血

《伤寒括要·卷上·腹痛》：痛有定处，而不动移，或胁，或小腹硬满，小便利，大便黑者，血也。

《冯氏锦囊秘录·痘疹全集·卷二十三·腹痛》：如靥后多热，大便坚实，粪黑腹痛者，此蓄血也，宜清利之。

《圣济总录·卷第一百五十三·妇人血气门·妇人瘀血》：论曰瘀血者，由经水蓄聚，或产后恶露不尽，皆本冲任气虚，风冷所乘，气不能宣，故血瘀也，瘀血不去，结瘤成积，则令人面黄肌瘦，烦渴憎寒，腰腹重痛，久变癥瘕。

《古今医统大全·卷之五十七·腹痛门·血滞腹痛》：若从心下至少腹硬满而痛，小便利者则是蓄血之证，小便不利者则是溺涩之证。

十、辨毒邪

《冯氏锦囊秘录·痘疹全集·卷二十三·腹痛》：更有毒气弥蔓，阳毒入胃，是以便血无度，腹痛啼哭者，并发热时，心腹绞痛，烦闷叫号，其疮陷伏，而胀满疼痛喘促者，此皆毒恶之气攻刺肠胃，燔灼脏腑，至恶之候也，并不可治。

十一、辨水饮

《伤寒论纲目·卷之十四·少阴经症·呕吐下利》：夫水气者，寒湿也，肾主之。肾病不能制水，水饮停蓄，为腹痛。

《高注金匮要略·水气病脉证治第十四》：肝水者，水亦在肝之系，并肝外之部位，如少腹者是也。腹大，即下文胁下少腹大之谓，与脾水肾水之腹大各不同，详十七八两条下。胁下腹痛，言正对胁下之少腹边旁痛也，三句一意。犹云肝偏在胁下之少腹，少腹积水以浸肝叶，故大而内痛。内痛，故不能自转侧也。又厥阴为三阴之枢，而性复疏泄。故其气上升，则有时而津液微生。其气下降，故有时而小便续通。与他脏之病水，口长干而小便长难者，不同。

十二、辨虚劳

《太平圣惠方·卷第三十·治虚劳阴痿诸方》：夫虚劳阴痿者，缘肾气通于阴。若阴伤于肾，肾虚不能荣于阴气，故萎弱也。诊其脉，瀫瀫如羹上肥，阳气微，连连如蜘蛛丝，阴气衰，脉微而弱者，是风邪入于肾经，故阴不起，或引腹痛也。

《太平圣惠方·卷第三十·治虚劳失精诸方》：夫虚劳失精者，由肾气虚不能藏于精，故漏失也。其病小腹痛，脉弦急，阴头冷，目眶疼，髭发落。诊其脉数而散者，失精脉也，凡脉芤动而微紧者是也。

《太平圣惠方·卷第二十七·治虚劳里急诸方》：夫虚劳里急者，为肾气不足，伤于冲脉。冲脉为阴脉之海，起于关元，关元穴在脐下，循腹里，上至咽喉。今劳伤内损，故腹里拘急也。上部之脉微细者，而卧引里急。心膈上有热者，则口干渴也。寸口脉，阳弦下急，阴弦里急，弦为胃气虚，食则难饱，饱则里急痛不得息。寸口脉微，关上实，尺中弦紧者，则小腹腰背下苦拘急痛也。如不喜寒，身愦愦也。

《金匮翼·卷三·虚劳·脾劳》：脾劳之证，食不化，心腹痞满，呕吐吞酸，面色萎黄。甚者心腹常痛，大便泄利，手足逆冷，骨节酸疼，日渐消瘦，由脾胃久积风冷之气所致，亦名冷劳。

十三、辨禁忌

《伤寒大白·总论·忌攻下论》：

忌攻下者，有表邪未解，未可攻下者，有里气虚寒，不可攻下者，有津竭血燥，忌攻下者；有阳明不实，不必攻下者，有无一下症，不犯攻下者，有虽热无结，本非攻下者；有身热脉大，禁攻下者，有瘢痧未透，攻下则内伏者；有邪汗未透，攻下则邪伏者；有手足不温，攻下则脉伏不出者。

故曰：恶寒身痛，太阳症未罢，不可下。结胸症，脉浮大，不可下。阳明病，面赤色，表症也，不可下。服小承气汤不矢臭气者，无燥屎也，不可攻下。脉浮数者，表脉也，不可攻下。脉虚细者，正气虚也，不可攻下。伤寒热久，津液干枯，自汗复发其汗，津液重伤，不可攻下。与厥冷、虚家、久病、新产、脉微，并不可攻下也。是以仲景攻下真诀，惟以表症之解与不解，腹中气之转矢与不转矢，脐腹之痛与不痛，脉之浮与不浮。实与不实，汗之多与不多，小便之利与不利，里热之甚与不甚，津液之干与不干，屎之硬与不硬、溏与不溏，以消悉大下、微下、和之，俟之，导之之法，示后人临症斟酌，庶无早下误下之患。

十四、辨经络

《太平圣惠方·卷第四十三·治心腹相引痛诸方》：夫心腹相引痛者，是足太阴之经与络俱虚，为寒冷邪气所乘也。足太阴是脾之脉，起于足大指之端，上循属脾，络胃别上注心，经入于胃，络注于心。此脉俱虚，为邪所乘。正气与邪气交争，在于经则胃管急痛，在于络则心下急痛。经络之气往来，邪正相击，在于其间，所以心腹相引痛也。其脉太阳，脉厥逆，胁急挛心痛，引腹痛也。

《太平圣惠方·卷第四十四·治五种腰痛诸方》：又邪客于足太阳之络，令人腰痛，痛引小腹，不可以仰息。

《圣济总录·卷第四十七·胃病门·胃虚冷》：论曰足阳明胃之经，与足太阴为表里，其气喜温而恶寒，得温则能变化水谷。若其气不足，寒冷之气乘之，则令胫寒不得卧，恶风洒洒，目急腹中常痛，两胁虚胀善鸣，时寒时热，唇口干面目浮肿，食饮不下，皆胃虚冷故也。

《圣济总录·卷第五十一·肾脏门·肾虚》：论曰肾主水，受五脏六腑之精而藏之。若肾气虚弱，则足少阴之经不利，故其证腰背酸痛。小便滑利、脐腹痛、耳鸣、四肢逆冷、骨枯髓寒、足胫力劣、不能久立，故曰诊左手尺中神门以后阴脉虚者，为少阴经病，令心闷下重。足肿不可按。盖足少阴肾之经也。

《奇经八脉考·任脉》：任脉之别络，名曰尾翳。下鸠尾，散于腹。实则腹皮痛，虚则痒搔。

《奇经八脉考·气口九道脉》：

女子少腹痛引命门，阴中痛，子脏闭，月水不利。浮为风，涩为寒，滑为劳热，紧为宿食。

前部如内者，足厥阴肝也，动苦少腹痛引腰，大便不利，男子茎中痛，小便难，疝气两丸上入。女子月水不利，阴中寒，子户闭，少腹急。

后部如内者，足少阴肾也。动苦少腹痛，与心相引，背痛，小便淋，女人月水来，上抢心胸，胁满，股里拘急。

前部横于寸口丸丸者，任脉也，动苦少腹痛，逆气抢心，胸拘急不得俯仰。云，寸口脉紧细实长，下至关者，任脉也，动苦少腹绕脐痛，男子七疝，女子瘕聚。

三部俱牢，直上直下者，冲脉也，苦胸中有寒疝。《脉经》曰，脉来中央坚实，径至关者，冲脉也，动苦少腹痛，上抢心，有瘕疝遗溺，女子绝孕。

中部左右弹者，带脉也，动苦少腹痛引命门，女子月事不来，绝继复下，令人无子，男子少腹拘急，或失精也。

后部左右弹者，阴跷也，动苦癫痫寒热，皮肤强痹，少腹痛，里急，腰胯相连痛，男子阴疝，女子漏下不止。

《金匮要略广注·卷之中·腹满寒疝宿食病脉证治第十》：夫脾经入腹，胃经夹脐、循腹里。是腹者，脾胃二经所过之处。胃病大腹水肿，脾病腹胀善噫，则腹满痛，皆属脾胃二经所致。

十五、辨积聚

《圣济总录·卷第七十二·积聚门·积聚心腹胀满》：论曰腑脏不和，则气血留滞而成积聚，其积聚蕴结，气不宣通，与脏气相搏。故令人心腹胀满，烦闷短气，若为寒邪所并，则搏于脏腑。阴阳相击而致心腹疼痛，甚则泄利也。

《严氏济生方·妇人门·血瘕论治》：腹中之病，经书所载有积有聚，有癖有疝，有癥有瘕。盖积者，五脏所积，其痛不离其部；聚者，六腑所聚，其痛无有常处；癖者，病据两胁之旁；疝者，弦急而多痛；癥者，征也，有块可验；瘕者，假也，假物成形，其结聚浮假，推移乃动，此无它。皆由饮食不节，寒温不调，气血劳伤，脏腑虚弱，受于风冷，与气血相结而成也。惟妇人血瘕为病，异于丈夫，其所以异者，非独关于饮食不节而已，多因产后劳动太早，喜怒不调，脏虚受寒，或月水往来，取凉过度，恶血不散，遇寒搏之，寒搏则凝，皆能成血瘕也。病作之时，令人心胁攻刺，小腹痛重，或腰背互相引而痛，久而不消，令人黄瘦羸弱，遂致绝产。诊其脉弦急大者生，虚小弱者死不治。

一、痘疹

《张氏医通·卷十二·婴儿门下·腹痛》：

痘疮腹痛者，皆毒郁三阴。如腹痛面青手足冷，此脾胃虚寒，理中汤、益黄散选用；若腹痛痞满气滞，手足厥逆，而大便不通者，此毒壅不透也，桂枝大黄汤，合表里而开泄之；若腹痛面赤作渴手足热，此脾胃实热，消毒饮加山楂、枳壳、黄芩、木通；若气粗身发颤动而痛，口臭唇舌白苔者，此毒攻脏腑，肠胃内溃，不治。

楼全善云：腹痛多是热毒为患，当临证消息之。

薛氏云：若痘未出而发热烦躁，作渴饮冷，大便坚实而痛，此热毒壅滞也，急调元明粉通利之。若痘不出而烦热，渴不能饮冷，大便不实，此元气虚也，白术散温补之。若嗳腐吞酸，大便秽臭，乳食停滞也，保和丸消导之。凡腹痛作渴饮冷，手足并热者，属实热；若作渴饮汤，手足并冷者，属虚寒也。

翁仲仁云：痘疹腹痛，当升发以解利痘毒，兼分利小便，使上下分消，则痛随利减，俗医恒用厚朴以行滞气，不行升发解利者，非其治矣。亦有乳食停滞而腹胀痛者，当于升发解利药中加消导之剂，兼审所伤何物而为之清理。又有数日不大便者，大便行而痛自止，亦未可骤用硝、黄也。然有实邪固结，按之硬满而痛，又须峻攻，不可胶于上说耳。

二、疫证

《温热经纬·卷四·余师愚疫病篇·疫证条辨》：

至于疫证腹痛，或左或右，或痛引小肠，乃毒火冲突，发泄无门。若按寻常腹痛分经络而治之，必死。

雄按：疫证腹痛，固与杂证迥殊，然夹食、夹瘀、夹疝，因病疫而宿疾兼发者，亦正多也。

考其证，身必大热，气必粗壮，小溲必短，唇必焦紫，大渴喜冷，腹痛不已，四肢时而厥逆。

血淋，则小腹阴茎必兼胀痛。

其证男子则阴肿入腹，绞痛难忍；女人则乳抽里急，腰胯痛引腹内。

三、疟

《三因极一病证方论·卷之六·疟病内所因证治》：病者寒多，腹中热痛，或渴或不渴，不热不泄，肠鸣汗出，以思伤脾，气郁涎结所致，名曰脾疟。

《活幼心书·卷之中·明本论·疟疾》：但热不寒者名曰瘅疟，身重寒热，骨节痛，腹胀满，自汗善呕，名曰湿疟。

《三因极一病证方论·卷之六·疟病不内外因证治》：病者寒热，善饥而不能食，食已支满，腹急疞痛，病以日作，名曰胃疟。六腑无疟，唯胃有者，盖饮食饥饱所伤胃气而成。世谓之食疟，或因诸疟饮食不节，变为此证。病者经年不瘥，瘥后复发，远行久立，下至微劳，力皆不任，名曰劳疟。亦有数年不瘥，百药不断，结成癥癖在腹胁，名曰老疟，亦曰母疟。以上诸证，名状不同，各有治方，宜推而用之。

《太平圣惠方·卷第五十二》：夫脾病为疟者，令人寒则腹中痛，热肠中鸣，鸣已，则汗出。

四、尸疰

《太平圣惠方·卷之五十六·治尸疰诸方》：夫尸疰者，则是五内之尸疰，而夹外鬼邪毒之气，流注身体，令人寒热淋沥。沉沉默默，不的知所苦。或腹痛胀满，不得气息，上冲心胸，傍攻两胁，或垒块踊起，或挛引腰脊，或举身沉重，精神错杂，常觉昏谬。每节改变，辄致大恶。积月累年，渐就顿滞，以至于死，死后复易傍人，乃至灭门，以其尸病注易傍人，故云尸疰也。

五、鬼击

《诸病源候论·卷第二十三·中恶病诸候·鬼击候》：鬼击者，谓鬼厉之气击着于人也。得之无渐，猝着如人以刀矛刺状，胸胁腹内绞急切痛，不可抑按，或吐血，或鼻中出血，或下血。一名为鬼排，言鬼排触于人也。人有气血虚弱，精魂衰微，忽与鬼神遇相触突，致为其所排击，轻者困而获免，重者多死。

六、痧

《痧胀玉衡·卷之上·玉衡要语·治痧宜看凉热》：痧犯太阳，则头痛发热；犯少阳，则耳旁肿胀，寒热往来；犯阳明，则面目如火，但热而不寒；犯太阴则腹痛；犯厥阴则少腹痛或胸胁痛；犯少阴则腰痛而皆身凉。

《随息居重订霍乱论·病情第一·热证》：

若心胸胀闷，腹中疠痛，或如板硬，或如绳缚，或如筋吊，或如锥刺刀刲，虽痛极而不吐泻者，名干霍乱。

西北人，以杨柳枝蘸热水鞭其腹，谓之打寒痧。

《寿世保元·卷之八·发痧》：阴痧则腹痛而手足冷。阳痧则腹痛而手足温……小儿绞肠痧，心腹腰诸痛。

《惠直堂经验方·卷之二·青筋门》：凡阴痧，则腹痛而手足冷。看身上有红点，以灯火爆之。阳痧则手足热，用针刺指甲，出血即痊。用炒盐一两或数钱，以阴阳水一钟调服，或吐或泻即止。

《资生集·卷二·诸积》：黑痧腹痛头疼，发热恶寒，腰背强痛。白痧腹痛吐泻，四肢厥冷，十指甲黑，不得睡卧。黑白痧头疼发汗，口渴泄泻，恶寒肢冷，不得睡卧，或肠鸣腹响，名绞肠痧也。

七、内痈

（一）腹痈

《医学心悟·卷之三·腹痛》：其腹内痈一症，当脐肿痛，转侧作水声，小便如淋。

《太平圣惠方·卷第六十一·辨痈疽证候好恶法》：夫痈疽外发，理体已备于前。至于内痈内疽，其疾隐而不见，目既不接，所谓至难。然五脏六腑，有俞募。虽结固于中，而自形于外。外察其部，则内审其源，定药投方。若拔芒刺，然则痈疽之发。有五善七恶之证，不可不察也。烦躁时嗽，腹痛渴甚，或泄利无度，或小便如淋，一恶也。脓血大泄，肿焮尤盛，脓色败臭，痛不可近，二恶也……天枢隐隐而痛者，大肠疽也，上肉微起者，大肠痈也（天枢二穴在脐两旁各二寸陷中是）。丹田隐隐而痛者，三焦疽也，上肉微起者，三焦痈也（丹田一名石门、一名精室、一名命门，一穴在脐下二寸）。关元隐隐痛者，小肠疽也，上肉微起者，小肠痈也（关元一名腋门，在脐下三寸）。右验其人所慕，依据此候审定痈疽浅深，病从何腑脏发，先曾食何乳石。又验其气虚实，参详而疗之。

（二）肠痈

《类证治裁·卷之六·腹痛论治·腹痛脉案》：

寒热咳嗽，数日后小腹掣痛，疑为肠痈。

沈氏，冬寒小腹瘕聚，左胁撑痛，上攻胸背，大小便不通，胀闷欲绝，汤饮不下，兼发寒热，脉短涩，宜先导其瘀滞，古云痛则不通也。

《医学纲目·卷之十九·心小肠部·肺痈肠痈胃脘痛》：

肠痈为病，小腹重而强，按之则痛，便数似淋，时时汗出，复恶寒，身皮甲错，腹皮急，如肿状，其脉数者，小有脓也……甚者腹胀大，转侧有水声，或绕脐生疮，或脓自脐出，或大便出脓血。

《脉》问曰：羽林妇病，何以知肠有脓？师曰：脉滑而数，滑则为实，数则为热，滑则为荣，数则为卫，卫数下降，荣滑上升，荣卫相干，血为败浊，小腹痞坚，小便或涩，或自汗出，或复恶寒，脓为已成。

《症因脉治·卷四·腹痛论·附肠痈腹痛》：缩脚皱眉，小便如淋，痛有肿处，手不可按，夜来每发寒热，或绕脐生疮，或腹皮紧急，肌肤甲错，或时时出汗，此肠痈腹痛之症也。

八、奔豚

《丹溪手镜·卷之下·积聚》：有肾积，名奔豚，发于小腹，上至心下，如豚状，上下喘逆骨痿……化气汤治息积，癖于腹胁之下，腹满疼痛，呕吐酸水。散聚汤治六聚，状如癥瘕，随气上下，心腹绞痛，攻刺腰胁，喘咳满闷腹胀。

九、胞痹

《古今医统大全·卷之十一·痹症门·痹证有感于六腑之异》：胞痹者，少腹膀胱按之内痛，若沃以汤，涩于小便。

《圣济总录·卷第三·补遗·胞痹》：胞痹者，少腹膀胱，按之内痛，若沃以汤，涩于小便，上为清涕，夫膀胱为州都之官，津液藏焉，气化则能出矣，今风寒湿邪气，客于胞中，则气闭不能化出，故胞满而水道不通。其证少腹膀胱，按之内痛，若沃以汤，涩于小便，以足太阳经不得下流，故热而痛也，上为清涕，以足太阳经。其直行者，从颠入络脑，脑气下灌，出于鼻窍，则为清涕矣。

十、霍乱

《随息居重订霍乱论·病情第一·寒证》：

如果脉弱阳虚，腹痛喜得温按，泻出不臭者，来复丹。

且今春过冷，入夏甚凉，殆肃杀之气未消，发生之机不畅，故伏邪不能因升发之令，外泄以为温，久伏深藏，如奸匪潜匿，毫无觉察，或其人起居饮食之失调，或外感稍侵而引动，遂得乘机猝发，直犯中枢而为霍乱，故多无腹痛之兼证。

治中汤，治霍乱吐下，胀满，食不消化，心腹疠痛。

其乱于肠胃之间者，因饮食而变，发则心腹痛。

其有先心痛者先吐，先腹痛者先利，心腹并痛者，则吐利俱发。

虚者，但吐利，心腹刺痛而已。

脾胃虚弱，便作吐利，水谷不消，则心腹胀满，皆成霍乱。

又曰：干霍乱者，是冷气搏于肠胃，致饮食不消，但腹满烦乱，疠痛短气，其肠胃先夹实，故不吐利，名为干霍乱也。

《类证治裁·卷之四·霍乱论治》：

霍乱多发于夏秋之交，其症烦满腹痛，上吐下利、头痛身热、挥霍撩乱，甚则转筋入腹，四肢逆冷。

若胸腹绞痛，欲吐不吐，欲泻不泻，烦躁闷乱，俗名绞肠痧，即为干霍乱也。

食后感寒，腹痛吐利（藿香正气散加神曲）。伤生冷腹痛吐利（六和汤）。

转筋腹痛（木瓜建中汤）。食滞腹痛（香砂枳术丸加神曲、谷芽）。

冒暑腹痛，呕泻转筋（木瓜、吴萸、食盐各半两，同炒煎汤，温服）。

干霍乱，上不得吐，下不得泻，胸腹搅痛，乃土郁不能发泄，或宿食与寒气交搏而成。

吐泻津液暴亡，宗筋失养，轻者两脚转筋而已，重者遍体转筋入腹，手足逆冷，危甚风烛矣。

《症因脉治·卷四·霍乱论》：秦子曰，霍乱之症，心腹绞痛，上吐下泻，躁乱烦闷，甚者转筋。以经络而论，主于阳明肠胃，若但吐利而无腹痛烦乱之类，乃吐利，非霍乱也。

《太平圣惠方·卷第四十七·霍乱论》：夫霍乱者，由人温凉不调，阴阳清浊二气有相干乱。其乱在于肠胃之间，因过饮食而变发，则心腹疼痛。其有先心痛者，有先吐腹痛者，有先利心腹并痛者，有吐利俱发者。夹风而实者，身发热，头热头痛体疼，而复吐利。虚者，俱吐利，心腹刺痛而已。亦有饮酒食肉，好食腥脍，生冷过度，或居处不节，或露卧湿地，或当风取凉。而风冷之气，归于三焦，传于脾胃，脾胃得冷则不磨，不磨则水谷不能消化。致令真邪相干，肠胃虚弱，便至吐利，食饮不消，心腹胀满，皆成霍乱。

《普济方·卷一百三十九·伤寒门·伤寒霍乱》：皆邪气在中焦，使阴阳二气不能升降，则心腹鼓痛，而作吐利也。其候必先心痛则先吐。先腹痛，则先利。心腹俱痛，则吐利并作。古人以其病迅暴，挥霍之间，便致撩乱，故谓霍乱，伤寒霍乱。

十一、痢

《伤寒溯源集·卷之九·少阴篇·少阴寒利》：辨误，腹痛小便不利，下利不止便脓血者，痢疾也。

《六因条辨·中卷·伏暑条辨第二十》：伏暑痢积，色赤腹痛，里急后重，此由气伤血……故初起便兼肠脂浊垢交结而下，不拘赤白，总有里急后重腹痛下垂之患……里急之状，亦有虚实，以欲痢之时，腹先如垂，故名里急。

《幼幼新书·卷之二十六·疳痢》：面色萎黄，肌体羸瘦，盗汗壮热，皮毛干枯，嗜食酸咸，心腹虚胀，泄痢恶物，日夜无常，故名曰疳痢也。

《圣济总录·卷第二十六·伤寒门·伤寒下痢》：论曰伤寒下痢，其种固多端，然皆由表实里虚，寒热湿气，乘虚客搏于肠胃之间。肠胃随其所伤而下，若寒则青白，热则黄赤，若寒热相杂，则赤白俱下，兼以湿毒，则又下脓血。如鱼脑如烂肉也，其候不同，有下痢而脉虚者，有下利而脉实者，有湿毒胜而腹痛者，有热气盛而烦渴者，有津液搏滞而肠垢者。有燥屎结聚而谵语者，其要固在审别虚实治之也。

《圣济总录·卷第三十三·伤寒门·伤寒后下痢脓血》：论曰伤寒后变成脓血痢者，本病瘥之后，热毒未散，乘虚客于肠胃，与津液相搏，故下痢脓血，毒气甚则壮热而腹痛，湿毒加之，则所下如鱼脑，或如烂肉，又伤寒未解，少阴病下痢便脓血者，亦湿热相搏故也。

《圣济总录·卷第七十五·泄痢门·白滞痢》：论曰白滞痢者，冷痢之类，盖肠虚受冷，留而不去。与津液相搏，结滞如脓。或如凝脂。腹痛而下，故为白滞痢。

《中国内科医鉴·后篇·病证各论》：赤痢特征为腹痛、里急后重、排泄血样之黏液便。大多以腹中之雷鸣与下腹之刺痛为前驱。腹部则其初屡屡膨胀。局所的并发症有限局性或广泛性腹膜炎、直肠周围炎、完全直肠瘘等。

《圣济总录·卷第七十五·泄痢门·热痢》：论曰凡痢色黄色赤，并热也。甚则下血汁，此由肠胃虚弱，邪热之气，乘虚入客于肠间，故其证下痢黄赤，或血杂下。腹间热痛，小便赤涩。身热烦渴。故谓之热痢。

《圣济总录·卷第七十七·泄痢门·气痢》：论曰气痢者，由冷气停于肠胃间，致冷热不调，脾胃不和，腹胁虚满，肠鸣腹痛。便痢赤白，名为气痢，治法宜厚肠胃，调冷热，补脾气，则痢当自愈。

《普济方·卷二百一十·泄痢门·气痢》：夫气痢者，由表里不足。肠胃虚弱，积冷之气，客于肠间，脏腑不和，因虚则泄，故为气痢也。

十二、淋

《圣济总录·卷第九十八·诸淋门·石淋》：论曰石淋者，淋病而有砂石，从小便道出也，盖由肾气虚损，则饮液停聚，不得宣通，膀胱客热，则水道涩痛，胞内壅积，故令结成砂石，随小便而下，其大者留碍水道之间，痛引少腹，令人闷绝。

《普济方·卷二百一十五·小便淋秘门·猝淋》：夫猝淋者，缘下焦有热传入膀胱，其候猝然小腹急痛，小便淋沥数涩痛，故谓之猝淋。盖下焦在脐下，当膀胱上口，主分别清浊，而内以传导也。今热在下焦，故其病如此。

《金匮翼·卷八·淋症·劳淋》：此证劳倦即发，故谓之劳淋，其候小腹痛引茎中者是也……白芍药丸治劳淋，小腹痛，小便不利。

十三、胎寒

《普济方·卷之三百六十一·婴儿初生门·胎寒附论》：

凡小儿胎中受寒于脏，伤动胞胎，生下不能将护，再伤风外，其候面色青白，四肢逆冷，手足颤动，似大人寒疟，或口噤不开，乃胎寒之候也。其寒气或乘虚而入脏，则令腹疼，或作盘肠内钓，皆因寒而得之，大便青者是也。

夫胎寒胃冷啼者，由母妊娠之时，寒温失理动止乖违，取凉饮冷，冷气停滞，触入胞中。致生之后，冷伏脾胃，令儿咳噎。风邪暴伤，令儿吐呃。面白形青，时时啼叫，是胎寒胃冷故也。小儿胎寒之病，本于在胎时，禀受不足，或犯寒冷。既生之后，脏腑又怯弱，乳哺不化，或胀或利，痫颜色青，其则邪冷与正气相搏，令儿腹痛，躯张蹙气而啼，是为胎寒之病。

十四、蛊

《圣济总录·卷第一百四十七·杂疗门·蛊毒》：千金论曰，蛊毒千品，种种不同，有得三年方死，有一月或百日乃死者，其为病亦各有异，或下鲜血，或好卧暗室，或心性反常，乍嗔乍喜，或四肢沉重酸痛，缓与急皆有殊也。且以五蛊推之，有蛇蛊，有蜥蜴蛊，有蜣螂蛊，有虾蟆蛊，有草蛊。若蛇蛊者，面色青黄，其脉洪壮，病发之时，腹内热闷，胸胁支满，舌本胀强，不喜言语，身体常痛，心腹似虫行，颜色多赤，唇口干燥，经年不治，肝膈烂而死……虾蟆蛊者，面色青白，其脉沉濡，发时咽喉塞，不欲闻人语，腹内鸣唤，或上或下，若天阴久雨而病转剧，皮肉如蛊行，手脚烦热，嗜醋食，咳唾脓血，颜色乍白，乍青，腹内胀满，状如虾蟆，若成蛊吐出，成蝌蚪形，是虾蟆蛊……欲知蛊与非，当令病人唾于水内，沉者是蛊，浮者非也。又云，旦起取井华水，未食前，当令病人唾于水内，唾如柱脚直下沉者是蛊毒，沉散不至下者，是草蛊毒。又云，含大豆，若是蛊，豆胀皮脱，若非蛊，豆不烂脱。又云，以鹄皮置病人卧下，勿令知，若病剧者是蛊。又云取新生鸡子，煮熟去皮，留黄白令完全，日晚口含以齿微微隐之勿令破，作两炊时，夜吐瓦上着霜露内，旦看大青，是蛊毒也。昔有人食新变鲤鱼中毒，病心腹痛，心下硬，发热烦冤，欲得水洗沃，身体摇动，如鱼得水状，有人诊云是蛊，其家云野间相承无此毒，不作蛊治，遂死。

十五、疝

《重订通俗伤寒论·第九章伤寒夹证·第十二节夹疝伤寒》：疝气虽有因虚而得者，不可以虚而骤补。《经》云，邪之所凑，其气必虚。留而不去，其病则实。故必先涤蓄邪，然后补之。至有虚甚迫痛，上为呕逆，或下有遗精者，此邪实正虚之甚，恐补之无益，泻之则正气愈虚，幸而获生者鲜矣。总之内外邪气所感，攻于脏腑，则为腹中之疝，会于阴器，则为睾丸之疝。李士材云，疝之为病，受热则挺纵不收，受寒则腹中牵引作痛。因湿则胀满重坠。因虚则其痛必轻。在血分不移，在气分多动。患左丸者，痛多肿少。患右丸者，痛少肿多。其论甚确。王肯堂云，疝与小肠气、膀胱气不同。小肠气，小肠之病。膀胱气，膀胱之病。疝气，肝经之病。疝必睾丸先痛，次连小腹，次攻胸胁，有自下而上之象。小肠气者，脐傍钓痛，连及腰脊，或绕脐走注，少腹攻刺。若膀胱气，在毛际之上，则小腹之分肿痛，不得小便是也。又有肾气，脐下绕身撮急，周身皆痛，便数而清，诸脉洪缓，惟肾脉弦急，宜肾气丸及酒煮当归丸治之。三证之发，必从腹而下及睾丸，有自上而下之可辨也。因小肠膀胱，并于厥阴之经，所以受病连及于肝，亦控引睾丸而痛。然只是二经之病，不可以为疝也。又有木肾一症，外肾则坚硬顽痹，不痛不痒，阴茎不垂，常如麻木。便溺之时，闷胀不顺，此因肾虚，而沉寒痼冷凝滞其间。先当温散温利，以泄其邪，如二妙丸加肉桂、吴萸、半夏、茯苓之类。亦有囊痒不已，甚则疙瘩顽麻，破流脂水，谓之肾囊风证。是由肝经风湿，宜敷药，或熏洗以治之，宜蛇床子、绣球花，或大叶杨柳，煎汤，乘热熏洗，再以蚯蚓焙为末，掺之即愈。如无脂水，以井水调敷，或吴萸煎汤熏洗。若但阴囊开花，以枸橘七枚，煎汤熏洗，三日可愈。

《医学实在易·卷之三·寒证》：督脉生病，从少腹上冲心而痛，不得前后为冲疝。《长刺节论》曰，病在少腹，腹痛不得大小便，病名曰疝，得之寒。《经脉篇》曰，足厥阴肝病，丈夫㿉疝，妇人少腹肿。《邪气脏腑病形篇》曰，小肠病者，小腹痛，腰脊控睾而痛，时窘之后。

《医述·卷九·杂证汇参·疝》：如下焦阴阳两虚者，用有情温通，以培生气……脉候，黄脉之至也，有积气在腹中，有厥气，名曰厥疝……一妇，产当冬月，寒入产门，腹脐以下胀满，手不欲犯，此寒疝也。

《严氏济生方·诸疝论治》：癥疝腹中气乍满，气积如臂。寒疝因寒饮食，猝然胁下腹中痛。气疝腹中乍满乍减而痛。盘疝腹中痛引脐旁。附疝腹痛连脐，下有积聚。狐疝小腹与阴相引而痛。诸疝不愈，邪气留滞，及成积聚。

《圣济总录·卷第九十四·诸疝门·诸疝统论》：论曰疝者，痛也，阴气积于内，复为寒气所加，使营卫不调，血气虚弱，故风冷入腹而成疝也，或少腹痛而不得大小便，或手足厥，绕脐痛，白汗出，或冷气逆上抢心，令腹心痛，或里急腹痛，又有五疝七疝，其证非一，故云诸疝，当诊其脉弦而急者，是谓疝也，皆由腑脏虚弱，饮食不节，血气不和，寒温不调之所生也。

腹痛

妇人病症辨

一、产候

《古今医统大全·卷之八十五·胎产须知·临产须知（一十四条）》：方觉腹痛，不可便欲为生，怀疑巫说，惊动太早，则举家霍乱，致产不利有之。一临月忽然腹痛，或作或止，或一二日，或三五日，胎水已来，腹痛不密者，名曰弄胎，非当产也。又有一月前，忽然腹痛，如欲便生，却不产者，名曰试月，非当产也。凡腹痛，胎水来与不来，俱不妨事，但当宽心候时……一初觉腹痛，而腰不甚痛者，未产也，且须熟忍行动，不能行者可凭物而立，行得又行。

《女科切要·卷五·难产》：难产生死歌，欲产之妇脉离经，沉细而滑腹又疼，定知半夜应分娩，脉法由来载《内经》。大凡临产应如此，产妇安然切勿惊。身重寒热痛频频，唇甲之色黑复青，子死腹中从此验，舌青冰冷母归阴。面赤舌青须细看，母活子死定分明。唇口俱青白沫出，子母俱亡自可凭。面青舌赤沫又出，母死子生定知真。临症过来俱应验，方知前哲不虚陈。

《太平圣惠方·卷第七十七·治产难诸方》：夫难产者，由先因漏胞去血，脏燥，或子脏宿夹疾疹，或触犯禁忌，或始觉腹痛。产时来到，便即惊动，秽露早下，致子道干涩，产妇力疲皆令难也。或触犯禁忌，所有证候，看母舌青，儿死母活。唇口青，两边沫出者，子母俱死。面青舌赤沫出者，母死子活也。故将产时，坐卧安定，背平著席，体不伛曲，则儿不失其道。若坐卧不安，身体斜曲，儿正转动，忽遽强，气暴冲击，则令儿趋后孔或横逆，皆由产时忽遽。或触犯禁忌，坐卧不安，审所为故。产坐卧，须平安正，顺四时方面，背五行禁忌，若有触犯，多致灾祸者也。

《圣济总录·卷第一百六十一·产后门·产后恶露不断》：论曰产后恶露不断者，盖由脏腑宿有冷滞，气不调和，既产之后，恶露乘虚，不能制约。淋漓不断，久不已，则经血不荣，脐腹坚痛，面色萎黄，气短不足，是其证也。治法宜温补之剂。

《验方新编·卷之二十·妇科临产门·临产须知十则》：

孕妇似产未产须知，凡胎孕临月，胎忽乱动，而腹痛不甚，或作或止，或一二日或三五日之后方生，名曰弄胎，不可孟浪坐草，须静以待时。

要知腹中痛阵，乃儿破衣转身也。气壮者转身自易，气弱者转身较难，衣薄则破速，衣厚则破迟，所以有腹痛一二日方生。

《圣济总录·卷第一百六十四·产后门·产后蓐劳》：论曰产蓐之后，食饮起居，失于常度，使血气不得其养，若血虚则发热，气虚则发寒，血气俱虚，则寒热更作。日渐羸瘦，故为蓐劳，又产后恶露不尽，亦令致此，则时寒时热，腰腹刺痛。甚者不能食。亦不作肌肤。

《妇人大全良方·卷之十八·产后门·胞衣不出方论第四》：夫有产儿出、胞衣不落者，世谓之息胞。由产初时用力，此产儿出而体已疲惫，不能更用力产胞。经停之间，而外冷气乘之，则血道涩，故胞衣不出。须急以方药救治，不妨害于儿。所奈者，胞系连儿脐，胞不出即不得以时断脐、浴洗，冷气伤儿则成病也。旧法胞衣不出恐损儿者，依法截脐而已。产处须顺四时方面，并避五行禁忌者。若有触犯，多令产妇难产。虽腹痛者，未产也。欲腹痛连腰痛甚者，即产也。所以然者，肾候于腰，胞系肾故也。诊其脉，转急如切绳无殊者，即产也。郭稽中论曰，胎衣不下者何？答曰母生子讫，流血入衣中，衣为血所胀，是故不得下。治之稍缓，胀满腹中，以次上冲心胸，疼痛喘急。

《绛雪丹书·临产·死胎诸症》：凡孕妇胞衣不下，死胎滞腹，产后血晕，状如中风，或崩漏不止，腹中刺痛，血滞浮肿，或血入心经，言语颠倒见鬼，血气相搏，身热头痛似疟。凡产后一切血痛急症垂死者，用三四丸，无不神效。此药最猛，服后还宜滋补。

《胎产心法·脉诀歌》：《启蒙》曰，欲产之妇脉离经，离经之脉认分明。其来大小不调匀，或如雀啄屋漏应。腰疼腹痛眼生花，产在须臾却非病。《脉经》云，脉匀细易产，大浮缓，气散难产。

《胎产指南·卷七（上）·产后论解三十二症医方·产后腹痛》：产后腹痛，先问血块有无。有血块痛，只服生化汤，调一笑散、鹿角灰散，块消，痛自止矣。若风冷，乘虚入腹作痛，宜服加味生化汤治之。

《胎产指南·卷七（上）·产后论解三十二症医方·产后小腹痛》：产后虚中，感寒饮冷，其寒下攻，小腹作痛。又有血块作痛者，又有产后血虚，脐下痛者，并宜加减生化汤调治。

《绛雪丹书·产后下卷·心痛》：今产妇患此，但当散胃中之寒物耳，必用生化汤加散寒消食之药，无有不安。若绵绵痛，可按而止，必问血块已除否，方可用补药。大抵因寒冷上攻则心痛，下攻则腹痛，治法亦相同也，俱当于生化汤内加肉桂、吴茱萸温散可也。

《胎产心法·痛疽论》：新产半月左右，忽发痛肿于四肢、胸腹者，是败血不尽，流滞经络。或气血虚弱，营气不从，逆于肉理也。如败血瘀滞者，则焮肿赤痛，而脉弦洪有力，当补血行血之中，佐以导瘀疏气为主。如气血虚弱，营涩卫逆者，则平塌散漫，而脉虚微无力，当大补气血为主。如十全、八珍之属，以固本元，扶胃气。气壮血和，其毒自解。若以毒治，而用清凉解毒，势必不脓不溃，变成坏证矣。

二、经候

《张氏医通·卷十·妇人门上·经候》：《金匮》云，妇人之病，因虚积冷结气，为诸经水断绝，至有历年血寒，积结胞门，寒伤经络；凝坚在上，呕吐涎唾，久成肺痈，形体损分；在中盘结，绕脐寒疝，或两胁疼痛与脏相连，或结热中，痛在关元，脉数无疮，肌若鱼鳞，时著男子，非止女身，在下未多经候不匀，令阴掣痛，少腹恶寒……妇人经闭诸病，无不由虚寒而成……夫经水历年断绝，则瘀积结于胞门，寒气凝于经络。盖下焦寒积结聚，则中上二焦，皆不得通畅……至于在下则经候虽不调，而不至断绝，所瘀亦为不多，其证虽久，但少腹气街，引急寒痛也。

《圣济总录·卷第一百五十一·妇人血气门·妇人月水不通》：论曰月水不通者，所致不一，有气不化血，微不通，有先期太过后期不通，有大病后热燥不通，有寒凝结滞不通，有积聚气结不通，有心气抑滞不通，凡此所受不同，治之亦异，盖妇人假血为本，以气为用，血气稽留，则涩而不行，其为病，或寒或热，脐腹坚痛，肌肉消瘦，久则为瘵瘰之证。

三、妊娠

《医学纲目·卷之二十二·脾胃部·胎前腹痛》：

妇人怀胎，腹中诸疾痛，当归芍药散主之。

妇人腹中痛，小建中汤主之。

芎归汤，治妊娠先患冷气，忽心腹痛如刀刺。

治妊娠腹痛，用生地黄三斤，捣汁，酒一升，合煎减半，顿服，愈。

妇人有胎腹痛，其人不安，若胎病不动，欲知生死，令人摸之。如覆杯者则男；如肘颈参差起者女也。

《胎产秘书·上卷·胎惊心悸气促胀痛不安》：凡妊娠心神怯悸，睡梦多惊，胁腹饱胀，过时连脐急痛，气促不宁，此是胎气既成，五脏安养已久，或因气闷，或因喧呼，致令胎惊，筋骨伤痛，四肢不安。急以大圣散治之。

《胎产心法·金匮解》：妊娠六七月，脉弦为虚寒。虚阳散外，而为发热。阴寒内逆，而作胎胀腹痛。恶寒者，其内无阳。子脏不能司闭藏之令，故阴中觉寒气习习，少腹如扇也。

《女科精要·卷二·胎前杂症门·妊娠腹痛胎痛》：《金匮》曰，妇人怀妊六七月，脉弦发热，其胎愈胀，腹痛恶寒，少腹如扇者，子脏开故也，当以附子汤温其脏。徐忠可曰，六七月胃肺养胎，而气为寒所滞，故胎愈胀，寒在内，腹痛恶寒。然恶寒有属表者，此连腹痛，乃知寒伤内矣。少腹如扇，阵阵作冷，若扇之状，恶寒之异也，且独在少腹，因子脏受寒不能合，故少腹独开不饮也……妊娠心腹痛，或宿有冷疼，或新触风寒，皆因脏虚而发也。邪正相击而并于气，随气上下，上冲于心，则心痛；下攻于腹，则腹痛……妊娠不时腹痛，或小腹重坠，名胎痛。

《广嗣纪要·卷之八·妊娠聚积》：今少阴微紧，血则浊凝，经养不周，胎则偏大，少腹冷满，膝膑疼痛，腰重起难，此为血理。

《诸病源候论·卷之四十一·妇人妊娠病诸候上·妊娠腹痛候》：腹痛皆由风邪入于腑脏，与血气相击搏所为。妊娠之人，或宿夹冷疹，或新触风邪，疼结而痛。其腹痛不已，邪正相干，血气相乱，致伤损胞络，则令动胎也。

《太平圣惠方·卷第七十五·治妊娠心腹痛诸方》：夫妊娠心腹痛者，或由宿有冷疹，或新触风寒，皆因脏虚而致发动也。邪正相击而并于气，随气下上，上冲于心，则心痛，下攻于腹，则腹痛，故令心腹痛也。妊娠而痛者，正邪二气交击于内。若不时瘥者，其痛冲击胞络，必致动胎，甚则伤堕也。

《太平圣惠方·卷第七十七·治妊娠中恶诸方》：夫妊娠人，忽然心腹刺痛，闷绝欲死者，谓之中恶。言恶邪之气，中胎伤于人也。所以然者，血气自养，而为精神之主。若血气不和，则精神衰弱，故厉毒之气得中之。妊娠之病，亦致损胎也。

四、转胞

《太平圣惠方·卷第七十二·治妇人胞转诸方》：夫妇人胞转之病者，由胞为热所迫，或忍小便，俱令水气还迫于胞，屈辟不得充张，外水应入不得入，内溲应出不得出，内外壅滞，胀满不通，故为胞转。其状，小腹急痛，不得小便，甚者至死，不可治也。

五、崩漏

《太平圣惠方·卷第七十三·治妇人崩中下血不止诸方》：夫妇人崩中者，由脏腑伤损冲脉任脉，血气俱虚故也。冲任之脉为经脉之海，血气之行，外循经络，内荣脏腑。若无伤损，则阴阳平和，而气血调适，经下依时。若劳动过度，致脏腑俱伤，而冲任之气虚，不能约制其经血，故忽然暴下，谓之崩中。诊其寸口脉微迟，尺脉微弦。寸口脉迟为寒在上焦，但吐。今尺脉微弦，如此即小腹痛引腰脊痛者，必下血也。

六、带下

《辨证录·卷之十一·妇人科·带门》：其症必然腹痛，小便时必如刀触，阴门必发肿，面色必红。

七、劳伤

《妇人大全良方·卷之五·妇人血风劳气方论第三》：夫妇人血风劳者，由气血虚损，经候不调，外伤风邪，或内夹宿冷，致使阴阳不和，经络否涩，腹中坚痛，四肢酸疼，月水或断或来，面色萎黄、羸瘦。又有因产后未满百日，不谨将护，脏腑虚损，百脉枯竭，遂致劳损之疾也。

《妇人大全良方·卷之八·妇人大便下血方论第十二》：夫妇人脏腑损伤，风邪易入。凡热气在内，令人下血；风气在内，亦大便血色，或如豆汁，腹中疼痛。若粪后下血者，其来远；粪前有血者，其来近。远近者，言病在上下也。妇人面无血色，时寒时热，脉浮弱，按之绝者，为下血也。

八、肠覃

《万氏女科·卷之一·调经章·附肠覃》：肠覃者，因经行之时，寒风自肛门而入，客于大肠，以致经血凝涩，月信虽行而血却少，其腹渐大如孕子状，为胎漏状。

九、积聚

《妇人大全良方·卷之七·妇人疝瘕方论第八》：夫妇人疝瘕之病者，由饮食不节，寒温不调，气血劳伤，脏腑虚弱，受于风冷，冷入腹内，与血相结所生。疝者，痛也；瘕者，假也。其结聚浮假而痛，推移乃动也。妇人之病有异于丈夫者，或因产后血虚受寒；或因经水往来取冷过度，非独因饮食失节，多夹于血气所成也。诊妇人疝瘕，其脉弦急者生，虚弱小者死。又尺脉涩如浮牢，为血实气虚也。其发腹痛，逆气上行，此为妇人胞中绝伤有恶血，久则结成瘕也。

《妇人大全良方·卷之七·妇人积年血癥块方论第十三》：夫妇人积年血癥块者，由寒温失节，脏腑气虚，风冷在内，饮食不消，与血气相结，渐生颗块，盘牢不移动者是也。皆因血气劳伤，月水往来，经络否涩，恶血不除，结聚所生也。久而不瘥，则心腹两胁苦痛，害于饮食，肌肤羸瘦。

【评述】

自东汉以后，凡载录腹痛的古医籍多包括其诊断信息和论治分型的内容。诊断信息以四诊为基础，论治内容包括表里、寒热、虚实、阴阳与一些涉及该病的特殊病类。

四诊之中，望神、色、形是从整体来观察其内在病变程度。一般出现神、色、形的变化，多表明病情深笃或出现了全身性症状。望神是判断疾病转归和预后的重要手段，如本有失神、神乱，而复得神，主吉，代表病情向好。如本应神缓而神乱，如《中藏经·论脾脏虚实寒热生死逆顺脉证之法第二十六》记："腹中痛鸣，徐徐热汗出，其人本意宽缓今忽反常而嗔怒，正言而鼻笑，不能答人者，此不过一月，祸必至矣。"类似这种情况多主凶，须格外留意。在失神表现里"谵妄""狂乱""烦热"等多由内热结聚，郑声则多由虚寒而来。色诊中，除望面色之青、红、黄、白、黑外，更注重色泽之明晦、泽夭、浮沉、聚散，以及色位之上下、内外等差异。以色揣顺逆，以色明脏腑，以色决死生，以色探病位，诸如此等，辅助其他诊断信息，以明确病机，确定治法。小儿望色较于成人更加直观，因小儿体质娇嫩，脏腑内伤、气血积滞、寒热外感都能较明显和迅速地反映到面色上。《太平圣惠方·卷第八十三》提到寒热二因在面色表现上的差异，"其热痛者则面赤……冷而痛者面色或青或白。甚者乃至面黑。唇口爪甲皆青是也"。基本上，赤、红多因热，青、白、黑因寒为多，寒极、热极，皆可见黑，凡致气血瘀滞，又多可见紫色。印堂青黑者，多属肝肾积寒或脾胃伏阴，亦可见于小儿怯弱不足之体。成人观色，以红、青、白、黑、黄，应于五脏外现。如《验方新编·卷之十》中言："面青病在肝多腹痛。"《万氏家抄济世良方·卷之六》云："肾家面黑爪甲青，耳闭足寒泄腹疼。"此外，在诊虫病的时候，"人中黑"是重要判断依据。望形较望色更为具体，其包括望行动状态和望身形身量。《素问·气交变大论》在描述岁土太过时提道："民病腹痛……甚则肌肉萎，足痿不收，行善瘛，脚下痛，饮发中满食减，四肢不举。"其言脾弱萎状，积聚蛊毒诸症，见腹部隆起，鼓胀作痛。在行动状态中，护腹喜揉多虚痛，寒结气血，多紧束不舒。《杂病广要·脏腑类》还记载一人因虫痛，痛极须用拳捶方止。另有其他怪状，如痛时须咬断硬物、痛须疾走等。此类多因痰或虫为病因，发作不定，发则怪异。

小儿诊法中，察指纹尤有特色。据候雅静、陈佳旭等人研究，望指纹诊法受到《黄帝内经》望鱼络法的启发。《灵枢·经脉》记载："凡诊络脉，脉色青，则寒且痛……其青短者，少气也。"在文献梳理中，其认为现今最早记载小儿指纹的书籍为宋代许叔微的《普济本事方》、刘昉的《幼幼新书》，其中后者较全面地论述了小儿指纹中三关、颜色、形态的概念和临床意义，并多次引用《仙人水镜图诀》，此可作为旁证，证实小儿指纹起于唐代王超的《仙人水镜图诀》。望指纹中，小儿体质娇嫩，行气未充，指端络脉清晰可见，并可以反映内气寒热状况，一般认为小儿指纹"青"主寒，"红赤"主热，三关辨治中，风关为病浅，命关为病笃。在收集到的文献中，比较有特色的是"腹疼纹入掌中心""浅红主下痢腹痛""浅青主便青肚痛"等这些有特点的诊断依据。

在舌诊中，若润则津未实耗，燥则忌阳明内结，以及以黄白辨寒热。《金匮要略方论·腹满寒疝宿食病脉证治第十》还提到："舌黄未下者，下之黄自去。"这为应用下法提供了舌象依据。对于舌脉相左的危症也有提示，如"口舌暴燥焦黑，脉反细或代者死"。故在临床中，舌脉信息不一致时，常需要用更丰富的临床与理论经验加以判断。舌象提示治疗禁忌的意义也十分突出，"或白不燥，或黄白相兼，或灰白不渴，慎不可乱投苦泄""肾涸成窟，舌黑绉卷……误用参附而死，良可悲痛"。

闻诊里，可闻语声，以断轻笃，以辨病性。"声音重浊"多与气实、肺浊、肠壅有关。《痢疾明辨》中言："声音重浊，腹痛、心烦，口燥无味，痢症日增，痛愈甚，曰此秋燥症也。"其痢下而肺燥，必津液不行，气塞短疲，出现语音重浊不舒。若内伤脏腑，气衰多现"声音怯弱"。《济阳纲目·卷之十·内伤》中记："辨口鼻若饮食劳役所伤……必不欲言，纵勉强对答，声必怯弱……即阴证也。"毒邪入内，内气将脱，或阳虚脱气，皆可见"声音嘶哑"。"呃""噫""嗳"多为消化道症状伴随的音声，在腹痛中较为常见。腹痛夹食滞，胃气上逆，多见呃、嗳之声；寒凝肝脉，逆气冲于心下，腹痛心下悸，亦见呃逆。故虚、实、寒、热皆可见呃逆。胃腑虚而不纳，寒则抗拒，热则气逆，实则不受，故呃逆在腹痛中，尤其是涉及消化道疾病，其成因复杂，更须明辨。但值得注意的是，在阳明腑实证中，呃逆被作为下法应用的重要指征。如《广

腹痛

瘟疫论·卷之三·里证》言："凡见呃逆，即当下之。"扶阳医家发挥了伤寒三阴经识证方法，强调"呃逆"为阳绝重要表现。郑寿全在《医法圆通·卷之二·呃逆》中言："呃逆因元气将绝而致者，盖以元阳将绝，群阴顿起，阻其升降交接之机。"噫气、嗳气在食伤腹痛、肝郁腹痛、脾胃不和中多见，此机制已作为常识而被熟知，但在腹痛"厥阴寒浊上潜""元气大虚"两证中亦可见，腹痛伴随阴经寒凝，气不潜降阴分，元气亏虚，则出现时嗳、时噫的情况。腹痛其他有关注意义的音声症状还有"肠鸣"，在寒疝、水饮、痢疾中常见，若腑实不大便腹痛，出现肠鸣转矢气，则为向愈之征兆。

嗅味是中医闻诊的另一重要技巧。患者患病或不适时，脏腑气血阴阳受邪气熏蒸、病理侵扰而代谢发生紊乱，秽浊等邪气邪物排除不利，腐浊特色之气由此而生，就会产生各种异常难闻的气味气息。《素问·金匮真言论》论述五脏之病时即强调病之外现气味，其言："肝……病之在筋，其臭臊；心……病之在脉，其臭焦；脾……病之在肉，其臭香；肺……病之在皮毛，其臭腥；肾……病之在骨，其臭腐。"这是最早记录嗅诊的文献。在腹痛古籍文献整理中，涉及消化道的疾病较多，嗅诊意义显得十分突出。在引发腹痛的相关疾病因素里，肠痈其大便与泻下物往往臭腐味较大，脾弱积食的小儿病口出酸臭或大便酸臭是较为明显的诊断依据。《续名医类案·卷之二十九·泄泻》中记："食积泻者，屎酸臭而腹痛。"在内热结聚证的治疗中，以下法导出，其排泄物亦极臭，此为良兆，代表热随便出。见有出血的排泄物或疮疡则可呈腥臭。若热深肉烂，则可见腐臭，病情后期，接近大限的恶性病，亦有腐臭味。小便味道异常，多见于热毒或阴虚。膀胱腑和肠道热病，可伴随腹痛，小便恶臭。此外还有嗅汗液、痰液、呕吐物、口气等。

问诊中涉及问寒热、问汗、问饮食、问经带、问睡眠，这些对于腹痛诊治的精细化，有重要意义。问寒热中，主要针对发热和恶寒症状，可以鉴别外感，也可以探查一些因感染而致的表现，比如泌尿系感染、肠痈，虽多热证，但亦伴随有恶寒症状，如误以风邪外感诊断，以发散药物与之，必然导致症状加重。问汗中，《中藏经·论脾脏虚实寒热生死逆顺脉证之法第二十六》提道："脾病疟气久不去，腹中痛鸣，徐徐热汗出。"冷厥寒痛中也有因厥痛而"白汗出"的情况，肠痈导致中焦热盛可见阳明证"自汗出"的表现，"冷汗""绝汗"则为亡阳腹痛的重要症状。大小便的察问里，大便重点关注泄泻。如出现下利后重则能够较为清晰明确病种，如出现"大便色白"则能断为肠寒，另不大便也是重要的诊断因素。六七日不大便，为"燥屎"的判断依据，大便色黑，知有瘀血，大便多泻少秘，则"脾胃虚之极"。小便问诊与大便类似，先察问通利与否，若小便不利，则说明膀胱气化与津液代谢出现问题，通常因瘀血、感染、疝结、淋证、积饮所致。小便滑数通常以肾气不固、脾肾阳虚为主要原因。

问饮食包含口渴与饮水状况、食欲与食量状况两个方面。热邪留结，通常以津液亏竭或津液气化受影响为表现，症状特点为口渴欲饮，口唇焦干。在辨识太阴伤寒的要素中，《脉因证治·卷一·伤寒》记："太阴证，腹满咽干，手足自温，自利不渴，时腹痛，脉沉细，其脏寒。"不渴从阴辨，烦渴从火论，成为较为便捷的识证技巧，如"心不烦，口不渴，寒之象也"此类描述。在食欲与食量的辨析里，饮食不进与饮食过度，分别可以从病状和病因两方面分析。不欲食和不能食亦为两个比较重要的辨析要点。热者善饥，寒者多呕，《素问》已有确凿描述："心下热善饥。"《圣济总录》中明确指出了"善饥"症状与"胃热肠寒"的联系，《济阳纲目》里指出"胃疟"中"寒热善饥"的表现。

妇人察问内容里，经带是不可忽略的内容，妇人腹痛，与胞宫疾病多有相关。《景岳全书·卷之三十八》提到："经行腹痛，证有虚实。"其主张对经行腹痛展开详细辨证，早在《金匮要略》中对于妇人月水不行的癥瘕有过论述。在后世医家的丰富完善中，月水情况与胞宫疾病的腹痛，有互为因果的联系，月水不利既可导致腹痛，腹痛与胞宫病变也可影响月水。带下与腹痛的关系，在古籍文献中记载有"赤白带下"多因于湿热、虚冷。《太平惠民和剂局方·卷之五》中记："妇人血海虚冷，崩漏不止，赤白带下，经候不调，脐腹时痛。"《薛氏济阴万金书·卷之三·调经十五论》中有记："白带如泔。"其又言："凡妇人二十五六岁，血海虚冷，经闭不调，或下白带如鱼脑，如米泔。"这些显然都与妇科炎症相关，但带下多为一种征兆表现，辅助于诊断，而不作为独立致病因素。

腹痛本身由于疼痛症状，会影响到睡眠，故作为单独要素来观察时，睡眠的失调，在病机中有特殊意义。故甄选以下几类，一者由"胃不和"而发，"胃不和则卧不安"，脾胃失调，过食、饱饮、不当饮食导致腹痛与睡眠不安可以同时出现，如《续名医类案·卷之二十·疝》言："因食鸡、鱼，脐腹复胀痛，发热不眠。"二者由情志导致，如《乘桴医影》中记录姚欧亭夫人"素伤谋虑"而"非酒不眠，时或腹痛。"三者因误用药物导致症状加重，如《归砚录·卷之四》说："偶患腹痛，医谓寒也，进以热剂……遂绝粒不眠，呼吸将绝。"四者由病理状况导致，这类就比较复杂，可见于不同证型。此外，幼儿诊断中，睡眠占有重要地位，幼儿不会表述症状，因而腹痛时常表现为啼哭、卧不安、不眠这类。

四诊之中，腹痛的脉诊信息最为丰富。浮、洪、濡、芤、革、沉、牢、坚、伏、弱、迟、缓、涩、结、数、促、急、动、微、细、代、短、实、滑、紧、长、弦27种脉象在腹痛病类皆有出现。因脉诊涉及信息量大，其病机病理跨越范围也较广，故不一一论述。又因脉类往往在具体疾病中相兼出现，故本章节初步按照浮脉类、迟脉类、虚脉类等大类进行归纳，另辟一节"多类相兼脉象"加以论述。脉象中值得注意的是"吉凶判断"，以脉诀安危、死生，是中医诊断的传统，除开真脏脉、七绝脉、十怪脉以外，腹痛的吉凶脉判断，基本还是依据脉证的相符、相顺与相逆规律。如"本症之候，为猝然心腹绞痛闷绝，诊其脉，紧大而浮者死，紧细而微者生"。见微脉，尚知有气，浮则将气阳脱绝，为不利。《古今医统大全·卷之八十九·幼幼汇集（中）》记录："腹痛脉大而长者死。"其主要是依据胃气判断的。《医门补要·附载·脉诀纂要》中有过一段整体论述："脉象吉凶，心腹之痛，细迟速愈，浮大弦疾，必是延久。中毒腹胀，细紧无妨，浮大如何，命乃危亡。"

除四诊信息外，从八纲、六经的框架辨腹痛之要素也是本章节归纳的重点内容。表里之辨，譬如《一见能医·卷之三·辨症上》中记："潮热恶热，腹痛口燥，舌苔黄黑，脉息沉，此里也。"《订正仲景全书伤寒论注》中以"胃脉浮紧，寒气在内"辨内伤腹满绞痛。寒热辨析里，仍以恶

腹痛

寒、发热与否为重点。在"久腹痛"认识中，多将其归为"脏腑虚而有寒。"虚实之辨内，《一见能医》给出了总纲性的描述，如"有汗无汗""胸腹胀痛与否""痛之拒按与喜按"等指征，为辨明虚实提供依据。《伤寒括要》也强调了拒、喜按的腹痛虚实辨证意义，"可按可揉而软者，虚也，不可揉按而硬者，实也"。《张氏医通》中还指出虚损之病状"少腹弦急"。此外，还有凭大便下利或便结以断虚实的相关论述。辨阴阳要点中须重视戴阳、假阳与真热假寒这两种情况，戴阳证为"腹痛可按可揉而不硬满"。阴邪腹痛下利清谷，阳邪腹痛下利清水或便脓血。在辨虫伤中，《金匮悬解·卷十八·内伤杂病》中提出凭脉辨虫的方法："腹中痛，其脉当沉若弦，反洪大，故有蛔虫。"《症因脉治》从症状、体征给予判断标准，如"腹痛有块""痛而能食""时吐清水""唇无血色""爱食一物"，这些观点基本上与后世观察吻合，后世无过多发展。《张卿子伤寒论》中提出辨荣卫的方法，指出腹内痛是"荣不和于内"，这为发展伤寒六经腹痛病机认识提供新思路。在辨食伤腹痛中，古籍文献中有"气口脉实""腹中有一条杠起"，以及小儿"腹痛按之不哭""面色黄白，或青黄"等指征可参考。虚劳腹痛主要以脾气亏虚、肾精虚耗为根本，可见"诊其脉，潵潵如羹上肥，阳气微，连连如蜘蛛丝"，伴随阴萎不起，或多夹风冷积聚，消瘦筋痿。经络辨证在中医诊断中占有重要地位。在腹痛的辨治中，经络的意义十分突出。一是根据疼痛部位以定经络，"夫心腹相引者，是足太阴之经与络俱虚""又邪客于足太阳之络，令人腰痛，痛引小腹"，足阳明胃之经若其气不足见"目急腹中常痛"，足少阴之经不利则见"脐腹痛"，足厥阴肝经以其环绕阴部至小腹，其经病变，多见少腹、胁腹疼痛。除去十二正经，任督二脉的异常，常导致女子胞、男子精室的病变，《奇经八脉考·任脉》中记："任脉之别络，名曰尾翳。下鸠尾，散于腹。实则腹皮痛，虚则痒搔。"

腹痛证治条辨中，特殊疾病也需关注，如痘疹、时疫、疟疾和霍乱等传染性疾病，其发在阴分，现在阳分，伏匿中焦，以腹为枢，故这类疾病常有腹痛症状。此外还有疝、奔豚、胞痹等，因寒客于病位或因虚生寒，亦常伴腹痛。妇人病治疗中，经带胎产须重点关注，此与男子相异，故鉴别经带胎产中的异常情况，对于准确诊断有较大意义。

第四章

治则治法

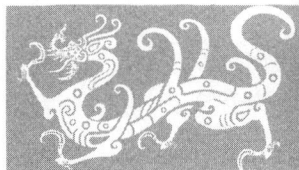

治疗原则

一、滞者通之

《金匮翼·卷六·腹痛·食积痛》：食积痛者，经所谓饮食自倍，肠胃乃伤也。其症恶心恶食，吞酸嗳腐，其脉多沉实，当分三焦而治，在上吐之，在中消之，在下下之。

《女科百问·第七十六问·大便或利或秘》：大肠者，传导之官，变化出焉，独受阴阳之浊，化其糟粕，传不洁之道。若三焦不调，脏腑不和，受热则津液竭燥，肠胃痞涩，大便不通，有寒则腹痛肠鸣，水谷并下。故热则宜清而通之，寒则宜温而固之。

《女科要旨·卷二·胎前》：门人问曰，妊娠二三月，心烦、恶食、呕吐等症，医名恶阻，得胎后，腹常痛，医名胞阻。但恶阻症《金匮》无其名，而胞阻则有之。但阻者，阻隔之义，隔者宜通，保胎岂得用通之法乎？不然何以谓之阻乎？

《女科要旨·卷二·胎前》：且夫妊娠之胎气，原由阳精内成与阴血外养之者也。今阴血之自结，与胎阻隔而不相和，阴结阴位，所以腹中作痛。书云通则不痛。通之即所以安之，惟胶艾汤丝丝入扣。

《济阴纲目·卷之八·胎前门（上）·胎漏下血》：方氏曰，胎动胎漏皆下血，而胎动有腹痛，胎漏无腹痛为异尔，故胎动宜行气，胎漏宜清热。

《身经通考·卷三·脉说·何谓心腹疼痛之脉》：然腹痛为病，有冷、有热、有虚、有实，至于血气虫积，皆能作痛，当详审其证，诊其脉而施治焉。大抵痛则不通，通则不痛，凡痛甚先通利，此要法也。

《厘正按摩要术·卷四·列证·腹痛》：腹有寒痛，热痛，食痛，气不和痛，脾虚痛，肝木乘脾痛，蛔动痛者，不可以不辨。寒痛者，气滞阳衰，面色白，口气冷，大便青色，小便青利。痛之来也。迁缓不速，绵绵不已。痛时，喜以热手按之，其痛稍止，肚皮冰冷者是也。内治以香砂理中汤去白术主之……腹痛一证，寒淫为多，热淫为少，以寒则易于阻塞阳气也。气滞者多，血滞者少，理气滞不宜动血，理血滞则必兼行气也。先哲以痛则不通，通则不痛，故治痛大法，不外温散辛通，而其要则初用通腑，久必通络，宜审虚实治之。

《丹溪心法·卷四·腹痛七十二》：凡心腹痛者，必用温散，此是郁结不行，阻气不运，故痛。

《汪艺香先生医案》：此是寒滞阻气，阻痹不便，以温、化、通三法并行，得畅便数次，宿垢顿下，庶能腹痛大减，黄苔半化，脉象宣扬，正是阳明主腑，以通为用。

《医学原理·卷之七·肚腹门·治腹痛大法》：腹痛之症，有寒有热，有食积，有痰饮，有死血，大法在乎分因，详其虚实而疗，必以疏散其窒郁为主。经云，痛则不通，通则不痛是也。

二、寒者热之

《女科切要·卷二·经准不孕》：如气食生冷所致者，其腹多痛，宜温之。

《妇人大全良方·卷之七》：东垣曰，腹中诸痛，皆因劳役过甚，饮食失节，中气不足，寒邪乘虚而入客之，故猝然而作大痛。经言得炅则止。炅者，热也。以热治寒，治之正也。

《医门法律·卷之六·水肿门·水肿脉论》：故曰趺阳脉当伏，今反紧，本自有寒，疝瘕，腹中痛，医反下之，下之即胸满短气……寒疝瘕即石水之类，腹中痛，宜温不宜下，下之而伤其胸中之阳，则浊阴上攻，胸满短气也。

《症因脉治·卷四·腹痛论·寒气腹痛》：寒气腹痛之治，左关弦紧者，宜散寒。

《医学原理·卷之七·肚腹门·治腹痛方》：治中气亏败，阴寒乘之而作腹痛，法当补中气，散阴寒。经云中气不足者，补之以甘温。又云辛以散之，热以胜寒。是以用黄芪、甘草、大枣等诸甘温以补中气，干姜、肉桂等诸辛热以散阴寒。经云酸以收之，故佐芍药之酸，收阴而止腹痛。

《扁鹊心书·卷中·脚气》：久患脚气人，湿气上攻，连两胁、腰腹、肩臂拘挛疼痛，乃肾经湿盛也……其甚者憎寒、壮热、气逆、呕吐、筋急入腹，闷乱欲绝，此邪冲入腹，危险更甚，非重用温化不可，如茱萸、姜附等药，宜皆用之。

三、热者寒之

《丁甘仁医案·卷二·痢疾案》：湿热滞郁于肠胃，气机流行窒塞，腹痛痢下鲜血，里急后重，纳谷减少，苔黄脉数，症势沉重。拟白头翁汤加味，苦寒清热，和中涤肠。

《丁甘仁医案·卷一·伤寒案》：少腹痛拒按，腑气不行，脉象弦数，症势重险，恐再进一步则入厥阴矣。姑拟小柴胡汤，加清热通瘀之品，一以和解枢机之邪，一以引瘀热而下行，冀其应手为幸。

《邵兰荪医案·卷三·泄泻》：介按，湿热薄于肠胃，阻遏气机，而致太阴失健运，厥阴失疏泄，湿蒸热郁，传导失其常度，而便利腹痛。清热导气以渗湿，则诸恙自愈。

《邵兰荪医案·卷三·腹痛》：介按，暑热内逼肝经，阻碍气机，扰乱肠胃，因而腹中绞痛。

治以平肝清热，理气止痛，方法甚佳。

《医学原理·卷之七·肚腹门·治腹痛方》：治脉洪，热邪干腹作痛，法当清热为先，是以用黄芩清热为君，芍药益阴为臣，用甘草缓急和中为佐。一本加姜三片。

《伤寒大白·卷三·腹痛》：阳症腹痛，当用清热。

《伤寒直指·卷之三·辨太阳病脉证治中第六》：急者，须柴胡芍药，不可去芩，乃能清热和肝。且芍药黄芩，为腹痛之妙剂。

《广瘟疫论·卷之四·遗证（属病后不表里证）·妇人》：要再察其胁、腰、少腹，有牵引作痛拒按者，必以清热、消瘀为主。

《云林神毂·卷之三·妇人》：经水正将来，腹中阵阵痛，血实气滞凝，顺气清热中。

四、急者缓之

《脾胃论·卷中·长夏湿热胃困尤甚用清暑益气汤论·清暑益气汤》：若脾胃之急痛，并脾胃大虚，腹中急缩，腹皮急缩者，却宜多用之。经云急者缓之。若从权，必加升麻以引之，恐左迁之邪坚盛，卒不肯退，反致项上及肾尻肉消而反行阴道，故使引之以行阳道，使清气之出地，上迁而上行，以和阴阳之气也。

《孙氏医案·一卷·三吴治验·吴肖峰令政度痛》：盖建者，立也，中者，阳明所主，今腹痛如缚，带脉急缩也，东垣治例，腹痛以芍药为君，恶寒而痛，加桂。甘草，缓带脉之急缩，用以为臣。经曰急者缓之。

五、虚者补之

《女科撮要·卷上·经候不调》：一妇人性沉静，勤于女工，善怒，小腹内结一块，或作痛，或痞闷，月经不调，恪服伐肝之剂，内热寒热，胸膈不利，饮食不甘，形体日瘦，牙龈蚀烂，此脾土不能生肺金，肺金不能生肾水，肾水不能生肝木，当滋化源，用补中益气、六味地黄，至仲春而愈。

《妇科心法要诀·产后门·蓐劳虚羸总括》：寒热往来脐腹痛，懒食多眠头晕迷，骨蒸盗汗痰嗽喘，面黄肌瘦力难支。蓐劳先须调脾胃，后调荣卫补其虚。

《一见能医·卷之四·辨症下·内伤分辨》：

伤精则脉数，伤血则脉虚，其症精神困倦，饮食无味，头晕腰疼，小腹急痛，治以滋阴养血、添精补髓之剂。

伤脾则中脘作痛，伤肾则小腹急胀，小腹不利。

有坠车落马，打仆闷错，血凝气滞，积于脐腹，久则面黄肌瘦而痛，亦内伤症也。

六、瘀者散之

《竹泉生女科集要·气化次序说·血崩由于闪跌第十一》：妇人跌坠闪挫，恶血下注，状如血崩。然腹痛拒按，久则面黄形槁，治当消瘀，傅氏用逐瘀止血汤……凡跌打损伤致唾血呕血者，皆宜照此法治之。呕血者，血聚于胃，宜加川朴。此证始有块痛，其后块消痛去者，下血赤而不紫，是因闪跌而血不归经也，当作崩治。

《女科折衷纂要·调经门·痛经论》：有历年血寒积结胞门，呕吐涎唾，脐胁疝痛，阴冷彻引腰脊而痛者，当分治之……戴复庵云，经事来而腹痛，经事不来而腹亦痛，二者之病皆血之不调也。欲调其血，先调其气。

《女科折衷纂要·调经门·血崩论》：血大至曰崩中，或清或浊，或纯下瘀血，或腐臭不堪，甚则头目昏晕，四肢厥冷，急宜童便调理中汤加入百草霜饮之。又有崩甚而腹痛，人多疑为恶血未尽，又见血色瘀黑，愈信恶血之说，不敢止截。大凡血之为患，欲出未出际停在腹中，即成为瘀血难尽，以瘀为恶血，又焉知瘀之不为虚冷？若必待瘀尽而后截之，恐并与人无之矣。况此腹痛更有说焉。瘀停腹痛，血通而痛止。崩行腹痛，血住而痛止。

七、痛者和之

《脉因证治·卷三·呕吐哕》：木香白术散，治前证腹中痛，是脾实系强，宜和之。

《病机沙篆·水泻》：里急者下之；后重者调之；腹痛者和之；洞泄肠鸣脉细微者温之、收之；脓血稠黏，每至圊不能便，脉洪大有力者下之、凉之。大抵治病而求其所因，察何气之胜，取相制之药治之，因其所利而利之，以平为期，此治法也。

《秘珍济阴·卷之一·调经门·济阴通微赋》：经未行而腹痛兮，气滞血涩宜调经。已行而腹痛兮，和气养血勿错。

《订正仲景全书伤寒论注·卷十四·辨霍乱病脉证并治篇》：沈明宗曰，吐利已止，复更发热，乃里气和而表邪未解，当从解表之法。或无表证，但有腹痛吐利，此为里邪未解，当以和里为主。

《伤寒论辨证广注·卷之八·辨太阴病脉证并治法·桂枝加芍药汤方》：于桂枝汤方内更加芍药三两，通前共六两，余依桂枝汤法。（琥按上方，乃治太阳表邪未尽，太阴里气虚热，而腹痛者也。武陵陈氏云上证原从误治，引太阳之邪入里，其邪未尽离乎太阳，未全归于太阴，自表而入，还欲其自表而出，故仍用桂枝汤，驱太阳未尽之邪。况桂枝辛温，建中亦可温中而救。误下之害其加芍药者，专主腹痛。腹痛宜和，凡属寒之痛，宜姜附之热以和之，而芍药在所不用。属热之痛，宜芍药之寒以和之，而姜附又非所宜。此阳经之邪，侵入太阴作痛者，故当以芍药和之。芍药性寒，寒能御热而泻侵脾之热邪，芍药味酸，酸能收敛脾气，使不受外邪所侵。）

《医学举要·卷二·时邪合论》：症之大法，则机要所云后重则宜下，腹痛则宜和，身重则除湿，脉弦则去风。

《古今医统大全·卷之三十六·滞下门·东垣治痢法》：《机要》云，后重则宜下，腹痛则宜和，身重则除湿，脉弦则去风，脓血稠黏，以重剂竭之（经云，在下者引而竭之，如大承气汤加滑石之类是也）。身冷自汗，以热药温之（如通涤太过，脾胃虚寒，脉微发厥，以理中汤加吴茱

腹痛

萸、木香之属）。风邪内结，宜汗之；溏而痢，宜温之。又云，在外发之，在里者下之，在上者涌之，下陷者举之，小便涩者分利之。又云，盛者和之，去者送之，至者止之。兵法云，避其锐气，击其惰归，此之谓也。

《剑慧草堂医案·卷上·疟疾》：伏邪从膜原外腾为间疟，热时神昏，身热不凉，头疼呕吐，腹痛便溏，舌糙黄，脉弦数。当以和解。

《医辨·卷之下·黄疸》：脉不浮不沉微弦，腹痛而呕，宜和解。

第二节
治疗方法

一、治法总要

《证治汇补·卷之六·腹胁门·腹痛》：凡痛多属血涩气滞，宜甘以缓之。寒宜辛温消散，热宜苦寒清解，虚宜甘温调理，实宜辛寒推荡。在上者吐之，在下者利之，随其乘侮胜复，俱以开胃调脾为主。

《杂病广要·身体类·腹痛》：微实者，宜调不宜攻。大实者，或上或下，非攻不可。纯虚者，或气或血，非大补不可。（《景岳》）（按，《质疑录》亦有说，见痛须通利条。）

《证治准绳·女科·卷之三·霍乱》：或先心痛而吐者，或先腹痛而利者，或吐利俱作者，或头痛身体壮热而脉浮洪者，或阳气暴绝而手足逆冷，而脉息微绝者。治之当分阴阳，察其虚实，辨其冷热，观其脉息。热者凉之，冷者温之，以平为期。

《仁斋直指方论·卷之十八·肾气·肾气方论》：肾主纳气，人之气海系焉。肾虚而为风寒所乘，为暑湿所袭，为喜怒忧恐所伤，而水结不散，又与气搏，是以群邪聚于其中，曰疝，曰奔豚，曰小肠气，曰膀胱气，皆是物也。其候不特外肾、小腹作痛，或攻刺于腰胁，或游走于背脊，或冷气抢心，心下痛满，或手足厥冷，痛绕脐傍，或胁之左右如杯，或脐之上下如臂，或腹中累累如桃李，或胃脘间覆大如盘。有壮热恶寒者，有洒淅寒热者，有不得大小便者，有里急而下泄者，有自汗出者，有不欲食者。其于阴间，则卵有小大，伸缩而上下不常；囊有肿胀急痛而发歇无定。夹冷触怒则块物逼上囊根或攻腹胁。时和心平，则块物自循背系，归入囊中，凡此皆谓之肾气。治法纲领，风则散之，寒则温之，暑则解其热，湿则渗其水，七情所发，调其心气，水与气搏，行其小便，其间以主治肾气之剂参之，固定则也。然总治之法，大要以流行疏利为先。

《寿世保元·卷之五·腹痛》：夫腹痛，有寒气客于中焦，干于脾胃而痛者，有宿积停于肠胃者，有结滞不散而痛者，有痛而呕者，有痛而泻者，有痛而大便不通者，有热痛者，有虚痛者，有实痛者，有湿痰痛者，有死血痛者，有虫痛者，种种不同。治之皆当辨其寒热虚实，随其所得之证施之。若外邪者散之，内积者逐之，寒者温之，热者清之，虚者补之，实者泻之，泄则调之，闭则通之，血则消之，气则顺之，虫则追之，积则消之，加以健理脾胃，调养气血，斯得治之要也。

二、八法论治

（一）汗法

1. 发表

《症因脉治·卷四·腹痛论·暑湿腹痛》：暑湿腹痛之治，脉洪大者，黄连香薷散。脉弦数者，清热胜湿汤。痛一阵，泻一阵，平胃散煎汤，调六一散。寒热脉伏，或寒热脉浮大，皆宜发表，败毒散。

2. 祛风

《症因脉治·卷四·腹痛论·风气腹痛》：风气腹痛之治，脉浮缓者祛风……寒热脉浮，防风汤。腹中作响，大便作泻，平胃五苓散，加防风。脉迟者，建中汤加防风。左脉浮，柴胡汤。右脉浮，干葛汤。

3. 散寒

《杂病广要·身体类·腹痛》：治停食当以发散寒邪为主，而兼消导，此立效之术也。

《证治准绳·女科·卷之三·滞下》：其证必先脐腹疗痛，洞泄水泻，里急后重，或有或无，或赤或白，或赤白相杂，日夜无度，如有此证，不问冷热虚湿，但当先服神术散，可以发散风冷寒湿之气，次服五苓散分利水谷。

4. 散湿

《身经通考·卷三·脉说·何谓伤湿之脉》：入脏则舒伸不能；夹风则头目昏眩，呕哕心烦；兼寒则拳挛掣痛，无汗恶寒；带热则烦渴引饮，心腹疼痛，多汗。《脉经》曰脉浮而缓，湿在表也；脉沉而缓，湿在里也，或弦而缓，或缓而浮，皆风湿相搏也。又曰或细或涩，或缓或濡，是皆中湿。治法，当利小便，或轻汗以散之。

《金匮翼·卷一·湿症·上下分消之剂》：升阳除湿汤，治伤湿，肿泻，肠鸣腹痛……又湿在上在表者，多夹风气，非汗不能去也，荆、防、羌、麻，祛风之品，岂能行湿之事哉。

5. 发汗

《太平圣惠方·卷第八·辨太阴病形证》：太阴受病，腹满吐食，下之益甚，时时腹痛，心胸坚满，若脉浮者，可发其汗。

（二）吐法

《证治汇补·卷之二·内因门·虫病》：体实之人，虫攻脏内。心腹疼痛，在上用吐法，在下用攻法。

《杂病广要·身体类·腹痛》：寒滞之痛，有因内寒者，如食寒饮冷之类是也，必兼寒兼食，随其宜而治之。有因外寒者，或触冒不时之寒邪，或犯客令之寒气，或受暴雨沙气之阴毒，以致心腹搅痛，或吐或泻，或上不能吐，下不能泻，而为干霍乱危剧等证。总由寒气犯脏，或在上焦，或在中下二焦。凡痛急在上者，用吐最妙。

《证治针经·卷一·杂证要旨总赋》：痰饮上凝而热喘，用吐斯康。

（三）下法

1. 温下

《四圣心源·卷六·杂病解中·腹痛根原》：若有水谷停瘀，当以温药下之，仲景大黄附子汤，最善之制也。

《杂病广要·诸血病》：血瘀而兼寒者，其证无头疼，不恶寒，身热发渴，言语无伦，如见鬼状，小便利，大便黑，法宜温而行之。

2. 凉下

《四圣心源·卷六·杂病解中·腹痛根原》：若宿物留滞，而生郁热，则厚朴七物汤，是良法也。

《杂病广要·身体类·腹痛》：腹痛……不可按者是实，用硝、黄下之。（《丹溪》）（按，此本于《妇人良方》说，见疏利方法中。）

《验方新编·卷之九·妇人科产后门·产后痢疾》：如果新产之时，饮食过伤者，其症腹中胀痛，里急窘迫，身热口渴，六脉数实，宜下之。

《伤寒绪论·卷下·腹痛》：此言阴寒内结而痛也……痛不可近而硬满者，为实结，痛不可近而濡软者，为蓄血，皆当下之。

《证治汇补·卷之六·腹胁门·胀满》：腹坚惧按，舌黄脉牢者，此实邪有余，法宜推荡，所谓下之则胀已是也。

《冯氏锦囊秘录·杂症大小合参·卷七·小腹痛》：小肠痈作痛者，其身甲错，腹皮急，按之濡，如肿状，腹常痛，或绕脐生疮，急宜下之。

《杂病广要·诸血病》：瘀血在下焦者，其证如狂，谵语燥渴，身目发黄，舌黑，少腹满痛，小便自利，大便秘，法宜下之。

《订正仲景全书金匮要略注·卷六·妇人产后病脉证并治第二十一》：产妇腹痛，属气结血

腹痛

凝者，枳实芍药散以调之。假令服后不愈，此为热灼血干著于脐下而痛，非枳实、芍药之所能治也，宜下瘀血，主之下瘀血汤，攻热下瘀血也。

《订正仲景全书金匮要略注·卷六·妇人产后病脉证并治第二十一》：少腹坚痛者，以肝藏血，少腹为肝经部分，故血必结于此，则坚痛亦在此，此恶露不尽，是为热在里，结在膀胱，此太阳蓄血证也，宜下去瘀血。

《奉时旨要·卷二·阳属·伤寒兼症》：若瘀血凝聚，少腹痛拒按，小便自利者，下之。

《重订通俗伤寒论·第七章伤寒本证·第二节大伤寒》：腹满而痛，大便不通，舌苔浅黄薄腻，黄中带白，脉右洪数，左尚浮缓，即仲景所谓胃中干燥。因转属阳明，不更衣内实，此为太阳转属阳明之热结也，宜以攻里兼解表法。

3. 下瘀血

《奉时旨要·卷二·阳属·少阴经症》：下利清水者，结粪在内，从旁流出，按其腹必硬痛，宜急下之。

《杂病广要·脏腑类·肠痈》：初起小腹疼痛，或软或硬，脉芤数者，瘀血也，宜下之。

《订正仲景全书金匮要略注·卷六·妇人产后病脉证并治第二十一》：产妇腹痛，属气结血凝者，枳实芍药散以调之。假令服后不愈，此为热灼血干著于脐下而痛，非枳实、芍药之所能治也，宜下瘀血，主之下瘀血汤，攻热下瘀血也。

《订正仲景全书金匮要略注·卷六·妇人产后病脉证并治第二十一》：少腹坚痛者，以肝藏血，少腹为肝经部分，故血必结于此，则坚痛亦在此，此恶露不尽，是为热在里，结在膀胱，此太阳蓄血证也，宜下去瘀血。

《奉时旨要·卷二·伤寒兼症》：若瘀血凝聚，少腹痛拒按，小便自利者，下之。

《里中医案·董玄宰少妾下焦瘀血》：余曰两尺沉且坚，小腹按之即痛，此有下焦瘀血，当峻剂行之。

（四）和法

1. 和中

《杂病广要·脏腑类·滞下》：法云，后重则宜下，腹痛则宜和……其或腹痛后重，小水短，下积，此为里证，宜和中疏气。

《杂病广要·脏腑类·肠痈》：小腹作痛有块，大便秘涩，小便如淋者，宜和而利之。

《灵验良方汇编·卷之上·论带下》：肚腹疼痛，和脾胃。

《邵兰荪医案·卷三·泄泻》：虫气内着，腹痛乍作乍止，脉弦濡，便溏。姑宜安胃和中。

《普济方·卷一百二十九·伤寒门·辨不可水形证》：伤寒结胸，为无热证者，宜与平和之药。若以水灌之，益令热不得出，当汗而不汗，即烦。假令汗出后，腹中痛，可服和气止痛之药。

《剑慧草堂医案·卷上·疟疾》：寒食互滞，引动痧秽伤中，腹痛吐泻，脉濡弦。尚须疏和和运。

《柳宝诒医论医案·医案·杂证门》：脘腹久痛不愈，脾气不舒，湿积交阻之象。面黄脉弱，舌色嫩红，不特脾阳受困，而胃阴亦伤矣。调治颇难，姑与疏调中气。

《邵氏医案》：木克土化泻，脉右弦，中痞气滞腹痛，舌红经阻，宜养胃和中平肝。

《千里医案·卷五·诸痛》：新市范妇，气滞痰凝，肝胆脾胃失和久矣，迩来脘腹膨痛，寝食俱废，便结气逆，脘右癥瘕有形，痛作则疟止，是气扰于中也，今痛虽止，而脉犹滞，舌白腻，黄溺未清澈，宜通调升降以和之。

《王九峰医案·中卷·诸虫》：脉来弦细少神，气血已衰，食少胸腹作痛，有时呕涎，脾胃两败，和中合养营治法。

《王九峰医案·中卷·泄泻》：脾喜燥而恶湿，湿蕴痰滞伤脾，腹中痛泻，进胃苓汤，痛泻已止，宜和中调胃。

《邵兰荪医案·卷一·湿》：遗风庞，湿热寒热。脉弦濡，中痞气滞，腹痛便滑。姑宜和中利湿。

2. 和气血

《验方新编·卷之九·妇人科产后门·产后痢疾》：如无新旧食积，下痢赤白，腹痛窘迫，脉沉数者，此虚痢也。宜行气和血为主。

3. 和肝脾

《凌临灵方·血痢》：何左（正月）脾欠健运，湿热留着阳明，加以操劳动肝，肝木乘脾，脾失统血，血痢纠缠，更衣腹痛后重，脉弦缓。治宜两和肝脾为先。

《凌临灵方·赤白积烟漏》：暑湿侵脾下痢，赤白相杂，昼夜无度，更衣腹痛后重，脉小弦数，治宜泄木和肝。

《剑慧草堂医案·卷下·女科虚损》：腹胀且痛，便溏后重，纳减胃钝，里热跗肿，脉小数。当治扶土抑木法。

《王九峰医案·中卷·反胃》：脉来沉弦涩兼，由肝郁不舒，少腹痛，气逆直冲于胃，气不下趋，反胃之症，宜和中抑木法。

《曹沧洲医案·肝脾门》：仲春胎育之后，旋即腹痛至今，脘次闷塞，食下作胀，脉软弦不畅。宜疏肝和脾，气营两治。

《王旭高临证医案·卷之四·妇人门》：漏下淋漓，少腹板痛。化瘀和营，未能奏效。食少无力，微寒微热。治在肝脾，缓之调之。

4. 和肝胃

《费绳甫先生医案·费绳甫先生女科要略·女子杂症》：胸腹作痛，内热口干，此肝阳上灼胃阴，胃失降令。治宜酸苦泄肝，甘凉养胃。

《慎五堂治验录·卷四》：脘痛宿癖数年，因吐血四罐而释。近缘劳动，兼之情志违和，腹又结块，仍有攻痛，且以调肝和胃治之。

5. 和少阳

《重订通俗伤寒论·第七章伤寒本证·第二节大伤寒》：服后胸痛膈闷虽除，而寒热仍发，腹满而痛，便秘溺赤，此少阳上焦之邪，渐结于中焦阳明也，当以和解兼轻下法。

《伤寒论辨证广注·卷之七·辨少阳病脉证并治法·小柴胡汤方》：痛犹未止者，为不瘥，此为少阳经有留邪也，后与小柴胡汤，去黄芩，加芍药以和解之。

（五）温法

1. 驱寒

《四圣心源·卷六·杂病解中·腹痛根原》：凡心腹疼痛，率因水寒土湿，木气郁冲所致。心腹痛剧欲死，四肢冰冷，唇口指甲青白者，宜姜、椒、附、桂，驱寒邪而达木郁，必重用苓、甘，泻湿培土，而缓其迫急，其痛自止。

《杂病广要·身体类·腹痛》：《举痛论》云，寒客于夹脊之脉，则按之不能及，故按之无益。夹脊乃膂脉之所行，其脉当尺泽沉而击，宜行其肾经，以去其寒。

《时病论·卷之八·冬伤于寒大意》：盖中寒者，寒邪直中于三阴之里，故有吐泻腹痛，急宜热剂祛寒。

2. 温里

《杂病广要·脏腑类·泄泻》：寒泄脉沉细，腹肚切痛，下必青黑，泄后腹胀身痛，先温其里。

《杂病广要·身体类·腹痛》：凡心腹痛者，必用温散，此是郁结不行，阳气不运，故痛。在上者多属食，食能作痛，宜温散之。

《重订通俗伤寒论·第七章伤寒本证·第二节大伤寒》：忽然脐腹绞痛，洞泄不止，手足厥逆，此阳证而转为阴证也，急温之。

《伤寒六书·伤寒明理续论卷之六·腹痛》：邪气入里，与正气相搏，则为腹痛。盖阳邪传里而痛者，其痛不常，当以辛温之剂和之。

《伤寒论辨证广注·卷之七·辨少阳病脉证并治法·小柴胡汤方》：法当腹中急痛，与建中汤者以温中补虚，缓其痛而兼散其邪也。

《伤寒广要·卷三·辨证·腹痛》：阴寒在内而痛者，则痛无休时，欲作痢也，当以热药温之。

《伤寒绪论·卷下·腹痛》：凡腹痛喜得温按，而痛无休息者，为直中阴寒，若时痛时止而喜按揉者，为传经坏证，皆宜温之。

《金匮翼·卷六·心痛·心寒痛》：又曰寒气客于肠胃之间，则猝然而痛，得热则已，非甘辛大热之剂，则不能愈。遂制此方。经曰，寒淫于内，治以辛热，佐以苦温。

《绛雪丹书·产后下卷·心痛》：大抵因寒冷上攻则心痛，下攻则腹痛，治法亦相同也。

《证治准绳·女科·卷之五·疟》：大凡久疟多属元气虚寒，盖气虚则寒，血虚则热，胃虚则恶寒，阴火下流则寒热交作，或吐泻不食，腹痛烦渴，发热谵语，或手足逆冷，寒战如栗。虽见百证，当峻温补，其病自退。

3. 温脾

《杂病广要·脏腑类·泄泻》：寒泻者，腹中微微作痛，痛久而后下者是也，宜以温脾为先。

《史载之方·卷上·论六气所生之病·胀满》：人有病，小腹痛，睡，不得小便，头痛，目似脱，顶似拔腰似折，此土湿之胜，宜暖其脾。

4. 温肾

《医方选要·卷之八·痼冷门》：痼冷者，中寒也。其病多由真阳虚弱，胃气不实，复啖生冷、冰雪、水酪诸寒之物，或坐卧阴寒久湿之处，日渐侵夺阳气，以致脏腑久痼而冷。其为病也，或手足厥逆，或腹中久痛，溏泄无度，或腰腿重痛，如坐水中，或阴痿不举，精寒自出，或久呕吐，不进饮食，或自汗战栗，或大腑洞泄，或小便频数。此皆痼冷之为病也。治之当宜温补肾元，健养脾胃，祛寒邪，固真气，使阳气得复。阴阳和平则无偏胜之患，而斯疾愈矣。

5. 温经

《伤寒论汇注精华·卷首·六经定法》：阳热变为阴寒，目瞑倦卧，声低息微，少气懒言，身重恶寒，四肢逆冷，腹痛作泻，法主温经散邪，回阳止泻。

《重订通俗伤寒论·第二章六经方药·第四节温热剂》：而直中阴经者，名曰中寒；其症恶寒厥逆，口鼻气冷，或冷汗自出，呕吐泻利，或腹中急痛，厥逆无脉，下利清谷，种种寒症并见，法常温之。

《伤寒六书·伤寒明理续论卷之六·腹痛》：若初病起无头疼，无身热，就便怕寒厥冷，腹痛呕吐，泻利不渴，蜷卧沉重，战栗，脉沉细，此为直中阴经真寒证，不从阳经传来，当用热药温之。

《圣济总录·卷第四十五·脾脏门·脾脏冷气攻心腹疼痛》：论曰足太阴，脾之经也，风冷干之，搏于脾脏，与正气相击，上冲于心则心痛，下攻于腹则腹痛，法宜温以调之。

《临证指南医案·卷八·疝·浊阴凝聚肝络》：疝坠于右，筋缩连小腹痛，此寒主收引。议进温通厥阴之络。

6. 温血

《临证指南医案·卷八·腹痛·营分虚寒》：当脐腹痛，发于冬季，春深渐愈。病发嗳气，过饥劳动亦发。宜温通营分主治。

（六）清法

1. 清肝

《四圣心源·卷六·杂病解中·腹痛根原》：肝以风木主令，胆从相火化气，其间木郁风动，火郁热发，亦往往而有，而推其脾肾，无不湿寒之理。即有风热兼作，用芍药、柴、芩，以泻肝胆。

《丁甘仁医案·卷七·调经案》：腹痛隐隐，鼻红甚剧。气滞血瘀，肝火载血，不能顺注冲任，而反冲激妄行，上溢清窍，有倒经之象。逆者顺之，激者平之，则顺气祛瘀，清肝降火，为一定不易之法。

2. 清胃

《杂病广要·脏腑类·脾胃病》：若人能食好食，而食后反饱难化，此胃火旺而脾阴虚也，宜清胃以扶脾。

3. 清心

《史载之方·卷上·论六气所生之病·胀满》：人有病，腹大，小腹中痛，恶寒发热如疟，小腹赤，其脉洪大，此心热也，宜凉其心。

《伤寒论注》：心为离火，而真水居其中，法当随其势之润下，故用苦寒以泄之。

4. 清肺

《史载之方·卷上·论六气所生之病·胀满》：人有病，右胠肤满腑肿心痛，肺膜，腹大满膨胀而喘咳，此气为火所胜，其脉两手寸口洪大，肺上亦洪，骨力小如心脉此为心肺相持，宜解其金火之热，以平其心肺。

5. 清热

《杂病广要·脏腑类·泄泻》：热泻者，肚腹尝热而痛，口干舌燥，小便赤涩，所下之粪皆深黄色，臭秽不可近者是也，宜以清热为先。

《杂病广要·身体类·腹痛》：因于热火，在小腹则绞痛，忌辛热、香燥、补敛，宜甘苦寒。

《金镜内台方议·卷之九》：阴不得升为下寒，故腹中痛；阳不得降为上热，故欲呕吐也。故与半夏泻心汤中加桂枝，升降阴阳之气也。为下痛，故去黄芩。经曰，上热者，泄之以苦。

《重订通俗伤寒论·第七章伤寒本证·第二节大伤寒》：阴证而其体素热，勿过温，温之太过，忽然烦躁大渴，自汗昏谵，二便不通。此阴证而转为阳证也，速清之。

《邵兰荪医案·卷三·泄泻》：介按，湿热薄于肠胃，阻遏气机，而致太阴失健运，厥阴失疏泄，湿蒸热郁，传导失其常度，而便利腹痛。清热导气以渗湿，则诸恙自愈。

《凌临灵方·湿火红积》：暑湿侵脾，下痢红积，更衣腹痛后重，乍寒乍热，脉弦滑数，宜清解阳明。

6. 清湿热

《伤寒溯源集·卷之九·少阴篇·少阴寒利》：故少腹痛而下重，治宜清湿热，泻大肠。

《孙文垣医案·卷二》：腹痛之疾，年已久矣。治当清洁中焦分湿热，兼养脾法。

7. 清暑

《感症宝筏·卷之四伤寒类证·暑证·暑夹痧》：中暑者，静而得之。如避暑深堂大厦，为阴寒所遏，暑不得越故也。外症见身热头痛，烦躁不安，或咳嗽发热，汗出不止。然必热有进退，胁下有汗，方为伤暑。若久热不止，胁下无汗，便是夏月伤寒，症虽少见，不可不详辨而妄投汤药也。又，腹痛、呕、泻为冒暑，宜凉解清利。

《感症宝筏·卷之四伤寒类证·暑证·暑夹痧》：暑兼痧气，从口鼻吸入，亦头疼、恶寒、发热，或手足指冷、脉沉伏、饱闷呕恶，或腹痛泄泻。治宜清暑兼逐痧。

《感症宝筏·卷之四伤寒类证·暑湿兼痧》：如触暑湿痧秽而成霍乱，腹中绞痛、呕恶吐泻。宜清暑湿，兼芳香逐秽。

（七）补法

1. 总要

《证治汇补·卷之六·腹胁门·腹痛》：表虚痛者，阳不足也，非温经不可；里虚痛者，阴不足也，非养荣不可。上虚痛者，脾胃伤也，非调补中州不可；下虚痛者，肝肾败也，非温补命门不可。临症之顷，最宜审谛。

《医津一筏·疏其气血，令其调达，而致和平》：虚痛虽有气血寒热之分，然皆主于气郁滞，气不滞则痛无由生。气虚则气行迟，迟则郁滞而痛，血虚则气行疾，疾则前气未行而后气又至，亦令郁滞而痛。故气虚补气，血虚补血，俾阴中有阳，阳中有阴，及其漏下二刻，一周循环之常，痛自愈也。

2. 气血双补

《薛氏济阴万金书·卷之三·调经十五论》：第三论，凡室女十七十八岁，经闭不通，或阻半年，或至百日，颜色青黄，饮食少进，寒热往来，四肢困倦，头疼目眩，肚腹疼痛，恶心烦热，呕吐膨胀，此乃脾胃气血虚损，误伤生冷，急宜补气血，扶脾胃，调经水。

《证治针经·卷一·杂证要旨总赋》：体虚羸（经阻四月，食少腹痛），但宜补益（八珍汤三大剂下血块而愈，鼓峰案）。

3. 荣血

《四圣心源·卷六·杂病解中·腹痛根原》：肝主藏血，风动血耗，乙木枯槁，生意不遂，郁怒而贼脾土，则生疼痛。若血枯木燥，宜芍药、阿胶、归、地、首乌之类，以滋风木。木荣风退，即当减去，不可肆用，以败土气。

《王旭高临证医案·卷之一·痢疾门》：痢减腹仍痛，肝胃未和也。现值经来，脉弦寒热，血虚木郁。拟养血疏肝。

《丁甘仁医案·卷七·产后案》：腹痛隐隐，纳谷减少，畏风怯冷，有汗不解，旬日未更衣，舌无苔，脉象濡细。卫虚失于外护，营虚失于内守，肠中津液枯槁，腑垢不得下达也。仿傅青主加参生化汤意，养营祛瘀，和胃润肠。

《费绳甫先生医案·胸脘痛腹痛》：脉来沉弦而滑。久延有噎膈之虞，治宜养血调肝，兼和胃气。

《张聿青医案·卷十二·风痹》：

而风湿热从气入血，血液耗残，木失柔养，虚肝肆横，所以少腹作痛更甚，以少腹居中为冲脉，两旁属肝也。拟酸甘柔润养血。

由腹中作痛胀，而致经络作痛，腿膝尤甚，大便不行。脉象细数。阳明脉虚，风阳乘入。宜养血熄肝。

《寿世编·上卷·附薛氏治法》：妊娠月数未足时，或腹痛痛定仍如常者，此名试胎，宜养血以安其胎。

《济阴纲目·卷之十一·产后门（上）·心痛》：大凡心腹作痛，以手按之却不痛，此血虚也，须用补养之剂。

4. 补脾

《妇科秘书·腹痛论》：若食既消而仍痛，按之不痛，更加头痛烦热、作渴、恶寒、欲呕等症，此是中气被伤，宜温补脾胃为主。

《注解伤寒论·卷七·辨霍乱病脉证并治法第十三》：腹中痛者，加人参，足前成四两半。里虚则痛，加人参以补之。

5. 润燥

《杂病广要·脏腑类·脾胃病》：若年高人脾虚血燥，易饥易饱，大便燥难，宜润之养之，消之升之。

6. 补肝肾

《邵兰荪医案·卷三·肝风》：介按，素禀阴亏，冲任皆损，是以腰痛连腹，经愆带下，内风浮越，直上颠顶，则头晕牙痛。治以柔肝息风，滋液补肾。

《千里医案·卷四·疝》：又冲气自左上逆，傲扰于脘腹、胸胁，或呕或痛，作止不常，已经年许，脉左弦，舌黄，时有寒热者，即厥阴之为病，病苦寒热也，此属肝阳郁结聚为冲疝，宜滋养肝阴以调其气。

（八）消法

1. 总要

《医学真传·心腹痛》：夫通则不痛，理也，但通之之法各有不同。调气以和血，调血以和气，通也。下逆者使之上行，中结者使之旁达，亦通也。虚者助之使通，寒者温之使通，无非通之之法也。若必以下泄为通，则妄矣。

2. 消瘀

《四圣心源·卷六·杂病解中·腹痛根原》：如其瘀血堙塞，气道梗阻，而生痛者，则以破结行瘀之品利之，桂枝茯苓丸、下瘀血汤，酌其寒热而选用焉。

《万氏女科·卷之三·产后章·产后乍寒乍热似疟》：败血未尽，阴阳不和，皆能发寒热也。何以别之？曰败血为病，则小腹刺痛，此为异耳。故败血未尽者，以去滞为主。

《资生集·卷五·头痛（附心腹腰胁遍身痛）·产后腹痛属伤食裹血》：王节斋曰，假如产妇朝数内，或饮食如常，忽作腹痛，六脉沉伏，四肢厥冷，此恶露不尽，伤食裹血，而脉不起也。不可误认为气血两虚，用大补剂，须用消导行血之药。

《柳选四家医案·评选继志堂医案两卷·下卷·脘腹痛门》：瘀血腹痛，法宜消化。

《柳选四家医案·评选环溪草堂医案三卷·下卷·妇人门》：因而腹痛结块，心神妄乱，言语如颠，此所谓血风病也。胞络下连血海，上系心胞，血凝动火，火炽生风，故见诸症。诊脉弦搏，肝阳有上亢之象。防加吐血。治法当以化瘀为先，稍佐清火，可也。

3. 行气

《杂病广要·脏腑类·脾胃病》：若人性多气恼，夹气伤食，气滞不通者，宜行气而化食。

《伤寒大白·卷三·腹痛》：今本是阳症，因过服寒凉，以致腹痛，故用辛散疏利。

《伤寒大白·卷三·腹痛》：今以阴经阳症腹痛厥冷，不可骤用寒凉，故先疏通肝胆血脉，调和胃家中气，四肢温暖，然后清热。

《陈莘田外科方案·卷一·缩脚肠痛》：右少腹作痛，按之有形，往来寒热。脉来滑数，舌苔糙白。乃缩脚肠痛是也。其邪壅阻不通，恐难消退者。拟疏散通腑法。

腹痛

《临证指南医案·卷八·腹痛·上中二焦气阻》：腹痛呕吐，恐痧秽格拒，宜宣通气分。

《临证指南医案·卷六·郁·经络气血郁痹》：常有风疹腹痛，瘀痹已深，发时宜用通圣一剂，平时以通调气热之郁。

《四圣心源·卷十·妇人解·胎漏》：若血下而腹痛者，则是胞气壅碍，土郁木陷，肝气贼脾也，《金匮》名为胞阻。宜疏木达郁，而润风燥，其漏血腹痛自止。

《伤寒广要·卷十二·妇儿·产后伤寒》：新产感冒发热，大有危候，然有产时伤力，或去血过多，或恶露不行，或早起劳动，或饮食停滞，及蒸乳，一切发热，不可误认外感，妄施汗剂，以其气血大亏，百病乘虚而入。即使更受风寒，亦宜调理气血为主，其脉以小弱滑利为吉，紧实坚大为逆，数大散漫亦危。更须问恶露行与不行，小腹痛与不痛，若痛者。以行气导血为先。

4. 消积

《杂病广要·脏腑类·滞下》：实证之辨，必其形气强壮，脉息滑实，或素纵口腹，或多胀满坚痛，及年少新病，脾气未损者，方可用治标之法，微者行之利之，甚者泻之。

《张氏医通·卷五·诸痛门·腹痛》：小腹痛满有三，皆为内有留著，非虚气也。小腹正中为少阴任冲之分野。两旁为厥阴肝经之分野。一属燥结大肠，其证五六日大便不通，按之坚满，绕脐攻痛，小便虽利而黄赤，其脉数实有力，为腑邪实结而痛满，大承气下之。若因津血枯涩而结者，其脉虽数而不甚旺，麻仁丸、通幽汤之类。无故而大便不通，少腹微满，尺脉虽数，而必微弱者，蜜煎导之，夏月可用猪胆导，慎不可用攻里之药，攻之胃气受伤，必生他患也。一属热结膀胱，其证溺闭不通，按之虽满而不甚坚，弹之有声激指，其脉数盛有力，而烦渴引饮者，昼甚五苓散，夜剧猪苓汤。一属血结膀胱而腹满，其证善忘如狂，或渴欲漱水而不能饮，或喜热饮仍不能多，小便清利，或反倍于平时，或数欠而不清。大抵邪结膀胱阳分，热邪伤血，虽有蓄血，其人真阴不虚，则小便自清，尺脉必盛，代抵当丸。

《证治准绳·幼科·集之七·积痛》：腹中阴阴而痛，面黄不食，儿大者口吐酸馊气，先治积滞，后调脾胃，其痛自止。

《环溪草堂医案·卷二·积聚》：右关尺牢弦，腰腹有块攻痛，是肝肾之积在下焦也。用缓消止痛法。

5. 消脓

《杂病广要·脏腑类·肠痈》：已溃时时下脓，腹痛不止，饮食无味者，宜托而补之。

6. 消痰

《感症宝筏·卷之一类伤寒诸感证·察舌辨证法·察舌辨证歌》：黑滑太阴寒水侮，腹疼吐利理中宜。更兼黏腻形浮胖，伏饮凝痰开逐之。

7. 消导

《杂病广要·身体类·腹痛》：治伤食当以消导为主，而兼补脾胃，治停食当以发散寒邪为主，而兼消导，此立效之术也。停食因于寒而不散其寒，虽极力消导，其食不消，其痛不止。

《验方新编·卷之九·妇人科产后门·产后痢疾》：如新产后，未有所伤，其脉其症与上却同者，此宿食为病也，宜消而去之。

《杂病广要·身体类·瘵》：或腹膨胀痛，或恶心嗳气，右手脉洪弦滑者，宜运脾消导，从食积治，俟食消积化，然后补脾。

《症因脉治·卷四·腹痛论·食积腹痛》：食积腹痛之治，胸胀腹痛，不能饮食，枳壳化滞汤。一条扛起，痛而欲利，承气汤选用。食在上脘，宜消不宜下。

《杂病广要·脏腑类·喘》：脾伤则津液不得布散而生痰涎，壅塞经隧，肺气为之不利，则胸满腹痛，盗汗潮热，昼夜发哮，声如拽锯。治宜消食健脾，清痰利气，斯亦定矣。

《杂病广要·身体类·腹痛·痛须通利》：

王解痛字云，宜通而塞则为痛。此极有理。凡痛须通利脏腑，乃能随其冷热而须用巴豆、大黄、牵牛，此最要法。（《医说》引《医余》）

凡言通则不痛、痛则不通之说甚是。夫痛随利止之说，不特通大便曰利。而食滞于胃，消之则效，痰涎壅结者，导之越之则苏，夹外感阴阳不交通者疏解之，血瘀结者导滑之，二便闭涩者通之润之，是皆痛随利止之义也。气得中和曰正气而不疼，若偏即曰邪气，闭而作痛矣。凡治积聚气痛者，慎勿辄泥以诸痛忌用参、术之说为戒，是虚而脾疼者受害多矣。（《会元》）

《景岳全书·卷之三十九·疝瘕类·论证》：妇人形气、病气俱实，或腹胀，或痛甚，而新有所逆，但欲行滞止痛者，宜通瘀煎、失笑散、玄胡当归散、加减四物汤之类，疏之、导之，气通滞去，痛必自愈。

《临证指南医案·卷七·痢·暑湿热》：某，脐上青筋突痛，太阴脾受伤，此前症也。近日腹痛白积，两旬不已，是新受夏秋暑湿，与病异岐，先理新病，导气分消主之。

《证治准绳·女科·卷之一·血崩》：或脐腹疼痛，或血结成片，或血出则快，止则闷，或脐上动。其治法宜开结痰，行滞气，消污血。

三、分段（阶段）论治

（一）经候

《女科指要·卷二·种子门·治法》：男贵养精，女宜调血，经前腹痛须调气兼以活血，经后腹痛宜补血或兼益气。

《万氏女科·卷之一·济阴通玄赋》：经未行而腹痛兮，气滞血涩而可调；经已行而腹痛兮，和气养血而勿错。

《重订广温热论·卷之一·温热总论·论妇人温热》：如经水适来，因热邪陷入而搏结不行者，必有瘀血，再察其腰胁及少腹有牵引作痛拒按者，必以清热消瘀为治。

《女科切要·卷一·经行腹痛》：有经水过多，久不止而腹痛者，乃脾经血虚也，治宜补血健脾。

《女科切要·卷二·血癖》：有经水月久不行，腹胁有块作痛，是经血作癥瘕，法当调经止痛。

《张聿青医案·卷十七·调经》：经来淋漓不止，少腹酸痛，偏右痞块攻筑，血色紫殷。冲脉气滞。宜调冲任而宣气滞。

《王旭高临证医案·卷之四·妇人门》：某，经停，少腹痛，小溲淋塞有血缕。此肝火与瘀凝交阻，当通而导之。

《邵氏医案·正文》：经居四月，脉象虚弱，内热食少，腰酸腹痛膨胀。营虚气滞。防其暴下虚波，拟和养肝脾气血。

《邵氏医案·正文》：崩漏后，腹满气滞作痛，脉清数，腿跗浮肿，宜和营卫为主。

《费绳甫先生医案·费绳甫先生女科要略·行经》：经水落后，腹痛作胀，气滞血凝。治宜温通。

《费绳甫先生医案·费绳甫先生女科要略·行经》：经血愆期，少腹作痛，血欲行，为气所阻也。治宜养血调气。

《费绳甫先生医案·费绳甫先生女科要略·总论》：如经后腹痛，血虚无疑，补血为主。

《费绳甫先生医案·费绳甫先生女科要略·行经》：经阻不行，或三月，或五月，少腹或胀或痛，瘀血凝结也。治宜行瘀。

（二）妊娠、产候

《资生集·卷三·胎前门上·腹痛（胎痛）》：胎前有脾胃气虚而腹痛者，用补气调气之法；有阴亏血虚而腹痛者，用补血温经之法，与前条外因证迥别，临证审之。

《未刻本叶氏医案·方按·贞元饮》：产后恶露不行，腹痛脘闷，法宜两和气血。

《费绳甫先生医案·费绳甫先生女科要略·产后》：产后血晕，用醋炭熏之，其气自鼻而入即苏。产后腹痛，此瘀血阻气。治宜和营行瘀。

四、五运六气论治

《素问·至真要大论》：岁太阳在泉，寒淫所胜，则凝肃惨栗。民病少腹控睾，引腰脊，上冲心痛，血见，嗌痛颔肿。帝曰，善。治之奈何？岐伯曰，诸气在泉，风淫于内，治以辛凉，佐以苦，以甘缓之，以辛散之。热淫于内，治以咸寒，佐以甘苦，以酸收之，以苦发之。湿淫于内，治以苦热，佐以酸淡，以苦燥之，以淡泄之。火淫于内，治以咸冷，佐以苦辛，以酸收之，以苦发之。燥淫于内，治以苦温，佐以甘辛，以苦下之。寒淫于内，治以甘热，佐以苦辛，以咸泻之，以辛润之，以苦坚之。帝曰，善。

《圣济总录·卷第一之中·运气·乙亥岁》：岁半之后，地气少阳主之，少阳之化从本，若火淫于内，则焰明郊野，寒热更至，民病注泄赤白，少腹痛溺赤，甚则血便，法宜治以咸冷，佐以苦辛，以酸收之，以苦发之。

《圣济总录·卷第一之中·运气·庚辰岁》：岁半之后，地气太阴主之，若湿淫于内，则埃昏岩谷，黄反见黑，至阴之交，民病饮积，心痛头痛喉痹，阴病血见，少腹痛肿，不得小便，病冲头痛，目似脱，项似拔，腰似折，髀不可以回，腘如结，腨如别，法宜治以苦热，佐以酸淡，以苦燥之，以淡泄之。

《圣济总录·卷第二之中·运气·己酉岁》：岁半之后，地气少阴主之，热淫于内，则焰浮川泽，阴处反明，蛰虫不藏，民病腹中常鸣，气上冲胸，喘不能久立，寒热皮肤痛，目瞑齿痛颐肿，恶寒发热如疟，少腹中痛腹大，法宜治以咸寒，佐以甘苦，以酸收之，以苦发之。

《圣济总录·卷第二之中·运气·庚戌岁》：故经曰岁金太过，燥气流行，肝木受邪，民病两胁下少腹痛，目赤痛眦疡，耳无所闻，肃杀而甚，则体重烦冤，胸痛引背，两胁满，且痛引少腹，甚则喘咳逆气，肩背痛，下连股膝髀腨胻足皆病，收气峻，生气下，草木敛，苍干凋陨，胠胁暴痛，不可反侧，咳逆甚而血溢，诊在足太冲之脉，其治悉以辛温调中。

一、忌下

《杂病广要·身体类·腹痛》：腹痛按之便痛，重按却不甚痛，此止是气痛。重按愈痛而坚者，当自有积也。气痛不可下，下之愈痛，此虚寒证也。（《苏沈》）

《不知医必要·卷二·腹胀腹痛》：无拒按坚实等症，切不可妄用攻击之药。慎之。

《重订通俗伤寒论·第七章伤寒本证·第二节大伤寒》：阳证而其体素虚，不胜下。

《脉因证治·卷一·伤寒》：太阴腹满，吐，食不下，自利，时腹自痛。忌下。

《伤寒摘锦·卷之下·太阴禁忌不可犯》：凡阴寒在里而为腹痛者，则常痛不止。此阳邪于里，但时时痛而不常也。此证未至于实，不可使下。

《金匮玉函要略辑义·卷三·水气病脉证并治第十四》：跌阳脉当伏，今反紧，本自有寒疝瘕，腹中痛，医反下之，下之胸满短气。

《金匮玉函经·卷第四·辨太阴病形证治第七》：太阴之为病，腹满而吐，食不下，自利益甚，时腹自痛，若下之，必胸下痞坚。

二、忌攻伐

《太平圣惠方·卷第十三·治伤寒下痢诸方》：若寒毒入胃，则腹满身热下痢者，不可攻其表，汗出必胀满，表里俱虚故也。

《资生集·卷四·胎前门下·痢疾》：腹痛重坠，乃元气下陷也，宜服补中汤而胎自安。切忌破气降气，益增坠下之患。

三、忌补

《杂病广要·身体类·腹痛》：诸痛属实，忌补气……诸痛属虚，忌破气、破血、下利、

第四章　治则治法

·185·

发散。

《四圣心源·卷六·杂病解中·腹痛根原》：肝主藏血，风动血耗，乙木枯槁，生意不遂，郁怒而贼脾土，则生疼痛。若血枯木燥，宜芍药、阿胶、归、地、首乌之类，以滋风木。木荣风退，即当减去，不可肆用，以败土气。

四、忌温热

《太平惠民和剂局方·附指南总论·卷中·伤寒十劝》：伤寒腹痛亦有热证，不可轻服温暖药。《难经》云痛为实。故仲景论腹满时痛之证，有曰痛甚者加大黄。夫痛甚而反加大黄，意可见也。唯身冷厥逆而腹痛者，是阴证，须消息。每见医者，多缘腹痛便投热药而杀人。

伤寒胸胁痛及腹痛，不可妄用艾灸。常见村落间有此证，无药便用艾灸，多致毒气随火而盛，膨胀发喘而死。不知胸胁痛自属少阳，腹胀满自属太阴，此外惟阴证可灸。

五、忌清热

《不知医必要·卷二·腹胀腹痛》：小儿肚腹或痛或胀，虽由食积与寒凉伤脾而然，然使脾胃不虚，则腹中和暖，运化以时，何至为寒凉食积所伤……审无火症，不得妄用凉药。

《增订通俗伤寒论·第三编证治各论·第七章伤寒本证·第五节阴证伤寒》：直中太阴，手足微冷，呕吐不渴，自利腹满，脉来沉缓。少阴则手足厥冷，脉必沉微。厥阴则肢冷脉细，甚则脉绝，青唇舌卷，筋吊囊缩。然皆面色青黯。即有虚阳上泛，面虽赤色，亦不红活光彩，必多娇嫩带白。舌色或青或紫，或白苔满布而滑。手足自冷，爪甲或青或紫，血色自不红活。皮肤决无大热，甚则冰冷透手。此皆阴证之的据也。治法虽以附、姜、破阴回阳为必要。

《重订通俗伤寒论·第九章伤寒夹证·第十节夹泻伤寒》：少阴病四逆，其人或咳或悸，或小便不利，或腹中痛，或泄利下重者，四逆散主之。此阳邪传至少阴，陷入于里，而不能交通阳分，故不宜苦寒攻之。

《松心医案笔记·卷上·槟苏顺气饮方论》：时邪初起，头痛发热，畏寒畏风，或呕逆腹痛，其舌苔必白，此为热因寒束，最忌寒凉之剂。

【评述】

作为内科疾病，腹痛的治疗原则宗以下方案。

滞者通之。食滞、积聚、胞阻、气滞、虫积、寒结等，总以通为用。《厘正按摩要术》有过总论表述："腹痛一证，寒淫为多，热淫为少，以寒则易于阻塞阳气也。气滞者多，血滞者少，理气滞不宜动血，理血滞则必兼行气也。先哲以痛则不通，通则不痛，故治痛大法，不外温散辛通，而其要则初用通腑，久必通络，宜审虚实治之。"食滞者多因"饮食自倍，肠胃乃伤"而得，《金匮翼·卷六·腹痛·食积痛》中别立三焦而治："在上吐之，在中消之，在下下之。"三焦论治，对于食滞可根据症状轻重而选择，通常滞而轻者，以疏散上焦宽缓胃气，此滞必不重，若滞重伤脾，则需健运中焦，若有结实，则应通利肠腑。在女科胞阻又名"恶阻"，在养胎中，仍可辨证使用通法。《女科要旨·卷二·胎前》认为"阻"者，阻隔之义，隔者宜通，保胎岂得用通之法乎？不然何以谓之"阻"乎？此书还对其症阴血自结，阴结阴位的表现给出治疗方案"通之即所以安之，惟胶艾汤丝丝入扣"。《济阴纲目·卷之八》中亦提到胎动腹痛宜行其气。在腹痛证治里，对于气血不畅或病理产物积聚，多以通为用。

寒者热之。腹痛因寒比较普遍，主要有风寒外感、饮食生冷、寒乘虚入、虚寒内变等，主要以温痛为用，应用姜、桂、附频率较高。《症因脉治·卷四·寒气腹痛》中关于寒气腹痛有过总论，"寒气腹痛之治，左关弦紧者，宜散寒"。

热者寒之。其主要病因为火邪、热邪主导，湿热郁闭导致肠胃气机失调，出现泻下、腹痛等症，因瘀生热者，多结实在中焦，须下其火方断其病根。叶天士在《临证指南医案》中提到了"下焦真阴大亏"所导致腹痛，不以育阴法，而指明应攻瘀清热，用苦辛药开之，断热以存阴。对于暑热的情况，更应折断热势，因热邪伤津耗气，可渐入阴分，致病笃。故《邵兰荪医案》认为："暑热内逼肝经……治以平肝清热，理气止痛，方法甚佳。"《伤寒大白》总论曰："阳症腹痛，当用清热。"以黄芩为常使之药。

急者缓之。腹痛急证，一者因邪重，二者因筋急，凡多虚劳之病，多用甘味缓其急，代表性的方剂即伤寒"小建中汤"，《孙氏医案》解析说："盖建者，立也，中者，阳明所主，今腹痛如缚，带脉急缩也，东垣治例，腹痛以芍药为君，恶寒而痛，加桂、甘草，缓带脉之急缩，用以为臣。经曰，急者缓之。"

虚者补之。腹痛因虚者，多关乎脾肾肝三脏，虚则邪乘，久而成痼，成结，症状往往虚实夹杂，更需要从症状表象来认清其脏虚或气血亏虚的本质，以免误用攻伐，留患致变。《女科撮要》里叙述一妇人情志不调而腹内结块作痛，医用伐肝之剂，病情日笃，后以"脾土不能生肺金，肺金不能生肾水，肾水不能生肝木，当滋化源"而辨，进服补药而愈。大实有羸状，大虚亦有实象，对情绪敏感的妇女来说，其情志不调的内耗更加明显。男子伤精，亦见腹急痛，必以填补肾精，以资亏虚，方可言善。

瘀者散之。因内外伤致瘀结腹痛，当散其恶血，疏通其络。其症状的突出表现为"拒按"，此外妇人瘀血除腹痛外，可导致经断或经期延长，甚至血崩。瘀有血不归经的表现，而散瘀，使败血排出，不至恶阻病位，生出他变。同时散瘀亦注重行气，《女科折衷纂要》有"欲调其血，先调其气"之说。

痛者和之。在腹痛中应用和法，一是和脾胃，如脾强胃弱，导致气结不舒，胃之受纳功能受影响。《脉因证治》言："是脾实系强，宜和之。"在泄利中，尤其伴随痢疾腹痛，须和胃肠，里急后重等症状皆因邪气未去，胃肠功能不利所致。其有脓血者，当调血气；津亏者，当补其液；气陷者，升举其气。如此等等，依证而立法。霍乱、厥证之腹痛，伴随阴阳气机逆乱，病生于内，解于外，当和其中气。以转枢机。另在妇人经行腹痛中，常伴气血不和之证，治当和气养血。在伤寒治法中，涉及和法。一为少阳和法，多见于疟疾腹痛；二为太阳营卫和法，多见于太阳经邪内陷，或兼经而病，以桂、芍和之。

在腹痛的具体论治中，在以上治疗原则基础上，还有六经论治、脏腑论治、经络论治，但总不出"汗""吐""下""温""清""和""补""消"八法。清代程钟龄的《医学心悟》指出："论病之原，以内伤外感四字括之。论病之情，则以寒热虚实表里阴阳八字统之。而论治病之方，则又以汗和下消清温补八法尽之。"故此八法，能较为普遍地代表不同方法论治情况，本章节以八法管窥其要。

汗法中的内容较为丰富，如发表、祛风、散寒、散湿、发汗皆属汗法。在《伤寒杂病论》里汗法应用广泛，用于燮理六经经气。在本章节枚举的汗法中，发表以"暑湿腹痛"为代表，祛风则选择《症因脉治》之"风气腹痛"描述。散寒发汗则对于水饮停结、阴邪入腹之腹痛有良效。散湿以"升阳除湿汤"为代表，其治"伤湿，肿泻，肠鸣腹痛……"，其认为"湿在上在表者，多夹风气，非汗不能去也"。

吐法主要针对宿食、结痰、食有毒食、药物和虫积等情况，以呕吐的方式排除留在咽喉、胸膈、胃脘的痰涎、宿食、和毒物等有形实邪。吐法包括峻吐法、缓吐法和外探法三种，峻吐和缓吐皆是以药物干预，外探则是物理催吐。《证治汇补》言："体实之人，虫攻脏内。心腹痛，在上用吐法。"在中医药祛实邪治法中，在上用吐、用发散，在中以运、用消导，在下以攻、用下法。《杂病广要·身体类·腹痛》指出："凡痛急在上者，用吐最妙。"基本上古籍文献针对腹痛的吐法大多仍围绕邪在上而论，鲜少有发挥。应用吐法亦应注意，此法峻猛，凡体实腹痛，或腹痛因于实邪，方可用吐，体弱加以吐，不免耗伤正气。

下法在腹痛的应用中较早，在后世治法完善中，可分"温下""凉下""下瘀血"三种不同方法，温下指使用温性的泻下药或温热性药和泻下药同用，以治寒性积滞里实证，代表性的方剂为仲景之"大黄附子汤"。凉下应用较为普遍，以瘀结、宿积多生热变，如承气汤类方。《验方新编》指出："腹中胀痛，里急窘迫，身热口渴，六脉数实，宜下之。"主要针对饮食停结而生热变。《冯氏锦囊秘录》提到了肠痛急下以防变："小肠痛作痛者，其身甲错腹皮急，按之濡如肿状，腹常痛，或绕脐生疮，急宜下之。"下瘀血治法中，针对蓄血、外伤瘀血、脓痛败血，以下而调之。

和法中以"和中""和气血""和肝脾""和肝胃""和少阳"为代表，和中主要针对外邪积聚，导致中气失调，中焦运化和脾胃功能出现异常，在治疗滞下里有"其或腹痛后重，小水短，下积，此为里证，宜和中疏气"，治疗肠痈里有"小腹作痛有块，大便秘涩，小便如淋者，宜和而利之"，对于虫伤脾胃不和，腹痛乍现，有"安胃和中"的处理。《普济方》阐述伤寒结胸无热证而汗出，当以"和气止痛"。针对久腹痛、湿积痞满，古籍文献均强调以升降通调而和之。对于虫伤日久，气血耗衰者，还提到"和中养营"的治法。和气血主要针对虚痛日久，气血耗伤，邪衰正虚，此当行气和血以调复正气。和肝脾主要针对因情志，或外感邪气，内伤积变导致的肝脾不和，脾失健运，出现肝木乘脾导致的腹痛、泄利等症状。古籍提到的治法主要是调和肝脾，表述略有不同，如"两和肝脾""泄木和肝""扶土抑木""和中抑木""疏肝和脾"等。在脘腹、胸腹作痛的情况里，肝胃不和亦是重要病机，费绳甫先生针对肝阳上灼胃阴，导致内热、胸腹痛的病症，提出治宜"酸苦泄肝，甘凉养胃"。少阳和法主要依据伤寒柴胡类病展开，对于疟疾和似疟相关表现伴随腹痛者，往往可以考虑采用。

温法主要针对寒而设。一者用辛热药散其寒，如《四圣心源·卷六·杂病解中·腹痛根原》里指出："凡心腹疼痛，率因水寒土湿……宜姜、椒、附、桂，驱寒邪而达木郁，必重用苓、甘，泻湿培土。"《时病论》针对阴寒直中，强调以热剂驱寒。温里法多用于虚寒，如脾胃虚寒，当温中补气，肝肾下焦虚寒，当行气温里，在阴阳证转化中可以出现，阳证转阴，须预防亡阳，《重订通俗伤寒论》对这种情况注曰："急温之。"温脾肾与温里有交叉性，但更加注重脏腑功能失调导致的相关腹痛症状，如温脾法治疗的腹痛伴随泻下、水谷不化，温肾则多有小便清长，小腹、脐腹冷痛的表现。温经与温血一是针对阴经的客寒导致痼冷凝积，二是如寒疝、经络的客寒，三是以营弱客寒而导致血寒，处理方式虽有类似，但各有侧重。

清法主要依据热而设，可分为清肝、清胃、清心、清肺、清热、清湿热、清暑。脏腑清法，清肝以制肝火，免横逆克犯之虑。清胃以消中焦之火。《史载之方·卷上》载："人有病，腹大，小腹中痛，恶寒发热如疟，小腹赤，其脉洪大，此心热也，宜凉其心。"说明心经热，亦可导致腹痛，此时则可用清心之法。清肺润津，能折上焦之火，解腹胀痛膨大。其余常规清热、解暑法，可以从各类证型里推敲，不赘述。

补法在《证治汇补·卷之六》中有过总论："补法宜审，表虚痛者，阳不足也，非温经不可；里虚痛者，阴不足也，非养荣不可；上虚痛者，脾胃伤也，非调补中州不可；下虚痛者，肝肾败也，非温补命门不可。临症之顷，最宜审谛。"故补虽为虚而设，但如何进补仍须精准审证。较有特色是"润燥"一法。

消法主要针对滞塞，以消而化之。如消瘀为败血而设，以破瘀而化为特色。行气，主要针对气积不通之证，行气以宣通为用。消积涵盖食积、饮积、血结与其他病理产物积聚。消脓在腹痛里，涉及病类主要是肠痈和疮痈。尚有消痰和消导等治法，须关注其特色与区别。

此外尚有对于妇女经候、产候与时气调治的一些准则，如在《女科指要》中指出妇人经前腹痛须"调气兼活血"，对于经后腹痛宜"补血兼益气"，其余文献对此问题的看法也多与此观念吻合，一直影响至今。对于经血愆期、经闭、淋漓不尽等情况在本章节内容中，有较为具体描述。妊娠、产候中，一则涉及胎前、备孕的调理原则，二则涉及妊娠中腹痛的详细辨因，三则关乎产后腹痛审证治疗。由于胎产对妇女身体、体质影响较大，故而在妊娠和产后不同阶段，腹痛治疗有一定的区别，须仔细对待。运气影响下的用药治疗原则，主要依据自然气候对人体气血阴阳变化和疾病发生、发展的具体影响而设，相关内容也在本章节有收录。

关于腹痛的治疗禁忌，大概有忌下、忌攻伐、忌补、忌温热、忌清热几种情况，各自针对不同病机，而提出禁忌原则，须重点关注，在临床中加以体会。

第五章

方药纵横

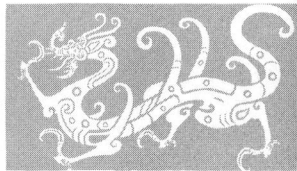

一、植物药

（一）艾叶

《冯氏锦囊秘录·杂症痘疹药性主治合参卷三十九·草部下·艾叶》：艾叶，祛寒湿温中，除腹痛，保孕，杀虫，疗臁疮，作炷炙百病，熨脐腹冷疼，辟诸疫鬼气。

《罗氏会约医镜·卷十六·本草（上）·草部》：

疗腹痛、冷痢、霍乱、转筋，（皆理气血，逐寒湿之功）。

脐腹冷痛，寒湿脚气，以熟艾装袋、装袜温之，甚效。

（二）巴戟天

《冯氏锦囊秘录·杂症痘疹药性主治合参卷三十八·草部中·巴戟天》：巴戟天，禁梦遗精滑，虚损劳伤，头面游风，及大风当浸淫血癞，主阴痿不起及小腹牵引绞疼，安五脏，健骨强筋，定心气，利水消肿，益精增志，惟利男人，温补肾脏虚寒之要药。惟相火炽者，勿用。

《罗氏会约医镜·卷十六·本草（上）·草部》：阴痿腰疼，及夜梦鬼交，小腹阴中，相引疼痛。

《千金翼方·卷第二·本草上·巴戟天》：疗头面游风，小腹及阴中相引痛，下气，补五劳，益精，利男子。

（三）白豆蔻

《冯氏锦囊秘录·杂症痘疹药性主治合参卷三十八·草部中·白豆蔻》：

感秋燥之令，得地之火金，味大辛，气大温，无毒。味薄气厚，轻清而升，阳也，浮也。

白豆蔻，入手太阴肺。别有清高之气，散胸中冷滞，益膈上元阳，温脾土却痛，退目云去障，止翻胃呕，消食积膨。若火升作呕，因热腹痛，肺火痰嗽者忌服。

《罗氏会约医镜·卷十六·本草（上）·草部》：按白豆蔻辛温，火升作呕、因热腹痛、肺火痰嗽者忌之。

《友渔斋医话·第六种·药笼小品》：（白豆蔻）辛热，流行三焦，温暖脾胃，散滞气，除寒湿，化食宽膨，治久疟脾虚，感寒腹痛。若因热腹痛，气虚火升，咸宜禁之。去衣研。草豆蔻（产闽中）辛温香散，暖胃健脾，治客寒胃痛，霍乱吐泻。辛燥耗血，阴不足者忌。

（四）白芍

《医学启源·卷下·用药备旨·药类法象》：白芍药，气微寒，味酸，补中焦之药，炙甘草为辅，治腹中痛。如夏月腹痛，少加黄芩。若恶寒腹痛，加肉桂一分，白芍药二分，炙甘草一分半，此仲景神品药也。如冬月大寒腹痛，加桂一（钱）半，水二盏，煎至一盏（服）。《主治秘（要）》云，性寒味酸，气厚味薄，升而微降，阳中阴也。其用有六，安脾经一也，治腹痛二也，收胃气三也，止泻利四也，和血（脉）五也，固膝理六也。又云，酸苦，阴中之阳，白补赤散，泻肝补脾胃，酒浸引经，止中部腹痛。去皮用。

《小品方·卷第一·述增损旧方用药犯禁决》：芍药恶芒硝，而治小儿方用之。芍药主益气，止邪气腹痛，作优利，除坚积聚耳。须此治者，当去芒硝用芍药。若壮热结寒实毒气者，可留芒硝去芍药也。

《岭南卫生方·下卷附录·八证标类》：白芍药，味酸平，性寒，有小毒。可升可降。阴也。其用有四，扶阳气大除腹痛，收阴气陡健脾经，坠其胎能逐其血，损其肝能缓其中。

《伤寒论条辨·卷末·本草钞》：芍药，味苦酸，微寒，有小毒。主邪气腹痛，寒热癥瘕，通顺血脉，缓中，散恶血，去水气，利膀胱大小肠，时行寒热，中恶腹痛。（《本经》一耳，《别录》分赤白为二用，赤者利小便下气，白者止痛散血。古人采自山野，山野多赤，后世好奇尚白，取办于种莳，虽得白多而肥大，乃出自人为，而物已失其天性矣，故难责效，风寒所用，义自赤者，经无明文，古意本来如此，若芍药甘草汤方，明书白者，此用白也，《药性论》云，能蚀脓。《衍义》云，血虚寒人，禁此一物。）

《伤寒瘟疫条辨·卷六·补剂类》：芍药（反藜芦），味微苦、微甘、微酸，气微寒。气薄于味，敛降多而升散少，阴中阳也。白补赤泻，生用气微凉，酒炒气极平，其性降，故入血。补肝虚，泻肝实，固膝理，消痈肿，止泄泻，利小便，除眼疼，缓三消，敛血虚之发热，驱血虚之腹痛。白者安胎热不宁，赤者能通经破瘀。按，芍药特补药中之微寒者，非若极苦大寒之比，乃产后补血和气之要药也。若谓其色白属金，寒伐生发，产后当忌，则凡白过芍药，寒过芍药者，又将何如。丹溪之言不可泥也。（仲景芍药甘草汤，治荣气不足腹疼甚验。）

《古今医统大全·卷之九十四·本草集要（上）》：

芍药阴分药也，通肝经，性味酸寒，能和血，治血虚腹痛也。

凡痢疾腹痛，以芍药、甘草为君，当归、白术为佐，见血先后，以三焦热论。

《万病回春·卷之一·药性歌》：

白芍酸寒，能收能补，泻痢腹疼，（下利用炒，后重用生）。

没药辛温，心腹胀痛，小便滑数，顺气通用。

腹皮微温，能下膈气，安胃健脾，浮肿消去。（此有鸩粪毒，用黑豆汁洗净，晒干。）

甘松味香，善除恶气，浴体香肌，心腹痛已。

小茴性温，能除疝气，腹痛腰疼，调中暖胃。

丁香辛热，能除寒呕，心腹疼痛，温卫可晓。（气血盛者，勿与丁香，以其益气也。）

肉桂辛热，善通血脉，腹痛虚寒，温补可得。

吴茱辛热，能调疝气，脐腹寒疼，酸水通治。（去梗，炒。）

玄胡气温，心腹猝痛，通经活血，跌仆血崩。

麦芽甘温，能消宿食，心腹膨胀，行血散滞。（用大麦生芽炒用。）

五灵味甘，血痢腹疼，止血用炒，行血用生。

姜黄味辛，消痈破血，心腹疼痛，下气最捷。（大者为姜黄。）

乳香辛苦，疗诸恶疮，生肌止痛，心腹尤良。

胡椒味辛，心腹冷痛，下气温中，跌仆堪用。

食盐味咸，能吐中痰，心腹猝痛，过多损颜。

《医学真传·辨药大略》：又以白芍为酸敛之药，岂知《本经》主治邪气腹痛，除血痹，破坚积，寒热疝瘕，气味苦平。

《罗氏会约医镜·卷十六·本草（上）·草部》：止血虚腹痛，能治血虚，又能行气安脾。

《医宗说约·卷之首·草部一百三十九种》：白芍酸寒，能收能补，平肝养血，腹痛自可，泻痢崩漏，安胎不苦（伐肝生用，止痛炒用，和血补血酒炒，敛血止血醋炒，新产妇人勿用，恐酸寒伐生生气也。反藜芦）。

《千金翼方·卷第二·本草上·芍药》：味苦酸，平，微寒，有小毒。主邪气腹痛，除血痹，破坚积，寒热疝瘕，止痛，利小便，益气，通顺血脉，缓中，散恶血，逐贼血，去水气，利膀胱大小肠，消痈肿，时行寒热，中恶，腹痛，腰痛。

《证治准绳·杂病·第三册·血从毛孔出》：芍药阴分药也，通脾经，性味酸寒，能和血，治虚腹痛也。

《痘治理辨·加减药味品性制法》：芍药，味酸平，性寒，可升可降，阴也，能健脾气而补表，止腹痛而收阴。

《片玉痘疹·卷之十三·麻疹骨髓赋》：芍药治乎腹痛，白术止乎脾泻。

《医学启源·卷上·主治心法·妇人》：腹痛者，白芍药、甘草。

《医学启源·卷下·用药备旨·药类法象》：白芍药，气微寒，味酸，补中焦之药，炙甘草为辅，治腹中痛。如夏月腹痛，少加黄芩。若恶寒腹痛，加肉桂一分，白芍药二分，炙甘草一分半，此仲景神品药也。

《保命歌括·卷之八·血病》：芍药阴分药也，通脾经，性味酸寒，能活血，治虚腹痛也。

《友渔斋医话·第六种·药笼小品》：（芍药）酸，敛血药，凡遇血热肝火必需之品，炒用。桂枝汤用之，能止伤风自汗，桂枝温卫，芍药收敛也。同甘草用之，能止腹痛，取其敛肝，甘草和脾也。

《医粹精言·卷二·药征》：芍药，主治结实而拘挛也。旁治腹痛、头痛、身体不仁，疼痛腹满，咳逆、下利、肿脓。

《医权初编·卷上·论腹痛吞酸属肝之偏第四十四》：腹痛之病，世医皆谓肝木侮上。又《石室秘录》傅会其说云，诸痛皆属于肝，动则重用白芍。予每见其鲜效，特为辨之。盖肝有肝病，脾有脾病。有当肝脾同治者，有当肝脾分治者，未可概论也。夫用白芍之症，乃脾土虚，不能乘载肝木，则肝木摇动，而脾土愈虚，腹痛泄泻，所由来也。

（五）白头翁

《冯氏锦囊秘录·杂症痘疹药性主治合参卷三十九·草部下·白头翁》：白头翁，主温疟阳狂，寒热癥瘕，积聚腹痛，逐血愈金疮，驱风暖腰膝，消瘰疬瘿瘤，小儿头秃膻腥，两鼻衄血神效。

《罗氏会约医镜·卷十六·本草（上）·草部》：并疗阳狂、癥瘕、积聚、腹痛、阴疝、偏肿、百节骨痛。

（六）白芷

《冯氏锦囊秘录·杂症痘疹药性主治合参卷三十七·草部上·白芷》：止目痒目泪，眉棱骨痛，牙痛鼻渊，赤白带下，心腹血痛。

（七）败酱

《冯氏锦囊秘录·杂症痘疹药性主治合参卷三十九·草部下·败酱》：除肿痈，败脓散血，破痈结，催产安胎，去蛆痔疥搔，却毒气痿痹，鼻红吐血能止，腹痛凝血可推。

《千金翼方·卷第二·本草上·败酱》：味苦咸，平，无毒。主暴热火疮，赤气，疥瘙疽痔，马鞍热气。除痈肿，浮肿，结热，风痹不足，产后腹痛。

（八）川楝子

《医学启源·卷下·用药备旨·药类法象》：川楝子，气寒，味苦平，主伤寒大热烦躁，杀三虫疥疡，通利大小便之疾。《主治秘（要）》云，入心，止下部腹痛。

《岭南卫生方·下卷附录·八证标类》：味苦平，性寒，有小毒。其用有四，主伤寒大热，治上下腹痛，疮疥有杀虫之能，便溺有清利之妙。

腹痛

（九）川椒

《罗氏会约医镜·卷十七·本草（中）·竹木部》：疗心腹冷痛，泄泻，呕吐，水肿，痰饮。

（十）苍术

《冯氏锦囊秘录·杂症痘疹药性主治合参卷三十七·草部上·苍术》：辟山岚瘴气，瘟疫时气，暖胃安胎，宽中进食，驱痃癖气块，止心腹胀痛。

《女科指要·卷一·带下》：

苍柏辛芎散

治白带兼头风鼻涕，脉弦数者。

苍术（一两，炒） 辛荑（一两） 川芎（五钱） 黄柏（一两，酒炒） 南星（一两，制） 半夏（一两，制） 滑石（五钱） 黄芩（一两，酒炒） 牡蛎（三两，煅）

制为散，米饮煎下三钱。

风湿袭伤头脑，抑遏清阳之气，带脉不能收引，故头痛涕出，带下淫溢焉。苍术燥湿强脾兼举清阳之气，辛夷轻阳解热兼泄内伏之风，南星散痰于胸膈，半夏燥痰于腹胁，黄芩清上焦之湿热，黄柏清下焦之湿热，滑石利窍以除上甚之湿热，牡蛎涩脱以摄带脉之不收，川芎之辛下行血海上行头角也。

（十一）草豆蔻

《罗氏会约医镜·卷十六·本草（上）·草部》：破滞气，除寒气，止心腹冷痛。

（十二）草果

《医学纲目·杂病·疟》：

草果饮

治寒多热少，手足厥冷，遍身浮肿，肚腹疼痛。

厚朴（姜制） 青皮 草果 藿香 甘草（炙） 丁皮 神曲 良姜 半夏曲

等分，㕮咀，姜、枣煎，空心服。

《饮膳正要·料物性味·草果》：味辛，温，无毒。治心腹痛，止呕，补胃，下气，消酒毒。

（十三）沉香

《伤寒瘟疫条辨·卷六·消剂类》：沉香（忌火），味苦辛，气温，可升可降，有阳有阴。其性缓，故抑阴扶阳，补助相火。其气香，故通天彻地，条达诸气。（《谈野翁试验方》，沉香五钱，芫花三钱，月季花头二钱，锉碎，入大鲫鱼腹中，就以鱼肠封固，水酒各半煮熟，食之即愈。所用之鱼，须安粪水内游死者方效。原文曰，此家传方，治瘰疬未破者，活人多矣。）行气不伤气，温中不助火，除心腹疼痛，治噤口毒痢，坠痰涎平怒，调翻胃呕逆。（古方摄生饮，治中风、中痰、中气、中食，上壅垂危。沉香五分磨汁，入木香、半夏、南星钱半，枳实、细辛、石菖蒲一钱。痰盛加全蝎二枚，生姜水煎。一方有苍术。）

《冯氏锦囊秘录·杂症痘疹药性主治合参卷四十·木部·沉香》：

其主心腹痛，霍乱疝癖诸症，皆调气之力也。

沉香，补肾顺气，抑阴助阳，治痢尤妙，吐泻兼疗，邪恶气，风水肿毒，心腹痛，霍乱中恶，五脏能调，鬼疰堪辟，暖腰膝，壮元阳，破疝癖，散郁结。

《友渔斋医话·第六种·药笼小品》：（沉香）辛甘温，能下气，理痰调中治心腹痛，噤口毒痢。气虚下陷，切勿沾唇。入汤剂磨汁，入丸散镑曝燥磨，忌火。

（十四）葱白

《冯氏锦囊秘录·杂症痘疹药性主治合参卷四十三·菜部·葱白》：葱白入肺、胃经，出汗疏通骨节，伤寒头痛，通大小肠，散面目浮肿，心腹急疼，去喉痹，安妊娠，如脚气豂狐气，连须煎服。

《罗氏会约医镜·卷十七·本草（中）·菜部》：（味辛平，入肺、胃二经，忌刺、蜜、犬鸡肉。）辛能发散，出汗解肌，疏通骨节，以通上下阳气。（用白不用青，白冷而青热。）治伤寒头痛身疼、时疾狂热、鼻塞声重。（散肺寒邪。）除阴毒腹痛，（阴证厥逆，用葱白安脐上熨之）。

《调疾饮食辩·卷三·葱》：《千金方》治伤寒后交接劳复，腹痛阴肿。葱，和醋一盏，捣汁服，取汗。

（十五）柴胡

《医粹精言·卷二·药征》：柴胡，主治胸胁苦满也。旁治寒热往来，腹中痛，胁下痞鞕。

（十六）大戟

《冯氏锦囊秘录·杂症痘疹药性主治合参卷三十八·草部中·大戟》：

秉天地阴毒之气以生，故味苦辛，大寒，有小毒。苦寒故性善下走，而入肾肝，辛则横走，无所不到，故主逐蛊毒，十二水，堕胎破癥之药。

大戟，凡入药，惟采正根，傍附误煎，冷泻难禁，反甘草、海藻、芫花，每同甘遂，以利小便，消水肿，腹满隐疼，除中风皮肤燥痛，驱蛊毒，破癥坚，通月信，堕胎，散颈疬逐瘀。其苗名为泽漆，亦治浮肿利水。总禀阴毒之气，善行而泄，以损真气者也。

主治（痘疹合参）

行十二水，伐肾邪。惟痘疮黑陷归肾，大小便不通，腹胀烦躁者宜此。以泻膀胱之邪，非此不可妄用，宜去芦，泔水浸洗，晒干用。

《罗氏会约医镜·卷十六·本草（上）·草部》：消肿胀、腹痛、积聚、癥瘕、颈腋痈肿，通二便，下恶血，通经堕胎。

《千金翼方·卷第三·本草中·大戟》：味苦甘，寒，大寒，有小毒。土蛊毒，十二水，腹满急痛，积聚，中风，皮肤疼痛，吐逆，颈腋痈肿，头痛发汗，利大小肠。

（十七）大茴香

《友渔斋医话·第六种·药笼小品》：（大茴香）产宁夏，辛温，暖丹田，补命门，疗小肠冷气，癫疝阴肿。（疝有七肿皆属于肝。）

（十八）当归

《冯氏锦囊秘录·杂症痘疹药性主治合参卷三十七·草部上·当归》：温中止心腹之痛，养营疗肢节之痛，中风拘挛崩中带下，气血分皆可用。

《罗氏会约医镜·卷十六·本草（上）·草部》：心腹诸痛，散寒和血。

（十九）丁香

《罗氏会约医镜·卷十七·本草（中）·竹木部》：治胃冷壅胀、呃逆、霍乱、呕吐、泄泻、心腹冷痛、腰膝寒疼，（诸证皆属阴寒）。疗齿疳䘌，痘疮灰白。

《友渔斋医话·第六种·药笼小品》：（丁香）辛温，纯阳，温胃暖肾，治心腹冷痛，夹寒白痢痛经，同柿蒂、生姜，治呕哕呃逆痘疮灰白不起，须同人参、当归。非虚寒勿用。

（二十）地榆

《资生集·卷二·带下集方·治风邪带下》：《本草注》云，地榆主带下十二病。一曰多赤，二曰多白，三曰月水不通，四曰阴蚀，五曰子脏坚，六曰子门澼，七曰合阴阳患痛，八曰少腹寒痛，九曰子门闭，十曰子宫冷，十一曰梦与鬼交，十二曰五脏五定。

《伤寒瘟疫条辨·卷六·涩剂类》：地榆，味苦酸涩，性寒，气味俱薄，阴中阳也。入肝与大肠。虽理血病，惟治下焦。禁肠风下血，塞痔瘘来红，疗月信不调，并带下崩中，却疳热泻痢，及积瘀时行。（《纲目》曰，地榆三两醋煎，日三服尽，治下血痢血不止，并妇人漏下，赤白带下。加鼠尾草三两水煎，如前法服，治下血二十余年者验。又曰，地榆三钱，炙甘草三钱，砂仁一钱，水煎，治结血下血腹疼。）

（二十一）大黄

《伤寒论条辨·卷末·本草钞》：大黄（将军），味苦，寒，无毒，主下瘀血，血闭寒热，破癥瘕积聚，留饮宿食，荡涤肠胃，推陈致新，通利水谷，调中化食，安和五脏，平胃下气，除痰实，肠间结热，心腹胀满，女子寒血闭胀，小腹痛，诸老血留结。（日华子云，通宣一切气，调血脉，利关节，泄壅滞水气，四肢冷热不调，温瘴热疾，利大小便，并辅一切疮疖痈毒。别说云，谨按大黄收采时，皆以火烧石煿干，欲速货卖，更无生者，用之不须更多炮炙，少蒸煮之。将军者，言戡定祸乱建立太平，止戈为武之谓也。）

《千金翼方·卷第三·本草中·大黄（将军）》：味苦，寒，大寒，无毒。主下瘀血，血闭寒热，破癥瘕积聚，留饮宿食，荡涤肠胃，推陈致新，通利水谷，调中化食，安和五脏，平胃下气，除痰实，肠间结热，心腹胀满，女子寒血闭胀，小腹痛，诸老血留结。

《医粹精言·卷二·药征》：大黄，主通利结毒也，故能治胸满、腹满、腹痛及便闭、小便不利。旁治发黄、瘀血、肿脓。

（二十二）附子

《脚气钩要·卷下·药能》：天雄，乌头，附子，侧子，漏篮子，详于本草纲目，而其种本一物，因年历多少，异名焉耳。而仲景氏，独用乌附者，盖取力之优者，犹如芋魁于侧子也，余少时，渍附子于水，减其盐，经宿洗之，手指触毒热痛，后洗土芝，指甚痒已，于是悟，附子辛热，自毛孔渗入发痛，而土芝荄气，自汗孔渗彻发痒。二物固并有毒，然附子则宿根所生，经寒暑而成，故其毒猛烈，土芝则春种秋熟，其质软脆，不堪寒暑，且系食料，故毒亦从薄，功能之别可推知矣。乌附气味雄悍，驱寒冷，补衰弱，开达表气，以温百体，乃服之过度，必生瞑眩，至其甚，脉绝大吐水，是与纵饮之人，不堪酒气剽悍，发呕吐，同一理，仲景氏附子去桂加术汤条曰，一服觉身痹，三服都尽，其人如冒状，又乌头桂枝汤条，曰如醉状，皆言其瞑眩之状，所谓药不瞑眩，厥疾不瘳是也，然其气猛悍，难施之于元气衰漓之人，不可不戒焉也，大凡肠胃生寒，而血液败则，脏腑为之拘挛掣痛，或绕脐而痛，或腹中绞痛，或雷鸣切痛，或手足厥冷，其治举属于乌头。大乌头煎条，曰治寒疝绕脐痛，脉沉眩者，乌头桂枝汤条，曰寒疝腹中痛，逆冷，附子粳米汤条曰，腹中寒气，雷鸣切痛，案，阳气壅塞，则身体郁滞，生败液，经脉为之乖戾，从其毒之所在而发痛，是痛风脚气之因，发浮肿，亦属乌附主治，故乌头汤曰，风湿相搏，身体疼痛，不能转侧，是用乌附，除败液，豁滞气也，又发汗，病不解，反恶寒者，其人虚也，芍药甘草汤主之，发汗遂漏不止，其人恶风小便难，四肢微急，难以屈伸者，桂枝加附子汤主之，是并亡阳之症，非附子，不能治也，阳穷生阴，人天一理，乃渐甚，则玄武四逆白通等，随症投之，但人身虚实不同，寒热异途，而邪气亦不一，则或直见少阴症，麻黄附子细辛汤，麻黄附子甘草汤，附子汤，玄武汤，此皆附子所主治也，脉沉，沉小，沉微，沉紧，浮而涩，是皆系寒冷所致，人为寒气所袭，血气不和，运行从阻，譬如鱼肉汁，遇寒凝结，非附子辛热，何以得溶解之哉，《伤寒》《金匮》，所载药方二百有余，而乌头附子配合者二十九，乌、附功能居多可知矣，夫切于人身者，无如水火，而其为害者，亦无如水火，火者热也，水者寒也，乃治热用寒药，治寒用热药，是固理所然，虽然术存乎其人，果得奏效，岂易易也哉。

《伤寒论条辨·卷末·本草钞》：附子，味辛甘，大热，有大毒，主风寒，咳逆，邪气，温中，金疮，破癥坚，积聚，血瘕，寒湿踒躄，拘挛，膝痛，脚疼，冷弱不能行步，腰脊风寒，心腹冷痛，霍乱转筋，下痢赤白，坚肌骨，强阴堕胎，为百药长。（《陶隐居》云，凡用三建，皆热灰微炮，令拆，勿过焦，惟姜附汤生用，俗方每用附子，皆须甘草、人参、生姜相配者，正制其毒故也。《衍义》云，乌头，乌喙，天雄，附子，侧子，凡五等，皆一物也，止依大小长短似像而名之。后世补虚寒则须用附子，仍取其端平而圆大，及半两以上者，其力全。不僭风家即多用天雄，亦取其大者，以其尖角多热性，不肯就下，故取辛散也，此用乌头、附子之大略，余三等则量其材而用之。）

《冯氏锦囊秘录·杂症痘疹药性主治合参卷三十七·草部上·附子》：

三阴寒毒非此不回，三阳厥逆舍此莫挽，风寒咳逆邪气，温中破癥坚积聚，寒湿痿躄拘挛，冷弱脚疼膝痛，腰脊心腹冷痛，霍乱转筋，下痢中寒，中风，气厥，痰厥，阴毒腹痛，寒疟风痹。虚人隔口噎肿胀，寒痛麻痛，奔豚，暴泻脱阳，脾泄久痢，虚阳上浮，阴寒在下，肾厥头痛，阳虚血证，小儿惊慢，痘疮灰白，痈疽不敛，一切沉寒痼冷之症，并不可缺。

《集验》曰，肿因积生，积去而肿再作，若再用利药，小肿愈闭，医多束手，盖中焦气不升降，为寒所隔，惟服附子，小便自通，吴绶曰，伤寒传变三阴，及中寒夹阴，身虽大热，而脉沉者必用附子，厥冷腹痛，脉沉细，唇青囊缩者，急用之，有起死之功。

《千金翼方·卷第三·本草中·附子》：味辛甘，温，大热，有大毒。主风寒咳逆，邪气，温中，金疮，破癥坚积聚，血瘕，寒湿踒躄拘挛，膝痛脚疼、冷弱不能行步，腰脊风寒，心腹冷痛，霍乱转筋，下痢赤白，坚肌骨，强阴。

《医粹精言·卷二·药征》：附子，主逐水也，故能治恶寒，身体四肢及骨节疼痛或沉重或不仁或厥冷而旁治腹痛、失精、下利。

（二十三）贯众

《罗氏会约医镜·卷十六·本草（上）·草部》：治邪热腹痛（寒也），湿热所生诸毒（以毒攻毒），诸虫，（苦也）解时行疫气，（以此置水缸中，令人饮之，则不传染），破癥化硬，（能软坚）产后血气胀痛。

（二十四）甘草

《冯氏锦囊秘录·杂症痘疹药性主治合参卷三十七·草部上·甘草》：甘草解诸毒，利咽痛，健脾胃，补三焦，止泻渴烦，和调药性，却脐腹急疼，脏腑邪热，热药用之缓其热，寒药用之缓其寒，补脾而和中，润肺而解热。

《医学衷中参西录·肢体疼痛门·胁疼》：用甘草者以其能缓肝之急，而甘草与芍药并用，原又善治腹疼，当亦可善治胁疼也。

《调疾饮食辩·代茶诸品·甘草汁》：凡病内热烦渴，腹中急痛，虚羸惊悸，痈疽恶疽，肺痈肺痿，咽喉热痛等症，均为圣药，并宜浓煎汁代茶多饮。

（二十五）甘松

《罗氏会约医镜·卷十六·本草（上）·草部》：治腹满痛、齿𫚭、脚膝气肿。

《万病回春·卷之一·药性歌》：甘松味香，善除恶气，浴体香肌，心腹痛已。

（二十六）甘遂

《冯氏锦囊秘录·杂症痘疹药性主治合参卷三十九·草部下·甘遂》：并元气壮实，而受湿热积饮，水肿蛊胀，疝瘕腹痛咸仗祛除，实为泄水之圣药。倘脾虚气弱，误用泄之，益虚其虚，水虽暂去，复肿必死，慎之。《肘后方》治身面洪肿，甘遂末二钱，以雄猪腰子一枚，分作七片，入末在内，湿纸包煨令熟，每日服一片，至四五服当觉腹鸣，小便利是其效也。一方治水肿，以甘遂末涂腹绕脐，内服甘草汤，其肿便消，二物相反而感应如神。

（二十七）干姜

《伤寒瘟疫条辨·卷六·热剂类》：味辛，大热。生用发汗，炮熟温中调脾，通神明去秽恶。凡脾寒而为呕吐者，鲜者煨熟用之。凡虚冷而为腹疼泄泻者，干者炒黄色用之。（仲景理中汤皆治之。）产后虚热者，炒黄黑色用之。虚火盛而吐血痢血者，炒黑灰用之。按，干姜炒为黑灰，已将失其性矣。其亦可以止血者，取血色属火，黑色属水之义，亦取姜灰性涩之义耳。若阴盛格阳，火不归原而上见血者，仍留性为妙，汗多者忌之。丁香纯阳，泄肺温胃，疗肾虚，壮阳暖阴，去胃冷胀呕呃忒。

《千金翼方·卷第二·本草上·干姜》：味辛，温，大热，无毒。主胸满，咳逆上气，温中止血，出汗，逐风湿痹，肠澼下痢，寒冷腹痛，中恶，霍乱胀满，风邪诸毒，皮肤间结气，止唾血，生者尤良。

《饮膳正要·料物性味·干姜》：味辛，温热，无毒。主胸膈咳逆，止腹痛，霍乱，胀满。

《医粹精言·卷二·药征》：干姜，主治结滞水毒也，旁治呕吐、咳、下利、厥冷、烦躁、腹痛、胸痛、腰痛。

（二十八）桂心

《罗氏会约医镜·卷十七·本草（中）·竹木部》：治腹内冷痛（辛热），九种心疼。

（二十九）藁本

《千金翼方·卷第二·本草上·藁本》：味辛苦，温，微温，微寒，无毒。主妇人疝瘕，阴中寒肿痛，腹中急，除风头痛，长肌肤，悦颜色，辟雾露润泽。

（三十）高良姜

《冯氏锦囊秘录·杂症痘疹药性主治合参卷三十八·草部中·高良姜》：高良姜，健脾消食，下气温中，除胃间冷逆冲心，却霍乱转筋泻痢，翻胃呕食可止，腹痛积冷堪驱。然治客寒犯胃，心腹冷痛并宜。若伤暑注泻，心虚作痛，实热腹疼切忌。

《千金翼方·卷第二·本草上·高良姜》：大温，无毒，主暴冷，胃中冷逆，霍乱腹痛。

《医学启源·卷下·用药备旨·药类法象》：良姜，气热味辛，主胃中逆冷，霍乱腹痛，翻胃吐食，转筋泻利，下气消食。《主治秘要》云，纯阳，健脾胃。碎用。

《饮膳正要·料物性味·良姜》：味辛，温，无毒。主胃中冷逆，霍乱，腹痛，解酒毒。

（三十一）枸杞子

《伤寒瘟疫条辨·卷六·补剂类》：味甘微辛，气平，可升可降，润肺滋肾养肝。以其味重而纯，故能补阴，以其阴中有阳，故能补气。阴滋则血盛，气足则阳旺。谚云，去家千里，勿食枸杞，谓其能壮阳也。实则壮阳而无动性，故用以佐熟地最妙。其功聪耳明目，（杞菊丸，等份炼蜜丸）益神魂添精髓，强筋骨补虚劳，止消渴，真阴虚而脐腹疼不止者，多用神效。地骨皮，即枸杞根皮也，味甘辛微苦，性寒，走血分，入肝、肾、三焦、胆经。退阴虚而热，疗有汗骨蒸。凡不因风寒而热在阴分骨髓者，最宜此物。凉而不峻，可理虚劳，气轻而平，故亦清肺。时珍曰，枸杞、骨皮佐以青蒿，甘寒退大热，不比芩、连苦寒之伤胃也。

（三十二）旱莲草

《冯氏锦囊秘录·杂症痘疹药性主治合参卷三十九·草部下·旱莲草》：旱莲草，染白发回乌，止赤痢变粪，须眉稀少，可望速生而繁，火疮发红，能使流血立已，但性冷，阴寒之质，虽善凉血，不益脾胃，若不同姜汁椒红相兼修服者，必腹痛作泻。

《罗氏会约医镜·卷十六·本草（上）·草部》：宜姜汁、椒红同用，否则必腹痛作泻。

（三十三）红曲

《冯氏锦囊秘录·杂症痘疹药性主治合参卷四十二·谷部·红曲》：同泽兰、牛膝、地黄、续断、蒲黄、赤芍药治产后恶露不尽，腹中痛。青六丸，用六一散加炒红曲五钱为末，蒸饼和丸，梧子大，每六七十丸，白汤下，日三服，治湿热泻痢，同香附、乳香等分，为末，酒服，治心腹作痛。

（三十四）厚朴

《伤寒瘟疫条辨·卷六·消剂类》：厚朴（姜炒），味苦辛，气温。气味俱厚，可升可降，有阳有阴，有小毒。治霍乱转筋，消膨胀下气，止呕逆吐酸，除腹疼泻痢，能缓脾，善走气。与苍、陈、甘草同用，谓之平胃，能除湿满。与枳实、大黄同用，谓之承气，能泻实满，孕妇忌之。（按，胀满证治各不同，气虚血虚宜补，湿热宜清利，痰食宜消导，寒郁散寒，怒郁行气，蓄血消瘀，清补贵得其宜，不可专用行散药，亦不可概作脾虚肾虚治也，临病宜致详焉。）

《冯氏锦囊秘录·杂症痘疹药性主治合参卷四十·木部·厚朴》：

厚朴，消痰下气宽中、腹痛胀满散结之要药。主中风寒热，霍乱转筋，温中平胃，消痰化食，去水破血，胃疼腹痛，呕逆吐酸，泻痢淋露，去三虫，散湿除热。同解利药用，则治伤寒头痛，同泄利药用则浓肠胃，孕妇少服，以其苦温辛热，恐损胎元耳。惟客寒犯胃，湿气浸脾者宜之。

主治（痘疹合参）

温中益气，厚肠胃，走冷气，消宿食，健胃宽中，呕逆泻泄，饮食不进，腹痛胀满，散结之神药。凡痘疮伤胃，腹胀等证可用。若脾阴不足，脾气有虚者忌之。

《千金翼方·卷第三·本草中·厚朴》：疗霍乱及腹痛胀满，胃中冷逆，胸中呕不止，泻痢，淋露，除惊，去留热心烦满，厚肠胃。

《医粹精言·卷二·药征》：厚朴，主治胸腹胀满也。旁治腹痛。

（三十五）花椒

《调疾饮食辨·代茶诸品·花椒末》：《药性本草》曰，治恶风，遍身四肢痛痹，女有月闭不通（行血药内加此助之），腹中冷痛。

（三十六）胡椒

《冯氏锦囊秘录·杂症痘疹药性主治合参卷三十九·草部下·胡椒》：胡椒，下气祛风痰，温中止霍乱，肠胃冷痢可却，心腹冷痛堪除，食勿过剂，损肺伤脾。

《罗氏会约医镜·卷十七·本草（中）·竹木部》：治寒痰，食积，肠滑冷痢，阴毒腹痛，吐酸水，呕逆，胀满。

《友渔斋医话·第六种·药笼小品》：（胡椒）辛，大热有毒，温中下气，快膈消痰，治寒痰冷痢，阴毒腹痛。胡椒走气助火，最能损肺，莫以其快膈而嗜之。

（三十七）胡桃

《伤寒瘟疫条辨·卷六·补剂类》：胡桃仁，味甘气平，肉润皮涩，其汁青黑，入肺、肝、肾、命门、三焦。温肺润肠，固精秘气，养血滋阴。佐故纸减半，治肾虚腰疼，有木火相生之妙。上而虚劳喘嗽，中而遗精滑泄，下而腰脚痿躄，内而心腹之痛，外而痈疡之毒，皆可除也。（加味青娥丸，治肾虚腰疼，并外邪所侵腰腿筋骨疼。胡桃仁八两，破故纸盐水炒、杜仲姜汁炒、牛膝酒炒、黄柏盐水炒四两，知母盐水炒三两，草薢四两分四份，盐、酒、童便、米泔各浸炒一份，晒干为末，春夏米粥为丸，秋冬炼蜜为丸，任下。）

《罗氏会约医镜·卷十七·本草（中）·竹木部》：心腹诸痛，诸疮肿毒。

（三十八）黄连

《伤寒瘟疫条辨·卷六·寒剂类》：黄连（川出），味苦，大寒，味厚气薄。诸凉药皆润，而此独燥，降中微升，阴中微阳，专泻诸火。（古方有黄连解毒汤。）火在上米酒炒，火在下童便炒，火而呕者姜汁炒，火而伏者盐水炒。吴茱萸炒止疼，陈壁土炒止泻。同大黄治温病邪热，同枳实除宿食火胀，同花粉消痰热烦渴，同广木香治滞下泻利腹疼，同吴茱萸治肝热吞吐酸水。（黄连六两，吴茱萸一两，名左金丸。）清肝凉血，和胃厚肠，凉胆止惊痫，泻心除痞满，散阴户肿疼，驱食积热疳，去恶疮痈肿，除湿热郁烦，善消痔漏，亦治火眼。解乌、附、巴豆毒，泻血气痰食火。若虚火犯之，反从火化助热。（仲景诸泻心汤用之。）

《冯氏锦囊秘录·杂症痘疹药性主治合参卷三十七·草部上·川黄连》：凡病人血少气虚，脾胃薄弱，虚烦躁渴，及产后血虚，发热泄泻腹痛，一切似痢非痢，并宜切忌。

《罗氏会约医镜·卷十六·本草（上）·草部》：火郁腹痛、（同吴茱萸用。）

《千金翼方·卷第二·本草上·黄连》：味苦，寒，微寒无毒。主热气，目痛眦伤，泪出，明目，肠澼，腹痛下痢，妇人阴中肿痛，五脏冷热，久下泄澼脓血，止消渴，大惊，除水，利骨，调胃，厚肠，益胆，疗口疮。

《医粹精言·卷二·药征》：黄连，主治心中烦悸也。旁治心下痞、吐下、腹中痛。

（三十九）黄芪

《冯氏锦囊秘录·杂症痘疹药性主治合参卷三十七·草部上·黄芪》：

主治（痘疹合参）

专主益肺气，补托排脓，实腠理补气虚，善治脾胃虚弱，疮疡血脉不行，阴毒不起，泄利消渴，腹痛虚汗，宜灌浆时用。

《千金翼方·卷第二·本草上·黄芪》：

味甘，微温，无毒。主痈疽久败疮，排脓止痛，大风癞疾，五痔鼠瘘，补虚，小儿百病，妇人子脏风邪气，逐五脏间恶血，补丈夫虚损，五劳羸瘦，止渴，腹痛泻痢，益气，利阴气，白水者冷，补。

（四十）黄芩

《冯氏锦囊秘录·杂症痘疹药性主治合参卷三十七·草部上·黄芩》：得白术、砂仁安胎孕，同厚朴黄连治腹痛，总除诸热，收尽全功。

《罗氏会约医镜·卷十六·本草（上）·草部》：腹因火郁为痛，可加黄连、厚朴。

《千金翼方·卷第二·本草上·黄芩》：疗痰热，胃中热，小腹绞痛，消谷，利小肠，女子血闭，淋露下血，小儿腹痛。

《友渔斋医话·第六种·药笼小品》：（黄芩）入肺与大肠，同柴胡治往来寒热。同白芍、甘草，治夹热腹痛。血痢要药，胎前能滋胞宫之阴，其用甚广。虚寒者忌之。坚实者为子芩，清大肠。中空者为枯芩，泻肺火。

（四十一）槐树枝叶花实

《罗氏会约医镜·卷十七·本草（中）·竹木部》：治心腹热痛，目赤热泪，（清肺止泪）。

《调疾饮食辩·代茶诸品·槐枝叶花实》：疗妇人子脏急痛（脐下痛连阴户者是，若不连阴户，乃小腹痛，非子宫也，当温药理其气，勿误用此）。

（四十二）藿香

《冯氏锦囊秘录·杂症痘疹药性主治合参卷三十八·草部中·藿香》：治风水毒肿，恶气内侵，霍乱腹痛，温中快气之要药……若受寒受秽腹痛者，实为要药。

《罗氏会约医镜·卷十六·本草（上）·草部》：治霍乱吐泻，心腹绞痛，（冷也）。

《友渔斋医话·第六种·药笼小品》：（藿香）出交广，辛微温，入肺脾。快气和中，开胃止呕，去恶气，治霍乱吐泻，心腹绞痛，上中二焦邪滞。若胃家有热，戒用。梗胜于叶。

（四十三）姜黄

《冯氏锦囊秘录·杂症痘疹药性主治合参卷三十九·草部下·姜黄》：辛温能散，专理气中之血，内调心腹胀满，外疗手臂疼痛。若血虚腹痛臂疼，而非瘀血凝滞者，用之反剧。

《罗氏会约医镜·卷十六·本草（上）·草部》：

治心腹气结。

若血虚腹痛臂痛，而非瘀血凝滞者，忌用。

（四十四）韭

《调疾饮食辩·卷三·韭》：《活人书》用治阴阳易，阴肿，小腹绞痛，头重眼花，顷刻不救。宜猯鼠屎十四枚（两头尖者），韭根一把，水二碗，煎七分，去滓，再煎二沸，温服。得汗即瘥，未汗再作。

（四十五）粳米

《医粹精言·卷二·药征》：

附子粳米汤又能治腹痛下利，是粳米有止泄之功也。

肘后方有粳米一味，治猝腹痛之方。由此观之，又附子粳米汤之治腹中雷鸣切痛，桃花汤之治下利腹痛，亦似取粳米之功矣。

（四十六）姜（生姜）

《冯氏锦囊秘录·杂症痘疹药性主治合参卷四十三·菜部·生姜》：

生姜，性窜而不收，解风寒湿痹，痰痛鼻塞，头痛外感，皮肤间结气，通神明，辟恶气，霍乱胀满，一切中恶诸毒，疟证痰证，能和营卫而行脾之津液，入肺而开胃口，脾胃诸病，皆所重焉。但阴虚火盛汗门血门，心气耗散，火热腹疼，并切忌之。生姜皮，消浮肿腹胀，煨姜，塞溏泻水泻。干姜，破血消痰，腹痛胃翻均可服，温中下气，癥瘕积胀悉皆除，开胃扶脾，消食去滞，生行则发汗有灵，炮黑，则止血颇验。

主治（痘疹合参）

炮姜能温脾理中，内虚吐利，脏腑沉寒，脾胃虚冷，中气不足，身凉痘白者，宜用。内实，壮热者忌之。煨姜，治痘吐泻，痘疮灰白不起者，用之，以止吐和中，助阳发表，佐参芪之力。生姜隔年老者佳，去寒邪头痛，鼻塞，主咳呕吐痰，解郁开胃，消食散寒，胀满冷痢，腹痛转筋。生用发散，熟用温中，要热去皮，要凉留皮，治痘惟宜于初起，重冒风寒者暂用。

《罗氏会约医镜·卷十七·本草（中）·菜部》：

开胃下食，祛痰止呕，腹胀疟症悉除。

按阴虚火盛、汗症、血症、心气耗散、火热腹痛，并切忌之。

《调疾饮食辩·卷三·姜》：凡腹中急痛，不叶不泻者切戒之。（吐泻者即非此症，生姜、砂糖、陈皮同煎服最佳）。

（四十七）桔梗

《冯氏锦囊秘录·杂症痘疹药性主治合参卷三十七·草部上·桔梗》：主治（痘疹合参） 治痘热毒，咽喉肿痛，宽胸膈滞气，理咳嗽鼻塞痰涎，匀气托理，腹满肠鸣，肺气郁于大肠而腹痛，痰火郁于肺中而干嗽，开提气血，载药上行，利咽发痘，托里排脓。

《罗氏会约医镜·卷十六·本草（上）·草部》：下痢、腹痛、肠鸣、腹满，（肺火郁于大肠）。

（四十八）茎白皮

《千金翼方·卷第四·本草下·茎白皮》：味苦辛，无毒。除邪鬼，中恶，腹痛，去胃中热。

（四十九）刘寄奴

《冯氏锦囊秘录·杂症痘疹药性主治合参卷三十九·草部下·刘寄奴》：刘寄奴草，下气止心腹急痛，下血却产后余疾，消焮肿痈毒，治汤火热疮。子研泡热水下咽，肠泻无度者即已。

（五十）蓼酒

《调疾饮食辩·卷二·蓼酒》：用蓼汁酿酒，不宜多。主中寒脾胃不健，饮食减少，胸腹刺痛。

（五十一）菱

《调疾饮食辩·卷四·菱》：《食疗本草》曰，生菱肉性冷，多食令人腹胀痛，或吐利，干姜煎酒服，或吴茱萸为末服，解之。

（五十二）梨

《调疾饮食辩·代茶诸品·梨汁》：则持平之论（肺虚寒嗽痰清，小便色白，大便溏滑，背心畏寒，及脾虚饮食不化，腹痛呕泄诸症，更不宜食）。

（五十三）没药

《冯氏锦囊秘录·杂症痘疹药性主治全参卷四十·木部·没药》：

孕妇忌服，血虚腹疼痈疽已溃，并宜忌之，制法同乳香。

没药，散血止痛，一切金疮杖疮，恶疮痔瘘，损伤瘀血肿痛，及产后心腹血气刺痛。

《罗氏会约医镜·卷十七·本草（中）·竹木部》：凡身痛不由血瘀而因血虚，产后恶露去多，腹内虚痛，疮毒已溃，皆禁用之。

（五十四）木通

《伤寒瘟疫条辨·卷六·消剂类》：木通，味苦，气寒，沉也，降也。泻小肠火郁，利膀胱热淋，导痰湿呕哕，消腹疼壅塞，（木通二两，水煎服。通则不壅下疼矣。）利血脉九窍，通达上下，以其利水故也。小水利则心火降，故导赤散用之。古谓消剂兼通，此类是也。（通灵散，治血瘀绕脐腹疼甚验。木通、五灵脂、赤芍三钱，水煎服。）

（五十五）木香

《冯氏锦囊秘录·杂症痘疹药性主治合参卷三十七·草部上·木香》：驱九种心疼，逐积年冷气，止霍乱吐泻，呕逆反胃，除痞癖癥块，脐腹疼痛，安胎健脾，诛痈散毒。

《罗氏会约医镜·卷十六·本草（上）·草部》：治一切心腹胸胁气逆诸痛，疗热痢（同芩连用）。

《全国名医验案类编·二集传染病案·第十二卷时行瘟疫病案·疫痘夹痧案》：木香调气散寒，止腹痛泻青，斑黑燥渴则忌。

（五十六）木瓜

《调疾饮食辩·卷四·木瓜》：《日华本草》曰，治水肿及奔豚气，心腹痛。

（五十七）牛膝

《冯氏锦囊秘录·杂症痘疹药性主治合参卷三十七·草部上·牛膝》：足痿筋挛，阴痿失溺，散恶血而治心腹诸痛。催难产而理膏血诸淋，痈肿恶疮，金疮伤折，手足寒湿痿痹，大筋拘挛，膀胱气化便难，小水短少，补中续绝，益阴壮阳填髓，除腰膝酸痛。

（五十八）女贞实

《冯氏锦囊秘录·杂症痘疹药性主治合参卷四十·木部·女贞实》：按，冬青子，禀天地至阴之气，性偏阴寒，若脾胃虚寒，久服必至腹痛作泻。

（五十九）藕

《调疾饮食辩·卷四·藕》：又治跌打，瘀血积在胸腹作痛，唾血，生藕汁频饮，加生地黄、牛膝，捣汁服，更佳（出《千金方》），又解蟹毒令人腹痛、便血，吐血，又解水莽草毒。均即上方藕汁一味（出《圣惠方》）。又治尘芒入目，生藕汁滴入即出。蒸熟食，健脾益心，补气血。《本经》曰，久食令人心欢。古诗云，一湾西子臂，七窍比干心。亦用形之理也，然性更热。凡脾热易肌，及肺热咳嗽、吐血，心热惊悸，梦遗者，慎不可食。《普济方》治手足冻疮坼裂溃烂，熟藕捣烂敷之，性可知矣。

（六十）蒲黄

《罗氏会约医镜·卷十六·本草（上）·草部》：生用性滑，行瘀血，通经脉，袪腹痛，（同五灵脂治血气痛）。

（六十一）秦艽（椒）

《千金翼方·卷第三·本草中·秦椒》：味辛，温，性温。熟寒，有毒。主风邪气，温中，除寒痹，坚齿发，明目，疗喉痹，吐逆疝瘕，去老血，产后余疾，腹痛出汗，利五脏。

（六十二）山栀子

《罗氏会约医镜·卷十七·本草（中）·竹木部》：瘀血腹痛。（同元胡索用。）

（六十三）人参

《伤寒瘟疫条辨·卷六·补剂类》：人参（反藜芦），味甘微苦，阳中微阴，入手太阴肺，升也。阳气虚竭者，回之于暂败之初。阴血崩溃者，障之于决裂之后。（独参汤主之。）惟其气轻而不辛，所以能固气。惟其味甘而纯正，所以能补血。故凡虚而发热，虚而自汗，虚而眩晕，虚而困倦，虚而短气，虚而惊惧，虚而遗泄，虚而泻痢，虚而头疼，虚而腹痛，虚而饮食不运，虚而痰涎壅滞，虚而吐血衄血，虚而淋沥便闭，虚而呕逆烦躁，虚而下血失气等证，是皆不可不用者。

《冯氏锦囊秘录·杂症痘疹药性主治合参卷三十七·草部上·人参》：除梦邪、肠胃中冷、心腹鼓痛、胸胁逆满，破坚积，宣壅滞，除健忘，兴阳道，益精神，安魂魄。

《千金翼方·卷第二·本草上·人参》：味甘，微寒，微温，无毒。主补五脏，安精神，定魂魄，止惊悸，除邪气，明目，开心，益智。疗肠胃中冷，心腹鼓痛，胸胁逆满，霍乱吐逆，调中，止消渴，通血脉，破坚积，令人不忘。

《医粹精言·卷二·药征》：人参，主治心下痞坚，痞硬，支结也。旁治不食，呕吐，喜唾，心痛，腹痛，烦悸。

（六十四）肉豆蔻

《岭南卫生方·下卷附录·八证标类》：味辛，性温，无毒。其用有四，治积冷，心腹胀痛。止霍乱，能消宿积。大人呕吐涎沫。小儿恶伤乳食。

《轩岐救正论·卷之三·药性微蕴·肉豆蔻》：肉豆蔻温中消食。止泄治积心腹冷痛。

《冯氏锦囊秘录·杂症痘疹药性主治合参卷三十八·草部中·肉豆蔻》：肉豆蔻，温脾胃虚冷，心腹胀痛，宿食不消，滑泻冷痢，尤为要药。

（六十五）肉桂

《冯氏锦囊秘录·杂症痘疹药性主治合参卷四十·木部·肉桂》：

甘辛大热，所以益阳，甘入血分，辛能横走，热则通行，所以畅血脉，补命门，理心腹之疾，受寒霍乱转筋，补气脉之虚，劳倦内伤不足，暖腰膝，强筋破癥瘕止痛，祛风痹骨节掣疼，除腹内沉寒痼疾，逐营卫风寒，疗九种心痛，通月闭经瘀作楚，催难产胞衣不下。

肉桂能堕胎通血脉，下焦寒冷，秋冬腹痛，泄奔豚，利水道，温经暖脏，破血通经，救元阳之痼冷，扶脾胃之虚寒，坚筋骨壮阳道，温行百药，腰痛胁痛必需，和血逐瘀，疝气消痛并捷，宣气血而无壅，利关节而有灵，托痈疽痘毒，能引血成脓，辛能散风，甘能和血，温能行气，香能走窜百脉，言乎用者，以木得桂而枯之义也。

《罗氏会约医镜·卷十七·本草（中）·竹木部》：

治沉寒痼冷、脐腹腰足冷痛，通血脉，导百药，（辛能散，热能行）。

化产后瘀血腹痛，及痘疹虚寒不起。

《医宗说约·药性炮制歌·木部共五十四种》：

肉桂辛热，善通血脉，腹痛虚寒，温补可得（不见火）。

吴茱萸热，能调疝气，脐腹寒疼，吐酸用利（去梗炒）。

乌药辛温，心腹胀痛，小便滑数，顺气通用。

腹皮微温，能下膈气，安胃健脾，浮肿消去（水洗三四次，再用甘草汤洗晒干）。

丁香辛热，能除寒呕，心腹疼痛，温胃可求（气血胜者忌丁香，以其益气也）。

乳香辛苦，疗诸恶疮，生肌止痛，心腹痛良（去油为末）。

《友渔斋医话·第六种·药笼小品》：（肉桂）辛甘大热，气厚纯阳，入肝肾血分，补命门相火不足，痼冷沉寒之症，疏通血脉，小腹痛，奔豚疝瘕，抑肝扶土，疗寒热久疟，引火归原，出交趾最贵，猺产其厚者亦可用。去皮及油而止。

（六十六）乳香

《冯氏锦囊秘录·杂症痘疹药性主治合参卷四十·木部·乳香》：乳香诸经猝痛，心腹急痛，诸般恶疮，一切肿毒，一切疼痛，恶痢殊痛，刮肠痛风，异常楚毒，护心活血，解毒生肌，产科亦用。

《罗氏会约医镜·卷十七·本草（中）·竹木部》：恶痢腹痛。

（六十七）桑耳（桑白皮）

《冯氏锦囊秘录·杂症痘疹药性主治合参卷四十·木部·桑白皮》：桑耳，又名桑菌，又名桑黄，醇酒煎尝，散血如神，止血甚捷，黑者主女人癥瘕崩漏及乳痈暴来，黄者治男子癖饮积聚腹痛，金疮初得，若色黄熟陈白，止泄补益元阳。

《千金翼方·卷第三·本草中·桑耳》：其黄熟陈白者，止久泻，益气不饥。其金色者，治癖饮积聚，腹痛金疮。

（六十八）鹿肉

《饮膳正要·兽品·鹿肉》：鹿角，微咸，无毒。主恶疮痈肿，逐邪气，除小腹血急痛，腰脊痛及留血在阴中。

（六十九）缩砂

《岭南卫生方·下卷附录·八证标类》：味辛，性温，无毒。其用有四，脾胃气结而不散，善能消食，虚劳冷泻而不安，还攻腹痛。

《伤寒瘟疫条辨·卷六·消剂类》：缩砂仁，味辛温，气香窜。入肺、脾、胃、大小肠、膀胱、肾。补肺益肾，和胃醒脾，行气消食，醒酒逐寒，祛痰嗽逆咳立止，疗霍乱大除恶心，消胀满安气滞之胎，（同枳壳服。）却腹疼，驱脏寒之泻，（同干姜、五味服。）治泻痢呕吐膈噎，散咽喉口齿浮热。欲其温散姜汁炒研。益智、人参为使，入脾、胃。白蔻、檀香为使，入肺。茯苓、黄柏为使，入膀胱、肾。赤石脂为使，入大小肠。总之，砂仁为行散之药，故能引入七经。性温而不伤于热，行气而不伤于克，尤为太阴脾之要药。（常嚼最妙。）《尊生书》曰，漫言水谷消融，且化骨鲠铜铁，因收入消剂。（安胎散治跌坠损伤。凡因所触，致胎不安，痛不可忍者，砂仁炒熟，去皮为末，温酒调服二钱，觉腹内胎动极热则安矣。又方，砂仁、威灵仙、砂糖、醋煎服，治诸骨鲠。）

《冯氏锦囊秘录·杂症痘疹药性主治合参卷三十八·草部中·缩砂仁》：

除霍乱恶心，却腹痛安胎，温脾胃下气消食。治冷泻赤白，及休息痢，上气奔豚，鬼疰邪疰，转筋吐泻，胃气壅滞，丹田虚寒，能温脾胃，困乃能醒。然未免香燥走窜，孕妇气虚者，多服反致难产，不可不知。若肺热咳嗽，气虚肿满，火热腹痛，血热胎动，皆宜禁用。

主治（痘疹合参）

去壳炒研用。若治孕妇安胎者，宜带壳炒研。凡痘腹中虚寒作痛，并脾胃气结滞不散作闷，不思饮食，虚冷泻痢呕吐，消食健胃安胎，皆所必用。但气味香燥，不利于灌脓之时，及咳嗽喉痛音哑之症，均宜切忌。倘不得已投于阴虚有火之人，宜盐汤浸炒用之。

《罗氏会约医镜·卷十六·本草（上）·草部》：

治腹痛，噎膈，呕吐，霍乱，祛痰，逐冷，消食，消胀，（悉属胃寒）。

按砂仁性燥，若肺热咳嗽，气虚肿满，火热腹痛，血热胎动，皆所禁用。

（七十）沙参

《伤寒瘟疫条辨·卷六·寒剂类》：沙参（反藜芦），味甘苦，气薄体轻，性微寒。除邪热，专清肺，兼益脾、肾，滋养肝血，散游风瘙痒，消痈疡疮肿，疗胸痹止频惊，除疝疼心腹疼。但性缓力微，难胜专任。易老曰，人参补五脏之阳，沙参补五脏之阴。特以其甘凉而和，补中益气，故有是论。若言对待人参，相去天渊。（沙参一两，阿胶五钱，大剂煎饮，治虚劳久嗽肺痿。《局方》沙参五钱水煎，治肺热咳嗽。）

《千金翼方·卷第二·本草上·沙参》：味苦，微寒，无毒。主血积惊气，除寒热，补中，益肺气。疗胃痹，心腹痛，结热邪气，头痛，皮间邪热，安五脏，补中。

（七十一）杉（木）材

《冯氏锦囊秘录·杂症痘疹药性主治合参卷四十·木部·杉材》：

能下气以除心腹胀满，脚气冲逆诸痛，其气芬芳，能解漆毒之秽恶也。

杉材，煎服主心腹胀痛，及猝暴心痛殊功，淋洗疗风疹痒疮，并延片漆疮立效。

《罗氏会约医镜·卷十七·本草（中）·竹木部》：治脚气肿满，心腹胀痛。

（七十二）升麻

《冯氏锦囊秘录·杂症痘疹药性主治合参卷三十七·草部上·升麻》：升麻，气平微寒，乃手足阳明、太阴引经之药。凡太阳证忌服，否则，犹引贼破家，主治杀百毒，百精殃鬼，辟诸瘴诸疫瘟邪。去伤风于皮肤，散发热于肌肉。止头痛、喉痛、齿痛并中恶腹痛。理口疮、疥疮、斑疮及豌豆烂疮。治风肿风痛，疗肺痈肺痿。

《千金翼方·卷第二·本草上·升麻》：味甘苦，平，微寒，无毒。主解百毒，杀百精老物殃鬼，辟瘟疫瘴气，邪气蛊毒，入口皆吐出，中恶腹痛，时气毒疠，头痛寒热，风肿诸毒，喉痛口疮。

（七十三）石菖蒲

《冯氏锦囊秘录·杂症痘疹药性主治合参卷三十八·草部中·石菖蒲》：石菖蒲，主手足湿痹，可使屈伸。贴发背痈疽，能消肿毒，下气除烦闷，杀虫愈疥疮，消目翳去头风，开心□声音，通窍益智慧，耳聋耳鸣，尿遗尿数，腹痛或走者易效。胎动欲产者，能安。鬼击，懵死难苏，急灌生汁。温疟积热不解，宜浴浓汤。单味酒煎，疗血海败，并产后下血不止。细末铺卧，治遍身毒及不痒发痛疮疡。

（七十四）石莼

《调疾饮食辩·卷三·石莼》：《拾遗》曰，生南海，附石而生。形似紫菜，色青。主下水，利不便。《海药本草》曰，煮汁饮，下结气。此二物食过多，令人腹痛，饮热醋少许即解。

（七十五）苏木

《罗氏会约医镜·卷十七·本草（中）·竹木部》：治妇人月经不调，将行而止，或腹胀而痛，产后瘀血胀闷势危者。

（七十六）山柰

《罗氏会约医镜·卷十六·本草（上）·草部》：治心腹冷痛，寒湿霍乱，风虫牙痛。

（七十七）山楂

《罗氏会约医镜·卷十七·本草（中）·果部》：治儿枕作痛，（产后恶露未净，留腹作痛名儿枕痛。煎就，少加砂糖服，效）。

（七十八）山豆根

《伤寒瘟疫条辨·卷六·寒剂类》：山豆根（广出者佳），味苦寒。泻心火以保肺金，而大肠之风热亦清。主喉痛喉风，龈疼齿疼，热咳喘满，下痢腹疼，疗人马之急黄，治蛇狗之咬伤。（桔梗甘草汤加山豆根、元参、荆芥穗、防风，治咽喉龈齿肿疼甚验。）

（七十九）三棱

《岭南卫生方·下卷附录·八证标类》：味苦，性平。阴中之阳也。其用有四，溃老癖癥瘕，调少妇血脉，安心腹刺痛，消腑脏瘀血。

（八十）柿

《古今医统大全·卷之一百·养生余录（下）》：柿子，寒，日干者性冷，多食腹痛，生者弥冷。

《冯氏锦囊秘录·杂症痘疹药性主治合参卷四十四·果部·柿》：柿属金与土，种类虽不一，收敛义则同，润心肺止嗽，开胃脘消痰，腹内瘀血旋除，口中吐血易止。

《养生类纂·果实部·柿子》：凡食柿，不可与蟹同，令人腹痛大泻。（《本草图经》）

（八十一）熟地黄

《冯氏锦囊秘录·杂症痘疹药性主治合参卷三十七·草部上·熟地黄》：伤寒后，胫腹最痛者殊功，新产后，脐腹急痛者立效。

（八十二）蜀椒

《冯氏锦囊秘录·杂症痘疹药性主治合参卷四十·木部·蜀椒》：

蜀椒，杀鬼疰蛊毒，虫鱼蛇毒，寒湿痹痛，温中下气，心腹留饮，宿食癥结，字乳余疾，耐寒暑，通腠里，除骨节皮肤死肌，疗伤寒温疟不止。

又种秦椒，主遍身恶风，散四肢痿痹，治口齿浮肿动摇，喉痹吐逆，调产后腹痛余疾，经闭不通。

（八十三）神曲

《罗氏会约医镜·卷十七·本草（中）·谷部》：健脾暖胃，消宿食、心腹胀痛，逐痰积，破癥瘕，（性专消导。）

化小儿腹坚因积、妇人产后欲回乳者。

（八十四）松叶

《调疾饮食辩·代茶诸品·松叶》：炒微焦，乘热冲热酒服，可治阴毒腹痛（出《集简方》）。

（八十五）砂糖

《调疾饮食辩·卷四·砂糖》：盖温则能和，甘则能缓，凡腹中急痛，宜砂糖泡水热服，加木香或枳壳尤妙。

（八十六）甜瓜

《调疾饮食辩·卷四·甜瓜》：病后食之，令胃寒呕吐（不特此也，能使中寒肚腹胀痛，四肢虚肿）。

（八十七）檀香

《痧胀玉衡·卷之下·药性便览》：檀香，痧后心腹疼痛不休，胸胁胀闷，寒凝气滞，得此而抒者，痧之始发当知忌用。用一分至三分。

《冯氏锦囊秘录·杂症痘疹药性主治合参卷四十·木部·檀香》：檀香入肺、肾、胃经，调气开胃，进食止痛，镇心辟邪，中恶鬼气，心痛霍乱，肾气腹痛，恶毒肿痛，醋磨敷愈，然诸香动火耗气，夏月囊香辟臭，尚谓散真气而开毛孔，况服之乎。痈疽溃后，诸疮脓多，及阴虚火盛者忌之。

《罗氏会约医镜·卷十七·本草（中）·竹木部》：引胃气上升，进饮食，止腹痛，疗噎膈，除毒肿，（醋磨汁涂。以上皆辛温之效）。

《医学启源·卷下·用药备旨·法象余品》：檀香，阳，主心腹痛，霍乱，中恶，引胃气上升，进食。

（八十八）桃仁

《冯氏锦囊秘录·杂症痘疹药性主治合参卷四十四·果部·桃仁》：

桃枭，一名桃奴，是桃实着树经冬不落者，得气尤全，正月采用，盖桃为仙木、五木之精也，最能辟邪，故用杀诸精鬼，中恶腹痛，五毒不祥，其苦温之性，又能通滞散邪，故治血之功，与桃仁同，鬼击吐血，以为必需。

性走泻下降，利大肠甚快，干粪塞肠，胀痛不通，用毛桃花者湿者一两，和面三两，作馄饨煮熟，空心食之，午间腹鸣如雷，当下恶物也。

桃寄生，疗蛊中腹内。

《医学妙谛·卷上·中风章》：瘀血桃仁与红花（瘀血证小便利，大便黑，或腹中怀痛），气弱参芪也同剂。

《医学启源·卷中·六气方治·火》：甘以缓之，辛以散之，小腹急结，缓以桃仁之甘。下焦蓄血，散以桂枝之辛。大热之气，寒以取之。热甚搏血，加二物于调胃承气汤中也。

《医粹精言·卷二·药征》：桃仁，主治瘀血、少腹满痛，故兼治肠痈及妇人经水不利。

（八十九）吴茱萸

《冯氏锦囊秘录·杂症痘疹药性主治合参卷四十·木部·吴茱萸》：

吴茱萸，大温，散胸中脾胃寒冷，膀胱受湿，阴囊作疝，久滑冷泻，阴寒小腹作疼，肝经气分，脾经血分，然性燥急，阴虚火盛者，大非所宜。

主治（痘疹合参）

宜择小者去梗，以沸汤浸去苦汁六七次，晒干，于瓦上慢火炒用，凡痘饮冷伤胃，呕逆不止者宜之，士材曰，燥肠胃而止久滑之泻，散阴寒而攻心腹之疼，祛冷胀为独得，疏肝气有偏长，疝疼脚气相宜，开郁杀虫至效。

《景岳全书·卷之五十德集·新方八阵·热略》：吴茱萸善暖下焦，腹痛泄泻者极妙。

《罗氏会约医镜·卷十七·本草（中）·竹木部》：治肠胃久泻，心腹寒痛及小腹阴毒切痛，厥阴头痛，呕逆吞酸。

《千金翼方·卷第三·本草中·吴茱萸》：味辛，温，大热，有小毒。主温中下气，止痛，咳逆寒热，除湿血痹，逐风邪，开腠理，去痰冷，腹内绞痛，诸冷食不消，中恶，心腹痛，逆气，利五脏。

《友渔斋医话·第六种·药笼小品》：（吴茱萸）辛苦大热，有小毒，疏肝燥脾，温中下气，除湿解郁，治厥阴腹痛，呕逆吞酸，善能降浊阴上僭，利大肠壅气，病非寒滞有湿者勿用。滚汤泡，去辛烈，止呕黄连水炒，治血醋炒。

《岭南卫生方·下卷附录·八证标类》：吴茱萸，味苦辛，性热。有小毒。可升可降。阳也。其用有四，咽嗌寒气噎塞而不通，胸中冷气闭塞而不利，脾胃停冷腹痛而不住，心气刺痛成陈而不止。

《伤寒瘟疫条辨·卷六·燥剂类》：吴茱萸（汤泡），味辛苦，气温性燥。气味俱厚，升少降多，有小毒。虽入脾、肾，实肝家主药。胸膈停滞而为呕逆吞酸，（同白茯苓为末，炼蜜丸，名吴仙丹，吞酸醋心为向导。）肠胃阴寒而为脐腹胀疼，及小肠、膀胱寒疝寒疼，少阴下利，厥阴头疼，皆其所长。（仲景有吴茱萸汤。）东垣曰，浊阴不降，厥气上逆，膈塞胀满，非吴茱不可治也。其性虽热，而能引热下行。（古方导气汤，吴茱萸钱半，小茴二钱，木香三钱，川楝子四钱，荔核二个。长流水煎，治小肠、膀胱寒疝寒疼。）根杀寸白三虫，煎服即出。枝疗二便关格，入口立通，并向东南方取之方获实效。本草曰，凡用树根、树皮，宜采向东南方者，凡采根皮，出土上者杀人。

（九十）乌药

《岭南卫生方·下卷附录·八证标类》：味辛，性温，无毒。其用有四，中恶心腹刺痛，蛊毒宿食不消，暖丈夫之膀胱，益妇人之血气。

《明医指掌·卷一·药性歌》：乌药辛温，心腹胀痛，气滞不舒，方中议用。

《冯氏锦囊秘录·杂症痘疹药性主治合参卷四十·木部·乌药》：乌药，走肾胃，诸冷诸气作痛，翻胃食积作胀，膀胱肾间冷气，小儿腹中诸虫，女人血气凝滞，一切中恶心腹绞痛，蛊毒痓忤鬼气，宿食不消，七情郁结，猫犬有病，磨水灌效，气血虚而内热者，勿服。

《罗氏会约医镜·卷十七·本草（中）·竹木部》：能疏胸腹邪逆胀痛，喘急，霍乱，反胃宿食。

（九十一）乌梅（梅汁）

《冯氏锦囊秘录·杂症痘疹药性主治合参卷四十四·果部·乌梅》：赤痢腹痛，乌梅肉黄连各四两，蜜丸梧子大，每米饮下二十丸，日三服。

《调疾饮食辩·代茶诸品·梅汁》：又止血，《圣惠方》治血痢腹痛。乌梅肉、黄连末同捣为丸，米饮下。

（九十二）卫矛

《千金翼方·卷第三·本草中·卫矛》：味苦，寒，无毒。主女子崩中下血，腹满汗出，除邪，杀鬼毒蛊疰，中恶腹痛，去白虫，消皮肤风毒肿，令阴中解。

（九十三）五加皮

《冯氏锦囊秘录·杂症痘疹药性主治合参卷三十八·草部中·五加皮》：五加皮，逐多年瘀血在皮筋中，驱常痛风痹缠脾，膝里风弱，五缓痿躄，腰脊疼痛虚羸，心腹疝气腹痛，风寒湿邪并祛，小儿骨软行迟，下部恶疮脓癞，坚筋骨，健步，强志意，益精，去女人阴痒难当，扶男子阳痿不举，小便遗沥可止，阴蚀疽疮能除，轻身延年，长生不老，真仙经药也。

《千金翼方·卷第三·本草中·五加皮》：味辛苦，温，微寒，无毒。主心腹疝气，腹痛，益气，疗躄，小儿不能行，疽疮，阴蚀，男子阴痿，囊下湿，小便余沥，女子阴痒及腰脊痛，两脚疼痹风弱，五缓虚羸，补中益精，坚筋骨，强志意。

（九十四）续随子

《冯氏锦囊秘录·杂症痘疹药性主治合参卷三十九·草部下·续随子》：续随子，治一切宿滞积聚，敷诸般疥癣恶疮，逐水利大小二肠，散气除心腹胀痛，驱蛊毒鬼疰，消疣癣痕癥，通月经，下痰饮。不可过服，防毒损人。

（九十五）仙茅

《罗氏会约医镜·卷十六·本草（上）·草部》：治心腹寒痛，开胃口，消宿食，（益火生土）。

（九十六）西瓜

《调疾饮食辩·卷四·西瓜》：又不可同油饼及一切鱼、肉、鸡鸭卵食，更败脾肾，令人腹痛呕泻。

（九十七）香薷

《千金翼方·卷第四·本草下·香薷》：味辛，微温，主霍乱腹痛吐下，散水肿。

（九十八）香附

《经验丹方汇编·序·诸症歌诀》：

妇人

妇人属阴多生气，气郁成病最难治。诸病兼理气调经，香附是女真仙剂。

（九十九）芎䓖

《脚气钩要·卷下·药能》：字典，营香草又作芎，引本经注云，人头穹窿，高天之象，此药上引专治头痛诸疾，故号芎䓖。仲景方中，虽无治头痛之文，此物气味芳烈，而脂质，因推其理，能入血分，顺血行，开气郁。案古方大抵芎归并用。伍当归芍药散，治腹中急痛。合胶艾汤，治漏下。其单用者，为酸枣仁汤、白术散。一曰虚烦不得眠，佐酸枣仁，治血液枯燥不能眠。一曰心下毒痛。倍加芎䓖。乃知䓖不特调血分，又有破气止痛之功。奔豚气用芎，亦不外于此义。又案，归甘平，主和柔。芎辛温，主排散。犹仁与义相依，而全其德也。香川太仲，以气味论优劣，恐不当矣。

《伤寒瘟疫条辨·卷六·散剂类》：川芎，味大辛，气温，升也，阳也。专入胆，并入心包、肝。气中血药也，助清阳而开诸郁，四物汤用以宣血气之滞耳。行气和血而通阴阳，散风寒头疼，破瘀血经闭，解气结逐腹疼，补肝虚胁风，排痈脓消肿。同艾叶服验胎孕有无，合细辛煎治金疮作疼。然升散太过，故风寒头疼极宜。若三阳火壅于上而头疼者，得升反甚。今人不明升降，一概用之误矣。多服久服致暴亡，极言其辛散太甚也。

《千金翼方·卷第二·本草上·芎䓖》：味辛，温，无毒。主中风入脑，头痛寒痹，筋挛缓急，金疮，妇人血闭，无子，除脑中冷动，面上游风去来，目泪出，多涕唾，忽忽如醉，诸寒冷气，心腹坚痛，中恶，猝急肿痛，胁风痛，温中内寒。

（一百）玄参

《冯氏锦囊秘录·杂症痘疹药性主治合参卷三十七·草部上·玄参》：至如血少目昏，停饮寒热，血虚腹痛，脾虚泄泻，并忌之。

《千金翼方·卷第二·本草上·玄参》：味苦咸，微寒，无毒。主腹中寒热，积聚，女子产乳余疾，补肾气，令人目明。主暴中风伤寒，身热支满，狂邪忽忽不知人，温疟洒洒，血瘕，下寒血，除胸中气，下水，止烦渴，散颈下核，痈肿，心腹痛，坚症，定五脏。

（一百零一）杏仁

《罗氏会约医镜·卷十七·本草（中）·果部》：疗胸腹气满胀痛，消痰下气，除惊痫烦热、大肠气秘干结。

腹痛

（一百零二）延胡索

《伤寒瘟疫条辨·卷六·消剂类》：延胡索，味辛苦，气温。入肺、脾、心包、肝。行血中气滞，气中血滞。止腹疼通经，调月水淋闭，除跌仆凝血，散癥瘕疝气，一切因血作疼之症，悉治之。生用破血，炒用调血，酒炒行血，醋炒止血，但其力迅堕胎，血枯勿加。（延胡索、当归、肉桂等份为末，温酒调服三钱，治肢体拘疼，并冷气腰疼，皆气血凝滞所致也。）

《冯氏锦囊秘录·杂症痘疹药性主治合参卷三十九·草部下·延胡索》：延胡索，因味辛温，破血下气，调月水气滞血凝，产后血冲血晕，心腹猝疼，小腹胀痛，通经下胎，舒筋疗疝，妙不可言，乃活血下气第一品药也。

《罗氏会约医镜·卷十六·本草（上）·草部》：

通经疗疝，化癖舒筋，心腹小腹诸痛，除折伤积血。

（一百零三）益智仁

《罗氏会约医镜·卷十六·本草（上）·草部》：治泄泻，呕吐，腹痛，（属胃冷者宜之）。

《友渔斋医话·第六种·药笼小品》：（益智仁）辛温，治脾阳郁滞，冷气腹痛，又能使气宣通，温中进食，摄涩缩小便。血燥有热不宜用。出岭南，取仁炒。

（一百零四）郁金

《冯氏锦囊秘录·杂症痘疹药性主治合参卷三十八·草部中·郁金》：又《范石湖文集》云，岭南有采生之害，其术于饮食中行厌胜法，致鱼肉能反生于人腹中而死，则阴役其家。初得觉胸腹痛，次日刺人，十日则生在腹中也。

（一百零五）泽兰

《罗氏会约医镜·卷十六·本草（上）·草部》：治胎前产后诸血不调，破瘀血，理月经，化癥瘕，除腹痛，及产后血沥腰痛，（去瘀生新之效）。

（一百零六）紫草

《千金翼方·卷第二·本草上·紫草》：味苦，寒，无毒。主心腹邪气，五疸，补中益气，利九窍，通水道。疗腹肿胀满痛。以合膏，疗小儿疮及面齄。

《痘治理辨·痘治附方》：

盖紫草通水道，去心腹邪气，内除积热，又能利窍，使疮易出。

紫草滑窍，去心腹邪气。陈皮快气。葱白发散，开泄腠理也。

（一百零七）紫菜

《养生类纂·菜蔬部·紫菜》：紫菜多食，令人腹痛发气，吐白沫，饮少热醋之。（《本草》）

（一百零八）枳椇（实）

《千金翼方·卷第三·本草中·枳椇》：味甘，平，无毒。主头风，小腹拘急。一名木蜜。其木皮，温，无毒。主五痔，和五脏，以木为屋，屋中酒则味薄，此亦奇物。

《医粹精言·卷二·药征》：枳实，主治结实之毒也。旁治胸满，胸痹，腹满，腹痛。

（一百零九）枣

《医心方·卷第三十·五果部第二》：

干枣

《本草》云，味甘平无毒，主心腹邪气，安中养脾，助十二经脉，平胃气，通九窍，补少气少津，身中不足，大惊，四肢重，和百药，调中益气强力，除烦，心下悬，肠澼。久服轻身长年，神仙。又，三载陈核中人，腹痛恶气猝痉，又疗耳聋鼻塞。

孟诜云，生枣食之过多，令人腹胀，蒸煮食之，补肠胃肌中，益气。

《医粹精言·卷二·药征》：大枣，主治挛引强急也。旁治咳嗽、奔豚、烦躁、疼、胁痛、腹中痛。

（一百一十）皂荚

《冯氏锦囊秘录·杂症痘疹药性主治合参卷四十·木部·皂荚长板荚》：每服一钱，白汤下，服后腹疼，勿虑，此药力追毒之故。

二、动物药

（一）阿胶

《伤寒论条辨·卷末·本草钞》：阿胶，味甘，平，微温，无毒。主心腹内崩，劳极，洒洒如疟状，腰腹痛，四肢酸疼，女子下血，安胎，丈夫小腹痛，虚劳羸瘦，阴气不足，脚酸不能久立，养肝气，出东阿。（陶隐居云，出东阿，故曰阿胶，入汤微炙，丸散须极燥。陈藏器云，阿井水煎成，人间用者，多非真也。凡胶俱能疗风，止泄补虚，驴皮胶主风为最。《图经》云，今郓州皆能作之，以阿县城北井水作煮为真。造之，阿井水煎乌驴皮，如常煎胶法。其井官禁，真胶极难得，都下货者甚多，恐非真。寻方书所说，所以胜诸胶者，大抵以驴皮得阿井水乃佳耳。今属东昌府有小土城，无县治，井如故，仍官禁，以古迹，因名其城曰阿城。胶则造时，官取水至府煮作，皮出自库，真胶民间难得。如昔，蔡氏书传曰，吴兴沈氏言古说济水伏流地中，今历下凡发地皆是流水，世谓济水经过其下，东阿亦济所经，取其井水煮胶，谓之阿胶，用搅浊水则清，人服之，下膈疏痰，盖其水性趋下，清而重故也。）

《伤寒瘟疫条辨·卷六·补剂类》：阿胶，味甘辛，气平而厚，能升能降，阳中阴也。入肺、肝、肾。其性温和，故润肺疗痈痿，益气定喘嗽。其味甘辛，故除吐衄淋痢，扶劳伤羸瘦。其味甘缓，故安胎固漏，（下血，酒煎服。）理带止崩，补肝血，滋肾水，利大小肠，并治瘀浊及逆上之痰也。（杨士瀛曰，小儿惊风后瞳人不正，阿胶倍人参服最良。以阿胶育神，人参益气也。仲景胶艾汤，治胎动血漏腹疼，并月水不调，淋漓不断。阿胶、艾叶、川芎二钱，当归、生地黄三钱，白芍四钱，水酒煎服，热加黄芩。）

《冯氏锦囊秘录·杂症痘疹药性主治合参卷四十五·兽部·阿胶》：阿胶，主心腹内崩劳极，洒洒如疟状，腰腹痛，四肢酸痛，养血安胎，阴气不足。

《千金翼方·卷第三·本草中·阿胶》：味甘，平，微温，无毒。主心腹内崩劳极，洒洒如疟状，腰腹痛，四肢酸疼，女子下血，安胎，丈夫小腹痛，虚劳羸瘦，阴气不足，脚酸不能久立，养肝气。

（二）斑蝥

《冯氏锦囊秘录·杂症痘疹药性主治合参卷四十七·虫鱼部·斑蝥》：每服一钱，白汤吞服，服后，腹痛勿虑，此药力追毒之故也。

（三）虻虫

《冯氏锦囊秘录·杂症痘疹药性主治合参卷四十七·虫鱼部·䗪虫》：

咸寒能入血软坚，故主心腹血积，癥瘕血闭诸症，血和而营卫通畅，寒热自除，经脉调匀，月事时至，而令妇人生子也。

治产妇腹痛，有干血，用䗪虫二十枚，去足，桃仁二十枚，大黄二两，为末炼蜜，杵和分为四丸，每以一丸，酒一升，煮取二合温服，当下血也。

《医粹精言·卷二·药征》：主治干血。故兼治少腹满痛，及妇人经水不利。

（四）丹（乌）雄鸡

《医学入门·内集·卷二·禽部》：

乌雄鸡

乌雄鸡甘温补中，空心食之气血充，止心腹痛除麻痹，安胎续骨排疮脓，肝能强阴胆明目，肠胫涩尿与肠风。

微温，无毒。主补虚弱，取一只治如食法，以五味烂食之，生即反损。又止心腹痛，除风湿痹麻，安胎，治折伤，攻痈疽。肝及左翅毛，主强阴。胆，疗目不明，肌疮。肠，主遗溺，小便不禁。里黄皮，微寒，无毒。主泄利，小便遗溺，除热止烦，止泄精、尿血，肠风泻痢，妇人崩中带下，小儿疟疾，鹅口不乳，并宜烧灰用之。头，主杀鬼。心，主五邪。肪，主耳聋。翮羽，主下闭血。血，主中恶腹痛，踒折骨痛，乳难，瘘痹及马咬疮剥马被刺，热血浸之。屎白，微寒。主消渴，破石淋，消鼓胀风痹。又齿痛，烧末绵裹安痛处咬之。蜈蚣咬，醋和敷之。子死腹中，浓煎煮粥食之。

（五）蜂蜜

《罗氏会约医镜·卷十八·本草（下）·鳞介鱼虫部》：止心腹肌肉疮疡诸痛。

（六）蜂子

《千金翼方·卷第四·本草下·蜂》：味甘，平，微寒，无毒。主风头，除蛊毒，补虚羸伤中，心腹痛，大人小儿腹中五虫口吐出者，面目黄。

（七）大黄蜂子

《千金翼方·卷第四·本草下·大黄蜂子》：主心腹胀满痛，干呕，轻身益气。

（八）鸽

《寿世传真·合行外功诀歌·禽类》：鸽屎 （治阴证腹痛）。

《调疾饮食辩·卷之五·鸽》：屎，名左盘龙，治阴毒腹痛，服姜、附不效者，炒黄，热酒泡服，颇佳。

（九）龟甲

《冯氏锦囊秘录·杂症痘疹药性主治合参卷四十七·虫鱼部·龟甲》：

凡入药，勿令中湿，中湿则遂其变化之性，而成癥瘕于腹中，故言有毒也。

又主惊恚气，心腹痛者，亦阴虚而火偏盛也。

龟甲十二月忌服，专补阴衰，善滋肾损，复足真元，五痔阴蚀，湿痹头疮，惊恚气，心腹痛，骨中寒热，不可久立，漏下崩带，癥瘕痎疟，伤寒劳复，肌体寒热欲死。

《千金翼方·卷第四·本草下·龟甲》：味咸甘，平，有毒。主漏下赤白，破癥瘕痎疟，五痔，阴蚀湿痹，四肢重弱，小儿囟不合，头疮难燥，女子阴疮及惊恚气，心腹痛，不可久立，骨中寒热，伤寒劳复，或肌体寒热欲死。以作汤良。

（十）蛤蜊

《古今医统大全·卷之九十七·服药禁忌》：服丹石不可食蛤蜊，腹中结痛。

《冯氏锦囊秘录·杂症痘疹药性主治合参卷四十七·虫鱼部·蛤蜊》：然丹石人食之，令腹结痛。

腹痛

《养生类纂·鳞介部·蛤蜊》: 蛤蜊性冷, 乃与丹石相反, 服丹石人食之, 令腹结痛。(《本草》)

（十一）鸡

《冯氏锦囊秘录·杂症痘疹药性主治合参卷四十六·禽部·鸡》：

阴平阳秘, 表里固密, 邪恶之气不得入, 心腹和而痛自止, 鬼亦不能犯矣。

《经》云, 心腹满, 旦食不能暮食, 名为鼓胀。

乌雄鸡补虚损劳中, 辟中恶, 止心腹作痛, 疗折伤痈肿, 杀鬼安胎, 女人崩中带下, 一切虚损诸疾。

《调疾饮食辩·卷之五·鸡》: 触犯土木神煞, 腹中急痛, 唇面手足爪青, 雄鸡血涂太阳、眉心。

（十二）僵蚕

《伤寒瘟疫条辨·卷六·散剂类》: 白僵蚕 (去丝, 酒炒), 味辛咸, 性平, 气味俱薄, 升也, 阳中之阳也。三眠三起, 生于甲木, 成于丙火, 胎于午土, 兼得金水之化, 色白而不腐, 喜燥恶湿, 食桑叶而不饮, 有大便无小便。余因其不饮, 而用之不饮之病。(邪热渴饮非正味之饮也。) 因其有大便, 而用治大便不通之病。火泻无度亦治之。盖以天地清化之气, 涤疵疠旱潦之气, 于温病尤宜。可见温病乃天地之杂气为病, 非四时风、寒、暑、湿、燥、火之六气为病也。(热病即温病, 特以春夏分别言之耳, 所以世人多误以为时气。) 知此者稀矣。陶弘景曰, 人家养蚕, 时有合簿皆僵者。余因合簿皆僵之蚕, 而用治合家皆病之疫。李时珍曰, 蚕病风, 其色白, 死不腐, 故曰僵。余因病风之蚕, 而用治病风之人, 古谓因其气相感而以意治之者也。又曰, 散风痰头疼, 风热齿疼, 咽喉痹疼, 皮肤斑疹, 风疮丹毒风痒, 一切风热肿毒。观此则僵蚕之升阳散火, 祛风胜湿, 清热解毒可知。《普济方》夸其善于治腹内之疼, 余谓腹内之风热火毒可知。《圣惠方》称其长于去头上之风, 余谓大头温、蛤蟆温, 用升降散、加味凉膈散立消, 以方有僵蚕、蝉蜕也。张元素曰, 此物气味俱薄, 轻浮而升, 阳中之阳, 故能去皮肤诸风如虫行。余谓升其清阳之气, 而浊阴之气自降也, 故止渴除烦并验。朱丹溪曰, 此物属火, 兼木与土, 老得金气, 僵而不化。上治咽喉, 取其清化之气, 从治相火, 散浊逆结滞之痰也。余谓春夏多温病, 势如火炎土燥, 焚木灼金, 一得秋分之金气, 而炎热自退, 故僵蚕为温病之圣药。时珍又曰, 蚕属火, 喜燥祛风胜湿, 主疗温病风湿之证。余谓若温病而误用麻黄、桂枝、羌活、独活、细辛、白芷、苍术等味, 辛温发汗以散风湿, 则烦躁益甚, 而热毒愈炽, 此麻黄汤、桂枝汤、冲和汤、人参败毒散治温病之所以坏事也。千年长夜, 万古遗憾。世人何曾梦见, 余经阅历而悟此。

（十三）螃蟹

《冯氏锦囊秘录·杂症痘疹药性主治合参卷四十七·虫鱼部·螃蟹》: 蟹性冷, 能散血热为病，故跌仆损伤，血热瘀滞者宜之，若血因寒凝结，脾胃寒滑，腹痛喜热，恶寒之人，咸不宜食。有独螯独目两目相向，六足四足腹下有毛，腹中有骨头背有星点，足斑目赤者，并有毒不可食。

（十四）肉

《千金翼方·卷第四·本草下·肉》：酿作酒，疗癞疾，诸瘘，心腹痛，下结气，除蛊毒。其腹中吞鼠，有小毒，疗鼠瘘。

（十五）桑螵蛸

《冯氏锦囊秘录·杂症痘疹药性主治合参卷四十七·虫鱼部·桑螵蛸》：久服益气养神，益精生子，女子血闭腹痛，及胎前产后溺遗不禁，酒炒为末，白汤调服即止。

（十六）酥

《调疾饮食辩·卷之五·酥》：又能除肺热，止热咳、吐血。又止急痛。（心腹痛则饮之，疮疡痛则摩之）《唐本草》曰性与酪异，非也。

（十七）麝香

《冯氏锦囊秘录·杂症痘疹药性主治合参卷四十五·兽部·麝香》：

辛香走窜，自内达外则毫毛骨节俱开，邪从此而出，故主僻恶气，精鬼蛊毒，温疟中恶，心腹暴痛，惊痫堕胎，一切痈疽膏药、掺药，皆取其通窍开经络，透肌骨之功，兼苦能杀虫，辛能散黳耳。

麝香，辟恶气，杀精鬼、温疟、蛊毒，却惊痫，通关开窍，镇心安神，吐风痰，消痞胀，能堕胎，消三虫、中恶、心腹暴痛、目中虑黳。

《罗氏会约医镜·卷十八·本草（下）·禽兽部》：辟恶气精鬼，蛊毒瘟疟，中恶心腹暴痛，惊痫。

《汤液本草·兽部·麝香》：

气温，味辛。无毒。

《本草》云，主辟恶气。杀鬼精物，疗温疟，蛊毒痫痉，去三尸虫。疗诸凶邪鬼气，中恶心腹暴痛，胀急痞满，风毒。妇人产难，堕胎。

（十八）瓦垄子

《冯氏锦囊秘录·杂症痘疹药性主治合参卷四十七·虫鱼部·瓦垄子》：

蚶得水中之阳气，味甘，气温，无毒，甘温能益气而补中，则五脏安，胃气虚，心腹腰脊风冷俱瘳矣，胃健则食自消，脏暖则阳自起，气充则血自华也。

腹痛

消妇人血块，癥瘕，逐男子痰癖积聚，肉能醒酒，更主心腹冷痛，治腰脊冷风，利五脏，令人进食，益中气。

（十九）刺猬皮

《冯氏锦囊秘录·杂症痘疹药性主治合参卷四十五·兽部·猬皮毛》：阴肿痛引腰背，腹痛疝积，皆下焦湿热，邪气留结所致，辛以散之，苦以泄之，故主之也。猬皮毛，烧灰热酒调服，主五痔，血流大肠，理诸疝，痛引小腹，治胃逆而开胃气，塞鼻衄而消鼻痔，止腹胀痛，除阴肿痛。

《千金翼方·卷第四·本草下·猬皮》：味苦，平，无毒。主五痔，阴蚀，下血赤白五色，血汁不止，阴肿痛引腰背。酒煮杀之。又疗腹痛疝积，亦烧为灰，酒服之。

（二十）蜈蚣

《冯氏锦囊秘录·杂症痘疹药性主治合参卷四十七·虫鱼部·蜈蚣》：

蜈蚣，啖蛇虺虫鱼恶毒，杀鬼物蛊疰精邪，去瘀血堕胎，逐积聚除疟，去三虫，逐毒疗心腹寒热。若被毒者，乌鸡粪及蜒蚰并可敷解。

主治（痘疹合参）

治痘发毒攻斑，除内脏腹痛。宜去足、头，炙用。

（二十一）五灵脂

《冯氏锦囊秘录·杂症痘疹药性主治合参卷四十七·虫鱼部·五灵脂》：

味甘而温，故疗心腹冷气，及通利气脉也。其主小儿五疳者，以其亦能消化水谷。治肠风者，取其行肠胃之瘀滞也。凡心胸血气刺痛，妇人产后少腹儿枕块诸痛，及痰夹血成窠囊血凝作痛诸证，所必需之药。失笑散，治男子老少，心痛腹痛，少腹痛并少腹疝气，诸药不效者，能行能止，妇人妊娠心痛，及产后心痛，少腹痛，血气痛，尤妙。

五灵脂，专治女科，行血宜生，止血须炒，通经闭及治经行不止，去心痛，并疗血气刺痛，驱血痢肠风，逐心腹冷气，定产妇血晕，除小儿疳蛔。五灵脂，寒号禽之粪也。畏寒喜暖，故其粪亦温，气味俱厚，阴中之阴，故入血分性专行血，走肝最速，诸血虫痛，皆属肝木，盖肝主藏血，而诸虫皆生于肝，所以善治血病、虫病、心腹胁肋诸痛、血崩胎产诸证也。

《罗氏会约医镜·卷十八·本草（下）·鳞介鱼虫部》：心腹胁肋冷气、恶气诸痛悉治。（行血顺气。）妇人经闭不通，经行滞痛不利，及产后心腹小腹血气刺痛，（同蒲黄等分研末，以酒调末，熬成膏，入水再煎，并服其淬，或加童便）。

《医宗说约·药性炮制歌·虫鱼部共二十六种》：

五灵脂温，力能行血，心腹疼痛，目翳能绝，产晕儿疳，炒熟止血。

蜈蚣辛温，解虫蛇毒，心腹结聚，堕胎力足（去头足，炙黄用）。

猬皮苦甘，肠风痔漏，翻胃腹痛，阴肿功奏（酥炙黄，捣末）。

鳝鱼甘温，产后淋漓，肠鸣腹痛，脾气补益（血堪涂癣）。

（二十二）乌贼鱼骨

《千金翼方·卷第四·本草下·乌贼鱼骨》：味咸，微温，无毒。主女子漏下赤白，经汁血闭，阴蚀肿痛，寒热癥瘕，无子，惊气入腹，腹痛环脐，阴中寒肿，令人有子。又止疮多脓汁不燥。

《医心方·卷第三十·五肉部第三》：

乌贼鱼

《本草》云，味咸，微温，无毒，主疗女子漏下、赤经、白汁，血闭，阴蚀肿痛，寒热癥瘕，无子，惊气入腹，腹痛环脐，阴中寒肿。《陶景注》云，鸱乌所化，今其口脚俱存。《拾遗》云，昔秦王东游弃算袋于海，化为此鱼。其状似算袋，两带极长，墨犹在腹中也。孟诜云，食之少，有益髓。《养生要集》云，味咸，温，食之无损益。崔禹云，味咸，生大冷，干，小温，无毒，主鬼气入腹，绞痛积聚。南海多垂碇而浮乌，鸟翔来见之为死即啄，因惊卷捕以杀之，故名曰乌贼。为海神之吏。（和名伊加。）

（二十三）羊

《调疾饮食辩·卷之五·羊》：肉，性暖，益脾胃，实腠理。北地苦寒，非食此不能御冻。久食令人肥白。又补产后诸虚，《金匮》当归生姜羊肉汤，为产后虚寒，心腹急痛之圣药。羊肉一斤，水一斗，煮取六升，入当归五两，黄芪八两，生姜六两，煮至二升，分四服。（汉时三两，只得今时一两，三升变得一升。今货布及大泉五十、五铢、半两等钱币，内有存者，可考也）。

（二十四）夜明砂

《古今医统大全·卷之九十五·本草集要（下）》：粪名夜明砂，炒服治瘰疬，烧灰酒服方寸匕，主子死腹中。

（二十五）猪（豕）

《调疾饮食辩·卷之五·豕》：又能杀虫，治食发成瘕，心腹作痛，咽间如虫上下，嗜食香油者。酒煎猪油，日三服（出《食医心镜》）。

（二十六）诸鱼

《调疾饮食辩·卷之六·鲤鱼》：又治久肿，恶风入腹，及女人产门牝户翻肿，腹内掣痛，嘘吸短气咳嗽者。

《调疾饮食辩·卷之六·乌鲗鱼》：《别录》曰，主惊气入腹（大惊猝恐，气血分离。《内经》

明训，治之不得其法则死。补药中必须如此，切勿用辰砂、金、银、琥珀等重坠以速之，所以然者，惊伤胆，此物补血补肝，肝胆相连，故同治），腹痛环脐，丈夫阴中肿痛，令人有子，又止疮多脓汁不燥（凡疮疡肿水多，非此不能生肌合口，外科圣药）。

《调疾饮食辩·卷之六·鲛鱼》:《千金方》治鬼疰，鲛鱼皮、炙龙角、犀角、鹿角、麝香、蜈蚣、雄黄、朱砂、干姜、蜀椒、蘘荷根等分为末，酒服方寸匕，日三服，亦可佩之。按：鬼疰最恶，其症腹中作痛，时发时止。药不能除，禳不能解，久则必死，死则其骨肉一人继病。杀人愈多，疰愈灵，愈难制伏，必至灭门。惜龙角、犀角难得，予意用羚羊角、狸血（《外台》治尸疰，有狸骨散方），或虎睛、虎爪等代之，亦系血肉有情。

《冯氏锦囊秘录·杂症痘疹药性主治合参卷四十七·虫鱼部·诸鱼》：

故主妇人产后腹痛，及血气不和，如血迷血晕，败血不止，淋漓不断，脐腹疼痛，及崩中下血过多不止，并用鲤鱼鳞，烧灰存性，入剂治疗，皆此义也。胆则惟以苦寒之功，为点目去障之用。乌贼鱼骨，一名海螵蛸，禀水中之阳气以生，味咸，气微温，无毒，入足厥阴、少阴经，厥阴为藏血之脏，所以入肝而主崩漏，赤白经汁，血闭寒热，癥瘕血枯无孕，惊气入腹，腹疼环脐也。

凡昂头行水者，及重三四斤者，腹下有黑斑，背上有白点者，并有毒，不可食。

头中石坚重下走，故主下石淋，或磨石服之，或烧灰为末，凡泄痢腹痛，与夫肠胃诸疾，最忌油腻鱼腥，惟白鳖不忌，盖鳖饮咸水，性平不热，且无脂腻，不惟少热中之患，更有消食理脾实肠胃之功也。

鳜鱼胆最能发湿，惟胆能治鱼鲠，及竹木刺误吞入喉不出，或吞入腹中作痛隐隐皆效，状如鲈鱼者是。

鲤鱼消水肿脚满下气，大腹肿满亦佳，治怀孕身肿安胎，黄疸消渴尤妙。

驱冷气疝癖气块，横关伏梁，止下痢肠澼来红，咳逆喘嗽，天行病后忌食，腹有宿癥禁尝。胆性寒苦，又治眼科，去赤肿退青盲，滴耳聋，涂疮肿。

头中枕骨，亦治心腹疼痛，眼睛收之，主能夜视。

大人食心腹猝痛，小儿食癥瘕发嗽。丹石人食，血热疮作，同笋煮食，瘫痪风生。乌贼鱼肉，益气强志，且通经闭，兼疗血枯，骨名海螵蛸，主吐衄肠风，久虚泻痢，女子漏下赤白，经汁血闭，阴蚀肿痛，治妇人寒热癥瘕，惊气入脐，环腹痛，血枯无孕，眼科去目睛浮翳，外科收疮口腐脓，囊湿扑之，耳聋吹愈。腹中黑，酽醋摩浓，虫心痛，顿服即愈，写契略谈，过岁全无。

《医学入门·内集·卷二·虫鱼部》：

鲤鱼

鲤鱼止渴消浮肿，腹有癥瘕食不宜，骨主女人崩赤白，青盲白翳胆尤奇。

鳞，主产后血滞腹痛，烧灰酒下，兼治气血，杂诸药用之。皮，主瘾疹。

青鱼

青鱼肉甘平无毒，主脚湿痹益心力，胆内石灰涂恶疮，吹喉又用点眼目。

鱼骨鲠，以少许含咽即愈。腊月者佳。头中枕，蒸令气通，日干，可代琥珀，醋摩服，治水气、血气、心腹痛。

善鸣

善鸣长股水中蛙，补损祛痨杀疰邪，一种风蛤为美馔，正宜产妇益虚家。

似蛤蟆，但背青、腹细、嘴决、后脚长，善鸣，即今人所食者。味甘，寒，无毒。去劳劣，解热毒劳热，杀尸疰痨虫。治小儿赤毒热疮，脐伤腹疼，胃气虚乏，取以五味淹炙，酒食之良。风蛤，似蛙而色黑，味至美，补虚损，宜产妇。

三、矿物药

（一）白石脂

《千金翼方·卷第二·本草上·白石脂》：味甘酸，平，无毒。主养肺气，厚肠，补骨髓。疗五脏惊悸不足，心下烦，止腹痛，下水，小肠澼热溏，便脓血，女子崩中漏下，赤白沃，排痈疽疮痔。

（二）赤石脂

《千金翼方·卷第二·本草上·赤石脂》：味甘酸辛，大温，无毒。主养心气，明目益精。疗腹痛泻澼，下痢赤白，小便利及痈疽疮痔，女子崩中漏下，产难，胞衣不出。

（三）丹砂

《千金翼方·卷第二·本草上·丹砂》：味甘，微寒，无毒。主身体五脏百病，养精神，安魂魄，益气明目，通血脉。止烦满消渴，益精神，悦泽人面。杀精魅邪恶鬼，除中恶，腹痛毒气，疥瘘诸疮。

（四）寒水石

《冯氏锦囊秘录·杂症痘疹药性主治合参卷四十一·石部·寒水石》：寒水石，却胃中热，及五脏伏热，解巴豆毒，并丹石诸毒，伤寒劳复，兼治积聚邪热，亦除烦渴饮水，胃热牙痛，水肿，小腹作痛，凉血降火神剂。

（五）金屑

《冯氏锦囊秘录·杂症痘疹药性主治合参卷四十一·石部·金屑》：故古今以难求死者，服金一二钱，则腹剜心痛，肠胃如裂而毙。

腹痛

（六）硫黄

《罗氏会约医镜·卷十八·本草（下）·金石水土部》：伤寒厥逆烦躁、腹痛脉伏者，（阴证似阳）。

（七）青礞石

《罗氏会约医镜·卷十八·本草（下）·金石水土部》：治食癥腹痛，痰壅喘急。

（八）戎盐

《千金翼方·卷第二·本草上·戎盐》：味咸，寒，无毒。主明目目痛，益气，坚肌骨，去毒蛊，心腹痛，溺血，吐血，齿舌血出。

（九）石膏

《医学衷中参西录·药物（中药）·石膏解》：

《本经》谓石膏能治腹痛，诚有效验。曾治奉天清丈局司书刘锡五腹疼，三年不愈。其脉洪长有力，右部尤甚，舌心红而无皮，时觉头疼眩晕，大便干燥，小便黄涩，此乃伏气化热，阻塞奇经之经络，故作疼也。为疏方，生石膏两半，知母、花粉、玄参、生杭芍、川楝子各五钱，乳香、没药各四钱，甘草二钱，一剂疼愈强半。即原方略为加减，又服数剂痊愈。

又愚弱冠，后出游津门，至腊底还里，有本村刘氏少年，因腹疼卧病月余，昼夜号呼，势极危险。延医数人，皆束手无策。闻愚归，求为诊视，其脉洪长有力，盖从前之疼犹不至如斯，为屡次为热药所误，故疼益加剧耳。亦投以前方，惟生石膏重用二两，一剂病大轻减。后又加鲜茅根数钱，连服两剂痊愈。盖此等证，大抵皆由外感伏邪窜入奇经，久而生热。其热无由宣散，遂郁而作疼。医者为其腹疼，不敢投以凉药，甚或以热治热，是以益治益剧。然证之凉热，脉自有分，即病人细心体验，亦必自觉。临证者尽心询问考究，自能得其实际也。

《医学衷中参西录·伤寒讲义·深研白虎汤之功用》：

《伤寒论》原文，三阳合病，腹满身重，难以转侧，口不仁而面垢，谵语，遗尿。发汗则谵语，下之则额上生汗，手足逆冷。若自汗出者，白虎汤主之（此节载阳明篇）。

《本经》石膏原文，气味辛，微寒，无毒，主治中风寒热，心下逆气，惊喘，口干，舌焦不能息，腹中坚痛，除邪鬼，产乳，金疮。

按，后世本草，未有不以石膏为大寒者，独《本经》以为微寒，可为万古定论。为其微寒，是以白虎汤中用至一斤，至《吴氏医案》治痰饮上泛作喘，服石膏近百斤而脾胃不伤也。其言主中风者，夫中风必用发表之药，石膏既主之则性善发表可知，至其主寒热、惊喘、口干、舌焦、无事诠解。至其能治心下逆气、腹中坚痛，人或疑之，而临证细心品验，自可见诸事实也。曾治一人，患春温，阳明腑热已实，心下胀满异常，投以生石膏二两、竹茹碎末五钱，煎服后，顿觉药有推荡之力，胀满与温病皆愈。又尝治一人，少腹肿疼甚剧，屡经医治无效，诊其脉沉洪有力，投以生石膏三两、旱三七二钱（研细冲服）、生蒲黄三钱，煎服两剂痊愈。

《别录》石膏原文，石膏除时气、头疼身热、三焦大热、肠胃中结气、解肌发汗、止消渴、烦逆、腹胀暴气、咽痛，亦可作浴汤。

《千金翼方·卷第二·本草上·石膏》：味辛甘，微寒，大寒，无毒。主中风寒热，心下逆气惊喘，口干舌焦，不能息，腹中坚痛，除邪鬼，产乳，金疮。除时气，头痛，身热，三焦大热，皮肤热，肠胃中膈气，解肌发汗，止消渴，烦逆，腹胀，暴气喘息，咽热，亦可作浴汤。

（十）食盐

《冯氏锦囊秘录·杂症痘疹药性主治合参卷四十一·石部·食盐》：

食盐，炒化汤中，堪洗下部䘌疮，能吐中焦痰癖，苏心腹猝痛，塞齿缝来红，洗目可除风淫暴赤之邪，探吐以疗霍乱绞肠之患，驱蚯蚓毒伤，杀鬼虫邪疰。

益气去气蛊，明目却目疼，止吐衄血，坚筋骨节，助水脏，益精气，除邪热，心腹作痛，去五脏癥结积聚。

玄精石，止头疼，益精气，心腹积聚，冷气能逐，风冷邪气湿痹可除，理男子阴证伤寒，止妇人痼冷漏下。

《罗氏会约医镜·卷十八·本草（下）·金石水土部》：治心腹猝痛，（炒熟熨之）。

《医宗说约·药性炮制歌·金石部三十种》：

食盐味咸，能吐中痰，心腹猝痛，过多损颜（炒热熨心腹诸痛，并洗眼）。

寒水石寒，能清大热，腹中积聚，热渴俱捷（研用）。

《千金翼方·卷第四·本草下·食盐》：味咸，温，无毒。主杀鬼蛊，邪疰，毒气，下部䘌疮，伤寒寒热，吐胸中痰澼。止心腹猝痛，坚肌骨。多食伤肺，喜咳。

《医心方·卷第三十·五谷部第一》：

盐

《本草》云，味咸，温，无毒，主杀鬼蛊邪注毒气。下部䘌疮，伤寒寒热，吐胸中痰澼，止心腹猝痛，坚肌骨，多食伤肺喜咳。

《调疾饮食辩·卷一下·盐》：唐柳子厚纂救死三方，一治搅肠痧即干霍乱，腹中急痛，爪甲青色，上不得吐，下不得泻，四肢厥冷，魄汗淋漓，顷刻杀人。

（十一）雄黄

《冯氏锦囊秘录·杂症痘疹药性主治合参卷四十一·石部·雄黄》：

其主杀精鬼邪气，及中恶腹痛鬼疰者，盖以阳明虚，则邪恶宜侵，阴气胜，则精鬼易凭得阳气之正者，能破幽暗，所以杀一切鬼邪也。

杀精物邪气百虫，杨毒疔癣，蛇虺诸毒，及绝筋破骨，积聚痞气，中恶腹痛鬼疰，小儿肝疳

腹痛

目病，辟邪镇惊，搜肝气泻肝风，消涎积，治邪疟，筋骨百节中大风，酒癖惊痫，头风眩晕，及能化腹中瘀血，杀劳疳等虫，解藜芦毒，孕佩转男。

《千金翼方·卷第二·本草上·雄黄》：味苦甘，平，寒，大温，有毒。主寒热鼠瘘，恶疮疽痔，死肌。疗疥虫蟨疮，目痛，鼻中息肉，及筋绝，破骨，百节中大风，积聚癖气，中恶，腹痛，鬼疰，杀精物，恶鬼邪气，百虫毒，胜五兵。

（十二）阳起石

《冯氏锦囊秘录·杂症痘疹药性主治合参卷四十一·石部·云母》：阳起石，治肾气乏绝阴痿，破血瘕积凝腹痛，去男子阴囊湿痒，驱妇人五脏寒邪，崩中漏下，补不足。

《千金翼方·卷第二·本草上·阳起石》：味咸，微温，无毒。主崩中漏下，破子脏中血，癥瘕结气，寒热腹痛，无子，阴痿不起，补不足。

（十三）禹余粮

《千金翼方·卷第二·本草上·禹余粮》：味甘，寒，平，无毒。主咳逆寒热，烦满，下赤白血闭，癥瘕，大热。疗小腹痛结烦疼。

（十四）诸土

《冯氏锦囊秘录·杂症痘疹药性主治合参卷四十一·石部·诸土》：土为万物之母，黄乃中央正色，在人脏腑则脾胃应之，故万物非土不生，人身五脏六腑，非脾胃无以养，是以黄土入药，治泻痢冷热赤白，腹中热毒，绞结痛者，取其补助戊己之功也。

（十五）紫石英

《千金翼方·卷第二·本草上·紫石英》：味甘辛，温，无毒。主心腹咳逆邪气，补不足，女子风寒在子宫，绝孕，十年无子。疗上气，心腹痛寒热，结气邪气，补心气不足，定惊悸，安魂魄，填下焦，止消渴，除胃中久寒，散痈肿，令人悦泽。

第二节
方剂

一、伤寒方类

（一）《伤寒论》六经辨证方剂

《伤寒论·辨太阳病脉证并治中第六》：

小柴胡汤

柴胡（半斤） 黄芩（三两） 人参（三两） 半夏（半升，洗） 甘草（炙） 生姜（切）（各三两） 大枣（擘，十二枚）

上七味，以水一斗二升，煮取六升，去滓，再煎取三升，温服一升。日三服。若胸中烦而不呕者，去半夏人参，加瓜蒌实一枚。若渴，去半夏，加人参，合前成四两半，栝楼根四两。若腹中痛者，去黄芩，加芍药三两。若胁下痞硬，去大枣，加牡蛎四两。若心下悸，小便不利者，去黄芩，加茯苓四两。若不渴，外有微热者，去人参，加桂枝三两，温覆微汗愈。若咳者，去人参、大枣、生姜，加五味子半升、干姜二两。

小建中汤

桂枝（去皮，三两） 甘草（炙，二两） 大枣（擘，十二枚） 芍药（六两） 生姜（切，三两） 胶饴（一升）

上六味，以水七升，煮取三升，去滓，内饴，更上微火消解。温服一升，日三服。呕家不可用建中汤，以甜故也。

桃核承气汤

桃仁（五十个，去皮尖） 大黄（四两） 桂枝（二两，去皮） 甘草（二两，炙） 芒硝（二两）

上五味，以水七升，煮取二升半，去滓，内芒硝，更上火微沸下火。先食温服五合，日三服，当微利。

《伤寒论·辨太阳病脉证并治下》：

白虎加人参汤

知母（六两） 石膏（一斤，碎） 甘草（二两，炙） 人参（二两） 粳米（六合）

上五味，以水一斗，煮米熟，汤成去滓，温服一升，日三服。此方立夏后、立秋前乃可服，立秋后不可服，正月、二月、三月尚凛冷，亦不可与服之，与之则呕利而腹痛。诸亡血虚家，亦不可与，得之则腹痛利者，但可温之，当愈。

黄连汤

黄连（三两） 甘草（三两，炙） 干姜（三两） 桂枝（三两，去皮） 人参（二两） 半夏（半升，洗） 大枣（十二枚，擘）

上七味，以水一斗，煮取六升，去滓，温服，昼三夜二。

大陷胸汤

大黄（六两，去皮） 芒硝（一升） 甘遂（一钱匕）

上三味，以水六升，先煮大黄取二升，去滓，内芒硝，煮一两沸，内甘遂末。温服一升，得快利，止后服。

《伤寒论·辨太阳病脉证并治下第七》：

桂枝加芍药汤

桂枝（三两，去皮） 芍药（六两） 甘草（二两，炙） 大枣（十二枚，擘） 生姜（三两，切）

上五味，以水七升，煮取三升，去滓，温分三服。本云桂枝汤，今加芍药。

桂枝加大黄汤

桂枝（三两，去皮） 大黄（二两） 芍药（六两） 生姜（三两，切） 甘草（二两，炙） 大枣（十二枚，擘）

上六味，以水七升，煮取三升，去滓，温服一升，日三服。

《伤寒论·辨阳明病脉证并治第八》：

大承气汤

大黄（四两，酒洗） 厚朴（半斤，炙，去皮） 枳实（五枚，炙） 芒硝（三合）

上四味，以水一斗，先煮二物，取五升，去滓，内大黄，更煮取二升，去滓，内芒硝，更上微火一两沸，分温再服，得下，余勿服。

《伤寒论·辨阴阳易差后劳复病脉证并治第十四》：

烧裈散

妇人中裈近隐处取烧作灰。

上一味，水服方寸匕，日三服，小便即利，阴头微肿，此为愈矣。妇人病，取男子裈烧服。

《伤寒论·辨少阴病脉证并治第十一》：

真武汤

茯苓（三两） 芍药（三两） 白术（二两） 生姜（三两，切） 附子（一枚，炮，去皮，破八片）

上五味，以水八升，煮取三升，去滓。温服七合，日三服。若咳者，加五味子半升，细辛一两，干姜一两。若小便利者，去茯苓。若下利者，去芍药，加干姜二两。若呕者，去附子，加生姜，足前为半斤。

桃花汤

赤石脂（一斤，一半全用，一半筛末） 干姜（一两） 粳米（一升）

上三味，以水七升，煮米令熟，去滓，温服七合，内赤石脂末方寸匕，日三服。若一服愈，余勿服。

通脉四逆汤

甘草（二两，炙） 附子（大者一枚，生用，去皮，破八片） 干姜（三两，强人可四两）

上三味，以水三升，煮取一升二合，去滓，分温再服，其脉即出者愈。面色赤者，加葱九茎。腹中痛者，去葱，加芍药二两。呕者，加生姜二两。咽痛者，去芍药，加桔梗一两。利止脉不出者，去桔梗，加人参二两。病皆与方相应者，乃服之。

四逆散

甘草（炙） 枳实（破，水渍，炙干） 柴胡 芍药

上四味，各十分，捣筛，白饮和服方寸匕，日三服。咳者，加五味子、干姜各五分，并主下利。悸者，加桂枝五分。小便不利者，加茯苓五分。腹中痛者，加附子一枚，炮令坼。泄利下重者，先以水五升，煮薤白三升，煮取三升，去滓，以散三方寸匕，内汤中，煮取一升半，分温再服。

（二）伤寒病分类论治方剂

《脉因证治·卷二·伤寒》：

羌活汤

厥利伤寒，不问何经，辨两感、伤寒之例。

羌活 防风 川芎 甘草（炙） 黄芩（各一钱） 地黄 细辛（二钱半） 白术（二钱）

如身热，加石膏四钱。腹痛，加芍药三钱半。往来寒热，加柴胡一钱、半夏五钱。心下痞，加枳实一钱。里证，加大黄三钱，邪去止之。

《秘珍济阴·卷之二·胎产门·经产之剂》：

五积散

治少阴伤寒，及外感风寒，内伤生冷，身热无汗，头痛身痛，项背拘急，胸满恶食，呕吐腹痛，寒热往来，脚气肿痛，冷痹寒疝，恶寒无汗，妇人经不调。

腹
痛

·234·

当归　川芎　白芍　麻黄　苍术　枳壳　桔梗　桂枝　军姜（炮）　甘草　茯苓　厚朴　陈皮　半夏　白芷

上除白芷、桂枝、陈皮，余药合略炒，用酒淬推冷，名熟料五积散，加苏梗、老姜煎服亦可。

五积散治五般积，麻黄苍芷芍归芎，枳桔桂姜甘茯朴，陈皮半夏加姜葱；除桂芷陈余略炒，熟料尤增温散功，温中解表祛寒湿，散痞调经用各充。

《太平圣惠方·卷第九·治伤寒三日候诸方》：

赤茯苓散

伤寒病三日，腹痛，小便不利而呕者，属少阳病证。

赤茯苓（一两）　赤芍药（半两）　白术（半两）　附子（半两，炮裂，去皮脐）　干姜（半两，炮裂，锉）

上件药，捣筛为散，每服三钱，以水一中盏，入生姜半分，煎至五分，去滓。不计时候温服。

《太平圣惠方·卷第十二·治伤寒心腹胀痛诸方》：

厚朴散

治伤寒汗后，腹胀疼痛。

川大黄（一两，锉碎，微炒）　芎藭（三分）　人参（一两，去芦头）　赤芍药（三分）　陈橘皮（三分，汤浸，去白瓤，焙）　厚朴（二两，去粗皮，涂生姜汁炙令香熟）

上件药，捣筛为散，每服四钱，以水一中盏，入生姜半分，煎至六分，去滓，稍热不计时候服。

桃仁散方

治伤寒，心腹胀满疼痛。

桃仁（三分，汤浸，去皮尖、双仁，麸炒微黄）　枳壳（三分，麸炒微黄，去瓤）　桂心（一两）　白术（三分）　神曲（三分，炒令微黄）　麦蘖（三分，炒令微黄）

上件药，捣筛为散，每服三钱，以水一中盏，煎至六分，去滓，不计时候稍热服。

《太平圣惠方·卷第十三·治伤寒下部蜃疮诸方》：

楝根皮丸

治伤寒，蜃蚀下部，腹中疞痛。

东引苦楝根白皮（一两，锉）　狼牙（一两）　白矾灰（一两）　猪胆（三枚，取汁用酒三合相和，重汤煮如膏）

上件药，捣罗为末，用猪胆膏和丸，如梧桐子大，每服食前，以桃枝汤下二十丸。

《圣济总录·卷第二十一·伤寒门·伤寒可汗》：

白术汤

治伤寒三日头疼壮热，骨节酸疼。

白术　五味子　甘草　石膏（各四两）　干姜（三两）

上五味，并生粗捣筛，每服三钱匕，水一盏，盐一捻，煎至八分，去滓。连并热服，不问有汗无汗，自解。如伤寒夹冷腹痛，加生姜三片，枣二枚同煎。

《圣济总录·卷第二十一·伤寒门·伤寒可温》：

通脉加减四逆汤

治伤寒少阴病，下利清谷，里寒外热，手足厥冷，脉微欲绝，身反不恶寒，其人面色赤，或腹痛，或干呕，或咽痛，或利止脉不出者。

甘草（炙，二两）　附子（大者一枚，生用，去脐皮）　干姜（三两）

上三味，各锉如麻豆大，每服五钱匕，以水一盏半，煎至七分，去滓，温服，其脉即出者愈。面色赤者，加葱九茎。腹中痛者，去葱加芍药二两。呕者加生姜二两。咽痛者，去芍药，加桔梗一两。利止脉不出者，去桔梗，加人参二两。病皆与方相应者，乃服之。

《圣济总录·卷第二十四·伤寒门·伤寒咳嗽》：

加减真武汤

治伤寒少阴证，二三日不已至四五日，腹痛小便不利，四肢沉重，自下利者，此为有水气，或呕或咳。

白茯苓（去黑皮）　芍药　白术　五味子（炒）（各三分）　附子（一枚，炮裂，去皮脐）　细辛（去苗叶）　干姜（炮）（各一分）

上七味，锉如麻豆，每服五钱匕，水一盏半，入生姜四片，煎至八分，去滓，温服。

《圣济总录·卷第二十五·伤寒门·伤寒呕哕》：

高良姜汤

治伤寒呕哕心腹冷疼，痰逆不消。

高良姜　甘草（炙，锉）（各半两）　桂（去粗皮）　半夏（汤洗七遍，炒黄）（各一两）

上四味，粗捣筛，每服三钱匕，水一盏，入生姜三片，同煎至五分，去滓，食前温服，兼治一切冷气，心腹疼痛。

《圣济总录·卷第二十五·伤寒门·伤寒痞满》：

陈橘皮汤

治伤寒胸中痞满，心腹冷痛。

陈橘皮（汤洗去白，焙，一两）　桂（去粗皮，半两）　半夏（汤洗七遍，炒干，三分）　吴茱萸（汤洗，焙炒，一分）

上四味，㕮咀，如麻豆大，每服五钱匕，水一盏半，入生姜一分，拍碎，同煎至七分，去滓，温服。

《圣济总录·卷第二十五·伤寒门·伤寒心腹胀满》：

厚朴汤

治伤寒后腹痛，兼两胁胀满。

腹
痛

厚朴（去粗皮，生姜汁炙，一两）当归（切，焙）木香 枳壳（去瓤，麸炒）大腹皮（炒）（各半两）

上五味，粗捣筛，每服三钱匕，水一盏，入生姜半分，拍碎，同煎至半盏，去滓，食前温服。

木香饮

治伤寒后冷气内积，腹中胀痛。

木香 枳壳（去瓤，麸炒）柴胡（去苗）当归（切，焙）（各三分）干姜（炮，半两）

上五味，粗捣筛，每服三钱匕，水一盏，入生姜半分拍碎，同煎至半盏，去滓食前温服。

柴胡芍药汤

治伤寒发汗后，邪热不除，腹胁胀痛。

柴胡（去苗）芍药 黄芩（去黑心）（各三分）半夏（汤洗去滑，炒干）大腹皮 枳壳（去瓤，麸炒）（各半两）槟榔（锉，一两）

上七味，粗捣筛，每服三钱匕，水一盏，入生姜半分，拍碎，同煎至半盏，去滓，温服。

《圣济总录·卷第二十六·伤寒门·伤寒小便不通》：

鸡苏汤

治伤寒小腹急痛，小便不利。

鸡苏（一握）木通（锉）石韦（去毛）冬葵子 杏仁（汤浸去皮尖、双仁，炒）滑石（捣碎）（各一两）生干地黄（焙，二两）

上七味，粗捣筛，每服五钱匕，水一盏半，煎至八分，去滓，食前温服。

枳壳汤

治伤寒后小便不通，脐腹痛，气胀攻上喘促。

枳壳（去瓤，麸炒）滑石 大腹皮（锉）（各半两）甘草（炙，锉）青橘皮（去白，切，炒）络石根 紫苏茎叶 朴硝 麦门冬（去心，焙）冬葵子（各三分）前胡（去芦头）赤芍药（各一两）

上一十二味，粗捣筛，每服三钱匕，水一盏，葱白三寸切，煎至六分，去滓，食前温服。

二、病因辨治方

（一）六淫

1. 风

《症因脉治·卷四·腹痛论·风气腹痛》：

防风汤

脉浮缓者祛风，脉沉弦者和里，寒热脉浮。

防风 葛根 柴胡 桂枝 甘草 白芍药

《金匮翼·卷六·腹痛·风痛》：

《和剂》抽刀散

川白姜（五两，锉，入巴豆肉一钱一字同炒至豆黑去豆） 良姜（五两，入斑蝥二十五个，同炒至蝥黑去蝥） 石菖蒲（五两半，不炒） 糯米（六两一钱，炒黄）

上为末，每服二钱，空心温酒调下。

《仁斋直指》云，有一田夫醉饱之余，露星取快，一枕天明。自此脾疼攻刺，百药罔功。淹淹数载。后遇至人，授以和剂抽刀散，温酒调下，数服顿愈。则知风露之根入胃，良姜、菖蒲为能散其邪，巴、蝥借气为能伐其根，观此可以通一毕万矣。然而痛不复作，养脾之剂，独不可继是而调理之乎？疗病如濯衣，必去其垢污，而后可以加浆饰。医者意也，请借是以为喻。

《胎产心法·卷之上·泄泻论》：

胃风汤

治风冷乘虚入客肠胃，米谷不下，泄泻注下，及肠胃湿毒，下如豆汁，或下瘀血，或下如鱼脑，日夜无度。

人参 白术（土炒） 茯苓 当归 川芎 芍药（炒） 肉桂（各等分）

入粟米一撮，水煎服。如腹痛加木香。此方治泻久气血两虚诚妙。然肉桂非久虚脏冷者断不可用。其曰胃风，取其益胃而升举也。方中肉桂犯胎忌用，如不得已，或炒用，或易桂炭。如胃苓汤中肉桂，亦不可不审用。

《小品方·卷第六·疗心腹痛方》：

大岩蜜汤

治中风，身如角弓反张，并主猝心腹绞痛方。

茯苓 芎䓖 当归 炙甘草（各一两） 桂心（二两半） 栀子（十四枚，擘） 吴茱萸（三两） 细辛 干姜 干地黄（各二两）

上十味，切，以水八升，煮取三升，分为三服，相去如行十里顷。若痛甚者，加羊脂三两，当归、芍药、人参各一两，心腹胀满坚急者，加大黄三两。忌酢、生葱、生菜、海藻、菘菜、芜荑等。

《太平圣惠方·卷第二十·治贼风诸方》：

麻黄散

治贼风，身体及心腹疼痛，四肢不利，宜服麻黄散方。

麻黄（一两半，去根节） 当归（一两，锉，微炒） 芎䓖（半两） 茵芋（半两） 桂心（一两） 草薢（半两，锉） 干姜（半两，炮裂，锉） 黄芩（三分） 甘草（三分，炙微赤，锉）上件药，捣粗罗为散，每服三钱，以水六分，煎至三分，次入酒四分，更煎三两沸，去滓，不计时候，温服。

《太平圣惠方·卷第二十·治贼风诸方》：

茵芋散

治贼风入腹，腹中拘急，烦乱恍惚，迷惑不知人事，口噤不开，手足缓弱，卧即惊恐，口干，身体沉重，宜服茵芋散方。

茵芋（半两） 川乌头（半两，炮裂，去皮脐） 干姜（半两，炮裂，锉） 细辛（半两） 黄芩（半两） 桂心（半两） 天雄（半两，炮裂，去皮脐） 汉防己（三分） 秦艽（一两，去苗） 赤茯苓（三分） 防风（一两，去芦头） 当归（三分，锉炒） 甘草（三分，炙微赤，锉）

上件药，捣粗罗为散，每服三钱，以水一中盏，煎至五分，去滓，入竹沥一合，更煎一两沸，不计时候，温服。

《太平圣惠方·卷第八十五·治小儿急惊风诸方》：

真珠丸

治小儿急惊风，多发搐搦，或夹食腹痛，面色变青，或大小便不通。

真珠末（半两） 白附子（半两，末） 天南星（半两，炮裂） 滑石末（一分） 腻粉（一分） 巴豆（三十枚，去皮，水浸三日取出曝干，研如膏）

上件药，都研令匀，以糯米饭和丸，如黄米大，百日以上儿，以葱白汤下一丸，一岁两丸，三四岁三丸，更量儿大小，看病虚实，加减服之。

《圣济总录·卷第八·诸风门·中风四肢拘挛不得屈伸》：

防己麻黄汤

治中风四肢拘挛，急强疼痛，口燥咽干，舌上白屑，兼理寒冷风湿风毒，肢节挛急，及胸胁腰背心腹暴痛，不可转侧。

防己（一两一分） 麻黄（去节，先煎，掠去沫，焙干，一两） 厚朴（去粗皮，涂生姜汁炙五遍，一两半） 独活（去芦头，一两） 芎䓖（三分） 石膏（一两一分，捣） 秦艽（去苗土，三分） 牛膝（酒浸，切，焙，一两一分） 桑寄生（三分） 桂（去粗皮，一两） 葛根（锉，三分） 甘草（炙，锉，三分）

上一十二味，粗捣筛，每服五钱匕，水二盏，煎至一盏，去滓，温服，日三夜一服，不拘时候。咳嗽者加杏仁一两，汤退去皮尖、双仁，同捣。

《圣济总录·卷第十·诸风门·风身体疼痛》：

萆薢散

治风身体筋骨疼痛。

萆薢 牛膝（酒浸，切，焙） 蒺藜子（炒，去角） 枸杞子 恶实（炒） 秦艽（去苗土） 羌活（去芦头） 当归（切，焙） 桂（去粗皮，等分）

上九味，捣罗为散，每服二钱匕，嚼少胡桃仁，热酒调下，痛极者再服。一服痛止者，更可五服。骨痛者饭后服。脚膝及腹内痛者，空心服。

《圣济总录·卷第一十一·诸风门·风瘙瘾疹》：

小朱散

治风瘾疹久不瘥，每发或先心腹痛，痰哕麻痹，筋脉不仁。

成块赤土（有砂石者不可用）　当归（切，焙）

上二味，等分，捣罗为散，冷酒调下二钱匕，兼用涂药方。

《圣济总录·卷第一十二·诸风门·风冷》：

神力汤

治风劳冷气及膀胱冷气，攻刺腹内疼痛，兼治妇人血风血气及伤寒等疾。

人参　白茯苓（去粗皮）　木香　桂（去粗皮）　肉豆蔻（去皮）　草豆蔻（去皮）　防风（去叉）　附子（炮裂，去皮脐）　厚朴（去粗皮，生姜汁炙）　苍术（米泔浸软，去皮，细切，曝干，麸炒）　黄芪（薄切）　干姜（炮）　白术　当归（切，焙）　羌活（去芦头）　诃黎勒（煨，去核）　菖蒲　牛膝（酒浸，切，焙）　萆薢　山芋　甘草（炙）　白芷　芍药　枳壳（去瓤，麸炒）　桔梗（锉，炒）　陈橘皮（去白，切，焙）　京三棱（煨，乘热锉）　蓬莪术（煨锉）　吴茱萸（汤洗，焙干，炒）　大腹　五味子　芎䓖　前胡（去芦头）　蒟酱　丁香（各半两）

上三十五味，锉如麻豆，每服三钱匕，水一盏，入盐少许，煎至七分，去滓，温服，不拘时候。

《圣济总录·卷第一十二·诸风门·风冷》：

安息香丸

治风冷及虚风头昏，心胸痞闷，痰唾不下，饮食气胀，腰腹疼痛。

安息香（研）　肉苁蓉（酒浸，切，焙）　白附子（炮）　羌活（去芦头）（各半两）　当归（切，焙）　藁香子（炒）　木香　天麻　桂（去粗皮）　沉香（各三分）　槟榔（锉）　干蝎（去土）（各一两）　白花蛇（酒浸，去皮骨，炙，二两）　芎䓖（三分，十四味为末）　桃仁（去皮尖并双仁，研如膏，三两）　阿魏（白面裹，灰火内炮令黄熟为度，去面研）　硇砂（研）　硫黄（研）（各一分）

上一十八味，先将桃仁、阿魏、硇砂、硫黄，用好酒五升，于银石器内慢火熬成膏，和前药末一十四味，如硬入炼蜜少许，入白中捣千百下，取出每秤一两，分作十五丸，每服一丸，温酒嚼下，姜盐汤下亦得，空心食前。

《圣济总录·卷第一十二·诸风门·中风发热》：

防风饮

治中风发热无汗，肢节烦疼，腹内急痛，大小便秘涩。

防风（去叉）　当归（切，焙）　麻黄（去根节，先煎，掠去沫，焙）　白术　赤茯苓（去黑皮）　附子（炮裂，去皮脐）　山茱萸　黄芩（去黑心）（各一两）　人参　甘草（炙）　大黄（锉，炒）（各三分）　熟干地黄（焙，一两）

上一十二味，锉如麻豆，每服五钱匕，水一盏半，大枣二枚擘破，生姜半分切，煎至八分，去滓，温服，空心日晚各一。

《圣济总录·卷第一十七·诸风门·风入腹拘急切痛》：

甘草饮

治风入腹，心腹疗痛，胀满拘急，不得息，并转筋，温中止痛，利大小便。

甘草（炙，锉）　防风（去叉）（各一两半）　吴茱萸（汤浸，焙炒）　赤芍药　当归（切，焙）　细辛（去苗叶）　干姜（炮）　熟干地黄（各一两）

上八味，粗捣筛，每服五钱匕，以水一盏半煎，去滓，取八分，空腹温服日二。

乌头汤

治风入腹攻五脏，拘急不得转侧，有时阴缩，手足厥冷，寒疝腹中痛。

乌头（一枚，炮裂，去皮脐）　赤芍药（二两）　甘草（二两，炙，锉）　桂（去粗皮，三两）

上四味，锉如麻豆，每服五钱匕，入生姜一分，拍碎，水一盏半煎，去滓，取八分，入蜜半合，再煎三两沸，空腹服日三。

干地黄汤

治风入腹，兼尸注入腹，心腹疗痛，气短，喘息不得。

熟干地黄（切，焙，一两）　当归（切，焙，一两半）　芍药（一两半）　甘草（炙，锉，一两）　吴茱萸（汤洗，焙干，炒，三分）　细辛（去苗叶，一两半）　干姜（炮裂，一两半）　附子（炮裂，去皮脐，一两）　人参（一两）　桂（去粗皮，一两）　厚朴（去粗皮，涂生姜汁炙，烟起即止，一两）

上一十一味，粗捣筛，每服三钱匕，以水一盏煎，去滓，取七分，空腹服，日三夜一。

人参汤

治风入腹拘急疗痛。

人参（一两）　附子（炮裂，去皮脐，一两半）　麻黄（去根节，一两半）　茵芋（去苗，一两）　黄芩（去黑心，一两）　防风（去叉，三分）　芎䓖（三分）　防己（三分）　甘草（炙，锉，三分）

上九味，粗捣筛，每服三钱匕，以水一盏，生姜三片，煎至七分，去滓，稍热服，不计时候。

《圣济总录·卷第一十八·诸风门·大风癞病》：

黄芪丸

治大风癞，面上生疮，身多盗汗，腹痛。

黄芪（锉）　防风（去叉）　丹参（去苗土）　白术　白茯苓（去黑皮）　芎䓖　枳壳（去瓤，麸炒）　山栀子（去皮）　蒺藜子（炒，去角）　赤芍药　知母（焙）　地骨皮　黄芩（去黑心）　柴胡（去苗）苦参　生干地黄（焙）（各三两）

上一十六味，捣罗为末，炼蜜为丸，如梧桐子大，每服二十丸，空心日午夜卧，用温水下。

2. 寒

（1）实寒

《脉因证治·卷二·下利》：

益智和中汤

治前证，腹中痛，皮恶寒，脉俱弦，按之无力，关甚紧弦，肌表阳明分凉，喜热熨，为内寒明矣。

升麻（一钱半） 葛根（半钱） 白芍（一钱半） 炙甘草（一钱） 桂皮（四钱） 益智（五分） 当归（一钱） 黄芪（一钱） 牡丹皮（炙） 柴胡 半夏（各五分） 干姜（炒） 肉桂（一钱）

《症因脉治·卷四·腹痛论·寒积腹痛》：

寒积腹痛之治，脉沉迟，理中汤。

理中汤

人参 白术 炮姜 炙甘草

脉沉紧者，豆蔻丸。

豆蔻丸

青皮 半夏 麦芽 神曲 草豆蔻 吴茱萸 甘草 益智仁

脉沉涩者，宜宣通中气，治中汤。

治中汤

即理中汤加青皮、木香。

《金匮翼·卷六·腹痛·寒冷腹痛》：

《本事》温脾汤

厚朴 干姜 甘草 桂心 附子（各二两） 大黄（四钱）

上㕮咀，各一两，水二盏，煎六分，顿服。治痼冷在肠胃，泄泻腹痛，宜先取去，然后调治，不可畏虚以养病也。

《外台》温脾丸

大黄 麦芽 干姜（各三两） 厚朴（炙） 当归 附子（炮） 甘草（炙） 桂心 人参 枳实（炙）（各一两）

蜜丸如梧子大，十五丸，日三，增至二十丸。

按：温脾丸，大黄多而用蜜丸少服，急法缓用也。温脾汤大黄少而作汤服，且不用参、归，缓法急用也。总之，病非实热，法不可下，而痼冷在脏，不下则病不去，故权宜于缓急之间如此。若其中无积滞者，则但宜温之而已，不必下也。或夹虚者，则兼补之。

《外台》建中汤

治气血虚寒，不能荣养心脾，其痛连绵不已，而亦无急暴之势。按之则痛反缓，或按之便

腹痛

痛，重按却不甚痛，此正是虚证。经所谓虚者聂辟气不足，按之则气足以温之，故快然而不痛是也。

黄芪　白芍（各三两）　甘草（炙）　桂心（各二两）　生姜（六两）　半夏（五两）　大枣（十二枚）　饴糖（十两）

上以水八升，煮取三升，分三服。

延胡苦楝汤

治脐下冷撮痛，阴内冷如冰。

熟地（二钱）　川楝　延胡（各五分）　附子　肉桂（各七分）　炙甘草（一钱）

上都作一服，水四盏，煎至一盏，去滓，稍热服，空心食前。

温中汤

治戊土已衰，不能运化，又加客寒，聚为满痛，散以辛热，佐以苦甘，以淡泄之。气温胃和，痛自止矣。

厚朴（姜制，一两）　橘皮（去白，一两）　干姜（七钱）　甘草（炙）　草豆蔻　茯苓（去皮）　木香（各五钱）

上为粗末，每服五钱，水二盏，姜三片，煎一盏，去粗温服食前。

《局方》神保丸

全蝎　巴豆（各十个，取霜）　木香　胡椒（各二钱五分）

上为末，入巴豆研匀，汤化蒸饼丸如麻子大，朱砂为衣，每服五七丸。此药大能宣通脏腑，治诸积气为痛。

《杂病广要·身体类·腹痛》：

白术调中汤

治中寒瘄闷急痛，寒湿相搏，吐泻腹痛，无问寒热久新，并宜服之。（或有口疮目疾，孕妇等吐泻者，以畏干姜、官桂，不服。）

白术　茯苓（去皮）　陈皮（去白）　泽泻（各半两）　干姜（炮）　官桂（去皮）　缩砂仁　藿香（各一分）　甘草（一两）

上为末，白汤化蜜少许，调下二钱，每日三服。炼蜜和就，每两作十丸，名白术调中丸，小儿一服分三服。（《宣明》）

当归汤

治久寒疾，胸腹中痛，时下痢。

当归（二两）　甘草　柑皮（各二两）　附子（一两）　干姜（四两）

上五味咬咀，以水八升，煮取二升，分三服，日三。（《千金》）又治久寒宿疾，胸腹中痛，短气，时滞下痢，当归汤，于本方去甘草、柑皮，加桂心。

安中散

治远年日近脾疼翻胃，口吐酸水，寒邪之气留滞于内，停积不消，胸膈胀满，攻刺腹胁，恶心呕逆，面黄肌瘦，四肢倦怠。又治妇人血气刺痛，小腹连腰攻痓重痛，并能治之。

甘草（一十两，炒）　玄胡索（去皮）　良姜（炒）　干姜（炮）　茴香（炒）　肉桂（各五两）　牡蛎（四两，煅）

上为细末，每服二钱，热酒调下，妇人淡醋汤调服，如不饮酒者，用盐汤点下，并不拘时。（同上）

阿魏丸

治冷气攻心腹痛，久不瘥，面色青黄，四肢多冷。

阿魏（一两）　桂心（一两）　干姜（一两）　附子（一两）　吴茱萸（半两）　当归（一两）

上件药捣罗为末，用阿魏膏和捣百余杵，丸如梧桐子大，不计时候，以温酒下二十丸。（《圣惠》）

椒附丸

治脐下极冷，痛楚异常，手足亦冷，不任冷水冷食，面黄肌瘦，按之痛稍止者。

绵附（一个十二钱者）　胡椒（一百粒）

上为末，姜汁糊为丸，如梧子大，每服五十丸，姜汤或盐汤空心吞下。（《得效》）

槟榔散

治冷气攻心腹疠痛，少思饮食。

槟榔（三分）　当归（一两）　蓬莪术（三分）　吴茱萸（一分）　阿魏（一分）　木香（三分）

上件药捣，细罗为散，不计时候，以热酒调下一钱。（《圣惠》）

《济阴纲目·卷之一·调经门·治经病疼痛》

没药除痛散

逐寒邪，疗腹痛。

蓬术（煨，一两）　当归　玄胡索　五灵脂（炒）　肉桂（去粗皮）　良姜（炒）　蒲黄（炒）　甘草（炙）　没药（各半两）

上为末，每服五钱，温酒服。

《生生宝录·卷上·胎前门·逐月养胎方》：

引火能丹（袁）

治寒证面目青，腹微痛，四肢青而冷，大便青。

吴萸（水泡）　淮药（炒黄）（各二钱）　当归　茯苓　焦白术（各三钱）　橘红（酒炒，一钱）　砂仁（三分，炒研泡服）

陈米引，煎服二剂。腹胀，加大腹皮，或用三料陈米糊丸。

菊花汤（古）

治有寒欲呕，胸满恶食，有热，小便如淋，脐下苦急，中风寒，颈项强痛寒热，或惊动身躯，腰背腹痛，胎上逼胸，猝有所下。

菊花（鸡子一大团）　麦冬（去心）　熟地（各二钱）　元参　红胡（酒炒）　甘草（各一

钱） 当归（酒洗，三钱）

姜一钱，枣四个。泉水煎，口服一剂。

《小品方·卷第六·疗心腹痛方》：

茱萸汤

疗寒冷腹痛方。

吴茱萸（二升） 甘草（炙） 人参 桂肉（各一两） 生姜（五两） 半夏（一升） 小麦（一斤） 当归（二两）

上八物切，以水一斗五升，煮取三升，分温服一升，日三服。

《太平圣惠方·卷第四十三·治冷气心腹痛诸方》：

桔梗散

治冷气攻心，腹痛，胁肋妨闷，不思饮食。

桔梗（去芦头） 当归（锉，微炒） 赤芍药 赤茯苓 白术 陈橘皮（汤浸，去白瓤，焙） 荜澄茄 厚朴（去粗皮，涂生姜汁炙，令香熟） 桂心 草豆蔻（去皮） 诃黎勒（煨，用皮） 槟榔（以上各一两）

上件药，捣粗罗为散，每服三钱，以水一盏，入生姜半分，枣三枚，煎至六分，去滓，不计时候稍热服。

木香散

治冷气攻心腹痛不可忍。

木香 青橘皮（汤浸，去白瓤，焙） 赤芍药 吴茱萸（汤浸七遍，焙干微炒） 当归（锉，微炒） 槟榔 附子（炮裂，锉，以上各一两） 柴胡（一两，去苗） 麝香（三钱，细研）

上件药，捣粗罗为散，入麝香，和令匀，每服二钱，以水一中盏，煎至六分，去滓，不计时候，稍热服。

当归散

治冷气攻心腹痛，时复下利。

当归（锉，微炒） 干姜（炮裂，锉） 青橘皮（汤浸，去白瓤，焙） 艾叶（炒令微焦） 白术 附子（炮裂，去皮脐） 厚朴（去粗皮，涂生姜汁炙令香熟）（以上各一两） 木香（半两）

上件药，捣罗为散，每服二钱至三钱，水一中盏，煎至六分，去滓，不计时候，稍热服之。

桂心散

治冷气攻心腹痛，多呕，不欲饮食。

桂心（一两） 高良姜（一两，锉） 当归（一两，锉，微炒） 草豆蔻（一两半，去皮） 厚朴（二两，去粗皮涂生姜汁令香熟） 人参（一两，去芦头）

上件药，捣筛为散，每服三钱，以水一中盏，煎至六分，去滓，不计时候，稍热服。

荜茇散

治冷气攻心腹疼痛不可忍。

荜茇（一分）　胡椒（一分）　桂心［二（一）分］　桃仁（半两，汤浸，去皮尖，双仁，麸炒微黄）　木香（半两）　当归（三分，锉，微炒）

上件药，捣细罗为散，不计时候，以热酒调下一钱。

麝香丸

治积冷气攻心腹痛，四肢多冷，面色青黄，不欲饮食。

麝香（一分，细研）　槟榔（一两）　陈橘皮（一两，汤浸，去白瓤，焙）　肉豆蔻（一两，去皮）　吴茱萸（一两）　木香（一两）

上件药，先将茱萸以米醋煮三（一二）十沸，后掘一地坑子，可安得茱萸。先以大火半秤，烧坑子令通赤，以米醋半盏及茱萸入在坑内，用瓷碗盖之，四面以灰拥定，勿令泄气，候冷取出，与前药一处捣罗为末，入麝香和匀，用醋煮面糊和丸，如绿豆大，不计时候，以热酒下二十丸。

《太平圣惠方·卷第四十三·治心痛不能饮食诸方》：

荜澄茄散

治心腹冷痛，全不思食，渐加羸瘦。

荜澄茄（一两）　白术（一两）　桂心（一两）　人参（一两，去芦头）　黄芪（一两）　当归（一两，锉，微炒）　陈橘皮（一两，汤浸，去白瓤，焙）　甘草（半两，炙微赤，锉）　半夏［半两，汤浸（洗）七遍去滑］　厚朴（一两半，去粗皮，涂生姜汁炙令香熟）　川椒（半两，去目及闭口者，微炒去汗）　干姜（半两，炮裂，锉）

上件药，捣筛为散，每服三钱，以水一中盏，入生姜半分，枣三枚，煎至六分，去滓，不计时候，稍热服。

《太平圣惠方·卷第四十三·治心腹相引痛诸方》：

丁香散

治心腹冷气相引痛，或时呕逆，四肢不和，少思饮食，渐至无力。

丁香（半两）　槟榔（三分）　芎藭（半两）　桂心（半两）　人参（半两，去芦头）　高良姜（半两，锉）　厚朴（一两去，去粗皮，涂生姜汁炙令香熟）　吴茱萸（一分，汤浸七遍，焙干后微炒）　当归（半两，锉，微炒）

上件药捣粗罗为散，每服三钱，以水一中盏，入枣二枚，煎至五分，去滓，不计时候，稍热服。

《太平圣惠方·卷第九十二·治小儿大便青诸方》：

芎藭丸

治小儿胎寒腹痛，大便青。

芎藭（二分）　黄芪（三分，锉）　牛黄（半两，细研）　蟅虫（三分，微炒）　麝香（一分，细研）　当归（半两，锉，微炒）　白芍药（一分）

上件药，捣罗为末，都研令匀，炼蜜和丸，如麻子大，每服，以粥饮下五丸，日三服。看儿大小，以意增减。

《太平圣惠方·卷第九十六·食治心腹痛诸方》：

紫苏粥

治冷气心腹痛，妨胀，不能下食。

紫苏子（一合，微炒） 桂心（末，二钱）

上捣碎紫苏子，以水二大盏，绞滤取汁，入米二合煮粥，候熟，入桂末食之。

《圣济总录·卷第四十五·脾脏门·脾脏冷气攻心腹疼痛》：

抵圣丸

治脾脏冷气攻心腹疼痛。

木香（半两） 丁香（二十枚） 乳香（研） 莳萝（各一分，炒） 阿魏（汤化，去砂石，干，半分） 槟榔（锉，一枚） 桂（去粗皮） 荜茇 肉豆蔻（去壳）（各半两） 巴豆（三枚，去皮心膜，出油尽）

上一十味，捣罗为末，用粳米饮或饭，丸如绿豆大，每服三丸至五丸，食后生姜盐汤下，如痛服七丸，内嚼三丸，烧生姜盐汤下，温酒下亦得。

沉香丸

治脾脏冷气攻心腹疼痛，不思饮食。

沉香（锉，一两） 芍药（炒） 益智仁 厚朴（去粗皮，生姜汁炙，锉）（各三分） 桂（去粗皮） 干姜（炮） 红豆蔻（去皮） 白茯苓（去黑皮） 枳壳（去瓤，麸炒） 木香 当归（切，焙） 槟榔（锉） 附子（炮裂，去皮脐）（各半两） 甘草（炙，锉，一分半）

上一十四味，捣罗为末，炼蜜和丸，如梧桐子大，每服二十丸，炒生姜木瓜盐汤下，不拘时。

《圣济总录·卷第四十五·脾脏门·脾脏冷气腹内虚鸣》

橘皮煮散

治脾脏冷气不和，腹内雷鸣，膨胀刺痛，及解伤寒。

陈橘皮（汤浸去白，焙） 白术（各二两） 诃黎勒（炮，去核） 干姜（炮） 枳壳（去瓤，麸炒） 桂（去粗皮） 木香 人参 甘草（炙）（各一两） 草豆蔻（去皮，七枚） 槟榔（五枚，锉） 半夏（汤洗二七遍，三分） 厚朴（去粗皮，生姜汁炙，一两半）

上一十三味，捣为粗散，每服三钱匕，水一盏，入生姜三片，枣二枚擘破，同煎至七分，去滓，食前温服。

《圣济总录·卷第五十七·心腹门·腹痛》：

四物加黄芪芍药汤

治寒冷腹痛。

黄芪（锉） 桂（去粗皮） 干姜（炮） 芍药（锉，炒）（各一两） 甘草（炙，锉） 当归（切，焙）（各一两半）

上六味，粗捣筛，每服三钱匕，水一盏半，煎至八分。去滓，温服，空心日午临卧各一。

《圣济总录·卷第五十七·心腹门·腹内结强》：

磨滞丸

治脾胃气不和，累有伤滞，腹内结强，食已腹痛，饮食不化，呕哕恶心，胸膈胀闷，大便秘利不定。

木香　青橘皮（汤浸去白，焙）　桂（去粗皮）（各一两）　吴茱萸（汤洗，焙干，炒，三两）　硇砂（醋熬成霜，研，炒，一钱匕）　巴豆霜（炒，半钱匕）

上六味，捣罗四味为末，与硇砂、巴豆霜同拌匀，醋煮面糊为丸。如绿豆大，每服十丸，加至十五丸，早晚食后临卧服。大便溏利，即减丸数。

《圣济总录·卷第六十七·诸气门·冷气》：

白豆蔻散

治中寒冷气，脐腹刺痛，胀满便利，醋心呕逆。

白豆蔻（去皮，二两）　厚朴（去粗皮，姜汁炙）　莎草根（炒，去毛）（各一两）　甘草（炙，锉，五两）　缩砂蜜（去皮）　青橘皮（汤洗，去白，焙）　陈橘皮（汤浸去白，焙）　丁香（各四两）　木香（三两）

上九味，捣罗为末，每服二钱匕，生姜二片，咸少许。沸汤点，食前服。

丁沉煎丸

治心腹冷气，疞刺疼痛。

丁香　沉香（锉）　荜澄茄（新者）　木香　肉豆蔻（去壳）　槟榔（锉）　蘹香子（炒）　楝实　高良姜　桂（去粗皮）　当归（切，焙）　莪术（煨锉）（各一两）

上一十二味，捣罗为末，用附子乌头炮裂，去皮脐，各二两，别捣为末，米醋五升，浸硇砂一两经宿澄去砂石，以此酒煮附子、乌头末为糊，和前件末，捣三五百杵成剂。丸如弹子大，每服一丸。细嚼，丈夫炒生姜盐汤下。妇人炒生姜醋汤下，有孕不可服。

《圣济总录·卷第一百八十七·补益门·补虚治小肠》：

吴茱萸散

治小肠虚冷气痁，小腹如刀刺，或绕脐结痛冷汗。

吴茱萸（一分，汤浸，焙干，微炒）　厚朴（半两，去皮，涂生姜汁炙熟）　芎藭（半两）　干姜（半两，炮裂，锉）　甘草（半两，炙微赤，锉）　附子（三分，炮裂，去皮脐）

上六味，捣粗筛为散，每服三钱匕，水一中盏，煎至六分去滓，不计时候，稍热服。

（2）虚寒

《杂病广要·内因类·痼冷积热》：

大己寒丸

治伤寒（旧校作久寒）积冷，脏腑虚弱，心腹疞痛，胁肋胀满，泄泻肠鸣，自利自汗，米谷不化，阳气暴衰，阴气独胜，手足厥冷。

高良姜　干姜（炮）（各六斤）　肉桂（去粗皮）　荜茇（各四斤）

上为细末，水煮面糊为丸，如梧桐子大，每服二十丸，米饮汤下，食前服之。（《和剂》）

来复丹（铁瓮城八角杜先生方，一名正一丹）

此药配类二气，均调阴阳，夺天地冲和之气，乃水火既济之方，可冷可热，可缓可急。善治荣卫不交养，心肾不升降，上实下虚，气闭痰厥，心腹冷痛，脏腑虚滑。不问男女老幼危急之证，但有胃气，无不获安。补损扶虚，救阴助阳，为效殊胜。

硝石（同硫黄并为细末，入定锅内，以微火微炒，用柳篦子不住手搅，令阴阳气相入，不可火太过，恐药力竭，再研细，名二气末）　硫黄（舶上，透明，不夹砂石者）　太阴玄精石（研，水飞）（各一两）　五灵脂（须择五台山者，水澄去砂石，日干研）　陈橘皮（去白）　青皮（去白各二两）

上用五灵脂、二橘皮为细末，次入玄精石末及前二气末拌匀，以好醋打糊为丸，如豌豆大，每服三十粒，空心粥饮吞下，甚者五十粒。小儿三五粒，新生婴儿一粒。

《杂病广要·脏腑类·脾胃病》：

养胃汤

治胃虚寒，胫寒不得卧，淅淅恶风，洒洒恶寒，腹中痛虚鸣，寒热如疟，唇口干，面目虚浮，呕哕吐泻，四肢疼痛，不思饮食，或伤寒湿，骨节皆痛。

厚朴（姜制炒）　藿香（去梗）　半夏（汤洗七次）　茯苓（各一两）　人参　甘草（炙）　附子（炮，去皮脐）　橘皮（各三分）　草果（去皮）　白术（各半两）

上锉散，每服四钱，水盏半，姜五片，枣一枚，乌梅半个，煎七分，去滓，空心服，常服温胃消痰，进食下气，辟寒疫。（《三因》）（宜与《疟》门相参。又上方与此方俱兼温中，然消导为主，故列于此。）《辨疑》香砂养胃汤，理脾胃，进食，逐寒邪，止呕吐，于本方，去附子、白术、草果，加砂仁、苍术。（《回春》有白术，更去藿香、半夏，加香附、木香、白豆蔻。）《金匮翼》谷劳沉香汤，于本方去藿香、附子，加沉香、木香、黑干姜。

《杂病广要·脏腑类·泄泻》

四柱散

治丈夫元脏气虚，真阳耗散，两耳常鸣，脐腹冷痛，头旋目晕，四肢怠倦，小便滑数，泄泻不止。

人参　附子（炮，去皮尖）　木香（湿纸裹煨）　茯苓（各一两）

上为细末，每服二钱，水一大盏，生姜二片，枣子一个，盐少许，煎七分，空心食前服。凡脏气虚弱者，悉宜服之。（《和剂》）《本事》白术散，于本方去茯苓，加白术（主治既见积泻）。《济生》滑泄不止，加肉豆蔻、诃子煎，名曰六柱散（《活幼心书》去诃子，加白术）。《回春》八柱散，治肠胃虚寒，滑泄不禁，于六柱散去木香、茯苓，加干姜、白术、粟壳、甘草。

胃关煎

治脾肾虚寒作泻，或甚至久泻，腹痛不止，冷痢等证。

熟地（三五钱，或一两）　山药（炒，二钱）　白扁豆（炒，二钱）　炙甘草（一二钱）　焦干姜（一二三钱）　吴茱萸（制五七分）　白术（炒，一二三钱）

水二钟，煎七分，食远温服。气虚势甚者，加人参，随宜用。阳虚下脱不固者，加制附子一二三钱。（《景岳》）

《杂病广要·脏腑类·腹痛》

接真汤

治阴病，手足厥冷，脐腹疼痛，真气不足，虚惫欲绝者。

沉香　丁香（各二钱）　麝香（一钱）　附子（四钱，炮，去皮脐）

上切一剂，姜、枣煎，或为末，每服二钱，温酒调下。（《百代医宗》）

《济阳纲目·卷之十三·呃逆·治胃寒呃逆方》

参附汤

治阳气虚寒，自汗恶寒，或手足逆冷，大便自利，或脐腹疼痛，呃逆不食，或汗多发痉。

人参（一两）　附子（炮，五钱）

上加姜、枣，水煎，徐徐服。

《济阴纲目·卷之五·产后门下·自汗》

芪附汤

治阳气虚脱，恶寒自汗，或口噤痰涌，四肢逆冷，或吐泻腹痛，饮食不入，及一切虚寒等证。

黄芪（一两）　附子（炮，五钱）

上锉一剂，加姜、枣，水煎服。如不应，倍加附子方得全济。

《景岳全书·卷之五十一·新方八阵》：

右归饮

此益火之剂也。凡命门之阳衰阴胜者，宜此方加减主之。此方与大补元煎出入互用，如治阴盛格阳、真寒假热等证，宜加泽泻二钱，煎成用凉水浸冷，服之尤妙。

熟地（二三钱，或加至一二两）　山药（炒，二钱）　山茱萸（一钱）　枸杞（二钱）　甘草（炙，一二钱）　杜仲（姜制，二钱）　肉桂（一二钱）　制附子（一二三钱）

水二钟，煎七分，食远温服。如气虚血脱，或厥或昏，或汗或运（同晕），或虚狂或短气者，必大加人参、白术，随宜用之。如火衰不能生土，为呕哕吞酸者，加炮姜二三钱；如阳衰中寒，泄泻腹痛，加人参、肉豆蔻，随宜用之；如小腹多痛者，加吴茱萸五、七分；如淋带不止，加破故纸一钱；如血少血滞，腰膝软痛者，加当归二三钱。

《太平圣惠方·卷第五·治胃虚冷诸方》：

人参丸

治胃中虚冷，气上奔，胸中愤闷，腹疼痛，吐利宿水。

人参（半两，去芦头）　桂心（半两）　干姜（半两，炮裂，锉）　白茯苓（半两）　陈橘皮

（半两，汤浸，去白瓤，焙） 诃黎勒（一两半，煨，用皮） 厚朴（一两，去粗皮，涂生姜汁炙令香熟） 白术（半两） 木香（半两）

上件药，捣罗为末，炼蜜和捣一二百杵，丸如梧桐子大，每服食前，以粥饮下三十丸。

《太平圣惠方·卷第六·治大肠虚冷诸方》：

诃黎勒散

治大肠虚冷，肠鸣泄利，腹胁气痛，饮食不化。

诃黎勒（一两半，煨，用皮） 附子（一两，炮裂，去皮脐） 当归（三分，锉，微炒） 桔梗（半两，去芦头） 肉豆蔻（三分，去壳） 木香（半两） 吴茱萸（一分，汤浸七遍，焙干，微炒） 甘草（一分，炙微赤，锉） 陈橘皮（一两，汤浸，去白瓤，焙）

上件药，捣筛为散，每服三钱，以水一中盏，入生姜半分，枣三枚，煎至六分，去滓，食前稍热服。

《太平圣惠方·卷第二十六·治肉极诸方》：

半夏散

治肉极，虚寒则胁下阴阴，引背痛，不可以动，动则咳嗽胀满，留饮痰癖，大便不利，小腹切痛，膈上有寒。

半夏（一两，汤洗七遍，去滑） 白术（一两） 赤茯苓（一两） 人参（三分，去芦头） 甘草（半两，炙微赤，锉） 附子（三分，炮裂，去皮脐） 陈橘皮（三分，汤浸，去白瓤，焙） 桂心（三分） 木香（三分） 大腹皮（一两，锉） 诃黎勒（一两半，煨，用皮） 前胡（三分，去芦头）

上件药，捣粗罗为散，每服三钱，以水一中盏，入生姜半分，枣三枚，煎至六分，去滓，食前温服，忌饴糖。

《太平圣惠方·卷第四十七·治下焦虚寒诸方》：

续气人参散

治下焦虚寒，小腹痛不止，短气欲绝。

人参（一两，去芦头） 陈橘皮（一两，汤浸，去白瓤，焙） 白茯苓（一两） 乌梅肉（一两，微炒） 麦门冬（一两，去心） 黄芪（一两，锉） 芎䓖（一两） 干姜（一两，炮裂，锉） 白术（一两） 厚朴（二两，去粗皮，涂生姜汁炙令香熟） 吴茱萸（五两，汤浸七遍，焙干微炒） 桂心（一两）

上件药，捣筛为散，每服五钱，以水一大盏，入生姜半分，煎至五分，去滓，不计时候温服。

《太平圣惠方·卷第九十五·玉液丹》：

玉液丹

治男子元气，妇人血气，久积虚冷，脐腹疼痛，并宜服之。

硼砂（二两，细研）

上以好纸一张，裹却硼砂，以绵紧系定，用瓷罐子一枚，可盛一升物者，先下黄丹五六两，便安硼砂裹子在中间，又以黄丹五六两盖之，然后以瓦子盖瓶口，于瓦桶子内砖上坐之，用粗谷糠三斗盖之，上以火烧一日，住火自销，候冷取出，去却黄丹，细研，以面糊和丸，如绿豆大，每服，空心以盐汤下五丸。

《太平圣惠方·卷第九十八·硇砂丸》：

硇砂丸

补暖下元，治虚冷气，利腰脚，治脐腹疼痛，暖脏腑，益颜色。

硇砂（一两，细研） 硫黄（半两，细研） 阿魏（半两，面裹，煨令面熟为度） 木香（半两） 附子（半两，炮裂，去皮脐） 巴戟（半两） 干姜（半两，炮裂，锉） 肉苁蓉（半两，酒浸一宿，刮去皱皮，炙干） 牛膝（半两，去苗） 桃仁（半两，汤浸，去皮尖、双仁，麸炒微黄） 自然铜（半两，细研） 干蝎（半两，微炒） 萆薢（半两，锉） 石斛（半两，去根，锉）

上件药捣罗为末，入研了药令匀，练蜜和捣三五百杵，丸如梧桐子大，每服以温酒下三十丸。

《太平圣惠方·卷第九十八·巴戟丸》：

巴戟丸

治下元虚惫，脐腹疼痛，小便滑数，颜色萎黄，手足常冷，饮食无味，四肢少力。

巴戟 硫黄（细研，水飞过） 桂心 补骨脂（微炒） 硇砂（细研） 附子（炮裂，去皮脐） 胡芦巴（微炒） 川椒红（微炒） 木香 肉苁蓉（酒浸一宿，刮去皱皮，炙干） 吴茱萸（汤浸七遍，焙干微炒）（以上各一两）

上件药，捣罗为末，入研了药令匀，以羊肾三对，切去筋膜，好酒三升，熬令稠烂，研如诸药末，捣三二百杵，丸如梧桐子大，每日空心，以温酒下三十丸。

《圣济总录·卷第四十七·胃病门·胃虚冷》：

沉香汤

治胃气虚冷，不思饮食，及冷气攻腹胁疼痛，四肢少力，口吐酸水，吃食无味。

沉香（一两，锉） 白豆蔻（去皮，一两） 青橘皮（汤浸去白，焙，一两半） 高良姜（半两） 桂（去粗皮，一两） 槟榔（锉） 吴茱萸（汤洗，焙干，炒） 厚朴（去粗皮，生汁炙）（各三分）

上八味，粗捣筛，每服三钱匕，水一盏，煎至七分，去滓，温服，不计时候。

《圣济总录·卷第五十·大肠门·大肠虚》：

朴附丸

治大肠虚冷，便利滑泄，不思饮食，肠鸣腹痛。

厚朴（去粗皮，生姜汁炙，一两） 附子（炮裂，去皮脐，半两） 甘草（炙，一两） 干姜（炮裂，一两）

上四味，捣罗为末，酒煮面糊，丸如梧桐子大，每服五十丸，食前温米饮下。

《圣济总录·卷第五十三·膀胱门·膀胱虚冷》：

鹿茸丸

治膀胱虚，小便冷滑，少腹虚胀，腰背相引疼痛，遗精。

鹿茸（去毛，酥炙） 肉苁蓉（酒浸，切，焙） 石斛（去根） 蘹香子（炒）（各一两） 龙骨（煅） 钟乳粉（各半两）

上六味，捣研为末，酒煮面糊，丸如梧桐子大，每服三十丸，温酒下，空心食前。

补骨脂散

治膀胱久虚，便溲不禁，腹胁虚满，少腹疗痛。

补骨脂（炒） 蘹香子（炒） 胡芦巴（炒）（各一两） 槟榔（锉，半两） 青橘皮（去白，炒，三分） 沉香（锉，半两）

上六味，捣罗为散，每服二钱匕，盐酒或盐汤调下。

石斛汤

治膀胱虚寒，小便频数，腰背及腹痛。

石斛（去根） 附子（炮裂，去皮脐） 五味子 泽泻 肉苁蓉（酒浸，切，焙） 黄芪 白茯苓（去黑皮） 人参（各一两） 槟榔（半两）

上九味，锉如麻豆大，每服五钱匕，水一盏半，煎至八分，去滓，温服，食前。

钟乳丸

治膀胱虚冷，小便利多，少腹冷痛，脚筋拘急。

钟乳粉 沉香（锉） 桑螵蛸（炙） 龙骨（煅）（各半两） 白茯苓（去黑皮，一两）

上五味，捣罗为末，炼蜜丸如梧桐子大，每服三十丸，温酒下，空心食前服。

《圣济总录·卷第六十七·诸气门·诸气》：

均气丸

治一切虚冷气，腹胁胀满，胸膈滞闷，呕吐酸水，不思饮食，脏腑滑泄，脐腹疼痛。

木香 胡椒 干姜（炮） 乌头（炮裂，去皮脐） 蘹香子（炒） 荜澄茄 青橘皮（汤浸去白，焙） 陈橘皮（汤浸去白，焙） 蓬莪术（煨，锉） 桂（去粗皮）（各一两） 牵牛（拣净，半斤，炒，捣罗取末四两，余者不用）

上一十一味，捣罗为末，生姜自然汁，煮面和丸，如梧桐子大，每服十五丸，至二十丸，炒生姜盐汤下，不计时候。

《圣济总录·卷第九十二·虚劳门·骨极》：

肾沥汤

治骨极虚寒，面肿垢黑，腰脊痛，不能久立，屈伸不利，梦寐惊悸，上气，小腹里急，痛引腰脊，四肢常苦寒冷，小便或白。

人参 芍药 麦门冬（去心，焙） 生干地黄（焙） 当归（切，焙）（各一两半） 甘草

（炙，锉） 芎藭 远志（去心） 白茯苓（去黑皮） 五味子（炒）（各一两） 干姜（炮，二两） 黄芩（去黑心，半两） 桂（去粗皮，三两） 羊肾（一具，去脂膜，猪肾亦可）

上一十四味，除肾外，粗捣筛，每服五钱匕，先用水二盏，煮羊肾一只，至一盏半，除肾下药末，并大枣二枚去核，同煎至一盏，去滓，空心日午夜卧服，若遗小便，加桑螵蛸二十枚，切破炒。

《圣济总录·卷第九十六·大小便门·小便利多》：

正气丸

治下元虚冷，少腹疼胀，小便滑数，妇人血海虚冷，经候不调。

楝实（麸炒） 苍术（米泔浸一宿，炒） 蘹香子（炒） 蜀椒（去目并闭口者，炒出汗）（各一两） 石菖蒲 知母（焙）（各半两） 附子（一枚，大者，炮裂，去皮脐）

上七味，捣罗为末，醋煮面糊和丸，如梧桐子大，每服三十丸，空心食前温酒下。妇人醋汤下。

3. 暑

《症因脉治·卷四·腹痛论·暑湿腹痛》：

暑湿腹痛之治，脉洪大者，黄连香薷散。脉弦数者，清热胜湿汤。痛一阵，泻一阵，平胃散煎汤，调六一散。寒热脉伏，或寒热脉浮大，皆宜发表，败毒散。大便结，厚朴三物汤。腹痛呕吐，藿香正气散。

黄连香薷散

川黄连 香薷 白扁豆 厚朴

呕吐加藿香。胸前饱闷加枳壳。小便不利加六一散、木通汤。大便结加大黄。恶寒身热加羌活、防风。

清热胜湿汤

黄柏 黄连 泽泻 苍术 厚朴 白茯苓 陈皮 甘草

平胃散

厚朴 陈皮 甘草 熟苍术

六一散

滑石 甘草

败毒散

羌活 独活 川芎 荆芥 防风 前胡 柴胡 桔梗 陈皮 甘草

厚朴三物汤

厚朴 枳实 大黄

藿香正气散

厚朴 陈皮 苍术 甘草 半夏 藿香

4. 湿

（1）内伤湿滞

《脉因证治·卷二·下利》：

白术芍药汤

治脾受湿，水泄微满，困弱，暴下无数。

白术　芍药（各一两）　甘草

腹痛甚，加芩桂；脉弦头痛，加苍术、防风；下血，加苍术、地榆，痒则同上；如心下痞满，加枳实。

《济阴纲目·卷之三·胎前门·泄泻》

胃苓汤

治脾湿太过，胃气不和，腹痛泄泻，水谷不化，阴阳不分，此平胃散与五苓散合方也。

苍术　厚朴　陈皮　白术　茯苓　猪苓　泽泻（各一钱）　官桂　甘草（炙）（各五分）

上加生姜三片，枣二枚，水煎食远服。

（2）外感湿邪

《金匮翼·卷一·湿症·上下分消之剂》：

升阳除湿汤

治伤湿，肿泻，肠鸣腹痛。

升麻　柴胡　羌活　防风　半夏　益智仁　神曲　泽泻（各五分）　麦蘖面　陈皮　猪苓　甘草（各三分）　苍术（一钱）

上作一服，生姜三片，枣二枚，水煎，去滓，空心服。

《杂病广要·脏腑类·泄泻》

三白散

治感湿气，四肢懒倦，小便少，或下利，大便走泄，神思沉困，饮食减少，宜调胃去湿。

白术　茯苓　芍药

上各等分，水煎服。腹痛甚者，加当归，倍芍药。（《医林集要》）

《秘珍济阴·卷之二·汇辑验方》：

肾着汤

治伤湿身重腹痛，腰冷不渴，小便自利，饮食如故，病属下焦，宣明用治胞痹膀胱热痛，涩于小便，上为清涕（药歌明晰不赘录）。

肾着汤内用干姜，茯苓甘草白术襄，伤湿身痛与腰冷，亦名干姜苓术汤。黄芪防己除姜茯（苓），（白）术甘（草）姜枣共煎尝。此治风水与诸湿，身重汗出服之良。

《圣济总录·卷第七十四·泄痢门·濡泻》：

白豆蔻汤

治肠胃受湿，濡泻无度，腹痛饮食不化。

白豆蔻（去皮） 诃黎勒（炮，去核） 陈橘皮（汤浸去白，焙，炒） 干姜（炮）（各半两） 厚朴（去粗皮，生姜汁炙，三分）

上五味，粗捣筛，每服五钱匕，切薤白三寸，水一盏半，煎至七分，去滓，空心温服，日再。

5. 火

《症因脉治·卷三·肿胀总论·湿热腹胀》：

家秘泻黄散

苍术 厚朴 广皮 甘草 枳壳 川黄连

酒客加干葛，腹痛加大黄，小水赤加木通、滑石，阳明热加干葛，寒热加柴胡，虚加人参。

《症因脉治·卷四·泄泻论·积热泄泻》：

大黄枳壳汤

大黄 枳壳 厚朴 陈皮 甘草 木通

调服六一散三钱。

《症因脉治·卷四·腹痛论·热积腹痛》：

热积腹痛之治，膏粱厚味者，枳壳川连汤。痛而欲痢，痢后稍减，片时复痛，承气汤选用。酒热成积者，栀连平胃散，加枳、葛。食积发热者，保和丸，加枳、连。右关洪数者，清胃汤。左关洪数者，龙胆泻肝汤。

枳壳川连汤

枳壳 川黄连

胸前满闷加砂仁末。小便不利加木通、滑石。大便结加大黄、玄明粉。

承气汤

大黄 枳壳 厚朴 芒硝

栀连平胃散

厚朴 陈皮 甘草 山栀 葛根 熟苍术 川连 枳壳

小便赤加木通、滑石。大便结加大黄、芒硝。胸满闷加砂仁、白蔻仁。目黄疸色加柴胡、胆草。

保和丸

山楂 神曲 半夏 白茯苓 莱菔子 陈皮 连翘

积热重加川连。胸满闷加枳壳、厚朴。

清胃汤

升麻　山栀　甘草　丹皮　川黄连

龙胆泻肝汤

柴胡　黄芩　山栀　知母　天冬　麦冬　胆草　人参　甘草　川黄连

《金匮翼·卷二·大便下血统论·湿热便血》：

洁古芍药黄连散

治腹痛下血有热。

芍药　黄连　当归（各半两）　大黄（一钱）　淡桂（五分）　甘草（炙，二钱）

每服五钱，水煎。痛甚者，调木香、槟榔末一钱。用淡桂者，略借辛温以助药力，且拔病本也。一方，平胃散加槐花、当归、枳壳、乌梅。

《金匮翼·卷六·腹痛·热痛》：

《统旨》清中汤

黄连　山栀（炒）（各二钱）　陈皮　茯苓（各一钱半）　半夏（一钱，姜汤炮七次）　草豆蔻仁（捶，研）　甘草（炙）（各七分）

水二盅，姜三片，煎八分，食前服。

《万病回春·卷之五·腹痛》：

散火汤

治热痛。

黄连　芍药　栀子（各炒）　枳壳　陈皮　香附　厚朴（去皮）　抚芎（各二钱）　木香（另研）　砂仁　茴香（各五分）　甘草（三分）

上锉一剂，生姜一片，水煎服。痛甚不止，加玄胡索、乳香。

《小品方·卷第五·疗诸淋方》：

地肤汤

疗下焦诸结热，小便赤黄，数起出少，大痛或便血，温病后余热，及霍乱后当风取热，过度饮酒房劳，及步行冒热，冷饮逐热，热结下焦及乳石热动关格，少腹坚，胞胀如斗大，诸淋服之即通方。

地肤草（三两）　知母　猪苓（去皮）　瞿麦　黄芩　升麻　通草（各二两）　海藻（一两）　葵子（一升）　枳实（二两，炙）

上十味，切，以水九升，煮取三升，分三服。大小便皆闭者，加大黄三两；妇人房劳，肾中有热，小便难不利，腹满痛，脉沉细者，加猪肾一具。

《太平圣惠方·卷第四·治小肠实热诸方》：

木通散

治小肠实热，心胸烦闷，小便涩，小腹中急痛。

木通（一两，锉）　槟榔　羚羊角屑　赤芍药　黄芩　当归（锉，微炒）　车前子（以上各三

分）甘草（半两，炙微赤，锉）

上件药，捣筛为散。每服四钱，以水一中盏，煎至六分，去滓，食前温服。

《太平圣惠方·卷第十七·治热病五日诸方》：

茵陈散

治热病五日未解，头痛壮热，眼睛疼，心腹痛。

茵陈（二两）栀子仁（一两）黄芩（一两）柴胡（一两，去苗）木通（锉，一两）川升麻（一两）赤芍药［二（一）两］栝楼根（一两）川大黄（二两，锉碎，微炒）

上件药，捣粗罗为散，每服三钱，以水一中盏，煎至六分，去滓，不计时候，温服。

《太平圣惠方·卷第五十五·治黄病小便淋涩诸方》：

木通散

治心脏黄，结热，面目四肢通黄，干呕，大便不通，小便赤涩，腹痛，心烦。

木通（一两，锉）川木黄（一两半，锉碎，微炒）枳壳（半两，麸炒微黄，去瓤）黄芩（半两）赤芍药（一两）前胡（一两半，去芦头）白术（三分）栀子仁（三分）甘草（半两，炙微赤，锉）半夏（三分，汤洗七遍，去滑）

上件药，捣粗罗为散。每服五钱，以水一大盏，入生姜半分，煎至五分，去滓，不计时候，温服，以大小便疏利为度。

《圣济总录·卷第四十三·小肠病门·小肠实》：

赤茯苓汤

治小肠实热，头面赤多汗，小腹急痛。

赤茯苓（去黑皮）麦门冬（去心，焙）赤芍药 槟榔（锉）生干地黄（锉）木通（锉）黄芩（去黑心）（各三分）甘草（炙，锉，一分）

上八味。粗捣筛，每服四钱匕。水一盏，煎取八分，去滓，温服，不拘时候。

《圣济总录·卷第五十三·膀胱门·膀胱实热》：

猪苓散

治膀胱实热，小便不通。腰腹重痛，烦躁。

木猪苓（去黑皮）防己（锉）栀子仁（各一两）滑石（碎）车前子 槟榔（生锉）大黄（生锉）（各二两）

上七味，捣罗为散，每服二钱匕，温熟水调下，水煎至七分，温服亦得。

6. 燥

《症因脉治·卷四·腹痛论·燥火腹痛》：

燥火腹痛之治，脉数应下者，芍药黄连汤。攻刺胁肋者，柴胡清肝饮。目黄便赤，痛连小腹，龙胆泻肝汤。口干脉数者，葛根石膏汤。小便赤涩，木通汤，调益元散。大便结，四顺饮，合本事凉膈散。

腹痛

芍药黄连汤

当归　川连　大黄　甘草　亦芍药

失气者倍大黄。

柴胡清肝饮

治肝胆有热。

柴胡　青皮　枳壳　山栀　木通　钩藤　苏梗　黄芩　知母　甘草

葛根石膏汤

干葛　石膏　知母　粳米

四顺饮

当归　大黄　白芍药　怀生地

《本事》凉膈散

芍药　连翘　薄荷　大黄　桔梗　山栀仁　葛根

（二）七情

《杂病广要·身体类·胸痹心痛》：

加味七气汤

治喜怒忧思悲恐惊七气为病，发则心腹刺痛不可忍，时发时止，发则欲死，及外感风寒湿气作痛，亦宜服之。

半夏（汤泡七次，三两）　桂心（不见火）　玄胡索（炒，去皮，各一两）　人参　甘草（炙，各半两）　乳香（三钱）

上㕮咀，每服四钱，水一盏半，生姜七片，枣一枚，煎至七分，去滓，食前温服。妇人血痛，加当归煎。（《济生》）吕尚清《经验良方》加枳壳、芍药、香附子。

行气香苏散

风寒外感，饮食内伤，七情恼怒过度，肚腹疼痛初起者。（《保元》）

《太平圣惠方·卷第四十二·治七气诸方》：

乌头丸

治寒热恚怒喜忧愁等七气积聚不散，在于心腹结块如杯，胸中气隔，吐逆不能下食，腹胁疼痛，喜忘不安，呼吸短气，四肢不举。

川乌头（一两半，炮裂，去皮脐）　桃仁（三分，汤浸，去皮尖、双仁，麸炒微黄）　桂心（三分）　前胡（三分，去芦头）　人参（一两，去芦头）　芎䓖（三分）　防葵（一两）　甘遂（一两，煨微黄）　菖蒲（三分）　川大黄（一两半，锉碎，微炒）　紫菀（三分，洗去苗土）　赤茯苓（三分）　干姜（三分，炮裂，锉）　石膏（三分，细研，水飞过）　半夏（三分，汤洗七遍去滑）　吴茱萸（三分，汤浸七遍，焙干微炒）　川椒（三分，去目及闭口者，微炒去汗）　细辛（三分）　桔梗（三分，去芦头）

上件药捣罗为末，炼蜜和捣五七百杵，丸如梧桐子大，每于食前以温酒下五丸，渐加至十丸，当以通利为度。

《生生宝录·卷上·胎前门·逐月养胎方》：

阿胶汤（古）

治有热头晕心乱，呕吐有寒，腹胀痛，小便数，猝有恐怖，四肢痛，寒热，胎动无常处，闷顿欲仆，猝有所下。

阿胶珠（四钱） 麦冬（去心） 黄芩（酒炒，各一钱） 当归（酒洗，钱半） 酒芍　元参（各一钱） 吴萸（泡五分） 旋覆花（二钱）

生姜三片引。水煎服，一方用志肉一钱，化青二钱，去阿胶。

麦门冬汤（古）

治惊怖寒热，手足痛肿，腹胀痛，忽有所下，如欲产然。

麦冬（去心，二两） 洋参（三钱，姜蒸熟） 炙草（一钱） 生地（五钱） 黄芩（酒炒） 阿胶珠（各一两）

姜枣引，煎服。本方加益母草两半，白蜜五钱，白芷三钱，名益母安中饮，治同而效速。气滞痛胀，加香附八钱，醋、盐水各炒一次。

葱白汤（古）

治忽惊恐动摇，腹痛猝有所下，手足厥冷，复如伤寒，烦热腹满，气短口苦，项腰背并强。

葱白（三四寸，长者四根，短者六根，南方不用四季葱） 黄芪（酒炒，四钱） 当归（酒洗，四钱） 秦艽（酒炒，一钱） 黄芩（酒炒，钱半） 麦冬（去心，二钱） 旋覆花（酒炒，四钱） 甘草（一钱，四分）

老姜、桑白皮引。少加酒煎，药捣葱白泡服。

《苏沈良方·卷第五·至宝丹（出〈灵苑〉）》：

本池州医郑感，庆历中，为予处此方，以屡效，遂编入《灵苑》。

生乌犀　生玳瑁　琥珀　朱砂　雄黄（各一两） 牛黄（一分） 龙脑（一分） 麝香（一分） 安息香（一两半，酒浸，重汤煮令化，滤去滓，约取一两净） 金箔（各五十片）

上丸如皂角子大，人参汤下一丸，小儿量减。旧说主疾甚多，大体专疗心热血凝，心胆虚弱，喜惊多涎，眠中惊魇，小儿惊热，女子忧劳，血滞血厥，产后心虚，怔忪尤效，血病生姜小便化下。

（三）食伤

《金匮要略·果实菜谷禁忌并治第二十五》：

贪食食多不消，心腹坚满痛治之方

盐（一升）、水（三升）

上二味，煮令盐消，分三服，当吐出食，便瘥。

《脉因证治·卷三·呕吐哕》：

紫沉丸

治中焦吐，食积与寒气相假，故吐而痛。

半夏　神曲　乌梅（去核）　代赭石　缩砂（各三钱）　杏仁（去皮尖）　沉香　木香（各一钱）　陈皮（半两）　槟榔　丁香（各三钱）　白豆蔻（五分）　白术（一钱）　巴霜（五分，另入）

上醋糊丸米大，姜汤下五十丸。

木香白术散

治前证腹中痛，是脾实系强，宜和之。

木香（八两）　白术（半两）　半夏　神曲（一两）　槟榔（二钱五分）　茯苓（半两）　甘草（四钱）

上浓煎，芍药姜汤下二钱。有积而痛，手不可按，无者宜之。

《证治汇补·卷之二·内因门·伤食》：

备急丸

治胃停生冷，心腹急痛，手不可按，右寸关脉紧盛者。

大黄　干姜　巴豆（各等分）

末之，蜜丸如豆大，姜汤下三丸，得吐利为度。此方并治中恶客忤，心腹胀痛，猝如刀刺，气急口噤猝死者，以暖水下，或不下，捧起头，得下咽，须臾便瘥，再与三丸，以腹中鸣转，得吐下，即愈。

《症因脉治·卷四·腹痛论·食积腹痛》：

食积腹痛之治，胸胀腹痛，不能饮食，枳壳化滞汤。一条扛起，痛而欲利，承气汤选用。食在上脘，宜消不宜下，保和丸、枳术丸。热积应下，三承气汤；寒积应下，煮黄丸。

枳壳化滞汤

枳壳　厚朴　神曲　陈皮　麦芽　莱菔子　砂仁

《金匮翼·卷二·饮食·伤食》：

备急方

治寒饮食过伤，心腹猝痛如锥刺。

川大黄（末）　干姜（末）　巴豆（去皮心，研，去油用霜）

上各等分，和合一处研匀，炼蜜为丸，如小豆大，温水下一丸，实者加一丸。一云每服三丸，未知更服三丸，腹中转鸣，当吐下便愈。

《金匮翼·卷三·发热·食积酒毒发热》：

泻白汤

治大肠实热，腹胀不通，侠脐痛，食不化，口生疮，喘不能久立。

淡竹叶　黄芩　栀子仁　柏皮（炙）（各半两）　茯苓　芒硝（各一两）　生地黄（三两）　橘皮（半两）

上锉，每四钱，入姜、枣煎，空心服。

《金匮翼·卷四·积聚·肉积》：

又方

治肉积虫积，一应难消难化，腹中饱胀疼痛，皆能取效如神，不伤元气。(《元珠》名积块丸。)

京三棱 莪术（并醋炒） 自然铜 蛇含石（并醋淬七次）（各二钱） 雄黄 蜈蚣（全用，焙燥）（各一钱二分） 木香（一钱半） 辰砂 沉香（各八分） 铁花粉（用米醋炒，一钱） 天竺黄 阿魏 全蝎（洗，焙干） 芦荟（各四钱） 冰片（五分）

上为极细末，用雄猪胆汁炼为丸，如梧子大，每服七八分，重者一钱，五更酒送下，块消即止，不必尽剂，用黑狗胆汁丸亦妙。

《金匮翼·卷六·腹痛·食积痛》

吐之方

烧盐半升，温汤五六升，和服探吐。

吴鹤皋云凡腹痛连胁膈，手足冷，脉沉伏者，多是饮食痰饮，填塞至阴，抑遏少阳上升之气，不得敷畅。两实相搏，令人自痛，肢冷脉伏，皆阳气闭藏之象也。经曰木郁达之。故用吐法，咸能软坚，故用烧盐。

消之方

取其余类烧作末，酒服方寸匕（如食肉即以肉烧作末，然必得如所食者烧作末乃效，鹤年）。

又治杂食瘀实不消，心腹坚痛方

白盐一升，以水三升，煎服吐下即定。

下之方

川大黄 干姜 巴豆（去皮心，研压去油，等分）

蜜丸如小豆大，温水下一丸，实者加一丸，未知服三丸，腹中鸣转下行便愈。此治寒饮食过伤，心腹猝痛，如锥刺之状。若伤湿热之物，不得化而闷乱便闭者，

《金匮翼·卷七·泄泻·食泄》：

加味平胃散

治食积泻，噫气作酸，泄而腹痛甚，泻后痛减，臭如抱坏鸡子。《得效》云伤食积而泻者，粪白可验，且腹必耕痛方泄是也。

苍术 厚朴 陈皮 甘草 缩砂 草果 山楂子 麦芽

水煎服。有停饮食数日乃泻，后屡作屡止，饮食稍多即发，名曰瀼泻，宜枳术曲蘖丸。

《杂病广要·内因类·胀满》：

强中汤

治脾胃不和，食啖生冷，过饮寒浆，多致腹胀，心下痞满，有妨饮食，甚则腹痛。

干姜（炮，去土） 白术（各一两） 青皮（去白） 橘红 人参 附子（炮，去皮脐） 厚朴

（姜制，炒）　甘草（炙）（各半两）　草果仁　丁香（各三两）

上㕮咀，每服四钱，水一盏半，生姜五片，大枣二枚，煎至七分，去滓温服，不拘时候。呕者，加半夏半两。或食面致胀满，加萝卜子半两。（《济生》）

《杂病广要·内因类·积聚》：

茶积治方

（宜参《蛔虫》门）磨积丸，治茶积，饮食减少，面黄腹痛。

陈仓米（半斤，用巴豆七粒去壳，同米炒令赤色，去巴豆不用）　青皮（去瓤炒）　陈橘红（各二两）

上为末，好醋搜和为丸，如豌豆大，每服二十丸，食后，用淡姜汤下。（《得效》）

消导方法，红丸子，磨化宿食，止腹痛。（《得效》）（方见《积聚》中）

香连平胃散

治食积发热，腹痛作泻。

平胃散，加姜汁炒川连二两，木香一两。（《医通》）

香苏散

治宿食留饮，聚积中脘，噫臭腐气，心腹疼痛，或脏腑飧泄，每服四钱，生姜、葱白、乌梅煎。（《得效》）（方见《伤寒》中）

食伤各治诸方

鱼蟹积，香苏散，多加生姜、陈皮煎。果菜积，平胃散，加丁香、麝香为末，热盐汤调服。

伤诸肉食，用草果、山楂。夹外感风寒，山楂须用姜汁炒黑，则不酸寒收敛，兼能破血和伤，消导食积更速。

伤面食，炒莱菔子。伤面筋、粽子等物，诸药不能消化，俱用本物拌绿矾烧灰，砂糖酒下，二三服效。

伤糯米粉食，炒酒药或酒曲，砂糖调淡姜汤服。

伤索粉，用杏仁炒黑，研如脂，砂糖拌姜汤服。

伤生冷菜果，宜木香、砂仁、炮姜、肉桂。伤蟹腹痛者，丁香、紫苏、生姜（按：《要诀》曰食蟹太过致伤，一味丁香，足以治之）。

伤蛋满闷，姜汁、蒜泥。伤肉、生鱼鲙，必用生姜、草果、炮黑山楂。（《医通》）

《绛雪丹书·产后上卷·伤气伤食总论（附胀满）》

误消健脾汤

人参（一钱）　白术（二钱）　茯苓（一钱）　当归（二钱）　白芍（一钱）　川芎（七分）　大腹皮　神曲（各四分）　炙草（五分）

水煎服。腹胁痛或块痛加砂仁五分；伤面食加麦芽五分；伤冷食肠太痛加吴茱萸一钱。

《小品方·卷第七·疗霍乱方》：

成霍乱方

治心腹暴痛，及宿食不消，或宿冷烦满。

作盐汤三升，使极咸，热饮一二升，刺吐，令宿食尽，不吐复服，吐讫复饮，三吐乃佳，须净乃止，胜诸汤丸。

《太平圣惠方·卷第五·治脾脏冷气攻心腹疼痛诸方》：

红豆蔻散

治脾脏冷气，攻心腹疼痛，宿食不消，及腹胁胀闷，不思饮食。

红豆蔻（一两，去皮）　木香（半两）　当归（三分，锉，微炒）　桂心（半两）　高良姜（一两，锉）　芎䓖（三分）　诃黎勒（半两，煨，用皮）　草豆蔻（六枚，去皮）　附子（一两，炮裂，去皮脐）　陈橘皮（一两，汤浸，去白瓤，焙）　白术（半两）　神曲（三分，微炒令黄）

上件药捣筛为散，每服三钱，以水一中盏，入枣三枚，同煎至六分，去滓，不计时候稍热服。

《太平圣惠方·卷第四十九·治食不消成瘕癖诸方》：

硼砂丸

治食不消，结成瘕癖，心腹胀痛。

硼砂（一两，细研）　京三棱（半两，煨，锉）　芫花（半两，醋拌炒令黄）　猪牙皂荚（半两，去黑皮，涂酥炙令黄）　巴豆（半两，去皮心研，纸裹压去油）　干漆（半两，捣碎，炒令烟出）　干姜（半两，炮裂，锉）　大戟（半两，锉炒，令黄色）　川乌头（半两，炮裂，去皮脐）

上件药，捣罗为末，入研了药令匀，于银锅子内，以头醋一升半，慢火熬，候可丸，入油单内裹，旋丸如绿豆大，每服空心，及临卧时以生姜橘皮汤下三丸。

《太平圣惠方·卷第四十九·治食瘕诸方》：

硼砂丸

治食瘕及气块，攻刺心腹疼痛不可忍。

硼砂（半两）　巴豆（半两，去皮心研，纸裹压去油）　干姜［半（一）两，炮裂，锉］　附子（一两，炮裂，去皮脐）　青橘皮（一两，汤浸，去白瓤，焙）　京三棱（一两，微煨，锉）　干漆（一两，捣碎，炒令烟出）　香墨［半两（挺）］

上件药，各别捣细罗为散，内取硼砂、巴豆细研，用头醋两碗煎为膏，然后总入诸药末相和，丸如绿豆大，每服食前，以温酒下三丸。

《太平圣惠方·卷第九十八·木瓜丸》：

木瓜丸

治一切冷气，心腹胀痛，食不消化，止霍乱。

木瓜（三十个，大者，去皮瓤了切，蒸烂为度，入盐花一斤，熟蜜一斤，更煎令稠，用和药末）　沉香（一两）　阿魏（三分）　木香［二（一）两］　肉豆蔻（一两，去皮）　红豆蔻

（一两） 桂心（二两） 甘草（一两，炙微赤，锉） 缩砂（二两，去皮） 草豆蔻（二两，去皮） 陈橘皮（一两，汤浸，去白瓤，焙） 胡椒（一两） 白术（二两） 芎劳（二两） 厚朴（二两，去粗皮，涂生姜汁炙令香熟） 附子（二两，炮裂，去皮脐） 神曲（二两，微炒） 桃仁（三两，汤浸，去皮尖、双仁，麸炒微黄） 薷香子（一两） 藿香（一两） 荜茇（一两） 当归（一两，锉，微炒） 诃黎勒（二两，煨，用皮） 高良姜（一两，锉） 丁香（一两） 干姜（二两，炮裂，锉，） 白豆蔻（一两，去皮）

上件药，捣罗为末，以木瓜煎和丸，如梧桐子大，每服，以生姜汤嚼下二十丸，温酒下亦得。

《圣济总录·卷第六十三·痰饮门·留饮》：

槟榔汤

治留饮，宿食不消，心腹坚痛，胸满呕逆。

槟榔（锉） 人参 桂（去粗皮） 甘草（炙，锉） 郁李仁（汤浸去皮） 赤芍药 白术 泽泻 木香（各一两） 大黄（锉，炒，一两半） 枳实（去瓤，麸炒，半两）

上一十一味，粗捣筛，每服三钱匕，以水一盏半，入生姜半分，煎至七分，去滓，不计时候温服，以微利为度。

《圣济总录·卷第七十二·积聚门·食癥》：

化积丸

治食癥，积气成块，胸膈痞闷，腹胁胀满，宿食不消，心腹疼痛，不能饮食。

硇砂（无石者，研） 芫花（炒） 巴豆（去皮心膜，研如膏，出油尽）（各半两） 干漆（炒烟出，一两） 乌头（炮裂，去皮脐） 猪牙皂荚（去尖，炙）（各三分，以上除硇砂、巴豆外，捣罗为末，拌和令匀，用米醋三升，于银石器内慢火熬成膏） 大黄（一两，蒸熟，焙干） 鳖甲（去裙襕，醋炙） 青橘皮（汤浸去白，焙） 京三棱（煨锉） 当归（切，焙） 陈曲（炒）（各一两） 木香 桂（去粗皮）（各三分）

上一十四味，捣罗八味，用前膏和丸，如绿豆大，每服二丸至三丸，茶酒任下，如取积，量虚实加减。

小三棱煎丸

治食癥气块，心腹胀满，吐逆酸水。

京三棱 蓬莪术（各四两） 芫花（一两）

上三味，同入瓷瓶内，用米醋五升浸，封瓶口，以塘火煨微干，取出三棱并蓬莪术杵碎。芫花以余醋炒微焦，同焙干为末，米醋煮面糊和丸，如梧桐子大，每服三丸至五丸，生姜盐汤下，妇人醋汤下。

《圣济总录·卷第七十二·积聚门·诸癥》：

木香扁丸

治癥块，消食积，止心腹疼。

木香　硇砂（通明者）（各一钱）　半夏（中等者一十枚，生姜浆水洗七遍）　桂（去粗皮，三钱）　荜茇（四十九枚，中等者）　杏仁（二十一粒，去皮心膜，出油，三二分）　巴豆（二十一粒，去油，三分）

上七味，先将杏仁、巴豆同研如泥，以好米醋八分一盏，熬至二分以下成稠膏。入前药末和匀，再入枣肉，丸绿豆大，捏扁丸，常服食后良久一丸，生姜汤下，要转三丸，男子妇人心痛，炒莱菔醋汤下。

（四）酒伤

《杂病广要·脏腑类·伤酒》：

连葛解醒汤

治酒积，腹痛泄泻。

黄连（酒炒）　葛根　滑石　山栀（炒）　神曲　青皮　木香

加茵陈、泽泻、猪苓、肉桂，分利湿热，尤妙。（《大还》）

《圣济总录·卷第四十七·胃病门·胃虚冷》

新法半夏散方（旧名汤）

治五饮酒癖，怔悸动气，心下痞满，呕逆吞酸，背寒中冷，身体寒战，心腹注痛，不思饮食，腹内虚鸣，便往滑利，胃虚气弱，心下有冷痰者，最宜服饵。

生姜（切作片子，盐腌一宿，焙干，秤十二两）　甘草（八两，炙，锉）　陈曲（二十四两，炒）　草豆蔻（去皮，三两）　陈橘皮（汤浸去白，三两）　丁香（二两）　半夏曲（一两半）

上七味，捣罗为散，每服三钱匕，入盐少许，沸汤点服，不计时候。

（五）药毒

《圣济总录·卷第一百四十六·杂疗门·中药毒》：

解毒丸方

治中药毒，心腹切痛不可当，欲死者，有救疗不及者，死后身黑是中毒之证。

大枣（二枚，去皮核）　巴豆（三七粒，去皮心膜，不出油）

上二味，共研匀，只作四丸，逐丸以大针穿，就麻油灯上熏令黑，用瓷合贮，遇中毒者，每服只一丸，随所中毒物汁咽下，不得嚼破，一二时辰取下毒，其毒即包裹所服药下，或不知所中毒物，即以茶清一大盏，放温咽下。

（六）蛊毒

《小品方·卷第七·疗中蛊毒方》：

人有养畜蛊毒以病人，凡诊法，中蛊状，令人心腹切痛，如有物啮，或吐下血，不即治之，食人五脏，尽即死矣。欲知是蛊与非，当令病人唾水，沉者是，浮者非也。

治蛊方

鼓皮（广五寸，长一尺） 蔷薇根（五寸，如足拇指大，细切）

上二味，以水一升，清酒三升，煮取一升，顿服之，当下蛊，即愈。

踯躅散

治蛊毒，腹痛，注下赤血。

羊踯躅 干姜 藜芦（熬） 附子（炮） 巴豆（去皮心，熬） 野葛皮 肉桂 丹砂（研） 雄黄（研） 蜈蚣（炙）（各一分）

上十味，捣为散，以水服一刀圭。不知，加一粟米。忌猪肉、芦笋、生血物、生葱、狸肉。

《太平圣惠方·卷第五十六·治蛊毒下血诸方》：

踯躅花散

治蛊毒腹痛下血。

踯躅花（一两，酒拌炒令干） 干姜（一分，炮裂，锉） 藜芦（一分，去芦头） 附子（一分，炮裂，去皮脐） 巴豆（一分，去皮心研，纸裹压去油） 野葛根皮（一分） 桂心（一分） 朱砂（一分，细研） 雄黄（一分，细研） 蜈蚣（一分，微炙，去足）

上件药，捣细罗为散，每服空腹以冷水调下一字。

《太平圣惠方·卷第八十八·治小儿蛊疰诸方》：

病变无常方

治小儿中蛊毒，令腹内坚痛，面目青黄，淋露骨立。

桃树寄生（二两）

上捣细罗为散，如茶点服之，日四五服。

又方

麝香（半钱，细研）

上于空腹，以温水调服，即吐出蛊毒，未效再服。

《圣济总录·卷第九十四·诸疰门·蛊病》：

大建中汤

治蛊病，少腹急痛，便溺失精。

黄芪（锉） 远志（去心） 当归（去芦头） 泽泻（各三两） 芍药 人参 龙骨 甘草（炙）（各二两）

上八味，锉如麻豆，每服五钱匕，水二盏，生姜三片，枣二枚擘破，煎至一盏，去滓，温服，不拘时候。

泽泻丸

治蛊病，少腹冤热而痛，精气不守，溲便出白。

泽泻（锉） 补骨脂（炒） 巴戟天（去心） 五味子 石斛（去根） 芍药 人参 甘草（炙）（各一两）

上八味，捣罗为末，炼蜜丸如梧桐子大，每服三十丸，温酒或盐汤下，空心日午临卧各一。

肉苁蓉丸

治蛊病，少腹冤热而痛，便溺出白。

肉苁蓉（去皴皮，酒浸，切，焙）　白茯苓（去黑皮）　黄芪（锉）　泽泻　牡蛎（火煅，研）　五味子　龙骨　当归（切，焙）（各一两）

上八味，捣罗为末，炼蜜丸如梧桐子大，每服三十丸，温酒下，空心日午临卧各一。

磁石丸

治蛊病少腹热痛，精液出白。

磁石（火煅，醋淬七遍）　龙骨（各一两）　白茯苓（去黑皮）　牡蛎（火煅）（各二两）

上四味，捣罗为末，炼蜜丸如梧桐子大，每服三十丸，盐汤下，空心日午临卧各一。

干地黄丸

治蛊病，精气不守，便溺出白，少腹冤热而痛。

熟干地黄（焙，二两）　钟乳粉（半两）　龙骨　菟丝子（酒浸一宿，别捣）　磁石（火煅，醋淬七遍）　芍药　黄芩（去黑心）（各一两）

上七味，捣罗为末，酒煮面糊，丸如梧桐子大，每服二十丸，温酒或盐汤下，空心日晚。

《圣济总录·卷第一百四十七·杂疗门·蛊毒》：

蜜髓煎

治中蛊毒，令人腹内坚痛，面目青黄，病变无常。

猪骨髓（研，五两）　蜜（一碗）

上二味，同煎令熟，分为十服，日三四服即瘥。

寄生散

治中蛊毒，令人腹内坚痛，面目青黄，形露骨立，病变无常。

桃上寄生（三两）

上一味，捣罗为散，每服二钱匕，不计时候，如茶点服。

槲皮散

治蛊毒下血如烂肉片，心腹疼痛，如有物啮，若不即治，蚀人五脏乃死。

槲木北阴白皮　桃根白皮（各四两，并细锉）　猬皮灰　乱发灰（各一两）　大麻子汁（五升）

上五味，先以水五盏，煮槲皮、桃根皮，取浓汁二盏，和麻子汁，每服暖汁一盏，调乱发灰、猬皮灰二钱匕，令患人少食旦服，须臾用水一盆，以鸡翎引吐于水中，如牛涎诸蛊并出。

《圣济总录·卷第一百七十七·小儿门·小儿中蛊》：

鼓皮汤

治小儿中蛊，腹内坚痛。

败鼓皮（三分，炙令黄，锉）　苦参（锉）　蘘荷根（各一两）

上三味，粗捣筛。每服二钱匕，以水一盏，煎至六分，去滓，分温二服，日三，更量儿大小加减。

神功散方

治小儿中蛊毒，腹内坚痛，面目青黄，羸瘦骨立，病变无常。

桃上寄生（二两）

上一味，捣罗为散，每服半钱匕，如茶点服，日三。

又方

麝香

上一味研细，每服一字匕，空腹温水调下，即吐出蛊毒，未效再服。

（七）虫

《症因脉治·卷四·腹痛论·虫积腹痛》：

虫积腹痛之治：腹中有块，秘方万应丸。时下长虫，追虫丸。平居调理，宜用健脾消积之药。

秘方万应丸

三棱　莪术　槟榔　陈皮　橘红　芜荑　雷丸　鹤虱　干漆　砂仁　神曲　使君子　麦芽　木香　胡黄连　炙甘草

追虫丸

黑丑　槟榔　雷丸　南木香　使君子　苦楝根皮

《金匮翼·卷四·积聚·肉积》：

又方

治肉积虫积，一应难消难化，腹中饱胀疼痛，皆能取效如神，不伤元气。（《元珠》名积块丸。）

京三棱　莪术（并醋炒）　自然铜　蛇含石（并醋淬七次）（各二钱）　雄黄　蜈蚣（全用，焙燥）（各一钱二分）　木香（一钱半）　辰砂　沉香（各八分）　铁花粉（用米醋炒，一钱）　天竺黄　阿魏　全蝎（洗，焙干）　芦荟（各四钱）　冰片（五分）

上为极细末，用雄猪胆汁炼为丸，如梧子大，每服七八分，重者一钱，五更酒送下，块消即止，不必尽剂，用黑狗胆汁丸亦妙。

《杂病广要·脏腑类·蛔虫》：

扫虫煎（杀虫诸方）

治诸虫上攻胸腹作痛。

青皮（一钱）　小茴香（炒一钱）　槟榔　乌药（各一钱半）　细榧肉（三钱敲碎）　吴茱萸（一钱）　乌梅（二个）　甘草（八分）　朱砂　雄黄（各五分俱为极细末）

上将前八味，用水一钟半，煎八分去渣，随入后二味，再煎三四沸搅匀，徐徐取之。如恶心

作吐，加炒干姜一二钱。（《景岳》）

治虫痛方（下虫诸方）

其症面黄，唇紫或白，口吐清水并青黄赤白绿沫，腹痛一块往来不可忍，神妙无比。

甘草末（五分） 巴豆（去油三分） 石膏（水飞过二钱）

上共为末，每服大人三分，小儿或一分，或分半，虫随泄下，多不可当。如虫不下，自死腹中不动矣。然后用调脾药数帖。（《绿竹堂集验方》）

苦楝根散（下虫诸方）

治小儿腹藏有蛔虫。

苦楝根 鹤虱 薏苡根（锉） 槟榔 牵牛子（微炒各一两） 糯米（一分微炒）

上件药捣，细罗为散，三岁儿每服以粥饮调下半钱，日三服。看儿大小，临时加减。（《圣惠》）

《圣济》治痔蛔、寸白、蛔虫等发作，心腹痛，鹤虱散，于本方去薏苡根，加大麦蘖、陈橘皮，每服二钱匕，空腹煎粟饮调下，仍时时煎姜蜜汤热投之。

集效丸（下虫诸方）

治因脏腑虚弱，或多食甘肥，致蛔虫动作，心腹搅痛，发作肿聚，往来上下，痛有休止，腹中烦热，口吐涎沫，即是蛔咬，宜服此药。若积年不瘥，服之亦愈。

木香（不见火） 鹤虱（炒） 附子（炮，去皮脐） 诃黎勒（煨，取皮肉） 芜荑（炒研） 槟榔 干姜（炮各七两半） 大黄（锉，擘，炒，十五两）

上为末，炼蜜为丸，如梧桐子大，每服三十丸，食前橘皮汤下，妇人酢汤下（《和剂》），《统旨》于本方加乌梅。

使君子丸（下虫诸方）

治腹内诸虫作痛，口吐清水。

使君子肉（薄切，屋瓦焙干） 槟榔 酸石榴根皮（东向者佳，净洗，锉，焙） 大黄（半生，半炮）（各七钱半）

上除槟榔锉晒不过火，余三味再焙，同槟榔为末，沙糖水煮面糊丸，麻仁大，每服三十丸至五十丸，淡猪肉汁空心下，或鸡肉汁亦好。（《活幼心书》）

椒梅丸（安虫诸方）

治胸腹扛痛，脉气浮弦，环青唇红，此蛔痛之候。

川椒（一钱） 黄连（二钱） 吴萸（一钱） 乌梅肉（三钱用水作膏）

上末，和乌梅膏为丸，如桐子大，每服一钱，姜汤下。（《医级》）

《达生编·附小儿方》：

疳症遇仙丹

治一切肚大，黄瘦，腹痛，虫积，神效。

雄黄（三钱） 麝香（五分） 胆星（二钱） 全蝎（大炒去足） 僵蚕（炒各一钱） 巴豆

腹痛

（五分，夹纸打去油） 朱砂（飞，二钱，为衣）

共称净末，神曲糊丸，如菜子大。每服一丸，白汤下。（杭州知荣和尚得此方济人千万矣）

《太平圣惠方·卷第四十三·治诸虫心痛诸方》：

桑白皮散

治诸虫心痛，每发，连脐腹刺痛，多吐涎沫。

桑根白皮（半两） 酸石榴皮（半两） 芜荑（半两） 厚朴（一两，去粗皮，涂生姜汁炙令香熟） 生姜（一分） 槟榔（末，二钱）

上件药，细锉，以水二大盏，煎至一盏，去滓，下槟榔末，搅令匀，稍热分为三服。

又方

酸石榴根［二（一）两］ 桃白皮（一两） 陈橘皮（一分，汤浸，去白瓤，焙） 高良姜（半两） 槟榔（一两）

上件药，细锉，和匀，每服半两，以水一大盏，煎至五分，去滓，不计时候。稍热服之。

《太平圣惠方·卷第五十七·治蛔虫诸方》：

治蛔虫攻心腹痛方

薏苡仁根［一（二）两，锉］

上以水二大盏煎取一盏，去滓，于空腹时顿服之。

治蛔虫日夜咬人，腹内痛不可忍方

苦楝树白皮（二斤，去粗者，锉）

上以水一斗煎至三升，去滓，于银器内，以慢火熬成膏，每日于五更初，以温酒调下半匙，以虫下为度。

《圣济总录·卷第五十六·心痛门·虫心痛》：

石榴根散

治蛔虫、寸白等，心腹疼痛。

东引石榴根（二两） 腻粉（一钱） 陈橘皮（去白，焙，半两） 芍药（锉，炒，三分） 槟榔 草藓（各一两）

上六味，捣罗为细散，每服二钱匕，空心煎枣汤调服，日晚再服。

《圣济总录·卷第九十九·九虫门·九虫》：

石榴枝汤

治九虫动作，腹中刺痛，口吐清水，面色黑黄，及虫心痛者。

东引石榴枝（三两） 木香 陈橘皮（汤浸去白，焙） 吴茱萸（汤洗，焙，炒）（各一两半） 大黄（煨） 芍药（各二两） 薏苡根（二两半）

上七味，㕮咀如麻豆大，每服五钱匕，水一盏半，煎至八分，去滓，温服空心。

漆香散

治大人小儿腹中虫动，痛发不止。

干漆（炒令烟出，二两）　雄黄（研，五钱）　麝香（研，一钱）

上三味，先捣干漆为细末，次入雄黄、麝香，再同研匀，以密器盛之，每服一钱匕，煎苦楝根汤调下，食前，小儿以意加减。

《圣济总录·卷第九十九·九虫门·蛔虫》：

石榴皮汤

治蛔虫心痛，腹中疠刺，痛不可忍，往往吐醋水。

酸石榴皮（三分）　槟榔（炮，锉，一分）　桃符（一两半，碎锉，分为五度用）　胡粉（一分，微炒，别研）

上四味，先粗捣筛前二味，后以胡粉拌匀，分为五服煎，每服水一盏，入桃符一分，酒半盏，同煎至七分，去滓空心温服，至晚再服。

鹤虱散

治疳蛔、寸白、蛔虫等发作，心腹疼痛。

鹤虱（去土，微炒，三分）　槟榔（炮，锉，一两二分）　楝根皮（结子，东南引者，以石灰如拳大，水两碗浸两宿，曝干，二两半）　陈橘皮（去白，微炒，半两）　大麦蘖（炒，一两半）　牵牛子（一半生用，一半炒熟，三两）　糯米（一合）

上七味，捣罗为散，每服二钱匕，空腹煎粟米饮调下，如未转泻，即更服，仍时时煎姜蜜汤热投之。

（八）病理产物

1. 瘀血

《四圣心源·卷十·妇人解·产后根原》：

桃仁鳖甲汤

桃仁（三钱）　鳖甲（三钱）　丹皮（三钱）　丹参（三钱）　桂枝（三钱）　甘草（二钱）

煎大半杯，温服。

治瘀血蓄积，木郁腹痛者。

内热，加生地。内寒，加干姜。

《症因脉治·卷四·腹痛论·血滞腹痛》

血滞腹痛之治，饮水作呃，脉见芤涩，桃仁当归汤。大便硬痛，桃仁承气汤。脉数疾者，去桂枝。血行之后，腹仍痛者，戊己汤加陈皮以和其气。

桃仁当归汤

桃仁　当归　丹皮　郁金　泽兰叶　楂肉　红花　山栀　赤曲　赤芍药

桃仁承气汤

桃仁　大黄　芒硝　甘草　桂枝

家秘戊己汤

治血虚腹痛，加陈皮，并治气滞，

白芍　甘草　陈皮

《金匮翼·卷六·腹痛·死血痛》：

桃仁承气汤

桃仁（五十粒，去皮尖）　桂枝（二两，去皮）　大黄（四两）　芒硝（二两）　甘草（炙，二两）

上五味，以水七升，煮取二升半，去滓，内芒硝，更上火，微沸下火，先食温服五合，日三服，当微利。虚者加地黄蜜丸，以缓除之。

一方

妇人油头发，烧如灰，细研筛过，温酒调下二钱。元丰中，丞相王郇公，小腹痛，国医治之，百药不止，服此即愈。

《杂病广要·诸血病·瘀血》：

加减四物汤

治血气不足，肢体乏力，或瘀血腹痛，或下血过多。

当归　川芎　白芍药　干姜（炒各半两）　南木香　甘草（炒各二钱半）

上锉散，每服三钱，食前煎服。若腹不痛，则无瘀血。更加人参，又能益血。

香壳散

治蓄血暴起，胸胁小腹作痛。

香附（姜汁炒三钱）　枳壳（炒二钱）　青皮（炒）　陈皮　乌药　赤芍药　蓬术（醋炒各一钱）　归尾（三钱）　红花（五分）　甘草（炙二分，生三分）

为散，每服四、五钱，水煎去滓，加童便半盏，空心温服，更以桃核黑糖酒助之。不应，加延胡索、穿山甲。（《医通》）

至宝饮

治瘀血凝结，肚腹绞痛，如剜割者。（《玉案》）（方见《胁痛》当归须散下。）

手拈散

治脾痛，手拈散，此药极奇，孟公实传。

草果　玄胡索　五灵脂　没药

上等分，为细末，每服三钱，温酒调下。（《是斋》）

《胤产全书·卷三·心痛类》：

失笑散

治心腹痛欲死，百药不效，服此顿愈。

五灵脂　蒲黄（各等分）

上为末，先用酽醋调二分熬膏，入水一盏，煎七分，食前热服，良验。

《圣济总录·卷第二十九》：

大黄汤

治伤寒内有瘀血，大便不利，小腹急痛。

大黄（锉炒，一两）　桃仁（汤浸去皮尖、双仁，麸炒黄，研半两）　水蛭（米炒黄，一分）　木通（半两，锉）

上四味，除桃仁外，粗捣筛，入桃仁同研令匀，每服二钱匕，以水一盏，煎至七分，去滓温服，不计时候。

2. 痰饮

《症因脉治·卷四·腹痛论·痰积腹痛》：

痰积腹痛之治，眩运恶心者，二陈汤。胸膈不舒，痰热结聚上焦，《济生》瓜蒌丸。白积自下，导痰汤。痛甚应下者，滚痰丸。

二陈汤

陈皮　甘草　白茯苓　制半夏

《济生》瓜蒌丸

瓜蒌　枳实　桔梗　制半夏

导痰丸

陈皮　枳壳　甘草　制半夏　陈胆星　赤茯苓

应下者，加大黄。

滚痰丸

大黄　黄芩　沉香　青礞石

《济阴纲目·卷之五·积聚癥瘕门·通治诸积》：

开郁正元散

治痰饮血气，郁结食积，气不升降，积聚胀痛。宜此利气行血，和脾消导。

白术　陈皮　青皮　香附　山楂　海粉　桔梗　茯苓　砂仁　玄胡索　神曲（炒）　甘草（炙）（各等分）

上锉，加生姜，水煎服，每服一两，生姜三片，水煎服。（按，此诸药方，治气血痰食平和之剂，海粉不入煎，若作丸更佳）

《太平圣惠方·卷第五十一·治悬饮诸方》：

旋覆花丸

治悬饮，腹满胁痛。

旋覆花（二两）　皂荚［二（三）挺，去黑皮，涂酥炙令黄，去子］　草豆蔻（一两，去皮）　杏仁（一两，汤浸，去皮尖、双仁，麸炒微黄）　川大黄（一两，锉碎，微炒）　枳壳（半两，麸炒微黄，去瓤）

上件药，捣罗为末，炼蜜和丸，如梧桐子大，每于食前，以生姜汤下二十丸，

又方

郁李仁（三两，汤浸去皮，微炒）　半夏（一两，汤洗七遍去滑）　草豆蔻（一两，去皮）

上件药，捣罗为末，以酒煮面糊和丸，如梧桐子大，每于食前，以生姜汤下二十丸。

又方

牵牛子（二两，微炒）　皂荚子仁（二两，微炒）

上件药，捣罗为末，炼蜜和丸，如梧桐子大，每于食前，以生姜汤下十五丸，以取下痰滞为度。

《太平圣惠方·卷第五十一·治痰冷癖饮诸方》：

硫黄丸

治痰冷癖饮，胸中痰满，心腹坚痛，不下饮食。

硫黄（二两，细研，水飞）　矾石（二两，黄土泥裹，烧半日，细研）　干姜（二两，炮裂，锉）　附子（一两半，炮裂，去皮脐）　川乌头（一两，炮裂，去皮脐）　桂心（一两）　细辛（一两）　白术（一两）　桔梗（一两，去芦头）　赤茯苓（一两）

上件药，捣罗为末，炼蜜和捣三二百杵，丸如梧桐子大，每于食前，以温生姜汤下二十丸。

狼毒丸

治痰冷不消，结成癖块，腹胁胀痛。

川狼毒［二两，细锉，炒熟（黄）］　附子（一两，炮裂，去皮脐）　半夏［一（二）两，汤浸（洗）七遍去滑］　芫花（半两，醋拌炒令干）　木香（一两）　槟榔（一两）

上件药，捣罗为末，以醋煮面糊和丸，如绿豆大，每服，以生姜汤下七丸，日二服。

又方

芫花（一两，醋拌炒令干）　硝石（半两）　半夏（一两，汤洗七遍去滑）

上件药，捣罗为末，以生姜自然汁和丸，如绿豆大，每服空心，以温酒下十丸。

三、病机辨治方

（一）气滞、气郁、气逆

《症因脉治·卷四·腹痛论·气结腹痛》：

气结腹痛之治，心腹胀者，枳朴香砂汤。痛应背心，气结痰凝者，二陈四七汤。痛攻胁肋者，枳壳青皮饮。气食相凝，脾家中气郁结，调气散。恼怒伤肝，木气不得条达，柴胡清肝饮。气结便实，脉数应下者，厚朴大黄汤。脉迟应下者，煮黄丸。气寒而结，当归散。气热而结，宜清解。

枳朴香砂汤

枳壳　厚朴　香附　砂仁

二陈四七汤

茯苓　陈皮　甘草　苏梗　厚朴　制半夏

枳壳青皮饮

枳壳　青皮　木通　苏梗

调气散

沉香　木香　藿香　苏梗　砂仁　白豆蔻　甘草　白檀香

厚朴大黄汤

治腹痛脉数应下之症。

厚朴　大黄　枳壳

煮黄丸

治腹痛脉迟应下之症。

雄黄　巴豆霜

《症因脉治·卷四·腹痛论·气虚腹痛》：

气虚腹痛之治，气怯神倦，脉见微细，四君子汤。遇劳痛甚，脉大无力，补中益气汤。饮食减少，香砂六君子汤。

四君子汤

人参　白术　茯苓　甘草

补中益气汤

治气血两亏，元气下陷之症。

人参　白术　当归　黄芪　陈皮　柴胡　甘草　升麻

加茯神、枣仁，又合归脾汤。

香砂六君子汤

人参　白术　陈皮　白茯苓　熟半夏　藿香　砂仁　炙甘草

匀气散

治气滞不匀，胸膈虚痞，宿冷不消，心腹刺痛，除胀满噎塞，止呕吐恶心。此药常服，调顺脾胃，进美饮食。

白豆蔻（用仁）　丁香　檀香　木香（各二十两）　藿香叶　甘草（各五斤）　缩砂仁（二斤半）

上为细末，每服一钱，入盐末一字，用沸汤点服，不计时候。（《和剂》）

（《直指》名调气散。《大成》名木香调气散。《得效》治寒疝作痛，和气，于本方加沉香。《宝鉴》育气汤，通流百脉，调畅脾元，于本方加人参、白术、茯苓、荜澄茄、干山药、陈皮、青皮。）

《杂病广要·诸气病》:

七气汤

主虚冷上气劳气等。

半夏（一升） 人参 生姜 桂心 甘草（各一两）

上五味㕮咀，以水一斗，煮取三升，分三服，日三。《三因》治脏腑神气不守正位，为喜怒忧思悲恐惊忤郁不行，遂聚涎饮，结积坚牢，有如坏块，心腹绞痛，不能饮食，时发时止，发则欲死。《鸡峰》加五味子、紫苏子。

大正气散

治男子妇人，补虚快气，散腹胁疼痛。

当归 香附子（炒） 陈皮（去白）（各半两） 甘草（炙） 木香（各二钱） 白姜 白术 缩砂仁 桂心（各三钱） 大附子（一枚，炮）

上㕮咀，每服三钱，水一盏半，生姜五片，枣一枚，煎至八分，去滓，空心热服。陈必胜方。（《朱氏》）

《秘珍济阴·卷之二·汇辑验方》:

家秘祛痛散

治诸般心气痛，或气滞不行，攻刺心腹，痛连胸胁，小肠吊疝，及妇人血气刺痛，立有神效。

青皮 五灵脂（去石） 川楝子 穿山甲（各二钱） 良姜 玄胡索 没药（各一钱半） 沉香（一钱） 大茴香（二钱） 槟榔（钱半） 木香（一钱五分） 砂仁（少许）

上㕮咀，用木鳖子去壳一钱二分，同前药炒令香焦燥，去木鳖不用，共为细末，每服一钱，加盐一星，用酒或滚水送下。此方屡用，无不应验。（《医统》）

四乌汤

治血中气滞小腹急痛。

四物汤加乌药、香附、甘草。

《太平圣惠方·卷第十二·治伤寒心腹胀痛诸方》:

赤芍药散

治伤寒脾胃气滞，心腹胀满，痛不欲饮食。

赤芍药 诃黎勒（煨，用皮） 当归（锉，微炒） 肉豆蔻（去壳） 人参（去芦头） 郁李仁（汤浸，去皮尖，微炒） 桂心（以上各三分） 陈橘皮［二（一）两，汤浸，去白瓤，焙］ 槟榔（一两）

上件药，捣筛为散，每服三钱，以水一中盏，入生姜半分，枣三枚，煎至六分，去滓，不计时候温服。

《博济方·卷二》:

治一切气。

苍术（二十两）　桔梗（十两）　陈皮（六两，去白）　吴白芷（三两）　厚朴（二两，去皮）　枳壳（四两，麸炒）　官桂（去皮，春夏用三两，秋冬用四两）　芍药（一两）　白茯苓（一两，去皮）　当归（二两）　人参（二两）　川芎（一两半）　甘草（三两）　半夏（一两，洗七遍）　干姜（春夏用一两半，秋冬用二两）　麻黄（去节根，春夏用二两，秋冬用三两）

上各洗择净，焙干，除官桂枳壳另杵外，诸药同为粗末，分作六分，于大铁锅内，以文武火炒令微赤黄熟为度，不可令焦，须是匀，取出以净纸衬，安板床下，候冷，勿令尘土侵，却入前枳壳官桂末，和匀，密器内收贮。若阴气伤寒，手足逆冷，或睡裹虚惊，及虚汗不止，脉气沉细，面青，或手足冷，心多呕逆，宜入顺元散一钱，同煎，热服。或妇人产前胎不安，及伤腹痛，只依常法，以末二钱，水一盏，煎至七分服。如生产痛阵疏，及艰难，经两三日不生，胎死腹中，或产母顿无力，产户干，即入顺元散同煎，以水七分，酒煎数十沸，相次吃两服，其产母便省有力，其血气内和，便自有痛阵，胎死者不至三服，其顺元散多少，量产母虚实用之，神效。或是伤寒，遍身烦热头痛，每服更入葱白一茎，豉七粒同煎服之，连吃三服，出汗，阳毒不宜。或脾胃不和，内伤冷食，浑身疼痛，头昏无力，或痰逆，或胸膈不利，气壅，或多噎塞，饮食不下，及元气攻刺，两胁疼痛，及女人血海久冷，月候不匀，走疰腹痛，及不行者，并如常法，前服顺元散。

《圣济总录·卷第四十七·胃病门·胃反》：

缓气丸

治阴阳气不升降，痞气膈气，心痛腹痛，咽喉噎闷，气道不匀，呕吐痰沫，饮食不下，大便秘利，不定，或里急后重，大腹痛不可忍，此药养气消痰，温中散滞。

木香（半两）　桂（去粗皮，二两）　人参（二两）　白术（二两）　吴茱萸（炒，二两）　厚朴（去粗皮，生姜汁涂炙令香，二两）　诃黎勒皮（二两）　附子（炮裂，去皮脐，一两半）　阿魏（研，半两）

上九味，捣研为末，炼蜜为丸，如梧桐子大，每服三十丸，温熟水下，不计时候。大便结涩，加大黄、黑牵牛各一两。

《圣济总录·卷第六十七·诸气门·上气胸胁支满》：

降气丸

利胸膈，行滞气，消胀满，疗腹胁痛。

蘹香子（微炒）　木香　桂（去粗皮）　槟榔（锉）　桃仁（汤去皮尖、双仁，研）（各一两）　莱菔子　京三棱（煨，锉）　青橘皮（汤去白，焙）（各三分）　厚朴（去粗皮生，姜汁炙香熟，一两）

上九味，捣罗为细末拌匀。酒煮面糊和丸，如梧桐子大，空心温酒下二十九至三十丸，生姜汤下亦得。

《杂病广要·内因类·积聚》

《延年》半夏汤

主腹内左肋痃癖硬急，气满不能食，胸背痛者方。

半复（三两洗） 生姜（四两） 桔梗（二两） 吴茱萸（二两） 前胡（三两） 鳖甲（三两炙） 枳实（二两炙） 人参（一两） 槟榔子（十四枚）

上九味切，以水九升，煮取二升七合，去滓，分温三服。（《外台》）

《医门方》疗癥瘕，腹内胁下小腹胀满痛，冷即发，其气上冲心，不能饮食，或呕逆气急烦满方。于本方去前胡、鳖甲、枳实，加大黄、厚朴、茯苓、枳壳、干枣。

《杂病广要·身体类·腹痛》

沉麝丸

治一切气痛不可忍。

没药 辰砂 血竭（各一两） 木香（半两） 麝香（一钱） 沉香（一两）

上皆生用，银瓷器熬生甘草膏为丸，皂荚子大，姜盐汤送下，血气醋汤嚼下。松滋令万君拟宝此药，妇人血痛不可忍者，只一丸。万君神秘之，每有人病，止肯与半丸，往往亦瘥。（《苏沈》）

《女科百问·第十问·虚劳之病何以得之》

沉香煎

治暴怒惊恐气逆上而不下，动伤于肝。气聚而不散，结而成形。

石斛（五两） 川椒（炒，去目） 附子（炮，去皮脐） 秦艽（去土） 柴胡（去苗） 沉香 木香 鳖甲（醋煮，刮去筋膜） 黄芪 槟榔（各二两）

上为细末，先用新枸杞十斤，洗略捶碎，法酒二斗，煮取七升，取枸杞根，别用法酒三升，洗拍令净，与酒一处，更入蜜四两，煮成膏，和前件药末，丸如桐子大，米饮下三十丸，食前日二服。一方加柴胡二两。杨氏方妇人患脾血病，时觉腹痛恶心，五心烦热，如劳之状，或进或退，经候行而食惊恐所致，令服局方四物汤加吴茱萸同煎，温服病愈。

《太平圣惠方·卷第四十二·治上气咳逆诸方》：

桂心丸

治上气咳逆，腹中坚痞，往来寒热，令人羸瘦，不能饮食，或时下痢，腹中疼痛。

桂心（一两） 川椒（三两，去目及闭口者，微炒去汗） 甘草（三分，炙微赤，锉） 当归（三分） 半夏（三分，汤洗七遍去滑） 附子（一两，炮裂，去皮脐）

上件药，捣罗为末，炼蜜和捣三二百杵，丸如梧桐子大，不计时候，以生姜橘皮汤下三十丸。

《太平圣惠方·卷第四十二·治逆气诸方》：

枳实散

治逆气，心腹满急，呕吐不下食，腹胁疼痛，皆因脏腑久冷，或忧恚结聚所成疾。

枳实（一两，麸炒微黄）　半夏（一两，汤洗七遍去滑）　桂心（一两）　青橘皮（三分，汤浸，去白瓤，焙）　木香（三分）　诃黎勒皮（一两）　当归（三分）　人参（三分，去芦头）　白术（三分）　甘草（半两，炙微赤，锉）

上件药，捣筛为散，每服三钱，以水一中盏，入生姜半分，煎至六分，去滓，不计时候，温服。

《太平圣惠方·卷第九十六·食治心腹痛诸方》：

桃仁粥

治邪气攻心腹痛。

桃仁（二十一枚，去皮尖）　生地黄（一两）　桂心（一两，末）　粳米（三合，细研）　生姜（一分，并地黄、桃仁以酒三合研绞取汁）

上先用水煮米作粥，次下桃仁等汁，更煮令熟，调入桂心末，空腹食之。

《太平圣惠方·卷第九十八·木瓜丸》：

木瓜丸

治积年气块，脐腹疼痛。

木瓜〔一两（三枚）〕　硇砂（二两，以醋一盏化去夹石）

上件木瓜切开头，去瓤子，纳硇砂醋入其间，却以瓷碗盛，于日中晒，以木瓜烂为度，却研，更用米醋五升，煎上件药如稀饧，以一瓷瓶子盛，密盖，要时，旋以附子末和丸，如弹子大，每服，以热酒化一丸服之。

《太平圣惠方·卷第九十八·青硫丸》：

青硫丸

治一切气，脾肾久冷，心腹虚胀，脐腹多疼。

木香　硫黄（细研）　青橘皮（汤浸，去白瓤，焙）　肉豆蔻（去壳）　槟榔（以上各一两）

上件药，捣罗为末，炼蜜和丸，如梧桐子大，每服空心，以温酒下十丸。

（二）血虚

《症因脉治·卷四·腹痛论·血虚腹痛》：

血虚腹痛之治，痛引小腹，牵引肋梢，脉见细涩，戊己汤、补肝散、逍遥散。阴虚阳旺，脉见细数，知柏四物汤、归芍地黄丸。

戊己汤

治血虚腹痛，家秘加陈皮。

白芍　甘草

补肝散

家秘治血虚诸痛。

当归　川芎　秦艽　羌活　熟地黄　白芍药

逍遥散

伏苓　柴胡　白术　陈皮　甘草　当归身　白芍药

知柏四物汤

当归　川芎　知母　黄柏　白芍药　熟地黄

加黄芪即合当归补血汤。

归芍地黄丸

见前。

《女科百问·第十问·虚劳之病何以得之》：

胶艾汤

治劳伤气血，冲任虚损，月水过多，淋漓漏下，连日不断，腹脐疼痛，及妊娠将摄失宜，胎动不安，腹痛下坠，劳伤胞络，胎损漏血，腰痛闷乱，因损动胎上抢心，奔冲短气，因产冲任气虚，不能约制经血，淋漓不断，延引日久，渐成羸瘦。

熟地　白芍　当归　艾叶（微炒）　阿胶（炒黄）　川芎　甘草（炙）（各二两）

上为㕮咀，每服四钱，水一盏酒六分，煎八分去滓，食前热服，甚者连服内补当归丸。（见五十三问）

《女科百问·第三十问·妇人少年发少》：

滋阴养血丸

治劳虚血弱，肌肉枯燥，手足多烦，肢节酸疼，鬓发脱落，面少颜色，腹拘急，痛引腰背，去血过多，崩伤内竭，胸中短气，昼夜不能眠，情思不乐，怔忡多汗。

熟地　当归（各一两）　鹿茸（二两，酥炙）

上为细末，蜜丸桐子大，每服五十丸，米饮汤任下，不拘时。

《生生宝录·卷下·产后门·论恶露不止》：

天露养荣汤（袁）

治亡血已多，身热腹痛，似热非热等证。

生地　熟地　天冬　黑荆芥（各二钱）　酒芍　淮药（炒）　寸冬（去心）（各钱半）　当归（酒洗，二钱半）　元参　甘草（各一钱）

胡桃三个，大枣三枚引。煎服。

《女科切要·卷二·白淫》

妇人之白带、白淋、白淫、白浊，其形相似，病实不同。有虚、实、寒、湿、郁、火，不可混治。前贤议论，通作湿热，不无偏僻。细考《内经》，治法不一。白淋者，淋漓而不止也，多起于郁，大抵虚寒者居多，小腹不痛，亦有去多空痛者，俱用养荣汤加香附，补宫汤亦可。

人参养荣汤

治脾肺气虚，荣血不足。

人参　当归　熟地　白术　黄芪　茯苓　远志　白芍　五味　广皮　肉桂　甘草

加姜枣，水煎服。

（三）脾虚

《四圣心源·卷十·妇人解·产后根源》：

桂枝丹皮地黄汤

治脾虚肝燥，木郁克土，腹痛食减，渴欲饮水者。

桂枝（三钱）　芍药（三钱）　甘草（二钱）　丹皮（三钱）　地黄（三钱）　当归（三钱）

煎大半杯，温服。

气虚，加人参。水寒土湿，加干姜、茯苓。

《杂病广要·内因类·水饮》：

新法半夏汤

郭医传，治脾胃气弱，痰饮不散，呕逆酸水，腹胁胀痛，头旋恶心，不思饮食。（原不载主治，今从《和剂·淳祐方》录入。）

大半夏（四两，汤洗七次，每个切作两片，用白矾一两碎之，沸汤一碗，乘热浸半夏一昼夜，汤洗去矾摊干，一片切作两片，再用生姜自然汁。于银盂中没汤浸一昼夜，却于重汤中顿，令姜汁干尽，慢火焙干为细末，再用生姜自然汁搜成饼子，曝或焙干，炙黄勿令焦。）　甘草（二两，半炙）　陈橘红　草果（煨，取肉）　神曲（炒）　缩砂仁（各一两）　丁香　白豆蔻仁（各半两）

上八味为细末，每服抄一钱，先用生姜自然汁一匙，调成膏子，入炒盐沸汤点服。

《杂病广要·身体类·腹痛》

烧脾散

治脾胃虚弱，久寒积冷，心气脾痛，及疗妇人血气攻刺，腹胁撮痛。

赤芍药　干姜（炮）（各六钱半）　良姜（十两，油炒）　甘草（炙，四两）

上为细末，每服二大钱，白汤点下，不拘时候。（《和剂》）

蟠葱散

治男子妇人脾胃虚冷，攻筑心腹，连胁肋刺痛，胸膈痞闷，背膊连项拘急疼痛，不思饮食，时或呕逆，霍乱转筋，腹冷泄泻，膀胱气刺，小肠及外肾肿痛。

苍术（米泔浸，去皮，焙）　甘草（爁）（各半斤）　玄胡索（三两）　肉桂（去粗皮）　干姜（炮）（各二两）　三棱（炮）　青皮（去白）　茯苓（白者，去皮）　蓬术（各六两）　缩砂（去皮）　丁香皮　槟榔（各四两）

上捣罗为末，每服二钱，水一盏，连根葱白一茎，煎七分，空心食前稍热服。冷证，蟠葱散加茱萸、木香煎，亦效。（《得效》）

沉香大丸

治男子、妇人脾气虚弱，腹胀满闷，脐下刺痛。

沉香（一分，细锉）　木香　川楝子肉（炒）　茴香（炒）　肉桂（去粗皮）　附子（炮，去皮脐）　青橘皮（去白）　硇砂（别研）　雄黄（光明者，别研）（八味各半两）

上件为细末，酒煮面糊为丸，每一两作十丸，朱砂为衣，每服一丸细嚼，热酒或盐汤送下。妇人脐下刺痛，烧绵灰酒送下食空。（《杨氏》）

《内伤集要·卷六·内伤备用选方》：

守中金丸

治内伤脾胃虚冷，腹中痞痛，或肠鸣自利，不思饮食。

苍术　桔梗　干姜（泡）　炙草（各一两）

为末，蜜丸，弹子大。每一丸，醋汤嚼下。

《胎产心法·泄泻论》：

加味六君子汤

人参（随宜）　白术（一钱或一钱五分，土炒）　茯苓（一钱）　陈皮（八分）　制半夏（一钱）　炙草（五分）

生姜引，水煎服。米食所伤，加谷芽。面食所伤，加麦芽。肉食所伤，加山楂。如肝木侮土，兼寒热作呕，加柴胡、生姜。若兼呕吐腹痛，手足逆冷，乃寒水侮土，加姜、桂。若泄泻黄色，乃脾土本色，加木香、煨肉果。若作呕不食，腹痛恶寒，乃脾土虚寒，加木香、姜、桂。

《胎产心法·气逆呕吐不食论》：

益黄散

治脾胃虚寒，水反来侮，以致呕吐不食，或肚腹作痛，或大便不实，手足逆冷等证。

陈皮（一两）　青皮　诃子肉（煨）　炙草（各五钱）　丁香（二钱）

上为散，每服二三钱，水煎服。或黑糖调服一钱。益黄不用补益中州，反用青橘二皮辟除陈气，其旨最微。此方原为婴儿久泻连绵不已，乳食积滞于内，故需二皮专理肝脾宿荫，即兼诃子以兜涩下脱，丁香以温理中州，甘草以和脾气，深得泻中寓补之法，非洞达斯义，难与言至治也。

《博济方·卷之三》：

保安丸

治脾元虚滑，及久患泻，服药未效，日夜不止，脐腹冷痛，及一切气刺气痛。

附子（炮）　当归　陈皮（去白）　干姜（炮）（各一两）　蜀椒（去子）　厚朴（去皮，以姜汁炙令香熟）　吴茱萸（各半两）　舶上硫黄（一分，另研至细）

上八味，同为细末，入硫黄末，和匀，以米醋和作剂，分为两团，另用白面半斤，裹上件药，令匀，如烧饼法。煨令面熟为度，面入臼内，杵三五百下，丸如梧桐子大。每患一切气痛，及宿酒食不消，炒姜盐汤下二十丸。如患泻痢，米饮下。

《圣济总录·卷第四十四·脾脏门·脾虚》：

大理中丸方

治脾虚胸膈痞闷，心腹撮痛，不思饮食。

厚朴（去粗皮，生姜汁炙透）　桂（去粗皮）　陈橘皮（汤浸去白，焙）　白术　甘草（炙）　芎䓖　五味子　缩砂（去皮）　蘹香子（炒各四两）　槟榔（锉）　硇砂（各二两）　干姜（炮三分）　胡椒　丁香（各半两）

上一十四味，捣罗为末，炼蜜和丸，如鸡头实大。每服一丸细嚼，温酒或盐汤下。

乌药沉香丸方

治脾虚胀闷，呕逆恶心，顺三焦，化滞气，定腹痛，进饮食。

乌药（锉）　沉香（各一两，锉）　胡芦巴（炒）　白芷（各半两）　木香　荜澄茄（各三分）

上六味，捣罗为末，炼蜜和捣，丸如梧桐子大，每服十五丸，食前温粟米饮下。

补脾汤方

治脾气不足，心腹胀痛，食则欲呕，四肢少力。

厚朴（去粗皮，生姜汁炙透）　桂（去粗皮）　诃黎勒（煨，去核各一两）　当归（切，焙）　人参　丁香　白术　白豆蔻（去皮）　高良姜　陈橘皮（汤浸去白，焙）（各半两）　吴茱萸（汤浸七次，焙干，炒，一分）

上一十一味，捣筛，每服三钱匕，水一盏，入生姜三片切，枣二枚擘破，同煎至六分，去滓食前温服。

温气煮散方

治脾虚，心腹刺痛，四肢乏力，不思饮食。

木香　陈橘皮（汤浸去白，焙）　当归（切，焙）　青橘皮（汤浸去白，焙）　益智（去皮）　京三棱（炮，锉）　蓬莪术（炮）（各半两）　蘹香子（炒）　马兰花（酒浸一宿，炒）　甘草（炙）（各一两）　高良姜（炒）　沉香（锉）　丁香　肉豆蔻（去壳）　诃黎勒皮（各一分）　槟榔（三枚，炮，锉）

上一十六味，捣罗为散，每服三钱匕，水一盏，入盐少许，同煎至六分，食前温服。

香橘汤方

治脾虚，胸膈妨闷，不思饮食，四肢乏力，脐腹撮痛，大便滑泄。

青橘皮（汤浸去白，焙）　乌头（炮裂，去皮脐）　干姜（炮）　白豆蔻（去皮）（各半两）　益智（去皮）　甘草（炙）（各一两）　沉香（一分）　蘹香子（微炒，一两半）

上八味，锉如麻豆，每服三钱匕，水一盏，入盐少许，枣一枚擘破，同煎至六分，食前去滓，温服。

《圣济总录·卷第四十四·脾脏门·脾脏虚冷泄痢》：

人参豆蔻煮散方

治脾胃虚冷，呕逆，不思食，脐腹疗痛，大便滑泄。

人参　黄芪（锉）（各一两）　干木瓜（锉，焙）　诃黎勒皮（各三两）　肉豆蔻（煨，去壳，一枚）　陈橘皮（汤浸去白，焙）　白术　高良姜　木香　甘草（炙，锉）（各半两）　白茯苓（去黑皮，一两半）

上一十一味，捣罗为散，每服三盏匕，水一盏，煎至七分，去滓，温服，空腹午时，日二。

《圣济总录·卷第四十四·脾脏门·宿食不消》：

金液丸方

治脾胃虚寒，宿食不消，心腹刺疼，不思饮食。

京三棱（煨，锉）　蓬莪术（煨，锉）（各二两半）　丁香皮（锉）　青橘皮　陈橘皮（各汤浸去白，焙）　白术（各二两）　桂（去粗皮，一两）　槟榔（锉）　丁香　甘草（炙）（各半两）　硇砂（别研，水飞，三钱）　牵牛子（炒熟，捣末，三两）　巴豆（去皮心膜，研出油，存性，四钱）

上一十三味，捣研为末，醋煮面糊，丸如绿豆大，每服七丸至十丸，食后米饮茶酒熟水任下。

《圣济总录·卷第四十五·脾脏门·脾胃气虚冷水谷不化》：

豆蔻汤方

治脾胃虚冷，水谷不化，腹内疠刺撮痛，脏腑不调，及因冷物伤脾，吐泻不止。

草豆蔻（薄面里，烧香熟面用，二两）　桂（去粗皮）　陈橘皮（汤去白，焙，四两）　高良姜（四两）　甘草（炙，四两）　陈粟米（炒焦，研末，八两）

上六味，捣罗五味为末，入粟米末拌匀，再罗过，每服三钱匕，淘米清泔一盏半，生姜三片，枣五枚擘破，同煎至八分，去滓热服，空心食前。

《圣济总录·卷第四十五·脾脏门·脾脏冷气攻心腹疼痛》：

参苓散方

治脾脏气虚，风冷乘之，正气相击，心腹疼痛。

人参　白茯苓（去黑皮）　黑豆黄（炒）　陈橘皮（去白，姜汁浸一宿，炒）（各三分）　京三棱（二两，以新水浸令软，薄切，湿杵碎，焙干，炒）　青橘皮（去白，焙）　麦蘖（炒）（各一两）　木香　甘草（炙，锉）（各半两）

上九味，捣罗为细散，每服二钱匕，入生姜盐少许，沸汤点服。

集圣汤方

治脾胃气不足，风冷乘之，与正气交击，心腹疼痛。

附子（炮裂，去皮脐）　桂（去粗皮）　干姜（炮）　甘草（炙，锉）（各一两）　荜澄茄（一分）

上五味，锉如麻豆，每服三钱匕，水一盏，盐一捻，同煎至七分，去滓服。

《圣济总录·卷第四十六·脾脏门·脾气虚腹胀满》：

紫桂大丸方

治脾虚冷气，心腹疞痛，胸膈满闷，腹胀肠鸣。

桂（去粗皮） 蘹香子（炒） 白豆蔻仁（去皮） 青橘皮（汤浸去白，焙） 高良姜 附子（炮裂，去皮脐）（各一两） 丁香 木香 甘草（炙）（各半两） 胡椒（炒，一分）

上一十味，捣罗为末，炼蜜和丸，如弹子大，每服半丸至一丸，嚼破米饮下，温酒亦得。

小沉香丸方

治脾气虚弱，中脘痞闷，胁肋胀满，心腹刺痛，呕逆痰涎，不思饮食。

沉香（镑） 丁香 木香 枳壳（去瓤，麸炒） 人参 赤茯苓（去黑皮） 云蓝根 玄参（焙）（各一两） 诃黎勒（去核） 白豆蔻（去皮） 肉豆蔻（去壳） 丁香皮（锉） 桂（去粗皮） 麝香（研）（各半两） 白术（四两）

上一十五味，捣罗为末，炼蜜和丸，如梧桐子大，每服二十丸，煎枣汤下，米饮亦得，空心食前服。

荜澄茄煮散方

治脾脏虚弱，冷气不和，心胸不快，腹肋膨胀，气刺气痛，不思饮食，面黄口淡，及治中酒。

荜澄茄（炒，半两） 丁香皮（炙，锉，二两） 高良姜（一两一分） 厚朴（去粗皮，生姜汁炙，一两） 京三棱（炮，乘热捣） 陈橘皮（汤浸去白，焙） 甘草（炙，锉） 蘹香子（炒） 桂（去粗皮）（各二两） 香附子（炒，三两） 桔梗（炒，一两） 白盐（炒研，十二两） 阿魏（皂子大一块，面裹煨熟，去面别研）

上一十三味，捣研为散，再同和匀，每服二钱匕，入生姜二片，水一小盏，煎五七沸，热服，一方更入木香半两，阿魏两皂子大。

《圣济总录·卷第四十六·脾脏门·脾胃气虚弱肌体羸瘦》：

香朴丸方

治脾胃气虚弱，面黄肌瘦，小便频数，脐腹疼痛，不能饮食。

沉香（锉，二两） 蘹香子（炒，二两） 厚朴（去粗皮，五两） 附子（去皮脐，生用，二两） 蜀椒（取红，二两）

上五味，除椒红、沉香、蘹香子外，二味用浆水六升，青盐三两，生姜三两切作片子，同于银锅中，煮令水尽曝干，入椒红、沉香、蘹香子，捣罗为细末，以水浸饮饼和丸，如梧桐子大，每服三十丸，空心温酒下。

《圣济总录·卷第四十六·脾脏门·脾胃气虚弱不能饮食》：

人参大丸方

治脾胃虚弱，不能饮食，心腹刺痛。频并泄利。

人参（二两） 白术（二两半） 干姜（炮，半两） 甘草（炙，锉，一两半） 山芋（二

两） 附子（炮裂，去皮脐，一两）

上六味，捣罗为末，炼蜜和丸，如鸡子黄大，每服一丸，水一盏，入枣二枚擘破，同煎至六分，和滓温服，或烂嚼枣汤下亦得。

豆蔻散方

治脾胃气虚弱，不思饮食，吐逆满闷，胸膈不利，心腹刺痛。

草豆蔻（去皮，八两） 生姜（和皮切作片子，一斤） 甘草（锉碎，四两）

上三味，同入银器内，用水过药三指许，慢火熬令水尽，取出焙干，捣罗为散，每服一钱匕，沸汤点服，夏月作熟水冷服亦佳。

《圣济总录·卷第八十六·虚劳门·脾劳》：

二圣丸方

治脾劳羸瘦，脐腹痛。

干蝎（炒，一两半） 桃仁（汤浸去皮尖、双仁，炒研，一两）

上二味，研令匀，以清酒、童子小便各一盏，熬成膏，丸如梧桐子大，每服十五丸，食前温酒下，日三服。

（四）脾胃不和

《杂病广要·脏腑类·脾胃病》：

加减理中丸

治脾胃不和，三焦壅滞，胸膈痞闷，胁肋胀痛，呕吐恶心，口淡无味，呼吸寒冷，心腹暴痛，饮酒过伤，全不思食，常服生养诸气，大益脾胃。

白术 人参 甘草 干姜（各一两） 青皮 陈皮（各半两）

上为细末，每服一钱，沸汤点服，不以时。（《鸡峰》）（按：方名云丸而为末服，可疑。又此方本出《活人书》，名治中汤。）

温中降气丸

治脾胃不和，不思饮食，心腹满闷，腹胁刺痛，呕吐痰水，噫醋吞酸，饮食迟化。常服消痞快气，进美饮食。

京三棱（煨） 蓬莪术 青皮（去白） 陈皮（去瓤） 干姜（炮） 良姜（锉） 吴茱萸（汤洗） 木香（以上各一两）

上为细末，水煮面糊和丸，如梧桐子大，每服六七十丸，食后生姜汤送下。（《御药院方》）

《杂病广要·身体类·腹痛》：

集香散

治心脾疼。

白术（三两） 茯苓（六两，去皮） 人参（半两，去芦） 丁香（半两） 木香（三两） 甘草（半两，炙）

上为细末，每服二钱，生姜一片，沸汤调服。（《叶氏》）

二香散

治心脾痛。

赤芍药（半两）　姜黄（一分）　木香（二钱）　丁香（四十九粒）

上为粗末，每服三钱，水一盏半，煎一盏，发时热服，忌冷。（《吴氏》）

鸡舌香散

安胃思食，止心腹痛，调冷热，定泄泻，老少通用。

丁香（一百个）　甘草（半两）　良姜（一两）　白芍药（二两）

上末，陈米饮调下方寸匕，空心食前煎生用。（《纪用经》）

神仙珍珠散

治心脾气疼。

生朱砂（一钱）　真麝香（半钱）　白矾（半两）　珍珠（七粒，未穿者尤佳）

上为细末，每服一钱，百沸白汤一口许，调匀服之，大有神效，不可乱传。（《经验秘方》）（按：《易简方论》白金散，治忽然腹痛之极，用生白矾三钱研末，以百滚水一钟，冷水一钟，冲矾末服。服后听其吐泻，吐泻通利，其痛即止。此方或效，但无类可隶，姑附于斯，更宜参《心痛》收涩诸方。）

乳蛎散

治心脾疼，缲人不可忍，服诸药不效者云云。《本草》亦载此治心痛，或言古方有此。（按：《本草》等无考。）

牡蛎（一两，黄泥固济，煅通红，取出研细）　乳香（半两，研细）

上和匀，每服二大钱，沸汤调下，立效。（《事证》）

《女科百问·第七十六问·大便或利或秘》：

建中散

治脾胃不和，中脘气滞，宿寒留饮，停积不消，心腹刺痛，胁肋膨胀，呕吐痰涎，逆噫气，吞酸，肠鸣泄痢，水谷不化，肢体倦怠，不思饮食。

青皮（一本无青皮）　枣子（一斤）　厚朴（一斤）　甘草　半夏（汤泡洗浸，五两）　陈皮（八两）　干姜（炮，五两）

以上六味，用水三斗煮，令水尽焙干。

人参（去芦，一两）　藿香（一两）　诃子（炮，取二两）　白术（一两）　白茯苓（一两）　草豆蔻（去皮，一两）

上为饮子，每服二钱，水二盏，姜三片，煎六分，去渣温服，食前。

《圣济总录·卷第四十六·脾脏门·脾胃不和不能饮食》：

紫苏丸方

治脾胃不和，痰唾呕逆，脐腹撮痛，心胸痛闷，调脏止泻。

腹痛

紫苏叶　桂（去粗皮）　赤茯苓（去黑皮）　缩砂（去皮）　甘草（炙，锉）（各二两）　沉香（锉）　人参　桔梗（炒）　青橘皮（汤浸去白，焙）　陈橘皮（汤浸去白，焙）（各一两）　胡椒（半两）

上一十一味，捣罗为末，炼蜜和丸，如弹丸大，每服一丸，炒生姜盐汤嚼下。

七宝汤方

治脾胃不和，腹中刺痛，胃逆气冷，不能饮食。

草豆蔻（五枚，面裹煨熟，去面及皮）　白茯苓（去黑皮）　人参（各一分）　大腹皮（锉，四枚）　诃黎勒（炮，去核，五枚）　半夏（一分，汤浸洗五度，生姜汁浸一宿，去姜汁，炒黄）　甘草（炙，锉，半两）

上七味，粗捣筛，每服三钱匕，水一盏，入生姜三片，大枣二枚擘破，同煎至七分，去滓温服。

《圣济总录·卷第五十五·心痛门·心痛》：

铅丹丸方

治心痛及腹痛。

铅丹　白矾（各一两）

上二味，同研，内瓶中，瓦盖头，火煅通赤，取出饭丸，如绿豆大。心痛，生姜汤下；腹痛，醋汤下十丸，细嚼。

《圣济总录·卷第五十五·心痛门·虫心痛》：

橘皮汤方

治心腹疼痛不止。

陈橘皮（去白，焙）　当归（切，焙）　细辛（去苗叶）（各一两）　鹤虱（微炒，半两）　甘草（炙，一两）　大黄（锉，炒，二两）

上六味，粗捣筛，每服三钱匕，水一盏，入生姜半分切，煎至七分，去滓，空心温服。日午临卧各一服，未瘥再服。

（五）肾虚

《太平圣惠方·卷第七·治肾虚补肾诸方》：

补肾磁石散

治肾虚，两胁下胀，小腹急痛，胸中短气。

磁石〔一（二）两，捣碎，水淘去赤汁〕　当归（一两，锉，微炒）　黄芪（一两，锉）　五味子（一两）　牛膝（一两，去苗）　白茯苓（一两）　陈橘皮（三分，汤浸，去白瓤，焙）　桂心（一两半）　石斛（一两，去苗）　白芍药（一两）　附子（三两，炮裂，去皮脐）　川椒（半两，去目及闭口者，微炒去汗）　枳壳（半两，麸炒微黄，去瓤）　沉香（一两）　人参（一两，去芦头）

上件药，捣粗罗为散，每服四钱，以水一中盏，入生姜半分，枣三枚，煎至六分，去滓，不计时候稍热服。

补肾石斛散

治肾气虚，腰胯脚膝无力，小腹急痛，四肢酸疼，手足逆冷，面色萎黑，虚弱不足。

石斛（一两，去根，锉）　当归（半两，锉，微炒）　人参（半两，去芦头）　杜仲（一两，去粗皮，微炙，锉）　五味子（半两）　附子（一两，炮裂，去皮脐）　熟干地黄（一两）　白茯苓（三分）　沉香（一两）　黄芪（半两，锉）　白芍药（三分）　牛膝（三分，去苗）　棘刺（半两）　桂心（半两）　防风（半两，去芦头）　萆薢（一两，锉）　肉苁蓉（一两，酒浸一宿，刮去皱皮，炙令干）　磁石（三两，捣碎，水淘去赤汁）

上件药，捣粗罗为散，每服四钱，以水一中盏，入生姜半分，枣三枚，煎至六分，去滓，不计时候稍热服。

补肾巴戟丸

治肾脏气虚，胸中短气，腹胁腰脚疼痛，心（志）意不乐，视听不明，肌肤消瘦，体重无力。

巴戟（一两）　石斛（半两，去根，锉）　鹿茸（一两，去毛，涂酥炙微黄）　当归（三分，锉，微炒）　白石英（三分，细研，水飞过）　石韦（三分，去毛）　石长生（三分）　桂心（一两）　天雄（一两，炮裂，去皮脐）　远志（三分，去心）　菟丝子（一两，酒浸三宿，曝干）　白茯苓（三分）　钟乳粉（一两）　肉苁蓉［三（一）两，酒浸一宿，刮去皱皮，炙干］　五味子（三分）　牛膝（三分，去苗）　蛇床子（三分）　牡蛎（一两，烧为粉）　柏子仁（三分）　附子（一两，炮裂，去皮脐）　补骨脂（一两，微炒）　薯蓣（三分）　沉香（一两）　荜澄茄（三分）　熟干地黄［二（一）两］　黄芪（三分，锉）　川椒（三分，去目及闭口者，微炒去汗）

上件药，捣罗为末，炼蜜和捣三五百杵，丸如梧桐子大，每服（日）空心以温酒下二十丸，晚食前再服。

《太平圣惠方·卷第七·治肾气不足诸方》：

磁石散

治肾气不足，胸中少气，目常茫茫，小腹胀疼，腰背急痛，阳气衰弱，两耳虚鸣，心烦咽干，饮食无味。

磁石（二两，捣碎，水淘去赤汁）　五味子（三分）　羚羊角屑（三分）　熟干地黄（一两）　黄芪（三分，锉）　玄参（三分）　丹参（三分）　麦门冬（一两，去心）　白茯苓（三分）　泽泻（三分）　桂心（三分）　枳实（三分，麸炒微黄）

上件药，捣粗罗为散，每服四钱，水一中盏，入生姜半分，煎至六分，去滓，食前温服之。

《太平圣惠方·卷第七·治肾脏积冷气攻心腹疼痛诸方》：

木香煎

治肾脏积冷，气攻心腹疼痛，发歇不定。

木香（一两）　干蝎（半两，微炒）　桂心（一两）　青橘皮（一两，汤浸，去白瓤，焙）　阿魏（半两，面裹煨，面熟为度）　附子（一两，炮裂，去皮脐）　桃仁（一两，汤浸，去皮尖、双仁，麸炒微黄）

上件药，捣细罗为散，用童子小便二大盏，煎药成膏，收于不津器中，每服，不计时候，以热生姜酒调下一茶匙。

硫黄丸

治肾脏积冷，气攻心腹疼痛，面色青黄，四肢逆冷。

硫黄（一两，细研，水飞过）　槟榔（一两）　木香（一两）　附子（一两，炮裂，去皮脐）　干姜（半两，炮裂，锉）　桂心（一两）　胡芦巴（一两）　蘹香子（二两）　吴茱萸（一两，汤浸七遍，曝干，炒令熟）

上件药，捣罗为末，用醋煮软饭和捣百余杵，丸如梧桐子大，每服不计时候，以热酒下二十丸。

绿玉丹

治肾脏积冷，气攻心腹，疼痛不可止。

青古钱三十文，烧醋淬七遍，后铺于净地上，遍掺硇砂末二两令匀，用盆子合二七日，刮取硇砂，研为末，用热醋浸蒸饼和丸，如绿豆大，每服，不计时候，以热生姜酒下五丸，或十（七）丸。

《太平圣惠方·卷第七·治肾脏冷气卒攻脐腹疼痛诸方》：

桃仁丸

治肾脏气虚，触冒风寒，冷气猝攻，脐腹疼痛。

桃仁（三分，汤浸，去皮尖、双仁，麸炒微黄）　附子（三分，炮裂，去皮脐）　硫黄（三分，细研，水飞过）　蘹香子（三分）　木香［三（二）分］　高良姜（三分）

上件药，捣罗为末，用煎醋浸蒸饼和丸，如梧桐子大，每服，不计时候，以热酒下二十丸。

胡椒丸

治肾脏冷气猝攻，脐腹撮痛不可忍。

胡椒（三分）　木香（三分）　沉香（三分）　桂心（三分）　蜘蛛（三分，微炒）　阿魏（一分，面裹煨，面熟为度）

上件药，捣罗为末，炼蜜和丸，如梧桐子大，每服，以热生姜酒下二十丸，不计时候服。

定痛丸

治肾脏冷气猝攻，脐腹疼痛至甚。

干蝎［三分（两），微炒］

上件药，捣罗为末，以清酒及童子小便各一升，同煎如稠膏，丸如梧桐子大，每服，不计时候，以温酒下二十丸。

《太平圣惠方·卷第七·治肾脏虚冷气攻腹胁疼痛胀满诸方》：

沉香丸

治肾脏虚冷，气攻腹胁疼痛，或多呕吐，不思饮食，两胁胀满，四肢羸瘦。

沉香（一两） 木香（一两） 槟榔（一两） 苦楝子（一两） 桂心（一两） 蘹香子（一两） 当归（一两，微炒） 丁香（二两） 桃仁（一两，汤浸，去皮尖，双仁，麸炒微黄） 肉豆蔻（一两，去壳） 干姜（半两，炮裂，锉） 吴茱萸（半两，汤浸七遍，焙干，微炒） 干蝎（半两，微炒） 阿魏（一两，面裹煨面熟为度） 青橘皮（半两，汤浸，去白瓤，焙） 蓬莪术（一两） 硫黄（一两，半细研水飞过）

上件药，捣罗为末，炼蜜和捣三五百杵，丸如梧桐子大，每服。

荜澄茄丸

治肾脏虚冷，气攻心腹疼痛，胁肋胀满。

荜澄茄（半两） 木香（半两） 桂心（一两） 蘹香子（三分） 诃黎勒（一两，煨，用皮） 沉香（半两） 干蝎（半两，微炒） 槟榔（一两） 蓬莪术（三分） 白术（半两） 青橘皮（半两，汤浸，去白瓤，焙） 当归（半两，锉，微炒） 高良姜（三分，锉）

上件药，捣罗为末，炼蜜和捣三二百杵，丸如梧桐子大，每服，以热生姜酒下二十丸。

胡芦巴丸

治肾脏气虚，下焦积冷，气攻，腹胁胀满，脐下疼痛，面色青黑，足胫多冷。

胡芦巴（一两） 蘹香子（一两） 木香（半两） 桂心（半两） 当归（半两，锉，微炒） 附子（一两，炮裂，去皮脐） 阿魏（半两，研入） 硫黄（一两，细研） 青橘皮（半两，汤浸，去白瓤，焙） 沉香（半两） 白豆蔻（半两，去壳） 桃仁［一（二）两，汤浸，去皮尖、双仁，别研如膏］

上件药，捣细罗为末，入研了药令匀，好酒一升半，先熬桃仁膏令稠，拌和诸药末，捣三二百杵，丸如梧桐子大，每服，不计时候，以温酒下二十丸。

《圣济总录·卷第五十一·肾脏门·肾虚》：

菟丝子丸

治肾脏虚冷，阳气萎弱，呕逆多唾，体瘦精神不爽，不思饮食，腰脚沉重，脐腹急痛，小便频数。

菟丝子（酒浸，别捣） 萆薢（各半两） 补骨脂（炒） 防风（去叉） 硫黄（各一分） 续断 巴戟天（去心）（各一两） 细辛（去苗叶） 蜀椒（去目并闭口，炒出汗）（各五钱）

上九味，捣罗为末，炼蜜和丸，如梧桐子大，空心盐汤下三十丸。

补肾汤

治肾虚厥寒，面黑耳枯，脐腹冷痛，倦怠。

磁石（绵裹，二两半） 五味子 防风（去叉） 白茯苓（去黑皮） 黄耆 生姜 桂（去皮） 甘草（炙） 人参 当归（切，焙） 玄参（各半两） 羊肾（一具，去脂）

腹
痛

上一十二味，细锉如麻豆，分作五剂，每剂以水五盏，煎取三盏，去滓分温三服。

《圣济总录·卷第五十一·肾脏门·肾寒》：

温经木香丸

治肾中寒气，脐腹冷疼，腰脚酸痛，筋脉拘急。

木香　胡芦巴（炒）　补骨脂（炒）　巴戟天（去心）　蘹香子（炒）　桂（去粗皮）　艾叶（炒）　附子（炮裂，去皮脐）　青橘皮（去白，焙）（各一两）

上九味，捣罗为末，炼蜜和丸，如梧桐子大，每服二十丸，空心日午临卧，温酒或盐汤下，加至三十丸。

温肾散

治肾脏虚急，为寒邪所中，腰背拘急，脐腹冷痛。

桂（去粗皮）　附子（炮裂，去皮脐）（各一两）　青橘皮（汤浸去白，焙）　干姜（炮）（各半两）　木香（一分）

上五味，捣罗为散，每服二钱匕，用羊肾一对，去筋膜切开，入药湿纸裹，慢火煨熟，细嚼温酒下，空心食前服。

《圣济总录·卷第五十一·肾脏门·肾胀》：

萆薢丸

治肾虚胀，气攻腰腹髀痛。

萆薢（锉）　熟干地黄（焙）　天雄（炮裂，去皮脐）（各一两）　蜀椒（去目并闭口，炒出汗）　桂（去粗皮）　细辛（去苗叶）　续断（锉）（各三分）

上七味，捣罗为末，炼蜜和丸，如梧桐子大，每服三十丸，温酒或盐汤下，空心日午夜卧各一。

八味丸

治肾虚冷气攻腰腹痛，温肾经，消胀满。

附子（炮裂，去皮脐，二两）　泽泻（三两）　山茱萸（四两）　山芋（四两）　白茯苓（去黑皮，三两）　牡丹皮（三两）　桂（去粗皮，二两）　熟干地黄（八两，焙）

上八味，捣罗为末，炼蜜和丸，梧桐子大，每服三十丸，空心食前温酒或盐汤下。

《圣济总录·卷第五十一·肾脏门·肾着》：

七胜丸

治肾着腰冷痹，腹急痛，脚膝疼不可行，脚气等疾。

威灵仙（去土）　当归（酒浸，切，焙）　附子（炮裂，去皮脐）　天麻（各一斤）　桂（去粗皮）　牛膝（去苗，酒浸，焙）　干姜（炮）（各半斤）

上七味捣罗为细末，酒煮面糊，丸梧桐子大，每服二十丸，温酒下，日二夜一。

麻黄汤

治肾着腰冷，腹重痛，脚膝无力。

麻黄（去根节）　附子（炮裂，去皮脐）　木香　芎䓖　羌活（去芦头）　当归（锉，米炒）　槟榔（锉）　防风（去叉）　牛膝（去苗，酒浸，焙炒）　天麻（生）　人参　赤茯苓（去黑皮）（各一两）

上一十二味，㕮咀如麻豆大，每服三钱匕，水一盏，生姜三斤，枣二枚擘，同煎七分，去滓，温服。

《圣济总录·卷第五十一·肾脏门·肾脏风冷气》：

干蝎丸

治肾脏风冷气攻腹胀痛，腰胁拘急，及膀胱冷气痛。

干蝎（去土，炒）　肉豆蔻（炮，去皮）　青橘皮（汤浸去白，焙）　磁石（煅，醋淬二七遍）（各一两）　木香（三分）　阿魏（醋化开面调作饼子，炙干，一分）　附子（炮裂，去皮脐）　桃仁（去皮尖、双仁，别研作膏）（各半两）　安息香（一分）

上九味，除别研外，捣罗为细末，入研药拌匀，酒浸炊饼和丸，如梧桐子大，每服二十丸，温酒下。

《圣济总录·卷第五十二·肾脏门·肾脏风毒流注腰脚》：

猪肚丸

治肾脏风毒气，攻注腰脚，或疮或肿，脐腹冷痛。

獖猪肚（一个，净洗）　莳萝（炒）　硫黄（研）　附子（炮裂，去皮脐）（各一两）　硇砂（半两）

上五味，除猪肚外，捣研为末，入尽药末于猪肚内，用线密缝，酒煮令烂，候酒尽，将猪肚切开，入木臼中，熟捣一二千下，候可丸，即丸如梧桐子大，空心温酒下三十丸。

《圣济总录·卷第五十二·肾脏门·肾脏积冷气攻心腹疼痛》：

补骨脂丸

治肾脏虚冷，气攻心腹疼痛，脐下疞刺，腰膝沉重，行步无力，不思饮食，

补骨脂（炒，二两）　胡芦巴（炒）　青橘皮（去白，焙）　蘹香子（炒）（各一两）　沉香（半两）　槟榔（锉，三分）

上六味，捣罗为末，炼蜜为丸，如梧桐子大，每服二十丸，温酒或盐汤下，空心食前服。

巴戟天丸

治肾脏久虚，心腹冷痛，饮食无味，腰膝酸疼，烦倦少力，时多梦泄，耳内虚鸣。

巴戟天（去心）　补骨脂（炒）　蘹香子（舶上者，炒）　木香（各半两）　桂（去粗皮）　附子（炮裂，去皮脐，盐炒）（各一两）

上六味，捣罗为末，用酒煮面糊为丸，如梧桐子大，每服二十丸，空心食前盐汤或盐酒任下。

天雄丸

治肾脏虚积冷气，攻心腹疼痛，少力，行步难，不思饮食。

天雄（炮裂，去皮脐，二两）　蘹香子（炒）　山芋　蜀椒（去目及口合者，炒出汗）（各一两）

上四味捣罗为末，用羊肾一对，切，去皮膜细研，酒面同煮成膏，候冷拌前药为丸，如梧桐子大，每服二十丸至三十丸，温酒盐汤任下，空心食前服。

沉香饮

治肾脏积冷，气攻心腹痛，四肢逆冷，不思饮食，或吐冷沫，面青不乐。

沉香　芍药（洗，焙）　槟榔（锉）　青橘皮（浸去白，切，焙）　附子（炮裂，去皮脐）　蘹香子（炒）（各一两）　桂（去粗皮）　吴茱萸（汤洗，焙干，炒）（各半两）

上八味，咀如麻豆，每服三钱匕，水一盏，煎七分去滓，不拘时候温服。

六味沉香饮

治肾脏虚冷气，攻心腹疼痛，腰背急强，不思饮食，身热足冷。

沉香　胡芦巴（炒）　楝实（去核，炒）　蘹香子（炒）（各一两）　木香　附子（炮裂，去皮脐，切）（各半两）

上六味，咀如麻豆大，每服三钱匕，水一盏，酒三分，同煎七分，去滓，空腹温服。

附子煎方

治脾肾虚冷，脐腹冷痛，大便时泄，腹胀羸瘦。

附子（炮裂，去皮脐）　诃黎勒皮　甘草（锉）　牛膝（切）（各一两）　硫黄（舶上者，碎）　蘹香子（炒）　干姜（各半两）

上七味，先将硫黄、甘草内绢袋扎头，次将诸药粗捣，银石器内，以水一斗，慢火同煎，不得入生水，频看候煎至一大碗汁，取出滤去滓，分作四盏，每日空心一盏，温米饮调下，即用饭压之。如欲丸，除甘草不用，将诸药为末，炼蜜丸如梧桐子大，生姜盐汤下十丸至十五丸亦得。

《圣济总录·卷第五十二·肾脏门·肾脏虚冷气攻腹胁疼痛胀满》：

胡芦巴饮

治肾脏气冷，腹痛呕逆，腹胁胀满，四肢少力，不思饮食。

胡芦巴　白茯苓（去黑皮）　舶上蘹香（各一两）　肉豆蔻（去壳）　木香　附子（炮裂，去皮脐）（各半两）　沉香（三分）

上七味，呋咀如麻豆大，每服三钱匕，水一盏，盐一捻，煎至七分，去滓，温服，空心食前。

槟榔汤

治肾脏虚冷气攻腹胁胀满疼痛。

槟榔（生锉）　木香（各半两）　庵闾子　桔梗（炒）（各二两）　桂（去粗皮）　附子（炮裂，去皮脐）（各一两）

上六味，呋咀如麻豆，每服三钱匕，水一盏，煎至七分，去滓，温服。

五味子丸

治肾脏虚冷，腹胁疼痛胀满，非时足冷阴痿，行步无力。

五味子　续断　牛膝（酒浸，切，焙）　杜仲（去粗皮，炙，锉）　附子（炮裂，去皮脐）　桂（去粗皮）　蘹香子（炒）　白茯苓（去黑皮）　芎劳　山芋　当归（切，焙）　槟榔（锉）　吴茱萸（汤洗，焙炒）　细辛（去苗叶）　青橘皮（汤浸去白，焙）（各一两）

上一十五味，捣罗为末，酒煮面糊，丸如梧桐子大，每服二十至三十丸，空心盐汤下。

巴附丸

治肾脏虚冷，腹胁胀满。

胡芦巴（一两半）　附子（炮裂，去皮脐）　硫黄（研）（各一两）　蘹香子（炒，三分）　槟榔（锉）　桂（去粗皮）（各半两）

上六味，捣研为末和匀，酒煮面糊，丸如梧桐子大，每服二十丸至三十丸，温酒或盐汤下，空心日午临卧服。

艾茸丸

治肾脏虚冷气攻腹胁胀满疼痛。

木瓜（二十枚，去皮核，作瓮子）　甘菊花（为末）　青盐（研）（各一斤）

上三味，将甘菊花并青盐，填满木瓜瓮子内，置笼床内蒸，以木瓜烂为度，研成膏，再入新艾茸二斤，搜和作剂，丸如梧桐子大，曝干，每服三十丸，空心食前米饮下。

《圣济总录·卷第五十二·肾脏门·肾脏虚损骨痿羸瘦》：

巴戟天丸

治肾脏久虚，体瘦骨痿，腰脚酸疼，脐腹冷痛，饮食无味，行坐少力，夜多梦泄，耳内蝉鸣。

巴戟天（去心）　补骨脂（炒）　蘹香子（炒）（各半两）　附子（去皮脐，锉，盐炒，一两）

上四味，捣罗为末，用酒熬一半成膏，留一半拌和丸，如梧桐子大，每服二十丸，空心食前盐汤下。

《圣济总录·卷第八十六·虚劳门·肾劳》：

肉苁蓉丸

治肾劳心松乏力，夜多梦泄，肌瘦发热，口内生疮，脐腹冷痛。

肉苁蓉（酒浸，切，焙，一两）　巴戟天（去心）　石斛（去根）（各半两）　牛膝（酒浸，切，焙）　附子（炮裂，去皮脐）　羌活（去芦头）（各一两）　桔梗（炒）　远志（去心）　萆薢　独活（去芦头）　枳壳（去瓤，麸炒）　黄芪（锉）（各半两）　熟干地黄（焙）　当归（切，焙）（各一两）　海桐皮（锉，一分）

上一十五味，捣罗为末，炼蜜和丸，如梧桐子大，每服二十丸，米饮或温酒下，食前服。

阳起石丸

治肾劳虚损，腰脚酸疼，少腹急痛，小便滑数，面色黧黑。

腹
痛

阳起石（飞过，一两）　远志（去心）　山芋　巴戟天（去心）　附子（炮裂，去皮脐）（各二两）　龙骨（研一两）　肉苁蓉（酒浸，切，焙，四两）　蛇床子（三两）　牛膝（酒浸，切，焙）　杜仲（去粗皮，炙）　赤石脂　牡蛎（煨）（各二两）　石斛（去根）　黄芪（锉）　续断　五味子　菟丝子（酒浸，别捣）　地骨皮　五加皮（锉）　萆薢　卷柏（各二两半）

上二十一味，为细末，炼蜜和丸，如梧桐子大，每服二十丸，温酒下，空心食前服。

苁蓉丸

治肾劳气虚，筋骨羸弱，腹中急痛。

肉苁蓉（酒浸，切，焙）　胡芦巴　干姜（炮）　牛膝（酒浸，切，焙）（各一两）　蘹香子（炒）　木香（各一分）

上六味，捣罗为末，醋煮面糊和丸，如梧桐子大，每服二十丸，食前温酒下。

猪肝丸

治肾虚劳气，腰胯疼痛，脚膝无力，耳中虚鸣，夜多小便，饮食减少，女人血劳，面色萎黄，心腹刺痛，经脉不利。

猪肝（一具，去膜，切，以米醋二斗，煮令极烂）　柴胡（去苗）　泽泻　槟榔（锉）　附子（炮裂，去皮脐）　熟干地黄（焙）　当归（炙，锉）（各二两）　蜀椒（去目及闭口者，炒出汗）　桃仁（去皮尖、双仁，炒令黄，研）　蒺藜子（炒，去角）　牛膝（酒浸，切，焙）　木香　秦艽（去苗土）　桂（去粗皮）　芜荑仁（炒）　干姜（炮）　黄连（去须，炒）（各一两）

上一十七味，除肝外，捣罗为末，取肝入砂盆内研烂，同药末入臼内，捣三五千下，滴余醋并熟蜜和拌，众手丸如梧桐子大，每服四十丸，空心温酒下。

（六）三焦病机

《圣济总录·卷第五十四·三焦门·三焦俱虚》：

谷神散

治三焦气虚，心胸痞闷，两胁胀满，不思饮食，四肢少力，或多痰涎，咽喉不利，或上气喘促，头目昏眩，心腹疼痛，又治中满下虚，久服和补脾元。调适寒温，顺四时之胃气，大能进饮食。通流津液，止烦渴。育神养气。

枇杷叶（净刷去毛，涂枣汁炙香熟，一两）　石斛（细锉，用酒拌和，微炒，三分）　薏苡仁（微炒，一两）　缩砂蜜（去皮，一两）　丁香（半两）　杜仲（去粗皮，用生姜汁与酒合和，涂炙令香熟，三分）　藿香叶（三分）　随风子（如无，拣紧小诃黎勒亦得，三分）　沉香（细锉，三分）　木香（三分）　半夏（用汤洗七遍，生姜一分，切作片子，与半夏同捣烂，作饼子，炙黄，一分）　青橘皮（汤浸去白，焙干，半两）　大腹皮（锉，微炒，三分）　槟榔（细锉，半两）　白术（二两）　桑根白皮（细锉，微炒，半两）　陈橘皮（汤浸去白，焙，三分）　白豆蔻（去皮，微炒，一两）　人参（一两）　五味子（半两）　白茯苓（去黑皮，一两）　陈曲（微炒，三分）　谷蘖（微炒，半两）　甘草（微炙黄，一两）

上二十四味，捣罗为散，每服三钱匕，以水一盏，入枣三枚擘，生姜三片，同煎至七分。去滓，温服，不计时候。

《圣济总录·卷第五十四·三焦门·上焦虚寒》：

胡椒理中丸

治上焦虚寒，气不宣通，咳嗽喘急，逆气虚痞，胸膈噎闷，腹胁满痛，迫塞短气，不能饮食，呕吐痰水。

胡椒　荜茇　干姜（炮）　款冬花（去梗）　甘草（炙，锉）　陈橘皮（汤浸去白，焙）　高良姜　细辛（去苗叶）（各四两）　白术（五两）

上九味，捣罗为末，炼蜜丸如梧桐子大，每服五七丸，温汤下，米饮亦得，不拘时候，日再。

《圣济总录·卷第五十四·三焦门·中焦虚寒》：

通圣丸

治中焦虚寒，泻痢不止，脐腹疼痛。

干姜（炮）　白矾（烧令汁尽）　硫黄（细研）（各二钱）　桂（去粗皮）　肉豆蔻仁　附子（炮裂，去皮脐）　吴茱萸（汤洗，焙干，炒）　缩砂仁　诃黎勒皮（各一分）

上九味，捣研为末，同研令匀，煮面糊和丸，如梧桐子大，每服十五丸，煎醋艾汤下，食前服。

陈曲丸

治中寒胃虚，饮食迟化，气不升降，呕逆恶心，留饮寒痰，癖结动气，胁下逆满。有时而痛，按之有形，或按有声，膈脘虚痞，食物多伤，噫气醋臭，心腹常疼，霍乱吐逆，烦闷不安。

陈曲（炒黄）　木香　厚朴（去粗皮，生姜汁炙）　甘草　槟榔　青橘皮（去白）　白术　枳壳（麸炒，去瓤）　京三棱（炮）（各八两）　干姜（炮）　桂（去粗皮）（各一十二两）

上一十一味，同捣罗为末，水煮面糊为丸，如梧桐子大，每服五七丸，温米饮下。不计时候。

《圣济总录·卷第五十四·三焦门·下焦虚寒》：

石钟乳丸

治下焦虚冷，脐腹疼痛，手足厥逆，脉气沉短。

石钟乳（浆水煮，研）　阳起石（酒煮，研）（各一两）　附子（炮裂，去皮脐，一两半）　桂（去粗皮）　硫黄（研）（各半两）　硝石（研，一分）　盐精（半两）

上七味，捣研为末，用糯米粥为丸，如梧桐子大，每服三十丸，空心食前，生姜盐汤下。

内固丸

治下焦虚寒，脾肾不足，腹胁疼痛。

蘹香子（二两半，微炒，舶上者）　木香（一两）　楝实（炒，一两半）　草豆蔻（去皮，三分）　干姜（炮，半两）　吴茱萸（汤洗，微炒）　胡芦巴（微炒）　补骨脂（微炒）（各一两）　甘

腹
痛

草（炙，一分）

上九味，捣为细末，炼蜜和丸，如小弹子大，以丹砂为衣，每服一丸嚼破，以温酒下，盐汤下亦得，空心食前服。

《圣济总录·卷第五十四·三焦门·下焦热结》：

香豉汤

治下焦蕴热毒，变赤血痢，脐腹疼痛不可忍。

豉（微炒，二两）　栀子仁　黄柏（去粗皮，锉）　地榆（锉）　白术　茜根（锉）（各一两）

上六味，粗捣筛，每服三钱匕，水一盏半，同煎至一盏，去滓，温服，日二夜一。

四、病类辨治方

（一）胃反

《女科百问·第十九问·朝食暮吐》：

紫金丹

治呕吐，心腹疼。

丁香　木香　荜澄茄　胡椒　五灵脂（西者）　肉豆蔻（煨）　干姜（炮）　半夏末（半两）　附子（炮）　硫黄水　银砂子（二件如灵砂法炒青金头角，一两）

上为细末。半夏末姜汁打糊丸。如桐子大。每服七十丸。空心米饮下。

《圣济总录·卷第四十七·胃病门·胃反》：

藿香丸

治反胃吐逆，虚气上攻，心疼腹痛，多吐酸水。

藿香叶　木香（各一两半）　半夏（汤洗，去滑，二两）　丁香　槟榔（锉）（各三分）　白术（一两）　荜澄茄　红豆蔻（去皮）（各半两）

上八味，捣罗为末，酒煮面糊，和丸梧桐子大，每服二十丸，橘皮汤下，不拘时候。

《圣济总录·卷第五十七·心腹门·心腹痛》：

桑白皮散

治心腹疼痛，每发时连脐腹刺痛，多吐涎沫。

桑根白皮　酸石榴皮　芜荑（各半两）　厚朴（一两，去粗皮，涂生姜汁，炙令香熟）　生姜（一分）　槟榔末（二钱）

上六味，捣筛为粗散，水二大盏，煎至一盏，去滓，下槟榔末，搅令匀稍热。分为三服。

又方

桂心（一两）　干姜（一两，炮裂，锉）

上二味，捣筛为细散，每服一钱匕，温酒调下，不计时候。

《圣济总录·卷第五十七·心腹门·腹胀肠鸣切痛》：

丹参汤

治腹胀肠鸣，不欲饮食。

丹参（锉） 桔梗（去芦头，锉，炒） 食茱萸（炒） 细辛（去苗叶） 白茯苓（去黑皮） 厚朴（去粗皮，生姜汁炙）（各一两）

上六味，粗捣筛，每服三钱匕，水一盏，生姜三片，煎至七分，去滓，不拘时温服。

（二）痧

《症因脉治·卷四·腹痛论·痧胀腹痛》：

羌独败毒散

羌活 独活 柴胡 前胡 桔梗 防风 荆芥 广皮 甘草 川芎

桢按：以上五条，皆外感腹痛，故另列于前。

（三）疟

《症因脉治·卷四·疟疾总论·牡疟》：

常山草果饮

家秘治食痰之疟。

常山 草果 半夏 陈皮 厚朴 熟苍术 甘草

饱闷作痛，加炒莱菔子。腹痛，加枳壳。

《医略十三篇·卷九·痰疟第九》：

小柴泻心加减

柴胡根（一钱） 酒黄芩（一钱） 炙甘草（五分） 制半夏（钱半） 人参（一钱） 当归身（三钱） 炮姜（三钱） 南枣肉（二枚）

小柴泻心加减，共服十有二剂，疟势十去八九，当期似有如无，口干微渴，小溲频数，黄而不浑，脉象尚带微弦，目眦黄侵白眼，湿蕴余热未清，经以疾走汗出于肾，奔驰多汗，气喘耳鸣，左疝大如鹅卵，鼻中常流清涕，乃素来本证，肺肾不足可知，拟平补三阴，为丸缓治。

制首乌（八两） 当归身（三两） 云茯苓（三两） 人参（一两） 炙甘草（五钱） 福橘皮（一两） 炙鳖甲（四两） 大生地（八两） 淮山药（四两） 煅牡蛎（五两）

为末，水叠丸，每早晚服二钱，开水下。

《胎产心法·类疟及寒热往来论》：

三阴煎

治肝脾虚损，精血不足，及营虚失血等病。凡中风血不养筋，及疟证汗多，邪散而寒热犹不止者。

人参（随宜） 当归（二三钱） 熟地（三五钱） 芍药（酒炒） 枣仁（各二钱） 炙草

（一钱）

水二钟，煎七分，食远服。如呕恶，加生姜三片。汗多烦躁，加五味子十四粒。汗多气虚，加蜜炙黄芪一二钱。小腹隐痛，加枸杞二三钱。如有胀闷，加陈皮一钱。如腰膝筋骨无力，加炒杜仲、蒸淮牛膝各一钱。

《圣济总录·卷第三十六·疟病门·足太阴脾疟》：

柴胡汤

治脾疟寒多热少，有汗，头目昏暗，背胛拘急，或胸膈痞闷，呕逆咳嗽，心腹胀痛，面黄肌瘦，肢节疼倦。

柴胡（去苗） 葛根（锉） 枣肉（焙） 甘草（炙） 槟榔（锉） 常山 乌梅（去核，焙） 草豆蔻（去皮） 厚朴（去粗皮，姜汁炙）（各四两）

上九味。粗捣筛，每服五钱匕，酒半盏，水一盏，煎至一盏，去滓，未发前温服。

《圣济总录·卷第三十七·疟病门·疟痢》：

地榆汤

治疟痢夹热，下血腹痛。

地榆（锉） 黄连（去须） 黄芩（去黑心） 犀角屑（各一两） 升麻 茜根（各半两）

上六味粗捣筛，每服四钱匕，水一盏半，煎至八分，去滓，温服，不拘时。

（四）传尸、鬼疰、中恶

《金匮翼·卷四·尸疰·五尸》：

雄黄丸

治猝中飞尸，腹痛胀急，上冲心胸，及攻两胁，或垒块踊起，或挛引腰脊。

雄黄（研） 大蒜（各一两）

二味捣丸如弹子大，每服一丸，热酒化下，未瘥更服。

太乙神精丹

治客忤霍乱，腹痛胀满，尸疰恶风，癫狂鬼语，蛊毒妖魅。

雄黄（油煎七日） 雌黄 朱砂 磁石 曾青（各一两） 金芽石（六钱）

上各研细，将雌、雄黄、朱砂醋浸三日，曾青用好酒浸铜器中，纸封曝七日。如天阴，用火焙干。六味同研匀，用砂盆盛令药满，得三分许，以此准合子大小，先以赤石脂末固缝，外以六一泥固济讫，候干透，以晴明六合吉日，别用泥作三个柱子，高五寸，令平稳如鼎足状，安合子，下置炭火三斤，逐渐添炭，常令及五斤，只在盆底，不得过口，煅五日为度。放冷水中浸合子候透，剥去泥，将合子轻手取开，其药精英五色，尽在盖上。亦有三色者，纯白为上，研细，枣肉为丸，如粟米大，每服一丸，米饮下，如噤口牙紧，斡开前齿灌下，醒。

《小品方·卷第六·疗心腹痛方》：

五疰汤

主猝中贼风、遁尸、鬼邪，心腹刺痛，大腹急方。

大黄（三两，别渍）　甘草（二两，炙）　乌头（十枚，炮，削皮）　生姜（半斤）　桂心（四两）　芍药　当归（各二两）　蜜（一斤）

上八味，切，以水九升，煮取三升，乌头别纳蜜中煎，令得一升，投着汤中，去滓，分服三合。如人行三十里又一服，日三。不知，可至四合。王尹威数用之。忌海藻、菘菜、猪肉、生葱。

《太平圣惠方·卷第三十一·治传尸赢瘦诸方》：

杏仁丸

治传尸夜梦鬼交遗精，心腹冷癖，小腹与阴中相引痛，饮食不下，日渐为瘦。

杏仁（五升肥好者，以童子小便，于瓦瓶中浸二七日，和瓶于日中，每日换小便，日满以新汲水淘洗，去皮尖，便以微火焙干，别以小便一斗，于银锅内缓火煎，候杏仁随手破，即于久经用砂盆内，柳木捶研，令如膏，更以细布滤过，入真酥一两，薄荷汁二大合，和令匀，即入后药）　青蒿子（二两）　柴胡（去苗）　鳖甲（涂醋炙令黄，去裙襕）　乌梅肉（微炒）　地骨皮　赤茯苓（以上各一两半）　知母　虎头骨（涂醋炙令赤）　生干地黄　肉苁蓉（酒浸一宿，锉去皱皮，炙令干）　人参（去芦头）（以上各一两）　枳壳（麸炒微黄，去瓤）　当归（以上各三分）　白术　木香　牡蛎（以上各半两）　白槟榔（二两）　朱砂（一分，细研）　豉心（一合）

上件药，捣罗为末，以杏仁煎和，捣五七百杵，丸如梧桐子大，每日空腹，以温酒下十五丸，渐加至三十丸，服后觉似热即减，热定还添，以意斟酌，服经一月，诸候皆退。能食，夜卧安畅，面有血色，即是药力已行，当勤服勿急。忌人苋、冷水、白粥、生血、雀肉、桃、李。

《太平圣惠方·卷第四十三·治恶疰心痛诸方》：

硝石丸

治恶疰，心腹痛如锥刀所刺，胀满欲死者。

硝石（一两）　川大黄（一两半，锉碎，微炒）　巴豆（三七枚，去皮心研，纸裹压去油）　附子（三分，炮裂，去皮脐）　干姜（三分，炮裂，锉）

上件药，捣罗为末，炼蜜和捣一二百杵，丸如麻子大，不计时候，以粥饮下五丸。

《太平圣惠方·卷第五十六·治诸尸诸方》：

犀角丸

治诸尸百病恶气，腹内疼痛，毒肿。

犀角屑（半两）　天雄（半两，炮裂，去皮脐）　鬼臼（半两，去须）　桂心（半两）　莽草（半两，微炙）　真珠（半两，细研）　川大黄（半两，锉碎，微炒）　雄黄（半两，细研）　蜈蚣（五节，微炙）　贝齿（五枚，烧赤）　川乌头（半两，炮裂，去皮脐）　麝香（一分，细研）　巴豆（十五枚，去皮心研，纸裹压去油）　羚羊角屑（半两）

上件药，捣罗为末，入研了药，及巴豆，都研令匀，炼蜜和捣五七百杵，丸如梧桐子大，每空腹，以粥饮下一丸，渐增至二丸，猝腹痛飞尸，服大豆大一丸，若恶气肿，以醋和涂之甚良，以囊盛之，男左女右系之臂上，祛邪气极效。

朱砂丸

治诸尸蛊疰，中恶客忤，心腹刺痛。

朱砂（一两，细研，水飞过） 干姜（半两，炮裂，锉） 苧药（半两） 芫花（三分，醋拌炒令干） 桂心（一两） 赤芍药（一两） 川乌头（三分，炮裂，去皮脐） 巴豆（二十枚，去皮心研，纸裹压去油） 野葛（半两） 吴茱萸（一分，汤浸七遍，焙干微炒）

上件药，捣罗为末，入巴豆、朱砂，都研令匀，炼蜜和捣五七百杵，丸如梧桐子大，每服，不计时候，以温酒下三丸，或粥饮下亦得。

又方

雄黄（一两，细研） 大蒜（一两，煨熟）

上件药，同研和丸，如弹子大，以热酒二合，研服一丸，须臾当瘥，未瘥再服之。

又方

干姜（一两，炮裂，锉） 桂心（三分） 附子（一两，炮裂，去皮脐） 巴豆（三十枚，去皮心研，纸裹压去油）

上件药，捣罗为末，入巴豆研令匀，炼蜜和捣三五百杵，丸如小豆大，每以暖酒下二丸，不计时候服。

《太平圣惠方·卷第五十六·治飞尸诸方》：

瓜蒂散

治飞尸，其状心腹刺痛，气息喘急胀满，上冲心胸。

瓜蒂（一分） 赤小豆［二（一）分，炒熟］ 雄黄（半两，细研入）

上件药，捣细罗为散，每服不计时候，以暖酒调下半钱。

《太平圣惠方·卷第五十六·治风尸诸方》：

甘草散

治风尸及中恶贼风，寒气入腹痛，飞尸遁尸，发作无时，抢心胁如刀刺，口噤。

甘草（一两，炙微赤，锉） 生干地黄（一两） 干姜（一两，炮裂，锉） 当归（一两，锉，微炒） 赤茯苓［一（二）两］ 细辛（一两） 桂心（一两） 赤芍药（一两） 防风（一两，去芦头） 栀子（一十五枚） 吴茱萸（一两，汤浸七遍，焙干微炒）

上件药，捣粗罗为散，每服四钱，以水一中盏，煎至六分，去滓，不计时候温服。

川大黄散

治风尸及猝贼风，遁尸，邪鬼五疰，心腹刺痛。

川大黄（一两半，锉碎，微炒） 甘草（一两，炙微赤，锉） 当归（一两半，锉，微炒） 赤芍药（一两） 川乌头（一两，炮裂，去皮脐） 桂心（一两）

上件药，捣筛为散，每服四钱，以水一中盏，入生姜半分，蜜半合，煎至六分，去滓，不计时候温服。

金牙散

治风尸痓忤，鬼气，心腹刺痛。

金牙（一分，细研）　由跋（一分）　犀角屑（一分）　黄芩（一分）　麝香（一分，细研）　牛黄（一分，细研）　川椒（一两，去目及闭口者，微炒去汗）　天雄（半两，炮裂，去皮脐）　真珠（半两，细研）　桂心（半两）　细辛（三分）　雄黄（半两，细研）　干姜（半两，炮裂，锉）　黄连［二（三）分，去须］　蜈蚣（一枚，微炙，去足）

上件药，捣细罗为散，入研了药令匀，每服，以暖酒调下一钱，不计时候服。

《太平圣惠方·卷第五十六·治鬼击诸方》：

升麻散

治鬼击之病，得之无渐，猝如刀刺状，胸胁腹内疗急切痛，不可即按，或即吐血下血，或鼻中出血，一名鬼排。

川升麻（一两）　独活（一两）　犀角屑（半两）

上件药，捣细罗为散，不计时候，以温酒调下二钱，立愈。

又方

桂心（半两）　川大黄（半两，锉碎，微炒）　川升麻（半两）

上件药，捣细罗为散，以温酒调下二钱，服之立瘥。

《圣济总录·卷第五十六·心痛门·中恶心痛》：

犀角散

治猝中恶，心腹刺痛，去恶气。

犀角（镑）　木香（各半两）　麝香（细研，一分）

上三味，捣研为散，每服二钱匕，空腹以熟水调下，未止再服。

《圣济总录·卷第五十六·心痛门·恶注心痛》：

鬼箭羽汤

治心腹疗痛，或暴得恶注，疗刺欲死者。

鬼箭羽（一两）　桃仁（汤浸去皮尖、双仁，六十枚，炒）　芍药（二两）　鬼臼（削去皮，微炒，一两）　陈橘皮（汤浸去白，焙，二两）　当归（切，焙）　桂（去粗皮）　柴胡（去苗）（各一两）　大黄（锉碎，醋炒，一两半）

上九味，粗捣筛，每服五钱匕，水一盏半，入生姜一分拍破，同煎至一盏，去滓入麝香末一字匕，丹砂末、朴硝末各半钱匕，再煎一沸，温服日再，以快利为度。

《圣济总录·卷第一百·诸尸门·诸尸》：

丹砂丸

治五尸蛊注，中恶客忤，心腹刺痛。

腹痛

丹砂（研，一两） 巴豆（去皮心，麸炒，出油尽，三十枚） 干姜（炮） 芎䓖 芫花（醋炒） 乌头（炮裂，去皮脐）（各一两） 赤芍药 桂（去粗皮）（各一两半） 野葛 吴茱萸（汤浸，焙炒）（各三分）

上一十味，捣研为末，炼蜜丸如小豆大，每服二丸，米饮下空心服。

蒺藜子丸

治中五尸，腹痛胀急，不得喘息，上冲心胸及攻两胁，或垒块踊起，挛缩引腰脊。

蒺藜子（炒，去角，二两）

上一味，捣罗为末，炼蜜丸如小豆大，每服二十丸，食熟水下，日三服。

《圣济总录·卷第一百·诸尸门·诸尸》：

木香汤

治初得遁尸鬼注，心腹中刺痛不可忍。

木香（三分） 鬼箭羽（一两） 桔梗（锉，炒，一两） 丁香（三分） 桃仁（汤浸去皮尖、双仁，炒黄色，十四枚） 陈橘皮（汤浸去白，微炒，一两） 紫苏（茎叶微炒，一两） 当归（焙干，一两） 白槟榔（慢火煨，十四枚，锉）

上九味，粗捣筛，每服五钱匕，以水二盏，煎至七分，去滓温服，日二服，不计时候。

桃枭汤

治遁尸鬼注，腹中刺痛不可忍。

桃枭（微炒，十四枚） 鬼箭羽 木香 丁香（各一两） 桔梗（锉，炒） 陈橘皮（汤浸去白，微炒） 紫苏（茎叶微炙） 当归（焙干）（各一两半） 槟榔（慢火煨，锉，十四枚）

上九味粗捣筛，每服五钱匕，水一盏半，生姜一分拍碎，同煎取一盏，去滓，分温二服，相去数刻服之。

《圣济总录·卷第一百·诸尸门·尸注》：

桂香汤

治尸注发歇无时，心腹切痛。

桂（去粗皮） 芍药 木香 柴胡（去苗）（各一两） 芎䓖 鳖甲（去裙襕，醋炙） 干姜（炮） 吴茱萸（汤浸，焙干，炒） 常山（各三分）

上九味，粗捣筛，每服三钱匕，水一盏半，煎至八分，去滓，温服，不拘时。

《圣济总录·卷第一百·诸注门·诸注》：

大黄饮

治五注，猝中贼风，遁尸鬼邪，心腹刺痛胀急。

大黄（煨） 桂（去粗皮）（各一两半） 赤芍药 甘草（炙，锉）（各一两） 乌头（炮裂，去皮脐，五枚）

上五味，锉如麻豆，每服五钱匕，水一盏半，入生姜一分拍碎，蜜一匙头，同煎至七分，去滓，空腹温服。

《圣济总录·卷第一百·诸注门·气注》：

牛黄丸

治注气，兼冷气心腹痛，或猝得注痛，如鬼祟。

牛黄（研） 阿魏（研）（各半分） 丹砂（研） 安息香（研）（各半钱） 肉豆蔻（去壳，一枚） 桂（去粗皮） 木香 当归（切，焙）（各一分） 槟榔（炮，锉，二枚） 桃仁（汤浸去皮尖、双仁，炒，四十九枚）

上一十味，捣研为末，用糯米饭为丸，如麻子大，每服十丸，空心温酒下，日三。

《圣济总录·卷第一百·诸注门·中恶》：

备急散

治猝中恶客忤，五尸入腹，鬼刺鬼排，及中蛊毒注，吐血下血，及心腹猝痛，腹满寒热毒病。

雄黄（研，二两） 丹砂（研，一两） 附子（炮裂，去皮脐，一两一分） 桂（去粗皮） 藜芦（各一分） 巴豆仁（三十五个，去心，熬） 蜀椒（去目并闭口，炒出汗，半两） 野葛（三分） 芫花（醋炒，四钱）

上九味，将巴豆别治如脂，余为细散，以巴豆合捣令匀，瓷器贮之，密封勿泄气，遇急病，水服一字许，加至半盏匕，老幼减半，病在头，当鼻衄，在膈上则吐，在膈下则利，在四肢则汗出而愈。

治中恶心腹痛欲绝方

伏龙肝（五合） 盐（一撮）

上二味和研，每服一钱匕，水一盏调下。

《圣济总录·卷第一百七十七·小儿门·小儿尸注》：

太一神精丸

治小儿客忤、霍乱、腹痛胀满。若尸注、恶风、癫狂、鬼祟、蛊毒、妖魅、温疟，无所不治。

丹砂（研） 曾青（研） 雄黄（研） 雌黄（研） 磁石（煅，醋淬三遍，捣研）（各四两） 金牙（研，二两半）

上六味，各研罗为末。先将丹砂等五味，用酽醋渍之，唯曾青用好酒铜器中渍，以纸密封头，日中曝经夏，急待用，亦须五日。无日以火暖之，其丹砂等五味，日数亦然，各研如粉，以酽醋拌令干湿得所，纳土釜中，以六一泥固济、令密。候泥干，然后安铁环施脚，高一尺五寸，置釜于环上。初取熟炭火两枝，各长四寸，置于釜下。待三分消尽二分，更加熟火两枝，如此三度。然后用生炭烧，增之渐多，乃至一复时，火近釜底，即使满。其釜下炭，经两度即罢，待火尽极冷。然后出之，其药精飞化凝着釜上，光明皎洁如雪者最佳，若飞上不尽，更合与火如前，以雄鸡翼扫取，多少不定。和以枣肉，丸如黍米大，平旦空腹服一丸，又常以绛囊带之，男左女右，小儿系头上，辟瘴毒恶气射工，小儿患可以苦酒和之，涂方寸纸，贴儿心腹上，亦有已死者，冬二日，夏一日，与药得下便活，若服药闷乱，可煮防己汤饮之则定。兼治大风、恶癞、偏风、风癫、历节、鬼击、痃疟、小儿惊忤、不能乳哺。痈、疽、痔、瘘、腹内积冷。妇人产死木经宿，狂狗所啮，丁肿蛊虫，寸白恶肿，邪鬼精妖，并去一切恶。

立效散

治小儿尸注，邪气入腹疠痛。

雄黄（细碎，一分） 栀子仁（十枚） 赤芍药（半两）

上三味，捣罗二味为末，入雄黄研匀，每服半钱匕，温水调下，更量大小加减。

（五）奔豚

《四圣心源·卷六·杂病解中·奔豚根原》：

奔豚汤

甘草（二钱） 半夏（四钱） 芍药（二钱） 当归（二钱） 黄芩（二钱） 生姜（四钱） 芎劳（三钱） 生葛（五钱） 甘李根白皮（三钱）

煎大半杯，温服。

治奔豚盛作，气上冲胸，头疼腹痛，往来寒热者。

《金匮要略·奔豚气病脉证治第八》：

奔豚汤方

甘草 芎劳 当归（各二两） 半夏（四两） 黄芩（二两） 生葛（五两） 芍药（二两） 生姜（四两） 甘李根白皮（一升）

上九味，以水二斗，煮取五升，温服一升，日三夜一服。

《金匮翼·卷六·腹痛·冷热痛》：

苦楝丸

治奔豚小腹痛。

川楝子 茴香（各二两） 附子（一两，炮，去皮脐）

上三味，酒二升，煮尽为度，焙干细末之。每药末一两，入延胡索半两，全蝎一十八个炒，丁香一十八粒，别为末和匀，酒糊丸梧子大。温酒下五十丸，空心服。

《太平圣惠方·卷第四十八·治肾积气诸方》：

甘李根散

治奔豚气，脐腹胀痛，翕翕短气，发作有时，四肢疼闷。

甘李根（二两，锉） 吴茱萸（半两，汤浸七遍，焙干微炒） 半夏（一两，汤洗七遍去滑） 人参（一两，去芦头） 附子（一两，炮裂，去皮脐） 桂心（一两） 当归（一两，锉，微炒） 干姜（半两，炮裂，锉） 槟榔（一两）

上药捣筛为散，每服三钱，水一中盏，煎至六分，去滓，不计时候，稍热服。

《圣济总录·卷第七十一·积聚门·贲豚》：

吴茱萸饮

治肾脏久积成贲豚，气注小腹急痛，发即不识人。

吴茱萸（汤洗，焙干） 桃仁（汤浸，去皮尖、双仁）（各一分） 黑豆（半两）

上三味同炒，以黑豆熟为度，用童子小便一升，浸少顷，煎至六合，去滓，分三服，空心，日午、夜卧各一。

蘹香槟榔散

治贲豚气成块，上冲腹胁满痛。

蘹香子（炒） 槟榔（锉） 京三棱（煨，锉） 青橘皮（汤浸去白，切，盐炒）（各半两） 木香（一分）

上五味，捣罗为散，每服二钱匕，热汤调服，不拘时。

沉香石斛汤

治肾脏积冷，贲豚气攻，少腹疼痛，上冲胸胁。

沉香（锉） 石斛（去根） 陈曲（炒）（各一两） 人参 赤茯苓（去黑皮） 五味子（微炒） 巴戟天（去心，炒） 桂（去粗皮） 白术 芎䓖（各三分） 木香 肉豆蔻仁（各半两）

上一十二味，粗捣筛，每服三钱匕，水一盏，姜三片，枣三枚擘，煎至六分，去滓，食前热服。

（六）百合、狐惑、阴阳毒

《小品方·卷第四·疗伤寒阴阳毒方》：

阴毒汤

治伤寒初病一二日，便结成阴毒，或服汤药六七日以上至十日，变成阴毒。身重背强，腹中绞痛，喉咽不利，毒气攻心，心下坚强，短气不得息，呕逆，唇青面黑，四肢厥冷，其脉沉细紧数，仲景云，此阴毒之候，身如被打，五六日可治，至七日不可治，宜服甘草汤方。

甘草（炙） 升麻 当归（各二分） 蜀椒（一分，出汗） 鳖甲（大如手一片，炙）

上五味，切，以水五升，煮取二升半，分再服，如人行五里顷复服，温覆当出汗，汗出则愈。若不得汗，则不解，当重服令汗出。忌海藻、菘菜、苋菜。

《小品方·卷第四·疗伤寒百合病方》：

百合病，变腹中满痛者方

但取百合根，随多少熬令色黄，末之，饮服之方寸匕，日三，满消痛止。

《太平圣惠方·卷第十一·治阴毒伤寒诸方》：

乌头散

治阴毒伤寒，四肢厥冷，脉候沉细，心腹胀满，腹中疼痛，咽喉不利，遍身疼痛。

川乌头（一两，炮裂，去皮脐） 白术（三分） 赤芍药（三分） 麻黄（去根节） 桂心 枳

腹痛

壳（麸炒微黄，去瓤） 当归（锉，微炒） 川椒（去目及闭口者，微炒去汗） 干姜（炮裂，锉）（以上各半两）

上件药捣粗罗为散，每服五钱，以水一大盏，入生姜半分，煎至五分，去滓，不计时候热服，衣覆取汗，如人行十里未有汗，再服。

天雄散

治阴毒伤寒，身重背强，腹中疞痛，咽喉不利，毒气攻心下坚强，短气呕逆，唇青面黑，四肢厥冷，其脉沉细。

天雄（一两，炮裂，去皮脐） 麻黄（半两，去根节） 当归（半两，锉，微炒） 白术（半两） 半夏（半两，汤洗七遍，去滑） 肉桂（一两，去粗皮） 川椒（一分，去目及闭口者，微炒去汗） 干姜（三分，炮裂，锉） 厚朴（一两，去粗皮，涂生姜汁炙令香熟） 陈橘皮（三分，汤浸，去白瓤，焙）

上件药，捣粗罗为散每服三钱，以水一大盏，入生姜半分，枣三枚，煎至五分，去滓，不计时候稍热服，如人行十里未汗，再服。

《太平圣惠方·卷第十三·治伤寒百合病诸方》：

治伤寒百合病，腹中满痛，宜服此方。

百合（一两，炒令黄色）

上件药，捣细罗为散，每服，不计时候，以粥饮调下二钱。

《圣济总录·卷第二十七·伤寒门·伤寒阴毒》：

阴毒甘草汤

治伤寒初得病一二日，便结成阴毒。或服药经旬以上，变成阴毒，身重背强，腹中绞痛，咽喉不利，毒气攻心，心下坚强，短气不得息，呕逆，唇青面黑，四肢厥冷，其脉沉细，身如被击。五六日可治，至七日不可治。

甘草（炙） 升麻 当归（炙）（各半两） 雄黄（研） 蜀椒（去目及闭口者，炒出汗）（各一分） 鳖甲（一两半，醋炙，去裙襕） 桂（去粗皮，半两）

上七味，除研外，锉如麻豆，每服五钱匕，水一盏半，煎至八分，去滓，温服。

退阴汤

治阴毒伤寒，手足厥，面多青，腹中疞痛。

乌头（炮裂，去皮脐） 干姜（炮）（各半两）

上二味，粗捣筛，炒令转色，放冷，每服二钱匕，水一盏，盐一捻，煎至半盏，去滓，温服。

附子回阳散方

治阴毒伤寒，面青四逆，及脐腹疞痛，身体如冰，并疗一切猝暴冷气。

附子（二枚，炮裂，去皮脐）

上一味，捣罗为细散，每服三钱匕，取生姜自然汁半盏，冷酒搅匀，共一盏调服，更以冷清酒一盏送下，相次更进一服，良久脐下如火，遍身和暖为度。

（七）阴阳易

《太平圣惠方·卷第十四·治伤寒后阴阳易诸方》：

葳蕤散

治伤寒后气血未平，复合阴阳，成阴阳易病者，即小腹拘急，阴肿，身体热，毒气冲心胸，头重不能举。

葳蕤（一两）　桂心（半两）　木香（三分）　雄鼠粪（二七枚）　荆芥（半两）

上件药，细锉和匀，分为五服，以水一大盏，煎至五分，去滓，不计时候温服。

大腹子散

治伤寒后，真气尚虚，因合阴阳，致小腹拘急，便溺涩痛。

大腹子（一两）　木香（一两）　当归（半两，锉，微炒）　芎䓖（半两）　蘧麦（半两）　柴胡（一两，去苗）

上件药，捣筛为散，每服四钱，用水一中盏，入生姜半分，煎至五分，去滓，不计时候温服。

痛不可忍方

治伤寒后阴阳易，阴肿，腹中疞痛，痛不可忍。

青竹茹（一两）

上以水一大盏。煮取五分。去滓。不计时候热服。

腹中疞痛方

治伤寒后，阴阳易，阴肿，腹中疞痛。

栝楼根（一两）

上捣碎，以水一大盏，煎至五分，去滓，不计时候温服，得小便利为效。

（八）肠风便血

《杂病广要·诸血病·大便血》：

黄连饮

治肠风泻血如痢，腹中疞痛，面色萎黄。

黄连（去须，一两）　干姜（炮，一两）　甘草（炙，半两）

上三味捣为粗末，每服三钱匕，以水一盏，生姜二片，枣一枚擘，同煎至五分，去滓，温服。（《圣济》）

止遏诸方

治大肠风，下血不止，腹痛，日渐尪羸，宜服此方。

棕榈皮（二两，烧灰）　艾叶（二两，烧灰）　鸡子（三枚，炒令焦）

上件药都研如粉，每于食前，以粥饮调下一钱。（《圣惠》）

《太平圣惠方·卷第六十·治肠风下血诸方》：

卷柏散

治肠风腹痛，下血不止。

卷柏（一两） 当归（三分，锉，微炒） 黄芪（一两，锉） 白术（三分） 枳壳（二两，麸炒微黄，去瓤） 白芍药（三分） 干姜（半两，炮裂，锉） 甘草（三分，炙微赤，锉） 芎劳（三分） 熟干地黄（一两）

上件药，捣筛为散，每服三钱，以水一中盏，煎至六分。去滓，温服，日三四度。

阿胶丸

治大肠风毒，泻血不止，腹内疼痛，不欲饮食，萎黄赢瘦。

阿胶（一两，捣碎，炒令黄燥） 猬皮（一两，炙令微黄） 营实（三分） 槐子（一两，微炒） 地榆（一两，锉） 龙骨（一两） 赤石脂（一两） 诃黎勒（一两，煨，用皮） 枳壳（二两，麸炒微黄，去瓤） 黄芪（一两，锉） 黄牛角䚡（二两，烧灰） 当归（一两，锉，微炒）

上件药，捣罗为末，以软饭和捣三二百杵，丸如梧桐子大，每于食前以粥饮下三十丸。

（九）痔

《太平圣惠方·卷第六十·治痔肛边生鼠乳诸方》：

皂荚丸

治痔肛边生鼠乳，及大腹疼痛，坐卧不得。

皂荚（十挺，不蚛肥长一尺者，汤浸，去皮，涂酥炙令黄焦，去子） 黄芪（锉，一两） 枳壳（一两，麸炒微黄，去瓤） 麝香（半两，细研入） 当归（一两，锉，微炒） 桂心（一两） 槐耳（一两，微炒） 槐子（一两，微炒） 附子（二两，炮裂，去皮脐） 白礬（矾）（二两半，烧灰） 猬皮（一两，炙令焦黄） 乌蛇（二两，酒浸，去皮须，炙微黄） 槟榔（一两） 鳖甲（一两，涂醋炙令黄，去裙襕） 川大黄（一两，锉碎，微炒）

上件药，捣罗为末，炼蜜和捣五七百杵，丸如梧桐子大，每日空心及晚食前，以温粥饮下三十丸。

《太平圣惠方·卷第六十·治痔生疮肿痛诸方》：

鳖甲散

治痔，下部生疮肿，下血不绝，腹痛不止。

鳖甲（一两，涂醋炙令黄，去裙襕） 黄芪（一两，锉） 枳壳（一两半，麸炒微黄，去瓤） 当归（一两，锉，微炒） 桔梗（三分，去芦头） 赤芍药（三分） 槐子（二两，微炒） 桑木耳（一两，微炒） 生姜屑（半两，焙干）

上件药，捣细罗为散，每于食前，以粥饮调下一（二）钱。

《圣济总录·卷第一百四十一·痔瘘门·诸痔》：

百中散

治痔疾。

萆薢（不计多少）

上一味，捣罗为散，每服二钱匕，精羊肉四两，批作四片，掺药却合如餤子，于炭火上炙熟细嚼，以酒半升送下，候腹痛如人行五七里，方上厕，取下脓血及虫，只一服。

（十）乳石

《太平圣惠方·卷第三十八·治乳石发动心膈痞满腹痛诸方》：

大腹皮散

治乳石发动，心膈痞满，喘息微促，腹胁妨痛。

大腹皮（一两，锉）　木香（半两）　枳壳（半两，麸炒微黄，去瓤）　赤芍药（半两）　前胡（三分，去芦头）　甘草（半两，炙微赤，锉）　陈橘皮（三分，汤浸，去白瓤，焙）　赤茯苓（三分）

上件药，捣筛为散，每服四钱，以水一中盏，入生姜半分，煎至六分，去滓，不计时候，温服。

《太平圣惠方·卷第三十八·治乳石发动心腹痛噤诸方》：

茅香花散

治乳石发动，心腹痛噤，吐逆不下食。

茅香花（半两）　芎藭（三分）　桂心（半两）　槟榔（三分）　赤芍药［二（三）分］　麦门冬（一两半，去心焙）

上件药，捣粗罗为散，每服四钱，以水一中盏，入生姜半分，煎至六分，去滓，不计时候，稍热服。

《太平圣惠方·卷第三十八·治乳石发动心变下痢诸方》：

黄芪散

治乳石发动，热毒伤肠胃，下痢腹痛。

黄芪（一两）　茜根（三分）　黄柏（三分）　地榆（一两）　犀角屑（半两）　当归（一两，锉，微炒）

上件药，筛为散，每服半两，以水一大盏，煎至六分，去滓稍热，分为三（二）服，日三四服。

（十一）妇人病

1. 崩漏

《太平圣惠方·卷第七十三·治妇人崩中下血不止诸方》：

阿胶散

治妇人崩中下血，经七八日不定，或作血片，或如豆汁，腹内疠刺疼痛。

阿胶（一两，捣碎，炒令黄燥） 诃黎勒皮（一两） 干姜［一（三）分，炮裂，锉］ 附子（三分，炮裂，去皮脐） 密陀僧（半两，细研） 棕榈（二两，烧灰） 补骨脂［二（三）分，微炒］

上件药，捣细罗为散，不计时候，以热酒调下二钱。

伏龙肝散

治妇人崩中，下血不止，腹脐拘撮疼痛，或时心烦。

伏龙肝（一两，细研） 麒麟竭（半两） 棕榈［二（三）两，烧灰］ 地榆（一两，锉） 龙骨（一两） 当归（一两，锉，微炒） 白芍药（一两） 熟干地黄（一两） 禹余粮（二两，烧醋淬七遍）

上件药，捣细罗为散，不计时候，以温酒调下二钱。

嗜卧困懒方

治崩中漏下赤白青黑，腐臭不可近，令人面黑无颜色，皮骨相连，月经失度，往来无常，小腹弦急，或苦绞痛上至心，两胁肿胀，食不生肌肤，令人偏枯，气息乏少，腰背痛连胁，不能久立，嗜卧困懒方。

慎火草 白石脂 禹余粮 鳖甲 干姜 细辛 当归 川芎 石斛 芍药 牡蛎（各二两）

上十六味治下筛，空腹酒服方寸匕，日三，稍加至二匕。若寒多者加附子、川椒，热多者加知母、黄芩各一两，白多者加干姜、白石脂，赤多者加桂心、代赭各二两。

《太平圣惠方·卷第七十三·治妇人崩中漏下不止诸方》：

柏叶丸

治妇人崩中漏下不止，渐加黄瘦，四肢无力，腹内疼痛，不思饮食。

柏叶（一两，微炙） 续断（三分） 芎䓖（三分） 禹余粮（二两，烧醋淬七遍） 艾叶（三分，微炒） 阿胶（一两，捣碎，炒令黄燥） 牡蛎（一两，烧为粉） 地榆（一两，锉） 熟干地黄（一两） 当归（三分，锉，微炒） 丹参（三分） 鮀甲（一两，炙微黄） 鹿茸（一两，去毛，涂酥炙微黄） 鳖甲（一两，涂醋炙微黄） 赤石脂（一两）

上件药，捣罗为末，炼蜜和捣三五百杵，丸如梧桐子大，每于食前，以温酒下三十丸。

小腹痛

治妇人崩中下血不绝。

鹿角胶（一两，捣碎，炒令黄燥）　柏叶（一两，微炙）　白芍药（一两）

上件药，捣细罗为散，每于食前，以温酒调下二钱。

又方

牡蛎（二两，半烧为粉）　狗头骨（二两，半炙令黄）

上件药，捣细罗为散，每于食前，以温酒调下二钱。

又方

槐鹅（烧作灰）

上细研，每于食前，以温酒调下二钱。

《女科百问·第四十二问·阴崩阳崩何以别之》：

阳崩胶艾汤

治妇劳伤血气，冲任虚损，月水过多，淋漓漏下，连夕不断，脐腹疼痛。

阿胶（炒）　川芎　甘草（各二两）　艾叶　当归（各三两）　白芍　熟地（各四两）

上为饮子，每服三钱，水一盏，煎六分，去滓，热服，空心食前，甚者连夜并服之。

2. 妊娠、胎产诸病

《四圣心源·卷十·妇人解·堕胎》：

姜桂苓参汤

甘草（二钱）　人参（三钱）　茯苓（三钱）　干姜（三钱）　桂枝（三钱）　丹皮（三钱）

煎大半杯，温服。

《四圣心源·卷十·妇人解·胎漏》：

桂枝地黄阿胶汤

甘草（二钱）　地黄（三钱）　阿胶（三钱）　当归（三钱）　桂枝（三钱）　芍药（三钱）　茯苓（三钱）　丹皮（三钱）

煎大半杯，温服。

《金匮要略·妇人妊娠病脉证并治第二十》：

当归芍药散方

当归（三两）　芍药（一斤）　茯苓（四两）　白术（四两）　泽泻（半斤）　川芎（半斤，一作三两）

上六味，杵为散，取方寸匕，酒和，日三服。

《女科百问·第五十三问·何以谓之居经》：

内补当归丸

熟地（酒浸洗，九蒸九晒焙干，二两）　当归（去芦，洗切，焙微炒，一两）

上为细末，蜜丸桐子大，每服五十丸，温酒下。予尝观许学士论，枳壳散、四物汤、内补当归丸，此三方皆载之，在人用之何如耳。大率妊娠，惟在抑阳助阴，《素问》云阴搏阳别，为之

腹痛

有子，盖关前为阳，关后为阴。尺中之脉，按之搏手而不绝者，妊子也。妇人平居，阳气微盛无害，及其妊子，则方闭经，遂以养胎。若阳盛搏之，则经脉妄行，胎乃不固，《素问》所谓阴虚阳搏谓之崩也。抑阳助阴之方甚多，然胎前药唯恶群队。若阴阳交杂，别生他病，惟是枳壳散所以抑阳，四物汤所以助阴，故尔。枳壳散差寒，若单服之，恐有胎寒腹痛之病。以内补丸佐之，则阳不致强，阴不致弱，阴阳调和，有益胎嗣，此前人未尝论及也。

《女科百问·第五十四问·妇人居经之后心中愤闷不欲执作恶闻食气》：

小地黄丸

治妊娠酸心吐清水，腹痛不能饮食。

人参　干姜（炮）（各等分）

上为末，用生地黄汁丸桐子大，每服五十丸，食前服。

《女科百问·第五十六问·胎在腹中时时撞动不安》：

保安散

治妊娠胎气不安，心腹疼痛胎动，安胎。

当归（一两半）　人参（一两）　阿胶（半两，蛤粉炒成珠）　甘草（半两，炙）

上咬咀，每服三钱，水盏半，葱白一茎拍破，煎八分，去滓，温服，食前，未定再服。

《妇人大全良方·卷之十二·佛手散》：

催生神妙佛手散（一名芎𦬊汤）

治妇人妊娠五七月，因事筑磕著胎，或子死腹中，恶露下，疼痛不已，口噤欲绝，用此药探之，若不损则痛止，子母俱安。若胎损，立便逐下。本出文仲、徐、王，效神验。《胎动方》云治血上冲，心腹满闷者，如汤沃雪。（《救急》《经心》同。出《外台》）。又治产前、产后体热，败血腹痛。

当归（六两）　川芎（四两）（张氏方等分）

上为粗末，每服三钱。水一大盏，煎令泣泣欲干，投酒一大盏，只煎一沸，去滓，温服。口噤灌之。如人行五里再服，不过三二服便生。一方云此药治伤胎去血多，崩中去血多，金疮去血多，拔牙去血多，昏晕欲倒者，以水煎服。或先以漏血，腹内疼痛，加芍药、官桂，减半随手效。（详见通用方）

治妊娠因坠倒损胎，不转动，腹内疼痛，腰重及子死腹中不出，须臾三服，立下。

川芎（一两）

为细末，以热酒调服方寸匕，日三四服。

治妊娠因失所动，困绝。《千金方》亦治子烦。

上取竹沥，饮一升立愈。

治妊娠从高坠下，腹痛下血，烦闷。

生地黄　益母草（各一两）　当归　黄芪（各半两）

上咬咀，每服四钱。水一盏，姜四片，煎至六分，去滓，无时候。

《妇人大全良方·卷之十五·草果散》：

草果散

治妊娠脏气本虚，宿夹风冷，脾胃久弱，脏腑虚滑，脐腹痛，日夜无度。

厚朴（去粗皮，姜汁浸，炒黄，二两） 肉豆蔻（一个，面煨） 草豆蔻（一个，煨）

上㕮咀，每服三钱。水一盏，姜三片，煎至七分，去滓热服。

三黄熟艾汤、（方见第八卷第十论）理中丸、理中汤、五苓散、黄连阿胶丸、戊己丸、感应丸。以上并见《和剂局方》。

《证治准绳·女科·卷之四·胎自堕》：

蒲黄酒（作丸名槐子丸）

蒲黄（炒，一合） 槐子（十四枚，为末）

上以酒三盏，煎至二盏，去滓分温二服，未下更作服。又治妊娠不足月，欲产腹痛，为末，蜜丸酒下。

治堕胎胞衣不出，腹中疞痛，牵引腰脊。

《秘珍济阴·卷之一·胎前门·妊娠漏胎歌》：

干姜地黄散

治漏胎下血。

黑姜灰 熟地炭

煎服。

若小腹微痛加蒲黄、艾叶。

歌曰：姜灰地炭水煎服，小腹微痛加艾蒲。

《秘珍济阴·卷之一·胎前门·妊娠子肿歌》：

加味五皮饮

茯苓皮 大腹皮 桑柏皮 五加皮 生姜皮 白术 当归 川芎 白芍

歌曰：加味五皮饮归芎，苓芍桑皮大腹绒，五加姜皮兼焦术，妊娠水肿此方攻。

凡时消时复谓之气肿，胸腹胀急，宜服消肿紫苏饮。

《秘珍济阴·卷之一·胎前门·妊娠诸痛》：

芩术芍药汤

腹中满痛冲心，不能饮食，此胎气不安。

黄芩（酒炒） 白术（土炒） 白芍（酒炒）

千金托里散

小腹痛近阴处，肿胀浮薄发光者，孕痈也，宜千金托里散。

黄芪 当归 甘草 川芎 白芷 白芍 防风 连翘 金银花

歌曰：千金托里草归芪，白芷川芎白芍宜，防风连翘同两宝，孕痈肿胀服之离。

腹
痛

《秘珍济阴·卷之二·〈达生编〉下卷·方药》：

安胎方

黄芪（蜜炒） 杜仲（姜汁炒） 茯苓（各一钱） 黄芩（钱半） 白术（生用五分） 阿胶珠（一钱） 甘草（三分） 续断（八分）

若胸中胀满加紫苏、陈皮各八分，下红加艾叶、地榆各一钱，阿胶多加，糯米百粒为引，酒二杯水二杯，煎半温服，倘腹痛，即用急火煎。

安胎银苎酒

治妊妇胎动欲堕、腹痛难忍及胎漏下血。

苎根（二两） 纹银（五两）

酒一碗，如无苎根之处，即用茅草根五两，加水煎之。

《妇科秘书·胞漏并小产论》：

景岳胎元饮

治妇人冲任失守，胎元不安不固，或间日，或二三日，服一二剂。

人参（随宜） 当归（酒洗） 杜仲（盐水炒断丝） 白芍（各二钱）（酒炒） 熟地（二三钱） 白术（一钱半，土炒） 陈皮（七分，无滞者不必用） 炙草（一钱）

水二钟，煎七分，食远服……如阴虚小腹作痛，加枸杞二钱；如有所触而动血者，加制续断肉、炒阿胶各一二钱。

《妇科秘书·诸痛论》：

《千金》芩术芍药汤

治妊娠腹中满痛，叉手，不得饮食。

白术（六钱，土炒） 黄芩（二钱） 白芍（四钱）

上三味，水煎，分三服。半日令尽。

《妇科秘书·转胞淋闭论》：

二陈升提散

治孕妇脐腹作痛，小便淋闭不通，或微痛，与淋有别。由气虚胎压水胞。

人参（一钱） 白术（土炒） 生地（各一钱半） 当归（二钱） 川芎（八分） 半夏（六分，制或油炒） 柴胡 升麻 陈皮 炙草（各四分） 姜（一片）

煎服。予谓探吐法莫若通后服提补之药。

《妇科秘书·中恶中暑中湿中风论》：

散滞汤

专治触恶胃气，伤胎肚痛，手不可近，不思饮食。

青皮（三钱） 黄芩 芍药（各二钱） 归尾（一钱半） 川芎（一钱） 木香（五分） 炙草（少许）

上分二帖，水三盏，先煮苎根二大片，至二盏，去苎根，入前药同煎至一盏，热服。

《家传女科经验摘奇·妊娠不详》：

缩砂饮

治妊娠胃虚气逆，呕吐不食。

缩砂仁不拘多少，为末，每服二钱，生姜汤下。

凡妇人妊娠二三月，胎动不安者，此是男女阴阳会通，血气调匀而成胎孕。设若血胀腹痛，盖因子宫久虚，致令胎坠，其重甚于正产。

杜仲丸

杜仲（姜汁炒，去丝） 川续断（酒浸）（各二两）

上二味等分，为末，枣肉煮，杵烂和丸，梧子大，每服五六十丸，空心米饮送下。

凡妊娠胎动腹痛者，其理不一。盖因饮食冷物、动风毒物，或因再交，摇动骨节，伤犯胞胎，其症多呕，气不调和，服药太过，血气相干，急宜服顺气之药安胎，漏则难疗矣。

六和汤

治妊娠霍乱吐泻，心躁腹痛。

陈皮（四分） 半夏（七分） 藿香 甘草（各四分） 杏仁（十粒） 竹茹（一丸） 扁豆（二钱） 木瓜（一钱） 人参（一钱） 砂仁（五分） 茯苓（八分）

姜三片，枣二枚，水煎。

《卫生家宝产科备要·卷第三·论初妊娠》：

地黄丸

治初怀妊，醋心呕吐，腹痛不能食，或吐清水。

人参（去芦，切片） 干姜（炮，锉）（各一两。）

上为末，用地黄汁和丸如桐子大。每服五丸，米饮下，日再服。

神妙千金丸

治产前、产后，一切风冷、血气等疾。产前胎气不安，腰腹多疼，四肢疲倦，妊娠临月预合下。每日空心一服，临产五脏不痛，易产，蓐中不生诸疾。兼治产后恶血不尽及胎衣不下，憎寒壮热，吐逆烦闷，皮肤虚肿，或血晕狂迷，眼见神鬼，能补匀血气。

金钗石斛（一分，别捣为细末） 秦艽（去芦须，洗，锉，焙） 川椒（去子，微炒） 细辛（去叶，锉） 防风（去苗，锉） 贝母（麸炒微黄） 熟干地黄（切，酒浸，焙） 糯米 甘草（炙）（各一两） 当归（去芦须，洗，焙） 大麻仁（去壳取仁） 黄芩（尖如锥者） 干姜（炮，锉） 大豆柏（旋以黑豆生芽长二寸，焙干用）（各三分） 石膏（半分，软者火煅）

产后恶血不尽，脐腹疼痛，呕吐壮热，憎寒烦闷，月候不调，或多或少，肢体倦怠，皮肤浮肿，产血不止，虚劳中风，口噤不语，半身不遂，产前后赤白痢，大小便秘涩，血晕狂语，头痛，面色萎黄，渐成劳瘦，饮食无味，并温酒化下一丸。

《卫生家宝产科备要·卷第四·累用经效方》：

吴白术散

安胎养气，常服。十月中胎气安定，无诸疾苦。

白术（去芦，切片子焙）　人参（去芦，切片子焙）　白茯苓（去黑皮，锉，焙）　甘草（炙，锉）　阿胶（锉碎，蛤粉炒泡起，去粉用）（已上各等分）

上为㕮咀，每服三大钱，水一阿半煎至七分，去滓，温服，不拘时候。

妊娠烦闷，胎热，睡卧不得，并腹中痛，又难产，知母新白者焙干为末，炼蜜丸如小弹子大，每服一丸，温酒化下。

妊娠偶因所触，或坠高伤折，致胎动不安，腹中痛不可忍者，缩砂不以多少和皮炒，令热透，去皮，为细末。每服二钱，热酒调下，胎即安，神效。

《胤产全书·卷二·心腹痛类》：

葱白饮

疗妊娠腹痛，并胎动不安。

葱白（切，一升）　人参　厚朴　阿胶　川芎（各二两）　当归（三两）

上水七升，取三升，分三服。（一方有甘草，无厚朴、川芎。）

枣盐汤

妊娠忽腹绞痛，三五月娠。

大枣（十四枚，烧存性）　盐（一钱，烧令赤）

上为末，取一撮许，酒调服之愈。

茅根酒

妊娠胎动欲落，腹中痛不可忍。

上等银（一斤）　茅根（二斤，去黑皮）

以水九升煮银，取五升，入清酒一升，同煎茅根，取三升，分三服，立安。

千金方

疗妊娠腹中痛。

生地黄（二斤）取汁，酒（一升）

合煎减半，顿服愈。

《胤产全书·卷二·中恶类》：

七仙饮

妊娠被惊恼，胎向下不安，小腹痛连腰，下血。

当归　川芎（各八分）　阿胶（炙）　人参　艾叶（各四分）　大枣（二十枚）　茯苓（十分）

上水四升，煮取二升，温分三服。

《胤产全书·卷二·霍乱类》：

人参散

治妊娠霍乱吐泻，心烦腹痛。

人参　厚朴（姜制）　橘红（各二钱）　当归（炒）　干姜　甘草（炙）（各一钱）

作一服，水二盅，姜三片，红枣三枚，煎至一盅服。

益智仁散

治妊娠霍乱腹痛，吐利不止。

白术（炒）　益智仁　枳壳（麸炒）　橘红（各七钱半）　草豆蔻（煨，去皮）　良姜（炒）（各半两）

上为散，每服三钱，水煎入姜半分，去滓温服。

木瓜煎

治妊娠霍乱，吐泻转筋，入腹则闷绝。

吴茱萸（汤泡七次）　生姜（切）（各七钱半）　木瓜（切，一两半）　一方有怀香（七钱半）　甘草（一钱）　茱萸（半两）

加紫苏煎。

上细锉，水二盏，煎一盏二分，去滓，分三服，热服。

《胤产全书·卷三·小产类》：

生地黄汤

妊娠胎气损动，血气不调，或跌仆闪坠以致胎堕，胎堕后恶滞不尽，腹中疼痛。

生地黄（焙，一两）　大黄（泡，煨）　芍药　白茯苓（去黑皮）　当归（切，炒）　细辛（去苗）　甘草（炙）　黄芩　桂（去粗皮）（各半两）

上㕮咀，每服五钱，水一盏半，入生姜、大枣，拍碎，同煎至一盏，去滓服。

止痛饮

小产后心腹疼痛。

当归　川芎　熟地黄　白芍药　玄胡索　桃仁　红花　香附　青皮（炒黑）　泽兰　牡丹皮

白水煎，入童便、酒各小半盏，煎服。

《产鉴·子悬》：

紫苏和气饮

当归　白芍　川芎　人参　紫苏梗　陈皮　大腹皮　甘草

上锉，生姜三片，葱白七根，水煎服。腹痛加香附、木香，咳嗽加枳壳、桑白皮，热加黄芩，呕吐加砂仁，泻泄加白术、茯苓，难产加枳壳、香附、车前子。

《产鉴·胎动》：

安胎散

治妊妇偶有所伤，腹痛不安，或从高坠下，重伤所压，触动胎元，痛不可忍及下血。又治胃虚气逆呕吐，心腹诸痛，大抵妊娠不可缺此。

缩砂不拘多少，为末，每服三钱，热酒调服，艾盐汤皆可。此药非八九个月内，不宜用多。

《产鉴·瘦胎》：

达生散

孕之八九个月，服数帖甚好，易产，腹少痛。

当归　白芍　白术（各一钱）人参　陈皮　紫苏（各五分）甘草（炙二分）大腹皮（一钱，洗）

上锉作一剂，葱五根，煎服。如胎肥气喘，加枳壳（八分）、黄杨脑（七个），二味瘦胎要药。

夏加黄芩，春加川芎，冬加砂仁。气虚加参、术，气实倍香附、陈皮。血虚倍当归，加熟地。性急多怒加柴胡，有热加黄芩，食易饥多，加黄杨脑，有痰加黄芩、半夏，腹痛加木香。

《胎产指南·卷一·胎前辨论诸症·胎前二十七症医方》：

顺气安胎散

胎气上攻心腹，胀满作痛，宜服顺气安胎散。（此症名曰子悬。）

人参（二钱）白术（二钱）紫苏（四分）甘草（四分）陈皮（四分）砂仁（四分）当归（二钱）川芎（八分）黄芩（八分）

如有气，加木香二分（磨），姜引。

《生生宝录·卷上·胎前门·胎前方》：

运生散

临月服十余剂，易产。或加砂仁、枳壳，兼别证以意增减。

大腹皮（酒洗晒干）陈皮（去白）（各八分）蜜玉竹　当归（各二钱）焦白术　酒白芍　炙草（各一钱）苏叶（五分）

水煎服，临产时加青葱五根，或葱白七寸，或黄杨尖七枚。春加川芎，夏加黄芩，秋加泽泻，冬加砂仁。气虚倍玉竹、白术，气实加香附、陈皮，血虚加当归、熟地，形实倍苏叶，性急多怒加黄连、柴胡，热甚加黄芩，湿痰加滑石、半夏，食积加山楂，腹痛加枳壳、木香。

《生生宝录·卷上·胎前门·逐月养胎方》：

固胎胚汤（高参古）

治伤胎（如跌仆惊犯腹痛猝有所下）。

酒白芍　白芷（各一钱）黑枝仁（五分）甘草（一钱）元参（钱半）

水煎服。若吐血、衄血，加黑荆芥一钱。

《生生宝录·卷上·胎前门·子痛子悬》：

降真散（袁）

治子悬证。妊至四五月，相火养胎致胎热气逆凑心，心腹胀痛。

黄芩（酒炒，二钱）黄芪（酒炒，八分）苏叶　薄荷　川芎（各一钱）枳壳（炒）生地

（酒洗）（各钱半）

水煎服。若热盛者，黄芩用三钱。或因事致胎上逼，加阿胶、艾叶。或上逼而痛甚，加当归一钱，苏叶改苏子。或因寒在下焦，加羌活一钱，杜仲一钱。或因寒在中焦，加砂仁（炒研）五分泡服，焦白术一钱。（胎孕子病多，而最急最可惧者莫如子痫、子悬二证，故特标出，非挂漏也。）

《生生宝录·卷中·临产门·临产总论》：

脱瓜煎（袁）

无论试月、正产，古有芎归汤，百无一失，予立此方，治腰腹急痛，不知正产试月，服之立辨。

当归（四钱，酒洗） 酒芍 焦术 杜仲（盐水炒）（各三钱） 陈皮（十白，半去白） 黄芩（酒炒） 茯神（各二钱） 炙草（钱半） 木香（三分）

姜枣引。顺取急流、不流二水煎，又以羌活二两，葱白四十根（大者十根，约四两重为度），韭菜根一两，野菱角苗，一本无则以干荷叶三皮代，斑竹箨二两，取急流、不流二水各一斛，煎药乘热气之，夏加斑竹叶百皮，冬加生老姜、胡椒各一两煎气，如无流水，将竹一筵作枧，令急流取用。

《小品方·卷第一·疗妊娠胎动不安方》：

安胎当归汤方

治妊娠五月日，举动惊愕，动胎不安，下在小腹，痛引腰胳，小便疼，下血。

当归 阿胶（炙） 芎䓖 人参（各一两） 大枣（十二枚，擘） 艾（一虎口）

上六味，切，以酒、水各三升，合煮取三升，去滓，纳胶令烊，分三服，腹中当小便缓瘥也。

安胎寄生汤

治流下方。

桑上寄生（五分） 白术（五分） 茯苓（四分） 甘草（十分，炙）

上四味，切，以水五升，煮取二升半，分三服。若人壮者，可加芍药八分、足水二升。若胎不安，腹痛端然有所见，加干姜四分，即安。忌海藻、菘菜、酢物、桃李、雀肉等。

《小品方·卷第一·疗妊娠腹痛方》：

治妊身心腹刺痛方

盐烧令赤熟，三指撮，酒服之，立瘥。

《太平圣惠方·卷第七十四·治妊娠疟疾诸方》：

松萝散

治妊娠患疟，发时憎寒壮热，口干多吃冷水，腹内疗刺，疼痛不止。

松萝（半两） 鳖甲（半两，涂醋炙令黄，去裙襕） 恒山（半两） 乌梅肉（七枚，微炒） 朱砂（一分，细研） 汉防己［一两（分）］ 泽泻（半两） 麦门冬（一两，去心，焙） 知

母（半两） 连翘（半两） 黄丹［一两（分）］ 石韦［一两（分），去毛］ 虎杖（一分） 生干地黄（一两）

上件药，捣细罗为散，每服，不计时候，以温酒调下二钱。

《太平圣惠方·卷第七十四·治妊娠霍乱吐泻诸方》：

藿香散

治妊娠霍乱吐利不止，腹痛，转筋，闷绝。

藿香叶［一（半）两］ 白术（半两） 当归（一两，锉，微炒） 木瓜（一两） 人参（半两，去芦头） 赤茯苓（半两） 五味子（半两） 黄芪（半两，锉）

上件药，捣筛为散，每服四钱，以水一中盏，煎至六分，去滓，不计时候温服。

《太平圣惠方·卷第七十四·治妊娠下痢诸方》：

黄柏散

治妊娠下痢赤白，腹里疗痛，腰疼，或如欲产。

黄柏（微炙，锉） 桑寄生 当归（锉，微炒） 赤芍药 阿胶（捣碎，炒令黄燥） 艾叶（炒令微黄） 芎䓖（以上各一两） 干姜（三分，炮裂，锉） 甘草（一分，炙微赤，锉）

上件药，捣筛为散，每服四钱，以水一中盏，煎至六分，去滓，不计时候稍热服。

薤白饮子

治妊娠下痢赤白，腹痛。

薤白（切，一合） 甘草（半两，炙微赤，锉） 当归（一两，锉，微炒） 地榆（一两，锉） 糯米［三（一）合］

上件药，以水三大盏半，煎取二盏，去滓，不计时候，分温五服。

石榴皮散

治妊娠下痢赤白，水痢，腹痛不可忍。

醋石榴皮（三分） 阿胶（一两） 地榆皮黄柏（一两） 芎（三分） 当归（一两）

上为细散。每服三钱，以薤白粥饮调下，不计时候。一方用葱白粥调服。

《太平圣惠方·卷第七十五·治妊娠阻病诸方》：

陈橘皮丸

治妊娠阻病，心胸气满，腹胁疗痛，腰重。

陈橘皮（一两，汤浸，去白瓤，焙） 赤芍药（半两） 当归（一两，锉，微炒） 吴茱萸（一分，汤浸七遍，焙干微炒） 芎䓖（三分） 甘草（一分，炙微赤，锉） 干姜（半两，炮裂，锉） 艾叶（半两，炒微黄）

上件药，捣罗为末，炼蜜和捣三二百杵，丸如梧桐子大，不计时候，以粥饮下二十丸。

《太平圣惠方·卷第七十五·治妊娠胎不长养胎诸方》：

陟厘丸

治妊娠胎动，腹痛下血，宜服保胎，安定神思。

陟厘（三分）　熟干地黄（一两）　人参（三分，去芦头）　当归（三分，锉，微炒）　白龙骨（三分）　赤石脂（三分）　禹余粮（三分，烧醋淬七遍）　厚朴（一两，去粗皮，涂生姜汁炙令香熟）　赤芍药（半两）　吴茱萸（半两，汤浸七遍，微炒）

上件药，捣罗为末，炼蜜和捣三二百杵，丸如梧桐子大，每服，不计时候，以粥饮下三十丸。

《太平圣惠方·卷第七十五·治妊娠胎动腹痛诸方》：

艾叶散

治妊娠胎动不安，腹内疼痛。

艾叶（三分，微炒）　阿胶（一两，捣碎，炒令黄燥）　芎䓖（三分）　干姜（三分，炮裂，锉）　当归（一两，锉，微炒）　甘草（半两，炙微赤，锉）　桑寄生（三分）

上件药，捣筛为散，每服三钱，以水一中盏，入生姜半分，枣三枚煎至六分，去滓，不计时候稍热服。

鹿角胶散

治妊娠胎动，腹痛闷纵。

鹿角胶（半两，捣碎，炒令黄燥）　人参（半两，去芦头）　芎䓖（一两）　当归（三分，锉，微炒）　甘草（半两，炙微赤，锉）

上件药，捣筛为散，每服四钱，以水一中盏，入葱白七寸，煎至六分，去滓，不计时候温服。

知母丸

治妊娠月未足，似欲产，腹中痛。

知母（二两）

上捣罗为末，炼蜜和丸，如梧桐子大，不计时候，以粥饮下二十丸。

《太平圣惠方·卷第七十五·治妊娠心腹痛诸方》：

鸡苏散

治妊娠心腹刺疼，气胀，胎不安稳。

鸡苏茎叶（一两）　人参（三分，去芦头）　陈橘皮（三分，汤浸，去白瓤，焙）　赤茯苓（三分）　大腹皮（三分，锉）　芎䓖（三分）　苎麻根（半两，锉）　当归（一两，锉，微炒）

上件药，捣筛为散，每服四钱，以水一中盏，入生姜半分，煎至六分，去滓，不计时候稍热服。

《太平圣惠方·卷第七十五·治妊娠腹痛诸方》：

杜仲散

治妊娠或有所触，胎动不安，以致腰痛，及脐腹内痛。

杜仲（一两，去粗皮，炙微黄，锉）　五加皮（一两）　当归（一两，锉，微炒）　赤芍药（一两）　芎䓖（一两）　人参（一两，去芦头）　萆薢（一两，锉）

腹痛

上件药，捣粗罗为散，每服四钱，以水一中盏，煎至六分，去滓，不计时候温服。

《太平圣惠方·卷第七十七·治妊娠惊胎诸方》：

钩藤散

治妊娠胎动不安，因用力劳乏，腹痛面青，冷汗出，气息欲绝，由劳动惊胎所致。

钩藤　茯神　人参（去芦头）　当归（锉，微炒）　桔梗（去芦头）　桑寄生（以上各一两）

上件药，捣粗罗为散，每服四钱，以水一中盏，入生姜半分，葱白七寸，煎至六分，去滓，不计时候温服。

《太平圣惠方·卷第七十七·治数日不产诸方》：

催生防葵散

治难产，三两日产不得，喘息不调，腹内疼痛。

防葵（一两）　滑石（三分）　朱砂（一分，细研）　冬葵子（三分）　木通（三分，锉）　瞿麦（三分）　榆白皮（三分，锉）　飞生毛（一分，烧灰）

上件药，捣粗罗为散，每服四钱，以水一中盏，煎至六分，去滓，温服。

《太平圣惠方·卷第九十六》：

安胎鲤鱼粥

治妊娠因伤动，腹里疼痛。

鲤鱼（一头，重一斤，去鳞鬣、肠胃，细切）　苎根（一两，干者，净洗锉）　糯米（五合）

上件药，以水三碗，先煎苎根，取汁二碗，去滓，下米并鱼煮粥，入五味，空腹食之。

二十四味万灵丸

治妇人产前产后诸疾，并三十六种冷血风气等病。

人参（半两）　茯苓（三分，去皮）　当归　官桂（去皮）　吴白芷　细辛　木香　牛膝　左山寒水石　藁本　麻黄（去节）　甘草（炙）　兰香菜（如无菜只用子亦得）　防风　桔梗　赤参　芎劳　黑附子（炮）　蝉蜕（以上各半两，去土）　芍药　牡丹皮（各三分）　马鸣蜕（一两，炙）　沉香（一分）　石茱萸（一分）

上件，同为细末，炼蜜为丸如弹子大。每日空心，用酒化一丸。治八风，十二疝，乳中，风淋，血聚，并治胎不安。若死在腹中，不过三丸，生下死胎。生衣不出，一丸便出。产后，腹内绞痛，绕脐下如刀刺相似者，一丸便止。产前产后，赤白痢，并带下，及呕逆，心气烦满，服一丸，立瘥。如怀胎入产月，但一日一服，至生产时，不觉痛。产前伤寒中风，体如板者，用热煎麻黄汤，下一丸，立止。经信不通，或频并来，或白，吃食无味，瘦恶作热，面赤唇焦，手足烦疼，遍身如黑点，生血斑，凡妇人一切疾病，但服此药，必有功效。

《圣济总录·卷第一百五十四·妊娠门·妊娠胎动》：

苎根饮

治妊娠胎动欲堕，腹痛不可忍。

苎麻根（去皮，切，一升）　银（五两）

上二味，以清酒一升，水一升，同煎取一升，分温五服。

厚朴橘皮丸

治胎动不安，心腹痛。

厚朴（去粗皮，生姜汁炙，一两） 陈橘皮（汤去白，焙，一两） 木香（一两） 白术（一两半） 阿胶（炙燥，半两） 当归（锉，焙，半两） 干姜（炮，半两） 诃黎勒皮（半两） 吴茱萸（洗，焙干，炒，一分）

上九味，捣罗为末，炼蜜丸如梧桐子大，每服二十丸，食前米饮下。

《圣济总录·卷第一百五十四·妊娠门·妊娠胎动下血》：

侧柏丸

治妊娠胎动，脐腹疼痛，下血不止。

侧柏 芍药（各一两） 代赭（研） 黄芪（锉） 木贼（锉，炒） 芎䓖 禹余粮（煅）（各半两）

上七味，捣罗为末，酒煮面糊和丸，如梧桐子大，每服二十丸，浓煎木贼酒下，食前服。

当归饮

治妊娠胎动，腹痛下血。

当归（切，焙，一两） 葱白（细切，一握）

上二味拌匀，每服五钱匕，酒一盏半，煎至八分，去滓，温服。

《圣济总录·卷第一百五十六·妊娠门·妊娠下痢》：

健脾汤

治妊娠下痢，脐腹撮痛，益胃气，思饮食。

厚朴（去粗皮，锉） 苍术（水浸，去皮，锉）（各四两） 大枣（一升，煮熟，剥去皮核，研取枣汁约五升以来，同煮厚朴、苍术候水尽为度，滤出焙干） 陈橘皮（去白，面炒，三两） 白茯苓（去黑皮，二两半） 人参（二两） 甘草（炒，三两）

上七味，粗捣筛，每服三钱匕，水一盏，入生姜三片，枣一枚擘破，同煎至六分。去滓，温服。此药能进食，调脾胃。

《圣济总录·卷第一百五十七·妊娠门·妊娠小便不通》：

榆白皮散

治妊娠小便不通，心神闷乱，少腹急痛。

榆白皮（锉） 王不留行 滑石（各一两）

上三味，捣研为细散，每服二钱匕，煎灯心汤调下。

《圣济总录·卷第一百五十七·妊娠门·妊娠小便利》：

艾叶丸

治妊娠小便利，少腹急痛。

艾叶（炙） 干姜（生）（各一两） 厚朴（去粗皮，生姜汁炙） 益智（去皮）（各半两）

腹痛

上四味捣罗为末，炼蜜和丸，如梧桐子大，每服三十丸，米饮下，以饭压之。

熟干地黄丸

治妊娠小便不禁，脐腹疼痛。

熟干地黄（焙）　巴戟天（去心）　肉苁蓉（酒浸一宿，切，焙）　五味子　山茱萸（醋浸一宿，炒）　蒺藜子（炒，去角）　草薢　山芋　蜀椒（去目及合口者，炒，取红）　续断（各一两）　菟丝子（酒浸，别捣）　杜仲（去粗皮，蜜炙）（各半两）　沉香（一分）

上一十三味为细末，炼蜜和丸，如梧桐子大，每服十五丸，食前温酒下。

《圣济总录·卷第一百五十七·妊娠门·妊娠大小便不通》：

栀子汤

治妊娠大小便不通，脐腹胀痛。

栀子仁（一两半）　石膏（四两）　黄芩（去黑心，一两半）　泽泻（二两）　柴胡（去苗，一两半）　赤芍药（二两）　葳蕤（一两半）　车前草（切，半两）

上八味，粗捣筛，每服四钱匕，水一盏半，淡竹叶十片，同煎至八分。去滓，食前服。

3. 产后病

《金匮要略·妇人产后病脉证治第二十一》：

枳实芍药散方

枳实（烧令黑，勿太过）　芍药（等分）

上二味，杵为散，服方寸匕，日三服。并主痈脓，以麦粥下之。

下瘀血方

大黄（三两）　桃仁（二十枚）　䗪虫（二十枚，熬，去足）

上三味，末之，炼蜜和为四丸，以酒一升，煎一丸，取八合，顿服之，新血下如豚肝。

《千金》内补当归建中汤

治妇人产后虚羸不足，腹中刺痛不止，吸吸少气，或苦少腹中急，摩痛引腰背，不能食饮。产后一月，日得服四五剂为善，令人强壮宜。

当归（四两）　桂枝（三两）　芍药（六两）　生姜（三两）　甘草（二两）　大枣（十二枚）

上六味，以水一斗，煮取三升，分温三服，一日令尽。若大虚，加饴糖六两，汤成纳之，于火上暖令饴消。若去血过多，崩伤内衄不止，加地黄六两，阿胶二两，合八味，汤成纳阿胶，若无当归，以川芎代之，若无生姜，以干姜代之。

《杂病广要·脏腑类·肠痈》

活血散瘀汤

治产后恶露不尽，或经后瘀血作痛，或暴急奔走，或男子杖后，瘀血流注肠胃作痛，渐成内痈，及腹痛大便燥者，并宜服之。

川芎　归尾　赤芍　苏木　牡丹皮　枳壳　瓜蒌仁（去壳）　桃仁（去皮尖，合一钱）　槟榔

（六分）　大黄（酒炒，二钱）

水二钟，煎八分，空心服，渣再煎眼。（《正宗》）

《女科百问·第十一问·妇人卦数已尽经水当止而复行》：

补中芎艼汤

治风虚冷热，劳损冲任，月水不调，崩中暴下，产后失血过多，虚羸腹痛，或妊娠胎动不安，血下。

当归　干姜（炮）（各三两）　川芎　黄芪（蜜炙）　茱萸（汤洗七次）　白芍　甘草（炙）　熟地　杜仲（炒令丝断）　人参（各一两）

上为咬咀，每服三钱，水盏半，煎一盏，去滓，热服，空心食前。

《女科百问·第三十三问·心腹痛或又有小腹痛》：

醋煎散

治妇人血气腹胁刺痛，及产后败血，儿枕急痛。

高良姜（一两）　当归　肉桂　白芍　橘红　乌药（各半两）

上为细末，每服三钱，水醋各半盏，煎七分，通口服，不拘时。

《女科百问·第八十问·热疾胎死腹中》：

乌金散

治产后血迷血运，败血不止，淋漓不断，脐腹疼痛，头目昏眩，无力多汗，及治崩中下血，过多不止，宜服。

麒麟竭　乱发　松墨（煅，醋淬）　百草霜　当归头　肉桂　赤芍　玄胡索　鲤鱼鳞（烧）

上等分为细末，每服二钱，温酒调服下。

《女科百问·第八十三问·产后血运》：

七宝散

初产后调血和气，补虚，压惊悸，治虚运。

朱砂（研）　桂心　干姜（炮）　当归　羚羊角　川芎　人参　茯苓（各半分）

上为细末。若产妇平和，三日以前，直至满月，每日各取一字，以羌活豆淋酒调下，空心服。若觉心胸烦热，即减桂姜，冷即加之。腹痛加当归，心闷加羚羊角，心胸气短加桂，不下食或恶心加人参，虚颤加茯苓，以意斟酌。日二服，夜一服。不饮酒者，童便酒少许调下。

《女科百问·第八十九问·产后腹痛又泻痢》：

产后肠胃虚怯，寒邪易侵。若未满月，饮冷当风，乘虚进袭，留于胸膈，散于腹胁，故腹痛作阵，如锥刀所刺。流入大肠，水谷不化，洞泄肠鸣，或下赤白，胁肋膨胀，或走痛不定，急服调中汤立愈。若医者以为积滞取之，则祸不旋踵。

调中汤

高良姜　当归　官桂　白芍　附子　川芎（各一两）　甘草（半两）　人参（半两）

上为咬咀，每服三钱，水二盏，煎一盏，去滓，热服，空心食前。

定痛散

治产后恶血不止，腹内热痛不可忍，及儿未定。

当归　芍药（各二两）　桂心（一两）

上为㕮咀，每服二钱，各盏半。

又方

治产后瘀血，怯痛不已。

生料五积散。加干姜、良姜、丁香、官桂，用煮酒童便各一盏。热服立效。

又方

独用肉桂末调好酒服之，立效。

《女科百问·第九十二问·产后血崩》：

固经丸

产卧伤耗经络，脉未平复，劳役损动，致血暴崩，淋漓不止。或因咸酸不节，伤蠹营卫，亦变崩中。若小腹满痛，肝经已坏，为难治，当急服固经丸。

艾叶　赤石脂（煅）　补骨脂（炒）　木贼（各半两）　附子（一只，炮，去皮脐）

上为末，陈米糊和，丸桐子大，食前温酒下三十丸，米饮亦得。

《妇人大全良方·卷之二·佛手散》：

佛手散

治产前、产后腹痛，体热头痛及诸疾。才产了，未进别物，即先服此药。能除诸疾，逐败血，生新血。

川芎（二两）　川当归（三两）

上为细末，每服二钱。水一盏，酒二分，煎七分温服。

一方为粗末，每服四钱。水七分，酒三分，同煎至七分热服。将产前先安排此药，将两服药末煎之，产了速进之。三日内，日二服；三日外，日一服。

一名桂香散，治产后腹疼不可忍者，加桂心，等分酒与童子小便合煎，服之立效。

一名羊肉汤，治虚损羸乏，腹中疼痛，往来寒热，吸吸少气，不能支持，头眩自汗，腹内拘急。每服用精羊肉一两，姜十片，水二盏，煎至六分，温服。

一名君臣散，治妇人、室女心腹疞痛，经脉不调，用水煎服。若妊妇胎气不安，产后诸疾，加酒煎服。

难生倒横，子死腹中，先用黑豆一大合炒熟，水一盏，入童子小便一盏，药末四钱，煎至一盏，以上分为二服，未效再作。产后恶血注心，迷闷喘急，腹痛依前，用黑豆加生姜自然汁半合煎服。

《妇人大全良方·卷之七·葱白散》：

葱白散

专治一切冷气不和，及本脏膀胱气攻冲疼痛。大治妇人产前、后腹痛，胎不安或血刺痛者，兼能治血脏宿冷，百节倦疼，肌体怯弱，劳伤带癖，久服尽除。但妇人一切疾病，最宜服此。

川芎　当归　枳壳　厚朴　桂心　干姜　芍药　舶上茴香　青皮　苦楝子　木香　熟地黄　麦芽　三棱　莪术　茯苓　神曲　人参（各等分）

上为细末，每服三平钱。水一盏，连根葱白二寸，拍破，盐半钱，煎至七分，温服。内大黄、诃子，宜相度病状。如大便不利，入大黄同煎，却不入盐；如大便自利，入诃子煎。

罗安人每遇经脉行时，则脐与小腹下痛不可忍，服药无效，仆以桂枝桃仁汤愈。自后再发，一投而瘥。桂枝桃仁汤（方见第一卷十二论）。

治经候来时先腹痛。（男六德续添）。《局方》七气汤吞下来复丹。

《妇人大全良方·卷之十八·红蓝花酒》：

红蓝花酒

《近效》方疗血晕，绝不识人，烦闷，言语错乱，恶血不尽，腹中绞痛，胎死腹中。

红花（一两）

上为末，分二服。每服酒二盏、童子小便二盏，煮取盏半，候冷，分为二服，留滓再并煎。一方无童便。

《妇人大全良方·卷之二十·葛氏方》：

葛氏方

疗腹中瘀痛。

桂心为末，温酒调二钱。

产后血瘕腹痛及喉痹热塞，本人呼血瘕为儿枕。产后即起，痛不可忍。铁秤锤煅令通赤，淬酒中，候温饮之。用斧亦得。

《妇人大全良方·卷之二十一·补益白薇丸》：

补益白薇丸

治产后风虚劳损，腹痛冷气，脚膝无力，面色萎黄，饮食减少，日渐羸瘦。

木香　当归　桂心　泽兰叶　牛膝　白薇　牡丹皮　枳壳　人参　川芎　厚朴　白术　续断　熟地黄　北细辛　赤石脂　龙骨　禹余粮　黄芪（各一两）　白茯苓　附子（各三分）　吴茱萸（一分）

上为细末，炼蜜为丸如梧桐子大。食前温酒下三十丸。

《妇人大全良方·卷之二十二·续命汤》：

续命汤

疗产后血痢，小便不通，脐腹痛。

生马齿苋

上捣取汁三大合，煎一沸，下蜜一合调，顿服。

《万氏女科·卷之三·产后章·产后儿枕痛》：

又羊肉汤

通治上腹痛、小腹痛、儿枕痛之神方也，专治虚羸。

精羊肉（四两） 当归（酒洗） 川芎（各五钱） 生姜（一两） 水（十盏）

煎三盏，分四服。

《女科要旨·卷三·金匮方论一十一首》：

下瘀血汤

大黄（三两） 桃仁（二十个） 䗪虫（二十枚，去足，熬）

上三味末之，炼蜜和为四丸，以酒一斤，煮一丸，取八合顿服之，瘀血下如豚肝。（各本略异。）

歌曰：脐中着痛瘀为殃，廿粒桃仁三两黄，更有䗪虫二十个，酒煎大下亦何伤？

（次男元犀）按：产妇腹痛，服枳实、芍药而不愈者，为热灼血干，而为停瘀，其痛着于脐下，宜用此汤。

《秘珍济阴·卷之二·〈达生编〉下卷·方药》：

生化汤

治产后儿枕血不下，及恶瘀未尽、腹痛等症。

当归（六钱） 川芎（四钱） 干姜（炒黑，五分） 桃仁（去皮尖，只用五分不可太多） 甘草（水炙，五分）

上用水一盅，童便一盅，煎温服（若恶血已行，腹痛已止，减去桃仁），服三四剂妙。

湘门不用生化汤，常随症选，依法制清魂散。或恶露少者，用黑神散，合糖楂煎，童便水酒兑，逐瘀止痛。如衣未下，用清魂散加川牛膝二钱，柞树皮刺两许，田边树乌苞根五钱。腹痛，仍加糖楂合煎，童便水酒兑，或加冬葵子，每每获效。有服一二剂不下，用平胃散加芒硝一钱煎服，即化碎而下。此方兼治胎死，舌与指甲俱青，心胸胀闷，口中作臭，但下后宜补血，合保元培养气血为主，相体见证，变通加减，免贻后患。

《秘珍济阴·卷之二·用药歌括》：

夺命散

治胞衣不下，腹中胀痛。

制没药 血蝎（等分）

碾细末，才产下即用童便陈酒各半杯煎一两沸，调二钱，良久再服，其血自下行，便不冲上，免生百病。

夺命丹

治胞衣不下及已下腹中胀痛或胎死腹中难下。

附子（五钱，炮） 丹皮（一两） 干漆（一两，研碎炒令烟尽）

为细末，好醋一升，大黄末一两，同熬成膏，和药为丸，如梧桐子大，温酒下五七丸，消瘀止痛，下胞胎如神。

《秘珍济阴·卷之二·用药歌括》：

益母丸

凡胎前产后脐腹作痛者，用益母丸服之即安。

益母草（取紫花方茎者，不犯铁器摘碎风干，八两）　川当归　赤芍　木香（各二两）

共为末，炼蜜为丸如弹子大。或胎前脐腹作痛，胎动不安，下血不止，用米汤下，或秦当归煎汤下。又胎前产后脐腹作痛作声，或寒热往来状如疟疾者，用米汤下。又临产并产后各用一丸，如弹子大，童便入酒下，能安魂定魄，调顺血气，诸痛不作，并可催生。以上三方，李氏祖传，历试历验，万无一失（更期广相传布）。

《秘珍济阴·卷之三·产后门·产后儿枕痛》：

当归延胡汤

腹中有块，上下时动，痛不可忍，此恶露未尽，新血与旧血相搏而痛，俗谓之儿枕痛，即血瘕是也，宜服当归延胡汤。

归尾　赤芍　延胡　蒲黄　桂心　红花

童便酒对服。

歌曰：归延蒲芍合为汤，红桂童便酒最安。

《秘珍济阴·卷之三·产后门·产后儿枕痛》：

羊肉汤

专治虚羸及腹痛儿枕痛神方。

精羊肉（四两）　当归（一两）　川芎（五钱）　老姜（三钱）

共煮浓汤，去渣服。

《秘珍济阴·卷之三·产后门·产后泄泻》：

理中汤

人参　炙草　白术　黑姜

如泄不止加肉豆蔻（面裹煨去油）。

歌曰：理中汤主理中乡，炙草人参术黑姜，呕利腹痛阴寒甚，或加附子总扶阳。

《秘珍济阴·卷之三·产后门·产后霍乱吐泻》：

藿朴理中汤

产后血去气损，饮食易伤，风冷易乘，少失调理，即生霍乱，心腹绞痛，手足逆冷，吐泻并作，宜服藿朴理中汤。

人参　白术　炙草　干姜（炮）　陈皮　藿香　厚朴（姜汁炒）

歌曰：宜服藿朴理中汤，参术草陈姜朴香。

《秘珍济阴·卷之三·产后门·产后大便闭》：

滋肠五仁丸

杏仁（去皮尖）　桃仁　橘红　柏子仁　松子仁　郁李仁

歌曰：滋肠五仁杏桃松，橘红柏李蜜丸通。

蜜丸或加麻仁、当归，稍或煎服亦可。

妇已生二子，至四十余岁又妊孕，仅六七月因腹痛，误药水瘀俱下欲产，医治罔效。至五六日，腹痛更甚，心胸满闷难当，延湘门诊视，面色白，脉沉细歇指，舌黑大半，不问而知胎已损也。因以芎归合保元（见前）加人参五分同煎服，一时胎衣俱下，腥臭不堪，保妇无虞。但便闭三日，此是气血不足，湘门用芎归合保元，无人参加火麻仁养血补气润肠，令待数日自通。至四日（湘）复往。有一医称治此病神效，其夫延至家，用归芎甘庄（名元戎四物汤）一服不久便通，医夸谈而去。次早又延至复脉，医令尽剂，即刻呕泻，昏倒不省人事，忙进十全大补汤罔效。仍延余理治，用四君子汤（方见首卷）加丁香、白豆蔻、熟参一钱，浓蒸挠口灌入一盏，半时略醒，尽剂方苏。盖此通方非体实不可用也，特表以为戒。

《秘珍济阴·卷之三·产后门·产后小便不通或短少》：

加味补中益气汤

即本方加车前、麦冬、赤苓（益气汤见首卷中风）。

若恶露不下，败血停滞闭塞水渎。其症小腹胀满刺痛，乍寒乍热，烦闷不安，宜服加味四苓散（白术、茯苓、猪苓、泽泄）加红花、苏木。

《秘珍济阴·卷之三·产后门·产后尿血》：

小蓟饮子

腹痛乃败血流入膀胱，若尿止涩痛出血，小腹不痛，此内热也，宜服小蓟饮子。

生地　赤芍　木通　蒲黄　淡竹叶　滑石　甘草梢　藕节　归尾　栀仁（炒黑）　小蓟根

败血加红花，内热加黄芩、麦冬。

歌曰：小蓟饮子藕蒲黄，赤芍通滑生地襄，归草黑栀淡竹叶，血淋热结服之凉。

《秘珍济阴·卷之三·产后门·产后蓐劳》：

加味芎归汤

蓐劳者因生产艰难，疲极筋力，忧劳心虑，或调养失宜，虚风客之，致令虚羸喘乏，乍寒乍热，百节疼痛，头痛自汗，肢体倦怠，咳嗽痰逆，腹中绞痛，当扶正气为主，余皆从末治之，宜用加味芎归汤加荆芥末、益母草煎服。

当归　川芎　荆芥穗（末）　益母草

共煎服。

有热加酒炒柴胡，有寒加黑姜，有瘀加山楂炭，鼻衄加麦冬，夜热加地骨皮，有痰加白芥子，宿食加炒曲，余药不可浪加。

《妇科秘书·伤食论》：

健脾消食汤

治产后块痛已除，停食痞塞。

人参（二钱）　当归（三钱，酒洗）　川芎　神曲（炒）（各一钱）　白术（一钱半，土炒）　山楂　砂仁（各六分）　麦芽　炙草（各五分）

《妇科秘书·腹痛论》：

加味生化汤

治产后风冷，或伤寒物腹痛。

川芎（二钱）　当归（四钱）　炮姜（四分）　桃仁（十粒）　炙草（五分）　桂枝（四五分）

《金匮》当归生姜羊肉汤

治产后腹中痛，及寒月生产，寒气入于子门，手不可犯，脐下胀满，并治寒疝，虚劳不足，及胁痛里急。

当归（一两）　生姜（一两半）　羊肉（二斤，生）

取羊肉清汤煎药，温分三服。

《妇科秘书·小腹痛并儿枕论》：

延胡生化汤

即生化汤加延胡一钱。治小腹儿枕块痛。如无块，但小腹痛，可按而止者，属虚，以生化汤加入延胡索散，再加入熟地二钱。

延胡索散

肉桂　延胡

各等分，合为细末，听用。

《妇科秘书·腰痛论》：

琥珀地黄丸

治产后恶露未净，胸腹痛，小便不利。

琥珀（别研）　延胡（同糯米炒，去米）　当归（各一两）　蒲黄（四两，生半，炒半）　干生地（八两）　生姜（一斤）

上将地黄咀碎酒浸，生姜切片，各捣取汁留滓，无油杵中，用姜汁炒地黄滓，地黄汁炒姜滓，各干为末，忌犯铁器，炼白蜜为丸，弹子大，每服一丸，空心，当归煎汤调服。

《妇科秘书·大小便血论》：

小蓟汤

产后尿血、小腹痛者，乃败血流入膀胱；小腹不痛，但溺时涩痛者，乃内热也。并用小蓟汤主之，《尊生》用加味肾气，去桂、附，加生地、发灰治之。至于大便便血，或因饮食起居失宜，或因六淫七情过极，致元气亏损，阴络受伤也。四君子加生地、升麻、归身、白芍、发灰治之。

小蓟根　生地　赤芍　木通　蒲黄　淡竹叶　甘草梢（各一钱）　滑石（二钱）　灯心引

《妇科问答·产后三十四问》：

十九问：产后小腹痛，何治？

答曰：此瘀血未尽也，宜服芎归散。

川芎　归尾　红花　赤芍　丹皮　玄胡索　蓬术　香附　乌药

《妇科问答·产后三十四问》：

理气和荣汤

三十四问：产后胸膈不宽，小腹疼痛，时发寒热，何治？

答曰：产后元气虚弱，瘀血未尽，余血与气相搏，随其上下而成胸膈不宽、小腹疼痛、时发寒热也。若以血虚用参、芪、地黄之药，则瘀血补住而不行；若以积聚而用姜、桂、蓬术之药，则元气益耗而愈虚。当服生新血、去瘀血而调理之药，方为两全。用理气和荣汤。

川芎　甘草　当归　香附　丹皮　益母草　山楂　红花　木香（少许）　白茯苓　陈皮

临产时先服四物汤，加枳壳以理气，加牛膝以达下，屡试屡验。产后服童便一盏。

《卫生家宝产科备要·卷第五·十八论中治产前后患，蒲黄黑神散功效》：

单方黑神散

防晕备急。

驴护千不计多少，以桑柴火烧，以刀刮。取黑煤更烧，更刮，令尽研为末，入真麝香少许。如才产了，及觉血冲心，晕闷，取一钱末，以热酒和童子小便，调下。

又十八论曰：产后血气通肺，上气咳嗽，多纵睡者，何。

答曰：产后满月，血脉未通，好食热面，壅结成痰，或有气块。发时冲心，心痛，气急咳嗽，四肢寒热，心闷口干，背膊酸疼，睡梦惊狂，体虚无力，时有汗出。

姜粉散

才产服此药，荡尽儿枕，除百病源。

当归（洗，去芦须，切，焙）　官桂（去皮，不见火者）　人参（去芦，切片）　茯苓（白者去黑皮）　甘草（炙）　芍药（洗净）　知母（润者切，炒）　川芎（洗）　大黄（略炒）　黄芪（蜜炙）　木香（不见火）　草豆蔻（去壳）　白术（锉，碎）　诃子（煨熟去核）　高良姜（锉，炒）　青橘皮（去穰）　熟干地黄（洗，酒浸，焙）

上除地黄外，各等分锉，焙干。次用附子一个结实半两者，炮裂，去皮脐，切。生姜一斤，研取自然汁于碗器中，停留一食久，倾去清汁，取下面粉脚摊在蒻叶中，入焙宠焙干，同众药捣，罗为末。才产后用药末三钱、水一盏、姜三片、枣子一个，擘开同煎至七分，乘热吃。如吃药之后，自然产。母睡着半日以来，睡觉再服全除。却腹痛，一日只可三服，至九服不可，服恐肚中冷也。

《胤产全书·卷三·产后调理类》：

四味汤

治产后一切诸疾。才方分娩，一服尤妙。

当归（心膈烦加半钱） 玄胡索（气闷喘加半钱） 血竭（恶露不快加半钱） 没药（心腹撮痛加半钱）

上等为细末，每服二钱，食前以童便一盏，煎至六分温服。

《胤产全书·卷三·血晕附厥逆类》：

归元汤

治产后去血过多，血晕不省。

川芎 当归（各等分）

上作一服，水二盏，煎至七分，食前服。腹中刺痛加白芍药。口干烦渴加乌梅、麦门冬。发寒热加白芍。水停心下加茯苓、生姜。虚烦不得眠加人参、竹叶。

《胤产全书·卷三·血不下类》：

荷叶散

疗产后恶露不下，腹中疼痛，心神烦闷。

干荷叶（二两） 鬼箭羽 桃仁 刘寄奴 蒲黄（各一两）

上为粗末，每服三钱，以童便一大盏，姜二片，生地黄一钱，捣碎同煎至六分，去滓，无时热服。

《胤产全书·卷三·血不止类》：

广济神方

治产后恶血不绝，崩血不可禁，腹中绞痛，气息急。治蓐中三十六疾。

乱发（烧存性，一两） 阿胶（二两） 代赭石 干姜（各二两） 马蹄壳（一个，烧） 干地黄（四两） 牛角䚡（五两，醋炙）

上为细末，炼蜜丸，如梧子大。每服三四十丸，空心米饮，日二服。

《胤产全书·卷三·腹痛类》：

金匮方

产后腹痛，烦满不得卧。

枳实（炒令黑，勿太过） 芍药（各等分）

上二味，杵为散，服方寸匕，日三服。并生痈脓，以麦粥下之。

千金桃仁散

治产后腹痛。

桃仁（半升） 芍药 川芎 当归 桂心 干漆（碎，熬） 甘草（各二两）

细切，水八升，煮二升半，分三服。

《胤产全书·卷三·中风类》：

云岐方

治产后中风，半身手足不遂，言语謇涩，恍惚多忘，精神不定。

独活 当归 芍药 防风 川芎 玄参 天麻（各五钱） 桂心（三钱）

上咬咀，以水八升，煮取二升半，分为三服，觉效更作一剂。又作丸，每服二十丸。如有热加葛根五钱。有冷加白术五钱，若有气症加生姜一两半。若手足不遂加牛膝一钱半，草薢三钱，黄芪四钱。若腹痛加当归、芍药各七钱半。若不食加人参五钱，玄参一两。若寒中三阴，所患必冷，小续命汤加生姜煎。若暑中三阳，所患必热，小续命汤去附子，减桂心一半，加薄荷煎。

《胤产全书·卷四·蓐劳虚羸类》：

黄芪建中汤

治产后诸虚不足，发热或恶寒，腹痛。

黄芪（炒）肉桂（各一两）白芍药（炒，二两）甘草（炒，十钱）

每服五钱，姜、枣、水煎服，日二三服。虚甚加附子。

《胤产全书·卷四·泻痢类》：

归芎散

治产后身热，腹痛泄泻。

当归 川芎 白芍药 玄胡索 砂仁 甘草 白术 神曲 茯苓 干姜皮

水姜煎服。

《胤产全书·卷四·赤白痢疾类》：

急救散

治产后赤白痢，腹中绞痛。

芍药 阿胶 艾叶 熟地黄（各一两）甘草 当归（各三两）

上咬咀，水煎分二服，空心饮。

神马饮

治产后血痢，小便不通，脐腹疼痛。

用生马齿苋捣汁二大合，煎一沸，下蜜一合，调顿服。

又方

产后痢日五十行者。

取木里蛀虫粪屑炒黄，急以水沃之，令稠稀得所，服之即瘥。

《产鉴·中风》：

济危上丹

治产后虚极生风。

乳香 五灵脂 硫黄 玄精石（同研极细）阿胶（炒珠）卷柏（生用）桑寄生 陈皮（各等分）

上将四味同研停于银、石器内，微炒勿焦，再研极细，复入余药为末，拌匀，生地黄汁和丸，如梧桐子大，每服二十丸，煎当归汤服下。

产后虚极生风者，妇人以荣血为主，因下血太多，气无所主，唇青，肉冷，汗出，目眩，神昏，命在须臾者，虚极生风也，应急服济危上丹，若以风药治之则误也。

薛立斋曰：前证属血气俱虚者，用十全大补汤。如不应，加附子、钩藤钩。若肝经血虚，用逍遥散加钩藤钩。经云：脾之荣在唇，心之液为汗，若心脾两脏虚极，急用参附汤救之。一妇人，患前证，或用补剂，四肢逆冷、自汗、泻泄、肠鸣、腹痛。余以阳气虚寒，用六君子、姜附各加至五钱，不应，以参附各一两始应。良久不服，仍肠鸣腹痛，复灸关元穴百壮，及服十全大补汤方效。

《产鉴·癫狂》：

琥珀地黄汤

治产后恶露冲心，语言乱通，如见鬼神，惊悸不定，小便不利者。

琥珀　辰砂　没药（各研细）　当归（各一两）

上为细末。每服二钱，空心，白汤调下，日三服。心腹痛者，加延胡索。兼晕者，加蒲黄。

大圣泽兰散

治产后败血冲心，中风口噤，及坠胎腹中刺痛、横生逆产、胎衣不下，血昏、血滞、血崩、血入四肢、一切血证，诸种风气，或伤寒吐逆、咳嗽、寒热往来、遍身生疮、头痛恶心、经脉不调、赤白带下、胎藏虚冷、数常坠胎、久无子息、室女经脉不通，并宜服之，常服暖子宫，和血气，悦颜色，退风冷，消除百病。

泽兰叶　石膏（研）（各二两）　柏（去根）　防风　白茯苓（去皮）　厚朴（姜制）　细辛　桔梗　柏子仁　五味子　人参　藁本　吴茱萸（汤洗七次，焙）　干姜（炮）　白术　川椒（去子及闭口者，炒，出汗）　川乌头（炮，去皮脐）　白芷　黄芪　丹参（各七钱半）　芫荑（微炒）　甘草　川芎　白芍　当归（各一两七钱半）　白薇（炒燥，五钱）　肉桂（一两）　阿胶（炒珠，五钱）　生地黄（一两半）

上为细末。每服二钱，临卧，热酒调下。若急疾，不拘时，日三服。

《产鉴·泻痢》：

香附芍药汤

治产后痢疾。

当归　川芎　芍药　香附　陈皮　茯苓　白术（各一钱）　砂仁（六分）　甘草（五分）　泽泻（五分）　木香（三分）

上，水煎服。腹疼者，倍芍药，加黄连八分。

《产鉴·浮肿》：

加味八物汤

治产后遍身浮肿，气急潮热。

人参　白茯苓　熟地黄　小茴香（各三钱）　白术　川芎　当归　白芍　香附子（各五钱）　甘草　黄芩　柴胡（各一钱）

上锉，分五服。每服，水一钟半，生姜三片，煎至七分，空心，热服。若腹痛，加延胡索、枳壳，倍芍药。呕吐恶心，加藿香、砂仁。咳嗽，加五味子、款冬花。

《绛雪丹书·产后上卷·产后诸症总论》：

养生化滞汤

治产后大便不通，误用大黄等药致成膨胀，或腹内块痛不止。

当归（四钱） 川芎（一钱） 白芍（一钱） 人参（一钱） 白术（二钱） 茯苓（一钱） 桃仁（十粒，炒去皮尖） 肉苁蓉（钱半，去甲，酒洗净） 大腹皮（四分） 陈皮（三分） 香附（三分） 炙草（四分），水煎服。

如胀甚，倍人参、白术。如血块痛，以本方送三消丸。产后恶露成块不下。（此句下似有脱字。）以上三方大率相同，可以通用。俱遵丹溪治胀加减方，屡用屡验。常治服大黄而作胀者，用参归至半斤以上，大便方通，膨胀方退。

丹溪三消丸

治妇人有死血、食痰饮三等块。

黄连（一两五钱，吴茱萸汁炒一两，同益智仁炒五钱） 川芎（五钱） 萝卜子（五钱） 桃仁（十粒，炒，去皮尖） 栀子（五钱，炒） 神曲（五钱） 三棱（四钱，醋炒） 香附（一钱，童便浸炒） 山楂肉（一钱）

共为细末，蒸饼为丸，食远前汤送下五六十丸。

一方治恶露凝结成块，虚证百出，腹痛身热，骨蒸时作时止，似疟。或五心烦热，食少羸瘦。或月水不调，其块在两胁，动作有声，嘈杂血晕等症，用补中益气汤去柴胡、升麻加茯苓、白芍，煎送三消丸，块消而人不弱最妙。

健脾利水生化汤

治产后虚泻，血块已消者。

川芎（一钱） 白术（二钱） 当归（二钱） 炮姜（四分） 炙草（五分） 茯苓（钱半） 人参（三钱） 肉果（一枚，煨） 陈皮（五分） 泽泻（八分）

水煎服。

寒泻，加砂仁八分，炮姜多用三五分。热泻，加炒黄连八分。泄水腹痛，米饮不化，加砂仁、山楂、麦芽各六分。泻有酸暖臭气，加砂仁、神曲各八分，山楂五粒，麦芽五分。脾虚日久泄尽方快者，以食积论，亦加神曲、麦芽、山楂。如弱甚形色俱脱，必用丹溪参苓术附汤大补方愈。久泻，加升麻。诸泻宜加莲子十粒，水多加苍术以燥湿。

《胎产指南·卷七（上）·产后论解三十二症医方·产后痢产后痢》：

加减生化汤

治产后七日内外患痢。

川芎（二钱） 当归（二钱） 炙甘草（五分） 桃仁（十二粒） 茯苓（一钱） 陈皮（四分） 木香（二分，磨）

白痢腹痛，加砂仁六分。

《胎产指南·卷七（下）·增补产后十二症·恶露不下》：

加减八珍汤

产后恶露不下，此症有二，或因子宫素冷，停滞不行，必小腹胀满，刺痛无时。或因中气本虚惫，血少气乏，血阻不能尽下，腹必乍痛乍止，痛亦不甚，加减八珍汤主之。

人参　茯苓　炙甘草　当归　川芎　元胡索（酒炒）　香附（醋制）

姜枣引。

痛无补法，如腹痛者，参宜斟酌。

《胎产心法·卷之上·诸痛论（附孕痛）》：

独活寄生汤

治风痹，腰脚疼重，并治产后腹痛，不得转动，及腰脚挛痛，不得屈伸痹弱者，宜服此汤。去细辛，治产后足膝肿或痛。

人参　归身　白芍　川芎　熟地　桑寄生　杜仲（炒断丝）　牛膝（蒸）　细辛　秦艽　茯苓　桂心　防风（各六分）　独活（九分）　甘草（三分）

姜煎服。《古今录验》无寄生，有续断，因续断亦可代寄生。《肘后》无寄生、人参、甘草、当归，有附子。

《胎产心法·卷之中·胞衣不下论》：

《良方》牛膝散

治胞衣不下，腹中胀痛，急服此药腐化而下。

牛膝　川芎　朴硝　蒲黄（各三两）　当归（一两五钱）　桂心（五钱）

每服五钱，姜三片，加生地黄一钱，水煎服。

《胎产心法·卷之下·泄泻及完谷不化并遗屎论》：

参苓莲子饮

治产后脾泄不止，并治年久不止脾泄之证。

人参　白术（土炒）（各二钱）　白芍（八分，炒）　当归（一钱五分）　白茯苓　山药（各一钱）　升麻　陈皮（各三分）　炙草（四分）　莲子（十二粒，去心）

姜二片，水三钟煎服，取药内莲子送药。甚者，腹疼，加炒黑干姜五分。虚甚，加人参三四钱。

参苓大补生化汤

治产后血块痛止，可服此以补之，完谷自化矣。

人参　白术（土炒）（各二钱）　川芎　当归　益智仁　白芍（炒）　茯苓（各一钱）　干姜（四分，炮）　肉果（一个，面煨）　炙草（五分）　莲子（八枚，去心）

水煎服。泻而腹痛，加砂仁八分。泻水多，加泽泻、木通各八分。渴，加去心麦冬、五味子。寒，倍炮姜，加木香四分。食积黄色，以神曲、麦芽、山楂、砂仁择一二味加入。

《胎产心法·卷之下·痢滞论》：

香苓生化汤

治产后七日内患赤白痢。

川芎（二钱）　当归（五钱）　炙草（五分）　桃仁（十粒，去皮尖）　茯苓（一钱）　陈皮（四分）　木香（一分）

水煎服。如红痢腹痛，加砂仁三分。七日外，可加白芍、黄连、炒莲肉、制厚朴各五分。

《生生宝录·卷下·产后门·论恶露不行》：

四物加郁金汤（参古）

治肝不行血，恶露不行，面青气喘。

生地　熟地　当归（酒洗，各四钱）　赤芍　白芍（酒煨）　郁金（酒炒）　川芎（各二钱）　炙草（一钱）

水煎服。

又方

治恶露不行，气痛腹胀，用乳香没药制过等分，拌灯心研细，滚水酒泡服。每用二三钱，行瘀止痛。又虚寒不行者，用黑神散（见上胞不下内）。

《生生宝录·卷下·产后门·论恶露不止》：

加味四物汤（古）

治产后血崩，如豆汁紫黑过多者。

川芎　酒芍　苏根（各二钱）　当归首（三钱，酒洗）　阿胶（米粉炒珠，一两）　生地　白芷（各钱半）　蒲黄（炒黑，五分）

水煎服。

又方（古）

治恶露不绝，血崩不可禁、腹中绞痛，气息急。

男乳发（一握，烧灰存性）　阿胶（米粉炒珠）　羊角末（酥炙）（各一两）　黑干姜灰　干地黄（各二钱）　猪蹄壳（一个，全用，烧灰存性）

无羊角，用女发一把代。为细末，炼蜜丸如梧子大。每空心，米饮吞三四十丸，日二服。

《太平圣惠方·卷第七十八·治产后中风诸方》：

乌蛇丸

治产后中风，四肢顽痹不仁，心腹疼痛。

乌蛇（一两，酒浸，去皮骨，炙微黄）　釜底墨（半两）　天麻（半两）　牛膝（半两，去苗）　独活（半两）　当归（半两，锉，微炒）　附子（一两，炮裂，去皮脐）　麻黄（一分，去根节）　桂心（半两）　干蝎（半两，微炒）　天南星（半两，炮裂）　柏子仁（半两）　干姜（半两，炮裂，锉）　芎䓖（半两）　龙脑（一分，细研）　麝香（一分，细研）　朱砂（半两，细研）

上件药，捣罗为末，入研了药令匀，炼蜜和捣三五百杵，丸如梧桐子大。每服不计时候，以温酒下一（十）五丸。

《太平圣惠方·卷第七十八·治产后脏虚心神惊悸诸方》：

远志丸

治产后脏虚不足，心神惊悸，志意不安，腹中急痛，或时恐怖，夜不安卧。

远志（去心）　黄芪（锉）　白茯苓　桂心　麦门冬（去心，焙）　人参（去芦头）　当归（锉，微炒）　白术　钟乳粉　独活　柏子仁　阿胶（捣碎，炒令黄燥）　菖蒲　熟干地黄　薯蓣（以上各一两）

上件药，捣罗为末，炼蜜和捣五七百杵，丸如梧桐子大。不计时候，温酒下二十丸。

《太平圣惠方·卷第七十八·治产后脏虚心神惊悸诸方》：

肉豆蔻散

治产后心腹疼痛，呕吐清水，不下饮食。

肉豆蔻（去壳）　槟榔　人参（去芦头）　桂心（以上各半两）

上件药，捣细罗为散。不计时候，以粥饮调下一钱。

《太平圣惠方·卷第七十八·治产后霍乱诸方》：

白茯苓散

治产后霍乱吐泻，心神烦闷，腹内疠痛，四肢不和，或时燥渴。

白茯苓（三分）　麦门冬（三分，去心，焙）　草豆蔻（去皮）　藿香　当归（锉，微炒）　人参（去芦头）　高良姜（锉）　芎䓖　甘草（炙微赤，锉）（以上各半两）

上件药，捣粗罗为散。每服二（三）钱，以水一中盏，入生姜半分，枣三枚，煎至六分，去滓，不计时候，温服。

《太平圣惠方·卷第七十九·治产后积聚癥块诸方》：

水蛭散

治产后恶血不尽，经脉日久不通，渐成癥块，脐腹胀硬，时时疼痛。

水蛭（八十枚，炒令黄）　虻虫（八十枚，去翅足，微炒）　牛膝（一两，去苗）　牡丹（半两）　桃仁（一分，汤浸，去皮尖，双仁麸炒微黄）　桂心（半两）　菴䕡子（一两）　当归（一两，锉，微炒）　鳖甲（一两，涂醋炙令黄，去裙襕）　干漆（一两，捣碎，炒令烟出）　鬼箭羽（三分）　琥珀（三分）　吴茱萸（半两，汤浸九遍，焙干，微炒）　芫花（半两，醋拌，炒令黄）　麝香（一分，研入）

上件药，捣细罗为散，入研了药令匀。每服食前，以温酒调下一钱。

芫花丸

治产后，腹中有癥块，疼痛不可忍。

芫花（一两，醋拌，炒干）　川乌头（一两，炮裂，去皮脐）　干姜（一两，炮裂，锉）　木香（一两）　蓬莪术（一两）　刘寄奴（半两）　桂心（一两）　当归（一两，锉，微炒）　没药（一两）

上件药，捣罗为末。先以米醋五升，于银锅中煎如稀饧，后下药末，捣三二百杵，丸如绿豆大。每服空心，以温酒下十丸。

《太平圣惠方·卷第八十·治产后恶血腹内疠刺疼痛诸方》：

大黄散

治产后恶血攻，腹内痛不可忍。

川大黄（一两，锉，微炒）　干漆（一两，捣碎，炒令烟出）　桂心（一两）　生干地黄（一两）　干姜（半两，炮裂，锉）　当归（三分，锉，微炒）

上件药，捣粗罗为散。每服三钱，以酒一中盏，煎至六分，去滓，不计时候，稍热服。

石炭散

治产后恶血，攻刺心腹疼痛。

石炭（二两，打研）　赤鲤鱼鳞（五两）　干藕节（四两）　乱发（一两）　败蒲（二两）　棕榈皮（二两）　红蓝花（一两）　芫花（一两）

上件药，都入一瓷瓶子内，使盐泥固济。候干，以砖坯子盖头，用炭火半秤断之。如人行一二里以来，其初青烟出，后白烟出，渐去火。经一宿，冷取出，捣细罗为散，更入麝香一分，同研令细。每服，以温酒调下一钱，如人行三五里再服，其恶血自下。

黑圣散

治产后一切恶血，气疠刺，腹内疼痛，及发渴烦热。

生干地黄　乌巢子　槲叶（各半斤）　棕榈皮（一斤）　好墨（一挺）　童子头发（四两）

上件药，都入罐子中，以泥封裹，令干了。以炭火烧令通赤，慢慢去火，候冷取去。捣细罗为散。不计时候，以热酒调下二钱。

红蓝花煎

治产后，腹脏有恶血结滞，疠刺疼痛。

红蓝花（半两）　麒麟竭（半两）　硇砂（一两，细研）　当归（一两，锉，微炒）　赤鲤鱼鳞（一两，烧灰）　青蛙（一枚，去肠肚，炙令焦）　桂心（一两）

上件药，捣罗为末。先以醋五升于石锅中煎令沸，入诸药末同熬如膏，取出，于瓷盒内盛。不计时候，以温酒调下一茶匙。

没药散

治产后恶露不尽。脐腹疼痛。

没药　木香　琥珀　桂心（各半两）　当归（锉，微炒）　赤芍药　芎䓖　麒麟竭　牛膝（去苗）（各一两）

上件药，捣细罗为散。每服，不计时候，以热酒调下二钱。

《太平圣惠方·卷第八十一·治产后虚赢诸方》：

黄雌鸡汤

治产后虚赢，腹痛。

小黄雌鸡（一只，去头足翅羽肠胃，洗切） 当归（半两，锉，微炒） 白术（半两） 熟干地黄（半两） 桂心（半两） 黄芪（半两，锉）

上件药，捣筛为散。先以水七升煮鸡，至三升，每服四钱，以鸡汁一中盏，煎至六分，去滓，温服，日三服。

紫桂丸

治产后风虚劳损，气攻，脐腹疼痛。

紫桂（一分半，去皱皮） 当归（三分，锉，微炒） 人参（三分，去芦头） 白术（三分） 木香（半两） 羌活（半两） 酸枣仁（三分，微炒） 熟干地黄（一两） 柏子仁（一两） 干姜（半两，炮裂，锉） 牡丹（一两） 白芍药（半两） 羚羊角屑（半两） 白薇（半两） 细辛（一两）

上件药，捣罗为末，炼蜜和捣三五百杵，丸如梧桐子大。不计时候，以温酒下三十丸。

《太平圣惠方·卷第八十一·治产后心腹痛诸方》：

蓬莪术丸

治产后心腹有宿冷疼痛。

蓬莪术（一两） 五灵脂（二两） 酽醋（一升）

上件药，捣罗为末，以醋熬为膏，候可丸，即丸如梧桐子大。不计时候，以薅香汤下十丸，热酒下亦得。

《太平圣惠方·卷第九十七·食治产后诸方》：

益母草汁粥

治产后虚劳，血气不调，腹肚绞痛，血晕昏愦，心热烦躁，不多食。

益母草汁（二合） 生地黄汁（二合） 藕汁（二合） 生姜汁（半合） 蜜（二合） 白粱米（一合，水淘研令细）

上，先以水一大盏，煮米作粥，次入诸药汁，更煎三两沸。每服吃二合，日三服。

薤白粥

治产后赤白痢，腰腹痛。

薤白（一茎，切） 粟米（二合）

上，作粥，空心食之。

《圣济总录·卷第一百六十·产后门·产后血运》：

玳瑁散

治产后败血不下上冲，心闷腹痛。

玳瑁（镑，三分） 蒲黄 琥珀（别研如粉） 好墨 牡丹（去心）（各半两） 赤龙鳞（烧灰，即鲤鱼皮也） 芎䓖 延胡索 当归（微炙）（各三分）

上九味，捣罗为散。每服二钱匕，用暖生姜酒调下，淡醋汤亦得，不拘时服。

羚羊角散

治血运心中烦闷，兼腹痛。

羚羊角（烧灰） 枳实（去瓤，炒黄色）（各一两） 芍药（一两半）

上三味，捣罗为散。煎酒令温，调一钱匕，空心、日晚各一服。童子小便及汤调下，亦得。

《圣济总录·卷第一百六十·产后门·产后恶露不下》：

泽兰汤

治产后恶露不下，或下不尽，腹痛不除，小腹急痛。

泽兰叶（一两） 甘草（炙，锉，一两） 当归（切，焙，一两半） 芍药（二两半）

上四味，粗捣筛。每服三钱匕，水一盏，入生姜三片，枣二枚（擘），生地黄一分（切），同煎至七分，去滓，温服，早晨、日晚各一服。

黄芩汤

治产后腹中满痛，血露不尽。

黄芩（去黑心） 芍药 赤茯苓（去黑皮） 大黄（锉，炒） 熟干地黄（焙）（各一两） 厚朴（去粗皮，生姜汁炙） 干姜（炒裂） 桂（去粗皮）（各一两一分） 虻虫（去翅足，微炒） 甘草（炙） 桃仁（汤浸，去皮尖，双仁炒令黄色）（各半两） 枳实（去瓤，麸炒） 术（各一两半） 芒硝（一两）

上一十四味，粗捣筛。每服三钱匕，水酒共一盏，煎至七分，去滓，温服。

豉饮方

治产后恶露未尽。气血攻心腹疠痛，心胸有热。

豉（炒干，半两） 羊肉（一斤去脂，水八盏煮取肉汁五盏，澄清） 当归（切，焙，半两） 桂（去粗皮，半两） 黄芩（去黑心，三分） 麦门冬（去心，微炒，三分） 莎草根（炒，半两） 生干地黄（焙，一两半）

上八味，除肉外，粗捣筛。每服三钱匕，生姜三片、葱白一茎（切）、肉汁一盏半，同煎至七分，去滓，温服。

蒲黄饮

治产后恶血不尽，攻心乏力，腹痛胀满头痛。

蒲黄（微炒，一两半） 芒硝（研，三分） 芎䓖（半两） 桂（去粗皮，半两） 鬼箭（半两） 生干地黄（焙，二两） 桃仁（汤浸，去皮尖，双仁麸炒黄色，二十枚）

上七味，粗捣筛。每服三钱匕，入枣二枚（擘），水一盏，同煎至七分，去滓，温服。

羊肉汤

治产后恶露未尽，有冷气腹痛，兼补虚赢。

羊肉（一斤去脂，切碎，水八盏煮取肉汁四十五盏，澄令清） 桂（去粗皮，三分） 当归（切，焙，三分） 吴茱萸（微炒黄，三分） 黄芪（锉，半两） 芎䓖（半两）

上六味，除肉外，粗捣筛。每服三钱匕，生姜三片、葱白一茎（切）、取肉汁一盏半，煎至七分，去滓，温服。

刘寄奴汤

治产后恶露不尽，七八日腹痛，两胁妨满，兼儿枕痛。

刘寄奴（二两） 桔梗（炒，三两） 当归（锉，焙，二两） 生姜（切，焙，一两） 桂（去粗皮，二两） 陈橘皮（汤去白，焙，一两半） 芍药（三两） 赤茯苓（去黑皮，三两）

上八味，粗捣筛。每服三钱匕，水一盏半，煎至八分，去滓，入延胡索末半钱匕，搅匀，温服，日三。

《圣济总录·卷第六百十一·产后门·产后血气攻腹疼痛》：

败酱汤

治产后恶血不除，与气相搏，腹内疞痛。

败酱 桂（去粗皮） 刘寄奴（各三分） 牡丹皮 木香 芎䓖（各半两）

上六味，粗捣筛。每服三钱匕，以水一盏，入生地黄一分切，煎取七分，去滓，不计时候，温服。

地黄芍药汤

治产后血气虚冷，攻心腹痛。

生干地黄（焙） 芍药 当归（锉，炒） 独活（去芦头） 细辛（去苗叶）（各二两） 桂（去粗皮） 吴茱萸（水浸，经宿，炒令香） 干姜（炮裂） 甘草（炙）（各一两）

上九味，粗捣筛。每服三钱匕，水一盏，煎七分，去滓，温服，不拘时候。

芎䓖前胡汤方

治产后心腹痛，血气不利。

芎䓖（一两） 前胡（去芦头，三分） 黄芩（去黑心，半两） 芍药（一两） 蒲黄（微炒，一两半） 桃仁（汤浸，去皮尖，别研，三分） 当归（锉，炒，三分） 桂（去粗皮，三分） 甘草（炙，锉，一两） 大黄（锉，炒，半两） 生干地黄（焙，二两）

上一十一味，粗捣筛。每服二钱匕，水一盏，生姜三片，枣一枚擘，煎七分，去滓，温服，不拘时候。

鳖甲当归散方

治产后少腹结块，痛不可忍。

鳖甲（醋炙，去裙襕，三两） 当归（切，焙） 桃仁（去皮尖，双仁炒） 芍药 京三棱（炮，锉） 桂（去粗皮）（各一两）

上六味，捣罗为散。每服五钱匕，空心，温酒调下，日再服。

腹

痛

4. 带下

《太平圣惠方·卷第七十三·治妇人白带下诸方》：

龙骨散

治妇人久冷白带下，脐腹痛。

白龙骨（一两） 乌贼鱼骨（一两半，烧灰） 白芍药（三分） 当归（一两，锉，微炒） 禹余粮（二两，烧醋，淬七遍） 桂心（一两） 熟干地黄（一两半） 吴茱萸［半两酒（汤）浸七遍，焙干，微炒］ 干姜（半两，炮裂，锉）

上件药，捣细罗为散。每于食前，以热酒调下一（二）钱。

肉豆蔻丸

治妇人白带下，腹内冷痛。

肉豆蔻（一两，去壳） 附子（二两，炮裂，去皮脐） 白石脂（二两）

上件药，捣罗为末，炼蜜和丸，如梧桐子大。每于食前，以热酒下三十丸。

又方

禹余粮（二两，烧醋，淬七遍） 龙骨（二两） 干姜（一两，炮裂，锉） 附子（一两，炮裂，去皮脐）

上件药，捣罗为末，炼蜜和丸，如梧桐子大。每于食前，以温酒下三十丸。

《太平圣惠方·卷第七十三·治妇人带下五色诸方》：

续断丸

治妇人带下五色久不止，脐腹疼痛。

续断（三分） 丹参（三分） 当归（二分，锉，微炒） 白芷（半两） 艾叶（三分，微炒） 阿胶（三分，捣碎，炒令黄燥） 桑寄生（三分） 乌兰花（半两）

上件药，捣罗为末，以醋浸蒸饼和丸，如梧桐子大。每于食前，以温酒下三十丸。

又方

当归（一两，锉，微炒） 萝卜子（一合，微炒）

上件药，捣罗为末，用软饭和丸，如绿豆大。每于食前，以温酒下二十丸。

又方

早蚕出蛾绵［一（二）两，烧灰］ 蛇床子（末，三分） 麝香（一钱）

上件药，同研如粉。每于食前，以温酒调下一钱。

《太平圣惠方·卷第七十三·治妇人久赤白带下诸方》：

川椒丸

治妇人久赤白带下，胁腹冷痛。

川椒［一（二）两，去目及闭口者，微炒，去汗］ 艾叶［二（一）两，微炒］ 干姜（一两，炮裂，锉） 白石脂［一（二）两］ 芎䓖［一（三）分］ 阿胶（一两，捣碎，炒令黄

燥）伏龙肝（一两，研入）熟干地黄（二两）

上件药，捣罗为末，炼蜜和捣三五百杵，丸如梧桐子大。每于食前，以热酒下三十丸。

5. 杂病

《女科百问·卷上·第十四问·未出闺门女有三病》：

神仙聚宝丹

治妇人血海虚寒，外乘风冷，搏结不散，积聚成块，或成坚瘕。及血气攻注，腹胁疼痛，小腹急胀，或时虚鸣，呕吐痰沫，头旋眼花，腿膝重痛，面色萎黄，肢体浮肿。经候欲行，先若重病，或多或少，带下赤白，崩漏不止，惊悸健忘，小便频数，或下白水，时发虚热，盗汗羸瘦。此药不论胎前产后、室女，并宜服之。常服安心神，祛邪气，逐败血，养新血，令有子，亦能除诸病。

木香（研，令末）琥珀（别研）当归 没药（别研）（各一两）滴乳（一分，别研）麝香（一钱，别研）辰砂（一钱，别研）

上研令细，和滴冷熟水捣为丸，每一两作一十五丸。每服一丸，温酒磨下。胎息不顺，腹内疼痛，一切难产，温酒和童便磨下，不拘时候。产后血晕，败血奔心，口噤舌强，或恶露未尽，发渴面浮，煎乌梅汤和童便磨下。产后气力虚羸，诸药不效，和童便磨下。室女经候不调，每半丸温酒磨下。

《女科百问·卷上·第十六问·妇人多因风冷而生诸疾》：

补阴丸

治妇人百疾，或经不调，或崩中漏不止，腰腿沉重，脐腹作痛，潮热往来，虚烦自汗，中满气短，呕哕不时，肢体烦疼，不思饮食，日渐瘦弱。此药顺肌体，悦颜色，调营卫，逐风寒，进饮食，化痰涎。

熟地 生地（各七两）白术（五两）苍术（五两半，泔浸一宿）藁本（去土）牡丹皮 当归 秦艽（四味）（各十两）细辛（七两）肉桂（去皮，八两）甘草（炙，六两半）蚕蜕布（烧存性，七两）大豆黄卷（炒烟去，六两半）枳壳（六两，麸炒）陈皮（六两，去白）干姜（炮）羌活（各五两）白芷（六两）白茯苓（六两）糯米（三升，炒黑色，火烟出）

上件细末，蜜丸，每一两作十丸。每服一丸，温酒化下，醋汤亦得，食前。

《妇人大全良方·卷一·〈养生必用〉论经病第七》：

红花当归散

治妇人血脏虚竭，或积瘀血，经候不行或断续不定，时作腹痛，腰胯重疼，攻刺小腹紧硬，及室女月经不通，并宜服之。

红花 当归尾 紫葳 牛膝 甘草 苏木（捶碎，细锉）（各二两）白芷 桂心（各一两半）赤芍药（九两）刘寄奴（去梗，五两）

上为细末。空心，热酒调三钱服。食前、临卧再服。若血久不行，浓煎红花酒调下。孕妇休服。一名凌霄花散。

《妇人大全良方·卷七·妇人积年血瘕块方论第十三（凡七方）》：

水府丹

治妇人久虚积冷，经候不行，癥瘕癖块，腹中猝暴疼痛，而有黵黵黧黑，羸瘠百病方。

经煅花蕊石（研，两半） 硇砂（纸隔沸汤淋熬，取霜半两） 桂心（别为末） 木香 干姜（各一两） 缩砂仁（二两） 红豆（半两） 斑蝥（百个） 腊月狗胆（七枚） 生地黄汁 童子小便（各一升） 蚖青（三百个）（斑蝥、蚖青二物并去头、足、翅，以糯米一升，同炒米黄，去米不用）

上九味为末，同三汁熬为膏，和上末，丸如鸡头大，朱砂为衣。每服一丸，温酒嚼破，食前服，米饮亦可。孕妇莫服。

《妇人大全良方·卷七·妇人血气心腹疼痛方论第十五（凡二十方）》：

八仙散

治血气，心腹疼痛，立验。

当归 厚朴 芍药 枳壳（制） 人参（各四分） 甘草 茯苓（各五分） 肉豆蔻（二分）

上为末。水二升，煎取八合。空心，分三服。

八仙散

治妇人血气，心腹痛，立验。（《灵苑方》）

棕榈（二两） 当归（一两，并锉碎一处，烧成灰，细研） 麝香（一钱，细研）

上同研令停，每服一钱，温酒调下。

《妇科问答·经症十八问》：

平肝清肺健脾汤

十六问，妇人咳嗽吐血，腹痛泄泻，胸膈痞闷，喉咙痰塞，饮食少进，手足麻木，如此之症，当服何药。

答曰，人以脾胃为主。胃为水宫之海，脾为传化之器，而气血精光，皆赖饮食以滋养。若气禀素弱，兼之气郁不舒，则脾胃必伤，而精神益减，此前症所由生也。咳嗽吐血者，肺热生痰，而肝不纳血也。腹痛作泻者，暴注不迫或有痰饮，或有食疼而腹泻，泻而腹疼，亏损乎脾土之气也。胸膈痞塞，随火上升，窒碍于咽喉之间也。饮食少进，胃弱而不能运化者，手足麻木，湿痰滞于经络也。如此之症，受病多端，若不早治，恐后难去其根也。用药亦不易，若以热证治之，反助火而生痰。若以寒剂服之，必损胃而成泻。顺气宽中而体愈气，补血则中益满而肠必滑。宜服平肝剂、刮心火、滋肾水、清肺金、健脾土之药，以拔去病根，痰疾可瘳矣。然必须戒恼怒、节饮食、省劳碌方妙。宜服平肝清肺健脾汤：黄连、花粉、木通、白术、白芍、柴胡、泽泻、甘草、陈皮、贝母、山楂、苏梗、白茯苓、陈皮。

《太平圣惠方·卷第七十·治妇人虚损补益诸方》：

补益小泽兰丸

治妇人劳冷虚损，饮食减少，面无光色，腹中时痛，女子月信不调，翕翕少气无力。

泽兰（二两） 藁本（一两） 白术（一两） 白芍药（一两） 厚朴（一两半，去粗皮，涂生姜汁，炙令香熟） 龙骨（一两半） 人参（一两，去芦头） 当归（一两，锉碎，微炒） 甘草（一两，炙微赤，锉） 阳起石（二两，酒煮半日，细研，水飞过） 赤石脂（一两，细研） 桂心（一两半） 紫石英（一两，细碎，水飞过） 钟乳粉（一两半） 川椒（一两，去目及闭口者，微炒去汗） 白石英（一两，细研，水飞过） 肉苁蓉（一两，酒浸一宿，刮去皱皮，炙干） 白矾（一两半，烧灰） 干姜（一两，炮裂，锉） 石膏（二两，细研，水飞过） 山茱萸（一两） 芜荑（三分） 柏子仁（一两） 芎䓖（一两）

上件药，捣罗为末，入研了药，都研令匀，炼蜜和捣五七百杵，丸如梧桐子大。每服空心及晚食前，以温酒下三十丸。

《太平圣惠方·卷第七十·治妇人血风劳气诸方》：

大通真丸

治妇人血风劳气，经络不调，腹内时痛，面色萎黄，四肢羸弱，心神昏闷，不欲饮食，及产后余疾。

蚕纸（一十张，烧灰） 防风（一两，去芦头） 白芍药（三分） 桔梗（一两，去芦头） 石膏（一两，细研，水飞过） 白芷（三分） 当归（一两，锉碎，微炒） 干姜（半两，炮裂，锉） 附子（一两，炮裂，去皮脐） 芎䓖（半两） 藁本（半两） 泽兰（一两） 白芜荑（半两） 川椒（一两，去目及闭口者，微炒出汗） 食茱萸（三分） 柏子仁（一两，微炒） 白薇（半两） 白术（半两） 苍术（半两，锉碎，微炒） 蝉壳（半两，微炒） 人参（一两，去芦头） 甘草（半两，炙微赤，锉） 厚朴（三分，去粗皮，涂生姜汁，炙令香熟）

上件药，捣为末，炼蜜和捣五七百杵，丸如梧桐子大。每于食前，以温酒调下二丸。

《太平圣惠方·卷第七十·治妇人冷劳诸方》：

柏子仁丸

治妇人冷劳气。腹胁疼痛，不思饮食，四肢少力，渐加羸瘦。

柏子仁〔三合（分）〕 干漆（三分，捣碎，炒令烟出） 鳖甲（一两半，涂醋，炙令黄，去裙襕） 当归（三分，锉碎，微炒） 紫石英（三分，细研，水飞过） 白术（三分） 肉苁蓉（三分，酒浸一宿，刮去皱皮，炙干） 干姜（三分，炮裂，锉） 桂心（三分） 牛膝（三分，去苗） 赤芍药（三分） 附子（三分，炮裂，去皮脐） 芎䓖（三分） 木香（三分） 熟干地黄（三分） 桃仁（三分，汤浸，去皮尖，双仁，麸炒微黄） 琥珀（三分） 麝香（半两，细锉）

上件药，捣罗为末，入麝香研匀，炼蜜和捣三二百杵，丸如梧桐子大。空心及晚食前，以温酒下三十丸。

《太平圣惠方·卷第七十·治妇人血风攻脾胃不能食诸方》：

椒红丸

治妇人血风，气攻脾胃，脏腑虚冷，全不思食，脐腹多痛，体瘦无力。

椒红（一两，微炒）　沉香（一两）　附子（一两，炮裂，去皮脐）　蓬莪术（一两）　诃黎勒皮（一两）　当归（一两，锉碎，微炒）　高良姜（半两，锉）　肉豆蔻（半两，去壳）　丁香（半两）　白术（一两）　麝香（一分，研入）

上件药，捣细罗为末，以酒煮面糊和丸，如梧桐子大。每服食前，以温酒下二十丸。

《圣济总录·卷第一百五十·妇人血风门·妇人血风劳气》：

地黄丸

治妇人血风劳气，头项筋急疼痛，咽喉干，脐腹痛，四肢无力，血脏经脉不调。

生干地黄（二两）　地骨皮　麦门冬（去心，焙）　柴胡（去苗）　枳壳（去瓤，麸炒）　赤芍药　黄连（去须）　羚羊角（屑）　桃仁（汤，去皮尖，双仁，炒）　百合　桔梗（炒）（各一两一分）　郁李仁（汤浸，去皮炒）　玄参　槟榔（锉）　茯神（去木）（各一两）

上一十五味，捣罗为末，炼蜜和丸，梧桐子大。每服二十丸，至三十丸，煎茯苓汤下。

茯苓丸

治妇人血风劳气，四肢少力，月候不调，脐腹疼痛。

白茯苓（去黑皮）　当归（切，焙）　防风（去叉）　山芋　黄芪（锉）　覆盆子（各一两半）　牛膝（酒浸，切，焙）　人参　独活（去芦头）　山茱萸　芎　蜀椒（去目并闭口，炒出汗）　芜荑（熬）　厚朴（去粗皮，生姜汁炙）　藁本（去苗土）　桂（去粗皮）（各一两）　泽兰（一两三分）　熟干地黄（焙，三两）

上一十八味，捣罗为末，炼蜜和丸，如梧桐子大。每服三十丸，温酒下，不拘时。

蓬香散

治妇人血风，每至天阴，即先头旋眼睛痛，头目昏，躁闷怔忪，手足热疼，吃食减少，经候不匀，有时腹痛，或多便利。

蓬莪术（煨，锉）　京三棱（煨，锉）　荆芥穗　沉香（锉）　厚朴（去粗皮，生姜汁炙）　桂（去粗皮）　乌药　当归（切，焙）　延胡索　天麻　附子（炮裂，去皮脐）（各一两）

上一十一味，捣罗为末。每服二钱匕，生姜自然汁少许，和温酒调下，日三。

香甲汤

治妇人血风，身体百节疼痛，四肢少力，肌肉黄瘁，多困遍身酸疼，心腹撮痛。

木香（三分）　鳖甲（去裙襕，醋浸炙，二两）　牡丹皮　赤芍药　陈橘皮（汤浸，去白，焙）　桂（去粗皮）　人参　白茯苓（去黑皮）　熟干地黄（焙）　秦艽（去苗土）　柴胡（去苗）　白术（炒）　甘草（炙，锉）　当归（切，焙）　附子（炮裂，去皮脐）（各一两）　干姜（炮，三分）

上一十六味，锉如麻豆。每服三钱匕，水一盏，生姜三片，枣二枚（擘破），同煎至七分，去滓，热服。如心烦躁，更入乌梅一两（去核）。

《圣济总录·卷第一百五十三·妇人血气门·妇人血积气痛》：

没药煎

治妇人血气血积，腹胁有坚癖，攻筑疼痛，不思饮食。

没药（别研）　硇砂（别研）　木香　当归（锉，焙）（各半两）　五灵脂（二两半）

上五味，捣罗三味为细末，入二研药。银器内，以酒、醋各半盏，同熬成煎，瓷合盛，勿透气。每服，旋取一樱桃大，热酒化下，不计时候，日可二三服。如不饮酒，温醋汤化下。

延胡索丸

治妇人血脏久冷，血积气攻，心腹脐下疼痛，呕逆痰涎，不思饮食。

延胡索（米醋炒黄，三分）　当归（切，焙）　沉香（锉）（各半两）　木香　白术　芎劳　青橘皮（汤浸，去白，焙）　附子（炮裂，去皮脐）　吴茱萸（汤洗，焙干，炒）　桂（去粗皮）　京三棱（湿纸裹煨，别捣为末）（各一两半）　蓬莪术（锉，炒，一两）

上一十二味，捣罗为末，以酒煮面糊和丸，如梧桐子大。每服二十丸，煎生姜醋汤下，日进三服，不计时。

青金丸

治妇人血积气攻冲，心腹疼痛，吐逆不下食，发作神思昏闷，四肢逆冷。

五灵脂（二两，取细末一两）　硝石（一分，与五灵脂末同研）　斑蝥（不蚛者，去翅足，与糯米同炒过，取一分为末）

上三味，同和令匀，滴水丸如豌豆大。每服七丸，煎生姜醋汤下，不嚼，不计时候服，甚者，再服愈。

（十二）癃闭

《金匮翼·卷八·闭癃遗溺·小便不通》：

滋肾丸

黄柏（酒洗，焙，二两）　知母（酒洗，焙，一两）　肉桂（一钱）

上为细末，熟水丸芡实大。每服百丸，加至二百丸，百沸汤空心下。

《内经》曰，热者寒之。又云，肾苦燥，急食辛以润之。以黄柏之苦寒，泻热补水润燥，故以为君。以知母苦寒，泻肾火，故以为佐。肉桂辛热，寒因热用也。

丹溪云，诸淋皆属于热。余每用滋肾丸，每百丸，可用四物汤加甘草梢、杜牛膝、木通、桃仁、滑石、木香煎汤，空心吞服。兼灸三阴交，如鼓应桴，累试累验。

有转胞不得小便者，由胞为热所迫，或强忍小便，俱令水气迫于胞，屈辟不得充张，外水应入不得入，内水应出不得出，小腹急痛，不得小便，不治害人。亦有虚人下焦气冷不治，胞系了戾者，宜分而治之。

《杂病广要·脏腑类·小便不通》：

滑窍淡渗诸方（小腹急痛方）

治小便不利，茎中疼痛。

蒲黑　滑石（等分）

上二味，治下筛，酒服方寸匕，日三服。（《千金》）

（按，此蒲灰散变方。）

清利泻实诸方（续随子丸方）

治小便不通，脐腹胀痛不可忍，诸药不效者。

续随子（去皮，一两）　铅丹（半两）

上二味，先研续随子细，次入铅丹同研匀，用少蜜和作团，盛瓷罐内密封，于阴处掘地坑埋之，上堆冰雪，惟多是妙。腊月合，至春末取出研匀，别炼蜜丸如梧桐子大。每服十五丸至二十丸，煎木通汤下，不拘时。甚者，不过再服，要效速即化破服，病急即旋合亦得。（《圣济》）

《太平圣惠方·卷第九十二·治小儿小便不通诸方》：

车前散

治小儿小便不通，脐腹急痛。

车前子（切，半升）　小麦（三合）

上，以水二大盏，煮取一盏，去滓，入少粳米，煮作稀粥，时时量力服之。

又方

石苇（半两，去毛）　蓬麦（半两）　小麦（一两）

上件药，都锉。以水二大盏，煎至一盏，去滓，取汁一合，调下滑石末半钱，量儿大小，以意加减。

又方

冬葵子　滑石　海蛤　蒲黄（以上各半两）

上件药，捣细罗为散。每服，以葱白汤调下半钱，量儿大小，以意加减。

《圣济总录·卷第九十五·大小便门·小便不通》：

硝石汤

治小便不通，少腹急痛闷绝。

硝石（碎）　瞿麦穗　葵子　滑石（碎）　甘草（炙，锉）　大黄（锉）　木通（锉）（各半两）

上七味，粗捣筛。每服五钱匕，水一盏半，葱白三寸，煎至七分，入生地黄汁半合，去滓，不拘时，温服。

（十三）控睾

《圣济总录·卷第九十四·阴疝门·控睾》：

楝实丸

治小肠受邪控睾，引少腹痛。

楝实（麸炒，去核）　香子（炒）　山茱萸　食茱萸　吴茱萸（汤洗，焙干，炒）　青橘皮（汤浸，去白，焙）　陈橘皮（汤浸，去白，焙）　马蔺花（醋炒）（各一两）　芫花（醋炒，半两）

上九味，为细末，醋煮面糊和丸，如梧桐子大。每服二十丸，温酒下，空心食前。

（十四）淋病

《金匮翼·卷八·诸淋·诸淋》：

透格散

硝石（一两）

不夹泥土，雪白者，生研为末，每服二钱。

劳淋，劳倦虚损，小便不出，小腹急痛，葵子米煎汤下，通后便须服补虚丸散。血淋，小便不出，时下血，疼痛满急。热淋，小便热赤色，脐下急痛，并用冷水调下。气淋，小腹满急，尿后常有余沥，木通煎汤下。石淋，茎内痛，尿不能出，内引小腹，膨胀急痛，尿下沙石，令人闷绝。将药末先入铫内，隔纸炒至焦为度，再研，用温水调下，并空心调药，使消如水，乃服之。（沈存中《灵苑方》）

淋症所感不一，或因房劳，或因忿怒，或因醇酒厚味。房劳者，阴虚火动也。忿怒者，气动生火也。醇酒厚味者，酿成湿热也。积热既久。热结下焦，所以淋沥作痛。初则热淋、血淋，久则煎熬水液，稠浊如膏、如沙、如石也。夫散热利小便，只能治热淋、血淋而已，其膏、石、沙淋，必须开郁行气，破血滋阴方可也。古方用郁金、琥珀，开郁也。青皮、木香，行气也。蒲黄、牛膝，破血也。黄柏、生地黄，滋阴也。东垣治小腹痛，用青皮、黄柏，夫青皮疏肝，黄柏滋肾，盖小腹乃肝肾部位也。

《金匮翼·卷八·诸淋·劳淋》：

白芍药丸

治劳淋，小腹痛，小便不利。

白芍药　熟地黄　当归　鹿茸（各一两）

上细末蜜丸，梧桐子大。每服三十丸，阿胶汤下。

《杂病广要·脏腑类·淋病》

渗泄诸方（沙石淋方）

黑豆（一百二十粒）　粉草（一寸，生锉）

上，以新水煎，乘热入滑石末一钱调和，空腹服。（《直指》）

腹痛

凡大人小儿病砂石淋，及五种淋涩癃闭，并脐腹痛，益元散主之，以长流水调下。盖因热在膀胱，燥其津液。(《治法杂论》)《袖珍》引张子和治猝淋痛，加茴香。《元戎》淋者加栀子。

清利诸方（五淋散）

治肾气不足，膀胱有热，水道不通，淋沥不宣，出少起多，脐腹急痛，蓄作有时，劳倦即发，或尿如豆汁，或如砂石。

山栀子仁（炒，十四两）　淡竹叶（四两）　赤芍药　茯苓（去皮）（各半斤）　山茵陈（去根，二两）　木通（去节）　甘草（炙）　滑石（各四两）

上，捣罗为末。每服三钱，水一盏，煎至八分，空心服。(《和剂》)

（按，原方用茯苓、当归、甘草、栀子、芍药五味。又导赤丸与此相似。）

泻下诸方（导赤丸）

治心肾凝滞，膀胱有热，小便不通，风热相搏，淋沥不宣，或服补药过多，水道蹇涩，出少起数，脐腹急痛，攻疰阴间。

山栀子仁（炒，一十二两）　赤芍药　滑石　茯苓（去皮）（各四两）　生干地黄（焙）　木通（去节）（各半斤）　大黄（炒，十五两）

上为细末，炼蜜为丸，如梧桐子大。每服二十丸至三十丸，食后用温热水吞下。(《和剂》)

（按，此以钱氏导赤散为原，其方用生地黄、甘草、木通，用竹叶水煎。）

《妇科问答·经症十八问》：

滋阴抑火方

十一问，妇人淋证，服何药。

答曰，淋证肾虚而膀胱热也。肾虚则便数，膀胱热则便涩，其状，小腹疼痛，涩数淋沥。故淋症有五，曰赤、曰白、曰热、曰石、曰沙，当辨其湿热虚实而治之，不可执一论也。若小便频频欲出而不多，此肾与膀胱俱虚而热乘之也，不可以淋证治。

黄柏　生地　升麻　甘草　知母　柴胡　防己　当归　山栀　陈皮

《太平圣惠方·卷第九十二·治小儿血淋诸方》：

露蜂房灰散

治小儿血淋，日夜淋沥，小腹及阴中疼痛。

露蜂房灰（一分）　乱发灰（一分）　滑石（一两）　海蛤（半两）

上件药，都细研为散。不计时候，以温水调下半钱，量儿大小，以意加减。

又方

榆白皮（锉）　蘧麦　蒲黄（以上各半两）

上件药，捣粗罗为散。每服一钱，以水一小盏，煎至六分，去滓，不计时候，分温二服。

又方

车前草汁（一合）　冬瓜汁（一合）　蜜（一合）

上件药，相和令匀，看儿大小，分减服之。

又方

石苇（去毛） 白胶（半两，炙令黄） 戎盐（半两）

上件药，捣粗罗为散。每服一钱，以水一小盏，煎至五分，去滓，不计时候，量儿大小，分减温服。

《圣济总录·卷第九十八·诸淋门·劳淋》：

木通汤

治劳淋，小便涩滞，少腹引痛。

木通（锉） 石苇（去毛） 王不留行 滑石 白术 瞿麦穗 鸡苏 冬葵子 赤茯苓（去黑皮） 木香 当归（切，焙） 赤芍药（各一两）

上一十二味，粗捣筛。每服三钱匕，水一盏，煎至七分，食前，去滓，温服。

（十五）胁痛

《杂病广要·身体类·胁痛》：

调肝饮

治胁痛，痛连小腹。

当归 川芎 乌药 玄胡索 青皮（各一钱五分） 柴胡 槟榔 广木香 桃仁（去皮尖，各一钱）

水煎，热服。（《玉案》）

加减七气汤

凡妇人两胁痛，小腹疼，至胸背，乃气不顺也。

人参（三钱） 桂（三钱） 半夏（四钱） 甘草（二钱） 沉香（二钱） 玄胡索（二钱） 乌药（五钱） 香附子（二钱）

上，姜煎，不拘时候。（《仙传济阴方》）

补肝汤（滑氏）

肝气不足，两胁下满，筋急，不得太息，四肢厥冷，发抢心腹痛，目不明了，爪甲枯，口面青，宜。

山茱萸 甘草 桂心（各半两） 桃仁 细辛 柏子仁 茯苓 防风（各三两） 大枣（二十四枚）

上咀，以水九升，煮五升，去渣，分三服。（《准绳》）

《女科撮要·卷上·附方并注》：

当归龙荟丸

治肝经症，胁下作痛，或有积块，或下疳便痛，小便淋涩，或瘀血凝滞，小腹作痛。

当归（酒拌） 龙胆草（酒拌，炒） 栀子仁（炒） 黄连 青皮 黄芩（各一两） 大黄（酒拌，炒） 芦荟 青黛柴胡（各五钱） 木香（二钱五分） 麝香（五分，另研）

腹痛

上为末，炒神曲糊丸。每服二三十丸，姜汤下。

《胎产心法·卷之下·脱汗亡阳及诸汗论》：

黄芪建中汤（附小建中汤、内补建中汤）

桂枝（三钱） 白芍（六钱，炒） 炙草（二钱） 黄芪（一钱五分，蜜炙） 胶饴（一合） 生姜（五片） 大枣（四枚，擘）

上开乃古方分两，后人多有减用者，桂枝（一钱），白芍（二钱），炙草（七分），胶饴（三钱），姜（三片），枣（二枚）。《千金》多人参二钱。桂枝汤者，和营表药也，倍芍药加胶饴，便能建立中气，故名小建中汤。以芍药之酸，敛护营血。胶饴之甘，培养中土。能治风木乘脾，寒热腹痛。再更加炙黄芪，即黄芪建中汤，治虚劳感寒，发热自汗。以黄芪实卫气，使营卫脏腑俱和，而受益多矣。《千金》于小建中方加入当归，名曰内补建中，其调和中外之力可知。

《太平圣惠方·卷第三·治肝虚补肝诸方》：

补肝柏子仁散

治肝气虚寒，两胁胀满，筋脉拘急，腰膝小腹痛，面青，口噤。

柏子仁（三分） 细辛（三分） 防风（三分，去芦头） 茯神（三分） 鳖甲（二两，涂醋炙令黄，去裙襕） 犀角屑（三分） 甘草（三分，炙微赤，锉） 桔梗（半两，去芦头） 独活（半两） 桂心（半两） 白术（半两） 枳壳（半两，去瓤，麸炒微黄）

上为细末，每服三钱，以水一中盏，入枣三枚，煎至六分，去滓，不计时候，温服。

补肝白茯苓散

治肝气虚寒，两胁下满，筋急，不得大息，四肢厥逆，心腹痛。

白茯苓（三分） 防风（三分，去芦头） 柏子仁（三分） 细辛（三分） 当归（半两，锉，微炒） 槟榔（半两） 白术（三分） 芎（三分） 桂心（半两） 附子（半两，炮裂，去皮脐） 枳壳（三分，去瓤，麸炒微黄）

上为细末，每服三钱，以水一中盏，入生姜半分，枣三枚，同煎至六分，去滓，不计时候，温服。忌生冷油腻。

《圣济总录·卷四十一·肝脏门·肝实》：

连翘散

治肝气壅盛，胁下结块，腹内引痛，大小便赤涩，饮食减少。

连翘 荆芥穗 鳖甲（酸炙，去裙襕） 栀子仁 射干 羌活（去芦头） 独活（去芦头） 当归（切，焙） 大黄生 恶实（各半两） 牵牛子（炒，一分）

上一十一味，为细散。每服二钱匕，温熟水调下，食后、临卧服。

《圣济总录·卷四十一·肝脏门·肝胀》：

附子茯苓汤

治肝气受寒，胁下胀满，痛引少腹。

附子（炮裂，去皮脐，七枚） 赤茯苓（去黑皮，三两） 槟榔（二十四枚） 母姜（五

两）陈橘皮（汤浸，去白，焙）桂（去粗皮）（各三两）桔梗（炒）白术（各四两）吴茱萸（汤浸，焙干，一两）

上九味，锉如麻豆。每服三钱匕，水一盏，煎至七分，去滓，温服，空心食前，日三服。

沉香煎丸

治肝受风邪，面多青黄，两胁胀满，引少腹痛，浑身疼痛，口淡无味，饮食减少。

沉香（锉，一两）附子（炮裂，去皮脐）白附子（炮）巴戟天（去心）硇砂（研）（各半两）补骨脂（炒，一两）肉苁蓉（酒浸，切，焙，半两）同上六味为末，以酒二升熬成膏，次入下项药 干蝎（去土，炒，一分）木香（半两）青橘皮（汤浸，去白，焙，三分）防风（去叉）当归（切，焙）（各半两）桂（去粗皮，一分）蘹香子（炒，三分）牛膝（酒浸，切，焙，半两）楝实（只取肉三分，微炒过）

上一十六味，除前膏外，捣罗为末，入前膏拌和，仍再入臼内，捣令匀。如未相着，更入蜜少许，和丸如梧桐子大。每服二十丸，空心，温酒下。

三辅散

治邪气客于肝经，攻胀两胁，时引少腹痛，四肢厥逆。

赤茯苓（去黑皮，七两）赤芍药（三两）菖蒲（去须）蜀漆 桂（去粗皮）（各二两）丹砂（别研）紫石英（别研）柴胡（去苗）山茱萸（各一两）

上九味，除别研外，捣罗为散，再一处拌匀。每服一钱匕，渐加至二钱，早晚食前，用温酒调下。

《圣济总录·卷五十七·心腹门·胁肋痛》：

备急四神丸

治腹满胁肋痛，不可忍。

桂（去粗皮）附子（炮裂，去皮脐）干姜（炮裂）（各一两）巴豆（四十粒，去心膜，麸炒出油尽）

上四味，捣罗为末，炼蜜和丸，如小豆大。每服三丸，温水下，不动更加二丸，当下恶物，黄绿水一二升，以温浆水止之，三五日即瘥。

《圣济总录·卷五十七·心腹门·胁痛烦满》：

乌药汤

治腹胁痛，胀满烦躁，不思饮食。

乌药（锉）藿香叶 檀香（锉）丁香皮（各一两）木香（半两）荜澄茄（炒，三分）槟榔（五枚，锉）桂（去粗皮，半两）甘草（炙，锉，一两）

上九味，粗捣筛。每服三钱匕，水一盏，煎至七分，去滓，温服，不拘时候。

腹
痛

（十六）疳

《达生篇·卷下·附小儿篇》：

疳症遇仙丹

治一切肚大，黄瘦，腹痛，虫积，神效。

雄黄（三钱）　麝香（五分）　胆星（二钱）　全蝎（大，炒，去足）　僵蚕（炒）（各一钱）　巴豆（五分，夹纸打去油）　朱砂（飞，二钱为衣）

共称净末，神曲糊丸，如菜子大。每服一丸，白汤下。（杭州知荣和尚得此方，济人千万矣）

《太平圣惠方·卷第八十六·治小儿气疳诸方》：

代赭丸

治小儿气疳，腹胀时痛，体瘦。

代赭（细研）　川大黄（锉，微炒）　桂心　萆薢（锉）　朱砂（细研）　当归（锉，微炒）　木香（以上各半两）　麝香（半分，细研）　巴豆（一分，去皮心，研，纸裹压去油）

上件药，捣罗为末，入研了药令匀，炼蜜和丸，如黄米大。一二岁儿每服，用粥饮下三丸。三四岁每服五丸，空心、午后各一服。量儿大小，以意加减。

《太平圣惠方·卷第八十六·治小儿无辜疳诸方》：

人中白散

治小儿无辜疳气，寒热积滞不化，腹肚胀痛。

人中白（一分）　芦荟（半两）　麝香（半分）　虾蟆（半两，涂酥炙焦）

上件药，细研为散。每日空心及晚后，用热水调下半钱。服后当下恶物，量儿大小，加减服之。

《太平圣惠方·卷第八十七·治小儿内疳诸方》：

杀疳丸

治小儿内疳，下痢不止，体瘦食少，腹痛羸弱。

蜗牛壳（一分）　麝香（一分，细研）　芦荟（一分，细研）　雄黄（一分，细研）　肉豆蔻（半两，去壳）　母丁香（一分）　黄连（半两，去须，微炒）　鹤虱（一分）　定粉（半两，微炒）　白矾灰（一分）　密陀僧（一分，细研）　没药（一分）　艾叶（半两，炒令黄）　地龙（一分，微炒）　熊胆（一分，研入）　蟾酥（一钱，研入）

上件药，捣罗为末，以面糊和丸，如绿豆大。不计时候，以粥饮下三丸，量儿大小，以意加减。

《太平圣惠方·卷第八十七·治小儿蛔疳出虫诸方》：

蟾酥丸

治小儿蛔疳，虫毒腹胀痛，青筋急满，日渐枯瘦，食物不着肌肉，或时下蛔虫，或时腹内多痛。

蟾酥（一分，研入）　麝香（一分）　五灵脂（一分）　巴豆（一分，去皮心研，纸裹压去油）

上件药，同研令极细。用酒半盏，同入铫子内，以慢火熬，不住手搅，候堪丸，即丸如黄米大。每服，以陈橘皮煎汤下三丸，空心及晚后服之。随儿大小，以意加减。

《圣济总录·卷第一百七十二·小儿门·小儿无辜疳》：

芦荟散

治小儿无辜疳气，寒热积滞不化，心腹胀痛。

芦荟（研）　人中白（研）　虾蟆（炙黄）（各半两）　麝香（研，一分）

上四味，捣研为散，再合研令细。每服一字，至半钱匕，熟水调下，不拘时候，日二服。后当下恶物，量儿大小，加减。

救生丸

治小儿无辜疳，腹胀气喘，四肢虚浮，乍热乍寒，或即泻痢，心腹坚痛。

巴豆（去皮取仁，半两。米醋一升，生姜半两，切，同煮醋尽，取巴豆，烂研）　雄黄（半两，研）　丹砂（一分，研）

上三味，合研匀，以汤浸蒸饼心为丸，如黄米大。每日以芍药汤下二丸。

《圣济总录·卷第一百七十五·小儿门·小儿丁奚腹大》：

使君子丸

治小儿腹大羸瘦，疳气胀满，腹痛减食。

使君子（一两）　木香　胡黄连　麝香（研）　芦荟（研）（各半两）　蟾头（一枚，炙令焦）　墨（捣，研）　青黛（研）　雄黄（研）　熊胆（研，各半两）

上十一味，捣研为细末，炼蜜和丸，如绿豆大。每服以粥饮下十丸，量儿大小，增减。

（十七）便秘

《医心方·卷第六·治心腹胀满方第六》：

《极要方》备急丸

疗忽然心腹胀满，急痛气绝，大小便不通方

大黄（五两）　干姜（二两）　巴豆（三两，去心，熬）　芒硝（三两）

上蜜丸。平晓饮服四丸，不利更加一二丸，取得四五度利。利如不止，取醋饭止之。

《胎产指南·卷七（下）·增补产后十二症·产后大小便秘下身水肿狂语诸症医方》：

大承气汤

治五六日不大便，腹痛烦渴，少阴口燥，咽干潮热，脉沉实，三焦俱有邪。

大黄（五钱）　芒硝（四钱）　厚朴（二钱，炒）

水二盅，先煎枳、朴至一盅，去渣，入硝，煎一沸，服。

此下剂之最重者，不可轻用。

腹
痛

《太平圣惠方·卷第九十二·小儿大便不通诸方》：

通中丸

治小儿大便不通，心腹疼闷，卧即烦喘。

川大黄（一两，锉，微炒） 巴豆霜（二分） 皂荚（一两不蛀者，去皮子，烧令焦黑）

上件药，大黄、皂荚捣罗为末，入巴豆霜同研令匀，炼蜜和丸，如绿豆大。四五岁儿，以温水下三丸，量儿大小，以意加减。

《圣济总录·卷第二十二·伤寒门·伤寒结胸》：

治伤寒寒实结胸，无热证者，与三物小陷胸汤，用前方，白散亦可服。方：

桔梗（微炒，三分） 巴豆（去皮心，熬黑，研如脂，一分） 贝母（去心，三分）

上三味，除巴豆外，捣罗为散，入巴豆合研匀，每服，强人半钱匕，羸人减之，并温熟水调服。病在膈上，必吐。在膈下，必利。不利，进热粥一杯。利不止，进冷粥一杯。身热皮粟不解，欲引衣自覆。若以水潠之洗之，益令热却不得出，当汗而不汗则烦。假令汗出已，腹中痛，与芍药三两，如上法。

（十八）泄泻

《金匮翼·卷七·泄泻·久泄》：

河间诃子散

治泄久腹痛渐已，泻下渐少，宜此药止之。

诃子（一两，半生半熟） 黄连（三钱） 木香（半两） 甘草（二钱）

上为细末，每服二钱，以白术芍药汤调下。如止之未已，宜因其归而送之。于诃子散内加厚朴一两，竭其邪气也。

按，收涩之剂，固肠丸、诃子散皆治热滑，扶脾丸、桃花丸皆治寒滑。盖滑泄虽同，而有阴阳之分也。（以下食泄。）

《金匮翼·卷七·泄泻·飧泄》：

防风芍药汤

治飧泄脉弦，身热腹痛而渴。

防风 芍药（各二钱） 黄芩（一钱） 苍术（三钱）

水煎服。

此治风入脾之法也。

《杂病广要·内因类·骨蒸》：

泄泻丸

治火病便溏或泄，或下迫窘痛，或脾泄肾泄，并可主之。

白术（土炒，四两） 橘红（留白，二两） 白芍（煨，二两） 白茯苓（去皮，二两） 莲肉（去皮心，二两） 芡实（取生肉，二两）

腹痛后重，加木香二钱。久泻，加肉蔻（面裹煨熟，去油，五钱）、诃子（面煨，取肉，五钱）。若每清晨溏泻一二次，名肾泻，加破故纸（炒）五钱。

上俱为细末，用淮山药六两另末，以荷叶煮水为糊，丸如梧子大。每百丸或五七十丸，食远或清晨，清米汤、滚白水俱可下。（《点雪》）

《杂病广要·脏腑类·泄泻》：

缩砂丸

治冷气水泻，日夜二三十行，腹中疞痛，四肢不和。

缩砂（去皮） 黄连（炒） 附子（炮） 吴茱萸（汤洗七遍，炒，焙）（各一两） 木香 干姜（炮）（各半两）

上为末，用醋软饭和丸，梧桐子大。每服三十丸，以粥饮下。（《神巧》）

石顽治总戎陈孟庸，泻利腹胀作痛，服黄芩、白芍之类，胀急愈甚，其脉洪盛而数，按之则濡，气口大三倍于人迎，此湿热伤脾胃之气也。与厚朴生姜甘草半夏人参汤二剂，痛止胀减而泻利未已，与干姜黄芩黄连人参汤二剂，泻利止而饮食不思，与半夏泻心汤二剂而安。（《医通》）

《胎产心法·卷之下·泄泻及完谷不化并遗屎论》：

健脾利水生化汤

川芎 当归（黄土炒）（各一钱） 白术（二钱，土炒） 泽泻（八分） 干姜（四分，炮） 陈皮 炙草（各五分） 肉果（一枚，煨） 人参（三钱） 茯苓（一钱五分）

一方无茯苓。寒泻，加砂仁八分，炮干姜八分。热泻，加炒黄连五分。泻水腹痛，米饮不化，加砂仁六分，山楂、麦芽。泻有酸嗳臭气，系食积，加神曲八分，砂仁八分，山楂、麦芽。少食不安，泻即觉安快者，亦以食积论。脾气虚久泻，加升麻。泻水多而腹不痛者，有湿，加制苍术一钱，以燥之。诸泻方中，须加莲子十枚。

《太平圣惠方·卷第五十九·治水泻诸方》：

缩砂丸

治冷气水泻，日夜三二十行，腹中疞痛。四肢不和。

缩砂（一两，去皮） 黄连（一两，去须，微炒） 附子（一两，炮裂，去皮脐） 干姜（半两，炮裂，锉） 木香（半两） 吴茱萸（一两，汤浸七遍，焙干，微炒）

上件药，捣罗为末，用醋软饭和丸，如梧桐子大。每服，不计时候。以粥饮下三十丸。

《史载之方·卷上·大府泄》：

荆芥散

肝热刑脾而泄，即经言飧泄。余证当肠鸣，腹支满，口胶渴，小府赤。宜凉其肝，轻益其胃。诊其脉，六脉轻弦，胃上得肝脉，不至大弦。然六脉虽弦，亦不必有骨力，以泄则气虚不实故也。

荆芥穗（一分） 防风 芍药 诃子皮 羌活 甘草（各一分） 白蒺藜（半两） 厚朴（十铢，去皮） 木香（三铢）

上为细末。非时，以水一盏，枣一个，同煎三钱匕，和滓服。

削术豆蔻散

脾湿而泄，经言腹满溏泄。余证，腹痛，体重，食减，甚则足痿，行善瘛，脚下痛。

草豆蔻　削术　诃子皮（各一两）　大芎　陈橘皮（各半两）　甘草　藁本（各八铢）　独活　藿香（各一分）

上为细末。空心，水一盏，姜两片，枣两个，同煎三钱取八分，和滓服。

草薢胜金丸

肾水之寒，亦生溏泄，以寒湿同化，所生之病一耳，经又言，寒迫下焦，传为濡泄，阴气入肾，窍泄无度，洞泄皆属于水土之所生，其证体重，食减，腹痛，四肢不举，甚则注下赤白，腰膝酸痛，股膝不便。若脾气之湿，则六脉浑浊如革，濡散而大，如按泥浆，加之肾寒，则又沉伏迟弱，动而无力，宜并治其水，暖其脾肾。暖脾药，宜以削术豆蔻散，暖肾脏方，草薢胜金丸。

草薢　诃子（各一两）　石斛　续断　芎　附子　巴戟（去心）　官桂　藁本（各半两）　蓬莪术　山茱萸　细辛　当归　独活（各一分）

上为末，炼蜜丸如梧桐子大。空心，米汤下五七十丸。

四味芍药散

肺金之胜，亦生腹鸣溏泄。肺主清肃之气，流入于中，变成寒中鹜溏。又肺主少腹，故生斯病。余证，少腹痛，中清，肤胁痛，其脉六脉毛而微，不浮。毛为肺脉，微则泄而气弱，初泄则本肺脉一指偏，一二日则变而微，但不浮耳，尺泽沉而小击，宜温其肺。

吴白术　芍药　桔梗　香白芷

上等分为末，非时，水一盏，生姜三片，同煎三钱匕，入枣二个，取八分服。

《史载之方·卷上·腹痛》：

神和散

人有病腹痛者，其状多端，经之所言亦多变。湿邪之胜，腹满而痛，食减体重，四肢不举，腹鸣肠泄，宜用此方。

草豆蔻　肉豆蔻　陈橘皮　白术（各半两）　厚朴（去粗皮）　丁香　木香　大芎　蓬莪术（各一分）　吴茱萸（三铢）　诃黎勒（三铢）　芍药（十铢）

上为细末。每服三钱，空心，水一盏，枣两个，同煎八分，和滓服。

《圣济总录·卷第七十四·泄痢门·水泻》

代赭丸

治水泻肠鸣。脐腹撮痛。

代赭（煅赤）　干姜（炮）　龙骨（各一两）　附子（炮裂，去皮脐，三分）

上四味，捣罗为末，研软饭和丸，如梧桐子大。每服三十丸，空心，米饮下，日午再服。

正气散

治水泻腹痛，日夜不止。

缩砂蜜（去皮，炒） 附子（炮裂，去皮脐） 赤石脂 肉豆蔻（去壳） 龙骨 石榴皮（焙） 甘草（炙，锉） 人参 地榆 白术 吴茱萸（汤浸，焙干，炒） 干姜（炮）（各一两）

上一十二味，捣罗为散。每服三钱匕，煮粳米饮调下，不拘时。以止为度。

《圣济总录·卷第七十四·泄痢门·下痢里急后重》

姜桂散

治洞泄飧泄，里急后重。

干姜（炮，三两） 甘草（一两，锉。二味用沙糖二两，水微化开，同炒干） 桂（去粗皮，一分）

上三味，捣罗为散。每服二钱匕，白汤调下，兼治腹痛，止虚渴。

《圣济总录·卷第九十六·大小便门·大便不禁》：

陈曲丸

治大便不禁，腹内疞痛。

陈曲末（炒） 白茯苓（去黑皮） 黄连（去须，微炒） 黄柏（去粗皮，炙） 干姜（炮） 附子（炮裂，去皮，脐） 龙骨（各一两） 赤石脂 甘草（炙，锉） 人参 当归（切，焙）（各半两）

上一十一味，捣罗为细末，炼蜜为丸，如梧桐子大。每服十五丸，空心，米饮下，日再。

（十九）霍乱

《杂病广要·外因类·中暑》

神圣香薷散（出吴竞《五脏论》）

治胃气（馆本有虚字），霍乱吐泻，转筋腹痛。

香薷穗（经霜者，一两半） 新厚朴（二两，取心） 川黄连（二两） 白扁豆（一两，焙）

上，先用姜汁四两，一处杵黄连、厚朴二味令细，炒成黑色，入香薷、扁豆二味，都为末。每服五钱，水一盏，酒一盏，共煎至一盏，入瓷瓶内，蜡纸封，沉入井底，候极冷，一并服，二服，濒死者亦生。京师有人卖此药，一服三百钱，治胃气、小腹切痛。（《苏沈》）

（《活人书》香薷散，去白扁豆，分两同。本方曰，一方有白扁豆，尤良。）

（按，《活人书》全取《传家秘宝》，彼曰，一方更有白扁豆苗一两半。）

上捣为粗末。每服三钱，水一盏，酒半盏，同煎至七分，去滓，用新汲水频频浸换，令极冷，顿服之。药冷则效速也。仍煎服时不得犯铁器，慢火煎之。《和剂》去黄连（服法稍与《苏沈》同。）

（《易简方》曰，今人往往读香薷饮之证，才见霍乱，遽尔投之。殊不知夏月伏阴在内，食生冷以致霍乱，岂宜投以浸冷之药。故合先治中脘，方以香薷散解其烦躁，不可不知。）

香薷汤

去黄连，加甘草、茯神，为细末。每服二钱，沸汤点服，入盐点服亦得，不拘时候。《杨氏》

腹痛

水沉散，治伏暑伤冷，于香薷汤中加丁香（用茯苓），每服三钱，水一盏，入好酒半盏，同煎至一盏，水中沉冷服，不拘时候。

《杂病广要·脏腑类·霍乱》

理中汤加附子

霍乱，或有寒，腹满痛，或四肢拘急，下利脚转筋，理中汤加附子一枚生用，并粗末，作汤服之。（《活人》）

治霍乱呕吐，及下后腹中干痛，手足逆冷，宜服此方。

当归（一两）　干姜（半两）　甘草（半两）　人参　附子（各一两）

上件药捣筛为散。每服三钱，以水一中盏，煎至六分，去滓，热服之。（《圣惠》）

范汪理中加二味汤

疗霍乱，胸满腹痛，吐下方。

人参（三两）　干姜（三两炮）　甘草（三两炙）　白术（三两）　当归（二两）　芍药（二两）

上六味咀，以水七升，煮取三升，绞去滓，温服一升，日三，甚良。（《外台》）

《救急选方·上卷·霍乱门》：

四片金（卫生家宝）

疗霍乱上吐下利，心下懊侬，其证因形寒饮冷，饥饱乘舟车露走，动伤胃气，头旋手足转筋，四肢逆冷，用药迟缓，须臾不救，命在顷刻。

吴茱萸　木瓜　食盐（各半两）

上三味，同炒令焦。先用瓷瓶盛水三升，煮令百沸，入前件三味炒药，同煎至二升已下。倾一盏，冷热当随病人意，与服，药入咽喉即止。

《证治准绳·女科·卷之三·霍乱》：

香薷散

治脏腑冷热不调、饮食不节，或食腥鲙、生冷过度，或起居不节，或露卧湿地，或当风取凉，而风冷之气归于三焦，传于脾胃。脾胃得冷，不能消化水谷，致令真邪相干，肠胃虚弱。因饮食变乱于肠胃之间，便至吐利、心腹疼痛、霍乱气逆。有先心痛而吐者，或先腹痛而利者，或吐利俱发者。有发热头痛体疼而复吐利虚烦者，或但吐利、心腹刺痛者，或转筋拘急疼痛者，或但呕而无物出者。或四肢逆冷、脉微欲绝者，或烦闷昏塞欲死者。妊妇霍乱吐利，此药悉能主之。

香薷叶（四两）　白扁豆　厚朴（各二两）

上咬咀，每服半两。水一大盏，酒一分，慢火浓煎至六分，去滓，井中浸令冰冷，顿服，无时候。连并二三服，立见神效。（《苏沈良方》中名香茸散。《百问》同，有黄连，无扁豆。）

《胎产心法·卷之上·霍乱论》：

加味四味紫苏和胎饮

治心腹绞痛，上吐下泻。

紫苏　黄芩　白术（土炒）（各一钱半）　炙草（以上四味，和胎饮本方）　藿香叶　陈皮（各一钱）　砂仁（炒五分）

姜枣引，水煎服。

《医心方·卷第十一·治霍乱下利不止方第五》：

治霍乱洞下腹痛方

以艾一把，以水三升，煮得一升，顿服之良。

《太平圣惠方·卷第四十七·治霍乱心腹痛诸方》：

治冷气相攻，霍乱少吐多利，腹痛如刀刺，宜服此方。

母生姜（一片，大如手者，以炭火烧令皮黑色）

上，热捶碎，以新汲水一大盏浸之，良久，渐渐服之。

治霍乱腹痛吐利，宜服此方。

桃叶（一两，切）

上，以水一中盏，煎至六分，去滓，不计时候，温服。

又方

楠木（一两）　樟木（一两）

上件药，细锉，以水二大盏，煎至一大盏，去滓，分为三服，不计时候，温服。

又方

干姜（一两，炮裂，锉）

上，捣细罗为散。每服，以热酒调下一钱。

又方

小蒜（半两）

上，以水一中盏，煎至六分，去滓，不计时候，温服。

又方

芦叶（一握，锉）

上，以水一大盏，煎至五分，去滓，顿服。

《太平圣惠方·卷第四十七·治霍乱四逆诸方》：

四顺汤

治霍乱，吐下腹痛，手足逆冷。

附子（一两，炮裂，去皮脐）　人参（一两，去芦头）　干姜（一两，炮裂，锉）　甘草（一两，炙微赤，锉）

上件药，捣筛为散。每服三钱，以水一中盏，煎至六分，去滓，不计时候，热服。

汗出方

治霍乱吐泻，冷气攻心，腹痛，四肢逆冷。

硫黄（一两）

腹痛

上件药，细研如面，以热酒调下一钱。

《太平圣惠方·卷第八十四·治小儿霍乱心腹痛诸方》：

温中散方

治小儿霍乱，吐泻不止，小腹痛，面色青黄，四肢冷。

人参（一两，去芦头） 厚朴（半两，去粗皮，涂生姜汁炙，令香熟） 干姜（一分，炮裂，锉） 白术（三分） 甘草（半两，炙微赤，锉） 桂心（半两）

上件药，捣粗罗为散。每服一钱，以水一小盏，煎至五分，去滓，不计时候，量儿大小，加减温服。

《圣济总录·卷第三十八·霍乱门·霍乱呕吐不止》：

人参藿香汤

治霍乱，定呕逆，止心腹刺痛，进饮食，化痰益气。

藿香叶 厚朴（去粗皮，姜汁炙）（各二两） 人参 白茯苓（去黑皮） 干姜（炮） 青橘皮（汤浸，去白，焙） 枇杷叶（拭去毛） 半夏（为末，生姜汁和作饼子，曝干）（各一两） 甘草（炙，三分） 丁香（半两） 草豆蔻（去皮，六枚）

上一十一味，粗捣筛。每服三钱匕，水一盏，生姜三片，煎至七分，去滓，热服，不拘时。

《圣济总录·卷第三十八·霍乱门·霍乱心腹痛》：

理中丸

治霍乱吐泻，心腹疼痛。

高良姜（锉） 白术（各一两） 桂（去粗皮） 甘草（炙）（各半两）

上四味，捣罗为末，炼蜜和丸，如弹子大。每服一丸，不计时候，浓煎橘皮汤化下。

抵圣散

治霍乱宿食不消，心腹疼痛。

厚朴（去粗皮，生姜汁涂炙，四两） 白术（二两） 吴茱萸（汤洗，焙干，炒，一两） 高良姜（半两） 人参 白茯苓（去黑皮） 甘草（炙，锉） 木香 枳壳（去瓤，麸炒） 草豆蔻（去皮） 陈橘皮（去白，焙）（各一两）

上一十一味，捣罗为散。每服二钱匕，沸汤调下，不拘时候。

菖蒲汁

治霍乱心腹痛急，如中恶。

生菖蒲（锉碎，四两）

上一味，以水同捣，绞取汁一盏，分为四服，每用热汤和，温服，并三服。

缩砂蜜散

霍乱心腹冷痛，呕逆恶心，大肠滑泄。

缩砂蜜（去皮，炒） 陈曲（炮） 白术（锉，炒） 干姜（炮） 龙骨 赤石脂 吴茱萸（汤浸，焙，炒） 芎䓖 芍药上九味，等分，捣罗为散。每服二钱匕，热米饮调下，不拘时。

《圣济总录·卷第三十九·霍乱门·霍乱逆满》：

苏桂丸

治霍乱逆满，胸膈气痞，咽塞妨闷，饮食不消，腹胁虚胀，肠鸣刺痛。

紫苏叶　桂（去粗皮）　陈橘皮（汤浸，去白）　人参　白术（各一两）　甘草（炙，半两）高良姜（三分）

上七味，为细末，炼蜜丸如梧桐子大。每服二十九至三十丸，温酒下，米饮亦得。如缓急无汤酒，细嚼药咽津。

《圣济总录·卷第四十·霍乱门·霍乱下利》：

龙骨汤

治霍乱后，虚冷腹痛，下利不止。

龙骨　当归（切，焙）　干姜（炮裂）　甘草（微炙）　人参（各一两）　附子（炮裂，去皮脐，半两）

上六味，锉如豆。每服五钱匕，水一盏半，煎至八分，去滓，热服，日三。

香豉汤

治霍乱下焦热毒，利如鱼脑，杂赤血并下，脐腹痛不可忍，里急后重。

香豉（微炒，二两）　栀子仁（一两）　黄柏（去粗皮，半两）　地榆（锉，一两）　白术　茜根（拣净，锉碎）（各三分）

上六味，粗捣筛。每服三钱匕，用薤白四寸，水一盏，同煎至七分，去滓，温服，日三。

《圣济总录·卷第四十·霍乱门·霍乱转筋》：

神圣香薷饮

治胃气虚，霍乱吐泻，转筋腹痛。

香薷穗（经霜者，一两半）　厚朴（去粗皮）　黄连（去须）（各二两）　扁豆（一两，焙）

上四味，先用生姜汁四两，一处捣黄连、厚朴二味令细，炒成黑色，入香薷、扁豆二味，都粗捣筛，每服五钱匕，水一盏，酒一盏，共煎至一盏，瓷瓶内蜡纸封，沉入井底，候极冷，并服，二服，至死者亦可救。

《圣济总录·卷第五十五·心痛门·胃心痛》：

六气汤

治脾胃伤冷，心腹疼痛，霍乱吐泻。

白术　高良姜（锉）　桂（去粗皮）　陈橘皮（汤浸，去白，焙）　香子（炒）　甘草（炙）（各等分）

上六味，粗捣筛。每服三钱匕，水一盏，入生姜三片，煎至七分，去滓，稍热服。

（二十）痢疾

《症因脉治·卷四·痢疾》：

荆防解毒汤

治湿热痢初起，表未解者。

荆芥　防风　薄荷　连翘　枳壳　桔梗　木通　甘草

加淡竹叶。

如有太阳症加羌活，阳明症加干葛，少阳症加柴胡。湿气胜，腹不痛，加川芎、苍术。热气胜，腹大痛，加川连、枳壳。

酒煎大黄汤

治湿热痢无表邪者。

川大黄

酒煎，去大黄服酒。

香连丸

治湿火伤气分下痢。

川黄连　木香

如肛门后重加枳壳，小便不利加滑石。呕吐，平胃散各半服之。

当归大黄丸

治燥伤血分，下痢赤积，腹中作痛。

当归　大黄

应急下者，合天水散。应缓下者，合戊己汤。

枳壳大黄汤

治燥伤气分，下痢白积，腹中作痛。

大黄　枳壳　桔梗　甘草

河间芍药黄连汤

治燥热气血两伤，下痢腹痛者。

当归　大黄　甘草　赤芍药　川黄连

气滞者，加木香、槟榔。

异功散

白术　人参　真广皮　炙甘草　白茯苓

积气未尽加楂肉，腹痛加木香，口渴加干葛，发热加柴胡。

以上三法，治脾虚成积之痢。

《金匮翼·卷七·痢·分治痢症诸方》：

《先醒斋》滞下丸

川连（姜汁炒，一斤） 滑石（八两，研末） 白芍（酒炒，五两） 甘草（炙，三两） 槟榔（四两） 枳壳（五两） 木香（二两半）

上为末，荷叶汤稍加姜汁和丸，如绿豆大。每服四钱。

凡燥烦渴恶心者，勿用木香。元气虚弱者，勿用槟榔、枳壳。里急色赤者，加当归，惟恶心呕吐不思食勿用。白多加吴茱萸（汤泡七次，七分）、扁豆（炒，二钱）、陈皮（一钱）。赤多加乌梅肉（一钱）、山楂肉（二钱）、红曲（一钱）。腹痛，加白芍（三钱）、甘草（三钱）。口渴及发热，调滑石末（三钱）。小便赤少，或不利，亦加方。恶心欲吐，即噤口痢，多加人参、石莲肉、绿色升麻，醋炒。久利不止，加肉豆蔻（一钱）、莲肉（去心，炒黄，三钱，）、扁豆、茯苓（各二钱）、人参（三钱）。

刘河间曰，夫治诸痢者，莫若以辛苦寒药治之，或微加辛热佐之。盖辛热能发散邪气，开通郁结，苦能燥湿，寒能除热，使气宣平而已。其湿热郁抑，欲利不利，宜以韩愗加大黄汤利之。

丹溪青六丸

治血痢及产后腹痛自利，能补脾补血，去三焦湿热。

六一散（三两） 红曲（炒，半两）

酒糊丸。

按，和者，和养其肠胃。利者，通利其积滞，凡正不足而邪有余者，宜仿此法治之。

《女科百问·卷下·第六十四·下痢滞利》：

归连丸

治一切下痢，无以新久，及冷热脓血，肠滑里急，日夜无度，脐腹绞痛不可忍。

阿胶（捣碎，炒如珠，三两，以醋四升，煮成膏） 黄连 当归（各三两） 干姜（二两） 木香（一两五钱）

上共为末，用阿胶膏丸，桐子大。每服三十丸，食前，米饮下。

《胎产秘书·上卷·下痢》：

姜连丸

川连 白术 砂仁 阿胶 炮姜 川芎（各一两） 枳壳（五钱，炒） 乳香（三钱，另研）

共为末，加盐、杨梅三枚、醋少许，打糯米糊为丸，如桐子大。每服四十丸。白痢，淡姜汤下。赤痢，甘草汤下。赤白痢，甘草生姜汤下。

按，赤痢，可加银花。白痢腹痛，可加青皮，姜炒川连亦必不可少。不必分赤属热，白属寒，拘泥于姜汤、甘草送下也。

《太平圣惠方·卷第十三·治伤寒下痢诸方》：

秦皮散

治伤寒，腹中微痛下痢。

秦皮（三分） 黄连（三分，去须，微炒） 白头翁（半两） 阿胶（三分，捣碎，炒令黄燥） 当归（半两，锉，微炒）

上件药，捣粗罗为散。每服三钱，以水一中盏，煎至六分，去滓，不计时候，温服。

豉薤汤

治伤寒暴痢腹痛。

豉（一合） 薤白（一握长三寸） 栀子仁（五枚，擘）

上件药，以水一大盏，煎至六分，去滓，不计时候，温服。

《太平圣惠方·卷第十三·治伤寒下脓血痢诸方》：

乌梅丸

治伤寒下痢腹痛。

乌梅肉（三分，微炒） 黄连（三分，去须，微炒） 当归（三分，锉，微炒） 诃黎勒皮（三分，煨微黄） 阿胶（半两，捣碎，炒令黄燥） 干姜（一分，炮裂，锉）

上件药，捣罗为末，炼蜜和丸，如梧桐子大。每服，不计时候，以粥饮下二十丸。

《太平圣惠方·卷第五十九·治水谷痢诸方》：

四白丸

治水谷痢，脐腹冷痛，日夜数行。

白石脂（二两） 白矾灰（二两，烧灰） 白龙骨（二两） 胡粉［三（二）两，炒良］

上件药，捣研为末，用粳米饭，和捣三百杵，丸如梧桐子大。每于食前，以粥饮下三十丸。

龙骨丸

治水谷痢，日夜数行，腹内疼痛。

龙骨（三分） 艾叶（一两，微炒） 赤石脂（三分） 白矾（三两，烧令汁尽） 黄连（三分，去须，微炒） 当归（三分，锉碎，微炒） 附子（一两，炮裂，去皮脐）

上件药，捣罗为末，炼蜜和捣三二百杵，丸如梧桐子大。每于食前，以粥饮下三十丸。

《太平圣惠方·卷第五十九·治久赤白痢诸方》：

龙骨丸

治久赤白痢不止，腹痛，不食。

龙骨（三分） 地榆（一两，锉） 赤石脂（三分） 没石子（三分） 艾叶（三分，微炒） 黄柏（三分，微炙，锉） 橡实（半两） 当归（三分，锉，微炒） 芎䓖（半两）

上件药，捣罗为末，炼蜜和捣三二百杵，丸如梧桐子大。每服，不计时候，以粥饮下二十丸。

代赭丸

治久赤白痢，日夜无数，腹痛不可忍。

代赭（二两） 黄柏（二两，涂蜜，炙微赤） 黄芪（一两，半锉） 龙骨（一两） 赤石脂（一两，烧赤，投醋中滤出） 艾叶（一两） 狗头骨灰（一两）

上件药，捣罗为末，炼蜜和丸，如梧桐子大。每服，不计时候，以粥饮下二十丸。

《太平圣惠方·卷第五十九·治久血痢诸方》：

桑黄散

治久血痢不止，腹痛心烦。

桑黄（一两，微炒） 地榆（三分，锉） 黄连（三分，去须，微炒） 当归（一两，锉，微炒） 黄芩（半两） 甘草（半两，炙微赤，锉）

上件药，捣筛为散。每服三钱，以水一中盏，煎至六分，去滓，不计时候，温服。

《太平圣惠方·卷第五十九·治脓血痢诸方》：

白矾散

治下痢脓血，心腹疼痛不止。

白矾（一两，烧灰） 黄丹（一两半，微炒） 胡粉（一两，炒令微黄） 龙骨（一两半） 当归（一两，锉，微炒） 诃黎勒（一两，煨，用皮） 黄连（三分，去须，微炒） 甘草（一分，炙微赤，锉）

上件药，捣细罗为散。每服，不计时候，以粥饮调下三钱。

《太平圣惠方·卷第五十九·治冷热痢诸方》：

内补丸

治冷热气不和，腹痛，下痢不止。

黄连（一两，去须，微炒） 当归（三分，锉，微炒） 干姜（半两，炮裂，锉） 阿胶（三分，捣碎，炒令黄燥）

上件药，捣罗为末，炼蜜和捣百余杵，丸如梧桐子大。每服，不计时候，以粥饮下三十丸。

又方

当归（一两，锉，微炒） 黄连（一两，去须，微炒）

上件药，捣细罗为散。每服，不计时候，以粥饮调下二钱。

《太平圣惠方·卷第五十九·治休息痢诸方》：

硫黄散

治休息痢不止，腹中疼痛，不思饮食。

硫黄（半两，细研） 肉豆蔻（一两） 棕榈皮（一两，烧灰） 阿魏（一分，面裹，煨，面熟为度）

上件药，捣细罗为散。每于食前，以粥饮调下一钱。

白头翁丸

治休息痢，日夜不止，腹内冷痛。

白头翁（一两） 黄丹（二两，并白头翁入铁瓶内，烧令通赤） 干姜（一两，炮裂，锉） 莨菪子（半升，以水淘去浮者，煮令芽出，曝干，炒令黄黑色） 白矾（二两，烧令汁尽）

上件药，捣罗为末，以醋煮面糊和丸，如梧桐子大。每服食前，以粥饮下十丸。

腹痛

又方

神曲（一两半，炒令微黄） 芜荑（一两半，微炒） 吴茱萸（一两，汤浸七遍，焙干，微炒）

上件药，捣罗为末，以熬生姜汁和丸，如梧桐子大。每于食前，以粥饮下三十丸。

又方

黄连［三（二）两去须微炒］ 当归（一两，锉，微炒） 乌梅肉（一两，微炒）

上件药，捣罗为末，炼蜜和丸，如梧桐子大。每于食前，以粥饮下三十丸。

《太平圣惠方·卷第五十九·治气痢诸方》：

温中散

治气痢，腹内疼痛，不欲食。

白芍药（半两） 白术（三分） 甘草（一分，炙微赤，锉） 吴茱萸（一分，汤浸七遍，焙干，微炒） 桂心（半两） 当归（半两，锉，微炒）

上件药，捣筛为散。每服三钱，以水一中盏，入生姜半分，枣二枚，煎至六分，去滓，不计时候，稍热服。

《太平圣惠方·卷第五十九·治蛊注痢诸方》：

黄芩散

治蛊注痢，下血，心神烦闷，腹中痛。

黄芩（一两） 地榆（一两，锉） 犀角屑（一两） 茜根（一两） 柏叶（二两，微炒） 甘草（一两，炙微赤，锉） 诃黎勒（一两，煨，用皮） 当归（一两，锉，微炒） 牛角䚡灰（一两）

上件药，捣筛为散。每服四钱，以水一中盏，煎至六分，去滓，不计时候，温服。

《太平圣惠方·卷第九十三·治小儿疳痢诸方》：

熊胆丸

治小儿疳痢，脾胃虚冷，乳食不化，脐腹疼痛。

熊胆［五（一）分］ 附子（一枚，炮裂，去皮脐） 巴豆（七枚，去皮心研，纸裹压去油） 定粉（一两，炒微黄） 黄丹（二两，点炒令紫色） 砒霜（一钱，细研） 硫黄（一分，细研） 干姜（一分，煨裂，锉） 诃黎勒（一分，煨用皮）

上件药，捣罗为末，汤浸蒸饼和丸，如黄米大。每服，以冷水下二丸，量儿大小，以意加减，切忌热物。

胡黄连丸

治小儿疳痢，腹痛不止。

胡黄连（半两） 木香（一分）

上件药，捣罗为末，用糯米饭和丸，如绿豆大。每服，以粥饮下五丸，日三四服，量儿大小，以意加减。

《太平圣惠方·卷第九十三·治小儿痢渴不止诸方》：

黄芩丸

治小儿痢渴不止，壮热腹痛。

黄芩（三分）栝楼根（三分）黄连（三分，去须，微炒）乌梅肉（五枚，微炒）诃黎勒（半两，煨用皮）当归（三分，锉，微炒）臭樗树皮（半两，炙微黄，锉）

上件药，捣罗为末，炼蜜和丸，如绿豆大。每服，以粥饮下七丸，日三四服，量儿大小，加减服之。

又方

蜗牛壳（一两，微炒）夜明砂（三分，微炒）龙骨（一两）黄连（三分，去须，微炒）

上件药，捣罗为末，炼蜜和丸，如梧桐子大。每服，以粳米粥饮，研化七丸服之，日三四服，量儿大小，临时加减。

又方

夜明砂（一分，微炒）干虾蟆（半两，涂酥，炙令黄燥）蜗牛（三七枚，炒令微黄）麝香（一钱，细研）朱砂（一分，细研）龙骨（半两）

上件药，捣细罗为散。每服，以粥饮调下半钱，日三四服，量儿大小，临时加减。

《太平圣惠方·卷第九十三·治小儿赤白痢诸方》：

鹿角丸

治小儿赤白痢，腹痛，不欲乳食。

鹿角屑（一分）芜荑仁（一分）附子（一分，炮裂，去皮脐）赤石脂（半两）黄连（半两，去须，微炒）当归（一分，锉，微炒）

上件药，捣罗为末，炼蜜和丸，如绿豆大。不计时候，以粥饮下五丸，量儿大小，以意加减。

黄柏丸

治小儿久赤白痢，腹胀疼痛。

黄柏（一两，微炙，锉）当归（一两，锉，微炒）

上件药，捣为末，煨大蒜和丸，如绿豆大。每服，以粥饮下七丸，日三四服，量儿大小，加减服之。

龙骨丸

治小儿久赤白痢不止，腹痛。

白龙骨（一分）胡粉（三钱，炒微黄）黄连（一分，去须，微炒）黄柏（一分，微炙，锉）诃黎勒（一分，煨用皮）白矾（半两，烧令汁尽）干姜（半两，锉，微炒）当归（半两，锉，微炒）木香（一分）

上件药，捣罗为末，炼蜜和丸，如绿豆大。每服，以粥饮下五丸，日三四服，量儿大小，临时加减。

腹痛

又方

鹿角屑（一分） 芜荑仁（一分，微炒） 附子（一分，炮，去皮脐） 赤石脂（半两） 黄连（一分，去须，微炒） 地榆（一分）

上件药，捣罗为末，炼蜜和丸，如绿豆大。每服，以粥饮下五丸，日三四服，量儿大小，临时加减。

《太平圣惠方·卷第九十三·治小儿无辜疳痢诸方》：

干蟾丸

治小儿无辜疳痢，黄瘦，腹痛，或腹内有虫。

干虾蟆（一枚，涂酥炙微黄） 漏芦（一两） 菖蒲（一两） 雄黄（三分，细研） 朱砂（三分，细研） 麝香（一分，细研）

上件药，捣罗为末，都研令匀，炼蜜和捣一二百杵，丸如绿豆大。每服，以粥饮下五丸，日三服，量儿大小，加减服之。

《太平圣惠方·卷第九十三·治小儿热痢诸方》：

栀子仁散

治小儿热痢，腹痛，心烦口干，小便赤黄，不欲饮食。

栀子仁（半两） 黄柏（三分，微炙，锉） 当归（半两，锉，微炒） 地榆（三分，微炙，锉） 黄连（一两，去须，微炒）

上件药，捣细罗为散。每服，以粥饮调下半钱，日三四服，量儿大小，加减服之。

子芩散

治小儿热痢，腹痛，壮热心烦，不欲饮食，四肢瘦弱。

子芩（一两） 知母（三分） 女萎（三分） 黄柏（半两，微炙，锉） 甘草（半两，炙微赤） 赤芍药（半两）

上件药，捣粗罗为散。每服一钱，以水一小盏，入竹叶七片，煎至五分，去滓，不计时候，量儿大小，分减温服。

《太平圣惠方·卷第九十三·治小儿冷热痢诸方》：

乌梅煎

治小儿冷热痢，心神烦渴，腹痛，胸膈滞闷。

乌梅肉（五枚，微炒） 诃黎勒（五枚，煨用皮） 甘草（三寸，炙微赤，锉）

上件药，细锉。以水一大盏，煎至五分，去滓，放温，不计时候，量儿大小，分减服之。

又方

黄连［三（二）两去须锉微炒］ 当归（一两，锉，微炒） 乌梅肉（一两，微炒）

上件药，捣罗为末，炼蜜和丸，如绿豆大。不计时候，以粥饮下七丸，量儿大小，加减服之。

《太平圣惠方·卷第九十三·治小儿脓血痢诸方》：

吴蓝散方

治小儿脓血痢如鱼脑，腹痛。

吴蓝（一两） 川升麻（一两） 栀子仁（半两） 赤芍药（一两） 龙骨（一两）

上件药，捣粗罗为散。每服一钱，以水一小盏，入豉三七粒，煎至五分，去滓，不计时候，量儿大小，分减温服。

《太平圣惠方·卷第九十三·治小儿暴痢诸方》：

胡黄连散

治小儿冷热气不和，恶暴下痢，腹内疼痛。

胡黄连（一分） 母丁香（一分） 桂心（一分） 木香（一分） 犀角屑（半分） 肉豆蔻（一分，去壳） 当归（一分，锉，微炒） 麝香（一分，细研）

上件药，捣细罗为散。每服以粥饮调下半钱，日三四服，看儿大小，加减服之。

《圣济总录·卷第二十六·伤寒门·伤寒下痢》：

秦皮汤

治伤寒下痢不止，腹中微痛。

秦皮（锉） 黄连（去须，锉，炒） 阿胶（炒令燥）（各一两） 白头翁（三分）

上四味，粗捣筛。每服三钱匕，水一盏，煎至七分，去滓，食前，温服。

升麻黄连汤

治伤寒夹热，腹痛下痢。

升麻 黄连（去须，锉炒） 当归（切，焙） 芍药 桂（去粗皮） 黄柏（去粗皮） 甘草（炙）（各半两）

上七味，锉如麻豆。每服三钱匕，水一盏，煎至七分，去滓，食前，温服。

龙骨丸

治伤寒后脏腑虚冷，下痢白脓腹痛。

龙骨 干姜（炮） 附子（炮裂，去皮脐）（等分）

上三味，捣罗为末，醋煮面糊和丸，如梧桐子大。每服三十丸，食前，米饮下，日再。

《圣济总录·卷第七十四·泄痢门·水泻》：

玉霜丸

治水泻白痢，小腹疼痛。

砒霜（研细如粉，二两） 黄蜡（一两）

上二味，以瓷碗盛，重汤煮熔开。以东南柳枝二七茎，各长七寸，粗细如箸。每用两茎搅药，又转一头搅，候两头并黑黄色乃已。又取两茎，依前搅七次了，将出药趁软，作条子收。遇病旋于火上烘软，丸如梧桐子大，小儿绿豆大，空心新汲水下一丸。

腹
痛

《圣济总录·卷第七十五·泄痢门·白滞痢》：

陈曲汤

治白滞痢，及腹痛不止。

陈曲（炒黄，半两） 黄连（去须，炒） 厚朴（去粗皮，涂姜汁炙紫色）（各一两） 附子（炮裂，去皮脐） 干姜（炮）（各半两）

上五味，锉如麻豆。每服五钱匕，水一盏半。煎至八分，去滓，空心服，日晚再服。

黄芩丸

治白痢多脓，腹中疞痛。

黄芩（去黑心） 黄连（去须） 黄柏（去粗皮）（各一两半） 吴茱萸（汤洗，焙干，炒，一两） 诃黎勒皮（炒，二两半）

上五味，捣罗为末，炼蜜和丸，如梧桐子大。每服四十丸，食前橘皮汤下，日再。

姜附散

治脏寒下痢白脓，心腹疞痛。

干姜（炮） 附子（炮裂，去皮脐） 诃黎勒（煨，取皮） 龙骨（各一两）

上四味，捣罗为散。每服三钱匕，煎乌梅汤，空心调下。

《圣济总录·卷第七十五·泄痢门·痢》：

牡蛎汤

治冷白滞痢，腹痛。

牡蛎（煅，三分） 赤石脂（一两） 干姜（炮） 当归（切，焙） 龙骨 白术（各三分） 附子（炮裂，去皮脐） 甘草（炙，锉） 人参 芍药（各半两）

上一十味，锉如麻豆。每服五钱匕，水一盏半，煎至八分，去滓，空心食前，温服。日三服。或下脓，加厚朴（去粗皮，以姜汁炙）一两。或呕逆，加陈橘皮（汤浸，去白，焙）一两。

《圣济总录·卷第七十五·泄痢门·赤痢》：

伏龙肝丸

治赤痢腹痛，四肢羸困。

伏龙肝 艾叶（炒） 木香 地榆 阿胶（炙令燥） 当归（切，炒） 黄连（去须，炒） 赤芍药 黄芩（去黑心）（各一两）

上九味，捣罗为末，炼蜜丸如梧桐子大。每服三十丸，温粥饮下，不拘时。

无食子丸

治赤痢腹内疼痛。

无食子 地榆（各半两） 黄连（去须，炒，一两半） 黄柏（去粗皮，蜜炙，二两） 酸石榴皮（一两）

上五味，捣罗为末，醋煮面糊，丸如梧桐子大。每服十五丸，食前，温米饮下。

紫参散

治赤痢腹痛。

紫参（三分） 肉豆蔻（去壳，一两） 乌贼鱼骨（去甲，二两）

上三味为细散。每服一钱匕，食前，温米饮调下。

六神汤

治赤痢腹痛，或下纯血。

黄连（去须，炒） 车前子（各二两） 地榆 山栀子仁 甘草炙（锉）（各半两） 陈橘皮（汤浸，去白，焙一两）

上六味，粗捣筛。每服五钱匕，以浆水一盏半，煎至八分，去滓，空心服。

《圣济总录·卷第七十六·泄痢门·血痢》：

艾叶饮

治血痢不止，少腹疼痛。

艾叶（焙） 当归（切，焙） 黄连（去须） 龙骨 诃黎勒皮（各一两半）

上五味，粗捣筛。每服三钱匕，水一盏，煎至七分，去滓，温服。

《圣济总录·卷第七十六·泄痢门·脓血痢》：

龙骨丸

治脓血痢，小腹痛。

龙骨 赤石脂 黄连（去须） 犀角（镑） 附子（炮裂，去皮脐） 羚羊角（镑） 当归（切，炒） 白矾（熬令汁枯） 龙胆 甘草（炙） 熟艾（炒） 干姜（炮）（各半两）

上一十二味，捣罗为末，炼蜜丸如梧桐子大。每服二十丸，温米饮下，空心食前。

胡粉丸

治脓血痢，腹痛滑泄。

胡粉 阿胶（炙令燥） 乌贼鱼骨（去甲）（各半两） 龙骨 白矾（熬令汁枯）（各一两） 密陀僧（一分）

上六味，捣研为细末，粟米粥丸如梧桐子大。每服二十丸，空心食前，粟米饮下。

《圣济总录·卷第七十六·泄痢门·脓血痢》：

乌梅散

治赤白痢久不止，腹中疼痛，及下血脱肛。

乌梅肉（焙） 樗根皮（炙，锉） 赤石脂 当归（切，焙） 地榆（炙）（各半两） 黄连（去须，炒） 干姜（炮）（各三分） 甘草（炙一分）

上八味，捣罗为散。每服二钱匕，温米饮调下，空心食前服。

赤地利丸

治一切赤白冷热下痢，腹内疼痛。

赤地利 阿胶（炙令燥） 赤石脂（各二两） 当归（切，焙） 干姜（炮）（各一两半） 地

榆（炙，锉）　茜根（各一两）　木香（半两）　黄连（去须，炒，三分）

上九味，捣罗为末，以米醋二升，入药末一两，同熬成膏，和丸如梧桐子大。每服二十丸，食前温米饮下。

妙攻散

治赤白痢，脐腹疼痛，肠滑后重。

大黄（湿纸裹煨，半两）　莨菪子（炒令黑，一掬许）

上二味，捣罗为散。每服一钱匕，米饮调下。

万灵汤

治赤白泻痢，腹脏疼痛，里急后重，并治疝气。

罂子粟（炒赤，半斤）　甘草（炙，锉，一两）

上二味，粗捣筛。每服五钱匕，水一盏半，煎至八分，去滓，临卧腹空温服。

马兰子饮

治赤白痢，脐腹疼痛，及久水泻白浊如米泔。

马兰子（三合）　地榆　艾叶（炒）（各二两）　赤石脂　当归（切，焙）（各四两）　龙骨　白茯苓（去黑皮）（各二两半）

上七味，粗捣筛。每服五钱匕，水一盏半，煎至八分，去滓，空腹温服。

《圣济总录·卷第七十六·泄痢门·赤白痢》：

和中散

治冷热痢，腹痛里急。

附子（炮，七度水淬，去皮脐）　黄连（去须）（各一两，为末）　乳香（研，一分）

上三味，如患冷热痢，取黄连、附子各半钱，乳香一字，以陈米饮调下，未止再服。以青橘皮汤调下。如患赤痢，附子末半钱，黄连末一钱，乳香一字。如患白痢，黄连末半钱，附子末一钱，乳香一字，米饮调下，未止，以黑豆七粒，煎汤止之。

《圣济总录·卷第七十七·泄痢门·气痢》：

神验丸

治冷劳气痢，腹胁疼痛，水谷不消。

陈曲（炒）　吴茱萸（汤浸，焙干，炒）（各一两）　黄连（去须，炮）　芜荑（炒）（各三分）

上四味，捣罗为末，姜汁和丸，梧桐子大。每服十五丸，温米饮下，食前。

香艾丸

治气痢腹痛，睡卧不安。

艾叶（炒）　陈橘皮（汤浸，去白，焙）（等分）

上二味，捣罗为末，酒煮烂饭和丸，如梧桐子大。每服二十丸，空心，盐汤下。

《圣济总录·卷第七十七·泄痢门·蛊痢》：

茜根饮

治蛊痢下血如鸡肝，腹中疞痛难忍。

茜根　升麻　犀角（镑）　桔梗（去芦头，锉，炒）　黄芩（去黑心）　黄柏（去粗皮）（各三分）　地榆　白蘘荷（各一两）

上八味，捣为粗散。每服五钱匕，水一盏半，煎至七分，去滓，空心日午服。

《圣济总录·卷第七十八·泄痢门·下痢里急后重》：

当归黄连汤

治后重下痢赤白，滞下腹内结痛。

当归（切，焙，三分）　黄连（去须，炒，一两半）　赤茯苓（去黑皮，三分）　地榆　犀角（屑，三分）　甘草（炙，锉，半两）　厚朴（去粗皮，生姜汁炙，一两）

上七味，粗捣筛。每服五钱匕，水一盏半，入生姜一枣大拍碎，同煎至八分，去滓，空心温服，日再。

石钟乳汤

治大病后重下赤白痢，腹中疞痛。

石钟乳（别研，半两）　黄连（去须，炒，一两）　防风（去叉）　附子（炮裂，去脐皮）　黄柏（去粗皮，蜜炙）　当归（切，焙）　干姜（炮）（各一两）　蜀椒（去目并闭口者炒出汗，半两）

上八味，除钟乳外，锉如麻豆，再同和匀。每服四钱匕，水一盏半，煎至八分，去滓，温服，空心食前，日二服。

圣功散

治冷热不和，下痢赤白，脐腹作痛，里急后重。

干姜（炮）　五倍子（各一两）　诃黎勒（煨，去核）　甘草（炙，锉）（各半两）

上四味，捣罗为细散。每服二钱匕，食前，米饮调下。

《圣济总录·卷第八十七·虚劳门·冷劳》：

煮肝丸

治冷劳腹痛下痢，面色萎黄，四肢无力。

雄猪肝（一具，用米醋三升，煮醋尽为度）　白矾（烧研）　柴胡（去苗）（各二两）　厚朴（去粗皮，涂生姜汁炙透）　干姜（炮裂）　黄连（去须）　陈橘皮（去白，焙）（各一两）　桂（去粗皮）　附子（炮裂，去皮脐）（各半两）

上九味，捣罗八味为末。以醋煮猪肝极烂，入白面五匙，相和，煎三五沸，入诸药末一处，于铁臼内，捣三二千下，丸如绿豆大，焙干。每服，空心，温酒下七丸，晚食后再服。如不饮酒，生姜盐汤下。重者不过三剂。

（二十一）内痈

《金匮要略·疮痈肠痈浸淫病脉证并治第十八》：

薏苡附子败酱散方

肠痈之为病，其身甲错，腹皮急，按之濡，如肿状，腹无积聚，身无热，脉数，此为腹内有痈脓。

薏苡仁（十分） 附子（二分） 败酱（五分）

上三味，杵为末，取方寸匕，以水二升，煎减半，顿服。（小便当下。）

大黄牡丹汤方

肠痈者，少腹肿痞，按之即痛。如淋，小便自调，时时发热，自汗出，复恶寒。其脉迟紧者，脓未成，可下之，当有血。脉洪数者，脓已成，不可下也。

大黄（四两） 牡丹（一两） 桃仁（五十个） 瓜子（半升） 芒硝（三合）

上五味，以水六升，煮取一升，去滓，纳芒硝，再煎沸，顿服之。有脓当下，如无脓，当下血。

《症因脉治·卷四·腹痛》：

肠痈腹痛之治，脉小数，将有脓者，四圣散。脉洪而数，已有脓者，薏苡仁汤排之。内蓄血者，桃仁承气汤。

四圣散

瓜蒌（一个） 甘草（四钱） 没药（二钱） 乳香（一钱五分）

研末，酒调服。

薏苡仁汤、排脓散，二方，见蓄血。

桃仁承气汤，见血滞腹痛。

凡作痛于内，即防内痈。以其外不现形，最能误人。今以肠痈列入腹痛门，则咳嗽胸痛之肺痈，胁痛寒热之肝胆疽，能食胃痛夜间寒热之胃痈，腰痛之腰疽，推之身痛寒热未发之流注，腿痛内溃之附骨疽，皆有下手真诀矣。

《杂病广要·脏腑类·肠痈》：

治肠痈汤方

薏苡仁（一升） 牡丹皮 桃仁（各三两） 瓜瓣仁（二升）

上四味，㕮咀，以水六升，煮取二升，分再服。（《千金》）

《医心》引《集验方》，用冬瓜仁一升。《正宗》薏苡仁汤，治肠痈，腹中疼痛，或胀满不食，小便涩滞，妇人产后多有此病，纵非痈，服之尤效。于本方去瓜瓣，加瓜蒌仁、白芍。

《圣济总录·卷第一百二十九·痈疽门·肠痈》：

瓜子仁汁方

治肠痈，壮热恶寒，微汗气急，少腹痛，小便涩，或大便如刀锥刺痛，或有脓，腹中已成脓。

瓜子仁（三合，与水陆合，同研绞取汁）　当归（切，焙，一两，捣末）　蛇蜕（一条，烧灰，研）

上三味，将二味末和匀，分作二服，用瓜子汁调下，空心、日午服，下脓血即瘥。

（二十二）痞满

《中藏经·卷下·疗诸病药方六十八道》：

鬼哭丹

主腹中诸痛，气血凝滞，饮食未消，阴阳痞隔，寒热相乘，搏而为痛，宜以此方主之。

川乌（十四个，生）　朱砂（一两）　乳香（一分）

上为末，以醋一盏，五灵脂末一两，煮糊和圆，如桐子大，朱砂为衣。酒下七丸，男子温酒下，女人醋汤下。

《证治汇补·卷之二·内因门·气症》：

木香化滞汤

治气食湿面，结于中脘，腹内微痛，心下痞，不思食。

枳实（五分）　柴胡（四分）　木香（三分）　陈皮（五分）　甘草（一分）　半夏（一钱半）　草豆蔻（五分）　当归（二分）　红花（一分）　生姜（后缺）

《杂病广要·内因类·积聚》：

阿魏化痞散

痞癖皆缘内伤过度，气血横逆，结聚而生。初起腹中觉有小块，举动牵引作疼，久则渐大成形，甚者蠢蠢内动，斯时必气血衰弱，饮食减少。内服阿魏消痞散，外贴乾坤一气膏，祛邪养正气，攻补自全安。

川芎　当归　白术　赤茯苓　红花　阿魏　鳖甲尖（酥，炙，研）（各一钱）　大黄（酒炒，八钱）　荞麦面（一两，微炒）

上共为末，每服三钱，空心，好酒一茶钟，调稀服。三日后，腹痛便出脓血为验，忌生冷、荤腥等件。（《外科正宗》）

（乾坤一气膏今不录）《医通》治疟痞寒热及痃癖，虚人禁用。

《杂病广要·脏腑类·痞满》：

消痞汤

一名木香化滞汤，治因忧气（按，《辨惑论》此有食湿面三字）郁结中脘，腹皮里微痛，心下痞满，不思饮食。

枳实（炒）　当归梢（以上各二分）　陈皮　木香（以上各三分）　柴胡（四分）　草豆蔻　炙甘草（以上各五分）　半夏（一钱）　红花（少许）

上为粗末，作一服，水二盏，生姜三片，煎至一盏，食远服，忌酒、湿面。（《兰室》）

腹痛

（按，《医鉴》开怀散，系此方之变，见《积聚》，宜参。）

《太平圣惠方·卷第四十八·治脾积气诸方》：

鳖甲丸

治癖气当胃管，结聚如杯，积久不散，腹胁疼痛，体瘦成劳，不能饮食。

鳖甲（三两，去裙襕，以米醋一小盏化硼砂一两，用涂炙鳖甲，令醋尽为度） 附子（一两，炮裂，去皮脐） 京三棱（一两，微煨，炒） 干漆（一两，捣碎，炒令烟出） 木香（一两） 川大黄（二两，锉碎，醋拌，炒令干） 吴茱萸（半两，汤浸七遍，焙干，微炒）

上件药，捣细罗为末，以醋煮面糊和溶。捣三二百杵，丸如梧桐子大。每日空心，温酒下二十丸。

《圣济总录·卷第六十三·呕吐门·干呕》：

麝香平气丸

治心胸痞闷，痰逆恶心，吞酸噫食，腹胁疼痛，肢体倦怠。和益脾胃，思进饮食，辟除邪气。

麝香（别研） 木香 沉香 丁香 肉豆蔻（去壳） 丹砂（别研）（各半两） 槟榔（焙，锉） 桂（去粗皮） 厚朴（去粗皮，涂姜汁炙） 乳香（生姜汁内煮软，候冷，别研如膏）（各一两） 半夏（汤洗七遍，切，焙干，捣为末，姜汁和作饼子，焙干，别捣为末，一两）

上一十一味，除别捣研外，并捣罗为末。次入丹砂、麝香，再研匀。将乳香、半夏末，入生姜汁，煮作薄糊，和前药，硬软得所，丸如梧桐子大。每服十五丸至二十丸，食后温米饮下。

《圣济总录·卷第一百七十五·小儿门·小儿丁奚腹大》：

蜀漆丸

治小儿坚癖面黄，羸瘦丁奚，不欲食，食不充肌，心中躁闷，时发寒热，五脏虚胀，腹中痛。

蜀漆 细辛（去苗叶） 龙胆 附子（炮裂，去皮脐）（各半两） 干姜（炮） 牡丹皮 虻虫（微炒） 桂（去粗皮） 曾青（研）（各三分）

上九味，捣罗为末，炼蜜和丸，如绿豆大。空心五丸，米饮下，量儿大小加减。

《圣济总录·卷第一百七十六·小儿门·小儿癥瘕癖结》：

万应丸

治小儿阴阳气不顺，虚痞胀满，呕逆腹痛，成癥瘕癖结等病。

槟榔（二枚，锉） 陈橘皮（去白，焙） 青橘皮（去白焙）（各半两） 木香 黄连（去须） 莪术（煨，锉） 桂（去粗皮）（各一分）

上七味，捣罗为末。每用一钱匕，入巴豆一粒（去皮心膜，醋煮紫色，研）、杏仁一枚（去皮尖，灯上烧黑，研），将前药末，同二味合研匀细，用白面糊和丸，如粟米大。每服二丸，食后，生姜汤下，更量大小加减。

（二十三）臌胀

《症因脉治·卷三·肿胀》：

红花桃仁汤

治上焦蓄血。

红花　桃仁　当归　红曲　楂肉　丹皮　赤芍药　泽兰

胸痛，加郁金，甚加韭汁。胁痛，加青皮，甚加枳壳。

（二十四）痃癖

《太平圣惠方·卷第七十一·治妇人痃癖诸方》：

京三棱丸

治妇人痃癖，气攻腹胁，妨痛，面色萎黄，羸瘦少力，不能饮食。

京三棱（三分，微炮，裂）　鳖甲［三分，涂酥，（醋）炙令黄，去裙襴］　木香（三分）　桂心（半两）　川大黄（一两，锉碎，微炒）　槟榔（三分）　诃黎勒（三分，煨，用皮）　当归（半两，锉，微炒）　芎䓖（半两）　郁李仁（三分，汤浸，去皮，微炒）

上件药，捣罗为末，炼蜜和捣三二百杵，丸如梧桐子大。食前，以粥饮下三十丸。

枳壳煎丸

治妇人痃癖气，呕吐酸水，腹胁胀痛，面色萎黄，不能饮食。

枳壳（三两，麸炒微黄，去瓤，捣罗为末，以米醋二升，慢火熬如饧）　五灵脂（一两）　川大黄（一两半，锉碎，微炒）　蓬莪术（一两）　桂心（一两）　木香（一两）　川乌头（一两，炮裂，去皮脐）　诃黎勒皮（一两）　当归（一两，锉，微炒）

上件药，捣细罗为末，入前煎中，和溲为丸，如梧桐子大。每服食前，生姜汤下十五丸，渐加至三（二）十丸。

《太平圣惠方·卷第四十九·治痃癖诸方》：

桃仁煎

治痃癖气，心腹疼痛，肌肤瘦弱，面无颜色，及男子元气，妇人血气。

桃仁（二十枚，汤浸，去皮尖，双仁）

上件药，细研如膏，以酒二斗，淘滤取汁，于净铛中，以慢火煎成膏。每于食前，以暖酒调下一茶匙。

《太平圣惠方·卷第四十九·治食不消成症癖诸方》：

硼砂丸

治食不消，结成症癖，心腹胀痛。

硼砂（一两，细研）　京三棱（半两，煨，锉）　芫花（半两，醋拌，炒令黄）　猪牙皂荚（半两，去黑皮，涂酥，炙令黄）　巴豆（半两，去皮心，研，纸裹压去油）　干漆（半两，捣碎，

腹痛

炒令烟出） 干姜（半两，炮裂，锉） 大戟（半两，锉，炒令黄色） 川乌头（半两，炮裂，去皮脐）

上件药，捣罗为末，入研了药令匀，于银锅子内，以头醋一升半，慢火熬，候可丸，入油单内裹，旋丸如绿豆大。每服空心，及临卧时，以生姜橘皮汤下三丸。

《太平圣惠方·卷第八十八·治小儿癖气诸方》：

前胡丸

治小儿癖气腹痛。

前胡（半两，去芦头） 赤芍药（半两） 桔梗（半两，去芦头） 赤茯苓（半两） 鳖甲（一两，涂醋炙令黄，去裙襕） 枳壳（半两，麸炒微黄，去瓤） 川大黄（半两，锉碎，微炒） 郁李仁（半两，汤浸，去皮，微炒） 当归（半两，锉，微）

上件药，捣罗为末，炼蜜和丸，如绿豆大。三岁儿，每服空心，以粥饮化破五丸服，量儿大小，加减服之。

鸡骨丸

治小儿羸瘦，腹内有癖气，胁下坚满，时有腹痛，虽食不成肌肉。

乌鸡骨（一具，汤浸，炙令微黄） 川大黄（一两，锉碎，微炒） 枳实（半两，麸炒微黄） 鳖甲（一两，涂醋炙令黄，去裙襕） 泽泻（一两） 柴胡（一两，去苗） 桔梗（一两，去芦头） 人参（一两，去芦头） 赤芍药（一两） 黄芩（一两） 防葵（三分） 䗪虫（五枚，微炒令黄） 杏仁（三分，汤浸，去皮尖双仁，麸炒微黄）

上件药，捣罗为末，炼蜜和丸，如绿豆大。四五岁儿，以粥饮下十丸，日二服，看儿大小，临时加减服之。

《圣济总录·卷第七十二·积聚门·久积症癖》：

消积丸

治久积症癖，冷热不调，痰逆痞闷，心腹刺痛，喘满膨胀，泄利羸困，不思饮食。

代赭（煅醋淬三七遍，研） 礜石（研）（各一两） 桂（去粗皮） 白茯苓（去黑皮） 青橘皮（汤浸，去白，焙） 巴豆（去皮心膜，压出油）（各半两） 京三棱（煨，锉） 楝实肉（各一分） 硇砂（研，三分）

上九味，捣研为末拌匀，酒煮面糊和丸，如梧桐子大。每服二丸至三丸，木香汤下。看虚实加减。

《圣济总录·卷第七十三·积聚门·痃气》：

二香三棱丸

治痃癖结块。面黄肌瘦，心腹引痛，不欲饮食，宿滞冷痰。

丁香 木香（各一两） 京三棱（煨，锉） 鸡爪三棱 石三棱（各三分） 硇砂（研） 牵牛子（炒） 大黄（炮） 蓬莪术（炮）（各半两） 槟榔（锉，一两） 巴豆（五十个，去皮心，出油，七分，细研） 乌梅肉（焙干，二两）

上一十二味，捣研为末，再研匀，酒者面糊和丸，如绿豆大。每服五丸至七丸，陈橘皮汤下。

《圣济总录·卷第七十三·积聚门·癖气》：

三棱丸

治食气癖块，胸膈噎塞，冷气攻刺，吐酸水，不美饮食，腹胁胀痛，气不升降。

京三棱（炮，锉）　芍药　桔梗（炒）　干姜（炮）　槟榔（生，锉）　吴茱萸（汤浸，焙干，炒）　乌头（炮裂，去皮脐）（各半两）　大黄（煨，锉）　诃黎勒（煨，去核）（各一两）　鳖甲（去裙襕，醋炙，一两半）　桃仁（汤浸，去皮尖，双仁，麸炒，研，三分）

上一十一味，捣罗为末，酒煮面糊为丸，如梧桐子大。每服十五丸，炒橘皮盐汤下。如酒食所伤，胸膈不快，腹胀醋心，熟水下。

温胃丸

治冷癖、醋心呕逆，宿食不消。中酒后腹藏雷鸣。时发腹痛，一切虚冷等。

吴茱萸（汤洗，醋炒）　陈曲（炒黄）　陈橘皮（汤浸，去白，焙）　白术　人参　桂（去粗皮）　熟干地黄（焙）　甘草（炙）（各一两）

上八味，捣罗为末，炼蜜和丸，如梧桐子大。空心，饭饮下十丸。

《圣济总录·卷第九十三·骨蒸传尸门·骨蒸癖》：

苍术丸

治骨蒸、腹中疹癖妨痛，兼下利日夜数十行。

苍术　诃黎勒皮（各一两半）　陈橘皮（汤浸，去白，焙）　木香　芍药　青橘皮（汤浸，去白，焙）　白龙骨　生姜（切，焙）（各一两）

上八味，捣罗为末，炼蜜和丸，如梧桐子大。每服三十丸，食前，人参汤下，日再。

（二十五）癥瘕积聚

《脉因证治·卷三·积聚（附：痰块）》：

化气汤

治息积癖于腹胁之下，胀满瘀痛，呕吐酸水。

缩砂　肉桂　木香（各一钱）　甘草（炙）　茴香（炒）　丁香　青皮（炒）　陈皮　生姜（炮）（各五钱）　沉香　胡椒（各一钱）

上为末，姜、紫苏汤、盐、酒调二钱一分。

散聚汤

治久气六聚，状如癥瘕，随气上下，发作有时，心腹绞痛，攻刺胁腰，喘咳满闷膜胀。

半夏　槟榔　当归（各三钱）　陈皮　杏仁　肉桂（各二钱）　茯苓　甘草　炮附　川芎　枳壳　吴萸　厚朴（制）（各一钱）　大黄（大便秘，加之）

《金匮翼·卷四·积聚·伏瘕》：

槟榔丸

槟榔　大黄（锉碎，炒）　枳壳（麸炒）（各二两）　木香　桃仁（去皮尖，炒）　大麻仁（另研）（各一两）

为末，蜜丸桐子大。每服十丸至十五丸，温酒下无时。

《金匮翼·卷四·积聚·通治诸积》：

《三因》散聚汤

治九气积聚，状如癥瘕，随气上下，发则心腹绞痛，攻刺腰胁，小腹䐜胀，大小便不利。

半夏　槟榔　当归（各七钱半）　厚朴（姜制）　枳壳　茯苓　附子（炮）　川芎　吴茱萸（汤炮）　炙草（各一两）　杏仁（去皮尖，麸炒）　桂心　橘红（各二两）

为末。每服四钱，水一盏，姜三片，煎七分，空心，温服。大便不利，加大黄。

《医宗必读·卷之七·积聚》：

新制阴阳攻积丸

治五积、六聚、七癥、八瘕、痃癖、虫血、痰食，不问阴阳皆效。

吴茱萸（泡）　干姜（炒）　官桂（去皮）　川乌头（炮）（各一两）　黄连（炒）　半夏（洗）　橘红　茯苓　槟榔　厚朴（炒）　枳实（炒）　菖蒲（忌铁）　玄胡索（炒）　人参（去芦）　沉香　琥珀（另研）　桔梗（各八钱）　巴霜（另研，五钱）

上为细末。皂角六两，煎汁，泛为丸，如绿豆大。每服八分，渐加一钱五分，生姜汤送下。

《薛氏济阴万金书·卷二·方剂》：

济阴丹

将行腰腹胯痛，气血积聚，癥瘕□干眩晕。流通三焦，养血调经。

三棱　蓬术　乌药　香附　青皮　良姜　干生姜　当归　芍药　川芎　白芷　石斛　肉桂　沉水香　木香　五灵脂　元胡　乳香　没药

为末，蜜丸。

《济阴纲目·卷之五·积聚癥瘕门·通治诸积》：

开郁正元散

治痰饮，血气郁结，食积，气不升降，积聚胀痛。宜此利气行血，和脾消导。

白术　陈皮　青皮　香附　山楂　海粉　桔梗　茯苓　砂仁　玄胡索　神曲（炒）　甘草（炙）（各等分）

上锉。每服一两，生姜三片，水煎服。（按，此诸药方，治气血痰食平和之剂，海粉不入煎，若做丸更佳）

《太平圣惠方·卷第四十三·治心腹痛胀满诸方》：

赤芍药丸

治心腹痛胀满。脐下有积聚。不欲饮食。

赤芍药（一两）　当归（一两，锉，微炒）　白术（一两）　鳖甲（一两，涂醋，炙令煮，去裙襕）　诃黎勒（一两半，煨，用皮）　干姜（三分，炮裂，锉）　人参（三分，去芦头）　肉豆蔻（半两，去瓤）　雄雀粪（半两，微炒）　郁李仁（一两半，汤浸，去皮，微炒）

上件药，捣罗为末，炼蜜和捣三二百杵，丸如梧桐子大。不计时候，以温酒下二十丸。

《太平圣惠方·卷第四十八·治肝积气诸方》：

三棱煎丸

治肥气，结固不散，腹胁急疼，食少体瘦。

湿三棱（七斤，净洗，去泥土，锉碎）　川大黄（三两）　芫花（一两，醋拌，炒令干）　鳖甲（三两，涂醋，炙令黄，去裙襕）　木香（一两）

上件药，先以水二斗，煮三棱至三升，去滓，捣罗诸药为末，入前煎中，于铜器内慢火熬之，更入米醋一升，同煎熬令稠，候稍冷，并手丸如梧桐子大。每日空腹，以温酒下十丸。

《太平圣惠方·卷第四十八·治积聚诸方》：

硫黄丸

治积聚气，多年不消，变成劳证，腹内结块疼痛，两胁胀满，常吐清水，食饮不下。

硫黄（半两，细研）　硼砂（半两，不夹石者，细研）　木香（半两，为末）　巴豆［去皮，四十九粒，取萝卜二（一）枚，四破开钻四十九窍，各一窍纳巴豆一枚，却依旧合之，藏在土坑中深一尺，四十九日后取出巴豆，细研如膏，纸裹压去油后研入药中］

上件药，取萝卜一枚，剜作坑子，纳前硫黄硼砂，却以萝卜盖头，用纸一重裹，以好黄泥固济，曝干，用大火煅令通赤，候冷，去泥，取出药，并萝卜一时细研，入前木香末，及研了巴豆令匀，以醋煮面糊和丸，如绿豆大。每服空心，温酒下五丸，晚食前再服，以利为度。

《太平圣惠方·卷第四十八·治积聚心腹痛诸方》：

青橘皮丸

治积聚，心腹痛疼，全不欲食。

青橘皮（二两，汤浸，去白瓤，焙）　当归（一两，锉，微炒）　枳壳（一两，麸炒微黄，去瓤）　干漆（一两，捣碎，炒令烟出）　附子（一两，炮裂，去皮脐）　木香（一两）　白术（一两）　桃仁（二两，汤浸，去皮尖，双仁麸炒微黄）　桂心（一两）　川椒（三分，去目及闭口者，微炒去汗）　川大黄［一（二）两，锉碎，微炒］　厚朴（二两，去粗皮，涂生姜汁，炙令香熟）

上件药，捣罗为末，炼蜜和捣三二百杵，丸如梧桐子大。每于食前，以温酒下三十丸。

《太平圣惠方·卷第四十九·治癥瘕诸方》：

京三棱方

治癥瘕气，腹胀痛。

京三棱（一两，微煨，锉）　柴胡（三分，去苗）　桔梗（一两，去芦头）　木通（一两，锉）　当归（三分，锉，微炒）　赤茯苓（三分）　陈橘皮（半两，汤浸，去白瓤，焙）　赤芍药（半两）　鳖甲（半两，涂醋，炙令黄，去裙襕）　郁李仁（三分，汤浸，去皮，微炒）

上件药，捣筛为散。每服三钱，以水一中盏，入生姜半分，煎至五分，去滓，温服，日三四服。

防葵方

治癥瘕喘嗽，腹中疼痛，吃食减少，四肢乏力。

防葵（三分）桂心（半分）木香（半两）吴茱萸（半两，汤浸七遍，焙干，微炒）鳖甲（一两半，涂醋，炙令黄，去裙襕）桔梗（三分，去芦头）川大黄（一两，锉碎，微炒）当归（半两，锉，微炒）京三棱（三分，微煨，锉）赤芍药（三分）五味子（半两）槟榔（一两半）郁李仁（一两，汤浸，去皮，微炒）

上件药，捣罗为末，炼蜜和捣三二百杵，丸如梧桐子大。每服不计时候，以温酒下二十丸。

硼砂丸

治癥瘕，腹内疼痛。

硼砂（一两，细研）鳖甲（一两，涂醋，炙令黄，去裙襕）川大黄（一两，锉碎，微炒）木香［二（三）分］肉桂（二分，去皱皮）附子（二分，炮裂，去皮脐）巴豆（半两，去皮心，研，纸裹压去油）京三棱（二两，微炒，锉）槟榔［二（三）分］干姜（三分，炮裂，锉）皂荚（五挺，不蛀者，捶碎，以醋浸两宿，挼绞取汁，熬成膏）

上件药，捣罗为末，入研了药令匀，以皂荚膏和丸，如绿豆大。每服空心，以生姜汤下三丸。

《圣济总录·卷第六十七·诸气门·诸气》：

蜀椒丸

治诸气积聚坚牢，心腹胀痛。

蜀椒（去目及闭口者，炒出汗，半两）人参　半夏（汤洗七遍，去滑）菖蒲　柴胡（去苗）桂（去粗皮）桃仁（去皮尖，双仁，麸炒微黄）木香　吴茱萸（汤洗，微炒）干姜（炮裂，锉）细辛（去粗叶）桔梗（锉）赤茯苓（去黑皮）芎（各三分）大黄（锉，炒，二两）

上一十五味，捣罗为末，炼蜜和捣五七百杵，丸如梧桐子大。每于食前，以温酒下十丸，渐加至二十丸。

《圣济总录·卷第七十一·积聚门·积聚》：

槟榔汤

治积聚结实，腹满刺痛，泄利不止。

槟榔　细辛（去苗叶）（各一两）半夏（陈者，汤洗七遍，焙干，五两）紫苏　甘草（炙，锉）大黄（锉，炒）陈橘皮（汤浸，去白，焙）（各二两）生姜（切，焙）紫菀（去苗土）柴胡（去苗）（各三两）附子（一枚，炮裂，去皮脐）赤茯苓（去黑皮，四两）

上一十二味，锉如麻豆。每服三钱匕，水一盏，煎至七分，去滓，温服。若有癥瘕癖结，加鳖甲（去裙襕醋炙），并防、葵（各二两），上气加桑根白皮（锉，三两）、枳壳（去瓤，麸炒）、厚朴（去粗皮，生姜汁炙）（各二两）。

妙香丸

治积聚留滞，胸膈痞闷，呕哕吐逆，心腹刺痛，胁肋胀满。噫气吞酸，宿食不消。痃癖结块，四肢倦怠，不思饮食。

槟榔（一分，锉）　桂（去粗皮）　丹砂（研）　桃仁（去皮尖，双仁，炒，研）（各半两）　麝香（半两，研）　巴豆（二十五粒，去皮心膜，研出油）　附子（炮裂，去皮脐，一两）

上七味，捣研为末，汤浸炊饼和丸，如梧桐子大。每服一丸，食后温米汤下，生姜汤亦得，更量虚实加减。

万灵丸

治积聚滞气，胸膈痞闷，心腹刺痛。

雄黄（研）　大黄（锉，炒）　陈橘皮（去白，焙）　白牵牛末（各一两）　京三棱（煨，锉）　肉苁蓉（酒浸，切，焙）　青橘皮（汤浸，去白，焙）　杏仁（去皮尖，双仁，炒）　干漆（炒烟出）　巴豆（去皮心膜，出油）（各半两）　诃黎勒（炮，去核，三分）　木香　藿香叶　白术　天南星（炮）（各一分）　胡椒（半分）

上一十六味，捣研为末，用薄荷汁煮面糊，丸如绿豆大。伤饮食生姜汤下三丸至五丸，伤酒嚼烧生姜下十丸。妇人血气心痛，酒煎当归调没药末一钱匕，下十丸。

大五积丸

治五积气，胸膈痞闷，腹胁胀满，宿饮不消，积气成块，心腹疼痛，不能饮食。

硇砂　芫花　干漆（炒出烟）（各一两）　巴豆（半两，去皮心膜，研出油）　猪牙皂荚（去皮子，炙）　乌头（炮裂，去皮脐）（各三分，以上六味，捣罗四味为末，入硇砂、巴豆拌匀，用米醋三升，于银石器内慢火熬成膏）　大黄（蒸熟，焙，锉）　鳖甲（去裙襕，醋炙）　青橘皮（汤浸，去白，焙）　京三棱（煨，锉）　陈曲（炒）　当归（切，焙）（各一分）　桂（去粗皮）　木香（各三分）

上一十四味，捣罗八味为末，入前膏和丸，如绿豆大。每服二丸至三丸。茶酒任下。如要取积，量虚实加减服。

百当膏

治一切积聚，心腹疼痛，年月深久者，皆治，老少并可服。

丹砂（研）　腻粉（研）（各半两）　水银　铅各（一分，二味结成沙子）　牛黄　龙脑（研）　铅霜（研）（各二钱）　粉霜（研）　阳起石（研）（各一分）　黄蜡（半两）　巴豆（肥者一百二十粒，去皮心膜，研出油，取霜用）　蝎梢（炒，一分）　半夏（一钱，汤洗七遍，杵罗为末）

上一十三味，合研极匀，熔蜡并熟蜜少许，同和成膏，旋丸如梧桐子大。每服三丸至五丸，量大小虚实加减服。吐逆藿香汤下，取热积生姜蜜水下，取冷积乳香汤下，风涎薄荷汤下，便痢米饮下。

《圣济总录·卷第七十二·积聚门·积聚宿食不消》：

小分气丸

治久积气块，宿食不消，胸膈痞闷，痰逆恶心，不思饮食，脐腹刺痛，醋心噎塞。

木香（一两） 槟榔（锉） 陈橘皮（汤浸，去白，焙） 楝实（锉，炒） 干姜（炮） 青橘皮汤（浸，去白，炒）（各半两） 蓬莪术（醋浸一宿，煨，一两） 巴豆（去皮心膜，研出油） 半夏（汤洗七遍，去滑，焙） 大黄（煨，锉）（各一分） 雄黄（研，一两）

上一十一味，捣研为末，醋煮面糊，丸如绿豆大。每服五丸七丸，温生姜汤下，食后临卧服。

紫沉消积丸

治久积伏滞，胸膈膨胀，心腹刺痛，不化饮食，及妇人血气疼痛。

沉香（锉） 阿魏（醋化，研） 巴豆霜（各一两） 硇砂（研，四两）（四味同研匀，用蜜一斤、酒二盏，共熬成膏，以瓷合盛） 丹砂（研，二两） 硫黄（研） 青橘皮（汤浸，去白，焙） 高良姜 槟榔（锉） 木香 人参 桂（去粗皮） 胡椒（各四两） 丁香 干姜（炮）（各二两）

上一十五味，将前四味蜜酒熬成膏，余并捣罗为末，用膏和捣千百杵，丸如绿豆大。每服五丸七丸，温橘皮汤下，如心痛温酒下，妇人血气当归汤下。

（二十六）瘿瘤、瘰疬、肿毒

《太平圣惠方·卷第六十四·治毒肿入腹诸方》：

射干散方

治毒肿，发无定处，或恶气入腹，刺痛，烦闷不已。

射干（二两） 商陆（一两） 附子（一两，炮裂，去皮脐）

以上三味捣罗为末。

赤小豆（三合） 麻子（二合，研）

上件药，以水五大盏，先煮小豆、麻子令熟，去滓，取汁一小盏。每服，调下前药二钱，日三服。小便当利，即肿气渐消。

及腰胯痛方

治毒肿入腹疼痛，或牵小腹。

桃仁（二分，汤浸，去皮尖，双仁）

上件药，研如膏。每服，以暖酒调下小弹子大，日三四服。

《太平圣惠方·卷第六十六·治久瘰疬诸方》：

七神丸

治瘰疬数年不瘥，根株渐大，流注四肢。

斑蝥（三十枚，去头翅足，以糯米拌炒，米黄为度） 露蜂房（半两，烧灰） 蛇蜕皮（一

条，烧灰） 猬皮（一两，烧灰） 麝香（一分，细研） 雄黄（半两，细研） 朱砂（三分，细研，水飞过）

上件药，捣罗为末，入研了药令匀，煮枣肉和丸，如梧桐子大。每日空心，以糯米粥饮下七丸。如腹内觉有小痛，及憎寒，即减两丸，百日之内。

《圣济总录·卷第一百三十五·疮肿门·毒肿》：

射干饮

治毒肿无定处，或振栗恶寒，或心腹刺痛。

射干 附子（炮裂，去皮脐）（各三两） 商陆根（薄切，二两） 赤小豆（炒，三合） 麻子（一升半）

上五味咀，以水五升，先煮麻子取三升，去滓，研麻子令破，以麻子汁煮药，以豆熟为度，去滓，取二升，分温空腹四服，日夜令尽，小便利，即毒肿消。

《圣济总录·卷第一百三十六·疮肿门·气肿》：

桃仁酒

治气毒肿疼痛，变走诸处，或牵引小腹及腰脐痛。

桃仁（一升，汤浸去双仁皮尖，炒） 酒（三升）

上二味，先乘热捣桃仁如膏，渐入酒，研绞去滓。每服五合，空心夜卧温服。

（二十七）膈噎

《杨氏家藏方·卷第六·脾胃方六十一道》

硇附饼子

治翻胃吐食，十膈五噎，呕逆不止，心腹疼痛，粥药不下。

附子（一枚，重七钱者，剜脐作一窍，入研细硇砂一分在内，填满，将附子碎末塞口，用生面作饼裹之。如有剩者，附子末更以一饼裹之，慢火煨，令面焦黄为度，去面不用，只用硇砂、附子为末。） 木香（三钱） 丁香（三钱）（二味同为末）

上件一处拌匀，面糊为丸，每一两作二十丸，捏作饼子。每服一饼，用生姜一块，如大拇指大，切作两破，置药在内，湿纸裹煨令香熟，和姜细嚼，米饮送下，不拘时候。

《太平圣惠方·卷第五十·治五膈气诸方》：

硼砂丸

治五种膈气，壅滞气逆，心腹胀痛，宿食不消。

硼砂（一两，细研） 沉香（一两） 木香（一两） 诃黎勒皮（一两） 附子（一两，炮裂，去皮脐） 槟榔（一两半） 干姜（一两，炮裂，锉） 桃仁（一百二十枚，汤浸，去皮尖，双仁麸炒微黄）

上件药，捣罗为末，入硼砂同研令匀，炼蜜和捣三二百杵，丸如梧桐子大。每服不计时候，以生姜汤下二十丸。

腹痛

《太平圣惠方·卷第五十·治五膈气呕吐酸水诸方》：

草豆蔻丸

治五膈气，脾胃久冷，呕吐酸水，脾腹疼痛，不思饮食。

草豆蔻（一两，去皮） 附子（一两，炮裂，去皮脐） 缩砂（一两，去皮） 陈橘皮（一两，汤浸，去白瓤，焙） 干姜（半两，炮裂，锉） 枳实（半两，麸炒微黄） 吴茱萸（半两，汤浸七遍，焙干，微炒） 桂心［半（三）分］ 鸡舌香（半两） 槟榔（半两） 木香（半两） 当归（半两，锉，微炒）

上件药，捣罗为末，以水浸蒸饼，和捣三二百杵，丸如梧桐子大。每服不计时候，以热酒下三十丸。

（二十八）痹

《金匮要略·胸痹心痛短气病脉证治第九》：

九痛丸

治九种心痛。

附子（三两，炮） 生狼牙（一两，炙香） 巴豆（一两，去皮心，熬，研如脂） 人参 干姜 吴茱萸（各一两）

上六味，末之，炼蜜丸如梧子大，酒下，强人初服三丸，日三服，弱者二丸。兼治卒中恶，腹胀痛，口不能言。又治连年积冷，流注心胸痛，并冷冲上气，落马坠车、血疾等，皆主之。忌口如常法。

《杂病广要·身体类·胸痹心痛》：

一粒金丹

治一切气攻心腹，上下刺痛，不可忍者。

鸦片（即哑芙蓉，二钱半） 阿魏（一钱） 木香末（五分） 沉香末（五分） 牛黄（二分半）

上将木香、沉香、牛黄为末，以鸦片放锅内，滴水溶化。下阿魏溶化，和末为丸，如绿豆大，金箔为衣，每一粒，热气痛凉水化下，冷气痛滚水下，忌酒、醋、青菜一夕，神效。（《慈航》）

《圣济总录·卷第五十三·膀胱门·胞痹》：

温肾汤

治胞痹小便不利，腰脊疼痛，腹背拘急，绞痛。

赤茯苓（去黑皮） 白术 泽泻 干姜（炮）（各四两）

上四味，㕮咀。每服四钱匕，水二盏，煎至一盏，去滓，温服，空心食前各一。

（二十九）痿证

《生生宝录·卷上·胎前门·逐月养胎方》：

疏尊饮（高参古）

治骨软如瘫，腹如裹急，腰痛胎欲堕。

生地　熟地（各三钱）　骨碎补（酒炒）　福泄（盐水炒，各一钱）　苏枝（三钱）　枝仁（炒）　苦参（各五分）　陈皮（去白，二钱）　枸杞苗（三钱，切如谷大，米汤蒸透，用蜜炒干）　苏兜（二个）　织布棉纱尾（一两）

水煎服。欲呕，加稻草根二钱。

（三十）痉痓

《圣济总录·卷第二十八·伤寒门·伤寒柔》：

附子散

治伤寒柔痉，身体强直，汗出不止，腹内急痛。

附子（炮裂，去皮脐）　干姜（炮）　甘草（炙，锉）　桂（去粗皮）　人参（各半两）

上五味，捣罗为散。每服二钱比，以姜粥饮调下，不拘时。

《圣济总录·卷第九十二·虚劳门·筋极》：

五加皮酒

治筋虚极善悲，颜色苍白，手足拘挛，举动缩急，腹中转痛。

五加皮（五两）　枳刺（二两）　猪椒根皮（去土）　丹参（各三两）　桂（去粗皮）　当归（切，焙）　甘草（炙）（各一两）　天雄（炮裂，去皮脐，三分）　秦椒（去目及闭口者，炒出汗）　白鲜皮　木通（各一两一分）　芎　干姜（炮）（各三分）　薏苡仁（半两）　大麻仁（三两）

上一十五味细锉，以生绢袋贮之，以酒一斗浸，春夏四宿，秋冬六宿，空腹，温服半盏，渐加至一盏，以瘥为度。

（三十一）虚劳

《金匮方歌括·卷二·血痹虚劳方·桂枝加龙骨牡蛎汤》：

治失精家少腹弦急，阴头寒，目眩发落，脉极虚芤迟，为清谷亡血失精，脉得诸芤动微紧，男子失精，女子梦交，此汤主之。

桂枝　芍药　生姜（各三两）　甘草（二两）　大枣（十二枚）　龙骨　牡蛎（各三两）

上七味，以水七升，煮取三升，分温三服。

《金匮翼·卷三·虚劳·脾劳》：

木香猪肚丸

木香　附子　郁李仁　干姜　陈皮　麦冬（各一两）　肉豆蔻（一两）　熟艾　鳖甲　柴

腹
痛

胡　神曲（各二两）　厚朴（姜水炒，三两）　钟乳粉　桂心（各五钱）

共末。用雄猪肚一具，去脂膜，切细，入好米醋三升，煮烂，研细，入末，捣和丸，梧子大。空心，温酒、米饮任下二十丸。

《外台秘要·第十七卷·虚劳小便利方五首》：

《小品》黄芪汤

疗虚劳少气，小便过多方。

黄芪（二两）　麦门冬（二两，去心）　大枣（三十枚，擘）　芍药（二两）　干地黄（二两）　黄芩（一两）　桂心（二两）　生姜（二两）　当归（二两）　甘草（二两，炙）

上十味，切，以水九升，煮取三升，去滓，分三服。忌海藻、菘菜、生葱、芜荑、猪肉、冷水。（出第十卷三中。一方有黄连一两。）

深师黄芪汤

疗虚乏四肢沉重，或口干吸吸少气，小便利，诸不足方。

黄芪（三两）　茯苓（二两）　桂心（二两）　芍药（二两）　甘草（一两）　半夏（三两，洗）　生姜（五两）　当归（一两）　大枣（三十枚）　人参（二两）　桑螵蛸（二十枚，熬，两片破）

上十一味，切，以水一斗，煮取四升，分服一升。忌海藻、菘菜、羊肉、饧、生葱、大酢。（出第四卷中。）

又疗虚劳，腹满食少，小便多，黄芪建中汤方。

黄芪（三两）　甘草（三两，炙）　大枣（三十枚）　桂心（二两）　芍药（四两）　生姜（四两）　人参（二两）　半夏（一升，洗）

上八味，切，以水一斗，煮取三升，去滓，分三服。忌海藻、菘菜、羊肉、饧、生葱。（《古今录验》同。出第十九卷中。）

《明医杂著·卷六·附方》：

补中益气汤

治中气不足，或误服克伐，四肢倦怠，口干，发热，饮食无味，或饮食失节，劳倦身热，脉洪大而无力，或头痛，恶寒自汗，或气高而喘，身热而烦，脉微细软弱，自汗，体倦，少食，或中气虚弱而不能摄血，或饮食劳倦而患疟、痢，或疟、痢等症因脾胃虚而不能愈者。或元气虚弱，感冒风寒，不胜发表，宜用此代之。或入房而后劳役感冒，或劳役感冒而后入房者，急加附子。愚谓人之一身，以脾胃为主，脾胃气实，则肺得其所养，肺气既盛，水自生焉，水升则火降，水火既济而合天地交泰之令矣。脾胃既虚，四脏俱无生气，故东垣先生着脾胃、内外伤等论，谆谆然皆以固脾胃为本，所制补中益气汤，又冠诸方之首，观其立方本旨可知矣。故曰补肾不若补脾，正此谓也。前所言治症，概举其略，余当仿此而类推之。是以附方之首，并注以表明之。

人参　黄芪（炒）　白术（炒）　甘草（炙）（各一钱五分）　当归（一钱）　陈皮（五分）　柴

胡　升麻（各三分）

上姜、枣水煎，空心午前服。

《太平圣惠方·卷第二十八·治虚劳兼痢诸方》：

白豆蔻丸

治虚劳，泄痢，腹胀满痛，或时疼痛，饮食减少，四肢无力。

白豆蔻（半两，去皮）　白术（半两）　胡椒（半两）　当归（半两）　白龙骨（半两）　荜茇（半两）　厚朴（一两，去粗皮，涂生姜汁炙令香熟）　陈橘皮（一两，汤浸，去白瓤，焙）　芎（半两）　人参（半两，去芦头）　肉桂（一两，去皱皮）　白茯苓（半两）　诃黎勒（一两半，煨，用皮）　干姜（半两，炮裂，锉）

上件药，捣罗为末，炼蜜和捣三五百杵，丸如梧桐子大。每服食前，以粥饮下三十丸。

香连丸

治虚劳，泄痢腹痛，不欲饮食。

木香（一两）　黄连（一两，去须，别炒）　地榆（一两，锉）　诃黎勒（二两，煨，用皮）　厚朴（二两，去粗皮，涂生姜汁炙令香熟）　当归（一两）

上件药，捣罗为末，炼蜜和丸，如梧桐子大。每服不计时候，粥饮下二十丸。

《太平圣惠方·卷第二十八·治虚劳兼痢诸方》：

炙肝散

治冷劳，羸瘦不能食，心腹多疼，四肢无力。

紫菀（半两，洗去苗土）　干姜（半两，炮裂，锉）　缩砂（半两，去皮）　芜荑（半两）　人参（一分，去芦头）　白茯苓（一分）　甘草（一分，炙微赤，锉）　当归（一分）　木香（一分）　陈橘皮（一分，汤浸，去白瓤，焙）　川椒（一分，去目及闭口者，微炒去汗）　厚朴（半两，去粗皮，涂生姜汁炙令香熟）　草豆蔻（半两，去皮）　桂心（一分）　胡椒（一分）　桔梗（半两，去芦头）　细辛（半两）　苍术（半两）　白术（半两）　附子（半两，炮裂，去皮脐）　川芎（一分）

上件药，捣细罗为散。每服用猪肝一具，去脂膜，薄切如角片，入散一两半，葱薤白一握细切，盐末相拌令有味，以竹箸子串，慢火炙令熟。每服空心食之，后饮暖酒一两盏为妙。

猪肝丸

治冷劳，肌体羸瘦，或时腹痛，食饮不消，日渐尩羸。

猪肝（一具，切去脂膜，用醋五升煮令尽，取出，研如膏）　鳖甲（一两半，涂醋炙令黄焦，去裙襕）　厚朴（二两，去粗皮，涂生姜汁炙令香熟）　诃黎勒（一两半，煨，用皮）　陈橘皮（一两，汤浸，去白瓤，焙）　川椒（三分，去目及闭口者，微炒去汗）　柴胡（一两，去苗）　桂心（三分）　苍术（一两）　木香（三分）　桔梗（三分，去芦头）　乌梅肉（三分，微炒）　甘草（半两，炙微赤，锉）　紫菀（一两，洗去苗土）　干姜（三分，炮裂，锉）　芜荑（三分，微炒）　当归（三分）

腹
痛

上件药，捣罗为末，入猪肝膏内，和捣五七百杵，丸如梧桐子大。每服食前，以粥饮下三十丸。忌苋菜。

必效艾叶煎丸

治冷劳，脐腹疼痛，或时泄痢，兼治妇人劳后下。

艾叶（四两，微炒） 白头翁（一两）

上件药，捣罗为末，用米醋三升，先熬药末一半成膏，后入余药末相和，丸如梧桐子大。每服食前，以粥饮下三十丸。

《太平圣惠方·卷第三十·治虚劳目暗诸方》：

地肤子丸

治虚劳腹痛，泪多，不明。

地肤子（半两） 川大黄（一两，锉碎，微炒） 柏子仁（三分） 蕤仁（半两，去皮） 决明子（三分） 甜瓜子（半两） 青葙子（半两） 白蒺藜（三分，微炒，去刺） 芜蔚子（半两） 蓝子（三分） 菟丝子（一两，酒浸三日，曝干，别捣为末） 黄连（三分，去须） 细辛（三分） 桂心（三分） 萤火虫（三分）

上件药，捣罗为末，炼蜜和捣三二百杵，丸如梧桐子大。每日不计时候，以粥饮下三十丸。忌生冷，猪肉，热面，荤辛。

《太平圣惠方·卷第三十八·五石寒食散更生散及钟乳丸散诸方》：

五石护命散

治虚劳百病，羸瘦，咳逆短气，骨间有热，四肢烦痛，或腹鸣疞痛，大小便不利，尿多赤黄，头眩冒闷，恶寒风痹，食饮不消。

炼成钟乳（一两） 紫石英（二两，细研，水飞过） 白石英（二两，细研，水飞过） 硫黄［一（二）两］ 赤石脂（二两） 海蛤（二两，细研） 防风（三分，去芦头） 黄芪（一两，锉） 麦门冬（二两，去心，焙） 生干地黄（一两） 桂心（三分） 桔梗（一两，去芦头） 栝楼根［一（二）两］ 白术（一两） 干姜（一两，炮裂，锉） 细辛（一两） 人参（一两，去芦头） 附子［三两（分），炮裂，去皮脐］

上件药，捣细罗为散，入研了药和令匀。每服，空心及晚食前，以温酒调下二钱。服药后，稍有力者，宜行百余步，所贵药势归下。（下有缺文。）

《圣济总录·卷第八十八·虚劳门·虚劳食不消》：

温脾半夏汤

治虚劳脾气不足，脐腹疼痛，食不消化。

半夏（二两，姜汁制作饼炙） 干姜（炮裂） 当归（切，焙） 附子（炮裂，去皮脐） 甘草（炙，锉） 人参 赤石脂 厚朴（去粗皮，生姜汁炙） 桂（去粗皮）（各一两）

上九味，锉如麻豆。每服五钱匕，水一盏半，煎至一盏，去滓，分温二服。

《圣济总录·卷第八十九·虚劳门·虚劳腰痛》：

肉苁蓉丸

治元脏气虚，脐腹紧痛，腰脚少力，行步艰难，面黄肌瘦，耳内虚鸣，精神不爽。

肉苁蓉（酒浸一宿，切，焙）　磁石（煅，醋淬）　威灵仙（去土）（各一两）　槟榔（三枚，炮，锉）　肉豆蔻（去壳）　木香　桂（去粗皮）　蜀椒（去目及闭口者，炒出汗）　牛膝（酒浸一宿，切，焙）　远志（去心）　黄芪（锉）　补骨脂（炒）　香子（炒）　硇砂（别研）　附子（炮裂，去皮脐）（各半两）　生姜（二两，切，焙）　沉香（一分）

上一十七味，捣研为末，炼蜜和丸，如梧桐子大。每服十五丸，空心食前，温酒下。

《圣济总录·卷第九十·虚劳门·虚劳心腹痞满》：

木香煮散

治虚劳冷气，心腹痞闷，肠鸣腹痛，饮食减少。

木香　白术　缩砂（去皮）　益智（去皮）　藿香（用叶）　人参（各一两）　丁香（半两）　青橘皮（汤浸，去白，焙）　陈橘皮（汤浸，去白，焙）（各四两）　桔梗（炒，三两）　桂（去粗皮）　厚朴（去粗皮，生姜汁炙）（各二两）　高良姜（一分）　甘草（炙，锉，一两半）

上一十四味，捣罗为散。每服三钱匕，水一盏，入生姜三片、枣二枚擘破，煎至七分，和滓稍热服。如不及煎，入盐少许，如汤点服。

《圣济总录·卷第九十·虚劳门·虚劳心腹痛》：

茱萸猪肚丸

治虚劳心腹撮痛，肌体羸瘦。

吴茱萸（汤洗，焙炒，一两半）　食茱萸（一两）　山茱萸（一两）　附子（炮裂，去皮脐）　干姜（炮）　硫黄（研）　陈橘皮（汤浸，去白，焙）（各半两）　青橘皮（汤浸，去白，焙）　禹余粮（炭火煅赤）（各一两）

上九味，捣研为末。以生猪肚一枚，先将药末用醋拌和令匀，入在猪肚内缝合。用水一斗，以文武火煮烂，砂盆内一处研令得所，丸如梧桐子大。每服二十丸，空心食前，盐汤下，温酒亦可。

补骨脂丸

治虚劳心腹撮痛。

补骨脂（炒）　楝实（麸炒，去核）（各一两）　高良姜（微炒，一两半）　巴戟天（去心，一两）　胡芦巴（半两）　香子（炒，一两）

上六味，捣罗为末，酒煮面糊为丸，如梧桐子大。每服二十丸，温酒下，盐汤亦得。食前服。

桂附丸

治虚劳下元久冷，心腹疼痛，不思饮食。

桂（去粗皮，一两）　干姜（炮，半两）　香子（炒，二两）　附子（炮裂，去皮脐，一

两）　硫黄（研，半两）

上五味，捣研为末，用白面糊为丸，如梧桐子大。每服二十丸，空心盐汤下。

白芷散

治虚劳元脏虚冷，心腹疼痛，精神倦怠。

白芷（炒，半两）　巴戟天（去心，一两）　高良姜（一钱）

上三味，捣罗为散。每服一钱匕，猪肾一对，去筋膜，入药末煨熟，细嚼温酒下。

《圣济总录·卷第九十一·虚劳门·虚劳兼痢》：

艾叶煎丸

治冷劳脐腹疼痛，或时下痢，兼治妇人冷病带下。

艾叶（炒，四两）　当归（切，焙）　干姜（炮）（各一两）

上三味，捣罗为末。用米醋三升，入药末一半，熬成煎，后入余药末相和，丸如梧桐子大。每服三十丸，温粥饮下，空心食前服之。

《圣济总录·卷第九十·虚劳门·虚劳四肢逆冷》：

紫芝丸

治虚劳短气，胸胁苦满，唇口干燥，手足逆冷，或有烦躁，目视□□，腹内时痛。不思饮食，安神保精。

紫芝（一两半）　山芋　天雄（炮裂，去皮脐）　柏子仁（炒香，别研）　枳实（去瓤，麸炒黄）　巴戟天（去心）　白茯苓（去黑皮）（各一分半）　人参　生干地黄（洗，焙）　麦门冬（去心，焙）　五味子（去茎叶，炒）　半夏（汤洗去滑，炒）　牡丹皮　附子（炮裂，去脐皮）（各三分）　蓼实　远志（去心）（各一分）　泽泻　瓜子仁（炒香）（各半两）

上一十八味，捣罗为末，炼蜜和丸，如梧桐子大。每服十五丸，温酒下，空心、日午、夜卧各一服，渐增至三十丸。

《圣济总录·卷第九十一·虚劳门·虚劳积聚》：

灵感丸

治虚劳积聚，腹胁坚满，男子妇人，一切风劳冷气，头旋眼疼，手脚瘰痹，血风劳气，攻击五脏四肢，筋脉掉动，面上习习似虫行，遍生疮癣，心膈烦闷，腹痛虚鸣，腰疼膝冷，手足或冷或热。诸气刺痛，呕逆醋心，肠胃秘涩，肺气发动，耳复虚鸣，脚膝无力，仍治妇人诸病，冷血劳气，发损面黄，气刺心腹，骨筋酸痛，经脉不调，经年逾月，或下过多，不定，兼治冷热诸痢，脚气水肿等。

柴胡（去苗）　防风（去叉）　紫菀（去苗土）　当归（切，焙）　人参　赤茯苓（去黑皮）　干姜（炮裂）　桔梗（炒）　菖蒲　乌头（炮裂，去皮脐）　厚朴（去粗皮，生姜汁炙，锉）　大黄　吴茱萸（汤洗，焙干）　皂荚（去皮子，酥炙）　蜀椒（去目并闭口，炒出汗）　陈橘皮（去白，炒）　郁李仁（别研）　黄连（去须，炒）　巴豆（各半两）（去油，研）

上一十九味，捣研为末，炼蜜和丸，如梧桐子大。每服，空心酒饮任下五丸，取微利为度。

如风冷气人，长服此药最佳，又宜夜服。

《圣济总录·卷第九十一·虚劳门·虚劳里急》：

小建中汤

治虚劳里急，腹中疼痛，夜梦失精，四肢酸疼，手足烦热，咽干口燥，并妇人小腹痛。

桂（去粗皮，一两半）芍药（三两）甘草（炙，锉，半两）

上三味，粗捣筛。每服五钱匕，水一盏半，入生姜一分拍碎，枣二枚擘，煎至八分，去滓，下饴糖一分，再煎令沸。空腹，温服，日午、夜卧再服。

《圣济总录·卷第九十二·虚劳门·虚劳小便利》：

天雄丸

治虚劳下焦冷气，少腹疼痛，小便滑数。

天雄（炮裂，去皮脐，一两）龙骨（烧，三分）桑螵蛸（微炒，半两）牡蛎（二两，熬）

上四味，捣罗为末，酒煮面糊和丸，如梧桐子大。每服二十丸，空心食前，盐汤下。

《圣济总录·卷第九十六·大小便门·小便利多》：

覆盆子丸

治元脏虚弱，脐腹疼痛，膝胫少力，百节酸疼，昏倦多睡，小便频浊，头旋痰唾，背脊拘急，饮食无味，温顺脏气，补益下经。

覆盆子 肉苁蓉（酒浸，切，焙）黄芪（炙，锉）五味子 补骨脂（炒）乌药 石斛（去根）泽泻 荜澄茄 沉香（锉）巴戟天（去心）（各一两）熟干地黄（焙，一两半）芎 当归（切，焙）赤芍药 山茱萸（各三分）菟丝子（酒浸三日，捣，焙，二两）

上一十七味，捣罗为末，炼蜜和丸，如梧桐子大。每服二十丸，加至三十丸，食前，温酒下，米饮、盐汤亦得。

沉香苁蓉煎丸

治固真气，止脐腹疼痛，脏腑不调，小便滑数。

沉香（锉）五味子（微炒）鸡头实（和皮用）桑螵蛸（炒）金樱子 薰草（去根，用茎叶）鹿茸（去毛，酥炙）菟丝子（酒浸三日，别捣）附子（炮裂，去皮脐，锉，以青盐、黑豆同煮透，焙干，去盐豆）牛膝（酒浸，切，焙）（各一两）肉苁蓉（酒浸，切，焙，别捣末，八两）

上一十一味，捣罗十味为末。先将肉苁蓉末，以好酒一升，慢火熬成煎，和前药，丸如梧桐子大。每服三十丸，空心食前，生姜盐汤下，温酒亦得。

乌术丸

补水脏，壮筋骨，止小便，腹中雷鸣，脐下疗撮疼痛。

苍术（东流水浸十日，去黑皮，切片，焙，半斤）乌头（米泔浸五日，逐日换泔，炮裂，去皮脐）蜀椒（口开者，烧砖令红，以醋泼砖，安椒，盖出汗，取红用）青橘皮（汤浸，去白，焙）（各三两）青盐（一两，研）

上五味，捣罗四味为末，与盐拌匀。炼蜜和丸，捣一千杵，丸如梧桐子大。每服二十丸，空心、食前，盐酒下。

（三十二）疝气

《脉因证治·卷四·疝癞》：

仓卒散

治寒疝入腹猝痛，小肠膀胱气绞，腹冷重如石，出白汗。

山栀（四十九个，烧半过）　生附子

酒煎二钱。又一方，乌代附。

《杂病广要·内因类·寒疝》：

玄附汤

治七疝，心腹冷痛，肠鸣气走，身寒自汗，大腑滑泄。

玄胡索（炒，去皮）　附子（炮，去皮脐）（各一两）　木香（不见火，半两）

上咀。每服四钱，水一盏半，生姜七片，煎至七分，去滓，温服，不拘时候。（《济生》）

当归四逆汤

治脐腹冷痛，相引腰胯而痛。

当归尾（七分）　附子（炮）　官桂　茴香（炒）　柴胡（各五分）　芍药（四分）　茯苓　玄胡索　川楝子（各三分酒煮）　泽泻（二分）

上十味，㕮咀，作一服。水二盏半，煎至一盏，去滓，温服，空心食前。数服而愈。（《宝鉴》）

沉香桂附丸

退阴助阳，除脏腑积冷，心腹疼痛，及疗七疝，痛引小腹不可忍，腰屈不能伸，喜热熨稍缓方。（节录）

沉香　附子（炮，去皮脐）　川乌（炮，去皮脐，切作小块）　干姜（炮）　良姜（炒）　茴香（炒）　官桂　吴茱萸（各一两，汤浸，去苦）

上为末，醋糊丸，如梧桐子大。每服五十丸至七八十丸，热米饮汤送下，温酒吞下亦得，空心食前，日二服。忌冷物。（《宝鉴》）

暖肝煎

治肝肾阴寒，小腹疼痛，疝气等证。

当归（二三钱）　枸杞（三钱）　茯苓（二钱）　小茴香（二钱）　肉桂（一二钱）　乌药（二钱）　沉香（一钱或木香亦可）

水一钟半，加生姜三五片，煎七分，食远温服。如寒甚者，加吴茱萸、干姜。再甚者，加附子。（《景岳》）

聚香饮子

治七情所伤，遂成七疝，心腹胀痛，引腰胁连背，不可俯仰。

檀香　木香　乳香　沉香　丁香（并不见火）　藿香叶（各一两）　玄胡索（炒，去皮）　片子姜黄（洗）　川乌（炮，去皮尖）　桔梗（去芦，锉，炒）　桂心（不见火）　甘草（炙）（各半两）

上㕮咀。每服四钱，水一盏半，生姜七片，枣一枚，煎至七分，去滓，温服，不拘时候。（《济生》）（按：此《和剂》匀气散变方。）

金铃散

治疝气腹痛，投诸药后，愈而复作。

金铃子肉（六钱）　三棱（炮，锉）　莪术（醋煮，锉）　青皮（去白）　陈皮（去白）（各二钱半）　赤茯苓（去皮）　茴香（各半两）　南木香（二钱）　甘草（四钱，炙）　槟榔　枳壳　钩藤（和钩）（各三钱）

上除木香、槟榔不过火，余十味锉、焙，仍同木香、槟榔为末，每服半钱至一钱，仍用炒茴香煎无灰酒，空心调服。不饮酒者，煎炒茴香汤调下。（《活幼心书》）

川楝散

荡实缓治诸方，治小肠气，下元闭塞不通。

川楝子（一两，和皮破为四片）　巴豆（一两，并壳捣令碎）

上同和匀，入铫内炒令紫色，取出去巴豆，只取川楝子，净刷为末。每服一钱，先炒茴香令香，秤一钱，用酒一盏冲，更煎三五沸，去滓，调川楝子末，连进二服，得下泄立瘥。此方同治远年内外癩疝方，于建安军人吴美得之。（苏沈）（宜考前"治不可以虚骤补"条。）

《经验方》治丈夫本脏气伤，膀胱连小肠等气，金铃子一百个，温汤浸过，去皮，巴豆二百个，捶微破，麸二升。同于铜铛内炒，金铃子赤熟为度，放冷取出，去核为末。每服三钱，非时热酒、醋汤调并得。其麸、巴豆不用也。（《本草》）（《本事续集》名金莲散，曰，古今一切名方，无如此方奇特有效。）

《圣济》治小肠受邪，控睾上而不下，疼痛，楝实散，于本方加甘草、青盐。

《幼幼》赵氏家传，治大人小儿诸疝偏气方。于本方加丁香、青橘皮。

《直指》金铃散，治膀胱小肠气，外肾肿痛。于本方加木香（用舶上茴香）、连根葱白煎。

《叶氏》金铃子丸，治膀胱小肠肾经疝气攻作，脐腹撮痛不可忍者。于本方加破故纸、胡卢巴为末，面糊丸，如梧子大。每服三十丸，细嚼炒胡桃仁三个，热葱盐酒送下。

《示儿仙方》借性丸，于本方去茴香，金铃子末为丸。每服十丸，服以得利下不妨。（金铃子、巴豆各四十九个）

天台乌药散

治小肠疝气，牵引脐腹疼痛。

乌药　木香　茴香（炒）　良姜（炒）　青皮（去白，五钱）　槟榔（锉，二个）　川楝（十个）　巴豆（十四个，微打破，同川楝实用麸炒，候麸黑色，去麸，巴不用，只用川楝。）

上为末，每服一钱，温酒调下。痛甚者，炒生姜热酒调下亦得。

腹
痛

《杂病广要·内因类·癫（附）》：

橘核丸

治四种癫病，卵核肿胀，偏有大小，或坚硬如石，或引脐腹绞痛，甚则肤囊肿胀，或成疮毒，轻则时出黄水，甚则成痈溃烂。

橘核（炒）　海藻（洗）　昆布（洗）　海带（洗）　川楝子（取肉，炒）　桃仁（麸炒）（各一两）　厚朴（去皮，姜汁制，炒）　木通　枳实（麸炒）　玄胡索（炒，去皮）　桂心（不见火）　木香（不见火）（各半两）

上为细末，酒糊为丸，如梧桐子大。每服七十丸，空心，温酒、盐汤任下。虚寒甚者，加炮川乌一两。坚胀久不消者，加硇砂二钱，醋煮旋入。（《济生》）

《太平圣惠方·卷第四十八·治七疝诸方》：

乌头丸

治七疝气，胸腹坚痛。

川乌头（一两，炮裂，去皮脐）　蓬莪术（一两）　木香（一两）　川大黄（一两，锉碎微炒）　当归（一两，锉，微炒）　芎（一两）　京三棱（一两，炮裂，锉）　川椒（一两，去目及闭口者，微炒，去汗）　桃仁（一两，汤浸，去皮尖，双仁，麸炒微黄）　桂心（一两）　肉豆蔻（半两，去壳）　干漆（一两，捣碎，炒令烟出）

上件药，捣罗为末。先以酽醋一升，入药末四两，熬令减半，又渐入醋一升，熬成膏，次入余药末，和捣三二百杵，丸如梧桐子大。每于食前，以生姜汤或暖酒，下二十丸。

《太平圣惠方·卷第四十八·治寒疝诸方》：

自汗出欲死方

治寒疝，小腹及阴中相引痛。

丹参（半两，锉）

上捣细罗为散。每服，以热酒调下二钱。

《太平圣惠方·卷第四十八·治寒疝诸方》：

椒附散

治寒疝，心腹痛如刺，不下饮食，白汗出，气欲绝。

川椒（半两，去目及闭口者，微炒去汗）　附子（一两，炮裂，去皮脐）　槟榔（一两）　干姜（半两，炮裂，锉）　白术（一两）　青橘皮（一两，汤浸，去白瓤，焙）

上件药，捣筛为散。每服三钱，以水一中盏，入生姜半分、枣三枚，煎至六分，去滓。不计时候，稍热服。

高良姜羊肉汤

治寒疝，心腹痛，及胁肋里急，不下饮食。

高良姜（一两，锉）　赤芍药（一两，锉）　当归（一两，锉，微炒）　羊肉（一斤半，细切）　桂心（一两）

上件药，除羊肉外，捣碎，以水五大盏，都煮取两盏半，去滓。不计时候，稍热服一小盏。

甜瓜子散

治寒疝，胸胁支满，食饮不下，寒中心腹，痛及吐利，背项强急，不得俯仰，

甜瓜子（一两，微炒）　桂心（一两）　白芷（一两）　白薇（半两）　芎劳（一两）　干姜（半两，炮裂，锉）　川椒（半两，去目及闭口者，微炒去汗）　吴茱萸（半两，汤浸七遍，焙干，微炒）　川乌头（一两，炮裂，去皮脐）　防葵（半两）　当归（一两，锉碎，微炒）　木香（一两）

上件药，捣罗为末，炼蜜和捣三二百杵，丸如梧桐子大。每服，以生姜汤下二十丸，日四五服。

《太平圣惠方·卷第四十八·治寒疝诸方》：

赤芍药丸

治心疝，心腹刺疼痛，胁下满胀。

赤芍药（一两）　桔梗（一两，去芦头）　细辛（一两）　桂心（一两）　木香（一两）　干姜（一两，炮裂，锉）　槟榔（一两）　附子（一两，炮裂，去皮脐）　川椒（一两，去目及闭口者，微炒去汗）

上件药，捣罗为末，炼蜜和捣三二百杵，丸如梧桐子大。每服，以热酒下三十丸，日四五服。

桃仁丸

治心疝，心腹痛，四肢逆冷，面色青黑。

桃仁（汤浸，去皮尖，双仁麸炒微黄）　没药　安息香　乳香　麝香（细研）　木香　吴茱萸（汤浸七遍，焙干，微炒）[以上各一两（分）]　桂心

上件药，捣罗为末，都研令匀，用蒸饼和丸，如小豆大。不计时候，以暖酒嚼下二十丸。

《圣济总录·卷第九十四·诸疝门·厥疝》：

山茱萸丸

治厥疝上抢，心腹冷痛。

山茱萸　吴茱萸（汤洗，焙干，炒）　食茱萸　楝实（锉碎，麸炒）　马蔺花　香子（炒）青橘皮（汤，去白，焙）　陈橘皮（汤，去白，焙）　干姜（炮）　京三棱（炮）（各三分）　附子（一枚，重半两者，炮裂，去皮脐）

上一十一味，捣罗为细末，醋煮面糊和丸，如梧桐子大。每服二十丸，酒或盐汤下，空心服。

当归干姜汤

治厥疝，腹中冷痛。

当归（切，焙）　干姜（炮）　附子（炮裂，去皮脐）　人参　甘草（炙，锉）　细辛（去苗叶）　芍药（各一两）

上七味，咬如麻豆。每服三钱匕，水一盏，煎七分，去滓，温服，不拘时。

细辛丸

治厥疝冷逆，攻心腹痛。

细辛（去苗叶）　芍药　吴茱萸（汤洗，焙干，炒）　人参　白术　桂（去粗皮）　干姜（炮）　甘草（炙，锉）　当归（切，焙）　附子（炮裂，去皮脐）（各一两）

上一十味，捣罗为细末，稀面糊丸，如梧桐子大。空心，米饮下三十丸，日三。

《圣济总录·卷第九十四·诸疝门·寒疝心腹痛》：

椒附汤

治寒疝，心腹痛不可忍，汗出闷绝。

蜀椒（去目并闭口，炒出汗，二百粒）　附子（炮裂，去皮脐，一枚）　粳米（半盏）　干姜（炮，半两）　半夏（汤洗七遍，去滑，切，十二枚）　甘草（炙，锉，一两）

上六味，咬如麻豆。每服五钱匕，水一盏半，入生姜半分切、枣二枚擘破，煎至一盏，去滓，温服，空心食前。

《圣济总录·卷第九十四·阴疝门·阴疝》：

二气丸

治阴疝，上而不下，脐腹疼痛。

石硫黄（研）　黑铅（各一两）

上二味，先以铅于铫内，熔成汁，次下硫黄炒，烟焰透，移下，候冷取出，研为细末，糯米糊和丸，如梧桐子大。每服二十丸，温酒下。

川乌头丸

治阴疝积聚，绕脐腹疼痛。

川乌头（一两，炮裂，去皮脐）　吴茱萸（半两，汤浸七遍，焙干，微炒）　甘草（半两，炙微赤，锉）　京三棱（一两，煨，锉）　细辛（半两）　桂心（一两）　藁本（半两）　木香（一两）　郁李仁（一两，汤浸，去皮，微炒）

上九味，捣罗为末，炼蜜和捣三二百杵，丸如梧桐子大。每服二十丸，生姜汤下。

《圣济总录·卷第九十四·阴疝门·猝疝》：

蜀椒散

治猝疝，心痛如刺，绕脐腹中尽痛，白汗出，气欲绝。

蜀椒（去目并闭口，炒出汗）　半夏（生姜汁制，曝干，半两）　附子（一枚，炮炙，去皮脐）　干姜（炮裂）　甘草（炙，锉）　桂（去粗皮）（各半两）

上六味，咬如麻豆。每服三钱匕，水一盏，生姜一枣大切、枣二枚擘破，煎至七分，去滓，温服，不拘时。

四味当归汤

治猝疝腹痛里急。

当归（焙）　生姜　芍药（各二两）　羊肉（切，去脂膜，半斤）

上四味，将三味细锉，先以水五升，煮羊肉烂熟，去肉，以汁煮药，候熟，去滓，澄清。每温服一盏，不拘时。

姜术丸方

治猝疝少腹与阴相引，疼痛不可忍。

苍术（米泔浸，切，炒）　干姜（炮裂）　马蔺花　芫花（醋炒焦）　五灵脂（去土）　乌头（炮裂，去皮脐）（各一两）

上六味，捣罗为末，醋煮面糊，丸如梧桐子大。每服十丸，食前，温酒或盐汤下。

【评述】

腹痛治疗的筛方选药是本册书中体量最大的一部分，因涉及腹痛证治规律的复杂性，故在腹痛方药治疗上，内容十分丰富。除部分出土医学文献涉及的腹痛单方和用药外，在东汉《伤寒杂病论》成书时，关于腹痛证治已有较为系统的认识，并记录有相关方药。

本章将"《伤寒论》六经辨证方剂"单独列为一节。由于伤寒方具有经典性，且其在六经论治框架下存在特殊性，将其单独别列，会使内容更为清晰，对类方的归纳也更加准确。六经方剂虽被后世医家广泛应用于腹痛及相关疾病的治疗，但《伤寒论》原文中明确提及腹痛的并不多，其中提到的疼痛症状描述有"腹中痛"（小柴胡汤）、"腹中急"（小建中汤或小柴胡汤）、"少腹急结"（桃核承气汤）、"少腹硬满而痛"（大陷胸汤）等。

"伤寒病分类论治方剂"中收录了历代方书中针对广义伤寒病的治疗方剂。这些方剂与仲景方有所不同，在后世应用中，它们往往以《伤寒论》的治法规律为基础进行演绎发挥，进而成为较为经典的时方。其中不少方剂至今仍被频繁使用，例如五积散、鸡苏散等。

由于腹痛类方剂颇为丰富，在章节分类上，依据邪气要素可分为"风邪""寒气""暑邪""湿邪""火邪""燥邪"治疗方剂，对于内伤因素归纳的如"血虚""七情内伤""内伤湿滞""虚热""虚寒"等方面的方剂也进行了归纳整理。此外，还有以病机要素进行归类的章节，如"气滞""气虚""气郁""脾虚""瘀血""气逆"等。较为常见的是针对涉及病种的专题归纳，长期以来，腹痛存在作为专病和作为症状混杂记录的情况，而在其作为主症描述时，一些特色病类便成为重点着墨的部分。本章节在病类归纳中涵盖了"痘疹""丹痧""传尸""中恶""瘴疟""痢疾"等传染性疾病，也包含"阴阳易""痿证"等虚劳疾病。章节中还收录了那些仅有症状、无专病定义的方剂，这类方剂在早期方书中较为常见，其构成较为复杂且经典性突出，故而在归纳时单独设立一节进行收录。

在方剂归纳方面，涉及的综合性医书主要为《圣济总录》，病因病机与证治学方面的集要著作有《证治汇补》《脉因证治》《症因脉治》等，专科医著有《生生宝录》《胤产全书》《卫生家宝产科备要》《女科百问》《妇人大全良方》《薛氏济阴万金书》《证治准绳·女科》《女科指要》《女科要旨》《妇科玉尺》《女科撮要》《竹泉生女科集要》《妇科秘书》《产鉴》《妇人规》《秘珍济阴》《胎产心法》，方书有《小品方》《太平圣惠方》《博济方》《外台》《金匮要略》《史载之方》等，各家学术著作有《金匮翼》《杂病广要》《医略十三篇》《邯郸遗稿》《四圣心源》《绛雪丹书》《内伤集要》。

在药物载录方面，初步筛选出涉及治疗或可能引发腹痛，以及与其存在关联影响的药物，其中植物药有136味，动物药有40味，矿物药有19味。然而，对于那些过于生僻、极少使用甚至已不再使用，以及如今难以寻觅的药物，均予以剔除；对于仅在极少古籍文献中有与腹痛相关记载，但缺乏充分证据支撑的药物，同样进行剔除。例如，在植物药中，木馒头在《调疾饮食辩》中有"多食而腹痛"的记载。但在现实生活中，因多食而引发腹痛的食物和药物众多，且该药缺乏医籍文献中的理论支撑及医案记录作为佐证，故将其筛除。胭脂在《饮膳正要》中被记载能主治产后血运、心腹绞痛，然而现今已不再使用，故而也被筛除。鹿葺最早记录于《千金翼方》，《饮食辩录》中提到"至《纲目》始著其形状"，称其可治疗蛊毒及女子腰腹痛，但其现今多用于绿化观赏，药用方面应用较少，因此同样被筛除。此外，《千金翼方》收录了甑带灰、菥蓂子、天名精、桃兔、沙吉木儿、三岁陈核中人、营实，书中还均言其疗腹痛之效，但它们或较为少见，或如今很少用于入药。经过筛选，植物药最终收录110味。在动物药方面，《罗氏会约医镜·卷第十八》中提到用于治疗劳复的"鼠矢"。鼠矢在各类方书中多有提及，即老鼠的粪便，在《日华子本草》中称为"雄鼠粪"，《类证活人书》中称为"豭鼠粪"。由于其不符合现代卫生要求，如今基本不再使用，因此予以筛除。此外，像屎汁（出自《千金翼方》）、白马溺（出自《罗氏会约医镜》）、白马茎（出自《冯氏锦囊秘录》），也因同样原因被筛除。蚺蛇与蚺蛇胆在《千金翼方》和《冯氏锦囊秘录》中有记载，现今虽有蟒蛇饲养，但几乎不用于入药，同样被筛除。

矿物药方面，《千金翼方·卷第二》记载"礜石""玄石"可治疗痼冷腹痛，但如今很少入药。还有"梁上尘"和"古文钱"虽有记录，然而其药效不明确，所以也被筛除。

第六章

外治集萃

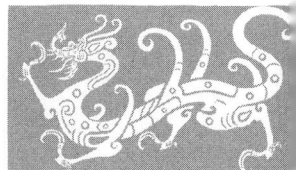

经穴主治

《备急千金要方·心腹第二·大小便病》：

肓俞，主大便干，腹中切痛。

中注，浮郄　主小腹热，大便坚。

横骨，大巨　期门　主小腹满，小便难，阴下纵。

阴交，石门　委阳　主小腹坚痛引阴中，不得小便。

气冲，主腹中满热，淋闭不得尿。

《备急千金要方·心腹第二·胀满病》：

中极，主小腹积聚，坚如石，小腹满。（又云，中极，主腹中热痛。）

漏谷，主肠鸣强欠，心悲气逆，腹䐜满急。

《备急千金要方·心腹第二·心病》：大都、太白，主暴泄，心痛腹胀，心痛尤甚。

《备急千金要方·心腹第二·奔豚病》：章门、石门、阴交，主奔豚上气。（《甲乙》云，奔豚腹肿，章门主之。奔豚气上，腹䐜痛，茎肿，先引腰，后引小腹，腰、髁，小腹坚痛。下引阴中，不得小便，两丸骞，石门主之。奔豚气上，腹坚痛引阴中，不得小便，两丸骞，阴交主之。）

《备急千金要方·心腹第二·腹病》：

复溜、中封、肾俞、承筋、阴包、承山、大敦，主小腹痛。（又云，复溜主腹厥痛。）

石门、商丘，主小腹坚痛，下引阴中。

气海，主小腹疝气游行五脏，腹中切痛。

关元、委中、照海、太溪，主小腹热而偏痛

高曲，主腹中积聚时切痛。（一名商曲。）

四满，主腹僻切痛。

天枢，主腹中尽痛。

外陵，主腹中尽痛。

昆仑，主腹痛喘暴满。

气冲，主身热腹痛。

腹结，主绕脐痛，抢心。

冲门，主寒气满腹中积疼淫泺。

鸠尾，主腹皮痛瘙痒。

中极，主腹中热痛。

水分、石门，主小腹中拘急痛。

巨阙、上脘、石门、阴跻，主腹中满，暴痛汗出。

行间，主腹痛而热上注心。

太溪，主腹中相引痛。

涌泉，主风入腹中小腹痛。

丰隆，主胸痛如刺，腹若刃切痛。

《备急千金要方·瘿瘤第六·疝病》：

合阳、中郄，主癫疝崩中，腹上下痛及肠澼，阴暴败痛。

商丘，主阴股内痛，气痛，狐疝走上下引小腹痛，不可以俯仰。

脐中、石门、天枢、气海，主小腹疝气，游行五脏，绕脐痛，冲胸不得息。（《甲乙》云，脐疝绕脐痛。冲胸不得息，灸脐中、石门、天枢主之。）

大敦，主猝暴疝痛，阴跳上入腹，寒疝阴挺出偏大肿，脐腹中悒悒不乐，小便难而痛。灸刺之立已。左取右，右取左。（《甲乙》云，照海主之。）

五枢，主阴疝两丸上下，小腹痛。

太冲，主两丸骞缩，腹坚不得卧。

阴谷，主阴痿不用，小腹急引阴内廉痛。

《黄帝明堂灸经·卷上·正人形第九》：

石关，二穴，在阴都下一寸宛宛中。灸三壮。主多唾呕沫，大便难，妇人无子，脏有恶血，腹厥痛，绞刺不可忍者。

带脉，二穴，在季肋下一寸八分陷者宛宛中。灸七壮。主妇人腹坚痛，月水不通，带下赤白，两胁下气，转运背痛不可忍也。

《黄帝明堂灸经·卷上·正人形第八》：

不容，二穴，在上管两旁各一寸。灸三壮。主腹内弦急，不得食，腹痛如刀刺，两胁积气彭彭然。

五枢，二穴，在带脉下二寸，水道旁一寸半陷者中。灸三壮。主阴疝，小腹痛，及膀胱气攻两胁也。

《圣济总录·卷第一百九十一·针灸门·足阳明胃经》：足下廉二穴，一名下巨虚，在上廉下三寸，当举足取穴。治少腹痛，飧泄，次趾间痛，唇干涎出不觉，不得汗出，毛发焦，脱肉少气，胃中热，不嗜食，泄脓血，胸胁少腹痛，暴惊狂言非常，女子乳痈，喉痹，肿足跗不收，针入八分，可灸三壮。

《刺灸心法要诀·卷一·十二经表里原络总歌·肾经表里原络穴主治歌》：

肾经原络应刺病，大小腹痛大便难，脐下气逆脊背痛，唾血渴热两足寒。

[注] 肾经里之原穴太溪，膀胱表之络穴飞扬，二穴应刺之证即：大腹、少腹、脊背疼痛，大便结燥，脐下气逆上冲，口渴吐血，两足寒冷。皆肾、膀胱经病也。

《类经图翼·经络（六）·任脉穴》：

曲骨，在横骨上，中极下一寸，毛际陷中动脉。任脉足厥阴之会。刺一寸五分，留七呼，灸三壮。一曰刺八分，灸七壮至七七壮。

主治小腹胀满，水肿，小便淋涩，血癥癫疝，小腹痛，失精虚冷，妇人赤白带下。

关元（一名次门，一名下纪），在脐下三寸。此穴当人身上下四旁之中，故又名大中极，乃男子藏精，女子蓄血之处。小肠募也。足三阴阳明任脉之会。刺八分，留七呼，灸七壮。甲乙经云，刺二寸。气府论注曰，刺一寸二分。一曰可灸百壮至三百壮。千金曰，妇人刺之则无子。

主治积冷，诸虚百损，脐下绞痛，渐入阴中，冷气入腹，少腹奔豚，夜梦遗精，白浊，五淋七疝，溲血，小便赤涩，遗沥，转胞不得溺，妇人带下瘕聚，经水不通不妊，或妊娠下血，或产后恶露不止，或血冷月经断绝。一云但是积冷虚乏皆宜灸，孕妇不可针，针之则落胎，如不落，更针昆仑则立坠。一云治阴证伤寒，及小便多，妇人赤白带下，俱当灸此，多者千余壮，少亦不下二三百壮，活人多矣。然须频次灸之，仍下兼三里，故曰若要丹田安，三里不曾干。

神农经曰，治疝癖气痛，可灸二十一壮。

千金云，治瘕癖，灸五十壮。又久痢百治不瘥，灸三百壮，分十日灸之，并治冷痢腹痛，及脐下结痛，流入阴中，发作无时，仍灸天井百壮。又治霍乱，灸三七壮。又治气淋石淋疝，及脐下三十六种疾，灸五十壮至百壮。又云，胞门闭塞绝子，灸关元三十壮，报之。

石门（一名命门，一名丹田，一名精露，一名利机），在脐下二寸。三焦募也。刺六分，留七呼，灸五壮。一曰灸二七壮至百壮。一云不宜多灸，令人败伤。妇人禁刺灸，犯之终身绝孕。

主治腹胀坚硬，水肿支满，气淋小便黄赤不利，小腹痛，泄泻不止，身寒热，咳逆上气呕血，㿉疝疼痛，妇人因产恶露不止，遂结成块，崩中漏下血淋。

千金云，大肠闭塞，气结心下坚满，灸百壮。又治少腹绞痛，泄痢不止，灸丹田百壮，三报之。又治血淋，灸随年壮。又治水肿人中满，灸百壮。

一传欲绝产，灸脐下二寸三分，阴动脉中三壮。

阴交（一名少关，一名黄户），在脐下一寸。一曰当膀胱上际。三焦募也。任冲少阴之会。刺八分，灸五壮。一曰灸百壮。孕妇不可灸。

主治冲脉生病，从少腹冲心而痛，不得小便，疝痛阴汗湿痒，奔豚，腰膝拘挛，妇人月事不调，崩中带下，阴痒，产后恶露不止，绕脐冷痛。

神农经云，治脐下冷疼，可灸二十一壮。

千金云，大小便不通，灸三壮。转胞，灸随年壮。又治水肿气上下，灸百壮。

玉龙赋云，兼三里、水分，治鼓胀。

席弘赋云，兼照海、曲泉、关元、气海同泻，治七疝小腹痛如神。又云，治小肠气撮痛连脐，急泻此穴，更于涌泉取气甚妙。又云，兼百会、太冲、照海，治咽喉疾。

《类经图翼·经络（六）·督脉穴》：

命门（一名属累），在十四椎节下间，伏而取之。一云平脐，用线牵而取之。刺五分，灸三壮。一曰刺三分，灸二十七壮。若年二十以上者，灸恐绝子。

主治肾虚腰痛，赤白带下，男子泄精耳鸣，手足冷痹挛疝，惊恐头眩，头痛如破，身热如火，骨蒸汗不出，痎疟瘰疬，里急腹痛。

《普济方·针灸·腧穴·膺腧部第四行左右十二穴》：中府，二穴，一名膺中，俞肺之募，在云门下一寸六分，乳上三肋间，针三分，留五呼，灸五壮。素问注云，在胸中行两旁，相去六寸，云门下一寸，乳上三肋间，动脉应手陷中，仰而取之。明堂经云，主肺急，胸中满，喘逆，唾浊善噎，皮肤痛也。铜人经云，主喉痹胸满，寒热胸中满，腹痛，面腹肿及膈寒食不下。

《普济方·针灸·针灸门·小腹痛》：

治小腹痛，积聚坚如石，小便不利，失精绝子，穴中极。

治小腹痛，穴肾俞、复溜、中封、承筋、承山、大敦、阴包。

治小腹坚痛，下引阴中，穴石门、商丘。

治小腹拘急痛，穴石门、水分。

治风入腹中小腹痛，穴涌泉。

治小腹热而偏痛，穴太溪。

治小腹痛，穴肝俞、小肠俞、蠡沟、照海、下廉、丘墟、中都。

治腰引小腹痛，穴太冲。

治小腹痛，穴五枢。

治小腹疝气痛，穴脐中。

治小腹痛，穴复留、中封、肾俞、承筋、大敦。

治小腹热而偏痛，穴关元、委中、照海、太溪。

治小腹疼痛不可忍者，穴刺任脉关元一穴，次针足阳明经三里二穴。

《普济方·针灸·针灸门·绝孕》：

治拘挛腹满疝，月水不下，乳余疾，绝子，阴痒，奔豚，上腹坚痛，下引阴中，不得小便，穴阴交。

治绝子不血，血在内不下，胞转不得尿，小腹满石水痛，反治引胁下胀，头痛身背热，贲豚寒，小便数泄不止，穴关元。

治子门不端，小腹苦寒，阴痒及痛，奔豚抢心，饥不能食，腹胀，经闭不通，小便不利，乳余疾，绝子，及拘挛腹疝阴痒，穴中极。

治无子小腹痛，穴气冲。

治妇人妊子不成，若堕落，腹痛漏见赤，穴胞门，灸五十壮。

治腹满疝积，乳余疾，绝子，阴痒，奔豚，小腹坚痛，下引阴中不得小便，穴石门。

《金针秘传·十二经四肢各穴分经主治病症·手阳明大肠经》：温留，二穴，一名逆注，一名蛇头，在腕后大士六寸，小士五寸，手阳明郄。治口㖞，肠鸣腹痛，伤寒身热，头痛，哕逆，肩不得举，癫疾吐涎，狂言见鬼，喉痹而虚肿。针入三分，可灸三壮。

《经脉图考·卷四·取穴分寸并别》：

关元（一名次门，一名下纪），在脐下三寸。此穴当人身上下四旁之中，故又名大中极，乃男子藏精、女子蓄血之处。小肠募也。足三阴、阳明、任脉之会。（《千金》云，治久痢百治不瘥，灸三百壮，分十日灸之。又治冷痢腹痛，及脐下结痛，流入阴中，发作无时，仍灸天井百壮。《神农经》云，治痃癖气痛，可灸二十一壮。）

阴交（一名少关，一名横户），在脐下一寸，一曰当膀胱上际。三焦募也。任、冲、少阴之会。（刺八分，灸五壮，一曰灸百壮。主治冲脉生病，从少腹冲心而痛，不得小便，疝痛，阴汗，湿痒，奔豚，腰膝拘挛，妇人月事不调，崩中，带下，阴痒，产后恶露不止，绕脐冷痛。）

任脉之别，名尾翳，下鸠尾，散腹。实则腹皮痛，虚痒搔，取之所别。（注，尾翳，误也。任脉之络名屏翳，即会阴穴，在大便前、小便后两阴之间，任督冲三脉所起之处。此经由鸠尾下行散腹，故为病若此，而治之者，当取所别之会阴也。）

《奇效良方·卷第五十五·方法·奇穴》：独阴二穴，在足第二趾下横纹中。是穴治小肠疝气，又治死胎，胎衣不下，可灸五壮。又治女人干哕呕吐。又治经血不时。

《太平圣惠方·卷九十九·具列一十二人形共计二百九十六穴》：石门一穴，甲乙经云，一名利机，一名精露，一名丹田，一名命门，在脐下二寸。是穴，是三焦之募，任脉气所发，针入八分，留三呼，得气即泻。主腹痛坚硬，妇人因产恶露不止，遂成结块，崩中断结。灸亦良，日灸二七壮，至一百止。

《扁鹊神应针灸玉龙经·小肠疝气连腹》：

水泉穴乃肾之原，脐腹连阴痛可蠲。

更刺大敦方是法，下针速泻即安然。

水泉：在足内踝跗骨横量一寸，直下一寸。针五分，泻之，灸七壮。

《刺灸心法要诀·卷七·足部主病针灸要穴歌》：

太白主治痔漏疾，一切腹痛大便难，痞疸寒疟商丘主，兼治呕吐泻痢痊。

［注］太白穴，主治痔漏，腹中疼痛，大便不通等证。针三分，留七呼，灸三壮。商白穴，主治痞气，黄疸，寒疟及呕、吐、泻、痢等证。针三分，留七呼，灸三壮。

阴市主刺痿不仁，腰膝寒如注水侵，兼刺两足拘挛痹，寒疝少腹痛难禁。

［注］阴市穴，主治痿痹不仁，不得屈伸，腰膝寒如注水，两足拘挛痹痛，寒疝，少腹疼痛等证。针三分，留七呼，禁灸。

陷谷主治水气肿，善噫痛疝腹肠鸣，无汗振寒痰疟病，胃脉得弦泻此平。

［注］陷谷穴，主治面目浮肿，及水病善噫，疝气少腹痛，肠鸣腹痛，疟疾振寒无汗等证。或胃脉得弦。皆宜针五分，留七呼，灸三壮。

内庭主治痞满坚，左右缪灸腹响宽，兼刺妇人食蛊胀，行经头晕腹疼安。

［注］内庭穴，主治痞满坚硬。针三分，留十呼，灸三壮。患右灸左，患左灸右，但觉腹响是其效验。兼治妇人食蛊，行经头晕，少腹痛等证。

《金针秘传·十二经四肢各穴分经主治病症·足太阳膀胱经》：

承筋，二穴，一名腨肠，一名直肠。在腨肠中央陷中。治寒痹转筋，肢肿，大便难，脚腨酸重引少腹痛，鼻鼽衄，腰背拘急，霍乱。可灸三壮，禁针。

合阳，二穴，在膝约中央下二寸。治腰脊强引腹痛，阴股热，膝酸酸重履步难，寒疝，阴遍痛，女子崩中。针入六分，可灸五壮。

《针灸大全·卷之一·马丹阳天星十二穴并治杂病歌》：三里足膝下，三寸两筋间。能除心腹痛，善治胃中寒。肠鸣并泄泻，肿满脚胫酸。伤寒羸瘦损，气蛊疾诸般。人过三旬后，针灸眼重观。取穴举足取，祛病不为难。

腹
痛

针刺

一、总则

《素问·痹论》：胞痹者，少腹膀胱按之内痛，若沃以汤，涩于小便，上为清涕。阴气者，静则神藏，躁则消亡，饮食自倍，肠胃乃伤。淫气喘息，痹聚在肺。淫气忧思，痹聚在心。淫气遗溺，痹聚在肾。淫气乏竭，痹聚在肝。淫气肌绝，痹聚在脾。诸痹不已，亦益内也。其风气胜者，其人易已也。帝曰，痹，其时有死者，或疼久者，或易已者，其故何也。岐伯曰，其入脏者死，其留连筋骨间者疼久，其留皮肤间者易已。帝曰，其客于六腑者何也。岐伯曰，此亦其食饮居处，为其病本也。六腑亦各有俞，风寒湿气中其俞，而食饮应之，循俞而入，各舍其腑也。帝曰，以针治之奈何。岐伯曰，五脏有俞，六腑有合，循脉之分，各有所发，各随其过，则病瘳也。

《经络考·自序》：张三锡曰，脏腑阴阳，各有其经，四肢筋骨，各有所主。明其部，以定经。循其流，以寻源。舍此而欲知病之所在，犹适燕而南行，岂不愈劳而愈远哉。方书云，不读十二经络，开口动手便错，诚确论也。世人以经络为针灸家书，皆懵然罔究，妄举妄谭。即如头痛一症，左右分经，前后异同。同一腹痛也，而有中脘、当脐、少腹之分。同一害眼也，而有大眦、小眦、黑珠、白珠、上下胞之异。

《景岳全书·卷之四十六圣集·外科钤（上）·脓针辨》：毒结于颊项胸腹紧要之地，不问壮弱，急宜针刺，否则难治。

《太平圣惠方·卷第九十九·具列一十二人形共计二百九十穴》：分水一穴，在下脘下脐上一寸。是穴，任脉气所发，主腹肿，不能食，肠坚腹痛，胃胀不调，坚硬，针入八分，留三呼，泻五吸。若是水病，灸之大良，日灸七壮，至四百止。针入五分，留三呼。

《类经·针刺类·卫气失常皮肉气血筋骨之刺》：上下皆满者，上下取之，与季胁之下一寸，重者鸡足取之。（上下皆病，则上下俱当取之，如以上五穴是也。季胁之下一寸，当是足厥阴经章门穴。病之重者仍当鸡足取之，谓攒而刺之也，即《官针篇》合谷刺之谓，详见前六。一本云季胁之下深一寸。）诊视其脉大而弦急，及绝不至者，及腹皮急甚者，不可刺也。

《普济方·脏腑总论·五脏六腑经络论》：盛则泻之，虚则补之，热则疾之，寒则留之，陷下则灸之，不盛不虚，以经取之。盛者，寸口大一倍于人迎。虚者，寸口反小于人迎也。

二、刺经

《素问·刺疟》：脾疟者，令人寒，腹中痛，热则肠中鸣，鸣已汗出，刺足太阴。

《备急千金要方·心腹痛第六·针灸法》：

心痛腹胀，涩涩然大便不利取足太阴。心痛小腹满，上下无常处，溲便难，刺足厥阴。

心腹中猝痛，石门主之。

《古今医统大全·卷之七·针灸直指》：

腹膜而胀，夺内庭以休迟，筋转而疼，泻承山之在早。

冷痹肾败，取足阳明之土，脐连腹痛，泻足少阴之水。

《类经图翼·经络（四）·手太阴肺经穴》：主治酒病，身热恶风寒，虚热，舌上黄，头痛咳嗽，伤寒汗不出，痹走胸背痛不得息，目眩烦心，少气寒栗，喉咽干燥，呕血唾血，心痹悲恐，腹痛食不下，乳痛，肢满肘挛，溺出，及疟方欲寒，刺手足太阴阳明出血。

《普济方·针灸·针灸门·伤寒》：治伤寒三阴腹痛法，伤寒邪在三阴内，不得交通，故为腹痛。手足之经，皆会于腹，随经取之。

《普济方·针灸·针灸门·足厥阴肝经》：肝病热者，小便先黄，腹痛多卧，身热，热争则狂言及惊，胁满痛，手足躁不得安卧。庚子甚，甲乙大汗气逆，则庚辛死，刺足厥阴。

三、刺络出血

《订正仲景全书金匮要略注·卷二·百合狐惑阴阳毒病脉证并治第三·赤小豆当归散方》：按，由此推之，凡邪所过之处无不痛也。故中此气之人，不止咽喉痛，身痛，甚至有心腹绞痛，大满大胀，通身络脉青紫暴出，手足指甲色如靛叶，口噤牙紧，心中忙乱，死在旦夕者。若谓必从皮毛而入，未有为病如是之速者也，是必从口鼻而下入咽喉无疑。况阴毒反去雄黄、蜀椒，必传写之讹。故治是证者，不必问其阴阳，但刺其尺泽、委中、手中十指脉络暴出之处出血，轻则用刮痧法，随即服紫金锭，或吐、或下、或汗出而愈者不少。

《扶寿精方·脾胃门·治搅肠沙》：即腹疼难忍，视腹痛而手足冷，阴经受病，身上更有红点，以灯草蘸油，燃灯炮之。凡痛甚而手足暖，属阳，将刀臂将下恶血聚十指，以针刺各指背近爪甲一分半处，令血出，动其指臂爪甲皮肉，致有血出即安。

《济世全书·坎集·卷二·发痧》：

古方不载，所感如伤寒，头痛，呕吐，恶热，手足指末厥逆，或腹痛闷乱，须臾能杀人也。

如腹痛不止，用针于两手大指甲边出血即瘥。

腹痛

但阴痧腹痛而手足冷，看其身上红点，以灯草蘸油点火烧之。阳痧则腹痛而手足暖，以针刺其十指，皆近爪中处一分半许，即动爪甲而指背皮肉动处，血出即安。

一人患心腹刺痛，手足拘挛搐搦，眼翻上视，将病人两手从上往下捋到手指，将布针刺十指甲角出黑血立止。此是痧闭下血，次作痛。

《普济方·卷二百三·霍乱门·痧证》：治绞肠痧证，手足厥冷，腹痛不可忍者，用手蘸温水，于病者膝弯内拍打，有紫黑点处，以针刺去恶血即愈。

《春脚集·脐腹部·治绞肠痧方》：此症，夏日最多，肚腹急疼，唇指青黑者。是感受痧气。然要看四肢弯弯处有青筋显露，急用针刺出恶血，立刻疼减。

《慈幼便览·干霍乱》：

即绞肠痧。忽然心腹绞痛，上不得吐，下不得泄，痰壅腹胀，手足厥冷。

阳痧，腹痛手足暖，以针刺两大拇指甲内侧离肉一韭叶许，出血即安。

《大方脉·杂病心法集解·卷四·心腹门·治法》：

治急痧症

腹中猝然大痛，大叫数声即昏死者，急以手蘸冷水，尽拍两足弯委中穴，拍之良久，必见粗筋一条，将扁针伴筋两旁刺令出血，必苏，旋服阴阳汤二碗，后服六和汤（俱见和解门）。

《惠直堂经验方·卷二·青筋门》：阳痧则手足热，用针刺指甲，出血即痊。

《绛雪园古方选注·内科丸方·神香散》：

夫痧者，寒热之湿气皆可以为患，或四时寒湿凝滞于脉络，或夏月湿热郁遏于经隧，或鼻闻臭气而阻逆经气，或内因停积而壅塞府气，则胃脘气逆，皆能胀满作痛，甚至昏愦欲死。

东南人以油碗或油钱括其胸背手足内腑，谓之刮痧，以碗锋及扁针刺舌下指尖及曲池委中出血，谓之䤵痧，更服八砂丹以治其内，是皆内外达窍以泄其气，则气血得以循度而行，其胀即已，非另有痧邪也。

《灵验良方汇编·卷之一·内科·治腹痛》：若阳沙腹痛，则手足暖，以针刺其大手指近爪甲处一分半许，出血即安。

《医心方·卷第二·明堂图第十二》：脏腑之脉，并手足，循环腹背无所不至，往来出没难以测量，欲指取其穴，非图莫可备预之要，非灸不精，故经曰，汤药攻其肉，针灸攻其外。

四、刺穴

《素问·长刺节论》：病在少腹有积，刺皮髓以下，至少腹而止，刺夹脊两旁四椎间，刺两髂髎季胁肋间，导腹中气热下已。病在少腹，腹痛不得大小便，病名曰疝，得之寒，刺少腹两股间，刺腰髁骨间，刺而多之，尽炅病已。

《备急千金要方·脉法（凡十六类）·三关主对法第六》：

寸口脉沉而弱者，曰，寒热及疝瘕，小腹痛。（热，一作气，又作中。）

关上脉襜襜大，而尺寸细者，其人必心腹冷积，癥瘕结聚，欲热饮食。

关上脉浮，腹满不欲食，浮为虚满，宜服平胃丸、茯苓汤、生姜前胡汤，针胃脘，先泻后补之。

关上脉虚细，腹满，宜服生姜汤、茱萸蜀椒汤、白薇丸，针灸三脘。

关上脉牢，脾胃气塞，盛热，即腹满响响，宜服紫菀丸、泻脾丸，针灸胃脘泻之。

尺脉来而断绝者，男子小腹有滞气，妇人月水不利。

尺脉微，厥逆，小腹中拘急，有寒气，宜服小建中汤，针气海。

尺脉弦，小腹疼，小腹及脚中拘急，宜服建中汤、当归汤，针气海泻之。

尺脉伏，小腹痛癥疝，水谷不化，宜服大平胃丸、桔梗丸，针关元补之。

尺脉牢，腹满阴中急，宜服葶苈茱萸丸，针丹田、关元、中极。

尺脉实，小腹痛，小便不禁，宜服当归汤加大黄一两，利其大便，针关元补之。

《备急千金要方·心腹第二·不能食病》：

章门主食饮不化，入腹还出，热中不嗜食，苦吞而闻食臭伤饱，身黄酸痛羸瘦。

凡饮食不化，入腹还出，先取下脘，后取三里泻之。

《备急千金要方·脉法（凡十六类）·诊三部脉虚实决死生第十六》：三部脉急切，腹间病，又婉转腹痛，针上下窌。

《圣济总录·卷第一百九十一·针灸门·足太阳膀胱经》：中膂内俞二穴，一名脊内俞，在第二十椎下，两旁相去各一寸五分，夹脊起肉。治肠冷赤白痢，肾虚消渴，汗不出，腰脊不得俯仰，腹胀胁痛，针入三分，留十呼，可灸三壮。

《伤寒六书·伤寒明理续论卷之六·舌上白苔（脏结附）》：病人胁下素有痞，连脏结，无阳证，不往来寒热，其人反静，舌上苔滑者，不可攻也，刺关元，灸之亦可，仍与小柴胡汤加生姜。

《圣济总录·卷第一百九十四·针灸门·治小便赤黄不利灸刺法（白浊附）》：小腹肿痛，不得小便，邪在三焦约，取太阳大络，视其结脉，与阴厥小络，结而血者肿上，取胃脘及三里。

《圣济总录·卷第一百九十一·针灸门·骨空穴法》：䏚络季胁引少腹而痛胀，刺譩譆，大风汗出则灸之，腰痛不可转摇急引阴卵刺八髎与痛上，八髎在腰尻分间，鼠瘘寒热，还刺寒府，寒府在附膝外解营，取膝上外者使之拜，取足心者使之跪。

《扁鹊神应针灸玉龙经·注解标幽赋》：心胀咽痛，针太冲而必除。脾痛胃疼，泻公孙而立愈。胸满腹痛刺内关，胁疼肋痛刺飞虎。筋挛骨痛而补魂门，体热劳嗽而泻魄户。头风头痛刺申脉与金门，眼痒眼疼，泻光明与地五。泻阴郄止盗汗，治小儿骨蒸。刺偏历利小便，医大人水蛊。中风环跳而宜刺，虚损天枢而可补。

《病机沙篆·腹痛》：针法，凡刺腹痛，须针足三里，下气为良。脾虚腹满，肠鸣切痛，内关、中脘、三里、三阴交。绕脐痛，大肠病也，天枢、三里。胃脘痛，内关、脾俞、胃俞。脐下冷疼，灸气海。脾虚膜胀，公孙、三里、内庭。霍乱吐泻欲死及小腹满痛，委中刺出血。

《刺灸心法要诀·卷一·八脉交会八穴歌·任脉列缺穴主治歌》：痔疮肛肿泄痢缠，吐红尿血嗽咳痰，牙痛喉肿小便涩，心胸腹疼噎咽难，产后发强不能语，腰痛血疾脐腹寒，死胎不下上攻膈，列缺 ·刺病乃瘥。

《刺灸心法要诀·卷一·八脉交会八穴歌·冲脉公孙穴主治歌》：九种心疼病不宁，结胸翻胃食难停，酒食积聚肠鸣见，水食气疾膈脐疼，腹痛胁胀胸膈满，疟疾肠风大便红，胎衣不下血迷心，急刺公孙穴自灵。

《刺灸心法要诀·卷一·八脉交会八穴歌·阴跷照海穴主治歌》：喉闭淋涩与胸肿，膀胱气痛并肠鸣，食黄酒积脐腹痛，呕泻胃翻及乳痈，便燥难产血昏迷，积块肠风下便红，膈中不快梅核气，格主照海针有灵。

《古今医统大全·卷之七·针灸直指》：

转筋目眩针鱼腹，承山昆仑立便消。

若是七疝小腹痛，照海阴交曲泉针。

阴跷阴维任冲带，去心腹胁肋在里之疑。

胸满腹痛刺内关，胁疼肋痛针飞虎。

《普济方·卷二百三·霍乱门·痧证》：近时只看头额上，胸前两边，有小红点，在于皮肤者，用纸捻成条，或大灯草，微蘸香油，灯上点烧，于红点上焌爆者是，又名水伤寒。用樟木煎汤服，或葱豉汤，汗出愈。如腹痛不止，又用针于两手十指近甲，稍针出血即愈。

《普济方·卷一百二十二·伤寒门·舌上苔》：歌括曰，饮食如常时下利，更见舌上白苔时。连脐痛引阴筋者，脏结元来死不医。无阴证，不往来寒热，其人反静。舌上白苔者，不可攻也，可刺关元穴。仍与小柴胡汤。

《普济方·针灸·针灸门·痰涎》：治胸中痰饮、蛊毒、霍乱、惊悸、腹胀暴痛、恍惚不止、吐逆不食，刺巨阙。用毫针针入六分即止，此穴化气除涎大妙，次针足阳明经三里二穴，应时立愈。

《普济方·针灸·针灸门·流注通玄指要赋》：连脐腹痛，泻足少阴之水。脊间心后者，针中渚而立瘥。胁下肋边者，刺阳陵而即止。头项痛，拟后溪以安然。腰脚疼，在委中而已矣。夫用针之士，于此理苟能明焉，收祛邪之功，而在乎捻指。

《奇经八脉考·冲脉为病》：

灵枢经曰，气逆上，刺膺中陷下者，与下胸动脉。腹痛，刺脐左右动脉，按之立已。不已，刺气街，按之立已。

灵枢经曰，胸气有街、腹气有街、头气有街、胫气有街。故气在头者，上之于脑。气在胸者，止之膺与背腧，气在腹者，止之背腧与冲脉于脐之左右之动脉。气在胫者，上之于气街与承山踝上以下。取此者，用毫针先按在上，久应手，乃刺而与之。所治者，头痛眩仆，腹痛中满暴胀，及有新积作痛。

《金针秘传·针验摘录·子宫岩》：老友解梅生兄之夫人，少腹中硬痛拒按，某西医谓为子宫生岩。一再检验，确定无疑，舍解剖之外更无生理，以此病商之余。余谓子宫岩乃新病名，其实乃气血所凝，到处皆可成岩，不独子宫，宜以气化之。为针气海、肾俞诸穴，当日痛止，更数日而块消。凡有形之病，皆宜设法消散为上策，实在不能消散，再设他法以解之。去块之法甚多，有急治，有缓治，病实无妨用猛剂以攻之，病虚亦有助其中气，使其辅正祛邪，亦可渐收大效。

《金针秘传·针验摘录·盲肠炎》：病象在右少腹奇痛，右足不能伸。予只针归来、三里、气海数穴，其痛立时即止，足亦能直。三次后即行走如常，来寓就诊，五日其病如失。

《经络全书·前编·分野·胁》：《素问》曰，络季胁，引少腹而痛胀，刺譩譆。譩譆穴在肩膊内廉，夹第六椎下，以手厌之，令病人呼譩譆之声，则指下动矣，此足太阳脉气所发也。

《潜斋简效方·刺痧法》：腹痛而吐者刺上脘，（穴在脐上五寸，针入一寸。）腹痛而泻者刺下脘，（穴在脐上二寸，针入一寸。）腹痛而欲吐不吐，欲泻不泻者刺中脘，（穴在脐上四寸，针入一寸即愈。）以上三穴，用手极力提起其皮而刺。

《伤寒论翼·卷下·厥阴病解第六》：《内经》曰，诸腹胀大，皆属于热。又曰，肝气盛则多言。是腹满由于肝火，而谵语乃肝气所发也。木旺则侮其所胜，直犯脾土，故名纵。一曰伤寒发热，啬啬恶寒，大渴欲饮水，其腹必满，此肝乘肺也，名曰横，刺期门。

《普济方·针灸·针灸门·痰涎》：

治热病，胸中痰饮，腹胀暴痛，恍惚不知人（《资生经》），穴巨阙。

治胸中痰饮、蛊毒、霍乱、惊悸、腹胀暴痛、恍惚不止、吐逆不食，刺巨阙。用毫针针入六分即止，此穴化气除涎大妙，次针足阳明经三里二穴，应时立愈。

《医学纲目·卷之七·阴阳脏腑部·刺灸通论（刺虚实、刺寒热入治寒热法）》：冷痹肾俞，取足阳明之土。连脐腹痛，泻足少阴之水。

五、刺病位及特殊治疗部位

《千金宝要·卷之四》：患癥结病及瓜病，似瓜形，日月形，或在脐左右，或在脐上下。若鳖在左右肋下，或当心如合子大，先针其足，以椒熨之。

《临症经应录·卷一·六气杂感门·二十四、湿温》：湿温经十二天，昨日腹痛窘急成痧，针刺出血，又兼熨法治之，二便俱通，通则痛止。

《保幼新编·丹毒》：如丹毒之气入里，则必发腹胀，急以细针乱刺赤晕边，使不得蔓延。

《古今医统大全·卷之七·针灸直指》：

心胸有病少府泻，脐腹有病曲泉针。

伤寒腹痛虫寻食，吐蛔乌梅可难攻。

《古今医统大全·卷之九十二·奇病续抄》：

可久针肉龟

一人患腹痛，延葛可久诊脉。谓其家曰，腹有肉龟，候熟寐，吾针之，勿使患者知之，知即龟藏矣。

《女科撮要·卷下·保产》：凡孕妇只腹痛，未产也。若连腰痛甚者，将产也，盖肾候于腰，胞系于肾故也。华佗治横逆产难，用蛇蜕二条，蝉壳二十八个，胎发二丸，各烧灰，每服二钱，酒调，连进二服，即卧片时，儿即顺生。如无此药，令产母仰面正卧，以小针刺儿手脚心三五次，用盐涂之，手脚即缩上，待身转顺而生。

《绛雪丹书·临产·临产须知十二条》：横生先露手，用细针刺儿手二分三四次，以盐涂其刺处，轻轻送入，儿得痛，惊转一缩，即顺生矣。

《景岳全书·卷之四十六圣集·外科钤（上）·论针法》：如洪氏室患腹痛，脓胀闷瞀，以卧针刺脓出即苏。

《普济方·针灸·五脏六腑井荣俞经合·足少阳胆之经》：胃，陷谷胃俞节后边，腹痛肠鸣痎疟缠，面目浮肿汗不出，三分针入得获痊。

《急救广生集·卷四·奇症·长虫翻》：其形肚腹胀痛，就地打滚，急挑肚脐三针，顶门一针，足心二针，即愈。

《明医指掌·卷十·小儿科·惊风七》：客忤者，由小儿神气嫩弱，外来客气，兽类异物，触而忤之。其状惊啼，口出黄白沫，面色变易，喘息腹痛，发则瘛疭如痫，但眼不上窜，脉来弦数，视口中有悬痈左右有小肿核，以竹针刺之。

《证治准绳·女科·卷之三·积聚癥瘕》：令人支满里急，痹引少腹重，腰背如刺状，四肢不举，饮食不甘，卧不安席，左右走腹中切痛，时瘥时甚，或时少气头眩，身体解，苦寒恶风，膀胱胀，月水乍来乍去，不如常度，大小便血不止，如此者令人无子。疗之当刺以长针，行以毒药，瘕当下，即愈。

《身经通考·卷二·图说·心脏图说》：心腹痛懊恼发作，肿聚往来上下行，痛有休作，心腹中热，苦渴，涎出者，是蛔咬也。以手聚而坚持之，勿令得移，以大针刺之，久持之，虫不动乃出针。

艾灸

腹痛

《备急千金要方·热痢第七·灸法》：

泄注五痢便脓血重下腹痛，灸小肠俞百壮。

泄痢不禁小腹绞痛，灸丹田百壮，三报穴在脐下二寸，针入五分。

又灸关元三百壮，十日灸，并治冷痢腹痛，在脐下三寸。

《圣济总录·卷第一百九十二·针灸门·任脉》：曲骨一穴，在横骨之上，毛际陷中，动应手，任脉足厥阴之会，治少腹胀满，小便淋涩不通，癫疝少腹痛，妇人赤白带下恶露，可灸七壮至七七壮，针入二寸。

《圣济总录·卷第一百九十二·针灸门·治心腹灸刺法》：猝心腹满痛，灸乳下一十七壮。又灸两手大拇指内边，爪后第一纹头，各一壮。又灸两手中央长指爪下一壮，愈。

《病机沙篆·癥瘕积聚痞癖痃疝》：针灸法，食积血瘕痛，胃俞、气海、行间。小儿痞气久不愈，灸中脘、章门各七壮，脐后脊中七壮。痞块闷痛，大陵、中脘、三阴交。脾积气块痛，脾俞、天枢、中脘、气海、三里。腹中有积作痛，大便闭，灸神阙，用巴豆肉为饼，填入脐中，灸三壮、五壮。

《病机沙篆·痫症》：阴跷为病，阴急则阴厥，胫直，五络不通，表和里病，阴病则热，可灸照海穴及阳陵泉，在膝下一寸，外廉陷中。

《刺灸心法要诀·卷七·背部主病针灸要穴歌》：膀胱俞治小便难，少腹胀痛不能安，更治腰脊强直痛，艾火多添疾自痊。

《济阳纲目·卷二十·霍乱·治干霍乱方》：灸法，治霍乱已死，腹中有暖气者，用盐纳脐中，灸七壮。

《类经图翼·经络（五）·足太阳膀胱经穴》：胃俞，在十二椎下，去脊中二寸，正坐取之。刺三分，留七呼，灸三壮。一曰灸随年壮。

主治胃寒吐逆，翻胃霍乱，腹胀支满，肌肤疲瘦，肠鸣腹痛不嗜食，脊痛筋挛，小儿羸瘦食少，不生肌肉，及小儿痢下赤白，秋末脱肛，肚疼不可忍，艾炷如大麦。

《类经图翼·经络（八）·奇俞类集》：《千金翼》云，子脏闭塞不受精，妊娠不成，若堕胎腹痛，漏胞见赤，灸胞门五十壮，关元左边二寸是也，右边名子户。

《普济方·针灸·针灸门·肾虚》：治小肠气，疝癖气发时，腹痛若刀刺，不可忍者，并妇女本脏气血癖走疰刺痛，或坐卧不得，或大小便不通，不思饮食（一云治寒疝，小肠气发牵连外肾大痛，肿硬如石）。于左右脚下第二指，第一节曲纹中，灸十壮。艾炷如赤豆大，甚验。

《普济方·针灸·腧穴·足阳明胃经左右三十二穴》：胕骨外廉两筋肉分间（指云，深则足扶阳脉不见。集云，按之太冲脉不动）。明堂云，主脏腹久积冷气，心腹胀满，胃气不足，闻食则肠鸣腹痛，灸三壮。

《普济方·针灸·十二经流注五脏六腑明堂·肝》：大敦（在足大指端，去爪甲如韭及三毛中，灸三壮。主猝心痛、汗出阴跳、遗溺、小便难而痛厥、阴上入腹中、寒疝、阴挺出、阴偏大肿、腹脐痛、胸中悒悒不乐、小儿癫瘟、遗清溺。虚则病诸瘕颓，实则癃闭。少腹中热，若寝尸厥，死不知人，脉动如故，痉）。

《奇效良方·卷之五十五·方法·奇穴》：

独阴二穴，在足第二趾下横纹中。是穴治小肠疝气，又治死胎，胎衣不下，可灸五壮。又治女人干哕呕吐。又治经血不时。

囊底一穴，在阴囊十字纹中。治肾脏风疮，及小肠疝气，肾家一切证候，悉皆治之。可灸七壮，艾炷如鼠矢大。

中泉二穴，在手背腕中，在阳溪阳池中间陷中。是穴可灸二七壮，治心痛，及腹中诸气痛不可忍者。

《经穴汇解·胸腹部第三·囊底》：按，《千金》曰，若眼反口噤，腹中切痛，灸阴囊下第一横理，十四壮。灸猝死，亦良。盖此穴《纲目》《奇效良方》等皆云，治阴中湿痒，外肾生疮，小肠疝气，小儿疝卵偏重。

《针灸集成·卷二·心胸》：胸腹痛或痰厥胸痛，量三椎下近四椎上，从脊骨上两旁各五分。灸三七壮至七七壮，立瘥，神效。

《针灸集成·卷二·阴疝》：疝气上冲，心腹急痛，呼吸不通，太冲、内太冲各三壮，独阴五壮，甲根针一分，灸三壮。内太冲、甲根穴在于别穴中，针灸神效。

《备急千金要方·热痢第七·灸法》：

泄注五痢便脓血重下腹痛，灸小肠俞百壮。

泄痢不禁小腹绞痛，灸丹田百壮，三报穴在脐下二寸，针入五分。

又灸关元三百壮，十日灸，并治冷痢腹痛，在脐下三寸。

《备急千金要方·吐血第六·针灸法》：吐血腹痛雷鸣，灸天枢百壮。

《备急千金要方·针灸下（凡八类）·杂病第七》：主腹中寒胀满，肠鸣腹痛，胸腹中瘀血，小腹胀皮肿，阴气不足，小腹坚，热病汗不出。喜呕口苦，壮热身反折，口噤鼓颔，腰痛不可以顾，顾而有所见，喜悲上下求之。口僻乳肿，喉痹不能言。胃气不足久泄痢，食不化，胁下柱满，不能久立，膝痿寒热中，消谷，苦饥腹热，身烦狂言，乳痈，喜噫，恶闻食臭，狂歌妄笑，恐怒大骂，霍乱遗尿，失气阳厥，凄凄恶寒头眩，小便不利，喜哕凡此等疾，皆灸刺之，多至五百壮，少至二三百壮。

《备急千金要方·针灸上（凡七类）·灸例第六》：

然腹脏之内为性，贪于五味无厌成疾，风寒结瘤，水谷不消，宜当熟之。然大杼、脊中、肾俞、膀胱八髎，可至二百壮。心主手足太阴，可至六七十壮，三里、太谿、太冲、阴阳二陵泉、上下二廉，可至百壮。腹上下脘、中脘、太仓、关元，可至百壮。

胸、背、腹，灸之尤宜大熟。

若攻脏腑成心腹痛者，亦宜百壮。

若猝暴病鬼魅所着者，灸头面、四肢宜多，腹、背宜少。

《千金翼方·卷第二十七·针灸中·脾病第五》：

脾俞，主四肢寒热，腰疼不得俯仰，身黄腹满，食呕，舌根直，并灸椎上三穴各七壮。

腹中热闭，时大小便难，腰痛连胸，灸团冈百壮，在小肠俞下二寸横三间寸，灸之。

大小便不利，欲作腹痛，灸荣卫四穴各百壮，在背脊四面各一寸。

泄注五痢便脓血，重下腹痛，灸小肠俞百壮。

少腹绞痛泄痢不止，灸丹田百壮三报之。

又，灸关元三百壮，十日灸，并治冷痢腹痛。

《千金翼方·卷第二十六·针灸上·妇人第二》：

妊胎不成，若堕胎腹痛，漏胞见赤，灸胞门五十壮，关元左边二寸是也。右边名子户。

白崩中，灸少腹横纹，当脐下孔直下一百壮。

妇人阴中痛引心下，少腹绞痛，灸膝外边上去一寸宛宛中。

妇人下血，泄痢赤白，漏血，灸足太阴五十壮，在内踝上三寸百壮，主腹中五寒。

《圣济总录·卷第一百九十四·针灸门·治泄痢灸刺法》：

泄痢不禁，食不化，小腹疼痛者，灸丹田，穴在脐下二寸，日灸七壮至百壮止。

泄痢食不消，不作肌肤，灸脾俞，随年壮。

泄注五痢，大便脓血，重下腹痛，灸小肠俞百壮。泄痢久下，失气劳冷，灸下腰百壮，三报。穴在八魁正中央脊骨上，灸多益善，忌针。又灸脐中，稍稍二三百壮。又灸关元三百壮，十日灸，并治冷痢腹痛，穴在脐下三寸。

《景岳全书·卷之二十三心集·杂证谟·积聚》：凡灸之法，宜先上而后下，脐腹之壮，用宜稍大，皆先灸七壮，或十四壮，以后渐次增加，愈多愈妙。

《普济方·针灸·针灸门·腹痛》：治腹有逆气，上攻心腹胀满，上抢心痛，不得息，气冲腰痛不得俯仰，穴气冲。灸七壮，炷如大麦。

《医学纲目·卷之二十三·脾胃部·泄泻》：

［东］泄痢不禁，小腹绞痛，丹田（灸百壮，二报之）。泄痢不嗜食，长谷（五十壮，二报之，在侠脐傍相去五寸，一名循元穴）。

《针灸大成·卷九·捷要灸法（《医学入门》）》：又法，取足大趾、次趾下中节横纹当中，男左女右灸之，兼治诸气心腹痛，外肾吊肿，小腹急痛。

《针灸大成·卷八·伤寒（《聚英》）》：

腹痛，有实有虚，寒热燥，燥屎旧积，按之不痛为虚，痛为实，合灸。不灸，令病人冷结，久而弥困，刺委中。

阴毒阴证，阴病盛则微阳消于上，故沉重，四肢逆冷，脐腹筑痛，厥逆或冷，六脉沉细。灸关元、气海。

阴证，小便不利阴囊缩，腹痛欲死者，灸石门。

《针灸聚英卷二·玉机微义针灸证治·小儿》：小儿慢惊风，灸尺泽各七壮。初生小儿，脐风撮口，灸然谷三壮。或针三分，不见血，立效。小儿癫痫、瘛疭、脊强互相引，灸长强三十壮。小儿癫痫，惊尽目眩，灸神庭一穴七壮。小儿风痫，先曲手指如数物乃发也，灸鼻柱直发际宛宛中三壮。小儿惊痫，先惊怖啼叫乃发，灸后顶上旋毛中三壮。及耳后青络脉，小儿癖气久不消，灸章门各七壮，脐后脊中各二七壮。小儿胁下满，泻痢体重，四肢不收，痃癖积聚，腹痛不嗜食，痎疟寒热，又治腹胀引背，食饮多，渐渐黄瘦，灸十一椎下两旁相去各一寸五分七壮。小儿黄疸，灸三壮。

《针灸大成·卷十·小儿针（针用毫针，艾炷如小麦，或雀粪大）》：小儿胁下满，泻痢体重，四肢不收，痃癖积聚，腹痛不嗜食，痎疟寒热，又治腹胀引背，食饮多，渐渐黄瘦，灸十一椎下两旁，相去各一寸五分，七壮。

《针灸大成·卷九·灸小肠疝气穴法》：

若猝患小肠疝气，一切冷气，连脐腹结痛，小便遗溺。大敦二穴，在足大趾之端，去爪甲韭叶许，及三毛丛中是穴，灸三壮。

若小肠猝疝，脐腹疼痛，四肢不举，小便涩滞，身重足痿。三阴交二穴，在足内踝骨上三寸是穴，宜针三分，灸三壮，极妙。

《经脉图考·卷三·取穴分寸》：急脉，《气府论》曰，厥阴毛中急脉各一。王氏注曰，在阴毛中，阴上两旁相去同身寸之二寸半，按之隐指坚然，甚按则痛引上下。其左者中寒，则上引少腹，下引阴丸，善为痛，为小腹急中寒。此两脉皆厥阴之大络通行其中，故曰厥阴急脉，即睾之系也。可灸而不可刺，病疝小腹痛者，即可灸之。按，此穴自《甲乙经》以下诸书皆无，是遗误也。《经脉篇》曰，足厥阴循股阴入毛中，过阴器。又曰，其别者，胫上睾结于茎。然此实厥阴之正脉，而会于阳明者也，今增入之。

《玉机微义·霍乱治法·杂方》：灸法，治霍乱已死，腹中有暖气者，盐内脐中，灸二七壮。

第四节
火焠

《松峰说疫·卷之三·杂疫·绞肠瘟》：阴痧，腹痛，手足冷，身上有红点，用灯草蘸油点着，将红点淬之。

《救急选方·上卷·搅肠沙门》：疗搅肠沙，发即腹痛难忍，阴沙腹痛手足冷，看其身上红点，以灯草蘸油，点火烧之。

腹
痛

点药

《身经通考·卷四·方选·痧症门》：火龙丹，（治心痛、腹痛、绞肠痧）雄黄、稻硝等分研为极细末，每用些少，点小眼角立效。

第六节
刮痧

《景岳全书发挥·心腹痛·括沙新按》：向予荆人，年及四旬，于八月终初寒之时，因暴雨后中阴寒痧毒之气，忽于二鼓时，呕恶，胸腹搅痛，势不可当。忽忆括沙法，刮之良久，忽腹中大响，遂大泻如倾，其痛遂减，一饭顷，通身瘙痒，随发出疙瘩风饼如钱大者，不计其数，至四鼓而退。考诸《内经》从无沙之一字，近来好奇者，凡病先议痧而用刮痧一法，惟干霍乱腹痛不吐不泻，俗名绞肠痧，亦因秽恶不正之气所触，或感受山岚瘴气之毒，毒气攻冲，故古人委中出血、十指出血以泄其毒，即针之一法，亦有刮之而安者，即《内经》开之、发之、散之之法也。

《痧胀玉衡·后卷·小儿夜啼痧》：

小儿暮夜，啼哭不止。父母爱之，尝百计抚摩，忧疑无极，曾不得立时安静为憾，不知胸腹疼痛，故而啼哭。若曰小儿无痧，吾不信也。

治验

一朱广函女二岁，时至夜半，忽然啼哭叫跳不住，意其胸腹作痛，将刷子蘸香油刮之痧起，不药而愈。

《景岳全书发挥·心腹痛·括沙新按》：

考诸《内经》从无痧之一字，近来好奇者，凡病先议沙而用刮痧一法，惟干霍乱腹痛不吐不泻，俗名绞肠痧，亦因秽恶不正之气所触，或感受山岚瘴气之毒，毒气攻冲，故古人委中出血、十指出血以泄其毒，即针之一法，亦有刮之而安者，即《内经》开之、发之、散之之法也。

敷贴

一、药物敷贴

《备急千金要方·飞尸鬼疰第八·雷氏千金丸》：

治遁尸尸疰，心腹刺痛不可忍者方。

桂心　干姜（各一两）　巴豆仁（二两）

上三味治，下筛，以上醋和如泥，敷病上，干即易之。

治遁尸尸疰，心腹及身有痛处，不得近者方。

取艾小挼令碎，著痛上，厚一寸余。热汤和灰令强热置艾上，冷即易，不过二三度瘥。

《圣济总录·卷第一百·诸注门·中恶》：治中恶遁尸，心腹及身体痛，甚者短气不语。以手按之，得其痛处，则病患色动，恐人近之，宜艾叶敷方，取生艾小叶挼碎，敷痛上，浓寸余，以沸汤和灰作泥，令热，敷艾上，冷则易之，不过再敷，愈。

《太平圣惠方·卷第九十二·治小儿偏癫诸方》：

蘹香子丸，治小儿偏坠，或气攻小腹疼痛。

蘹香子（一两，微炒，捣为末）　古文钱青（一分，细研）　硇砂（一分，细研）　桃仁（四十九枚，酒浸，去皮尖，双仁，生研）

上件药，都研令匀，以汤浸蒸饼和丸，如麻子大。二三岁儿每服，以橘皮汤下一丸。

又方

蛇床仁末（半两），马鞭草汁（一合）

上件药相和如膏，涂儿阴肿处效。

又方

枳壳（三两，微炒）

上捣细罗为散，每用柏枝煎浓汁，调厚涂儿偏肿处妙。

《急救良方·卷之二·小儿第三十九》：治小儿容忤，口吐青黄白沫，水谷鲜进，面色变易喘息，腹痛状似惊痫，但哭不止，视其口中悬壅左右若有小小肿核，即以竹针刺破之，或以指爪甲爬破。急以醋炭降真香皂荚烧熏。又以灶中对锅底焦土，蚯蚓粪各等分。为末，水调涂头上及五心敷之。

《保婴撮要·卷十四·囊痈（谓阴囊患痈）》：山药膏，治两拗及小腹肿痛或痒，用山药研烂频敷患处，干则易之。

《古今医鉴·卷之十·心痛》：

治一切心腹胸腰背疼痛和锥刺（秘方）。

花椒为细末，醋和为饼，贴痛处，上用艾捣烂铺上，发火烧艾，痛即止。

《格致余论·秦桂丸论》：又经半日，痛大作，连腰腹，水道乃行，下如漆和粟者一大碗许，其病减十分之八。

《古今医统大全·卷之七十一·淋证门》：伤寒后脱阳，小便不通，用生姜自然汁调茴香末敷小腹上，又服益智茴香丸调益元散送下。

《跌打损伤回生集·卷一·跌打损伤小引》：肚腹膨胀，和荣理卫乃宜详（胸胁腹背受患，致令肚腹膨胀，而疼痛不止者，外宜敷贴药并熨法，内服破气去瘀药。若大便通，又当和血行气）。

《医粹精言·卷三·外治须知》：治霍乱用炒盐包置脐上，以碗覆之，腹痛则止。治痢用平胃散炒热敷脐上，冷则易之。治疟用常山饮炒热敷脐上，其发必轻，再发再敷数次必愈是也。

《回生集·外症门·囊痈》：

凡小腹作痛，牵引肾子，多寒少热，好饮热汤，乃疝气也。如阴囊红肿发热，小便赤涩，内热口干，坠重作痛，乃囊痈之候。不宜用疝家热药，清肝渗湿汤主之。

川芎、龙胆草、天花粉、当归、生地、柴胡、山栀、黄芩（各一钱），泽泻、木通、甘草（各五分），加灯心，水煎，食前服。

溃后掺药，蚌壳、黄连、青黛各等分研极细敷之。

《惠直堂经验方·卷四·膏药门》：

化痞反正膏，治诸般痞块积聚，寒热腹痛，胸膈痰饮，小儿大肚疳积，妇人经水不通，血瘕等症。孕妇勿用。疽毒未破，痰串俱妙。

川乌　草乌　半夏　红牙大戟　芫花　甘草节　甘遂　细辛　姜黄　山甲　狼毒　牵牛　威灵仙　巴豆仁　三棱　蓬术　枳壳　白术　水红花子　葱白头　鳖甲　红苋菜　白芍　沙参　丹参　白及　贝母（各一两）（俱反藜芦并治痞疾）　藜芦（葱管者真，一两）　干蟾（四只）

用麻油（五斤），浸七日，照常煎枯去渣，秤油一斤，用密陀僧八两，次下黄占二两，沸止离火。或用豆腐泔水浸，揉至三次，又用井水抽拔一度，以去辣味，免发疡，复上火。不住手搅成膏，待稍温下阿魏二两，箸上炙研末投入，或同赤石脂研亦可。不住手搅匀，瓷器收贮，用狗皮摊贴，每张重五钱，半月一换，重者不过三贴必愈。

腹痛

《鸡鸣录·风痹脚气转筋鹤膝第十二·风痹痛》：

川乌 故纸 干姜 淡附子（各一两） 草乌 官桂 川椒 樟脑 香附 杜仲 木香 乳香 大茴 南星 防风 川芎 安息香 半夏 大黄 桃仁 当归（各五钱） 丁香 芸香（各四钱） 沉香 檀香 硫黄 冰片 甘松 山柰 雄黄 没药 艾叶 羌活 白芥子（各三钱） 麝香（二钱）

三十五味研细，用苏合油或丁香油，或麻油拌匀，打热收藏。用时先将手搓热，以药摩患处，俟皮肤香透，将药放开，但以手按皮肤，徐徐摩擦，此药一两，可用十余次。专治风寒湿邪，踞于经络，凡筋骨疼痛，四肢拘挛、麻木，腰膝畏寒等证，皆病在躯壳，服药不能速效，宜以此药摩之最妙。兼治男妇寒疝攻痛，寒湿腹痛、肠鸣，阴寒霍乱转筋及寒湿凝滞，而结成肿毒者皆效。

《奇效简便良方·卷二·胸胃心腹》：

龟鳖症，腹中疼痛，坚硬如有龟鳖。

僵蚕末一钱，白马尿一碗，调服，并敷痛处。

《幼幼集成·卷四·腹痛证治·腹痛简便方》：治一切胃痛胸痛腹痛腰痛，疼如锥刺，不可忍者，花椒不拘多少，研为细末，和少面粉，醋和成饼，贴于痛处，上铺艾绒，用火灸之，疼立止。

《正骨心法要旨·胸背部·蔽心骨》：跌打撞振伤损，疼痛不止，两胁气串，满腹疼痛，腰伛不起，两手按胸者，宜内服八厘散，外用艾醋汤洗之，敷万灵膏，渴饮淡黄酒。

《太平圣惠方·卷第八十二·治小儿胎寒诸方》：

治小儿五十日以来，胎寒腹痛，激热而惊，聚唾弄舌，躯啼上视，此痫之候，宜服此方。

猪肾（一只，薄切去脂膜） 当归［二（一）两，锉，微炒］

上只当归一味，粗捣二味相和，以清酒一升，煮至七合，去滓。每服，取如杏仁大，令儿咽之，日三服，夜一服，量儿大小，以意加减良。

又方

衣中白鱼（二十枚）

上以薄熟绢包裹，于儿腹上，回转摩之，以瘥为度。

《杨氏家藏方·卷九·痫冷》：

治一切虚寒下痢赤白，或时腹痛，肠滑不禁。

木香 附子（炮，去皮脐） 蛇床子 吴茱萸 胡椒 川乌头（以上六味各二钱）

上件为细末，每用药末三钱，白面二钱，生姜自然汁打作糊，摊在纸上，当脐上贴之，衣物盖定，用熨斗盛文武火熨之，痢止为度。

《奇效良方·卷之十三·痢疾通治方·玉抱肚》：

治一切虚寒，下痢赤白，或时腹痛，肠滑不禁，心腹冷极者可用。

针砂（四两，炒） 白矾（半两） 官桂（一两）

上为末，和匀作一包，冷水调摊皮纸上，贴脐上下，以帛系之，如觉大热，即以衣衬之，药干，再以水湿令润，其热如初，可用三四次。

《急救广生集·心腹疼痛》：

腹痛效方

红枣（二个）　巴豆（三粒）　同捣烂，裹缚脐上立止。

《外治寿世方·卷四》：孕妇出痘。腹痛胎动。益母草、莲蓬壳（俱烧存性）、艾叶共研末。醋调敷脐。连换三次。胎自安。又或胎欲下。及死胎不下。蜣螂虫（连所堆泥一并焙末）加威灵仙同研。用酒调为丸。纳脐中。将膏药贴住。（不拘何项膏药）三炷香久为度。其胎即下。（并治经闭不通。）

《文堂集验方·卷一》：腹痛，有寒、热、食、痰、死血、肠痛、虫、疝之不同。大要以甘温为主。惟夏秋猝然痛不可忍。照暑症治之。如热则大便燥闭。如阴证痛。四肢逆冷或冷汗。（如热宜凉散。佐以甘温。如阴证宜服理中汤治之。方见黄疸症。）或巴豆（三粒）、红枣（一枚）同捣烂。裹缚脐上立止。

《验方新编·卷之一·头面部·头风痛极急救方》：乌梅一个去核，斑蝥二个去头足翅，僵蚕一个，桂心不拘多少，用烧酒共捶烂作丸如绿豆大，贴痛处，以万应膏盖之，立刻起泡止痛，三日再揭去膏药。如贴处肉烂，单用万应膏贴数日，自可收功。又方，桑枝木烧灰，用开水淋汁，乘热熏洗，亦即神效。

《疑难急症简方·卷三》：阴寒腹痛欲死及疝气上攻。《证治》，胡椒（四两，研末），冷米汤调匀，用纸三层蔽其脐眼，以椒敷于脐之上下四围，须臾腹热如火，即愈。

二、非药物敷贴

《绛雪丹书·产后下卷·痢疾论》：产后痢疾腹痛，用温汤布醮暖腹则止。

《普济方·卷第二百三十·霍乱门·霍乱转筋》：用米粉醋裹脚，又用灰，主理气下血。治霍乱转筋，心腹痛，出本草。

《孕育玄机·卷下》：难产治例若儿脚下，可以盐涂，脚底又可急搔之，并以盐涂母腹上。又方，治横逆子死腹中。

《医述·卷十一杂证汇参》：阴寒腹痛，凡男、妇有因房室后中寒而痛积者，先用葱、姜热熨脐腹，后用理中四逆汤治之。

《简明医彀·卷之六》：见疹三朝证治或皮肤闭塞，毒气壅滞，遂变为浑身青紫，烦躁腹痛，喘急闷乱而死。护胎法。靛青灶心土井底泥研匀，涂脐腹寸厚，频敷。

《顾松园医镜·卷十五·数集·小便不通》：小便不通（交肠、关格二症附后。）少腹急痛，状如复碗。同螺肉，敷脐中及少腹，软帛系之，即通。

《疑难急症简方·卷三》：阴毒腹痛《证治》，急饮热酒，又用葱白打碎，炒热敷脐，或用布包熨脐，令汗出，痛止。

热熨

《全生指迷方·卷三·诸痛》：

熨法《指南方》云，治心腹痛，猝然而止，遇寒再发。

盐（半斤，炒极热）

上以旧帛包，熨痛处。

《杨氏家藏方·卷九·瘤冷》：

治一切虚寒下痢赤白，或时腹痛，肠滑不禁。

木香　附子（炮，去皮脐）　蛇床子　吴茱萸　胡椒　川乌头（以上六味各二钱）

上件为细末，每用药末三钱，白面二钱，生姜自然汁打作糊，摊在纸上，当脐上贴之，衣物盖定，用熨斗盛文武火熨之，痢止为度。

《针灸资生经·第七·伤寒（热病、阴证、阳证）》：心腹烦疼，舌缩面青，吃噫气喘，呕逆冷汗，向暗不语，以生葱约十余茎，去根粗皮，颠倒纸卷径阔二寸，勿令紧，欲通气，以快刀切，每一饼子高半寸，安在脐心，用熨斗火熨，葱软易之，不过十余次，患人即苏，后服正气药。

《卫生易简方·卷之三·发痧》：治小腹急痛，肾缩面黑，气喘冷汗出，名为脱阳，有似发痧、用连须葱白三茎研烂，以酒五升，煮二升，作三服。仍用炒盐先熨脐下气海穴，勿令气冷。

《仁斋直指方论·霍乱吐泻·吐泻证治》：

盐熨方，治霍乱吐泻，心腹作痛。

炒盐二碗，纸包纱护，顿其胸前并腹肚上，截以熨斗，火熨，气透则苏，续又以炒盐熨其背，则十分无事。

《瑞竹堂经验方·美补门·封脐艾》：

治腰膝痛，脐腹冷痛，老人、弱人、妇人、小儿泄泻，又宜用之，每日熨烙为效。

海艾　蛇床子（各一两）　木鳖子（二对，生用，带壳用）

上为细末，与艾叶三味相和匀，作一纸圈，于内可以容熨斗，将药可用绵包裹定，安在纸圈内，放在脐上，用熨斗熨之。

《世医得效方·卷第四·大方脉杂医科·霍乱》：

盐熨方，治霍乱吐泻，心腹作痛。

炒盐二碗，纸包纱护，顿其胸前并腹肚上一截，以熨斗火熨，气透则苏。续又以炒盐熨其背，则十分无事。

《世医得效方·卷第十·大方脉杂医科·怪疾》：妇人临产，服催生药惊动太早，未尝离经，而用力太过，以致肓膜有伤，产后水道中垂出肉线一条，约三四尺长，牵引心腹，痛不可忍，以手微动之，则痛苦欲绝。先服失笑散数服，仍用老姜三斤，净洗不去皮，于石钵臼内研烂，用清油二斤拌匀，入锅内炒熟，以油干焦为度。先用熟绢一段，约五尺长，折作结方，令稳重妇人轻轻盛起肉线，使之屈曲作一团，纳在水道口。却用绢袋兜裹油姜，稍温敷在肉线上熏，觉姜渐冷，又用熨斗火熨热，使之常有姜气。如姜气已过，除去，又用新者，如此熏熨一日一夜，其肉线已缩入半。再用前法，越两日其肉线尽入腹中，其病全安。

《医述·厥·补编》：有伤寒新瘥，与妇人交，忽患少腹急痛，外肾挛缩，面黑喘急，冷汗自出者，名曰脱元。有因大吐泻后，猝然肢厥，不省人事者，名曰脱阳，俱急以葱白缚切，安放脐上，再以熨斗熨之，后灌参附姜汤。

《赤水玄珠·伤寒门·劫病法》：若饮水愈加作痛，属寒，当用温药和之，和之不已，而或四肢厥冷，腹痛，呕吐，泻利，急用热药救之。

《赤水玄珠·妇人·胞衣不出》：

一妇胎衣不出，胸腹胀痛，手不敢近，用滚酒下失笑散一帖，恶露胞衣并下。

一妇胞衣不出，腹痛手按之稍缓，此气虚不能送出也。

牛膝散，治胎衣不出，腹中胀痛，急服此药，腐化而下，缓则不救。

又方，取产母鞋底，烘热熨小腹上下二七次。

《古今医鉴·卷之七》：凡阴证身静而重，语言无声，气喘难以喘息，目睛不了了，口鼻气冷，水浆不入，大小便不禁，面上恶寒，有如刀刮，先用葱熨法，次服四逆汤。

《古今医鉴·卷之五·霍乱》：一霍乱心腹猝痛，炒盐二碗，绢包顿于胸上，并腹肚再以熨斗火熨，气透则苏。续以炒盐绢包乘热烙其背，则万无一失也。

《古今医鉴·卷之十五·诸疮》：治虚怯人肢体患肿块，或作痛，或不痛，或风袭于经络，肢体疼痛，或四肢筋挛骨痛，又治流注，跌仆伤损肿痛杖打，刺痛及妇人吹乳，乳痈阴证腹痛，手足厥冷。

《古今医统大全·卷之十五·中寒门》：一法用吴茱萸一升，酒略炒，煮湿以绢袋盛之，蒸极热，熨心腹及手足心。候气通畅则止，屡效。一法治中寒不省人事，气虚阳脱，腹痛唇青。以葱一握，束缚如饼，切去根叶，惟存二寸白许。先以火烙一遍，令通热勿灼，着病人脐上下，以熨斗熨之，令葱热气透入腹内。更作三四饼，一饼坏，不堪熨，又易之。候患人手足温，有汗乃

腹
痛

止。更作葱汤一盛服良。

《古今医统大全·卷之十四·陶氏伤寒十四法》：

腹痛呕吐泻利，急用温药投之。

伤寒热邪传里，服药后用盐炒麸皮一升，将绢包于病人腹上，款款熨之，使药气得热则行，大便易通矣。

伤寒直中阴经真寒证，或阴毒证，身如被杖，腹中绞痛，呕逆沉重，不知人事，四体冷如冰石，指甲唇青，药不得入口，六脉沉细，或无脉欲绝者，将葱束缚一握，切去根叶，留白三寸许捣如饼，先将麝香半分填于脐中，后加葱饼于上，以火熨之，烂则易之，换二三饼，稍醒，灌入生姜汁煎服回阳救急汤。

《古今医统大全·卷之十三·伤寒门（上）》：

六脉沉微，腹中绞痛，或自下利，四肢沉重，咽喉不利，虚汗呕逆，唇青面黑，手足厥冷，身如被杖，短气不得息。

内外皆阴，故阳气不守，遂发头痛腰重腹痛，眼睛痛，身体倦怠而不甚热，四肢逆冷，脐腹筑痛，六脉沉细，时或来疾，尺部小短而微，寸口盛时大者，皆其候也。

熨法，腹中急痛，炒盐包葱饼熨。

《古今医统大全·卷之九十·幼幼汇集（下）》：治盘肠气。凡有此证，急煎葱汤淋洗其腹，揉其葱熨脐腹间，良久，尿自涌出，其疼自止，服此药。

《世医得效方·卷第四·大方脉杂医科·霍乱》：

盐熨方，治霍乱吐泻，心腹作痛。

炒盐二碗，纸包纱护，顿其胸前并腹肚上一截，以熨斗火熨，气透则苏。续又以炒盐熨其背，则十分无事。

《简明医彀·卷之一·要言一十六则·伤寒不药》：惜哉，又阴证伤寒，腹痛肢冷，依中寒条多吃浓姜汤，炒盐熨，用灸法治之。

《简明医彀·卷之四·脱阳》：其证四肢厥冷，小腹急痛，外肾吊缩，短气不续，冷汗神昏。急宜捣姜、葱炒熨脐腹。

《简明医彀·卷之七·转胞便闭》：

是证孕妇因胞胎所压，或承高取物，以致尿脬转而小便不通。或由膀胱有热。或忍小便久之故。小腹急痛，兼小便不通门治。

主方

木通　寒水石　秋葵子　车前子　石苇（等分）

上研细，水煎服，见效即止。或秋葵子、车前子、乱发烧灰为末，每服两钱，茶下。或五苓散，取鲜车前草捣汁调服。或紫菀为末，葱汤下。一法用盐炒热，包熨小腹自通。

《简明医彀·卷之二·中寒》：熨法，用食盐（一斤，炒热，）布二层包，熨腹脐痛处，冷即换（无盐，麦麸、灰、砂皆可。）

《简明医彀·卷之二·阴阳毒》：其证腹痛下利，咽闭呕逆，唇青面黑，手足厥冷，身如被杖，短气难息，六脉沉微，宜服甘草汤、真武汤兼葱熨法、熏法，灸关元百壮。

《伤寒六书·杀车槌法卷之三·劫病法》：一伤寒，直中阴经真寒证，或阴毒证，身如被杖，腹中绞痛，呕逆沉重，不知人事，四体坚冷如石，手指甲唇青，药不得入口，六脉沉细，或无脉欲绝者，将葱缚一握，切去根叶，取白三寸许，捣如饼，先用麝香半分，填于脐中，后放葱饼脐上，以火熨之，连换二三饼。

《万病回春·卷之二·中寒》：

寒中厥阴者，则小腹疼痛也。

熨脐法，用葱头缚一把，切去叶留白根，切饼二寸许，连缚四五饼，先将麝香、硫黄二字填于脐中，放葱饼于脐上，以熨斗盛火于葱饼上熨之。如饼烂，再换饼再熨。热气入腹。以通阳气。如大小便不通，以利即止。

揉脐法，用吴茱萸二三合、麸皮一升、食盐一合，拌匀热炒，以绢包之，于腹上下热揉熨之，自然有效也。

《万病回春·卷之八·诸疮》：治虚怯人患肿块，或痛或不痛，或风袭于经络、肢体疼痛，或四肢筋挛骨痛。又治流注、跌仆损伤肿痛、棒打刺痛及妇人吹乳，阴证腹痛、手足厥冷并治。

《万氏家抄济世良方·卷一·伤寒（附伤风）》：伤寒直中阴经，真寒证，或阴毒症身如被杖，腹中绞痛，呕逆沉重，不知人事，四体坚冷如石，手指甲、唇青，药不得入口，六脉沉细或无脉欲绝者。将葱缚一握切去根叶，取白三寸许捣如饼，先用麝香半分填脐中，后加葱饼脐上以火熨之，连换二、三饼，稍醒灌入生姜汁，煎服回阳救急汤。如再不醒，灸关元、气海二三十壮，使热气通其内，逼邪出于外以复阳气。

《小儿诸证补遗·小儿土旺令脾胃证》：如大寒腹痛，先用熨痛法，盐一斤，分作两处，各炒热布包，更换熨痛处，再用白术、苍术、陈皮、青皮、枳实、厚朴、防风、缩砂、草果、附子、麦芽水煎，姜汁呷之。

《万氏家抄济世良方·卷五·急救诸方》：

华佗治脱阳

大吐大泻之后，四肢逆冷，元气不接，不省人事。或伤寒新瘥，误与妇人交，其证小腹紧痛，外肾搐缩，面黑气喘，冷汗自出，亦是脱阳，须臾不救。先以葱白数茎炒，令热熨脐下，次用后药。

附子（一枚，重一两，锉八片）　白术　干姜（各半两）　木香（二钱半）

上四味各研末，水二碗煎八分，放冷灌服。须臾又进一服，合滓并服。如无前药，用桂枝二两，好酒二升煎一升，分作二分灌之。又无桂，用葱白、连须、三七根，沙盆内研细，用酒五升煮至二升，分作二服灌之，阳气即回。先用炒盐熨脐下气海，勿令气冷。又无葱白，用生姜二七片，依前法服。

《医方考·伤寒门第二·葱熨法》：凡人气之呼出者，心肺主之。气之吸入者，肝肾主之。阴寒中于肝肾，则不能主吸入之气。故气有出而无入，令人逆冷腹痛，暴绝而死。宜外行葱熨法，内服四逆汤。葱有通中之妙，火有回阳之功，经曰热因寒用，此之谓也。

《医学纲目·伤寒拾遗·灰包熨法》：腹满虚鸣，时时疼痛，此是被阳药消，逐得上焦阴气并入下焦也，虽是下焦积寒冷，奈上焦阳盛，更难用温下焦药也，当用灰包熨之。其法用稻草灰或桑柴灰二三升许，入好醋拌和，干湿得所，铫内炒，令灰热，以帛包裹，置脐下熨之。频先炒灰包，常更换，令常热，以腹不满痛为度。

《医学研悦·治杂症验方研阅卷之七·霍乱症》：

霍乱，腹疼，吐泻不出，而气欲绝者，用极咸盐汤热服，令吐，再服，令宿食尽出，三服即尽而疼减。此法浅近有验，极妙，极妙。

霍乱，心腹作痛。取炒盐布包，按胸腹痛处，熨斗火熨之，并熨其背。

《医宗必读·卷之五·伤寒》：

腹中痛甚，将凉水一碗与病人饮之，其痛稍减者，属热，当凉之。若小腹痛，大便黑，小便利，身目黄者，蓄血也，行血药下之。若饮水痛增者，属寒，当温之。须察脉来有力无力，此为良法。

寒证脉伏，或吐泻脱而无脉，以姜汁好酒各半盏，与病人服，脉出者生，不出者死。更覆手取之而无脉，则绝矣。

舌上有苔，不拘何色，用井水浸新青布拭净后，用生姜浸水刮之，或以薄荷为末，入蜜少许，刷牙擦之。若发黄者，生姜渣周身擦之即退。

鼻衄不止，山栀炒黑为末，吹鼻中，外用湿草纸搭于鼻冲血止。

热邪传里，服药后，将盐炒麸皮一升，绢包，于病人腹上熨之。药气得热则行，大便易通。

《云林神彀·卷二·痼冷》：

痼冷寒之甚，四肢作厥逆，腹痛冷汗出，阴囊忽缩入，身静语无声，气少难喘息，目睛不了了，口鼻冷气袭，大小便不禁，水浆不肯吸，面寒如刀刮，先要用葱熨，急将热药投，百中无一失。

固阳汤内用参芪，白术干姜厚朴齐，白姜腹痛良姜倍，茯苓大附独称奇。（九味）

《针灸问对·卷下》：罗氏曰，覃公四十九岁病脐腹冷疼，完谷不化，足跗寒逆，精神困弱，脉沉细微。灸气海、三里、阳辅，三日后，以葱熨灸疮，皆不发。

《普济方·卷一百七十二·积聚门·积聚心腹痛（附论）》：

熨气法（出澹疗法方）

大艾（打烂砂石铫内多酒少醋炒令香熟）

上以二三绢袋盛药。更替。乘热搭腹上印熨。一法只炒食盐令极热。按熨痛处。亦效。

《普济方·卷三百五十四·产后诸疾门·淋沥》：

治产后小便淋沥不通。

葵子（一合）　朴硝（八分）

上水二升煮取八合，下硝分四服。

又方，熨法，用蛇床子炒，乘热布裹之，熨患处，亦治阴痛，治产后小便淋沥，腹胁胀满，时腹疼痛。

《普济方·针灸·针灸门·心痛》：凡心腹冷痛，熬盐一半熨。

《普济方·针灸·针灸门·治灸疮不发法》：病脐腹冷痛，完谷不化，足胻寒而逆，皮肤不仁，精神困弱，诊其脉沉细而微，遂投其甘辛大热之剂，又灸气海穴百余壮，灸三里穴各三七壮，又灸阳辅穴各二七壮。三日复以葱熨灸疮，皆不发复。灸前穴又十日后，疮亦不作脓，疮口皆干。

《奇效良方·卷之二十·霍乱通治方·四顺附子汤》：

治吐泻过多，手足逆冷，六脉沉细，气少不语，急服。及治霍乱转筋，肉冷汗出，呕哕。

附子（生用） 白姜（炮） 人参 甘草（炒，各等分）

上锉碎，每服四钱，用水二盏，煎至一盏，去滓，空心服。如腹痛加桂，小便不利加茯苓，仍用炒盐熨脐中。一方，附子炮去皮脐，下甚者加龙骨，腹痛不止者加当归。

《奇效良方·卷之二十·霍乱通治方·盐熨法》：

治霍乱吐泻，心腹作痛。

上用炒盐二碗，纸包护，顿其胸前，并腹肚上一截，以熨斗盛火熨，令气透则苏，仍续以炒盐熨其背，盐汤饮之，即止。

《简明医彀·卷之二·霍乱》：腹痛不止，炒盐麸或灰沙包熨。

《大医马氏小儿脉珍·卷上·二十八、胎寒论治（附脏寒）》：腹痛甚者，先用食盐同炒，茴香茱萸炒热，用绢包熨儿脐腹上下。

《丁甘仁医案·卷七·调经》：另，食盐末（二两），香附末（四两），酒、醋炒，熨腹痛处。

《冯氏锦囊秘录·杂症大小合参卷三·盘肠内钓（儿科）》：调中散治婴孩盘肠气，腹内筑痛。用葱一握，水煮汤淋洗儿腹，再以葱频熨儿脐，良久尿出痛止。

《冯氏锦囊秘录·杂症大小合参卷九·寒门（儿科）》：

理中汤（加附子名附子理中汤），治脏腑中寒，四肢强直。

人参 干姜（炮） 甘草（炙） 白术（各等分）

水煎服。

一方

干姜 橘红 半夏 白术（麸炒） 厚朴（姜汁炒） 茯苓 桂心 甘草

水煎服。

一方

用食盐，同吴茱萸炒，绢包，熨儿脐腹。

《惠直堂经验方·卷一·中风门》：

熨法，治阴阳脱症。凡吐泻之后，四肢厥冷，不省人事。或男女交合，小腹疼痛，外肾缩入，冷汗大出，须臾不救。又中风昏迷不醒，又阴毒腹痛，厥逆唇青，卵肿脉绝，皆治之。

生葱一二斤，截去其叶须，留中段四寸许，用绳缚之，分二束，放锅内蒸热，不见水取起，患人脐上熨之。又将次束置锅内，此束冷则换之，如此数次，病人鼻气略闻葱气即醒。一切急中风，阴脱风寒，无有胜此者。如无葱，以蒜代，如上法亦好。又用生姜捣烂，加盐四两，炒热布包熨，亦作二包换之。

《急救广生集·卷二·杂症·泻痢》：腹中绞痛痢下窘迫，炒盐（二包），互相熨之。（《世效单方》）

《急救广生集·卷二·杂症·心腹疼痛》：腹急痛，一切男妇腹痛紧急，不知何病，只用盐微炒，或布或绢包，熨痛处，立止。（《传家宝》）

《济世神验良方·中寒门》：加煨生姜五大片，服入姜汁一盏半，仍用姜渣炒极热，绢包腹上熨有验。恶寒甚者麻黄加，夹气攻救木香伴。重而腹痛全无脉，呕吐泻利无休息。

《慈幼便览·伤食》：又方，以生姜捣烂，紫苏叶捣烂，各四两，炒热，分作两布包，轮流熨胸腹，如冷再炒再熨，神效。

《诚求集·大便不通》：洗熨备急方，先煎葱汤，淋洗其腹，又用熟艾、币上烘热，以帕子包熨脐腹间，频换去寒。

《救伤秘旨·救伤秘旨续刻·轻重损伤按穴治法》：入肺经，肺气胀痛，十五日转入脾经，即发流注（治法未详）。入肾经，则小便不利，小腹作痛，用原方去牛膝、羌活、骨碎补，加木通、猪苓、泽泻，小腹上用葱姜照前法熨之，立愈。

《良朋汇集经验神方·卷之二·腰疼门》：葱灸法，治虚怯人患肿块或痛或不痛，或风袭于经络肢体疼痛，或四肢筋挛骨疼。又治流注，跌仆损伤肿痛，棒打刺痛及妇人吮乳阴证，腹痛，手足厥冷并治。用葱头杵烂炒热敷患处，冷则易之再熨，肿痛即止如神。

《秘方集验·卷之上·危笃诸症》：

脱阳，凡大吐大泻之后，四肢厥冷，元气不接。或伤寒新瘥，误与妇人交，小腹紧痛，外肾紧缩，面黑气喘，冷汗自出，须臾不救。先以葱白数茎，炒令热，熨脐下。或炒盐熨脐下气海，总勿令气冷为主。

阴证，腹痛、身冷欲绝者，明硫黄四分、胡椒六分，为末，每服用烧酒调三五分。醋炒麸皮，布包熨脐上，盖被出汗即愈。

一切男妇腹痛紧急，不识何症　用盐微炒，以布裹，熨痛处，立止。

《奇效简便良方·卷三·痧症霍乱》：

阴阳痧

盐二斤炒热，青布裹作二包，背上熨之，冷则易。或熨脐上亦可。（并治霍乱腹痛。）

《伤寒瘟疫条辨·卷三·小便不利不通》：或以盐入脐中，蒜片盖之，堆艾叶于上，灸七壮自通，或以炒盐熨脐，并治腹痛，皆妙法也。热则以八正散通之。

《红炉点雪·火病泄泻·泄泻主方》：若因风寒直犯太阴，腹痛泄泻，本剂减地黄、麦冬，加炒干姜一二分热服，外用炒盐帛裹熨之，更宜少饮汤水。

《彤园医书·妇人科·卷之五·产后门·霍乱》：

加味理中汤

治干霍乱，寒凝于中，不吐不泻，肢冷腹痛，脉伏不见，或舌卷筋缩者。

人参　炙术　炮姜　炙草　炮附子　炒研草蔻　当归　木瓜　川续断　桂心（等分）

干霍乱初起，用盐炒柏，淬入童便中，乘热频频灌下数碗，旋以手指探妇喉间，令其大吐或令大泻，方可服药。若未经吐泻，切忌遽进谷食。

霍乱转筋，阴器束紧，用此数斤炒热，软布数块包裹，轮流熨其脐腹等处。

《彤园医书·妇人科·卷之六·前阴门·阴紧（亦名缩阴症）》：

有因阳气素虚，寒邪直中阴经，忽然乳头缩入，阴器紧束，少腹急痛，手足厥逆，口鼻气冷，冷汗虚喘，脉微欲绝，纯是里寒阴症。捣姜葱炒热，用布二块包定，轮流热熨脐腹，炒豆淬酒频服。

有因邪从阳化，化为热症，宗筋为热所灼，致男子缩阴，女子阴紧。其症舌焦口渴，热上冲心，口气蒸手，二便秘结，脐腹胀痛，脉实有力。重者用六一顺气汤攻下之，见三卷阳明伤寒。轻者宜清热和阴。外用盐数斤炒热，布二块轮流包熨脐腹，须知此症有寒有热之分也。

《彤园医书·小儿科·卷之四·霍乱门·阴寒转筋》：

寒邪深入厥阴肝脏，牵引宗筋致茎囊缩入，脐腹胀痛，肢冷喘逆，口鼻气凉，面黑舌短，苔滑无津，时出冷汗，脉微绝或洪弦或沉细，皆属里寒证。

又方，研石硫黄、胡椒末，白汤每下五分。捣烂姜葱，炒热，布包，熨脐腹。

《外治寿世方·卷三·肚腹》：

腹痛

骤然急痛，不知何症，只用盐微炒热，以布包盐热熨痛处即止。（并治肝胃气及胃脘腹中胀痛。）

又，羌活（一两），葱白（十根），老姜（二两），麦面和，炒热，用布包裹熨腹，冷再炒熨。

《外治寿世方·卷一·感冒》：

用蜡熔化摊旧绢上（绸布均可），随患大小贴之，并裹两手足心，冷则随换，甚效。或用土熨法。

身受风寒，心腹疼痛，饮食少进，大便闭塞，小便短涩，上下关格不通，浑身绷紧，甚至手足僵硬，不省人事，凉热难分。

用陈干土砖捣成粗末，约二斤许，以锅炒大温热，用青布包好，以半揉熨胸腹腰背等处，冷则另换一半，周流揉熨，约半时久，自觉胸腹气流通而愈。或再用皂角少许，吹鼻取嚏，则气随通畅。

《外治寿世方·卷一·伤寒》：

中寒四肢厥冷，肚腹疼痛，并治阴证腹痛。

腹
痛

吴茱萸（一升）酒拌湿，布包二个分包。饭甑蒸透，热更换，多熨两足心，兼熨肚脐下，候气透手足暖为度。或加麦麸、食盐、葱白等分同煎热，如前熨之，亦效。

《文堂集验方·卷三·儿科》：

盘肠吊痛

忽然腹中吊痛之甚，用葱一大握捣烂煎汤，手巾蘸洗儿腹，再以葱白炒热捣贴脐上。

《验方新编·卷之十八·霍乱部·霍乱诸方》：又，霍乱腹痛甚者，用食盐炒热，用布分作二包，以一包熨其心胸肚腹，以一包熨其背腿手足，此法极妙。

《验方新编·卷之二十二·痧症·脱阳痧》：小腹急痛，肾缩，面黑气滞，出冷汗，名为脱阳，有似发痧。用连须葱白三茎研烂，酒四碗，煮二碗，作三服。又炒盐熨脐下气海穴，令气热。

《验方新编·卷之十九·小儿科杂治·儿科外治法》：定痛法，凡小儿胸中饱闷，脐腹疼痛，一时不得用药，将食盐一碗，锅内炒极热，布包之，向胸腹从上熨下。盖盐走血分，最能软坚，取以止痛。冷由又炒又熨，痛定乃止。此方男女气痛皆可治。

《验方新编·卷之二十三·跌打损伤·轻重损伤按穴治法》：涌泉穴，在足底心陷中。足少阴肾经，属五脏。泽兰、红花、当归、骨碎补、乌药、陈皮、生地、牛膝、肉桂、五加皮、赤芍、羌活。伤轻重者俱不知觉，顶重者其血不能流通大关，一周时遍身犹如虫钻。原方加川芎即愈。若不医，伤入心经，则眼红，鼻内流血，以生芥子煎汤先服，后以原方治之。入肝经则半身软瘫，犹如半身不遂，用原方加香附、元胡索治之。入脾经则浑身发疮，犹如水泡，其泡穿作烂，臭不可闻，先用活血药加脾经引药治之，外以水龙衣（即螺蛳壳）煅灰研末，生鹅油调敷疮上即愈。入肺经，肺气胀痛，十五日转入脾经，即发流注（治法未详）。入肾经则小便不利，小腹作痛，用原方去牛膝、羌活、骨碎补，加木通、猪苓、泽泻，小腹上用葱、姜照前法熨之立愈。

《验方新编·卷之十九·小儿科杂治·曲腰啼哭》：此受寒腹痛也。淡豆豉、生姜、葱白（细切）、盐共炒热，以手巾包熨肚上，立止。

《药治通义·卷六·吐法》：吐后间有腹痛者，多当脐痛，至明日，炒盐布裹熨之效。

《医效秘传·卷一·伤寒治例（三十七条）》：凡直中阴经之真寒证，或腹中绞痛，或呕逆厥冷，或不省人事，或药不得入口，或六脉暴绝，将葱白三寸捣成饼，先用麝半分，填于脐中，后放葱饼在上，以火熨之，连易二三饼，稍醒，灌入姜汁，然后煎服回阳急救汤。

《医方集解·祛寒之剂·白通加人尿猪胆汁汤》：附葱熨艾灸法，专治阴毒手足逆冷，腹痛暴绝。服白通汤或四逆汤后，用葱一大握，以绳缠束，切去两头，留白寸许，以火炙热安脐上。先将麝香半分填脐中，次放葱饼，用熨斗盛火熨，令热气从脐入腹。痛甚者，连熨二三饼。身温有汗即瘥，否则不治。

《医学见能·卷一·证治·小腹》：伯未按，感寒腹痛，用食盐川椒炒热，熨脐四周。

《医学衷中参西录·治燥结方·通结用葱白熨法》：

一人，年四十许，素畏寒凉。愚俾日服生硫黄（服生硫黄法在第八卷），如黑豆粒大两块，大见功效，已年余矣。偶因暑日劳碌，心中有火，恣食瓜果，又饱餐肉食，不能消化，肠中结而不行，且又疼痛，时作呕吐。医者用大黄附子细辛汤降之，不效。又用京都薛氏保赤万应散，三剂并作一剂服之，腹疼减去，而仍不通行。后愚诊视，其脉近和平，微弦无力。盖此时不食数日，不大便十日矣。遂治以葱白熨法，觉腹中松畅，且时作开通之声。

一人，年四十三。房事后，恣食生冷，忽然少腹抽疼，肾囊紧缩。大便四日不通，上焦兼有烦躁之意。医者投以大黄附子细辛汤，两胁转觉疼胀。诊其脉，弦而沉，两尺之沉尤甚。先治以葱白熨法，腹中作响，大有开通之意。

《医宗说约·卷之三·救阴寒法》：

治阴寒呕逆，吐利，腹痛，身如被杖，四肢厥冷过于肘膝，昏沉不省，六脉或沉或绝，心下胀满结硬，坚冷如冰，汤药不受，面唇指甲皆青黑，或郑声，舌卷囊缩，烦躁，冷汗不止，腰背腿疼。

蒸脐法、熨脐法已见中寒，一用吴萸二三合，麸皮一升，盐一合，拌匀炒热，以绢包腹，中上下热熨之，自然有效。

《疑难急症简方·卷三·痧瘴时疫》：小儿盘肠，内钓腹痛，以葱汤洗儿腹，仍捣葱贴脐上，良久，溺出痛止。

《疑难急症简方·卷三·胸胁腰腹》：

阴毒腹痛（《证治》）。

急饮热酒，又用葱白打碎，炒热敷脐，或用布包熨脐，令汗出，痛止。若厥逆（手足并冷）六脉欲绝者，葱白（半斤）敷排脐上，布覆，以熨斗熨之，更换为妙。

寒犯三阴，腹痛，脉绝肢冷（《医级》）。

葱（一握），炒热熨关元（脐下三寸）穴。

《疑难急症简方·卷二·阳亡》：

脱阳（《心法附余》）。

华佗十件危病方，其证多因大吐大泻之后，四肢逆冷，元气不接，不省人事，或伤寒新瘥，误行房事，其证小腹紧痛，外肾搐缩，面黑气喘，冷汗自出，亦是脱阳症，须臾不救，先以葱白（数茎）炒热熨脐下，次用附子（一钱）、白术（七分）、干姜（五分）、木香（三分），煎令冷服，须臾又服。

《痧疹一得·卷下·瘥后二十症》：脉沉细，逆冷，小腹急痛者，以当归四逆散加附子、吴萸，调赤衣散救之。更以吴萸一升酒拌炒熨小腹最妙。凡男卵缩入腹，女乳缩，脉离经者，死不可救。

《幼科释谜·卷三·腹痛腹胀·盘肠内吊痛》：小儿腹痛，曲腰干啼，面青白，唇黑肢冷，大便色青不实，名盘肠内吊痛，急煎葱汤淋洗其腹，揉葱白熨脐腹间，良久，尿自出，其痛立止，续用乳香散。

《证治准绳·幼科·集之七·盘肠内钓痛》：［汤］小儿腹痛曲腰，干哭无泪，面青白，唇黑肢冷，为盘肠内钓。凡有此证，急煎葱汤淋洗其腹，揉之，葱熨脐腹间良久，尿自痛中出，其疼立止，续次服药。

《幼幼集成·卷三·发热证治·神奇外治法》：定痛法，凡小儿胸中饱闷，脐腹疼痛，一时不能得药，用食盐一碗，锅内炒极热，布包之，向胸腹从上熨下。盖盐走血分，最能软坚，所以止痛，冷则又炒又熨，痛定乃止。男妇气痛，皆用此法。

《喻选古方试验·卷三·阴证》：

交接阴毒，腹痛欲死，豽猪血乘热和酒饮之（《肘后》）。《南阳活人书》，厥逆唇青，卵缩，六脉欲绝者。用葱一束，去根及青，留白二寸，烘热，安脐上，以熨斗火熨之。葱坏则易，良久，热气透入，手足温，有汗即瘥，乃服四逆汤，生附子、干姜、炙草，若熨而手足不温，不可治。

脱阳危症，凡人大吐大泄后，四肢厥冷，不省人事，或与女子交后，小腹肾痛，外肾搐缩，冷汗出，厥逆，须臾不救。先以葱白炒热，熨脐，后以葱白二十一茎，擂烂，酒煮灌之，阳气即回。此华佗救猝病方也。

《喻选古方试验·卷四·产后》：产后腹痛，因感寒起者，陈蕲艾二斤，焙干，捣铺脐上，以绢覆住，熨斗熨之，待口中艾气出，则痛自止。

《寓意草·论吴叔宝无病而得死脉》：翁见案不怿，至冬月果患胸腹紧痛，胀闷不堪，以滚酒热盐，内浇外熨不止。服附子理中十数剂始安。

《杂病广要·身体类·腹痛》：

熨法（蒸脐法），凡心腹冷痛，熬盐一斗熨，熬蚕沙，烧砖石蒸熨，取其里温暖止，蒸土亦大佳。（《千金》)《指迷方》盐（半斤炒）以故帛裹，热熨痛处。（《十便》引）

主心腹俱痛方，取椒以布裹薄注，上以火熨椒，令汗出瘥。（《千金月令》）

《杂病广要·脏腑类·霍乱》：

盐熨方，治霍乱吐泻，心腹作痛。

炒盐二碗，纸包纱护，顿其胸前并腹肚上，即以熨斗火熨，气透则苏，续又以炒盐熨其背，则十分无事。（《直指》）

《杂病源流犀烛·卷十八·色欲伤源流》：其或大吐大泄后，四肢厥冷，不省人事，或交接后，小腹肾痛，外肾搐缩，冷汗出，均为脱阳危症，须臾则不救欤（宜先以葱白炒热熨脐，后服葱白酒）。

《张氏医通·卷十一·婴儿门上·盘肠气痛》：若面赤唇焦，小便不通，小腹胀痛者，小肠热也，加味通心散。若痛不止，煎葱汤淋揉其腹，就以热葱熨脐腹间，良久尿出痛止。

《奉时旨要·卷四·火属·痧疹》：若爪甲青，腹绞痛，舌卷茎缩者，急用葱饼于脐上熨之，服附子散、人参三白汤、四逆汤之属。

《诸病源候论·卷之四十五·小儿杂病诸候一（凡二十九论）·变蒸候》：其变蒸之时，遇寒加之，则寒热交争，腹痛夭矫，啼不止者，熨之则愈。

《全生指迷方·卷三·诸痛》：论曰，诸心腹痛者，或外邪来客，或气相干，其猝然痛而即止者，此寒气客于脉外，得寒则缩蜷绌急，外引小络，得热即止，宜先用熨法，后以良姜散主之。

《诸病源候论·卷之十三·气病诸候（凡二十五论）·逆气候》：诊其脉，趺阳脉太过，则令人逆气，背痛温温然。寸口脉伏，胸中有逆气。关上脉细，其人逆气，腹痛胀满。其汤熨针石，别有正方，补养宣导，今附于后。

《诸病源候论·卷之十四·大便病诸候（凡五论）·大小便难候》：诊其尺脉滑而浮大，此为阳干于阴，其人苦小腹痛满，不能尿，尿即阴中痛，大便亦然。其汤熨针石，别有正方，补养宣导，今附于后。

《备急千金要方·坚症积聚第五·恒山丸》：又方，蒸鼠壤土熨之，冷即易，腹中切痛，炒盐半升令焦，纳汤中饮之，大吐瘥。

《备急千金要方·淋闭第二·地肤子汤》：

治小便不利，茎中疼痛，小腹急痛者方。

通草　茯苓（各三两）　葶苈（二两）

上三味治下筛，以水服方寸匕，日三。

又方，熬盐热熨小腹，冷复易。亦治小便血。（《肘后方》治小便不通。）

《外台秘要·卷第七·寒疝不能食方四首》：

《集验》疗寒疝不能食方

取马蔺子一升，每日取胡桃许，以面拌熟，煮吞之，然后依常饭日再服，服尽必愈。亦除腹内一切诸疾，消食肥肌，仍时烧砖热，以殺羊毛作毡裹，却毡上熨之，日一度尤佳。

《太平圣惠方·卷第八十二·小儿初生将护法》：又曰，粪青者冷也，与中水同，此当令儿腹痛。大啼呼，面青黑，此是中水之过，当灸之，乃可至八九十壮。若轻者不尔，脐大肿，但出汗，时时啼呼者，宜捣当归末敷之，炙棉絮日日熨之。或至百日乃愈，以啼呼止为候。

《医述·卷十一·腹痛（附脐痛）·附方》：治阴证腹痛方，用鸡蛋七枚煮熟，银簪拨开一孔，合病人脐上，将手护住，稍凉即换，蛋完痛止。剖验蛋黄，其色变黑。

《外治寿世方·卷一·伤寒》：男女交合后，或外受风寒，或内食生冷等物，以致肚腹疼痛，男子肾囊内缩。妇女乳头内缩，或手足挛曲紫黑，甚则牙紧气绝，谓之阴证伤寒，又名夹色伤寒。急用砖烧红，隔布数层，在肚腹上熨之，或照前葱熨法治之，轻则用前蛋熨法治之。

《医镜·卷之二·腹痛》：若肚腹尝觉空虚，似饿非饿，翕翕作疼，呼吸如无气力者，即气虚腹痛也。又有腹中冷痛，尝欲嗳气，得热物熨之，或饮热酒热汤即缓者，乃冷伤气也。又有腹中攻痛，口干舌燥，小便赤涩，肛门如烧者，火也。

《保婴撮要·卷三·盘肠气痛》：若面赤唇焦，小便不通，小腹胀痛者，乃小肠热也，用人参汤送下三黄丸。若痛不止，煎葱汤淋揉其腹，就以热葱熨脐腹间，良久尿出痛止。或以乳香、没药、木香各少许，水煎灌匙许。

《保婴撮要·卷十三·腿痛》：一小儿患此，久不愈，脓水清稀，面色萎黄，腹大青筋，此脾气虚而肝所侮也，朝用补中益气汤，夕用五味异功散，元气稍复，乃佐以四味肥儿丸，及葱熨之法，两月余而愈。

《保婴撮要·卷十二·流注》：或因闪跌堕伤，或因肝火气逆，或因六淫内侵，或因脾虚食积，或因禀赋所致，结于四肢节体，患于胸腹腰臀，或结块，或漫肿，或作痛，悉用葱熨之法，须固元气为主。

《本草单方·卷六·腹痛》：

阴毒腹痛，厥逆，唇青，卵缩，六脉欲绝者。

用葱一束去根及青，留白二寸，烘热，安脐上，以熨斗火熨之。葱坏则易。良久，热气透入手足，温即瘥。乃服四逆汤。若熨而手足不温，不可治。（《活人书》）

《本草单方·卷一·虚劳》：

脱阳虚证，四肢厥冷，不省人事，或小腹紧痛，冷汗气喘。

炒盐，熨脐下气海，取暖。（《救急方》）

《本草单方·卷九·遗精》：

脱阳危证。凡人大吐大泄之后，四肢厥冷，不省人事，或与女子交后，小腹肾痛，外肾搐缩，冷汗出，厥，须臾，不救。

先以葱白炒热，熨脐。后以葱白三七茎擂烂，用酒煮灌之，阳气即回。（华佗方）

《景岳全书·卷之三十九人集·妇人规（下）·胞衣不出》：

一方用蓖麻子仁一两，研烂，贴母右足心，衣下速洗去，缓则肠亦出。如肠不收，以此膏涂脑顶，则肠自入。

一方用产妇鞋底炙热，熨小腹上下，即出。

《傅青主男科重编考释·呕吐门·寒邪犯肾大吐》：寒邪入肾宫，将脾胃之水，夹之尽出，手足厥逆，少腹痛不可忍，以热物熨之少快，否则寒冷欲死。

《傅青主男科重编考释·厥症门·寒热厥辨》：

寒厥者，手足必青，饮水必吐，腹必痛，喜火熨之。

若热厥，手足虽寒而不青紫，饮水不吐，熨则腹必痛。不可不辨也。

《傅氏男科·男科卷二·呕吐门·寒邪犯肾大吐》：寒入肾宫将脾胃之水夹之尽出，手足厥逆，小腹痛不可忍，以热物熨之少快，否则寒冷难支，人多以为胃病，其实肾病也。

《傅氏男科·男科卷二·厥症门·寒厥》：此症手足必青紫，饮水必吐，腹必痛，喜火熨之。

《古今医鉴·卷之三·中寒》：

熨法，治寒邪直入三阴，无头疼身热，恶寒腹痛，下利清白，唇青面黑，吐沫口噤，或身痛如被杖，四肢厥冷，上过乎肘，下过乎膝，引衣蜷卧，不渴，脉来沉迟无力，及一切虚寒，并能治之。

葱（切细，三升）　麦麸（三升）　盐（一斤）

上用水和匀，分作二处，炒令极热，重绢包之，乘热熨脐，冷更易一包。其葱包既冷，再用水拌炒热，依前用之，如大小便不通，亦用此法。

《古今医统大全·卷之五十七·腹痛门》：一妇人腹常痛隐隐，常烧砖瓦之物熨之，面胸畏火气，六脉和，皆微弦，苦夜不寐一年久。

《古今医统大全·卷之三十五·泻泄门》：腹中疼痛，泻下清冷，喜热手荡熨，口不燥渴，乃寒泻也，五苓散倍桂加肉豆蔻。

《古今医统大全·卷之六十·疝气门》：沉香桂附丸，治中气虚弱脾胃虚寒，脏腑积冷，心腹疼痛，手足厥逆，便利无度，七疝引痛不可忍，喜热熨少缓者。

《医方选要·卷之一·诸寒门》：甚者手足厥冷，腹中绞痛，唇青气冷，可急于脐下三寸丹田穴上灸之，俟其手足温暖为度，或三、五十壮或百壮，视其轻重施之，或用熨法亦可。

《证治准绳·幼科·集之三·流注》：[薛]小儿流注，乃气流而滞，血注而凝，元气不足之证也，或因闪跌堕伤，或因肝火气逆，或因六淫内侵，或因脾虚食积，或因禀赋所致，结于四肢节骱，患于胸腹腰臀，或结块，或漫肿，或作痛，悉用葱熨之法，须固元气为主。

《卫生宝鉴·卷十五·名方类集·诸腰痛筋骨冷疼·疝气治验》：甚如初，面色青黄不泽，脐腹阵痛，搐搦不可忍，腰曲不能伸，热物熨之稍缓，脉得细小而急。

《伤寒绪论·卷上·劫法》：凡伤寒服承气等下药，以热姜汤催令速行，外用盐炒麸皮升许，乘热包熨，则大便易通。若服之下咽即行而不结者，为元气衰弱，防有下脱之虞。服之经日不行，为湿热痰饮固结，急用姜汤催之。若服久不行，则胃中津液败坏，下之不止，必发呃逆而死。不下则胀满而死也。若阴证腹痛自利，用吴茱萸炒熨良。

《伤寒绪论·卷下·女劳复》：大病后犯房劳而复者，为女劳复。犯者多死。其候头重不举，目中生花，腰背疼痛，少腹里急绞痛，或憎寒发热，阴火上冲，头面烘热，心胸烦闷者，必用烧裈散，以韭根一大把，鼠粪百余粒，煎汤调下，虚极热盛者，节庵逍遥汤调服。若腹急痛，脉沉逆冷者，当归四逆加吴茱萸调服，仍以吴茱萸升许酒拌炒熨小腹，若手足挛拳，阳缩入腹，脉离根者，不可救也。

《伤寒直指·卷十二·类证三·小便不利·小便难》：厥阴寒闭，厥逆脉伏，囊缩入腹，小便不利，四逆通草茯苓。或灸气海、石门，并葱熨法。

《增订通俗伤寒论·证治各论·伤寒本证》：初起先解其阴毒，以止吐利腹痛，用鲜生姜四两、原粒胡椒十粒、紫金片一钱，共捣取汁，冷饮一二盏，即将其渣和入黑、白芥子各一钱，鲜葱白十枚，共捣成饼，先用麝香五厘、猛桂末一分，填入脐中，将饼罨在胸腹脐间上下，以小熨斗盛炭火烫熨之，以行其气血，干则和姜葱汁、烧酒、松节油等再熨，熨至手足温和，吐利均止者生。

《程杏轩医案·续录·予久患腹痛忽下瘀血而瘥》：予患腹痛多年，由午餐饭冷，强食而起，痛处在脐之上，痛时腹冷，掌按热熨稍瘥。

《慈幼便览·神授外治法》：定痛法，凡小儿胸中饱闷，脐腹疼痛，一时无药，用食盐一碗，炒极热，向胸腹从上熨下，冷则又炒又熨，痛定乃止。

《慈幼便览·伤食》：又方，以生姜捣烂，紫苏叶捣烂，各四两，炒热，分作两布包，轮流熨胸腹，如冷再炒再熨，神效。

《大方脉·杂病心法集解·卷四·缩阴一症·缩阴寒症》：或捣姜葱，和盐炒热，用布二块，轮流包熨脐腹。

《大小诸证方论·傅青主先生秘传杂症方论·大吐寒邪犯肾方》：寒邪入肾宫，将脾胃之水，夹之尽出，手足厥逆，少腹或痛而不可忍，以火热之物，熨之少快，否则寒冷欲死，不知者以为胃病，而乃肾病也。

《冯氏锦囊秘录·杂症痘疹药性主治合参卷四十七·虫鱼部·白僵蚕》：肠鸣者，水火相触也，甘以和之，消渴者，中气燥热也，辛以润之，蚕属火，食而不饮，故其性燥，燥能胜湿祛风，故用以炒黄，袋盛浸酒，去风缓不随，皮肤顽痹，腹内宿冷瘀血，腰脚冷痛，炒热熨偏风筋骨瘫痪等症。

《冯氏锦囊秘录·杂症痘疹药性主治合参卷三十九·草部下·艾叶》：艾叶，祛寒湿温中，除腹痛，保孕，杀虫，疗疮，作炷灸百病，熨脐腹冷疼，辟诸疫鬼气。

《冯氏锦囊秘录·杂症大小合参卷十四·方脉小便不通合参·葱熨法》：

葱熨法，治小便闭，小肠胀，不急治，杀人。

用葱白三斤，切细炒熟，绢包分两袋，更替熨脐下，气透即通。

又法，炒盐半斤，囊盛熨小腹。又法，以自爪甲烧灰，米饮下。

《黄澹翁医案·卷二》：腹痛，以千里马烘热熨之。

《救急选方·上卷·猝心腹痛门（附猝疝奔豚、积气郁冒）》：阴毒腹痛，厥逆唇青卵缩，六脉欲绝者，用葱一束，去根及青，留白二寸，烘热安脐上，以熨斗火熨之。葱坏则易，良久热气透入，手足温有汗即瘥，乃服四逆汤，若熨而手足不温，不可疗。（《活人书》）

《罗氏会约医镜·卷之四·伤寒（下）·论伤寒腹痛》：

腹痛，有阴阳虚实之异。

又有里寒表热而腹痛者，内喜热汤，肚喜热熨，不得误以为热，宜细辨治之。

《罗氏会约医镜·卷十五·妇科（下）·胎产门》：

加味五苓散，治子死腹中，用此下之，并下胞衣。

牛膝散，治胞衣血胀不下，腹中痛，用此腐化而下，缓则不及。

《罗氏会约医镜·卷十五·妇科（下）·产后门》：外以鞋底炙热，于小腹上下熨之。

《评注产科心法·下集·产后门·胞衣不下》：一方用产母旧鞋底，烘热熨小腹，上下数次即下。

《齐氏医案·卷六·罨熨法》：昔人专治伤寒结胸，抑知瘟疫服药不效，六七日应汗不汗，觉心腹稍有闷痛，熨之立效。

《石室秘录·卷三·射集·霸治法》：少腹痛不可忍，以火热之物熨之少快，否则寒冷欲死。

《寿山笔记·痢症用外治说（附葱熨法）》：夫积滞皆存留于肠胃，腑以通为用，积滞于中，气闭不通，故必腹痛。痛剧无奈之时，外用熨法以助药力，是亦法中之善者也。惟熨方以温通香窜为佳。

《胎产心法·卷之下·血块痛论》：或调护失宜，腹欠温暖，至血块日久不散，疼痛拒按，并宜生化汤助血行血，外用热衣暖腹可也。

《胎产指南·卷七（上）·产后论解三十二症医方·产后痢》：产后痢，羸困，心腹绞痛，宜服薤白、石榴皮、当归、黄连、地榆。痢腹痛不止，用温汤蘸熨，暖腹则缓。

《胎产指南·卷六·产后二十九症医方·产后血块痛》：其产母腹上，用烘衣服暖和，血块易散，虽暑月亦用。

《胎产指南·卷三·临产须知异症·难产调护》：腹中又用小衣服烘热温之，虽暑月不可去单被，腹寒则血块不行，且作痛。

《万氏女科·卷之三·产后腹痛》：或产后血虚，外受风冷之气，内伤寒冷之物，以致腹痛者，得人按摩略止，或热物熨之略止者是也。当归建中汤主之。

《续名医类案·卷二十三·经水》：因此腹痛，小腹下有块如碗大，不可按，汤熨则痛稍定，大小便抽痛，小便涩，大便略下少赤积垢，食不进，口略渴，发热。

《续名医类案·卷十八·心胃痛》：凡心腹冷痛，熬盐一升熨，或熬蚕沙烧砖石蒸熨，取其温里暖中，或蒸土亦大佳，始知予家所用，盖出《千金方》也。

《验方新编·卷之九·妇人科产后门·产后腹痛》：或产后血虚，外受风冷之气，内伤寒冷之物，以致腹痛者，得人按摩则止，或热物熨之即止者是也。

《医学心悟·卷二·直中三阴诸证·腹中冷痛》：问曰，腹中冷痛，何以属直中寒证。答曰，寒气内攻，腹中骤然暴痛，手足口鼻俱冷，或腹中寒冷，欲得热物熨之，不比传经腹痛，由渐而至也。

《医学衷中参西录·治痢方·天水涤肠汤》：因少腹切疼，自疑寒凉，烧砖熨之。初熨时稍觉轻，以为对证。遂日日熨之，而腹中之疼益甚。昼夜呻吟，噤口不食。所下者痢与血水相杂，且系腐败之色。其脉至数略数，虽非洪实有力，实无寒凉之象。舌上生苔，黄而且浓。病患自谓下焦凉甚，若用热药温之疼当愈。愚曰，前此少腹切疼者，肠中欲腐烂也，今为热砖所熨而腹疼益甚，败血淋漓，则肠中真腐烂矣。

《症因脉治·卷四·内伤腹痛》：

血滞腹痛之症

不作胀，不饱满，饮水作呃，遇夜更痛，痛于一处，定而不移，服行气消化之药不应，以热物熨之稍减，此血滞停瘀之症也。

《中寒论辩证广注·卷下·附后贤治中寒方论变法·始得阴毒候》：或腹痛转甚，心下胀满结硬，必喜手按，及欲得热物以熨之。

《竹亭医案·女科卷二·妇女经产杂症》：六脉沉细，胸腹急痛如锥，呕吐肢冷，汗多且厥。寒凝食滞，气阻中宫，来势甚险，先以熨法，再投煎剂。

腹痛

导引、按摩、推拿

一、内科

《诸病源候论·卷之十六·腹痛病诸候（凡四论）·腹痛候》：又云，若气寒者，使人干呕腹痛。口纳气七十所，大振腹。咽气数十，两手相摩，令热，以摩腹，令气下。

《外台秘要·卷第十九·脚气痹弱方七首》：肘后疗脚气之病，先起岭南，稍来江东，得之无渐，或微觉疼痹，或两胫小满，或行起忽屈弱，或少腹不仁，或时冷时热，皆其候也，不即疗，转上入腹便发气，上则杀人，疗之多用汤酒摩膏药。

《外台秘要·卷第三十一·古今诸家膏方四首》：有人患腹切痛，时引背痛数年，以膏摩之，下如虫者三十枚，即愈。

《千金翼方·卷第十六·中风上·诸膏第三》：有人患腹切痛，时引胁痛数年，摩膏下如虫三十枚，愈。有女人苦月经内塞，无子数年，膏摩少腹，并服如杏子大一枚，十日下崩血二升，愈，其年有子。

《御药院方·卷之十·治疮肿折伤门·陈元膏》：

摩治诸风拘挛疼痛，麻痹不仁，风瘙痒疥癣，腹中疼痛积聚，并可治之。

当归（切，三两）　朱砂（研，飞）　细辛（去土）　川芎（各二两）　附子（一十二铢，锉如指面大）　桂（去粗皮，一两二铢）　天雄（二两三铢）　干姜（三两一十七铢）　雄黄（三两二铢，研）　松脂（半斤）　大醋（二升，即米醋也）　生地黄（二斤，研取汁）　白芷（以上并锉细，二两）　猪肪脂（十斤，去肋膜，切作指大）

上以地黄汁、大醋渍九物一宿，并脂合煎之十五沸膏成，新绵滤去滓，入雄朱和令凝。不令小儿、妇人、六畜见之，切须忌也。每用少许，摩擦患处，热彻为度。

《苏沈良方·卷第九·小朱散》：

治瘾疹久不瘥，每发，先心腹痛，痰哕麻痹，筋脉不仁。

成块赤土（有砂石者不可用） 当归（各等分）

上冷酒调下二钱，日三服，兼用涂药。

护火草（大叶者，又名景天） 生姜（和皮不洗，等分研） 盐（量多少）

上涂摩痒处，如遍身瘾疹，涂发甚处，余处自消。

《丹溪治法心要·卷五·大便秘结》：胃中停滞寒冷之物，大便不通，心腹作痛者，备急丸。食伤太阴，气滞不运为病者，木香槟榔丸。论中有治腹胀而不通者，用杏仁、葱白、盐，于脐上摩之。

《儒门事亲·卷一·立诸时气解利禁忌式三》：又若伤寒、时气、瘟病，尝六、七日之间不大便，心下坚硬，腹胁紧满，止可大、小承气汤下之。但饮之后，频与按摩其腹，则心下自动。

《简明医彀·卷之四·五绝》：鬼击、客忤等一切猝死，用菖蒲根或韭（冬用根）捣汁灌口、鼻中。或干菖蒲研末吹鼻，水调下，更取井底泥涂身目，令人垂头井中唤姓名。或腹痛如刀刺，艾煮汁灌。

《古今医统大全·卷之三十·胀满门》：

一法，腹中若胀有寒，以口呼出气三十过止。

一法，若腹中满，饮食苦饱，端坐伸腰，以口纳气数十，满吐之，以便为故，不便复为之。有寒气腹中不安，亦行之。

一法，端坐伸腰，口内气数十，除腹满食饮过饱，寒热腹中痛。

一法，两手向身侧一向偏相极势，发顶足气散下，又似烂物解散，手掌指直舒，左右相背然，去来三三，始正身前后转动膊腰七。去腹胀，膀胱腰脊臂冷，血脉急强悸。

一法，脾主土，要暖，始得发汗，去风冷邪气。若腹内有气胀，先须暖足，摩上下并气海，不限遍数，多为佳，始得左回右转，立七扭气，如用腰身内一十五法回转三百六十骨节，动脉搓筋，气血布泽，二十四气和调，脏腑均气，用头摇动，振呼向上，吸气向下，分明知气去来莫御，平腰转身摩气，蹙回动尽，心气放散，送至涌泉穴，不失气之行度，用之有益。

《济阳纲目·卷十一·饮食·论饮食调摄之宜》：养生之道，不欲食后便卧，及终日稳坐，皆能凝结气血，久即损寿，食后常以手摩腹数百遍，仰面呵气数百口，趑趄缓行数百步，谓之消食。养外者，恣口腹之欲，极滋味之美，穷饮食之乐。

《巢氏病源补养宣导法·卷上·正编·虚劳病诸候上》：

虚劳里急候

《养生方》云，正偃卧，以口徐徐纳气，以鼻出之，除里急。饱食后，小咽气数十，令温寒者，干呕腹痛，从口内气七十所。大填腹后，小咽气数十，两手摩令极热。以摩腹，令气下也。

《续名医类案·卷四·暑》：满腹急痛，状如奔豚，上下左右，举手按摩。

《证治汇补·卷之一·提纲门·暑症》：不可灌凉水，入腹即死。外用布蘸沸汤，摩心腹脐下。（《入门》）

《医验大成·恶心章》：一友偶患伤寒，将及月余矣，因食糯团子，为食所伤，自用自专，竟

（服）消食降气之剂，有伤元气，此时稍进粥一杯许，则腹左右痛不可忍，必待手按摩之，此痛方止。

《石室秘录·卷三·射集·摩治法》：脏腑癥结之法，以一人按其小腹揉之，不可缓，不可急，不可重，不可轻，最难之事，总以中和为主。揉之数千下乃止，觉腹中滚热，乃自家心中注定病，口微微嗽津，送下丹田气海，七次乃止。

《保命歌括·卷之三十五·医案略》：今发汗后脉犹洪数，知病方进，公自称愈，未敢言病，全退，未食顷而病作矣，满腹急痛，状如奔豚，上下左右，众手按摩。

《丹溪治法心要·卷五·大便秘结》：论中有治腹胀而不通者，用杏仁、葱白、盐，于脐上摩之。

《对山医话·卷三》：四时暴泄，肢冷腹痛，令坐热汤中，浸至腹上，频频揉擦，生阳诸药，无速于此。

《家用良方·卷四·治各种痧症疫疠中寒中暑等症·急救解毒附》：再用二人将细笔管入耳内不住吹气，不住手揉按胸腹，摩擦臂足。

《兰台轨范·卷六·腰痛方》：腰以下冷痛，腹重如带五千钱。腹中痛亦可摩。

《厘正按摩要术·卷二·立法·摩法》：摩神阙，神阙即肚脐，以掌心按脐并小腹，或往上，或往下，或宜左，或宜右，按而摩之，或数十次数百次，治腹痛，并治便结。（周于蕃）

《厘正按摩要术·卷二·立法·搓法》：搓脐下丹田等处，以右手周围搓摩之，一往一来，治膨胀腹痛。（《按摩经》）

二、妇产科

《济阴纲目·卷之十·临产门·治胎死腹中》：

一方，以黄牡牛粪，涂母腹上，立出。

一方，用乌鸡一只，去毛细切，水煎三二升，候汤通手，用衣帛蘸摩腹中，胎自出。

《古今医统大全·卷之八十五·胎产须知》：一产后寒热往来，盖因败血伤心则热，伤脾则寒，状如疟疾，或腹痛，温米汤、桂枝汤任下。

《妇科秘书·腹痛论》：若风冷乘虚入腹，或内伤寒凉之物作痛，得人按摩略止。

（一）催产、助产

《济阴纲目·卷之十·临产门·产难治验》：庞安常治一妇，产七日而子不下，百治不效，庞视之，令其家人以汤温其腰腹，自为上下拊摩，孕者觉肠胃微痛，呻吟间，生一男，其家惊喜，而不知所以。

《万病回春·卷之六·产育》：

脉，临产六至，脉号离经。或沉细滑，若无即生。浮大难产，寒热又顿。此时凶候，急于色征。面颊唇舌，忌黑与青。面赤母活，子命必倾，若胎在腹，子母归冥。

夫产育之难者，此由产妇不曾预闻讲说生育道理，临事仓皇，用力失宜，遂有难产之患。是故有逆产者，则先露足。有横产者，则手先露。坐产者，则先露其臀，此皆用力太早之过。夫当脐腹疼痛之初，儿身才转而未顺，用力一逼遂致横逆。若手足先露者，用针刺儿手足心一二分深，三四刺之，以盐涂其上，轻轻送入。儿得痛惊转一缩即顺生矣。或先足下者，谓踏莲花生，急以盐涂儿脚底，又可急搔之，并以盐摩母腹上，则正生矣。

《彤园医书·妇人科·卷之五·催生门·怪产》：安令煎葱汤温洗其腰腹，亲为上下拊摩，时孕妇忽觉肠间隐痛，呻吟间生一男，齐家惊喜，莫知所因。

《医心方·卷第二十三·治逆产方第十》：

《病源论》云，逆产犹初觉腹痛，产时未到，惊动复早，儿转未竟，便用力产，则令逆也。或触犯禁忌所为。

《葛氏方》云，盐以汤和，涂儿蹠下，并摩妇腹上。

《秘珍济阴·卷之二·小产论》：小产心腹痛或发寒热，以手按之恶痛者属瘀血，宜用芎归汤（即佛手散，方见后）加黑姜、山楂、延胡、丹皮。小产心腹痛，以手按之则缓者，宜用八珍汤（方见调经）去白芍加黑姜、肉桂，若昏沉不省人事，亦倍用八珍汤加炮姜、肉桂。滑石散滑石（一两，水飞过）白蜜香油（各半盏）先将油蜜慢火熬三四沸，掠去沫，调滑石末顿服，外以油调于产妇脐腹上下摩之，儿即下，其效如神。

（二）胎衣不下、胎死腹中

《生生宝录·附：保产录·死胎》：

如双胎一生一死，必腹中半边冷半边热。其故或因产母气不完固，或热毒内攻，欲火伤胎，或颠仆高坠所致。又或惊动太早，血先下而胎路干涸，僵死腹中，惟令产母稳卧，切勿用力努挣，徒耗神气，但宜勉进饮食，方用冬蜜一大杯，以百沸汤调服之立下。如无蜜，用灶心土研，兑酒服，或用夫尿煮沸服，外用黄牛尿热涂母脐腹上，俱妙。

死胎，至孕妇爪甲俱青，腹胀气喘，口出臭气，最为危候，急用黑豆一升炒熟，入醋一大碗，煎至五六分，去豆取汤，分三次服之，以热手摩小腹，其胞胎俱下。

《胎产秘书·中卷·既产调护法》：产毕不可即时卧倒，当依人坐定，令人以热手从心下轻轻揉挪至脐腹五六次，然后睡下，亦不可久坐，以致耗乏。

三、儿科

《千金翼方·卷第十一·养小儿第一·矾石丸》：小儿中客之为病，吐下青黄汁，腹中痛及反倒偃侧似痫状，但目不上插，少睡，面色变五色，脉弦急，若失时不治，小久则难治。治之法，以水和豉，捣令熟，丸如鸡子大，以转摩儿囟上及手足心各五遍，又摩心腹脐上下行转摩之。食顷破视，其中有细毛弃圆道中，病愈矣。

《太平圣惠方·卷第八十二·治小儿胎寒诸方》：

治小儿五十日以来，胎寒腹痛，激热而惊，聚唾弄舌，躯啼上视，此痫之候，宜服此方。

猪肾（一只，薄切去脂膜） 当归［二（一）两，锉，微炒］

上只当归一味，粗捣二味相和，以清酒一升，煮至七合，去滓。每服，取如杏仁大，令儿咽之，日三服，夜一服，量儿大小，以意加减良。

又方，衣中白鱼（二十枚）。

上以薄熟绢包裹，于儿腹上，回转摩之，以瘥为度。

《世医得效方·卷十一·小方科·瘰结》：

苏合香丸，治神气嫩弱，外邪客气兽畜异物暴触忤，口吐青黄白沫，水谷鲜杂，面色变易，喘息腹痛，反侧瘈疭，状似惊痫，但眼不上窜视，其口中悬壅左右若有小小肿核，即以竹针刺溃之，或以指瓜摘破，急作醋炭降真香、皂角熏之，却服此。（方见大方科中气类。）

上每服一丸，姜汤调开，频频与服。次用豉三合，水湿捏为丸如鸡子大。摩儿囟上及足心各五六遍，次摩儿心及脐上下良久，掰开自有毛即掷之。大法宜辟邪正气，散惊定心，延久难为力也。

《小儿推命方脉活婴秘旨全书·卷一·通便法》：初生下，大、小便不通，腹胀欲绝者，急令其母以温水漱口，吸咂儿胸、背、心并脐，两手、两足四心，共七处。

《婴童类萃·凡例》：以姜葱擦印堂虎口，摩擦肚腹上，藉葱姜之力，开通毛孔，取微汗即愈。

《证治准绳·幼科·集之四·预防》：

儿辈小腹硬胀刺痛，小便赤涩难通，欲尿则啼，不尿则痛，未愈而痘随发焉，医家谓之断桥失渡。此系心经郁火，积于小肠，浚牛膏是对证之药。

浚牛膏

大田螺，用葱盐加少麝，捣烂为膏，热烘，细绢摊贴小腹，用手摩之。

《原幼心法·上卷·二、初生门·通便法》：初生儿二便不通，腹胀欲绝，急令妇人以汤漱口，吸咂儿前后心，并脐下、手足心，共七处，每一处凡三五次。

《保婴撮要·卷三·盘肠气痛》：盘肠气痛若面赤唇焦，小便不通，小腹胀痛者，乃小肠热也，用人参汤送下三黄丸。若痛不止，煎葱汤淋揉其腹，就以热葱熨脐腹间，良久尿出痛止。或以乳香、没药、木香各少许，水煎灌匙许。

《续名医类案·卷三十·虫》：龚子才治一儿，腹中作痛，看看至死，腹中揣摩，似有大小块。诸医不效，乃令人慢慢以手搓揉痛处，半日，其虫自大便出而愈。

《幼幼集成·卷四·腹痛证治·腹痛简便方》：凡小儿腹痛，摸其肚有一块梗起者，虫痛也，不须用药，惟令大人以手擦揉其块处，久久搓之，半日许，其虫将死，皆从大便而出，痛立止。

《幼幼集成·卷一·保产论·附方》：

一治横生逆产，胞衣不下，并落死胎。用蓖麻子四十九粒，去壳研烂，于产妇头顶心剃去少发，以蓖麻膏涂之。须臾，觉腹中提上，即宜除下，却急于足心涂之，自然顺生。

一乡村僻壤无药之处，不幸遇此。即觅花椒叶、香圆叶、柚子叶、茱萸叶、生姜、生葱、紫苏，浓前汤一盆。俟可下手，即令产妇以小凳坐盆上，浇汤淋洗其脐腹阴户，久久淋洗，气温血行，登时即产。以上诸叶，少一二味亦不妨。

一治死胎不下及胞衣来迟，用黑豆一升炒香熟，入醋一大碗，煎至六七分，去豆取汤，分三次服之。以热手顺摩小腹，其胞胎俱下。

《推拿抉微·第二集·推拿法·腹痛门推法》：陈紫山曰，小儿腹痛，有寒有热，有食积癥痕，偏坠寒疝，及疣虫动痛。诸痛不同，其名亦异，故不可一概而论。又曰，热腹痛者，乃时痛时止也，暑月最多。治法，推三关，六腑，推脾土，分阴阳（阴重阳轻），黄蜂出洞，四横纹。涂蔚生曰，黄蜂出洞，乃治疗寒症之大热法。以之治热症腹痛，恐系有误，用者慎之。采用清天河水等法可也。陈紫山曰，寒腹痛者，常痛而无增减也。治法，推三关，运五经纹，二扇门，一窝风，按弦搓摩，运八卦，揉脐及龟尾。

《幼幼集成·卷四·腹痛证治·腹痛简便方》：凡小儿腹痛，摸其肚有一块梗起者，虫痛也，不须用药，惟令大人以手擦揉其块处，久久搓之，半日许，其虫将死，皆从大便而出，痛立止。

《厘正按摩要术·卷二·立法·下法》：周于蕃曰，凡小儿未能语者，忽大哭不止，多是腹痛。须令人抱小儿置膝上，医者对面将两手于胸腹着力久揉，如搓揉衣服状。又将两手摩神阙，左右旋转数百次，每转三十六，愈多愈效。再煎葱姜汤加香麝少许，将两手蘸汤于胸腹两边，分推数十次，至百余次，亦为分阴阳之法，然后从胸口蘸汤，推至脐下小腹并北角等处数十次，其余蘸汤，由横纹推向版门，皆下法也。总之，胸腹上下，或摩或揉，或搓或推等法，往来轻重，缓急得宜，自然消化，切勿偏用，庶脏腑不致有反复不宁之患。即有痰滞食积，在回肠曲折之间，药力所不能到者，此则妙在运动，因之消化而解矣。

推拿禁忌

《评注产科心法·下集·临产门·临产事宜方论》：多有服此药而孕复安，隔十日半月始产者，切勿略觉腹痛，即呼收生稳婆。且待瓜熟蒂落，如大富大贵之子，自有好时辰下地，何必人力为之。只在忍痛自耐，如可食即食粥以助力，可卧则静卧以养神，必要坐直眠直立直，使儿易于转身，切勿因腹痛而鞠腰按摩。

《医学入门·外集·卷五·妇人门·临产》：临产切不可慌忙，十月气足，胎元壮健者，忽然腹痛，或只腰痛，须臾产下，何俟于催。此易生天然之妙喜，服单益母膏，免产后之患。中间有体弱性急者，腹痛或作或止，名弄痛。浆水淋沥来少，名试水。虽脐腹俱痛，发动露顶，而腰不痛者，切莫仓皇，切禁洗母动手于腹上揣摩。

《产论·卷三·已娩·已娩诸论》：其按腹之法，但当自其小腹按摩之，而切勿按其前腹，如误按前腹者，则愈按愈缩，而肚带之断余。恐复尽入腹中矣，子既下，而胞衣尚在腹内者，其衣附蒂之处，犹反向上，胞衣依附子宫里，最高处，下之自有法。不知者妄摩其腹，则愈摩愈入，终不能下，此不可不知也。

《产孕集·下篇·产戒第七》：

妊母将产，率多疑惧，腹痛紧急，气血下注，神不能安，易于惊惶，初次产育，尤为易扰。而不知者，稍有不顺，辄恐惧无主，大事张皇，致妊母心乱神散，气惫而逆。气逆则血涌，气惫则力衰。婴儿之生，虽自能转动，亦藉母气助之，气逆力衰，何以能下。惟宜温慰妊母，使勿惊疑，即有不顺，勿使知觉，俾心定气凝，神安力旺，无论本属顺生，即遇恶候，亦可反逆为顺也。

《千金方》论云，产事虽系秽恶，然不得令死丧污秽之人视之，犯者多致难产。又忌多人瞻视，惟得一二人在室，产后乃可告人，亦以人众则易于惊扰，致妊母心神不定故也。

室中宜适温凉，夏暑过甚，勿掩门户，以器贮新汲水石许，置室中以辟热气，免致昏晕。天寒，宜置火暖之，毋得太炽，令火气熏灼。室中人毋大声，毋多语，毋嗟咨太息，参讶骇，毋叱咤，毋祈神问卜，宜安静如常。妊母宜惜力，宜安卧，卧宜正，不可左右，毋摩腹，毋按腰，毋妄动，毋轻坐草，初产及天寒尤忌，美其饮食，频频与之。

腹
痛

《太平圣惠方·卷第六十八·治金疮中风水诸方》：

治金疮，中风寒水露，肿痛入腹，宜用此方。上用黍穰、牛马干粪、干桑条，随多少，掘一地坑，一处烧之，用烟熏疮口，令疮口黄水出尽，即瘥。

又方，上用蒲黄，并旧青布，纳在小口瓶中，烧取烟熏，疮汁出愈。

《世医得效方·卷十·大方脉杂医科·怪疾》：

妇人产后忽两乳伸长，细小如肠，垂下直过小肚，痛不可忍，危亡须臾，名曰乳悬。将川芎、当归各二斤，半斤锉散，于瓦石器内用水浓煎，不拘时候多少，温服。余一斤半锉作大块，用香炉慢火逐旋烧烟，安在病人面前桌子下，要烟气直上不绝。令病人低头伏桌子上，将口鼻及病乳常吸烟气，直候用此一料药尽。看病证如何，或未全安，略缩减，再用一料，如前法煎服及烧烟熏吸，必安。如用此二料已尽，虽两乳略缩上，而不复旧，用冷水磨蓖麻子一粒，于头顶心上涂片时即洗去，则安全矣。

妇人临产，服催生药惊动太早，未尝离经，而用力太过，以致肓膜有伤，产后水道中垂出肉线一条，约三四尺长，牵引心腹，痛不可忍，以手微动之，则痛苦欲绝。先服失笑散数服，仍用老姜三斤，净洗不去皮，于石钵臼内研烂，用清油二斤拌匀，入锅内炒熟，以油干焦为度。先用熟绢一段，约五尺长，摺作结方，令稳重妇人轻轻盛起肉线，使之屈曲作一团，纳在水道口。却用绢袋兜裹油姜，稍温敷在肉线上熏，觉姜渐冷，又用熨斗火熨热，使之常有姜气。如姜气已过，除去，又用新者，如此熏熨一日一夜，其肉线已缩入半。再用前法，越两日其肉线尽入腹中，其病安全。却再服失笑散、芎归汤补理。切不可使肉线断作两截，则不可医。

《保幼新编·杂证》：小儿阴茎缩入，取硫黄、吴茱萸各五钱为末，大蒜汁调涂脐腹上，仍以蛇床子烧烟微熏之。

《外治寿世方·卷一·劳伤》：

通治劳伤失血，及阴虚、遗精、白浊、阳痿、精神倦怠、痰火，妇人赤白带、子宫冷诸症。

麝香　龙骨　虎骨　蛇骨　附子　木香　丁香　乳香　没药　雄黄　朱砂　五灵脂　夜明砂　胡椒小茴香　青盐　两头尖

各等分，以麝填脐眼，荞麦圈脐外，填药盖槐皮，艾灸之，汗出病已。慎风寒，戒油腻、生冷、酒色等。如畏灸者，可加艾和药袋铺腹上，熨斗熨之，逼药气入肚，但令温暖即止，亦有效。

《济阳纲目·卷九十一·淋·论》：

东垣用药凡例，小腹痛用青皮疏肝，黄柏滋肾，盖小腹小便，乃肝肾部位。小腹胀满甚者，泻肾汤，火府丹。

因气者，先用良姜、葱白、苏叶煎汤，熏洗小腹外肾肛门，拭干，伸脚仰卧，后用葵子、赤茯苓、赤芍药等分，入盐一字，煎调苏合香丸，服之。《痹论》云，胞痹者，小腹膀胱按之内痛，若沃以汤，涩于小便，上为清涕。今风寒湿邪气客于胞中，则气不能化出，故胞满而水道不通，其证小腹膀胱按之内痛，若沃以汤，涩于小便。

《普济方·卷一百六十九·积聚门·积聚》：上用蒸鼠壤土熨之，冷即易，腹中切痛，炒盐半斤令焦，纳汤中饮之，大吐瘥。若手足痛者，烧青布令烟起，即熏痛处，治万病。（积聚汤出《千金方》）

腹
痛

《奇效良方·卷之二十六·心痛·遣虫丸》：虫攻下部，烧艾叶烟熏之。

《医学入门·外集·卷五·小儿门·初生》：心腹绞痛不乳者，木香匀气散，或白姜散：白姜、木香、官桂、陈皮、槟榔、甘草各等分。有肾缩者，乃初生受寒，用硫黄、吴萸各五钱为末，研大蒜汁，调涂腹上，仍以蛇床子烧烟微熏。

《医学入门·内集·卷二·食治门·羊肉》：屎，燔之，主小儿泄痢肠鸣，惊痫，兼理聤耳，生发毛，及箭镞、木刺入肉，猪脂和涂自出。煮汤服，治大小便不通。烧烟熏鼻，主中恶心腹刺痛。

《费绳甫先生医案·费绳甫先生女科要略·总论》：产后以去瘀为第一义，倘瘀血不去，停积于中，少腹作痛，甚则有三冲之患，冲肺则气喘，冲胃则呕吐，冲心则神昏发厥，速以醋炭熏之，气从鼻入，其人即苏。

《费绳甫先生医案·费绳甫先生女科要略·产后》：产后血晕，用醋炭熏之，其气自鼻而入即苏。产后腹痛，此瘀血阻气。治宜和营行瘀。

《田间来是庵·卷之三》：猝时昏晕，药有未及，宜烧秤锤令赤，携至床前，以醋沃之。或以醋涂产妇口鼻，令酸气入鼻，收神即醒。或烧旧漆器，或用干漆烧烟熏之，使鼻受其气皆可，此法惟轻而暴晕者所宜。若胸腹胀痛上冲，此血逆症也，宜失笑散。若痰盛气粗，宜二陈汤。如无胀痛气粗之类，则属气虚，宜大剂芎归汤、八珍汤之类主之。

《医心方·卷第十四·治注病方第十一》：腹中三虫，宿勿食，明平旦进牛羊肉，炙三膊，须臾便服三丸如胡豆，日中当下虫。又苦酒和如饴涂，涂儿腹良。若为蛄毒所中，吐血，腹内如刺，服一丸如麻子，稍益至胡豆。亦以涂鼻孔中。以膏和通涂腹背。亦烧之自熏。

《杨氏家藏方·卷十六·妇人（下）（胎前、产后、下奶、奶痛附）》：

茱萸浴汤，治下焦虚冷，脐腹疼痛，带下五色，月水崩漏，淋漓不断。

杜仲（炒，去丝）　吴茱萸（汤洗，七遍）　蛇床子　丁香皮　五味子（五味）（各一两）　木香（半两）　丁香（半两）

上件锉如麻豆大。每用半两，以生绢袋盛之，水三大碗，煎数沸，乘热熏下部，通手淋洗，早晚两次熏洗。

《御药院方·卷八》：治肾气虚弱，阴囊多汗，或冷肿痛不消，或牵引少腹时发疼痛，并皆治之。山茱萸、吴茱萸、硇砂（飞）、紫梢花、零陵香、藿香叶、丁香皮（各半两）、木通、细辛、续断、远志、蛇床子、木鳖子、天仙子（以上各三钱半），上为粗末，每用一匙，水一碗煎五七沸，先以热气熏，然后浴，宜盖覆避风。

《景岳全书·卷之三十九·妇人规（下）·胞破产难》：令取椒、橙叶、茱萸，共煎汤一盆，令产妇以小凳坐盆内，熏洗良久，小腹皆暖，气温血行，遂产。

《世全书·坎集卷二·痢疾》：（加味芍药汤主方）治下痢赤白初起，积滞不行，里急后重，频上圊而去少腹痛。驻车丸治下痢赤白，腹痛甚者及休息痢。一方治下痢，里急后重，腹中痛楚难禁者。用槐枝、艾稞煎水一盆，先熏后洗，坐荡其小腹下，即时通快也。用王瓜削去皮，蘸蜜吃一二个，当时腹大痛一阵，利下积滞而已。夏月下痢，或赤或白，烦渴呕逆，腹中搅痛，小便不利者，此因暑致之。

《世医得效方·卷第二·大方脉杂医科·伤暑》：伤暑腹痛，加陈大蓼三寸，陈壁土一指头大，木瓜二片。脏腑有热，便血，加黄连、厚朴、枳壳、乌梅各一钱。小便血，加瞿麦穗一钱，车前子一撮，灯心二十茎。感暑湿，手足缱痛痹冷，合和香苏散，每服四钱，姜三片，木瓜二片，陈大蓼三寸煎服，留滓再加葱叶、橘叶、竹叶、陈大蓼各一握，水一斗，煮七分，先熏后洗，立效。

《世医得效方·卷第十五·产科兼妇人杂病方·杂方》：阴中生一物，渐大，牵引腰腹，膨痛至甚，不思饮食，皆因多服热药及煎爆，或犯非理房事，兼意淫不遂，名阴挺。每服二钱，生地黄汤调。仍用金毛狗、五倍子、白矾、水杨根、鱼腥草、山黄连，各一两重，为散，分作四服，以有嘴瓦罐煎熟，预以银锡作一长小筒，下透罐嘴，上贯挺上，先熏后洗，立效。服白薇散，凌霄花少许煎（方见前）。又用。

《景岳全书·卷之三十九·妇人规（下）·胞破产难》：令取椒、橙叶、茱萸，共煎汤一盆，令产妇以小凳坐盆内，熏洗良久，小腹皆暖，气温血行，遂产。

《济阳纲目·卷九十一·淋·论》：

东垣用药凡例，小腹痛用青皮疏肝，黄柏滋肾，盖小腹小便，乃肝肾部位。小腹胀满甚者，泻肾汤，火府丹。

因气者，先用良姜、葱白、苏叶煎汤，熏洗小腹外肾肛门，拭干，伸脚仰卧，后用葵子、赤茯苓、赤芍药等分，入盐一字，煎调苏合香丸，服之。

《医宗必读·卷之八·小便闭癃》：

郡守王镜如，痰火喘嗽正甚时，忽然小便不通。自服车前、木通、茯苓、泽泻等药，小腹胀满，点滴不通。余曰，右寸数大，是金燥不能生水之故。惟用紫菀五钱、麦门冬三钱、北五味十粒、人参二钱，一剂而小便涌出如泉。若淡渗之药愈多，则反致燥急之苦，不可不察也。

木通汤，治小便不通，小腹甚痛。

木通 滑石（各五钱） 牵牛（取头末，二钱半）

上作一服，水二钟，灯心十茎，葱白一茎，煎至一钟，食前服。

滑石散，治男妇转胞，小腹急痛，不得小便。

寒水石（二两） 葵子（一合） 滑石 乱发灰 车前子 木通（去皮节）（各一两）

水十碗，煎至五碗，每服一碗，一日服尽，即利。

洗方，治胞转小便闭。

先用良姜（五钱） 葱头（二十一枚） 紫苏（二两）

煎汤，密室内熏洗小腹、外肾、肛门，留汤再添。蘸绵洗，以手抚脐下，拭干。被中仰坐，垂脚自舒其气。

次用蜀葵子（二钱半） 赤茯苓 赤芍药 白芍药（各五钱）

服三钱，煎取清汁，调苏合丸三丸，并研细青盐五分，食前温服。

又法，炒盐半斤，囊盛，熨小腹。

《医宗说约·卷之一·霍乱》：转筋入腹痛欲死，蓼汤熏洗病可止。《千金方》有外治法，男挽其阴女牵乳。手足厥冷脉将绝，盐纳脐中艾炷接，火灸人醒后酌方，细看阴阳及寒热。

《罗氏会约医镜·卷十五·妇科（下）·产后门》：

又有恶露不来，闭塞水渍，小便不通，其证小腹胀痛，乍寒乍热，烦闷不安者是也。

内有一妙方，用葱数茎捣纳阴户中，外用皂角、葱头、王不留行各六七两，煎水一盆，令产妇坐浸其中，熏洗小腹，热气内达，便即通矣。

《御药院方·卷八·治杂病门·淋渫药山茱萸散》：

治肾气虚弱，阴囊多汗，或冷肿痛不消，或牵引少腹时发疼痛，并皆治之。

山茱萸　吴茱萸　硇砂（飞）　紫梢花　零陵香　藿香叶　丁香皮（各半两）　木通　细辛　续断　远志　蛇床子　木鳖子　天仙子（以上各三钱半）

上为粗末，每用一匙，水一碗煎五七沸，先以热气熏，然后浴，宜盖覆避风。

《世医得效方·卷二·大方脉杂医科·伤暑》：伤暑腹痛，加陈大蓼三寸，陈壁土一指头大，木瓜二片。脏腑有热，便血，加黄连、厚朴、枳壳、乌梅各一钱。小便血，加瞿麦穗一钱，车前子一撮，灯心二十茎。感暑湿，手足缠痛痹冷，合和香苏散，每服四钱，姜三片，木瓜二片，陈大蓼三寸煎服，留滓再加葱叶、橘叶、竹叶、陈大蓼各一握，水一斗，煮七分，先熏后洗，立效。

第十三节
吹鼻

《急救广生集·卷四·奇症·鬼击诸病》：猝然着人，如刀刺状，胸胁腹内切痛，不可抑按。或吐血、鼻血、下血，一名鬼排，以醇酒吹两鼻内良。（《肘后方》）

腹
痛

《医学入门·卷首·历代医学姓氏》：

病若在肠中，便破肠洗浣，缝腹摩膏，四五日瘥，不痛，人亦不自寤，一月间即平复矣。《魏志》曰，甘陵夫人有孕六个月，腹痛不安，召公诊。

治一人腹中攻痛十有余年，鬓发皆堕。公诊曰，是脾之半腐，可刳腹治之。使病者服药稳卧，以刀破腹，不觉痛，既视脾果半腐，以刀割去恶肉，然后以膏敷之，更以药缝之，数日即愈。

任视之曰，非此疾，盖因食蛇肉不消而致斯病，但揣心腹上有蛇形也。

尝言华佗术，非人所能及，乃史氏之妄乎。治难产，以手隔腹扪儿手所在，针其虎口，既痛即缩手，产下。

善用针，治孕妇因仆地而腹偏左，针右手指而正。

乃大泄数次病愈，经曰痛随利减是也，治一妇腹胀如鼓，四体骨立，医以为孕、为蛊、为瘵。

【评述】

中医外治疗法历史悠久，与内服治疗相较，更早出现在历史记录中，这与先民生活在与自然斗争和战争频繁的环境里，较容易受到外伤有关。在出土文献里，庞境怡、张如青曾撰文对涉及外科学的简帛做过统计：望山楚简、里耶秦简、睡虎地秦墓竹简（云梦秦简）、周家台秦简、阜阳汉简《万物》、马王堆帛书《五十二病方》、张家山汉简《脉书》《引书》、武威汉代医简、居延汉简、北大藏西汉竹书等。以上文献大多同时记录外治方法，内服方药治疗依赖于成熟的理论指导，而外治更加侧重于经验总结，一些涉及外治应用的医药器具，如骨针、砭石等，在石器时代有大量出土文物实证。

在外治方法中，早期文献文物涉及"熨烫""熏蒸""针刺""石法""按摩"等。老官山医简提到一种特色的"发法"，可通过发筋、发骨、发夹营、发项、发胁等操作，起到疏通气机、血脉的作用，用于治疗风邪外感、痹证等。《五十二病方》还提到脱肛复位的方法："以膏膏出者，而到（倒）县（悬）其人，以寒水戋（溅）其心腹，入矣。"

外治法在后来发展得种类更为丰富，部分总结性研究文章梳理显示，其种类已超过70种。外治法区别于内服药物，它是在体表施行操作，或是利用药物、器具从体外实施治疗的手段。凭借独特的施治途径，外治法在应对诸多内服治疗棘手的难题时，能够展现出显著的疗效优势。

本章总结了腹痛的外治方法，包括针刺、灸法、刮痧、挑刺放血、敷贴、热熨、推拿、熏蒸、药浴、吹鼻、足疗、手术等。从腹痛这类内科疾病来看，外治应用的丰富程度可见一斑。

在针刺治疗方面，《素问·刺疟》较早提到"脾疟"的病状，并指出其可伴有"腹中痛"，当刺足太阴经脉。《素问·骨空论》进一步提到具体针刺穴位，如"譩譆穴"。《素问·痹论》针对包含胞痹腹痛在内的各类痹证，岐伯向黄帝阐述针刺要则："五脏有俞，六腑有合，循脉之分，各有所发，各随其过，则病瘳也。"《订正仲景全书金匮要略注》记载，可通过刺络出血缓解阴阳毒，具体操作是"尺泽、委中、手中十指脉络暴出之处出血"。唐代以后，随着中医药理论与辨证方法逐渐成熟，专门的针灸学著作数量增多，医著中涉及针灸的内容亦开始增加。《备急千金要方》针对不同脉象与症状表现，给予不同的内治和针刺方案，这充分体现了脉诊发展与经络学说应用的成熟度。宋代《圣济总录》在广泛收集医方的基础上，对专门穴位侧重治疗腹痛的情况进行了集中归纳。例如，石门穴主治心腹中猝痛，冲门主寒气满腹中，复溜主腹厥痛，涌泉主少腹痛……后世基本遵循这一规律。同时，《针灸资生经》对补泻宜忌也有诸多载录，如"先取下脘，后取三里泻之"。这一时期，针灸并用或针灸相配在文献中也有大量体现。在针刺的其他适应证中，《临症经应录》针对湿温毒成痧，提出刺血熨烫之法，该方法在刮痧治疗暑热、温毒时同样适用，主要通过疏通络脉，以舒缓郁气、排泄血浊。对于幼儿丹毒，若毒气入里，有"急以细针乱刺赤晕边，使不得蔓延"的救逆法。刮痧和挑刺放血也是重要的治疗手段。刮痧一般适用于邪气尚浅，或用于将邪气引至浅位；挑刺放血多应用于急诊、毒证、厥证等实证。《景岳全书发挥》记载了一则医案，有人因暴雨遭受阴寒痧毒，采用刮痧法后，腹泻症状得以消除。对于绞肠痧，历来在十指和委中刺血较为习用。

敷贴疗法作为医疗单位常用的补充治疗手段沿用至今。在古籍文献中，敷贴用于治疗腹痛，可分为药物敷贴和无药敷贴两类。本章节还归纳了盐敷和脐贴这两种特色方法。药物敷贴主要是将中药粉末调和，或把药材捣和，抑或以药物熬制成膏，敷贴到身体相关穴位或病位以达到治疗效果。选用药物进行调和或捣和时，大多需要介质。例如，《备急千金要方》中治疗尸疰，将桂心、干姜、巴豆仁三味药材研磨成粉末，用醋调和成泥状；《太平圣惠方·卷九十二·治小儿偏癞诸方》中则是以"柏枝煎浓汁"作为调和介质。选用药物与病情密切相关，一些内服毒性较大或刺激性较强的药物，适宜外用。在某些情况下，为使药物能便捷地作用于病所，如小腹牵连睾丸疼痛的疝气病症，常选用活血、辛温的药物，敷于病位或相关经络，以快速取得疗效。无药敷贴分为冰敷和热敷，以物理方式来降低体温，调节局部寒热。盐敷在《孕育玄机》中有用于治疗难产的记载，其原理大概是盐能走血分、吸收水分，从而促进肌肉运动以助力生产，但现今已不再使用此方法。脐贴本质上属于药敷的一种。肚脐部的神阙穴历来备受养生家、医家、道家重视，他们认为在该穴位敷药，有助于补益元气，因此逐渐形成一种特色治法，故而在此单独阐述。脐贴所治疗的病症多为虚寒类。肚脐敷贴通常选用温补药物，不过对于阴分邪盛、毒气内遏的情况，有时也会使用一些具有攻伐作用的药物进行敷贴。

热熨是一种历史颇为悠久的传统治疗方法。《伤寒杂病论》中提到误用温热疗法导致病变的情况："若火熏之。一逆尚引日，再逆促命期。"刘渡舟在解读时认为，这里的火熏极有可能就是一种热熨方法。在针对腹痛的热熨治疗中，存在药熨和非药物熨烫两种方式。药熨时常用的药物有艾叶、盐、生姜、葱白、花椒等。这些药物借助火的特性，能够渗透药效，发挥通经散寒的作用。此外，对于厥证，由于厥证是因阴阳气不顺畅所致，使用葱白等进行热熨，往往具有回阳顺厥的功效，这也是古人常见的急诊方法之一。《赤水玄珠》中对其有详细阐述："用葱头缚一把，切去叶，留白根，切饼二寸许，连缚四五饼，先将麝香、硫黄二字，填于脐中，放葱饼于脐上，以熨斗盛火于饼上熨之。饼烂再换饼，再熨，热气入腹，以通阳气。如大小便不利，以利则止。"除上述类型外，对于下焦虚寒气结引发的腹痛，或者因气滞便秘导致的腹痛，常常采用小茴香熨烫腹部的方法，以此宽肠通气。《古今医案按》记载了一则肠痛案例，患者小腹膨起包块，以大黄熨烫而消的案例，这表明热熨虽多用于虚寒病症，但并不局限于虚寒证。对于热证、实证，同样可以借助熨烫产生的热力，使药力透达病所。非药物热熨，大多是用火温暖器具，然后在皮肤上进行熨烫，从而起到驱寒、发汗、祛邪的作用。在《诸病源候论》中，汤、熨、针、石被并列提及，由此可见在早期，熨烫疗法占据着十分重要的地位。

推拿、按摩、导引向来被视为引气强身的锻炼方式。《庄子·刻意篇》中记载"此导引之士，养形之人，彭祖寿考者之所好也"，这是较早明确提及导引养生意义的表述。《诸病源候论》针对气寒、干呕腹痛等症状，介绍了纳气、振腹、咽气及摩腹的方法。在腹痛这类内科疾病的治疗中，导引按摩主要用于改善经络痹阻、瘀血结聚及寒气束缚等因素引发的问题。在按摩方法里，存在膏摩、手摩、酒摩、汤摩这四种。膏摩是将药物炼制成膏状，涂抹在皮肤上后用手按摩，以此促进药力吸收并抵达病所。《外台秘要》记载膏摩："有人患腹切痛，时引背痛数年，以膏摩之，下如虫者三十枚，即愈。"徒手按摩，大多是借助手法对经络、肌肉进行物理刺激，从而达到缓解疼痛的目的。例如，针对便秘腹痛时，摩腹常常能够促进肠道蠕动，进而推动排便。酒摩在疏通经络方面作用显著，汤摩则是依据不同疾病，用不同汤药外敷后进行按摩，以实现不同的治疗效果。在妇产科疾病的治疗中，按摩推拿方法在排恶露、催产和下死胎等方面发挥着重要作用。《妇人规》中记载："恶露未尽，身发寒热，头痛胁胀，其小腹必然胀痛……外以油调于产妇脐腹，上下摩之，立效。"在催产方法方面，《外台秘要》较早提出以盐摩腹催产，后世医籍多有引用。像《秘珍济阴》《济阴纲目》等女科著作提到调滑石末敷摩，《彤园医书》《医心方》中记录了葱汤、盐汤等摩腹的方法。对于小儿疾病，按摩常常比药力更为有效。由于小儿形体娇嫩，按摩刺激对小儿脏腑经络气机的调理效果更佳，况且幼儿、小儿往往难以耐受药力，所以小儿推拿至今仍是中医儿科普遍开展的外治方法。在古籍文献记载中，涉及小儿推拿、按摩的典籍众多，针对的病种也颇为丰富，比如胎寒、惊厥、痫证等。对于因积食、便秘、虫积、腹泻等原因引起的腹痛，按摩治疗具有一定优势。关于推拿的禁忌，《本草单方》《急救良方》等书均提到"鬼击"之状不可进行按摩。在产科方面，若未到产子的成熟时机，《评注产科心法》《医学入门》等书均指出不可以通过按摩助力生产。

熏法的应用历史极为悠久。在先秦时代，古人就已认识到气味与疾病、健康之间存在着相互影响的联系。《山海经》记载薰草"佩之可以已疠"，《楚辞》中更是大量记载了香料的应用，例如"苏壁兮紫坛，播芳椒兮成堂"，当时，用石菖蒲和花椒这类芳香药物来装饰建筑或厅堂，成为贵族间的一种风气，同时，香料能够辟疫也成了大家的共识。到唐代以后，熏法的运用变得更为广泛。《太平圣惠方》记载了用熏药治疗金疮的方法："治金疮，中风寒水露，肿痛入腹，宜用此方。上用黍穰，牛马干粪，干桑条，随多少，掘一地坑，一处烧之，用烟熏疮口，令疮口黄水出尽，即瘥。"《世医得效方》记录了采用熏熨法治疗产后水道中垂出肉线的案例。熏法能够让人体直接通过呼吸道吸收药气，对于感受秽浊之气而引发疾病的情况，燃烧香料进行熏治常常能取得意想不到的效果。熏洗方法则是借助药物煮沸后产生的气味和药汁来治疗疾病。在妇科方面，妇人的妇科病多采用坐浴、熏洗的方式，使药物直接作用于病位，从而达到治疗目的，这类记载在女科古籍中较为常见。此外，伤暑、脱阳、阴寒直中等病症也多运用熏洗疗法。比如，《世医得效方》用熏洗法消除伤暑导致的腹痛；《伤寒治例》将炒豆投入热醋中，利用其产生的热气熏治逆冷阳缩。

此外，本章节还收录了吹鼻、手术等方法。在古籍文献中，吹鼻法多用于厥证，通过吹鼻取嚏，以达到顺调阴阳气机的目的。在针对腹痛的治疗中，《急救广生集》记载的鬼击病用醇酒吹两鼻的治疗方法较为独特。《医学入门》对早期外科手术有一些详细描述，提及了开腹洗肠的方法，并引用《魏志》中刲腹治疗的案例作为论证。

外治与内治在中医学中均为历史悠久的治疗方法。对腹痛病而言，外治不仅内容丰富，而且在一些特殊情况下具有明显的疗效优势，能够弥补内服方药的不足，理应引起足够的重视。

腹
痛

第七章

预防调护

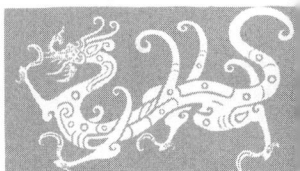

未病先防

一、药物预防

《鸡峰普济方·卷第十五·妇人》：

大胜金丸，治妊娠风冷，气血劳伤，头旋体瞤，征忪惊悸，寒热往来，心腹胁痛，肢节烦倦，赤白带下，胎气不宁，保养冲任，顺正子道，预服，易产不痛，善除产后一切病，温中益气，进美饮食。

牡丹　藁本　人参　白术　白芷　白薇　白茯苓　当归　赤石脂　白芍药　甘草　芎　没药　延胡索（各一两）　桂（二两）

上为细末，炼蜜和丸，如弹子大。每服一丸，空心，温酒下。

《太平惠民和剂局方·卷之三·宝庆新增方·秘传降气汤》：

男子、妇人上热下虚之疾。凡饮食过度，致伤脾胃，酒色无节，耗损肾元，水土交攻，阴阳关膈，遂使气不升降，上热则头目昏眩，痰实呕逆，胸膈不快，咽喉干燥，饮食无味。下弱则腰脚无力，大便秘涩，里急后重，脐腹冷痛。治以凉，则脾气怯弱，肠鸣下利。治以温，则上焦壅热，口舌生疮，及脚气上攻，与久痢不瘥。宜先服此药，却以所主药治之，无不效者。

桑白皮（炒，二两）　骨碎补（去毛，炒）　草果仁（去皮，煨）　五加皮（酒浸半日，炒黄）　半夏（生为末，生姜自然汁为饼，再碎，炒）　桔梗　诃子（炮，去核）（各半两）　甘草（炒）　枳壳（去瓤，麸炒）　陈皮（去白，炒黄）　柴胡（去芦）　地骨皮（炒黄）（各一两）

上为粗散和匀，再就蒸一伏时，晒干。每服二钱，紫苏三叶，姜钱三片，水一盏，同煎至七分，食后，通口服。常服调顺荣卫，通利三焦，开膈化痰，和五脏。痰嗽，加半夏曲煎。心肺虚，加人参、茯苓煎。上膈热，加北黄芩煎。下部大段虚，加少许炮附子煎，如使附子，多加生姜。妇人血虚，加当归煎。

《女科百问·卷下·第五十六问·胎在腹中时时撞动不安》：

答曰，怀则以身依也，娠则以时动也。若腹中不时撞动者，谓之胎动也，多因劳役气力，触冒冷热，饮食不适，居处失宜，轻者止转动不安，重者便致损坠。若母有疾，以疾动胎者，治母则胎安。若胎不固，动致母病者，治胎则母瘥。若胎不牢固，其胎必致损也。

严氏第一问，妊娠两三月，胎动不安者，何也。曰，男女阴阳会通，血气调匀，乃成其孕。设若下血腹痛，盖由子宫久虚，致令胎堕，其危甚于正产。若妊娠曾受此苦，可预服杜仲丸：

杜仲（去皮，锉，姜汁浸，炒，去丝）　川续断（酒浸）（各三两）

上为细末，枣肉丸，桐子大。每服七十丸，空心，米饮下，一日三服。

《妇人大全良方·卷二·通用方序论第五》：

佛手散，治产前、产后腹痛，体热头痛及诸疾。才产了，未进别物，即先服此药。能除诸疾，逐败血，生新血。

川芎（二两）　川当归（三两）

上为细末，每服二钱。水一盏，酒二分，煎七分温服。

一方，为粗末，每服四钱。水七分，酒三分，同煎至七分热服。将产前先安排此药，将两服药末煎之，产了速进之。三日内，日二服。三日外，日一服。

一方名芎归汤，只是此二味等分，咀，水煎。专治失血，伤胎去血，产后去血，崩中去血，金疮去血，拔牙去血不止，及一切去血过多，心烦眩晕，闷厥不省人事，头重目暗，举头欲倒，悉能治之。若产后眩晕，宜加芍药服之。

一名桂香散，治产后腹疼不可忍者，加桂心，等分酒与童子小便合煎，服之立效。

一名当归汤，治妊娠子死或未死，胎动不安。每服用酒、水合煎，连进数服。胎若已死，服之便下。若未死，其胎即安。此经累效，万不失一。

一名琥珀散，临月服之，则缩胎易产。兼治产后诸疾。

一名羊肉汤，治虚损羸乏，腹中疼痛，往来寒热，吸吸少气，不能支持，头眩自汗，腹内拘急。每服用精羊肉一两，姜十片，水二盏，煎至六分，温服。

一名君臣散，治妇人、室女心腹痛，经脉不调，用水煎服。若妊妇胎气不安，产后诸疾，加酒煎服。

一名芎当散，治妇人血气，上喘下肿。二味等分为细末，每服二钱，空心煎艾汤调下。

又治产后损身，血冲心及腹胀气绝者，神验。

难生倒横，子死腹中。先用黑豆一大合炒熟，水一盏，入童子小便一盏，药末四钱，煎至一盏，以上分为二服，未效再作。

产后恶血注心，迷闷喘急，腹痛。依前，用黑豆加生姜自然汁半合，煎服。

《妇人大全良方·卷二十·产后恶露不尽腹痛方论第六（凡十二方）》：

卷荷散，治产后血上冲心，血刺、血晕，血气腹痛，恶露不快。

初出卷荷　红花　当归（各一两）　蒲黄（纸炒）　牡丹皮（各半两）

上为细末，每服二平钱，空心，温酒调下。一腊内只使童子小便调。如才产后便服此药，即诸疾不生。（出《妇人方》。）

《妇科问答·产后三十四问》：

三十四问，产后胸膈不宽，小腹疼痛，时发寒热，何治。

答曰，产后元气虚弱，瘀血未尽，余血与气相搏，随其上下而成，胸膈不宽，小腹疼痛，时发寒热也。若以血虚用参、芪、地黄之药，则瘀血补住而不行。若以积聚而用姜、桂、蓬术之药，则元气益耗而愈虚。当服生新血、去瘀血而调理之药，方为两全。用理气和荣汤。

川芎　甘草　当归　香附　丹皮　益母草　山楂　红花　木香（少许）　白茯　陈皮

临产时先服四物汤，加枳壳以理气，加牛膝以达下，屡试屡验。产后服童便一盏。

《救生集·卷三·小儿门》：

济婴丸小引　（永丰）　早春胡梅

原夫婴孩出生，运行之气未健，流通之气尚微，腹中稍有胎恶胎滞未行，势必阻遏气道，遂至胸腹作胀，或见大小便不通，或腹痛夜啼，或气逆呕吐，甚则或溢入诸络而为胎痫，或逼上胸胃牙腮，而为鹅口、马牙、撮口、脐风等症，皆胎气不行为病也。又诸书俱言儿出胎时，乘其啼声未发，急以指拭其口内，令恶血净尽，不使下咽即无他病，此法百中。不能行其一二，而世之稳婆伶俐便捷者，未易多见。若委之粗蠢之妇，诚恐别有妨误，但婴孩初生必先咽而后眼开声出，在此一闪之顷，欲拭其口中含恶本难为力，惟在洗包婴儿后一二刻许，即将济婴丸研服八九丸，化消肠胃滞气秽物，可保无虞矣。

《胎产心法·卷之上·胎动安胎论》：

妊娠胎动，有伤仆忤触动而不安者，人皆见证施治，故无差谬。若内伤而动，所因不同，治法亦异，人多错误。

考之《保产》内有云，妊娠受胎两三个月，胎动不安，盖由子宫久虚，血海虚羸，多令胎堕，其危同于风烛，非正产可比。若妊娠曾受此苦，可急用杜仲丸预服，以保胎元。余常遵丹溪先生定安胎饮诸方，治孕妇虚弱，胎气不安，饮食不美，常多小产，或腹痛、腰酸疼痛等证甚效。又曾用黑白安胎散一方，以救贫乏之人，每治胎动奇验。今再择备用诸方，加减用法于后，便于随证去取耳。

《宁坤秘笈·下卷·保产经验奇方》：予留心保产数十余方，从未有神效如此二方者。一名达生汤，在怀孕九月之后，连服数帖，生儿如羊子之易。一名生化汤，在婴儿落地时，连服二三帖，全无昏晕、腹痛诸症，其药须预先如法制备，一觉便煎，一生便服。二方所费无多，幸同志君子，或施药，或传方，则阴功无量矣。

《女科经纶·卷四·胎前证下·妊娠胎动与胎漏之辨》：《女科正宗》曰，胎动与胎漏皆下血，胎动则腹痛，胎漏无腹痛。故胎动宜行气，胎漏宜清热。盖缘子宫久虚，致令坠胎，其危同于风烛，非正产可比，急以杜仲丸预服。

《彤园医书·妇人科·卷之五·产后门·恶露不下》：

失笑散治风冷相干，气血凝滞，恶露不行，腹中胀痛，或心包络痛，或死血痛。

生蒲黄　五灵脂（等分，晒干为末）

每用二钱，醋调成膏，滚汤冲化服。若不见效，再服花蕊石散，见上下衣附法。

圣愈汤，治临产去血过多，无血不行，腹必不痛，面色黄白，宜补而行之。

蜜芪　当归　熟地　川芎　炒芍（各二钱）　人参（用蜜蒸萎蕤三钱代）

理中汤，治临产过服峻厉药，恶露随下而阳气复伤，好以手拊其腹，时或昏愦，法宜温补。

人参　炙术　干姜　炙草

内加桂心。

《济阴》方，治恶露不下，心脐少腹大痛不止。

当归　酒芍　川芎　元胡（各二钱）　丹皮　蒲黄　五灵脂　白芷　桂心（各一钱）　没药末（八分）

临服兑童便。

生化汤，治产后恶露不行，心腹胀痛，凡新产时，不论有无腹痛，皆当预服二三剂，能除诸病。

当归（六钱）　川芎（四钱）　炮黑姜（一钱，夏月减半）　炙草（五分）　去皮尖研桃仁（七粒）

童便和水各半，煎服。若恶血已行，腹不胀痛，去桃仁加丹参钱半，多服最妙。

《幼科切要·幼科预宜修制应用诸方》：

理中丸，凡脾虚中寒，面青腹痛，寒呕寒泻，四肢厥冷，一切里寒者用。方见伤暑门，加增分两，炒研炼蜜为丸。

逐寒荡惊汤，凡小儿慢惊，腹痛，厥冷呕吐，一切里寒，皆可用。惟火证唇红舌燥，喜饮冷水者，切勿服此。方见惊风门。

和中丸，治小儿脾虚，吐泻伤食，腹痛痰嗽等症。

焦术（二两）　扁豆（炒）　茯苓　砂仁　半夏（各一两）　枳壳　神曲　麦芽（炒）　香附条　参　广皮　虫谷（各一两二钱）

上为细末，每服二三钱。

二、起居调护

《诸病源候论·卷之四十七·小儿杂病诸候三（凡四十五论）·呕吐逆候》：

又，乳母将息取冷，冷气入乳，乳变坏，不捻除之，仍以饮儿，冷乳入腹，与胃气相逆，则腹胀痛，气息喘急，亦令呕吐。

又，解脱换易衣裳及洗浴，露儿身体，不避风冷，风冷因客肤腠，搏血气则热，入于胃，则腹胀痛而呕逆吐也。凡如此，风冷变坏之乳，非直令呕吐，肠虚冷入于大肠，则为痢也。

腹痛

《诸病源候论·卷之四十三·妇人难产病诸候（凡七论）·逆产候》：

逆产者，初觉腹痛，产时未至，惊动伤早，儿转未竟，便用力产之，则令逆逆也。或触犯禁忌所为。故产处及坐卧，须顺四时方面，并避五行禁忌，若触犯，多致灾祸。

《养生方》云，妊娠，大小便勿至非常之去处，必逆产杀人也。

《诸病源候论·卷之二十五·蛊毒病诸候（上凡九论）·蛊毒候》：

《养生方·导引法》云，两手著头相叉，长引气，即吐之。坐地，缓舒两脚，以两手从外抱膝中，疾低头入两膝间，两手交叉头上十二通，愈蛊毒及三尸毒，腰中大气。

又云，行大道，常度日月星辰，清净，以鸡鸣，安身卧，漱口三咽之。调五脏，杀蛊虫，治心腹痛，令人长生。

《圣济总录·卷第一百五十九·产难门·逆产》：

论曰逆产者，盖因孕妇初觉腹痛，产时未至，惊动伤儿，儿回转未竟，便用力产之，即令逆也，又或安产之处，及坐卧，须顺四时方向，并避五行禁忌，若触犯者，多致灾祸。

《类经·运气类·用寒远寒用热远热》：

帝曰，生者何如。岐伯曰，不远热则热至，不远寒则寒至。寒至则坚否腹满、痛急下利之病生矣。（寒至则阳衰不能运化，故为是病。）热至则身热吐下霍乱、痈疽疮疡、瞀郁注下、瞤瘛肿胀、呕鼽衄头痛、骨节变肉痛、血溢血泄、淋闷之病生矣。

《竹林女科证治·卷三·保产上·试痛》：

妊娠七八月后已能动，或母有火，或起居不时，令胎不安，致动而痛，不必惊慌。照常稳食安眠，一二日自安，或痛不止，服安胎饮一二剂自愈。盖腹痛一阵紧一阵者，正产也。若一阵慢一阵，或乍紧乍慢者，皆试痛也。切勿轻易坐草。

《一见能医·卷之五·病因赋上·内伤脾胃者辨有余与不足》：

人惟饮食不节，起居不时，损伤脾胃，胃损则不能纳，脾损则不能化，脾胃俱损，纳化俱难，元气斯弱，百邪易侵，而饱闷、痞积、关格、吐逆、腹痛、泻痢等症作矣。

《不知医必要·卷四·妇人科·产后》：

富贵之家，保护太过，或多用人参、芪、术，以致气壅，或多用糖酒炭火，以致内热，此调摄太过之实症也。又或因产恐其劳困，强令多食，以致停蓄不散，此内伤饮食之实症也。俱当因症施治，不可执以为虚。有狂言如见鬼神者，以有败血上冲，胸腹胀痛，宜服泽兰汤，并失笑丸。此症与血虚，神不守舍，心慌，自汗者迥别，切莫混治。产后有三禁，发汗多恐亡阳，利大便则伤胃，利小便则津液竭，而胃中枯燥。此经常之法，不可不知，而应变之权，尤不可不讲。产毕胞衣下后，即服生化汤，上床以被褥靠之。暑月则以大藤枕，或凳靠之。须至四五日后，方可平睡。又常以手从心顺熨至脐下，令恶露下行，并要避风养神，少言语，大忌梳头，濯足，免招风湿。

三、食饮调摄

《古今医统大全·卷之一百·养生余录》：

柿子，寒，日干者性冷，多食腹痛，生者弥冷。

疬稗子，性尤冷，与蟹同食，腹痛大泻。

白果，生引疳，解酒。熟食益人，然不可多，多食腹满。

菱，芰也，冷脏多利，损阳令阴萎，不益脾，难化，令腹满，姜酒解之。

茨菰，大寒，动宿疾，冷气，腹胀满。

甜瓜，动痼疾，多食阴下温痒生疮，发虚热，破腹，令人惙惙，弱脚手无力。

《古今医鉴·卷之十·心痛》：

脉，沉弦细动，皆是痛证。心痛在寸，腹痛在关，下部在尺，脉象显然。坚实不大便者下之，痛甚者脉必伏。阳微阴弦短而涩者，皆心痛也。脉沉细而迟者，易治。浮大弦长，皆难治。

病，夫心痛者，即胃脘痛也。其种有九，曰饮，曰食，曰风，曰冷，曰热，曰悸，曰虫，曰疰，曰去来痛。名虽不同，未有不由清痰食积郁于中，七情九气触于内之所致也。治法须分新久，若明知身受寒气，口得寒物，而病于初传之时，当以温散，或温利之药。若得稍久，则成郁矣。郁则成热，又当以温散药内加苦寒之药，温治其标，寒治其本也。由是古方多用山栀为君，热药为之向导，则邪易伏而病易安。若纵恣口腹，不谨调食，则病复作，必难治也，此病日久，不食亦不死。若痛方止，便吃还痛，必须三五服药后，渐而少食，庶获痊愈。其有真心痛者，因太阳触犯心君，或污血冲心而痛极，手足青过节者，旦发而夕死，非药所能治也。

既病防变

一、防崩漏、淋漓

《剑慧草堂医案·卷下·女科产后瘀阻》：产后百日，恶露少通，少腹攻痛，腰酸带下，眩旋脘闷，舌糙，脉弦小数。瘀聚于内，尚防崩漏。

《旌孝堂医案·崩漏》：肝脾既不统藏，任带又疏约束。天癸妄行有块，腹痛作哕，谷食减少，脉象弦细而数。再延有崩漏之渐。

《旌孝堂医案·崩带血淋》：肝脾不和，任带交伤，湿热内蕴，于是天癸应竭不竭，反而妄行，带下不已，气味腥臭，少腹作痛，延经年余，脉弦而滑，再延防崩。

《王应震要诀·王震云先生诊视脉案·王应震先生四十四字要诀》：如妇人崩漏，脱而小腹作痛者，此经信时不谨，致血凝滞渐成瘕积，故有血崩之患。

《类证治裁·卷之八·崩漏·崩漏论治》：

惟血中有滞气，脐腹隐痛者，不宜骤用固涩，变成肿胀，须参经旨，通因通用。

其崩久脾胃虚寒，肢冷腹痛，（先用附子理中汤，再用归脾汤、补中益气汤愈）。过服寒凉，腹闷烦躁，脉洪而虚，（急用八珍汤加炮姜）。

血崩腹痛，人疑恶血未净，及见血色瘀晦，愈信恶血，不敢止截。岂知经血出络，一停即成黯色，未必尽为瘀热，又焉知瘀之不为虚冷乎，且瘀而腹痛，血行则痛止。崩而腹痛，血住则痛止。

《女科精要·卷十八·产后杂症门·产后血崩》：

若小腹满痛不已，为脉实大紧数者，此肝阴已竭，肝气随败矣，难治。

若小腹胀满，按之而痛者，此内有瘀血，未可遽止，否则必致淋漓。

《张聿青医案·卷十七·调经》：某（右），经来淋漓，少腹作痛，腿股牵引不舒。冲瘀未清，则冲脉转难固摄，恐壅极而致崩败。

·477·

二、防劳变

《圣济总录·卷一百五十一·妇人血气门·妇人月水不通》：论曰，月水不通者，所致不一。有气不化血，微不通。有先期太过，后期不通。有大病后热燥不通。有寒凝结滞不通。有积聚气结不通。有心气抑滞不通。凡此所受不同，治之亦异。盖妇人假血为本，以气为用，血气稽留，则涩而不行。其为病，或寒或热，脐腹坚痛，肌肉消瘦，久则为痨瘵之证。

《薛氏济阴万金书·卷三·调经十五论》：第九论，凡妇人三十二三岁，连年生育，败血过虚，以致经水不匀，或阻四十日，或两月一度，不时腹中疼痛，败血结块，饮食少进，四肢困倦，头晕目眩，潮热往来，恶心烦躁，此乃血虚胃弱，急当调治，免患内伤，恐成瘵疾。可服红花当归散七八帖。

《三因极一病证方论·卷之十七·漏阻例》：

治妊娠将理失宜，或因劳役，胎动不安，腰腹痛重，胞阻漏胎，恶露时下，子脏夹疾，久不成胎。或受妊不能固养，痿燥不长，过年不产，日月虽满，转动无力，或致损堕。及临产节适乖宜，惊动太早，产时未至，恶露先下，胎胞枯燥，致令产难，或横或逆，痛极闷乱，连日不产，子死腹中，腹上冰冷，口唇青黑，吐出冷沫。新产恶血上冲，运闷不省，喘促汗出。及瘀血未尽，脐腹疞痛，寒热往来，或因产劳损，虚赢未复，面黄体瘦，心怔盗汗，饮食不进，渐成蓐劳。入月常服，壮气养胎，正顺产理，润胎易产。产后常服，滋养血气，和调阴阳，密腠理，实腑脏，治风虚，除痼冷。

甘草（炙）　贝母　秦椒（去目，炒出汗）　干姜（炮）　桂心（炒）　黄芩　石斛（去根）石膏（煅）　糯米（炒）　大豆卷（炒，各一分）　当归（酒浸一宿，微炒，半两）　麻子仁（两半，别研）

上为末，炼蜜为丸，如弹子大。每服一丸，并用温酒或枣汤任下，细嚼，空心服。

《证治准绳·女科·卷一·经候总论》：或月事已行，淋漓不断，心腹作痛。或遵腰胁，或引背膂，上下攻刺。吐逆不食，甚则手足搐搦，状类惊痫。或作寒热，或为癥瘕，肌肉消瘦。非特不能受孕，久而不治，转而为瘵疾者多矣。

《证治准绳·女科·卷之四·胎产大法》：新产恶血上冲，晕闷不省，喘促汗出，及瘀血未尽，脐腹疞痛，寒热往来。或因产劳损，虚赢未复，面黄体瘦，心松盗汗，饮食不进，渐成蓐劳。

《济阴纲目·卷之一·调经门·论调经当抑气》：盖人身血随气行，气一壅滞，则血与气并，或月事不调，心腹作痛。或月事将行，预先作痛。或月事已行，淋漓不断，心腹作痛。或遵腰胁，或引背脊，上下攻刺，吐逆不食，甚则手足搐搦，状类惊痫。或作寒热，或为癥瘕，肌肉消瘦，非特不能受孕，久而不治，转而为瘵疾者多矣。

《旌孝堂医案·血痕》：产后四朝，因受外感，气血凝滞，少腹结痕，腹中作痛，虚火灼金，间有咳逆，谷食少思，形气消索，脉细数，久延防劳。

腹痛

《女科指要·卷一·经候门》：如经行受邪，则经气错乱，血液凝泣而经闭腹痛、潮热咳嗽，鼻衄吐血，泄泻白淫，渐成劳瘵。

《女科折衷纂要·调经门·调气论》：《济生方》论云，经言百病皆生于气也。所谓七气者，喜怒忧思悲恐惊也。又有谓九气者，七情之外益之寒热二症也。气之为病，男子妇人皆有之，惟妇人为患尤甚。盖人身血随气行，气一壅滞则血与气并，或月事不调，心腹作痛，或月事将行，预先作痛，或月事已行，淋漓不断，心腹作痛，或腰胁引背，上下攻刺，吐逆不食，甚则手足搐搦，状类惊痫，或作寒热，或作癥瘕，肌肉消瘦，非特不能受孕，久而不治，转而为瘵疾者多矣。

三、防产变

《诸病源候论·卷之四十一·妇人妊娠病诸候上（凡二十论）·妊娠腹痛候》：腹痛皆由风邪入于腑脏，与血气相击搏所为。妊娠之人，或突破夹冷疹，或新触风邪，疠结而痛。其腹痛不已，邪正相干，血气相乱，致伤损胞络，则令动胎也。

《诸病源候论·卷之四十一·妇人妊娠病诸候上（凡二十论）·妊娠腰腹痛候》：肾主腰脚，其经虚，风冷客之，则腰痛。冷气乘虚入腹，则腹痛。故令腰腹相引而痛不止，多动胎。腰痛甚者，则胎堕也。

《卫生家宝产科备要·卷第三·论初妊娠》：

又妊娠脏气皆壅，关节不利，切不宜多睡，食黏硬难化之物，亦不须乱服汤药，大忌针灸。惟须数行步，定心神，不得悲忧惊恐，负重震动。若觉胎脏不安，腹中微痛，心意烦闷，四体昏倦，宜服安胎顺气阿胶散。

近难月即服顺胎保安散、千金圆。

《卫生家宝产科备要·卷第三·论欲产并产后》：凡欲生产，切不得喧闹，产妇房门常须关闭。选一年高、性和善产婆，又选稳审恭谨家人一二人扶持，切不用挥霍，致令产妇忧恐，又忌闲杂外人，丧孝秽浊之人瞻视。若不谨之，定是难产兼伤小儿，若腹中痛来，但令扶行，或行不得，且立候，行得更行，或痛作阵，眼中如火生，此是儿回转，即进琥珀散一服，直至行不得，即扶上蓐草，务要产妇惜力。或心中热闷，取白蜜一匙，新汲水调下，或未解，即吃生鸡子一枚。

《卫生家宝产科备要·卷第五·产科杂方》：

姜粉散，才产服此药，荡尽儿枕，除百病源。

当归（洗，去芦须，切，焙）　官桂（去皮，不见火者）　人参（去芦，切片）　茯苓（白者，去黑皮）　甘草（炙）　芍药（洗净）　知母（润者，切，炒）　川芎（洗）　大黄（略炒）　黄芪（蜜炙）　木香（不见火）　草豆蔻（去壳）　白术（锉，碎）　诃子（煨熟，去核）　高良姜（锉，炒）　青橘皮（去穰）　熟干地黄（洗，酒浸，焙）

上除地黄外，各等分锉，焙干。次用附子一个结实半两者，炮裂，去皮脐，切。生姜一斤，研取自然汁于碗器中，停留一食久，倾去清汁，取下面粉脚摊在蒉叶中，入焙笼焙干，同众药捣，罗为末。才产后用药末三钱、水一盏、姜三片、枣子一个，擘开同煎至七分，乘热吃。如吃药之后，自然产。母睡着半日以来，睡觉再服全除。却腹痛，一日只可三服，至九服不可，服恐肚中冷也。

《类编朱氏集验医方·卷之三·诸气门（附诸疝腰痛）·治方》：

参附正气散，人之一身，以气为主。若正则百病不生。故怒则气上，恐则气下，喜则气缓，悲则气消，寒则气聚，热则气泄，忧则气乱，劳则气耗，思则气结。阴阳不和，脏腑虚弱，头目昏眩，腹胁刺痛，呕逆恶心，饮食不进，气虚盗汗，咳嗽上喘，四肢厥冷，腰背酸疼，脾虚泄泻，脾肾俱损，精血伤竭，气短脉沉，耳干焦黑，面黄体瘦，怠惰多困，小便频数，小肠气痛，霍乱吐泻及卒中风，气昏乱不常，大病尪羸倦弱，妊娠失调理，产后虚损，并宜服之，大能补虚正气，调理气血，固肾消痰。

人参　木香　白豆蔻（各二钱半）　川芎　干姜　甘草　藿香　茯苓　黄芪　当归　丁香　桂　陈皮　白芷　缩砂仁　青皮（各半两）　白术　附子（炮）　半夏曲（各七钱）

上㕮咀。每服半钱重，生姜五片，枣二枚，煎服。此方屡有奇效。

《世医得效方·卷第十四·产科兼妇人杂病科·护胎》：

治妊娠气闷，或为喧呼，心忪悸乱，睡里多惊，两胁膨胀，腹满连脐急痛，坐卧不安，气急逼迫，胎惊者。屡效。

白茯苓（去皮）　川芎（各一两）　麦门冬（去心，一两）　黄芪（去芦，蜜炙，一两）　当归（去芦，酒浸，一两）　木香（不见火）　条参　甘草（各半两）

上锉散。每服四钱，水一盏半，生姜五片煎，温服，不拘时候。常服，至分娩亦无恙，安养胎气甚佳。

《绛雪丹书·胎症上卷·辨种子方不可服论》：时人妄用种子方，多用香附为主，大损气血，服久则致腰痛，反成瘤而损胎者有之，间有服交加散而偶得子者，亦幸中耳。盖因少壮妇多恚怒，服此以抑其气，且无子多由少血不能摄元气，或屡坠损血，或经行腹痛，或子宫虚冷所致，故欲求嗣者，须令河车大造丸（方载后）三四料，以助阴血，紫河车须用头胎壮妇人者为佳。如经行作痛者，加牛膝一两，元胡五钱以调之。如得孕屡坠者，预服丹溪安胎饮（方载后）。

《绛雪丹书·临产·临产须知十二条》：凡孕妇胞衣不下，死胎滞腹，产后血晕，状如中风，或崩漏不止，腹中刺痛，血滞浮肿，或血入心经，言语颠倒见鬼，血气相搏，身热头痛似疟。凡产后一切血痛急症垂死者，用三四丸，无不神效。此药最猛，服后还宜滋补。

《绛雪丹书·附录·又明产后二十九症医方》：产后感寒，寒气上攻则心痛，下攻则腹痛，复兼血块痛，宜服生化汤加桂枝三分以定痛，如二帖不愈，加吴茱萸七分或姜三薄片入生化汤内以助血，若独用诸热药以攻寒，其痛虽止，恐去血过多致虚产母。慎勿用汗吐下之药。

《济阴纲目·卷之八·胎前门（上）·心腹痛》：《大全》云，妊娠心腹痛者，或由宿有冷疼，或新触风寒，皆由脏虚而致动也。邪正相击，而并于气，随气上下，上冲于心则心痛，下攻于腹则腹痛，故令心腹痛也。妊娠而痛者，邪正二气交攻于内，若不时瘥者，其痛冲击胞络，必致动胎，甚则伤堕矣。又云，妊娠心腹疼痛，多是风寒湿冷痰饮，与脏气相击，故令腹痛攻冲不已，则致胎动也。

《济阴纲目·卷之十一·产后门（上）·胞衣不下》：牛膝散，治胞衣不出，腹中胀痛。急服此药，腐化而下，缓则不救。

《济阴纲目·卷之十一·产后门（上）·腹痛》：

一产妇小腹作痛，服行气破血之药不效，其脉洪数，此瘀血内溃为脓也，以瓜子仁汤二剂痛止，更以太乙膏下脓而愈。产后多有此病，纵非痈，用之更效。

一妇产后小腹患痛，服瓜子仁汤下瘀血而痊。凡瘀血停滞，宜急治之，缓则腐化为脓，最难治疗。若流注关节，则患骨疽，失治多为败症。

《资生集·卷四·胎前门下·胎动不安》：《女科正宗》云，胎动与胎漏，皆下血，胎动则腹痛，胎漏无腹痛，故胎动宜行气，胎漏宜清热，皆缘子宫久虚，致令胎坠，危同风烛，非正产可比，急以杜仲丸预服。

《资生集·卷五·临产门·临产调和用药之法》：凡孕妇止腹痛，未产也。连腰痛者，将产也。肾候于腰，胞系于肾故也。凡孕有生息不顺，宜嘱稳婆，只说未产，或遇双胎，只说胞衣，恐惊则气散，愈难生息。大抵难产，多患郁闷安逸，富贵之家，治法虽云胎前顺气，产后补血，不可转机。若脾胃不实，气血不充，宜预调补之。

《盘珠集胎产症治·卷上·胎前·心腹痛》：脏腑既虚，外触风寒，邪正相击，而并于气，随气上下。冲于心则心痛。攻于腹则腹痛。若至久不瘥，冲于胞胎则胎下。

《女科指掌·卷之一·调经门·女科指掌赋》：心痛，腹痛兮，乃气滞而经壅，子肿，子满兮，由土虚而水泛。喘急者，防孕气上冲。

《女科精要·卷三·产后杂症门·产后腹痛》：产后恶血，或因外感六淫，内伤七情，致令斩然而止，瘀血壅滞，所下不尽，故令腹痛，当审因治也。如产妇期数内，或饮食如常，忽作腹痛，六脉沉伏，四肢厥冷，此恶血不尽，伤食裹血而脉不起也，不可误认为气血两虚，而用大补，须兼消导行血之药。

《女科折衷纂要·胎前门·心腹痛》：《大全》云，娠妊心腹痛者，或由宿有冷疼，或新触风寒，皆由脏虚而致动也。邪正相击而并于气，随气上下，上冲于心则心痛，下攻于腹则腹痛，故令心腹痛也。娠妊而痛者，邪正二气交攻于内也。若不时差者，其痛冲击胞络，必致动胎，甚则伤堕也。又云，娠妊心腹疼痛，多是风寒湿冷痰饮与脏气相击，故令腹痛，攻冲不已，则致胎动也。

《女科折衷纂要·胎前门·腰腹背痛》：《大全》云，肾主腰足，因劳伤损动其经，虚则风冷乘之，故腰痛。冷气乘虚入则腹痛，故令腰腹相引而痛。其痛不止，多动胎气，妇人肾以系胞，妊娠而腰痛甚者，则胞坠也。按薛氏曰，前症若外邪所伤，用独活寄生汤，劳伤元气用八珍汤加杜仲、砂仁、阿胶、艾叶，脾肾不足以前药加白术、补骨脂，气血郁滞用紫苏饮加桔梗、枳壳，肝火所动用小柴胡汤加白术、枳壳、山栀，肝脾郁结用归脾汤加柴胡、枳壳。

《家传女科经验摘奇·产后忿怒》：凡产后因忿怒气逆，胸膈不舒，血块大痛，宜用生化汤，临服时磨木香一分在内服之，则血块自化，怒气自散，并治而不悖也。若轻重气，偏用木香、香砂、乌药、枳壳、砂仁之剂，以散气行块，则元气反损，而满闷反增，是重虚之，非善治产者也。又如怒后即食，胃弱停闷，当审何物所伤。如肉物伤，加砂仁、神曲消之。如面饭伤，加神曲、麦芽消之。若伤物作痛，涩滞胁腹，宜加桂枝、吴茱萸在生化汤中，以逐寒定痛，无有不安，慎勿用木香槟榔丸、顺气饮之方，以散气化食。不然，则虚弱产妇，重虚之祸，有不可胜言者矣。

《妇科玉尺·卷二·胎前》：又有腹中不时作痛，或小腹重坠者，名曰胎痛。（宜地黄当归汤。）其心腹俱痛者，或有冷积，或新触风寒，邪正相击而并于气，随气上下，上冲心则心痛，下攻腹则腹痛，上下混攻，则心腹俱痛，若不时差，其痛冲击胎络，必致动胎，可不惧哉。（宜当归芍药汤。）

《竹林女科证治·卷二·安胎下·妊娠心腹痛》：妊娠心腹俱痛，多由冷积，或新触风寒，邪正相击，而并于气，随气上下冲心，则心痛。下攻于腹，则腹痛。上下混攻，则心腹俱痛。若不早治，则冲击胞络，必致胎动，宜当归芍药汤。若先患冷气，忽中心腹痛如刀割，宜芎归汤。

四、防痢变

《诸病源候论·卷之十六·腹痛病诸候（凡四论）·久腹痛候》：

久腹痛者，脏腑虚而有寒，客于腹内，连滞不歇，发作有时。发则肠鸣而腹绞痛，谓之寒中，是冷搏于阴经，令阳气不足，阴气有余也。寒中久痛不瘥，冷入于大肠，则变下痢。所以然者，肠鸣气虚故也，肠虚则泄，故变下痢也。

《传信适用方·卷上·治泄泻下痢》：

暑月破腹

一曰伤暑。二曰伤冷物，食瓜果、饮水之类。三曰夏季心火旺，心经热，则小水不利，行大肠，谓之水谷不分。伤暑而泻者，心躁头痛作渴，宜服香薷散、乌金散。伤冷物而泻、腹痛水泻、谷食不化，宜服暖药，如附子及理中圆、二气丹、正元丹、紫苏子圆之类。水谷不分者，宜服大顺散、五苓散，此二药专分清浊，暑月多此疾，故人多用之。凡泻不可急以热药止之，恐成痢。

《幼科医验·卷之下·积聚》：

一儿，向有虫积，腹痛，服药下虫数条，粪后有鲜红血，遂发泻痢红白，面色萎黄，肌肤瘦削，复兼外感发热，呕吐，饮食减少，拟消积健脾，兼散为主。

陈皮　山楂　白芍药　青防风　柴胡　川连　神曲　广藿香　赤茯苓　木通　石莲　甘草

《丁甘仁医案·卷二·痢疾》：

吕右

经闭一载，营血早亏，今下痢赤白，已延三月腹痛后重，纳谷衰少，形瘦骨立，舌光无苔，脉象濡细。据述未病喜食水果，既病又不节食，脾土大伤，中焦变化之血，渗入大肠，肠中湿浊互阻，积而为痢也。今拟温运脾胃，以和胃气，寒热并调，去其错杂。

炒潞党参（一钱五分）　熟附块（一钱）　炮姜炭（六分）　生白术（三钱）　清炙草（六分）　全当归（二钱）　炒赤白芍（各一钱五分）　肉桂心（饭丸吞服，三分）　焦楂炭（三钱）　大砂仁（研，八分）　阿胶珠（一钱）　戊己丸（包煎，二钱）　炒焦赤砂糖（三钱）

二诊

经治以来，血痢虽则轻减，而余恙如旧。舌边碎痛，恐起口糜之先端。谷食衰少，胃气索然。欲温中则阴分愈伤，欲滋养则脾胃益困，顾此失彼，棘手之症，难许完璧。专扶中土，以冀土厚火敛之意。

炒潞党（三钱）　生于术（二钱）　清炙草（五分）　炒怀山药（三钱）　炮姜炭（六分）　全当归（一钱五分）　赤白芍（炒，各一钱五分）　御米壳（炒，三钱）　炒谷芽（四钱）　驻车丸（包煎，三钱）

《未刻本叶氏医案·方按·贞元饮》：

舌苔浊腻，色如松花，瘅热不渴，少腹隐隐痹痛，此阴湿着于募原，中阳怫郁不宣，切勿投以寒凉，恐成疟痢。

藿香　半夏　紫色厚朴　杏仁　橘白　连皮茯苓

《叶天士医案精华·积聚》：嗔怒强食，肝木犯土，腹痛，突如有形，缓则泯然无迹，气下鸣响，皆木火余威，乃瘕疝之属，攻伐消导，必变腹满，以虚中夹滞，最难速功，近日痛泻，恐延秋痢。

五、防疝变

《诸病源候论·卷之十六·心腹痛病诸候（凡七论）·久心腹痛候》：久心腹痛者，由寒客于腑脏之间，与血气相搏，随气上下，攻击心腹，绞结而痛。脏气虚，邪气盛，停积成疹，发作有时，为久心腹痛也。然心腹久痛，冷气结聚，连年积岁，日月过深，变为寒疝。

《诸病源候论·卷之四十三·妇人产后病诸候上（凡三十论）·产后腹中痛候》：产后脏虚，或宿夹风寒，或新触冷，与气相击搏，故腹痛，若气逆上者，亦令心痛、胸胁痛也，久则变成疝瘕。

《普济方·卷三百五十一·产后诸疾门·心腹痛》：

夫产后心腹痛者，由产后气血俱虚，遇寒乘之，与血气相搏，随气上冲于心，或下攻于腹，故令心腹痛也。若久痛不止。则变成疝症也。

方，白术散，治产后冷气攻心腹疼痛，四肢不和，不思饮食。

《彤园医书·妇人科·卷之五·产后门·少腹痛》：

延胡索散，治产时血块未净，致少腹坚硬，小便清利，瘀血作痛者。

当归　赤芍　元胡索　生蒲黄　红花　桂心　琥珀（等分）

先以好醋没一宿，焙干为末，每用二钱，酒水调服。

五苓散，治产后少腹坚硬而小便不利，淋涩胀痛，属蓄水作痛者。

炙白术　茯苓　猪苓（各钱半）　泽泻　桂心（各一钱）

灯草引。或加元胡。

吴茱萸汤，治小腹坚硬，红肿闷痛，须防日久成溃疝。

当归　泡吴萸　丹皮　桂心　法半　去心麦冬（各钱半）　防风　茯苓　细辛　炮姜　藁本　炙草　木香（各八分）

温服数剂。

六、防厥脱

《世医得效方·卷八·大方脉杂医科·虚损》：

大固阳汤，治脱阳证，或因大吐、大泻之后，四肢逆冷，元气不接，不省人事，或伤寒新瘥，误行房，小腹紧痛，外肾搐缩，面黑气喘，冷汗自出，亦是脱阳证，须臾不救。

附子（一两重，炮，切作八片）　白术　干姜（各半两）　木香（一分）

上锉散。用水二碗，煎至八分，去滓，放冷灌服。须臾，又进一服。合滓并。

又方，桂枝二两，好酒二升，煎至一升，候温，分作二服，灌之。

又方，葱白连须三七茎，细锉，砂盆内研细，用酒五升，煮至二升，分作三服灌之，阳气即回。又生姜二七寸，切碎研，酒煎服，亦效。仍炒葱白或盐，熨脐下气海，勿令气冷。

《顾氏医案·肝气门》：

邪入厥阴，风木扰乱，胃腹中绞痛阵作，蛔上攻也，恐其闭脱。安蛔丸。

《旌孝堂医案·湿痰》：气滞血瘀，湿痰互结，心腹瘕聚，已延二十五年，今夏因肝郁而作，疟痢叠见，腹中脘胁作痛，漉漉有声，谷食减少，脉象弦细而紧，痛甚防厥。

《江泽之医案·腰痛（附腹痛、胁痛、腿痛）》：

寒凝腹痛，痛甚防厥。

寒热并结，脐腹绞痛，防甚厥逆。

《竹亭医案·卷之五》：

梁茂千，年三十四岁。

西人喜啖湿面，加之寒凝气滞，以致腹痛不止。自服牵牛等，甚至泄泻无度。痛剧防厥，慎勿藐视。

生香附（三钱）　广木香（六分）　干姜（八分）　半夏曲（一钱半）　白蔻仁（六分）　赤茯苓（三钱）　陈皮（一钱半）　山楂炭（三钱）　六神曲（三钱，炒）

加生姜二片。

上药煎服，一剂痛止。

次日复诊，舌苔尚腻，食滞未清。原方去香附、蔻仁，加藿梗、莱菔子、砂仁等，两帖而愈。

腹痛

七、防痈疽

《女科撮要·卷下·产后腹痛》：一产妇小腹作痛，服行气破血之药不效，其脉洪数，此瘀血内溃为脓也，以瓜子仁汤二剂痛止，更以太乙膏下脓而愈，产后多有此病，纵非痈患，用之更效。

《女科撮要·卷下·产后腹痛》：一妇人产后，小腹患痛，服瓜子仁汤，下瘀血而痊。凡瘀血停滞，宜急治之，缓则腐化为脓，最难治疗。若流注关节，则患骨疽，失治多为败症。

《济阴纲目·卷之十一·产后门（上）·腹痛》：一妇产后小腹患痛，服瓜子仁汤下瘀血而痊。凡瘀血停滞，宜急治之，缓则腐化为脓，最难治疗。若流注关节，则患骨疽，失治多为败症。

《妇科秘书·小腹痛并儿枕论》：

产后寒中感寒，及饮食冷物，下攻小腹作痛，前已论之矣。又有因血虚痛及小腹者，亦服生化汤妙。至血块作痛，俗名儿枕痛者，亦用生化汤。不应，用延胡生化汤均可。密斋云，脐下胞胎所系之处，血之所聚也，产后血去不尽，即成小腹痛症。刺痛无时，痛则有形，须臾痛止，又不见形，血症黑神散主之。然有产妇小腹作痛，服行气破血药不效，其脉洪数，此瘀血内溃为脓也。是因营卫不调，瘀血停滞，宜急治之，缓则腐化为脓，最难治疗。若流注关节，则患骨疽。失治，多为败症。脉数而洪，已有脓。迟紧乃瘀血也，下之愈。

延胡生化汤，即生化汤加延胡一钱。治小腹儿枕块痛。如无块，但小腹痛，可按而止者，属虚，以生化汤加入延胡索散，再加入熟地二钱。

延胡索散 肉桂 延胡

各等分，合为细末，听用。

《剑慧草堂医案·卷下·女科产后瘀阻》：产后瘀月余，恶露早断，少腹攻痛，脉弦数。恐成肠痈。

《陈莲舫医案·卷下·虫积》：刘，左，十二。脘腹作痛，甚于脐眼，扰上为呕，下便如脓，防成内痈之势。

《环溪草堂医案·卷四·脐痈、脐风、肠痈、少腹痈》：

某，湿热积聚，阻于少阳。病起发热，便少腹偏右板痛，足屈不伸，小肠痈也。身热不止，防其成脓。

许，寒气入于厥阴，湿热随经下注。睾丸肿胀，少腹结硬肿痛。防成缩脚小肠痈重症。

《陈莘田外科方案·卷一·肠痈》：右少腹结硬作痛，常常呕恶。渐成肠痈重症，冀消为善。

八、防癥变

《诸病源候论·卷之三十八·妇人杂病诸候二（凡一十九论）·疝瘕候》：

疝瘕之病，由饮食不节，寒温不调，气血劳伤，脏腑虚弱，受于风冷，冷入腹内，与血气相结所生。疝者，痛也。瘕者，假也。其结聚浮假而痛，推移而动。妇人病之有异于丈夫者，或因产后脏虚受寒，或因经水往来，取冷过度，非独关饮食失节，多夹有血气所成也。

诊妇人疝瘕，其脉弦急者生，虚弱小者死。又尺脉涩而牢，为血实气虚也。其发腹痛逆满，气上行，此为妇人胞中绝伤，有恶血，久成结瘕。

《诸病源候论·卷之四十三·妇人产后病诸候上（凡三十论）·产后两胁腹满痛候》：膀胱宿有停水，因产恶露下少，血不宣消，水血壅瘕，与气相搏，积在膀胱，故令胁腹俱满，而气动与水血相击，则痛也，故令两胁腹满痛，亦令月水不利，亦令成血瘕也。

《诸病源候论·妇人杂病诸候二（凡一十九论）·疝瘕候》：

疝瘕之病，由饮食不节，寒温不调，气血劳伤，脏腑虚弱，受于风冷，冷入腹内，与血气相结所生。疝者，痛也。瘕者，假也。其结聚浮假而痛，推移而动。妇人病之有异于丈夫者，或因产后脏虚受寒，或因经水往来，取冷过度，非独关饮食失节，多夹有血气所成也。

诊妇人疝瘕，其脉弦急者生，虚弱小者死。又尺脉涩而牢，为血实气虚也。其发腹痛逆满，气上行，此为妇人胞中绝伤，有恶血，久成结瘕。得病以冬时，黍穄赤而死。

《诸病源候论·妇人妊娠诸候下（凡四十一论）·妊娠堕胎后腹痛虚乏候》：此由堕胎之时，血下过少，后余血不尽，将摄未复，而劳伤气力，触冒风冷，风冷搏于血气，故令腹痛。劳损血气不复，则虚乏。而余血不尽，结搏于内，多变成血瘕，亦令月水不通也。

《诸病源候论·妇人产后病诸候上（凡三十论）·产后心腹痛候》：产后气血俱虚，遇风寒乘之，与血气相击，随气而上冲于心，或下攻于腹，故令心腹痛。若久痛不止，则变成疝瘕。

《诸病源候论·妇人产后病诸候上（凡三十论）·产后腹中痛候》：产后脏虚，或宿夹风寒，或新触冷，与气相击搏，故腹痛，若气逆上者，亦令心痛、胸胁痛也，久则变成疝瘕。

《妇人大全良方·卷二十·产后儿枕心腹刺痛方论第七（凡十八方）》：

夫儿枕者，由母胎中宿有血块，因产时其血破散与儿俱下，则无患也。若产妇脏腑风冷，使血凝滞，在于小腹不能流通，则令结聚疼痛，名曰儿枕也。

《产宝》论产后心腹痛者，由产后气血俱虚，遇风寒乘之，与血气相搏，随气上冲于心。或下攻于腹，故令心腹痛。若久痛不止，则变成疝瘕也。

《妇人大全良方·卷二十·产后小腹疼痛方论第八（凡六方）》：夫产后小腹痛者，此由产时恶露下少，胞络之间有余血与气相击搏，令小腹痛也。因重遇于冷，则血结变成血瘕，亦令月水不利也。

《妇人大全良方·卷七·妇人疝瘕方论第八（凡四方）》：夫妇人疝瘕之病者，由饮食不节，寒温不调，气血劳伤，脏腑虚弱，受于风冷，冷入腹内，与血相结所生。疝者，痛也。瘕者，假也。其结聚浮假而痛，推移乃动也。妇人之病有异于丈夫者，或因产后血虚受寒。或因经水往来取冷过度，非独因饮食失节，多夹于血气所成也。诊妇人疝瘕，其脉弦急者生，虚弱小者死。又尺脉涩如浮牢，为血实气虚也。其发腹痛，逆气上行，此为妇人胞中绝伤有恶血，久则结成瘕也。

《太平圣惠方·卷第一·诊百病决死生法》：尺脉涩如坚，为血实气虚也。其发病，腹痛逆满，气上冲，此为妇人胞中绝伤，有恶血，久成结瘕，黍穄赤而死。

《太平圣惠方·卷第八十一·治产后心腹痛诸方》：夫产后心腹痛者，由产后气血俱虚，遇风寒乘之，与血气相击，随气上冲于心，或下攻于腹，故令心腹痛。若久痛不止，则变成疝瘕也。

《证治准绳·女科·卷之三·积聚癥瘕》：尺脉涩而浮牢为血实气虚，其发腹痛逆气上行，此为胞中有恶血，久则结成血瘕也。

九、防注变

《诸病源候论·卷之二十三·中恶病诸候（凡十四论）·猝死候》：若其邪气不尽者，停滞心腹，或心腹痛，或身体沉重，不能饮食，而成宿疹，皆变成注。

《诸病源候论·中恶病诸候（凡十四论）·猝忤死候》：猝忤死候亦有虽瘥而毒气不尽，时发，则心腹刺痛，连滞变成注。

《圣济总录·卷第一百·诸注门·中恶》：论曰，志弱心虚，精神失守，忤犯邪恶，令人心腹暴痛，闷乱如死，无所觉知，故曰中恶，又曰卒忤。盖阴阳痞隔，气道厥逆，上下不通，阳气散乱，故令不知人也。气还则生，不还则死，久不已则变注。

《普济方·卷四百·婴孩杂病门·中恶（附论）》：

夫小儿无故猝然心腹刺痛，闷乱欲绝者，中恶也。盖由儿阴阳气血不调，神守不强，故鬼毒恶气得以中之。凡腹大而满，脉紧大而浮者，死。紧细而微者，生。若余势久留再发则变为注。

夫小儿中恶者，是鬼邪之气猝中于人也，无问大小，若阴阳顺理，荣卫调平，神气相守，则强邪不能干正。若精气衰弱，则鬼神毒恶气中之。其状先无他病，猝然心腹刺痛，闷乱欲死是也。

《太平圣惠方·卷第五十六·治猝死诸方》：夫猝死者，由三虚而遇贼风也。所为三虚者，谓乘年之衰一也，逢月之空二也，失时之和三也。人有此三虚，而为贼风所伤，使阴气偏竭于内，阳气阻隔于外，二气壅闭，故暴绝如死也。若腑脏气未竭者，良久乃苏，然亦有夹鬼邪之气而猝者，皆有鬼，邪退乃活也。凡中恶及卒忤，猝然气绝，其后得苏。若其邪气不尽者，即停滞心腹，令心腹痛，或身体沉重，不能饮食，而成宿疾，而变成痓也。

《太平圣惠方·卷第五十六·治猝忤诸方》：夫猝忤者，亦名客忤，谓邪客之气，猝忤犯人精神也。此是鬼厉之毒气，中恶之类也。人有魂魄衰弱者，则为鬼气所犯忤，喜于道间门外得之。其状，心腹疠痛，腹满气冲心胸。或即闷绝不识人，肉色变异，与腑脏虚竭者，不即治，乃至于死。然其毒气有轻重，轻者微治瘥，重者侵克脏腑。虽当时救疗，余气停滞，久后犹乃变成痓也。

十、防结胸短气

《伤寒论·辨太阴病脉证并治第十》：本太阳病，医反下之，因而腹满时痛者，属太阴也，桂枝加芍药汤主之。大实痛者，桂枝加大黄汤主之。

《金匮要略·水气病脉证并治第十四》：趺阳脉当伏，今反紧，本自有寒疝，瘕，腹中痛，医反下之，下之即胸满短气。

《普济方·卷一百二十八·伤寒门·辨太阴脉证并治第十》：太阴之为病，腹满而吐，食不下，自利益甚，时腹自痛，若下之，必胸下结硬。

《伤寒溯源集·卷之三·结胸心下痞（脏结附）·结胸心下痞发源总论》：腹满而吐，食不下，自利益甚，时腹自痛，若下之，必胸下结硬。又如厥阴篇中云，病人手足厥冷，脉乍紧者，邪结在胸中。此二条虽有阴阳之分，与结胸稍异，此亦发于阴而作结胸者也。由此观之，其阴阳互见，痞结交作，参伍错综，纵横变化。

《张卿子伤寒论·卷六·辨太阴病脉证并治第十》：

太阴为病，阳邪传里也。太阴之脉，布胃中，邪气壅而为腹满。上不得降者，呕吐而食不下。下不得升者，自利益甚，时腹自痛，阴寒在内而为腹痛者，则为常痛。此阳邪干里，虽痛而亦不常痛，但时时腹自痛也。若下之，则阴邪留于胸下，为结硬。经曰，病发于阴而反下之，因作痞。

本太阳病，医反下之，因而腹满时痛者，属太阴也，桂枝加芍药汤主之。

《伤寒论注·卷四·三白散证》：太阳表热未除，而反下之，热邪与寒水相结，成热实结胸。太阴腹满时痛，而反下之，寒邪与寒药相结，成寒实结胸。无热证者，不四肢烦疼者也。名曰三白者，三物皆白，别于黄连小陷胸也。旧本误作三物，以黄连、瓜蒌投之，阴盛则亡矣。又误作白散，是二方矣。黄连、巴豆，寒热天渊，云亦可服，岂不误人，且妄编于太阳篇中水噀证后，而方后又以身热皮粟一段杂之，使人难解。今移太阴胸下结硬之后，其证其方，若合符节。

《伤寒论纲目·卷首·总论·六经主症》：目，李杲曰，太阴证，腹满咽干，手足自温，自利不渴，时腹痛，脉尺寸俱沉细。太阴病，可汗，可温，可下也。脉浮可汗，桂枝汤。自利不渴，属太阴，以其脏有寒故也，可温，四逆辈。此条虽不言脉，当知脉沉迟而弱，仲景理中汤丸，暨易老人参黄芪汤，其轻重或温或热，视人之强弱虚实所宜者，选用之。太阴可下者，以本太阳证，医反下之，因而腹满时痛者，太阴也，桂枝芍药汤。大实痛，桂枝加大黄汤。易老云，此非本有是证，以其错下，脾传于胃，故为误下传。太阴禁忌。太阴病，腹满而吐，食不下，自利益甚，时腹自痛，若下之，则胸下结硬。太阴病，脉弱，其人续自便利，设当行大黄芍药者，宜减之，以其人胃气弱，易动故也。伤寒而脉浮缓，手足自温者，系在太阴，小便自利者，则不发黄，日久利甚，必止者，便硬，乃入腑传阳明也。

《金匮悬解·卷十·内伤杂病·水气三十二》：趺阳脉当伏，今反紧，紧则为寒，本自当有寒，疝瘕，腹中疼痛，医不用温，而反下之，土败胃逆，即胸满而短气也。趺阳脉当伏，今反数，数则为热，本自当有内热，消谷，小便数，今反小便不利，此欲作水也。盖素有伏气者，趺阳脉亦当有伏留之象，而伏气有寒热之不同，寒伏则脉紧，此当有寒，疝瘕，腹中痛，医反下之，即胸满而短气，热伏则脉数，此当有积热，消水谷而便数，今反不利，此水谷不消，内原无热，欲作水也。

十一、防伤脾胃

《严氏济生方·卷十·产后二十一论治》：第十二论曰，产后大便秘涩者何。答曰，津液者，血之余，因产伤耗血气，津液暴竭，气少不能运掉，是以大便秘涩不通也。轻者且进橘杏丸以润滑之，滑则通关。若过六七日，腹中满痛，尚且不通，此必有燥粪在内，干涩未能得出耳。却服麻仁丸以通利之，下燥粪则愈。若以为有热用重凉之剂以攻之，转更伤动胃气，变证多端，性命危矣。

《邯郸遗稿·卷之二·淋浊》：若既绝而复来者，或伤损，或瘀血，皆以两胁、少腹急痛为辨，宜四乌汤，用赤芍。其势不可止，宜八物汤加芩、连，然不可遽投，恐伤脾胃。

《普济方·卷三百九十九·婴孩诸疾诸虫·诸虫（附论）》：议曰，小儿疳积虫积，皆由食肉太早，脾胃本弱，受之不磨，症伤不化，何况更加以肥腻冷硬之物，肠胃虚怯，因积生虫，惟有三种，蛔、苗、胃也。蛔多，令儿喜食滋味肉脯之物，腹肚紧胀，心胸膨满。苗多，令儿消瘦，神困肚胀，青筋，疳气渐盛，肠鸣泻臭，食即呕哕。胃多，令儿喜食酒肉，食不生肌，常作困，胸满胁胀，烦躁迷闷，眠不安席，并宜服此，其虫自化。盛用利下，仍须调胃和气助之。

《周慎斋遗书·卷三·二十六字元机》：

若过用凉药，又伤饮食，致损脾胃，或吐或泻，或腹痛，或胸胁满闷。

凡治吐泻腹痛满闷等证，先用温补，加香砂辛热之味，使诸证平复，而脾气运行，再用纯补之药，以俟汗解而愈。

《景岳全书·卷之二十五心集·杂证谟·心腹痛》：凡治心腹痛证，已经攻击涤荡，愈而复作，或再三用之而愈作愈甚，或脉反浮弦虚大者，皆为中虚之候，此当酌其虚实而或兼治邪气，或专补正气。若用补无碍，则当渐进，切不可杂乱妄投，以自掣其肘，但当纯用补药，使脾胃气强，得以运行，则邪气自不能犯，又何疼痛之有。

《薛案辨疏·卷上·饮食劳倦亏损元气等症》：光禄高署丞，脾胃素虚，因饮食劳倦，腹痛胸痞，误用大黄等药下之，谵语烦躁，头痛喘汗，吐泻频频，时或昏愦，脉大而无伦次，用六君子加炮姜四剂而安，但倦怠少食口干发热，六脉浮数，欲用泻火之药。

《薛案辨疏·卷下·脾胃亏损暑湿所伤等症》：大凡冒暑伏热，引饮过多及恣食瓜果生冷，致脾胃更寒，而腹痛呕吐，湿泻水谷不分，脉来沉紧者，为内伤寒，当服大顺散。

《幼科医验·卷之上·慢惊》：一儿，素禀娇弱，自幼曾患惊风，服药愈后，因饮食不节，脾胃受伤，以致积热未除。面色萎黄，腹痛时作，脾胃欠实，肌肤瘦削，口角微邪。

《王旭高临证医案·卷一·痢疾门》：虽腹痛后重，虚象大著矣。切勿再进苦寒伤胃，宜温运脾肾，疏达肝木。

《环溪草堂医案·卷三·妇人》：频进疏风清热，脾胃再伤，以致腹痛便溏，食减无味，斯皆见咳治咳之弊。

《沈菊人医案·卷下·产后》：又因早食荤腥，致脘中作痛而胀，积聚成块，得食更甚，乃气血大虚之时而与食滞瘀凝互结，阻于脾胃之络。

《缪松心医案·湿》：陶，病之初，伤于瓜果。脾胃之阳，为寒所郁，而治法以阴柔之品进，郁者愈郁，而不得宣畅，以为和平。以致食少而胃困，腹痛而痹窒，中焦之阳益惫矣。治宜以芳香辛通之品，破其所阻，使脾阳得运，胃气升腾，病自愈矣。

《辨证奇闻·卷七·泻》：症因夏日贪凉，向风坐卧，暑热不宣，藏于脾胃，至秋凉风透入，克肝，肝木之风，郁而不宣，乃克脾胃，脾胃之热遂与战，走石扬沙，将腹中水谷尽驱直下，必欲不留一丝始快，故腹痛甚急。

十二、防用药过度

《圣济总录·卷第七十四·脚气门·服乳石脚气发动》：

犀角汤，治素服乳石，因食酒肉热面，发动脚气冲心，热闷腹痛。

犀角（镑，二两） 木通（锉，三两） 木香（二两） 黑豆（二合） 甘草（炙，二两） 连皮大腹（锉，五颗）

上六味，粗捣筛。每服五钱匕，水一盏半，煎至八分，去滓，入红雪三钱匕，搅匀，温服，不拘时，须臾，通利为度。

《圣济总录·卷第九十二·虚劳门·筋极》：

五加皮酒，治筋虚极善悲，颜色苍白，手足拘挛，举动缩急，腹中转痛。

五加皮（五两） 枳刺（二两） 猪椒根皮（去土） 丹参（各三两） 桂（去粗皮） 当归（切，焙） 甘草（炙）（各一两） 天雄（炮裂，去皮脐，三分） 秦椒（去目及闭口者，炒出汗） 白鲜皮 木通（各一两一分） 芎䓖 干姜（炮）（各三分） 薏苡仁（半两） 大麻仁（三两）

上一十五味，细锉，以生绢袋贮之，以酒一斗浸。春夏四宿，秋冬六宿。空腹温服半盏，渐加至一盏，以瘥为度。

《圣济总录·卷第一百·诸注门·鬼注》：

木香汤，治初得遁尸鬼注，心腹刺痛不可忍。

木香 丁香（各一两） 鬼箭羽（去茎） 桔梗（去芦头，锉，炒） 陈橘皮（汤浸，去白，炒） 紫苏叶 当归（切，焙）（各一两一分） 桃枭（微炒，七枚） 槟榔（锉，七枚）

上九味，粗捣筛。每服五钱匕，水一盏半，入生姜一分拍破，同煎至一盏，去滓，温服，日三。如人行五七里，再服，以利为度。

《太平圣惠方·卷第五十六·治鬼击诸方》：

治鬼打鬼排鬼刺，心腹痛，下血欲死，不知人，及卧多魇，诸恶毒气，宜用此方。

礜石（一分，黄泥裹，烧） 皂荚（一分，去皮子） 雄黄（一分，细研） 藜芦（一分，去芦头）

上件药，捣细罗为散。每用大豆许，纳竹管中吹鼻得嚏，则气便活，未嚏更吹，以嚏为度。

《太平圣惠方·卷第五十七·治蛔虫诸方》：

治蛔虫日夜咬人，腹内痛不可忍方。

苦楝树白皮（二斤，去粗者，锉）

上以水一斗，煎至三升，去滓，于银器内，以慢火熬成膏。每日于五更初，以温酒调下半匙，以虫下为度。

《太平圣惠方·卷第六十七·治一切伤折恶血不散诸方》：

荆芥饮子，治伤损后，腹中疼痛，瘀血不出，令人短气，大小便不通。

荆芥（一两） 川大黄（二两，锉碎，微炒） 芎䓖（一两） 蒲黄（一两） 当归［二（一）两，锉，微炒］ 桂心（一两） 甘草（半两，炙微赤，锉） 䗪虫（三十枚，去翅足，微炒） 桃仁（一两，汤浸，去皮尖，双仁，麸炒微黄）

上件药，细锉和匀，分为十服。每服，以水一大盏，煎至五分，去滓。每于食前温服。候下尽恶血为度，后便服补益丸散方。

《太平圣惠方·卷第七十五·治妊娠胎动腹痛诸方》：

槐子丸，治妊娠月数未至，而似欲产，腹痛者。

槐子（一两） 蒲黄［一分（合）］

上件药，捣罗为末，炼蜜和丸，如梧桐子大。不计时候，温酒下二十丸，以痛止为度。

《太平圣惠方·卷第八十三·治小儿腹痛诸方》：

鳖甲丸，治小儿腹痛不忍。

鳖甲（涂醋炙令黄，去裙襕） 防葵 诃黎勒（煨，用皮） 川大黄（锉，微炒） 人参（去芦头） 郁李仁（汤浸，去皮尖，微炒，锉，研入） 当归（锉，微炒）（以上各半两）

上件药，捣罗为末，炼蜜和丸，如绿豆大。不计时候，以粥饮下五丸，得微利瘥。量儿大小，以意加减。

《妇人大全良方·卷之一·月水不断方论第十三》：

若经候时行时止，或淋漓不断，腹中时痛，其脉沉细，此因寒热邪气客于胞中，冲任不调，此非虚弱，盖邪气伏留，滞于血海，譬如有积之人，下利不定，有所去即愈。宜牡丹丸。

牡丹皮 牡蒙 附子（炮） 大黄（蒸） 葶苈（炒） 苦梗 茯苓（各半两） 当归 制厚朴 吴茱萸 川椒（炒出汗） 人参 川芎 北柴胡 桂心 干姜（各半两） 细辛（一两半） 虻虫（五十个，去头 足 翅，炒）

上为细末，炼蜜丸如梧桐子大，空心，温酒下十丸。未知，渐加至二十丸，以知为度。

十三、防脏变

《盘珠集胎产症治·卷中·产后·恶露不下》：养胎余血，混以浆水为恶露。气血旺者，随产而下。气血衰弱，或夹寒冷，或夹风邪，遂留滞不行，上攻则为血晕，蓄瘀则为儿枕，日久不出，腹痛心痛，遍身发热，五心烦热，骨蒸潮热，时作时止，浑如疟状，块在两胁，动作雷鸣，嘈杂眩晕，食少羸瘦，又与虚弱病相似，慎勿误治，致成血臌等症，宜生化汤合失笑散，补而消之。

《孤鹤医案·杂证案例》：

结痞。劳乏伤脾，兼受木克，少腹作痛，左偏结痞，纳多时胀，脉左弦，右濡涩。久恐成臌，拟用温疏。

炒茅术（一钱半） 法半夏（一钱半） 细桂枝（四分） 大腹皮（一钱半） 橘红（一钱） 炒枳壳（一钱半） 煨木香（四分） 山楂炭（三钱） 羌活（一钱半） 茯苓（三钱） 煨姜（二片）

十四、防泄变

《中藏经·卷上·论脾脏虚实寒热生死逆顺脉证之法第二十六》：

又，唇虽萎黄，语声啭啭者，可治。脾病疟气久不去，腹中痛鸣，徐徐热汗出，其人本意宽缓，今忽反常而嗔怒，正言而鼻笑，不能答人者，此不过一月，祸必至矣。

又，脾中寒热，则皆使人腹中痛，不下食。

又，脾病，则舌强语涩、转筋、卵缩、牵阴股、引髀痛、身重不思食、鼓胀，变则水泄不能卧者，死不治也。

《医学启源·卷上·五脏六腑，除心包络十一经脉证法》：又脾中寒热，则使人腹中痛，不下食，病甚舌强语涩，转筋卵缩，阴股腹中引痛，身重，不思食，膨胀，变则水泄不能卧者，十死不治。

《圣济总录·卷五十七·心腹门·心腹痛》：论曰，脏腑气虚，风寒客之，邪正相搏，故上冲于心络而为心痛，下攻于腹膜而为腹痛，上下攻击，则心腹疼痛。其或阴气凝结，久而不散，内攻肠胃，则变为寒中、胀满、泄利之证。

痧后防复

一、药后调护

《肘后备急方·卷一·治心腹俱痛方第十》：凡心腹痛，若非中恶霍乱，则是皆宿结冷热所为。今此方可采以救急，痧后，要作诸大治，以消其根源也。

《华佗神方·卷四·华佗内科神方·华佗虫臌神方》：患者小腹微痛，四肢浮胀，面红而带黑，壮如虫蚀，眼下无卧蚕微肿之形，是为本症之候。治宜杀虫，虫去则臌胀自消。方用，雷丸、神曲、茯苓、白矾各三钱、车前子五钱、当归、鳖甲、醋炙地栗粉各一两。一剂即下虫无数，二剂而虫尽。愈后乃须补脾，以防再发。

《世医得效方·卷十二·小方科·泄泻》：消积丸，治泻下极臭秽，腹痛（方见前）。服后，次用益黄散（方见后）、平胃散、缩砂香附汤，补脾即安。（方并见大方科诸气、脾胃类。）

《痧胀玉衡·卷之上·此下细述发蒙论所不尽·痧症类伤寒》：迨后十余日，腹中大痛，口吐涎沫，此又因秽气所触而复痧也。令其刮痧，少安，用藿香正气汤稍冷服之，腹痛顿止，后用补中益气汤、十全大补汤调理如旧。

《妇科问答·经症十八问》：

妇人咳嗽吐血，腹痛泄泻，胸膈痞闷，喉咙痰塞，饮食少进，手足麻木，如此之症，当服何药。

答曰，人以脾胃为主。胃为水宫之海，脾为传化之器，而气血精光，皆赖饮食以滋养。若气禀素弱，兼之气郁不舒，则脾胃必伤，而精神益减，此前症所由生也。咳嗽吐血者，肺热生痰，而肝不纳血也。腹痛作泻者，暴注不迫或有痰饮，或有食疼而腹泻，泻而腹疼，亏损乎脾土之气也。胸膈痞塞，随火上升，窒碍于咽喉之间也。饮食少进，胃弱而不能运化者，手足麻木，湿痰滞于经络也。如此之症，受病多端，若不早治，恐后难去其根也。用药亦不易，若以热证治之，反助火而生痰。若以寒剂服之，必损胃而成泻。顺气宽中而体愈气，补血则中益满而肠必滑。宜服平肝剂、刮心火、滋肾水、清肺金、健脾土之药，以拔去病根，痰疾可瘳矣。然必须戒恼怒、节饮食、省劳碌方妙。

《医碥·卷之二·杂症·瘟疫病论·愈后诸证论》：愈后数日，腹痛里急，此下焦伏邪，欲作滞下也，宜芍药汤，白芍、当归、厚朴（各一钱）、槟榔（二钱）、甘草（七分）。

《时方妙用·卷三·伤食》：伤食病，必有胸闷、吞酸、嗳腐、腹胀、腹痛等症，宜以平胃散加麦芽、谷芽、山楂、神曲、萝卜子消之，或以所伤之物烧灰加入为引导。如初伤时，食尚在膈，服此汤，以手探吐。如伤之已久，腹满拒按，宜以三一承气汤下之。愈后服香砂六君子汤加干姜调养。若无吞酸、嗳腐等症，但见头痛、恶寒、发热，是外感症，切不可误用消导之品，致外邪陷入，变症百出。伤寒不禁食，故桂枝汤啜粥是开章第一义，读仲景书自明。西北之人，一遇头痛、恶寒、发热之症。便云有食，即服神曲、山楂等药，往往误事。余为活人计，不得不大声疾呼也。

《济世神验良方·疝气门》：

治偏坠小肠气神效方

大黄五钱（火上炙干） 香白芷（二钱五分） 麝香（半分） 穿山甲（一钱五分，加黄土炒过） 白僵蚕（二钱） 乳香 没药（各二钱五分）

共为细末，当归煎水熬膏为丸，分作二分，每早空心一服，好酒送下。

《伤寒论辩证广注·卷之十一·附昔贤治瘥后病方论变法》：

新瘥后，当静卧，慎勿早起，梳洗，亦不可多言语，用心使意劳烦。凡此皆令人劳复，故督邮顾子献得病已瘥，未健，诣华敷视脉，敷曰，虽瘥，尚虚，未得复，阳气不足。慎勿劳事，余劳尚可，女劳（《外台》作御内）则死，当吐舌数寸。其妇闻其夫瘥，从百余里来省之，经宿交接。中间三日，发热口噤，舌出数寸而死，（按，此段巢氏《病源》云出之范汪方中也）。

病新瘥，未满百日，气力未平复，而以房室者，略无不死。有士盖正者，疾愈后，六十日，已能行射猎，以房室，即吐涎而死，及热病房室，名为阴阳易之病皆难治，多死。近者，有一士大夫小得伤寒，瘥已十余日，能乘马行来，自谓平复，以房室，即小腹急痛，手足拘挛而死。

二、饮食忌宜

《华佗神方·卷四·华佗内科神方·华佗治各种痧症神方》：初起时多半腹痛，亦有并不痛，只觉昏沉胀闷者。切忌服姜。

《华佗神方·卷四·华佗内科神方·华佗治飞尸神方》：

飞尸者，发无由，忽然而至，若飞走之疾，故云。其候心腹刺痛，气息喘急胀满，上冲心胸。

治用

细辛 天雄（炮） 莽草（各一分） 珍珠 雄黄（各二分） 桂心（三分） 附子（炮） 干姜 乌头（炮）（各四分）

上捣散，服五分匕，不知稍增，用陈酒下。忌猪肉，冷水，生葱，生菜。

《圣济总录·卷第四十七·胃门·胃反》：

吴茱萸丸，治年深膈气翻胃，饮食之物，至晚皆吐出，悉皆生存不化，膈上常有痰涎，时时呕血，胸中多酸水，吐清水无时，夜吐辄至晓，日渐羸瘦，腹中痛楚，时复冷滑，或即闭结。

吴茱萸（瓦上炒，三分）　胡椒　人参　当归（锉，焙）（各半两）　甘草（半两，一半生，五七重醋浸令透，火内用，一半纸裹慢煨干，又浸，如此七遍）　半夏（一两，用生姜四两研汁，入沙罐子内，姜汁并膏水煮，候擘破看，存二分白心，取半夏细研为）　白矾（烧存性，半两）

上七味，捣罗为细末，以半夏膏和丸。如稍硬，添姜汁，丸如梧桐子大。每服七丸，桑柳枝各二十一茎，银器内煎汤吞下，日三服。忌诸毒物，惟可食油煎猪脾软饭。

《类编朱氏集验医方·卷之四·脾胃门（附呕吐、翻胃、虚肿）·治方》：

青枣散，治脾胃泄泻，心腹膨胀疼痛，不纳饮食，或作吐逆翻胃，脾痛，气不升降，兼脾胃积冷。

陈皮　甘草　干姜　良姜（各炒）

上等分。细末。每服一钱，盐汤空心点服，姜枣煎亦得。忌生冷、鱼腥、酒、猪肉动气物。只可吃鸠子、雀儿、猪肝、肺等物。

《小品方·卷第一·治气逆如奔豚状并诸汤方》：

奔豚汤，治虚劳五脏气之损，游气归上，上走时若群豚相逐憧憧，时气来便自如坐惊梦，精光竭不泽，阴痿，上引少腹急痛，而乍热赤色，喜怒无常，耳聋，目视无精光方。

葛根（八两，干者）　生李根（切，一升）　人参（三两）　半夏（一升，洗）　芍药（三两）　当归（二两）　桂心（五两）　生姜（二片）　甘草（炙，二两）

上九味，切，以水二斗，煮得五升，温服八合，日三，不知稍增至一升，日三。忌羊肉、饧、生葱、海藻、菘菜等。

《小品方·卷第四·治中恶诸方》：

大岩蜜汤，治中风，身如角弓反张，并主猝心腹绞痛方。

茯苓　芎藭　当归　甘草（各一两，炙）　桂心（二两半）　栀子（十四枚，擘）　吴茱萸（三两）　细辛　干姜　干地黄（各二两）

上十味，切，以水八升，煮取三升，分为三服，相去如行十里顷。若痛甚者，加羊脂三两，当归、芍药、人参各一两，心腹胀满坚急者，加大黄三两。忌醋、生葱、生菜、海藻、菘菜、芜荑等。

《小品方·卷第六·治冬月伤寒诸方》：

犀角汤，治热毒下黄赤汁，及赤如腐烂血，及赤滞如鱼脑，腹痛壮热，诸药无效方。

黄柏（一两半）　黄芩（一两半）　白头翁（一两）　黄连（二两）　当归（一两）　牡蛎（一两半，熬）　犀角（屑，半两）　艾叶（半两）　石榴皮（一两半）　桑寄生（一两）　甘草（一两，炙）

上十一味，切，以水八升，煮取三升，分三服。忌猪肉、冷水、海藻、菘菜。

《脾胃论·卷下·散滞气汤》：

治因忧气结，中脘腹皮底微痛，心下痞满，不思饮食，虽食不散，常常有痞气。

当归身（二分）　陈皮（三分）　柴胡（四分）　炙甘草（一钱）　半夏（一钱五分）　生姜（五片）　红花（少许）

上件锉如麻豆大。都和一服，水二盏，煎至一盏，去渣，稍热服，食前。忌湿面、酒。

《脉因证治·卷四·带下》：

固真丸，治脐腹冷痛，目中溜火，此皆寒湿乘其胞内，汁轻伏火。

白石脂（一钱，以火烧赤，水飞，研细末）　白龙骨（一钱，二味以枯以湿）　干姜（炮，四钱，泻寒水）　黄柏（半钱，因用引导）　柴胡（《本经》使一钱）　当归（一钱，和血脉）　白芍（半钱，导之，）　人参　黄芪（虚甚加之）

上白石、龙骨水飞研细外，余同极细，水煮面丸鸡头大，日干，空心汤下，以膳压之。忌生冷、油腻、湿面。

《妇人大全良方·卷之一·崩中漏下生死脉方论第十七》：

《千金》温经汤，治女人曾经小产，或带下三十六病，腹胀、唇口干，日暮发热，小腹急痛，手足烦热，大腑不调，时时泄利，经脉不调，久不怀孕。

吴茱萸（三两）　白芍药　当归　芎劳（各二两）　麦门冬（去心）　半夏（各二两半）　人参　阿胶（粉炒）　牡丹皮（去心）　甘草　桂心（各一两）

上为粗末，每服三钱。水一盏，姜五片，煎七分，去滓，空心食前，温服。忌生冷、羊肉、生葱、海藻、菘菜等。《千金方》同。

《妇人大全良方·卷之五·妇人冷劳方论第五（凡七方）》：

煮肝散，治妇人冷劳，面色萎黄，不多思食，或时腹痛，四肢少力，积渐羸瘦。

白芍药　川芎　苦梗　厚朴　桂心（各三分）　陈皮（一两半）　白姜　当归　荆芥穗　莳萝　胡椒　芜荑仁　藁本　柴胡　紫菀（各半两）

上为细末，每服半两。以獖猪肝一具，用盐、醋、葱白各少许，相和如寻常，煮熟，空心任意食之，然后饮温酒二盏尤佳。

《妇人大全良方·卷之十二·妊娠随月数服药及将息法第一（凡十二方）》：

又妊娠三月为定形。有寒大便青，有热小便难，不赤即黄。猝惊恐、忧愁、瞋恚、喜，顿仆，动于经脉，腹满，绕脐苦痛，腰背痛，猝有所下。

雄鸡汤方

雄鸡（一只，治如食法）　甘草（炙）　茯苓　人参　阿胶（各二两）　黄芩　白术（各一两）　芍药（四两）　麦门冬（去心，五合）　大枣（十二枚，擘）　生姜（一两，切）

上咀，以水一斗五升，煮鸡减半，纳药煮取一半，入清酒三升，并胶再煎取三升。分三服，一日尽之，当温卧。忌海藻、菘菜、酢物、桃、李、雀肉等。（一方有当归、川芎二两，无黄芩、生姜。）

腹痛

又妊娠六月，猝有所动不安，寒热往来，腹内胀满，身体肿，惊怖，忽有所下，腹痛如欲产，手足烦疼。

麦门冬（去心，一升）　甘草（炙）　人参（各一两）　干地黄（三两）　黄芩（二两）　阿胶（四两）　生姜（六两）　大枣（十五枚，擘）

上八味切。以水七升，煮减半，纳清酒二升，并胶煎取三升，分三服。每如人行三四里，中间进糜粥。忌海藻、菘菜、芜荑。

《妇人大全良方·卷之十二·胎动不安方论第四（凡二十方）》：

治妊娠八九月胎动不安，心腹疼痛，面目青，冷汗出，气欲绝。此由劳动用力伤胎宫，宜急治之。

钩藤　当归　茯神　人参（各一两）　苦梗（一两半）　桑寄生（半两）

上为粗末，每服五大钱。水二盏，煎至一盏，去滓温服，无时候。忌猪肉、菘菜。烦热加石膏二两半，临产月加桂心一两。

《妇人大全良方·卷之二十二·产后赤白痢疾及虚羸气痢方论第十二（凡三十一方）》：

《千金》疗产后下利腹痛。

当归　龙骨（各三两）　干姜　附子　甘草　熟艾（各一两）　白术（二两）　川芎（二两半）

上八味细切，以水五升，煮取二升半，去滓，分为三服，日三，一日令尽。忌猪肉、冷水、桃、李、雀肉、毒物。

《女科撮要·卷下·保胎》：

一妊娠饮食后恼怒，寒热呕吐，头痛恶寒，胸腹胀痛，大便不实而色青，小便频数而有血。余曰，当清肝健脾为主。不信，乃主安胎止血，益甚。问余曰，何也。余曰，大便不实而色青，此是饮食既伤脾土而兼木侮。小便频数而有血，此是肝火血流于胞而兼挺瘏也。用六君子加枳壳、紫苏、山栀二剂，脾胃顿醒，又用加味逍遥加紫苏、枳壳二剂，小便顿清，更节饮食，调理而安。

《太平圣惠方·卷第五·治脾气不足诸方》：

厚朴散，治脾气不足，心腹胀痛，喜噫吞酸，食则欲呕，四肢少力。

厚朴（一两，去粗皮，涂生姜汁炙令香熟）　肉桂（一两，去粗皮）　当归（半两，锉，微炒）　人参（半两，去芦头）　丁香（半两）　白术（半两）　白豆蔻（半两，去皮）　吴茱萸（一分，汤浸七遍，炒令微黄）　诃黎勒（一两，煨，用皮）　高良姜（半两）　陈橘皮（半两，汤浸，去白瓤，微炒）

上件药，捣筛为散。每服三钱，水一中盏。入生姜半分，枣三枚，煎至六分，去滓。不计时候温服。忌生冷油腻湿面黏食。

《太平圣惠方·卷第二十八·治虚劳积聚诸方》：

防葵丸，治虚劳积聚，胁下妨满，腹胀不能食，及腹中痛。

防葵（一两）　柴胡（一两，去苗）　木香（三分）　桃仁（一两，汤浸，去皮尖，双仁麸炒微黄） 鳖甲（一两，涂醋炙微黄，去裙襕） 桂心（半两） 川大黄（一两，锉碎，微炒） 当归（半两） 京三棱（一两，炮，锉） 赤芍药（半两） 槟榔（一两）、郁李仁（一两，汤浸，去皮尖，微炒）

上件药，捣罗为末，炼蜜和捣三五百杵，丸如梧桐子大。每服食前，以温酒下二十丸。忌苋菜、生冷、湿面。

《太平惠民和剂局方·卷之五·宝庆新增方·双和汤》：

治男子、妇人五劳、六极、七伤，心肾俱虚，精血气少，遂成虚劳。百骸枯瘁，四肢倦怠，寒热往来，咳嗽咽干，行动喘乏，面色萎黄，略有所触，易成他疾。或伤于冷，则宿食不消，脾疼腹痛，泻痢吐逆。或伤于热，则头眩眼晕，痰涎气促，五心烦热。或因饥饱动作，喜怒惊恐，病随而至，或虚胀而不思食，或多食而不生肌肉，心烦则虚汗盗汗，一切虚劳不敢服燥药者，并宜服之。常服调中养气，益血育神，和胃进食，补虚损。

白芍药（七两半） 当归（洗，酒浸） 黄芪（蜜炙） 川芎 熟地黄（净洗，酒蒸）（各三两）甘草（炙） 肉桂（去皮，不见火，各二两二钱半）

上为细末。每服二钱，水一盏半，生姜三片，枣子一枚，煎至六分，空心，食前服。忌生冷、果子等物。

《太平惠民和剂局方·卷之五·续添诸局经验秘方·灵砂》：

善治荣卫不交养，阴阳不升降，上盛下虚，头旋气促，心腹冷痛，翻胃吐逆，霍乱转筋，脏腑滑泄，赤白下痢。久服通神，轻身不老，令人心灵。此丹按仙经服饵之法，会五行符合之妙，体性轻清，不随烟焰飞走，男女老幼皆可服。

水银（一斤） 硫黄（四两）

上二味，用新铁铫炒成砂子，或有烟焰即以醋洒，候研细，入水火鼎，醋调赤石脂封口，铁线扎缚晒干，盐泥固济，用炭二十斤煅，如鼎子裂，笔蘸赤石脂频抹其处。火尽为度，经宿取出，研为细末，糯米糊为丸，如麻子大。每服三粒，空心，枣汤、米饮、井华水、人参汤任下，量病轻重增至五七粒。忌猪、羊血，绿豆粉、冷滑之物。

《太平惠民和剂局方·卷之五·吴直阁增诸家名方·玉华白丹》：

（唐冲虚先生三品制炼方，曾经进宣政间，系上品丹）清上实下，助养根元，扶衰救弱，补益脏腑。治五劳七伤，夜多盗汗，肺萎虚损，久嗽上喘，霍乱转筋，六脉沉伏，唇口青黑，腹胁刺痛，大肠不固，小便滑数，梦中遗泄，肌肉瘦瘁，目暗耳鸣，胃虚食减，久疟久痢，积寒痼冷，诸药不愈者，服之如神。

白石脂（净瓦阁起，火煅红，研细，水飞） 左顾牡蛎（七钱，洗，用韭叶捣，盐泥固济，火煅取白者） 阳起石（用甘锅于大火中煅令通红，取出，酒淬，放阴地令干，各半两） 钟乳粉（炼成者，一两）

上四味，各研令极细如粉，方拌和作一处令匀，研一二日，以糯米粉煮糊为丸，如鸡头大，入地坑出火毒一宿。每服一粒，空心，浓煎人参汤放冷送下，熟水亦得。常服温平，不僭不燥，泽肌悦色，祛除宿患。妇人久无妊者，以当归、熟地黄浸酒下，便有符合造化之妙。或久冷、崩带、虚损，脐腹撮痛，艾醋汤下。服毕以少白粥压之，忌猪、羊血、绿豆粉，恐解药力。尤治久患肠风脏毒。

《鸡峰普济方·卷第十二·脾胃》：

脾脏虚冷，大肠滑泄，腹痛食不消化。

阿胶　艾叶（各一两）　干姜　赤石脂（各三分）　当归　附子（各一两）　厚朴（二两）桂　芎䓖（各半两）

上为细末。食前热粥饮调下二钱，忌生冷油腻湿面。

《鸡峰普济方·卷第十四·泻痢（呕吐附）》：

龙脂丸，治男子、妇人脾胃虚弱，或伤冷结聚，变成脓血，脐腹疼痛，肠滑不止，饮食不进，皆可服之。

诃子　肉豆蔻（各一两半）　草豆蔻（半两面裹烧，去皮）　龙骨　当归　赤石脂　缩砂仁木香（各一两）　白矾（半两）　黄连（一两）　干姜（半两）

上为细末，粟米饭和丸，如梧子大。每服二十丸至三十丸，空心米饮下，忌油腻鸡鱼猪肉等物。

《御药院方·卷六·补虚损门·烧肝散》：

治五劳七伤，三十六风，二十四冷，脐腹寒痛、四肢少力、困倦、黄疸，久患诸药不能治者，并皆救之。

黑附子（一两）　缩砂仁　川芎　青皮　陈皮　肉桂　益智　肉豆蔻　红豆　山茵陈　柴胡（去苗）　芍药　桔梗　白术　苍术（去皮，炒）　远志（去心）　干姜　白芷　良姜　细辛　蓬莪术　芫荑　荜茇　大椒（以上各半两）

上二十四味为细末，每服五钱，猪、羊肝四两劈开，葱白二枚细切，掺药葱重重尽，纸裹三五重，文武火烧香熟，空心食前。吃白面烧饼二个压，米饮送，次更吃好酒三两盏，频频吃。此药多验。

《御药院方·卷六·补虚损门·秘元丹》：

助阳消阴，正气温中。治内虚里寒，冷气攻心，胁肋胀满，脐腹刺痛，呕逆泄泻，自汗时出，小便不禁，阳气衰微，手足厥，久虚下冷，真气不足，一切虚冷并宜服之。

白龙骨（三两）　诃子（十个，炮，去核）　缩砂（一两，去皮）　灵砂（二两）

上四味为细末，煮糯米粥丸，如麻子大。每服空心酒送下两丸，临卧冷水下三丸。忌葱、茶、葵、菜等物。

《验方新编·卷之十八·肚腹部·痧症腹痛》：阳痧则腹痛而手足暖，用针刺指头少商穴，使出血即解，痧症腹痛，无论阴阳，忌食热汤热物。

《外治寿世方·卷三·肚腹》：

骤然急痛，不知何症，只用盐微炒热，以布包盐热熨痛处即止（并治肝胃气及胃脘腹中胀痛）。

又，羌活（一两）、葱白（十根）、老姜（二两），麦面和，炒热用布包裹熨腹，冷再炒熨。

又，以痧药搐鼻。

寒火相结，小腹疼痛（俗名阴寒）。

枯白矾（一大块）　枣肉（一大个）　连须葱白（三段）　胡椒（按病人岁数一岁一粒）

共研末，用男孩所吃之乳合一处，共捣为丸，安放肚脐上，一炷香时痛止。忌食生冷。

《回生集·卷上·内症门·治绞肠痧方》：

此症夏天最多。肚腹急痛，唇指青黑者。

用透明生白矾研末，每服二钱，用冷水热水各半杯，调服即愈。

仁人须预带明矾，或在舟车长途或黑夜之际，应手奏功。再于爪甲肉际臂腿弯等处，刺出黑血为要。切忌姜汤、茶叶汤、大荤、米面，直待甚饿吐泻三个时辰方可食粥。此症须认明，若阴证误视不效。

《家传女科经验摘奇·妊娠》：

当归芍药汤，治妊娠腹中疼痛，痢疾，心下急满。

白芍　白茯苓　川归　泽泻　川芎（各一两）　白术（五钱）

上为末，每服三钱，温酒下，米饮亦可，忌生冷。

三、起居调护

《小品方·卷第五·治心腹胸胁中病诸方》：

九痛丸，主九种心痛。一虫心痛，二注心痛，三风心痛，四悸心痛，五食心痛，六饮心痛，七冷心痛，八热心痛，九生来心痛，方悉主之。

猝中恶腹痛，口不言，二日一服。连年积冷，流注心胸者，亦服之，好好将息，神验。

《卫生家宝产科备要·卷第三·论欲产并产后》：

定痛散，治产后恶血不止，腹内热痛，不可忍及儿枕未定

当归（洗，去芦须，切，焙）　芍药（洗）（各二两）　桂心（一两，或体蒸热，以川芎代之）

上为末，每服二钱，水酒共一盏，生姜一块弹子大，擘破，同煎至六分，去滓，温服之。

若产后四肢安和，亦不用多吃酒药，缘气虚禁持未得，却多昏眩，惟饮童子小便无妨。勿平身，且侧卧，夜常须一人看承，令屈起两膝卧睡，即须频唤。觉虚羸困乏，即空心进理中丸、七宝散。七日外，恐吃粥无味，或虚乏无力，即烂煮羊肉汁、黄雌鸡汁作粥，未可吃肉，亦不可伤及吃硬物，便成积滞之患。常以净黑豆一升炒，令烟出，以酒五升浇淋，入羌活一两，槌碎，同浸，常用此酒下药，或时饮一盏，大避风邪，令诸疾不生。

《太平惠民和剂局方·卷之三·新添诸局经验秘方·枣肉平胃散》：

治脾胃不和，不思饮食，心腹、胁肋胀满刺痛，口苦无味，胸满短气，呕哕恶心，噫气吞酸，面色萎黄，肌体瘦弱，怠惰嗜卧，体重节痛，常多自利，或发霍乱，及五噎八痞，膈气反

胃，并宜服。

陈橘皮（去皮）　厚朴（去粗皮，姜制，炒香，各三斤二两）　甘草（锉，炒）　生姜　红枣（各二斤）　苍术（去粗皮，米泔浸二日，炒，五斤）

上件锉碎，拌匀，以水浸过面上半寸许，煮令水干，取出焙燥，碾为细末。每服二钱，用盐汤点，空心，食前。常服调气暖胃，化宿食，消痰饮，辟风、寒、冷、湿四时非节之气。

《太平惠民和剂局方·卷之三·吴直阁增诸家名方·守中金丸》：

理中焦不和，脾胃积冷，心下虚痞，腹中疼痛。或饮酒过多，胸胁逆满，噎塞不通，咳嗽无时，呕吐冷痰，饮食不下，噫醋吞酸，口苦失味，怠惰嗜卧，不思饮食。又治伤寒时气，里寒外热，霍乱吐利，心腹绞疼，手足不和，身热不渴，肠鸣自利，米谷不化。

干姜（炮）　甘草（爁）　苍术（米泔浸）　桔梗（去芦）

上件各等分，锉为细末。炼蜜为丸，如弹子大。每服一丸，食前，沸汤嚼下。又治脾胃留湿，体重节痛，面色萎黄，肌肉消瘦。常服温脾暖胃，消痰逐饮，顺三焦，进美饮食，辟风、寒、湿、冷。

《杨氏家藏方·卷五·一切气》：

治中脘气塞，元脏虚冷，胸膈痞闷，脐腹疼痛，气噎不快，绕脐虚鸣，呕吐酸水，泄利虚滑，心痛气刺，手足逆冷，倦怠少力，不美饮食，口苦舌涩，呕逆恶心，噫气吞酸，胁肋疼痛，喘满气逆，小便频数。又治妇人脾血冷气，发作不常及中恶腹痛，蛊毒疰忤，悉皆治之。

乌药（三两，炒）　沉香　木香　人参（去芦头）　白术　白茯苓（去皮）　甘草（炙）（以上六味各一两）　丁香　檀香　白豆蔻　青橘皮（去白，炒）（以上四味各半两）　京三棱（煨，切）　蓬莪术（煨，切）　香附子（炒，去毛）（以上三味各一两半）

上件为细末。每服三钱，水一盏，生姜二片，枣一枚，同煎至七分，入盐少许，热服或热酒调下，空心服。大能御邪正气，调中进食，辟雾露岚湿之气。

《普济本事方·卷第七·腹胁疼痛·神保丸》：

治胁下风气作块，寒疝发作，连少腹痛凑心。其积属肝，在右胁下。故病发则右边手足头面昏痛，不思食。止头冷方。

干葛（一两）　麻黄（三分，去节）　侧子（一个，炮，去皮脐）　川芎（洗）　防风（去钗股）枳实（麸炒，去穰）　芍药　桂枝（去粗皮，不见火）　羌活（去芦，洗）　甘草（炙）　当归（洗，去芦，薄切，焙干，各四钱）

上粗末，每服四钱，水一盏半，姜三片，同煎至七分，去滓，通口服，日三四服。有汗避风。

《御药院方·卷八·治杂病门·淋渫药山茱萸散》：

治肾气虚弱，阴囊多汗，或冷肿痛不消，或牵引少腹时发疼痛，并皆治之。

山茱萸　吴茱萸　硇砂（飞）　紫梢花　零陵香　藿香叶　丁香皮（各半两）　木通　细辛　续断　远志　蛇床子　木鳖子　天仙子（以上各三钱半）

上为粗末，每用一匙，水一碗煎五七沸，先以热气熏，然后浴，宜盖覆避风。

《脾胃论·卷下·加减平胃散》：

治脾胃不和，不思饮食，心腹胁肋，胀满刺痛，口苦无味，胸满短气，呕哕恶心，噫气吞酸，面色萎黄，肌体瘦弱，怠惰嗜卧，体重节痛，常多自利，或发霍乱，及五噎八痞，膈气反胃。

甘草（锉，炒，二两）厚朴（去粗皮，姜制炒香）陈皮（去白）（以上各三两二钱）苍术（去粗皮，米泔浸，五两）

上为细末。每服二钱，水一盏，入生姜三片，干枣二枚，同煎至七分，去渣，温服。或去姜、枣，带热服，空心、食前。入盐一捻，沸汤点服亦得。常服调气暖胃，化宿食，消痰饮，辟风寒冷湿，四时非节之气。

《吴氏医方汇编·第五册·肠痈》：内经云，肠痈为病不可惊，惊则肠断而死。故患是者，其坐卧转侧，理宜徐缓，时日少食薄粥及八珍，固其元气，静养调理，庶可保全。

四、房劳禁忌

《鸡峰普济方·卷第二十·气（膈噎附）》：

艾炷丹，治小肠元气发不可忍者，脚膝疼无力，脐腹冷疼，脾元冷气。

硫黄（三分）茴香（半两）朱砂（三分）木香　荜澄茄　附子（各半两）川楝子（十个）天麻（一两）葫芦巴　白矾（各半两）沉香　天南星　乌头（各一两）延胡索（一百个）

上为细末，水煮面糊和丸，更用朱砂为衣。

每服作绵灰三钱热酒调下，嚼破一丸，立效。忌房色四十九日，如鸡头大可加至二丸。

《金匮翼·卷六·心痛统论·心寒痛》：罗谦甫治漕运使崔君长男云卿，年二十五，体本丰肥，奉养膏粱，时时有热证。友人劝进寒凉药，食寒物。至元庚辰秋发疟，医以砒霜等药治之，新汲水下，禁食热物。疟病未除，反添吐泻，脾胃复伤，中气愈虚，腹痛肠鸣，时复胃脘当心而痛，不任其苦，屡医未效，至冬不瘥。延至四月，劳役烦恼过度，前症大作，请余治之。诊得脉弦细而微，手足稍冷，面色青黄不泽，情思不乐，恶人烦扰，饮食减少，微饱则心下痞闷，呕吐酸水，每发作，冷汗时出，气促不安，须人额相抵而坐，少时易之。予思《内经》，中气不足，溲便为之变，肠为之苦鸣。下气不足，则乃为痿厥心悗。又曰寒气客于肠胃之间，则猝然而痛，得热则已，非甘辛大热之剂，则不能愈。遂制此方。经曰，寒淫于内，治以辛热，佐以苦温。附子、干姜大辛热，温中散寒，故以为君。草豆蔻、益智仁辛苦温，治客寒犯胃为佐。脾不足者以甘补之，炙甘草甘温，白术、陈皮苦温，补脾养气。水夹木势，亦来侮土，故作急痛，桂辛热以退寒水，芍药味酸，以泻木来克土。吴茱萸苦热，泻厥气上逆于胸中为使。三服大势去，痛减半。至秋先灸中脘三七壮，以助胃气，次灸气海百余壮，生发元气，滋荣百脉，以还少丹服之。喜饮食，添肌肉，皮肤润泽。明年春灸三里二七壮，乃胃之合穴，亦助胃气，引气下行，又以芳香助脾，服育气汤加白檀香平治之，戒以惩忿窒欲，慎言语，节饮食，一年而平复。

《吴氏医方汇编·第五册·肠痈》：

治大小肠痈方　凡小肠痈则左足缩，大肠痈则右足缩是也。

用地榆一斤，水十碗，煎三碗，再用生甘草二两、金银花一两，再煎一碗，空心温服。一服即消，久亦须两服也，但忌房事要紧。

《伤寒论辩证广注·卷之十一·附昔贤治瘥后病方论变法》：

新瘥后，当静卧，慎勿早起，梳洗，亦不可多言语，用心使意劳烦。凡此皆令人劳复，故督邮顾子献得病已瘥，未健，诣华敷视脉，敷曰，虽瘥，尚虚，未得复，阳气不足。慎勿劳事，余劳尚可，女劳（《外台》作御内）则死，当吐舌数寸。其妇闻其夫瘥，从百余里来省之，经宿交接。中间三日，发热口噤，舌出数寸而死，（按，此段巢氏《病源》云出之范汪方中也）。

病新瘥，未满百日，气力未平复，而以房室者，略无不死。有士盖正者，疾愈后，六十日，已能行射猎，以房室，即吐涎而死，及热病房室，名为阴阳易之病皆难治，多死。近者，有一士大夫小得伤寒，瘥已十余日，能乘马行来，自谓平复，以房室，即小腹急痛，手足拘挛而死。

五、药后助汗

《小品方·卷第四·治霍乱诸方》：

霍乱脐上筑者，肾气动也，先治气，理中汤去术加桂。凡方加术者，以内虚也。加桂者，恐作奔豚也，理中汤方。

人参（三两）　甘草（三两，炙）　白术（三两）　干姜（三两，炮）

上四味，切，以水八升，煮取三升，去滓，温服一升，日三夜一。若脐上筑者，肾气动也，去术加桂心四两。吐多者，去术加生姜三两。若下多者，复用术，悸者加茯苓二两。若病先时渴喜得水者，加术合前成四两半。若腹中痛者，加人参合前成四两半。若恶寒者，加干姜合前成四两半。若腹满者，去术加附子一枚，炮去皮、破六片。服汤后一食顷，饮热粥一升许，汗微出自温，勿发揭衣被也。忌海藻、菘菜、桃李、雀肉等。

《小品方·卷第六·治冬月伤寒诸方》：

阴毒汤，治伤寒初病一二日，便结成阴毒，或服汤药六七日以上至十日，变成阴毒。身重背强，腹中绞痛，喉咽不利，毒气攻心，心下坚强，短气不得息，呕逆，唇青面黑，四肢厥冷，其脉沉细紧数，仲景云，此阴毒之候，身如被打，五六日可治，至七日不可治，宜服甘草汤方。

甘草（炙）　升麻　当归（各二分）　蜀椒（一分，出汗）　鳖甲（大如手一片，炙）

上五味，切，以水五升，煮取二升半，分再服，如人行五里顷复服，温覆当出汗，汗出则愈。若不得汗，则不解，当重服令汗出。忌海藻、菘菜、苋菜。

《卫生家宝产科备要·卷第二·徐之才逐月养胎方》：

妊娠七月，忽惊恐摇动，腹痛，猝有所下，手足厥冷脉。若伤寒烦热，腹满短气，常苦颈项及腰背强，葱白汤主之。

葱白汤，葱白（十四茎，长三四寸）麦门冬（一升，汤浸去心，焙）生姜（八两，洗，擦去皮，切片）甘草（炙，锉）当归（洗，去芦须，切片子，焙）黄芪（捶褊，蜜涂，炙）（各三两）人参（一两半，去芦，切片）阿胶（四两，锉碎）黄芩（一两，尖如锥者）旋覆花（一合，去枝梗）半夏（一升，汤泡，洗七次，用生姜制一宿，焙干）

上十一味㕮咀，以水八升煮，减半，纳清酒三升及胶，煎取四升，服一升，日三夜一。温卧当汗出，若不出者，加麻黄去节二两煮，服如前法。若秋后勿强渍汗。

《圣济总录·卷第六十一·胸痹门·胸痹》：

理中汤，治胸痹。

人参　甘草（炙）　白术　干姜（炮）（各一两半）

上四味，粗捣筛。每服五钱匕，水二盏，煎至一盏，去滓，温服。空心、日午、临卧各一。若筑者，此为肾气动也，去术，加桂二两。脐上筑、吐多者，去术，加生姜一两半。下多者，复用术。

悸者，加茯苓一两。渴者，加术二两一分。腹中痛者，加人参二两一分。寒者，加干姜二两一分。腹满者，去术，加附子一枚。服汤后，食久以稀粥投之，衣覆取微汗。

《普济本事方·卷第九·伤寒时疫（下）·还阳散》：

阴毒面色青，四肢逆冷，心躁腹痛。

用硫黄末新汲水调下二钱，良久，或寒一起，或热一起，更看紧慢，再服，汗出瘥。

《妇人大全良方·卷六·妇人伤寒伤风方论第九（凡八方）》：

妇人病未平复，因有所动，小腹急痛，腰胯疼，四肢不任，举动无力，发热者。宜当归白术汤。

桂枝　白术　当归　甘草　芍药　人参　黄芪（各一分）生附子（一个，破作八片，各一分）生姜（半两）

上㕮咀，水三升，煮取一升半，去滓，通口服一汤盏。食顷再服，温覆微汗瘥。

《卫生易简方·卷之一·诸风》：治风劳毒肿痛或牵引小腹及腰痛，用桃仁一升，去皮尖，双仁炒，令烟出，热研如膏。以酒三升和匀，一服取汗，再服瘥。

《世医得效方·卷一·大方脉杂医科·相类》：

附子散，治阴毒伤寒为病，手足冷，腰背强，头疼腹痛。或烦渴，精神恍惚，额与手背时出冷汗。声郑重，爪、甲、唇、面色青黑。多因脾肾虚寒伏阴，重感于寒所致。或因服冷药过多，心腹胀满，昏不知人。

附子（炮，去皮脐，三分）桂心　当归（去尾）白术（各半两）（去芦）半夏（汤泡去滑）干姜（各一分，炮）

上锉散。每服三钱，水二盏，生姜三片，煎至六分，不以时热服，衣覆取汗。

当归白术汤，妇人未平复，因有所动，小腹急痛，腰胯疼，四肢不任举身，无热发者。

白术　桂枝（去皮）　甘草（炙）　人参　黄芪（蜜炙）　芍药（各一分）　生姜（半两）当归（一两）　附子（一枚，破，分八片，去皮）

上锉散，水三升，煎取一升半，去滓通口服一半，食顷再服一半，温覆微汗便瘥。

《仁术便览·卷一·中寒》：阴寒症，腹痛至死，用葱白一大握如茶中大，纸卷紧，却以快刀切齐，一指厚片，安于脐上，以热熨斗熨之，待汗出为度。一片未效，再换一片。后服药。或将葱捣成饼掩脐，以艾灸亦好，吾用之得生。

《喻选古方试验·卷三·阴证》：

阴阳易病，凡男妇伤寒后，病虽瘥，未满百日，不可交接，为病拘急，手足拳，腹痛欲死，丈夫名阴易，妇人名阳易，速宜汗之，即愈，满四日不治。干姜四两为末，每用半两，白汤调服，覆衣被取汗，手足伸，即愈。（《伤寒类要》）、此伤寒极危之证。《南阳活人书》：男子阴肿，小腹绞痛，头重眼花，宜猏鼠汤。猏鼠屎十四枚，韭根一大把，水二盏，煮七分去滓，再煎二沸，温服，得汗愈，未汗再服。

交接阴毒，腹痛欲死，猏猪血乘热和酒饮之（《肘后》）《南阳活人书》，厥逆唇青，卵缩，六脉欲绝者。用葱一束，去根及青，留白二寸，烘热，安脐上，以熨斗火熨之。葱坏则易，良久，热气透入，手足温，有汗即瘥，乃服四逆汤，生附子、干姜、炙草，若熨而手足不温，不可治。

《奇效简便良方·卷二·杂症》：

葱半斤，麦麸、盐各一斤，干姜四两，共炒热，青布包熨脐上，稍冷再炒热熨，以手足俱暖有脉为度。

又七月七日采丝瓜叶，阴干为末，每服一钱，即瘥。

如手足紫黑者　黑料豆三合，炒热，用好酒煎服（加葱胡同煎尤妙）。

如腹痛面青甚者　鸽子粪一大撮，研细末，热酒冲熏，盖被出汗愈（服少许亦可）。

男女伤寒后，虽痊不宜交合，若不谨慎，手足拳头拘挛，肠腹疼痛欲死，危症也。

急用干姜（炒）四两，为末，每五钱开水调服，盖被出汗，手足伸即愈。（如过四日不可治也。男名阴易，女名阳易。）

《医心方·卷第二十·治服石心腹痛方第十五》：

《病源论》云，膈间有寒，胃管有热，寒热相搏，气逆攻乘心，故心腹痛也。

《小品方》云，治散发心痛，腹胀兼冷，动热相格（古伯反。谷也，止也，阙也，正也）不消，甘草汤方。

甘草（一两）　瓜蒌（二两）　术（二两）　枳实（二两）　栀子仁（二两）

凡五物，以水七升，煮取二升，分三服。

又云，单行甘草汤方。

甘草（四两）

凡一物，以水五升，煮之折半，冷之，顿服尽，当大吐。

凡一物，以水五升，煮之折半，冷之，顿服尽，当大吐。患心腹痛，服诸药无效者，宜服此汤。

张仲景方云，黄芩汤治散发腹内切痛方。

栀子（二两）　香豉（三升）　黄芩（二两）

凡三物，切，绵裹，以水九升，煮取三升，分三服，以衣覆卧，亦应有汗。

《伤寒总病论·卷三·伤寒劳复证》：

妇人病未平复，因夫所动，小腹纂中急痛，腰胯疼，四肢不任举动，无热证者，附子黄芪汤。

白术　当归　桂枝　附子　甘草　芍药　人参（各半两）　黄芪（三分）　生姜（一两半）

㕮咀，水四升，煮至一升半，去滓，通口服一盏，食久再服，温覆取小汗。

六、下后调理

《仁术便览·卷三·积聚》：

治大人小儿诸般痞积，面色萎黄，肢体羸瘦，四肢无力。皆因内有虫积，或好食生米，好食壁泥，好食茶炭，咸辣苦酸，只一服除根。

莪术（醋制）　三棱（醋制）　藿香　甘草　官桂　桔梗　青皮　益智　陈皮　香附　大黄　槟榔

水二钟，莫食晚饭，煎至一钟，空心，温服。先露一宿尤好。服后一二时，肚腹痛，取下如鱼冻，或虫积等恶物，至午后方以温粥补之，后服退黄丸。

《成方切用·卷四上·攻下门·太平丸》：

治胸腹疼痛胀满，及食积气积，气疝血疝，邪实秘滞等证。（此方借些微巴豆以行群药之力，去滞最妙，如欲其峻。须用巴豆二钱。）

陈皮　厚朴　木香　乌药　白芥子　草豆蔻　三棱　蓬莪术（煨）　干姜　牙皂（炒烟断）　泽泻（各三钱）

以上十一味，共为细末，另将巴豆，用滚汤泡去皮心并膜，称足一钱，用水一碗，微火煮半碗。将巴豆捞起，用乳钵研极细，仍将煎汤掺入，研匀。然后量药多少，入蒸饼浸烂捣，丸前药如绿豆大。每用三分，或五分，甚者一钱，随证用汤引送下。凡伤食停滞，即以本物汤下。妇人血气痛，或红花汤下，或当归汤下。气痛，陈皮汤下。疝气，茴香汤下。寒气，姜汤下。欲泻者，用热汤送下一钱，未利再服，利多不止，用冷水一二口，即止。

《串雅补·卷二·串方·四贤串》：

治食积疳劳，翻胃噎膈，五臌十胀，虫积痞块。

雷丸（一两）　青皮（五钱）　三棱（三分）　黑丑头末（五钱）

为末。早空心砂糖调服三钱，莫吃饭，恐虫头向内。候腹内疼即下矣，后下鱼冻，再下虫二三次，用粥饮汤止之。若治痞块，用陈酒送下，块即降消，不必用全虫等类。

腹痛

七、情志调护

《济阴纲目·卷之六·求子门·治宫冷不孕》：妇人子宫虚冷，带下白淫，面色萎黄，四肢疼痛，倦怠无力，饮食减少，经脉不调，血无颜色，肚腹时痛，久无子息，服药更能戒恼怒、生冷，累用经验。

《济阴纲目·卷之八·胎前门上·心痛》：一妊妇心腹作痛，胸胁作胀，吞酸不食，此肝脾气滞，用二陈、山楂、山栀、青皮、木香而愈。又因怒仍痛，胎动不食，面色青黄，肝脉弦紧，脾脉弦长，此肝木乘土，用六君子汤加升麻、柴胡、木香而愈。

《太医院秘藏膏丹丸散方剂·卷二·乌金丸》：

台乌　熟大黄　黄芩　莪术　三棱　赤芍　黄芩　丹皮　阿胶　蒲黄　延胡索　香附　乌豆皮　生地（忌铁器）　川芎（各三两）　寄奴　蕲艾　白扁豆（各二两）

以上用苏木水制。

上为细末，炼蜜为丸，每丸重一钱，用蜡皮封固。

治妇人三十六症，思虑气恼，变生多痰，孕育不成，崩中带下，五心烦热，口苦咽干，饮食无味，身体羸瘦，面目萎黄，手足酸软，经水不匀，脐腹胀痛，鬓发黄落，喜卧倦怠，产后恶血上攻，心腹刺痛，败血不止，及子宫一切恶疾，经验奇效。每服三钱，看病轻重加减用之。盐汤、温黄酒或艾醋汤、白滚水送下，早晚进二服，忌气恼思虑。

《太医院秘藏膏丹丸散方剂·卷四·消积化痞丹》：

巴豆霜（三钱，去净油）　三棱（四钱，炒）　青皮（四钱，炒）　丁香（三钱）　制半夏（四钱）　川黄连（三钱）　陈皮（四钱）　木香（三钱）

共为极细末，蜜丸如黄豆粒大。

此丹专治九种心胃疼痛，凡食痛、气痛、寒痛、虫痛、聚痛、怒痛、痞痛、酒痛、湿痛等症，每服七八粒，用白开水送下。如觉凉冷，用烧酒一口送下。并治小儿一切远年近日积聚痞块，痢疾诸虫，肚腹疼痛，大便结燥，小便赤黄，以及痰滞、急惊风热等症。小儿每服二三粒，俱用白滚水送下。忌气恼生冷，孕妇忌服。

八、用药禁忌

《妇人大全良方·卷之一·养生必用论经病第七》：

万病丸，治女人月经瘀闭，月候不来，绕脐寒疝痛彻，及产后血气不调，腹中生瘕，结而不散及癥瘕等病。

干漆（杵碎，炒令大烟出，烟头青白，如此一时久）　牛膝（去苗，酒浸一宿，焙）（各一两）

上为末，以生地黄汁一升入二味药末，银石器内慢火熬，俟可丸，即丸如梧桐子大。空心，米饮或温酒下二丸，日再。勿妄加，病去止药。

《脉因证治·卷一·伤寒》：厥阴，心痛，发斑，不欲食，食则吐蛔，下则利不止。诸四肢厥逆，不可下。五六日不结胸，腹痛满，脉虚，复厥者，不可下。当下反汗之，必口烂。

《济阴纲目·卷之十三·产后门（下）·疟疾》：大凡久疟，多属元气虚寒。盖气虚则寒，血虚则热，胃虚则恶寒，阴火下流，则寒热交作。或吐泻不食，腹痛烦渴，发热谵语，或手足逆冷，寒战如栗。虽见百证，当补，其病自退。若误用清脾截疟之类，多致不起。

《产鉴·泻痢》：产后肠胃虚怯，寒邪易侵。若未盈月，饮冷当风，乘虚袭留于肓膜，散于腹胁，故腹痛作阵，或如锥刀所刺。流入大肠，水谷不化，洞泄肠鸣，或下赤白，胁胀，急服调中汤立愈。若医者以为积滞取之，祸不旋踵，谨之谨之。

《奇效良方·卷之六十五·论疮疹初出证第一·疮疹身热耳尖脚稍冷腹内痛或块》：病有似是而非，若同而异者，盖肢体冷而腹痛者，此毒气在里，若不能审谛，必作极冷。治之反以热药，为害愈深。未冷极者，不问身有无寒热，肢冷腹痛，必大便自利，蜷卧恶寒，今身热肢冷，腹痛大便不通，盖热毒在里，则热甚而发厥。伏热深而疮疹不能出者，宜以蝉蜕末水煎服之，而已出者，亦可服之无害。毒气得泄，则四肢温暖，腹痛自止矣。前人论腹痛，有虚有实，肠鸣自利而腹痛者为虚痛，乃是冷也，腹满而不大便者为实痛，是热也。今腹中痛而不大便，又身热耳尖冷脚冷，为疮疹明矣。又有疮疹始发，腹中有块而痛，医者不能详辨，多作食积下之，至于夭横者多矣。

《薛案辨疏·卷上·脾胃亏损心腹作痛等症》：此案必是无热便溏者，故可加以半夏、木香也。且胸腹作痛诸症，每多木气胀满，宜用酸收养阴之剂，大忌香燥耗气之品，反增痛胀也。

《胎产心法·卷之下·痛疽论》：新产半月左右，忽发痛肿于四肢、胸腹者，是败血不尽，流滞经络。或气血虚弱，营气不从，逆于肉理也。如败血瘀滞者，则焮肿赤痛，而脉弦洪有力，当补血行血之中，佐以导瘀疏气为主。如气血虚弱，营涩卫逆者，则平塌散漫，而脉虚微无力，当大补气血为主。如十全、八珍之属，以固本元，扶胃气。气壮血和，其毒自解。若以毒治，而用清凉解毒，势必不脓不溃，变成坏证矣。

《胎产心法·卷之上·诸痛论（附孕痛）》：如腹中重坠，按之冰冷，此胎气已伤，急用香桂散加酒大黄、生附子下之。若口中觉秽气者，急用平胃散加芒硝下逐之。予谓下胎莫妙佛手散，即香桂散亦能下胎，又何用大黄、附子以助之。然以上四乌、香壳、下瘀、当归活血、香桂、平胃等方，不可轻用，少可得已，只用熬枯黑糖酒便调服为妥，或嚼连皮胡桃助之。诸方录后，以备参考可耳。慎勿轻视佛手、香桂，而妄用猛峻伤生。

《胎产指南·卷七（上）·产后论解三十二症医方·论血晕》：故产后七日，血块未除，宁用人参，不可用芪、术、地。予见庸医用此，致心腹痛而毙。

《胎产心法·卷之下·伤食论》：产后形体劳倦，脾胃俱伤。是以新产之后，去膏粱，远厚味，食粥茹蔬，以为调摄。不知者，惟虑产后之虚，以厚味为补。更有本不思食而强与之，胃虽少纳，脾难转运，易致食停痞塞，甚而伤食发热，切勿误认为阴虚。更有食滞腹痛，又勿错疑为血凝。治斯证者，体认真实。如发热而饮食调者，方可补血。若恶食嗳酸者，食滞之征，即当扶元为主，补气养血，健脾助胃，审伤何物，佐以何药消导，则脾气复而转输易，滞物行而胃思谷矣。如此补消兼治，无有不安。故善治者，治法有先后缓急，论证因块痛有无，产后有日数新久，能重产虚之本，而兼去停积之标，攻补如法，无不应手而愈。故有生化消食汤、健脾消食汤之分别施治。如误服峻药，过于消导，致不思谷，惟活命丹可救。予每见治产者，但知速消食物，反损正气，益加满闷。一剂不效又加峻药，一医无功又更一医，先后互异，轻证反重，以致命绝。病家自归命数，医家以为尽技，岂不惜哉。

《生生宝录·附保产录·半产（俗名小产）》：半产调理倍于正产，正产如粟熟自脱，半产如生摘，破其皮壳，断其根蒂也。忽略成病，因而莫起者恒多。此证精血不足而萎堕，故瘀血甚少。倘有腹痛，成块有形，多属血虚气逆，惟用当归补血汤，则新血生而瘀血自去。若用消导破滞剂，则逆气愈攻，多致不救。

《达生编·卷中·方药》：

保胎神效方，未产能安，临产能催。偶伤胎气，腰疼腹痛，甚至见红不止，势欲小产。

危急之际，一服即愈，再服全安。临产时，交骨不开，横生逆下，或子死腹中，命在垂危，服之奇效。惟一经产下，此方切不可服，慎之慎之。

《证治汇补·卷之三·外体门·疟疾》：疟母。凡疟经年不瘥，谓之老疟。或食积痰涎瘀血结成痞块，藏于腹胁，作胀且痛，令人多汗，乃疟母也。此荣卫虚损，邪气留着，宜养正气，终当自化。设误为攻削，必至中满，慎之。（《汇补》）

《形园医书·外科·卷之五·腹部·幽疽》：凡腹中痈疽，或误敷寒凉，以致肿而不溃，溃而不敛者，急用十全大补汤，加干姜、炮附子以救之。如已溃不敛，朝寒暮热，食少便泻，脾胃虚也，胸膈痞满，痰涌气促，脾肺虚也，俱服六君子汤，随症加味治之。

《形园医书·外科·卷之五·腹部·赫痈》：凡胸腹生疮，日服护膜散二次（见六卷为字号）。

《形园医书·外科·卷之五·腹部·少腹疽》：生于脐下一寸五分气海穴，脐下二寸丹田穴，脐下三寸关元穴，此三穴或一穴发肿，即为少腹疽，皆属任脉，由七情火郁而生。

《形园医书·外科·卷之五·腹部·腹皮痈》：生腹之左右，皮里膜外，初则隐痛，日久发痛肿于皮外，右关脉见沉数而腹痛甚者，是其候也。凡下之后，腹痛不止，脓将成也，急用托里透脓汤（见六卷霜字号）。

《形园医书·外科·卷之五·腹部·缓疽》：

由太阴脾经气滞寒积而成，生于少腹之旁，坚硬如石，不热不红，痛引腰腿，数月不溃，若兼食少、消瘦则难治矣。

凡治胸腹痈疽，内宜发毒，外宜拔毒，首尾忌用寒凉。若希图消散，过伤胃气，则肿不能溃，溃不得敛，而立危矣。

《徐批叶天士晚年方案真本·卷下·医案（卷下）》：

杨（三十三岁）阳气为烦劳久伤，腹痛，漉漉水声，重按痛缓，非水积聚。盖阳乏少运，必阴浊凝滞，理阳为宜，大忌逐水攻滞。

生白术　熟附子　泽泻　左牡蛎

水泛丸。

【评述】

中医学遵循"生生之道"，亦被称为"生生之学"。在中医药学科的核心理念中，追求"天人合一"的理想境界是学科理论展开的根基。因此，在中医药的生命认识观念里，对未病的防护、保养的重要性甚于已病的治疗。《鹖冠子·世贤第十六》中记载的魏文王问扁鹊的故事可资为据，魏文王问道："子昆弟三人其孰最善为医。"扁鹊回答："长兄最善，中兄次之，扁鹊最为下。"魏文王表示不解，扁鹊解释道："长兄于病视神，未有形而除之，故名不出于家。中兄治病，其在毫毛，故名不出于闾。若扁鹊者，镵血脉，投毒药，捌肌肤，闲而名出闻于诸侯。"故而《素问·四气调神大论》中有记载："是故圣人不治已病治未病，不治已乱治未乱，此之谓也。"沿袭下来，"上工治未病"的说法被广泛传播。有什么样的世界观，就会有什么样的方法论。总的来说，中医药"治未病"的思想，是具有中华文化特色的生命认识论的产物。它秉承人与天地相亲、与自然社会相通的整体观念，强调阴阳协调平衡，认为不协调与病态的发生是可以预防和控制的，而疾病是不和谐因素发展到最终的状态。所以，应重视预防在先，注意保养身心。本章节选录古籍文献相关内容，大致分为以下几个部分。

第一，未病先防。未病先防、防重于治的思想始终贯穿中医学临床理论与思维的发展进程。在《黄帝内经》时期便明确提出，人们应顺应四时养生，遵循"法于阴阳，和于术数，食饮有节，起居有常，不妄作劳"的原则，来实现"形与神俱，尽终天年"的追求。中医药文化的核心理想定位于"与天地精神相往来"的崇高境界，而中医药治疗的落脚点在于协调阴阳、滋养正气，对于腹痛的预防，亦宗于此。未病先防大致可分药物预防、起居调护与食饮调摄三个方面。在药物预防方面，相关记载表明，妊娠期间服用"大胜金丸"，有助于生产，能够避免难产带来的疼痛。针对妊娠期间容易出现的腹痛症状，可急服"杜仲丸"加以预防。关于产后腹痛的预防，《妇人大全良方》记录了"佛手散""卷荷散"可用于此。《妇科问答》中针对产后小腹疼痛、时发寒热的情况，记载可在临产时"先服四物汤，加枳壳、牛膝"。《宁坤秘笈》针对生产和产后的昏厥、腹痛，分别制定了达生汤和生化汤两方，并叮嘱"一觉便煎，一生便服"，称在婴儿落地之时，连续服用二三帖"生化汤"，便能完全避免昏晕、腹痛等症状。对于新生儿常见病和幼儿腹痛，《幼科切要》《救生集》提倡制备济婴丸、逐寒荡惊汤、理中丸、和中丸等药物备用。在起居调护方面，仍以涉及妇儿的内容居多。《诸病源候论》中描述，乳母将息取乳不当，可能导致幼儿伤冷腹痛；给幼儿洗浴和解脱衣裳操作不当，也可能致使幼儿外感风寒腹痛。《养生方》中记录了通过导引之法强健身体的方法。《圣济总录》称，孕妇生产、坐卧皆应顺应四时方向，避开五行禁忌，虽有一定依据，但不免显得过于迷信，现今较少被采纳。关于饮食的调摄，《古今医鉴》对腹痛因饮食导致复发的情况有过总论："若纵恣口腹，不谨调食，则病复作。"《古今医统大全》提到，柿子性寒，多食则腹痛；荸荠子与蟹同食，会导致腹痛腹泻。

第二，既病防变。对于已病状态，应及时且准确地进行治疗，以防疾病进一步传变与恶化。受认知水平及医疗技术水平的限制，腹痛病证治疗是否及时及治疗是否失误，均会导致病情复杂化。本部分针对变证、坏证的下一步发展及治疗给出指导，警醒后人当识证准确，用药得当，于细微处考究。妇人产后恶露不通，出现少腹攻痛，瘀血未散，须警惕崩漏出血；此外，肝脾功能失调，任脉、带脉失约，腹痛作哕，若不及时干预，亦会有崩漏之变。对于崩漏腹痛，若审证不严，骤用固涩剂，可变肿胀。在防劳变方面，《圣济总录》提到月水不通，血气稽留成病，或寒或热，脐腹坚痛，肌肉消瘦，久则为痨瘵之证。《薛氏济阴万金书》针对月经后期、败血在胞宫结块的情况，指出其因血虚胃弱，须紧急调治，以免发展为内伤痨疾。在防止产变方面，《诸病源候论》指出须避风冷，以免动胎，还有一些古籍提到忌讳针灸以防动气，防止药物服用过量导致积寒等。《类编朱氏集验医方》《世医得效方》《绛雪丹书》等文献列举参附正气散、丹溪安胎饮、牛膝散等方剂作为预防药物，以防其他变化。章节内容中亦列举了一些与治疗原则和理论相关的内容，可供参考。防痫变一节收录的内容，一方面是针对病理发展，如"寒中久痛不瘥，冷入于大肠，则变下利""湿浊互阻，积而为痫也"；另一方面是针对药物应用，如"凡泻不可急以热药止之，恐成痫"。腹痛的疝变主要是由于久病邪结于深位阴分，积冷牵连经络，从而引发寒疝。妇人产后因气血空虚，更易感伏邪气，在疝变中尤其值得注意。腹为阴海，是阳气所出、阴气所纳之处，下焦深笃之病，常伴有腹痛，故在腹痛病变中，仍然有厥、脱的风险，引发因素有"蛔上攻""肝气郁闷""正虚邪实""寒热并结"等。《竹亭医案》中还描述了因疼痛本身导致的厥证，如"痛剧防厥，慎勿藐视"。另有小腹作痛，以下瘀血法无效，脉见洪数热象，当考虑脓痛。对于产妇的内痛，治之不及时，还可出现向关节流注，变为骨疽。在预防方面，瘕为渐生之疾，如饮食不节、寒温失调、气血劳伤等因素，多导致蓄邪内积、恶血下结，久而成瘕。产后若不善保养，遇外邪感触或内积不消，久而成结瘕、疝瘕等。另外，在腹痛既病之变中，有注变的情况须重视。《释名·释疾病》解释"注"病："注病，一人死，一人复得，气相灌注也。"《南史·齐纪下·废帝东昏侯》记录"注"病："凡注病者，或已积年，皆摄充将役。"《诸病源候论》提及"邪气不尽、停滞心腹……皆变成注"。故在注变的鉴别中，腹痛可以作为早期的指征之一。脾胃在腹痛发病、转归与愈后中具有关键意义，故在治疗与生活调摄中，预防脾胃受伤十分必要。《严氏济生方》中指出产后大便秘涩，不可轻率地认为有热就用重凉之剂攻伐，以免伤动胃气，导致性命之忧。《邯郸遗稿》对于伤损瘀血的识证处方，仍然强调"然不可遽投，恐伤脾胃"，《普济方》中对小儿痞积虫积的治疗，在强调"盛用利下"的同时，也认为"仍须调胃和气助之"，不可偏废。《时方妙用》对药物的应用体会提到"诸炭能消食，亦能伤脾，功用不减于山楂神曲，不可忽之，以为食物而多服常服也"，认为诸炭，即焦炙药物，虽有帮助消食的功效，但不可忽视其损伤脾气，不能作为常服药物使用。在腹痛用药方面，对于具体方剂、药物的使用，古籍文献中提到了一些法则，如《圣济总录》言温白丸方服用以利下恶物为度，七气汤微利两三行为度，正气散以止为度。《御药院方》《太平圣惠方》中提到"微利为度""取吐为度""以嚏为度"。

第三，愈后防复。腹痛的预防调护，除病前预防、病中谨慎治疗外，疾病痊愈以后的调理同样至关重要，这仍属于"治未病"思想体系的重要内容。其主要是指疾病初愈时，人体正气尚虚，机体功能尚未完全恢复，在此阶段应注意调摄，或继续采用药物干预，以巩固疗效，防止疾病复发。对于该问题，广安门医院宋观礼有过这样的总结：治愈后病情反复，究其原因，外因是病毒尚存，但主要原因还在于内因，包括酒肉不拘，过食过饱，致食火内郁；运动过量，大汗淋漓，致伤气伤血；起居无常，寝食难安，致劳倦疲惫；寒热不调，风邪不避，致虚邪乘入；情绪不稳，大怒大悲，致七情伤身；房事过劳，耗损精神，致损伤元气。最根本的，是伏邪未尽，即隐藏于体内的邪气没有清理干净，未达到阴平阳秘、精神内守的状态。古书对此早有警示，瘥后可能一复，亦有二三复者，最甚亦见多次反复者，故不可不慎，不可不防。古籍文献中关于腹痛的瘥后调护，在总论中有一些精要观点，如《肘后备急方》提到"瘥后，要作诸大治，以消其根源也"，《华佗神方》言及"愈后乃须补脾，以防再发"等。关于具体调护方法，可分为"药后调护""饮食忌宜""起居调护""房劳禁忌""药后助汗""下后调理""情志调护""用药禁忌"等节。在饮食忌宜方面，《华佗神方》提到飞尸病用药后，应以陈酒送服，忌食猪肉、冷水、生葱、生菜；同样该书提到蛊毒病患者在服用药物后，可以食用鸭羹补养。《类编朱氏集验医方》中有比较独特的记载，青枣散在服用时忌生冷、鱼腥、酒、猪肉等动气之物，并言只可吃鸠子、雀儿、猪肝、肺等物。还有一些观点与常规大众认识不同，须重点注意，如《验方新编》中论述痧证腹痛，提到阴痧、阳痧两种情况，但强调痧症腹痛，无论阴阳，均忌食热汤热物。《回生集》对于肚腹急痛、唇指青黑的情况，则更为详细地交代了宜忌："切忌姜汤茶叶汤大荤米面，直待甚饿吐泻三个时辰方可食粥。"在起居方面，《卫生家宝产科备要》提到产后腹痛尤其要"大避风邪"，《太平惠民和剂局方》强调脾胃不和的腹痛，须"辟风、寒、冷、湿四时非节之气"。其他古籍高频提到的也是避风冷，由此可见，在腹痛瘥愈后，由风冷因素导致疾病复发的情况较为普遍。在房劳禁忌方面，主要针对肾精亏虚、下焦阳气虚弱的虚劳腹痛，强调"戒以惩忿窒欲""忌房色""但忌房事要紧"，如邪在下焦，或元气亏虚，腹痛愈后，房劳耗伤精血，可能导致疾病再次发作，或使症状发生变异。在诸多调护方法中，药后助汗也是一种特色疗法，最早可追溯到《伤寒杂病论》中应用桂枝汤，其用法中言："服已须臾，啜热稀粥一升余，以助药力。"对于腹痛的风寒和内寒证，须用汗法或散寒方剂治疗的，多有"饮热粥一升许，汗微出自温""温覆当出汗"等助药散寒、发汗的方法，还有一些方法是避免汗出过多，如"温卧，当汗以粉粉之"。关于愈后的情志调护亦很重要，恼怒可致气逆、气结，而腹痛多由血气不通引起，因怒则可能气结复发，故《济阴纲目》训"戒恼怒"，《太医院秘藏膏丹丸散方剂》言"忌气恼"。

总体而言，腹痛病症的处理涵盖了前期养护、药物或外治干预及药后的综合调理。腹痛的发病原因复杂，病情进展牵涉五脏、经络、气血等多方面的失调。在治疗与处理过程中，既要重视治疗，又要重视调养。

第八章

医案医话

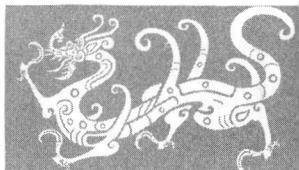

一、伤寒医话

《玉机微义·卷五十·小儿治法·治寒之剂》：

仲景桂枝汤，治感冒风寒、身热恶寒、自汗。

麻黄汤，治胃风寒、身热、鼻塞、寒栗无汗。

桂枝麻黄各半汤、小青龙汤治感风寒，脉缓、发热、腹痛或利。

理中汤，治感寒腹痛。（方并见寒门。）

谨按，世俗治伤寒多不本仲景初法，矧小儿乎。惟近代郑友端集全婴方于伤寒多采其例，言桂枝汤自西北二方居人，四时行之无不验，江淮间惟冬及春可行之，自春末及夏以前，桂枝证加黄芩一分谓之阳旦汤，夏至以后有桂枝可加知母石膏各半两或加升麻一分，若病人素虚寒者，正用古方，不在加减也。可谓得其旨趣，故兹寒例与夫变证法并见本论，今不详录，但以变法一二。

《伤寒论纲目·卷十一·少阳经脉症·少阳经脉》：

［纲］仲景曰，伤寒阳脉涩、阴脉弦，法当腹中急痛。先用建中汤，不瘥者，小柴胡汤主之。

［目］魏荔彤曰，阳脉以虚而反见涩，阴脉以寒而独见弦，是阳微而阴盛之诊。若执一以用小柴胡，恐半表者以虚，而不能越于外，半里者以寒，而更且陷下，故当其症见腹中急痛。虽属少阳病，或中之一症，亦且不治其表，里急治其里虚。仲师示人先用小建中以奠安内虚，助其生胃阳，使小柴胡之力有所凭借，然后能上升下降，指挥如意。所以服建中汤后，少阳病不瘥，仍与小柴胡汤主之，法无改图，而道有先后，亦即太阳阳明诸篇里虚先治里之义。

柯琴曰，尺寸俱弦，少阳受病也。今阳涩阴弦，是寒伤厥阴而不在少阳矣。寸为阳，阳主表，涩者，阳气不舒，表寒不解，弦为木邪，必夹相火，相火不能御寒，必还入厥阴而为患，厥阴脉抵少腹，夹胃，属肝，络胆，则腹中皆厥阴部也。尺为阴，阴主里，弦者，为肝脉，必当腹中急痛矣。肝苦急，甘缓酸泻辛散，此小建中为厥阴驱寒发表，平肝逐邪之先着也，岂漫用着哉。

（鳌按，魏、柯二家之说不同，柏乡专主虚寒，谓与太阳阳明诸症，同一里虚先治里之义，固非无识，而韵伯据腹中急痛，特揭寒伤厥阴，不在少阳，更为眼明手捷，且少阳厥阴相表里，但病而伤及肝，亦里之常，况脉阳反涩而阴独弦，其非专属少阳受病，而尺寸俱弦者可比矣，且两说虽异，而理不悖。故并存之，阅者互参可也。）

《经方实验录·第一集下卷·第七九案·肠痈》：《金匮》曰，肠痈者，少腹肿痞，按之即痛如淋，小便自调，时时发热，自汗出，复恶寒，其脉迟紧者，脓未成，可下之，当有血，脉洪数者，脓已成，不可下也，大黄牡丹汤主之。历来注家对于脓已成，不可下也一语，殆无异辞，甚且以此为大黄牡丹汤与薏苡附子败酱散主治之分野，此殆不思之过也。

《女科要旨·卷二·胎前》：

门人问曰，时医相传口诀，谓胎前无寒，吾乡女科俱宗此说，然其说与丹溪辈吻合者多，而求之《金匮》则大不然矣。《金匮》云，妇人怀孕六七月，脉弦发热，其胎愈胀，腹痛恶寒者，少腹如扇，所以然者，子脏开故也。当以附子汤温其脏。仲景安胎用附子汤，大有取义。今人置而勿用，岂古法不堪为今用欤。

曰，医之所贵者，力学之外，得明师益友。日举其所治之症与圣经之异同，合而讲论，始知其妙。其云妇人怀孕六七月，其六七月之前，身无大病可知也。今诊其脉弦，弦为阴象。其身发热，热为阳浮。其胎愈胀，胀为虚寒。何以谓之曰愈。愈者，更加之意也。吾于此一字，而知此妇人本脏素属虚寒者，常有微胀，今因病而增胀，故曰愈也。且可因此一字而定其脉。弦为阴盛于内，发热为阳格于外也。且人之一身，以背与腹分其阴阳也。背为阳，而头项该括其中。腹为阴，而大小腹该括其中。今痛而恶寒，不在阳部之背与头项，而在阴部之腹大腹，在脐上之中脘、下脘，乃太阴坤土、阳明中土所属也。小腹在于脐下，乃少阴水脏、膀胱水腑之所属也。小腹两旁名为少腹，乃厥阴肝脏、胞中血海之所居也。今云小腹如扇者，实指子脏虚寒，不能司闭藏之令，故阴中寒气，习习如扇也。附子汤方，《金匮》阙之，其为《伤寒论·少阴篇》之附子汤无疑。《张氏医通》云，世人皆以附子为堕胎百药长，仲景独以为安胎之圣药，若非神而明之，莫敢轻试也。

《伤寒溯源集·卷之八·太阴证治第十七·太阴伤寒》：

辨误，成氏谓太阴为病者，阳邪传里也，其说殊谬。岂太阴无本经自受之邪乎。又云阴寒在内而为腹痛者，则为常痛，阳邪传里，虽痛亦不常，但时时腹自痛，此论尤谬。岂反忘太阳篇首所云，病发于阳，则发热恶寒，病发于阴，则无热恶寒邪。总之邪入阳经，则发热而为阳邪。邪入阴经，则无热而为阴邪，其旨晓然矣。成氏既为仲景开辟功臣，岂尚懵然未辨乎。恐不若《尚论》所云腹满自利，为太阴之本证，为易晓也。但《尚论》又云，设不知而误下之，其在下之邪可去，而在上之邪陷矣，故胸下结硬，与结胸之变颇同。

阴寒在里，故腹满痛而自利，乃太阴脾经之本证也。故当温之，宜服四逆辈者，言当用姜附

腹痛

辈以温之也，曰四逆辈而不曰四逆汤者，盖示人以圆活变化之机，量其轻重以为进退，无一定可拟之法也。若胶于一法，则非圆机矣。

伤寒胸中有热，胃中有邪气，腹中痛，欲呕吐者，黄连汤主之。

《伤寒论注·卷四·厥阴脉证》：厥阴之为病，消渴，气上撞心，心中疼热，饥而不欲食，食即吐蛔，下之利不止。太阴厥阴，皆以里证为提纲。太阴主寒，厥阴主热，太阴为阴中之至阴，厥阴为阴中之阳也。太阴腹满而吐食不下，厥阴饥不欲食，食即吐蛔。同是不能食，而太阴则满、厥阴则饥，同是一吐，而太阴吐食、厥阴吐蛔，此又主脾、主肝之别也。太阴病则气下陷，故腹时痛而自利，厥阴病则气上逆，故心疼热而消渴，此湿土、风木之殊也。

《伤寒论翼·卷下·少阳病解第三》：本论云，伤寒中风，有柴胡症，但见一症即是，不必悉具者，言往来寒热，是柴胡主症。此外兼见胸胁满硬，心烦喜呕，及或为诸症中凡有一者，即是半表半里。故曰呕而发热者，小柴胡汤主之，因柴胡为枢机之剂也。风寒不全在表，未全入里者，皆可用。故症不必悉具，而方有加减法也。然柴胡有疑似症，不可不审。如胁下满痛，本渴而饮水呕者，柴胡不中与也。又但欲呕，腹中痛微溏者，此非柴胡症。如此详明。所云但见一症便是者，又当为细辨矣。

《注解伤寒论·卷二·伤寒例第三》：

雨淫腹疾，则当发为下利。冬以阳气内固，湿气不能下行，故上逆而为咳嗽。当夏之时，暑气大行，夏伤于暑，夏以阴为主内，暑虽入之，势未能动，及秋阴出，而阳为内主，然后暑动搏阴而为痎疟。痎者二日一发，疟者一日一发。当冬之时，寒气大行，冬伤于寒，冬以阳为主内，寒虽入之，势未能动，及春阳出而阴为内主，然后寒动搏阳而为温病。是感冒四时正气为病必然之道。

尺寸俱沉细者，太阴受病也，当四五日发。以其脉布胃中，络于嗌，故腹满而嗌干。

阳极则阴受之，邪传三阳既遍，次乃传于阴经。在阳为在表，在阴为在里。邪在表则见阳脉，邪在里则见阴脉。阳邪传阴，邪气内陷，故太阴受病而脉尺寸俱沉细也。自三阳传于太阴，是当四五日发也。邪入于阴，则渐成热，腹满而嗌干者，脾经壅而成热也。

若两感于寒者，一日太阳受之，即与少阴俱病，则头痛、口干、烦满而渴。二日阳明受之，即与太阴俱病，则腹满身热，不欲食，谵语。三日少阳受之，即与厥阴俱病，则耳聋，囊缩而厥，水浆不入，不知人者，六日死。若三阴三阳、六脏六腑皆受病，则荣卫不行。腑脏（赵本作脏腑）不通，则死矣。

阴阳俱病、表里俱伤者，为两感。以其阴阳两感，病则两证俱见。至于传经，则亦阴阳两经俱传也。始得一日，头痛者太阳，口干烦满而渴者少阴。至二日则太阳传于阳明，而少阴亦传于太阴，身热谵语者阳明，腹满不欲食者太阴。至三日阳明传于少阳，而太阴又传于厥阴，耳聋者少阳，囊缩而厥者厥阴，水浆不入，不知人者，胃气不通也。《内经》曰，五脏已伤，六腑不通，荣卫不行，如是之后，三日乃死，何也。岐伯曰，阳明者十二经脉之长也，其血气盛，故云不知人。三日其气乃尽，故死矣。谓三日六经俱病，荣卫之气，不得行于内外，腑脏之气不得通于上下，至六日腑脏之气俱尽，荣卫之气俱绝，则死矣。

其不两感于寒，更不传经，不加异气者，至七日太阳病衰，头痛少愈也。八日阳明病衰，身热少歇也。九日少阳病衰，耳聋微闻也。十日太阴病衰，腹减如故，则思饮食。十一日少阴病衰，渴止舌干，已而嚏也。十二日厥阴病衰，囊纵，少腹微下，大气皆去，病人精神爽慧也。

凡得时气病，至五六日，而渴欲饮水，饮不能多，不当与也，何者。以腹中热尚少，不能消之，便更与人作病也。至七八日，大渴，欲饮水者，犹当依证（赵本有而字）与之。与之常令不足，勿极意也。言能（医统本作欲）饮一斗，与五升。若饮而腹满，小便不利，若喘若哕，不可与之。（赵本有也字）忽然大汗出，是为自愈也。

小渴者，为腹中热少。若强与水，水饮不消，复为诸饮病也。

《伤寒溯源集·卷之一·中风证治第一·中风误下》：辨误，《条辨》及《尚论》，皆曰以桂枝汤加入前下药内，则表邪外出，里邪内出，即用桂枝大黄汤之互词也。不知彼太阴条下，因本太阳病，误下而致腹满时痛，故属太阴。虽然属太阴，而未离太阳，故仍以桂枝汤解表。又以脾阴受伤，故倍加芍药。直至大实痛者，已兼阳明，方用桂枝加大黄汤以兼攻其胃实耳，岂此条可比。今以下之而但其气上冲，未生他变，已属幸免，宁可再用从前下药，使一误再误耶。恐有识者必不以为然也。

《苏沈良方·卷第三·解伤寒小柴胡汤》：

柴胡（二两）　黄芩　人参　甘草（炙）　生姜（各三分）　半夏（汤洗，一两半）　大枣（十二枚，破）

上锉如麻豆大，以水三升，煮取一升半，去滓，再煎取九合，温服三合，日三服，此古法也。今可作粗散，每服三钱，枣三枚，姜五片，水一盏半。煎至八分，温服，气实疾势盛者，加至四五钱不妨，并去滓。

此《张仲景方》，予以今秤量，改其分剂。孙兆更名黄龙汤，近岁此药大行。患伤寒，不问阴阳表里，皆令服之。此甚误也。此药，《伤寒论》虽主数十证，大要其间有五证最的当，服之必愈。一者身热，心中逆或呕吐者可服，伤寒此证最多，正当服小柴胡汤。若因渴饮水而呕者不可服，身体不温热者不可服。仍当识此。二者寒者，寒热往来者可服。三者发潮热可服。四者心烦胁下满，或渴或不渴，皆可服。五者伤寒已瘥后，更发热者可服。此五证。但有一证，更勿疑便可服，服之必瘥。若有三两证以上，更的当也。其余证候，须仔细详方论及脉候，相当方可用，不可一概轻用。世人但知小柴胡治伤寒，不问何证便服之。不徒无效，兼有所害，缘此药差寒故也。惟此五证，的不蹉跌，决效无疑。此伤寒中最要药也。家家有本，但恐用之不审详。今备论于此，使人了然易晓。本方更有加减法，虽不在此五证内，用之亦属效。今亦载于此，若胸中烦而不呕，去半夏，加人参合前成一两，栝楼根一两。若腹中痛者，去黄芩，加芍药三分，此一证最有验，常时腹痛亦疗。若胁下痞硬，去大枣，加牡蛎一两。若心下悸，小便不利，去黄芩，加茯苓一两。若不渴，外有微热者，去人参，加桂三分，温覆微汗愈。若咳，去人参大枣生姜，加五味子半两，干姜半两。元祐二年时行，无少长皆咳，服此皆愈。常时止壅痰实，只依本

腹
痛

方，食后卧时服甚妙。赤白痢尤效，痢药中无如此妙。盖痢多因伏暑，此药极解暑毒。凡伤暑之人，审是暑喝。不问是何候状，连进数服即解。

《太平惠民和剂局方·附指南总论卷中·伤寒十劝》《难经》云，痛为实。故仲景论腹满时痛之证，有曰痛甚者加大黄。夫痛甚而反加大黄，意可见也。惟身冷厥逆而腹痛者，是阴证，须消息。每见医者，多缘腹痛，便投热药而杀人。

《医述·卷四·伤寒析疑·问难》：

凡吐、利，心腹濡软，为里虚。呕吐而下利，心下痞硬，为里实也，下之当然。

问，此理中加桂枝也。设遇此证，解表用桂枝可也，协热利而用理中，人所不敢，仲景神明，必有妙义欤。答，太阳经表邪未解而误下，以致协热而利，心下痞硬，设腹中利止，则里邪可从里解，乃利下不止，是里邪漫无解期也。设胸中结开，则表邪可从表解，乃心下痞硬，是表邪漫无解期也。此际欲解表里之邪，全藉中气为敷布，夫既上下交征不已，中气且有立断之势，其能解邪开结乎。故舍桂枝人参汤，无他法也。若以协热之故，更清其热，斯殆矣。余每用此法，病者得药，腹中即响若雷奔，顷之痞硬开，下利止，捷于反掌。

腹满不减，减不足言，当下之，宜大承气汤。

或谓，减不足言，复曰当下之，何也。此古之文法如是也。言腹满不减，当下之，宜大承气汤，此满而不减之谓也。然承气汤当缓腹满不减处，未可续于减不足言之下，如《太阳篇》中云，伤寒，不大便六七日，头痛有热者，与承气汤。

余曰，脾弱即当补矣，何为麻仁丸中，反用大黄、枳实、厚朴乎。子辈日聆师说，而腹笥从前相仍之陋，其非所望也。

伤寒，阳脉涩，阴脉弦，法当腹中急痛，先用小建中汤。不瘥者，小柴胡汤主之。

或问，腹痛，前以小建中温之，后以小柴胡凉之，仲景岂姑试之乎。曰，非也。按柴胡汤加减法，腹中痛者，去黄芩加芍药，其功倍于建中，岂有温凉之异乎。阳脉仍涩，故用人参以助桂枝。阴脉仍弦，故用柴胡以助芍药。

所以太阳、阳明之腑邪，不能袭入于脏，而少阳之腑邪与脏相连，漫无界限，其热邪之在胁者，迫血妄行，必痛连腹中，见经血虽止，而腹痛犹不止耳。高指胁也，下指腹也。邪在两胁，已搏饮上逆。痛在腹中，又浊气上干。所以其证呕逆特甚，但不可因其痛在腹中，遂指为厥阴见证，误用吴茱萸等汤治呕，桂枝大黄等汤治痛，仍用小柴胡汤治其腑，不治其脏。

又真武汤治少阴病，二三日不已，至四五日，腹满，小便不利，四肢沉重疼痛，自下利者，为有水气。

《阴证略例·韩祗和温中例·三阴总论》：

又腹满时痛，桂枝加芍药汤。

愚尝校自至和初岁，迄于今三十余年，不以岁之太过不及为则，每至夏至以前，有病伤寒人十中七八，两手脉俱沉细数，多是胸膈满闷，或呕逆，或气塞，或腹鸣，或腹痛，与仲景三阴病说，脉理同而证不同，因兹不敢妄投仲景三阴药。

或胸膈塞闷，腹中胀满，身体拘急者，手足逆冷，急宜温之。

《古今医统大全·卷之十三·伤寒门（上）》：

有胃腑实热谵语、潮热多汗、腹胀实痛便闭等证，此胃中亡液，有干燥粪也，调胃承气、大小承气下之。

至论三阴，俱有吐利四逆、腹满腹痛、谵语便秘烦躁等证，则寒热证治互现而不专于热，若有戾于《素问》之旨者，而实则有不相悖而反相为用也。

如云腹满时痛者，病属太阴，桂枝加芍药汤主之。夫腹满者，太阴经之证也，治以桂枝以解表，芍药、甘草以泻火是也。

自今观之，里热之实，而为谵语潮热，腹胀大实腹满，大便秘结，而脉沉实而数，则宜下。如太阴条云，大实腹痛者，桂枝加大黄主之。

里寒之盛而为呕吐，下利清谷，四肢厥冷，时腹自痛，小便清白，而脉沉微之属，则宜温之。

如厥阴条云，下利腹胀满，身体疼痛者，先温其里，乃攻其表，温里宜四逆，攻表宜桂枝汤之属是也。

且有表证之相兼，如厥阴条云，下利腹胀满，身体疼痛者，先温其里，乃攻其表之属是也。

再后用手按心胸，周小腹有无痛处。

或小腹痛有满，当按其痛处，问其小便通利若何，如通利，知其有蓄血下焦，宜破瘀血，桃仁承气汤下之，尽黑物则愈。

且太阳与少阴头疼痛，邪在表，不食腹满，邪在里。少阳与厥阴耳聋胁痛，邪在表。囊缩，邪在里。三阳头痛身热，耳聋呕吐，已自不可下之。其三阴腹满口渴囊拳，便不可下乎。先用麻黄、葛根为解肌，谓胃承气为攻里，最为得当，一投一效。今之医人用古《活人书》，引身痛下利虚寒攻里之药，而治烦满囊拳实热之证，天地之远，岂不死知。《活人》救里用四逆，攻表用桂枝，岂不差乎。用是热剂，正谓抱薪救火，而腹满烦数实热何由而痊。脏腑何由而通。所死者多矣。是时两感，莫作不治，执定于心也。

《古今医统大全·卷之十四·伤寒补遗》：

伤寒腹疼亦有热证，不可轻服温暖药。

仲景论腹满时痛之证，有曰痛甚者，加大黄。夫痛甚而加大黄，意可见也。于身冷厥逆而腹痛者，方是阴证，须消息之。每见腹痛，便投热药，多致杀人。

伤寒胸胁痛及腹胀满，不可妄用艾灸。

常见村落间病伤寒无药，便用艾灼，多致毒瓦斯随火而盛，膨胀发喘而死。不知胸胁痛自属少阳。腹胀虽属太阴，仲景以为当下之证，此外惟寒厥阴证可灸之。

《医方考·卷一·伤寒门第二·小建中汤》：

桂 甘草 生姜（各三两） 芍药（六两，炒） 胶饴（一升） 大枣（十二枚）

伤寒，腹中急痛者，此方主之。

腹
痛

腹中急痛，则阴阳乖于中，而脾气不建矣，故立建中汤。桂肉与桂枝不同，枝则味薄，故用之以解肌。肉则味厚，故用之以建里。芍药之酸，收阴气而健脾。生姜之辛，散寒邪而辅正。经曰，脾欲缓，急食甘以缓之，故用甘草、大枣、胶饴以缓急痛。又曰，呕家不可用建中，为其甘也。则夫腹痛而兼呕者，又非建中所宜矣。

《伤寒括要·卷下·太阴篇凡二方·桂枝加大黄汤》：

本太阳病，医反下之，腹满而大实痛者，此汤主之。

桂枝（一两） 芍药（一两半） 甘草（半两） 大黄（半两） 大枣（三枚） 生姜（四片）

水煎，温服。或问太阴病用四逆辈，固所宜也。然复用桂枝、大黄何也。大黄至寒，何为用于阴经耶。又何为与桂枝寒热互用耶。曰，自利而渴者，属少阴，为寒在下焦，宜行四逆。自利而不渴者，属太阴，为寒在中焦，宜与理中。若太阳病误下之，则表邪未解乘虚陷入太阴，因而满痛，且见大实脉症者，当以桂枝除表邪，大黄除里邪。若脉无力而大便自利者，大黄又在禁例矣。按太阴腹满痛，其症有三，如腹满咽干者，此传经之阳邪，在法当下。如吐食自利而腹满痛，此直入本经之阴邪，在法当温。如太阳误下，因而满痛，此乘虚内陷之邪，法当以桂枝加芍药汤和之。若手不可按，脉洪有力，此为大实，当以桂枝加大黄汤利之。设使直入之阴证。而脉来沉细者，非二汤所宜也。大抵阴邪满痛，宜与理中。热邪满痛，宜与大柴胡。惟误下满痛，宜用二汤，不可不辨也。

《伤寒论纲目·卷首·表里俱见症》：本太阳病，医反下之，因而腹痛，是有表复有里，仲景用桂枝芍药汤。痛甚者，桂枝加大黄。太阳病桂枝证，医反下之，利遂不止，脉促者，表未解也。喘而汗出者，葛根黄芩汤。烦躁口苦，腹满而喘，发热汗出，不恶寒，反恶热，此阳明证也。则脉反浮而紧，是表里俱见，不可汗下，宜栀子豉汤吐之，此仲景治伤寒有表复有里之法也。

《伤寒论翼·卷下·太阴病解第四》：

按《热病论》云，太阴脉布胃中，络于嗌，故腹满而嗌干。此热伤太阴之标，自阳部注经之症，非太阴本病也。仲景立本病为提纲，因太阴主内，故不及中风、四肢烦疼之表，又为阴中至阴，故不及热病嗌干之症。太阴为开，又阴道虚，太阴主脾所生病，脾主湿，又主输。故提纲主腹满时痛而吐利，皆是里虚不固，湿胜外溢之症也。脾虚则胃亦虚，食不下者，胃不主内也。要知胃家不实，便是太阴病。

脾胃同处腹中，故腹满为太阴阳明俱有之症。在阳明是实热为患，在太阴是寒湿为眚。阳明腹满不敢轻下者，恐胃家不实，即转属太阴耳。世拘阳明传少阳之谬，反昧传太阴之义。

热病腹满，是热郁太阴之经，有嗌干可证，病在标也。寒湿腹满，是寒生至阴之脏，有自利可证，病在本也。脾经有热，则阴精不上输于肺，故嗌干。脾脏有寒，则脾不为胃行其津液，故下利。夫阳明之当下，因本病。而太阴之下症，反是标病。可以见阴阳异位之故，又以见阴从阳转之义也。

腹满亦两经之症：不大便而满痛，或绕脐痛者，为实热，属阳明。下利而腹满时痛，为虚寒，属太阴。寒湿是太阴本症，湿热又伤寒所致之变症也。其机关在小便。小便不利，则湿热外见而身黄。小便自利，非暴烦下利而自愈，即大便硬而不便。所以然者，脾胃相连，此脾家实则腐秽自去，而成太阴之开。若胃家实则地道不通，而转阳明之阖矣。故叔和知有三阳明，不知有太阴阳明症。

太阴脉浮为在表，当见四肢烦疼等症。沉为在里，当见腹满吐利等症。表有风热可发汗，宜桂枝汤。里有寒邪当温之，宜四逆辈。太阳而脉沉者，因于寒，寒为阴邪，沉为阴脉也。太阴而脉浮者，因于风，风为阳邪，浮为阳脉也。当知脉从病变，不拘于经，故阳经有阴脉，阴经有阳脉。世谓脉至三阴则俱沉，阴经不当发汗者，未审此耳。

《伤寒溯源集·卷之八·太阴证治第十七·太阴误下》：

《伤寒论》原文，本太阳病，医反下之，因而腹满时痛者，属太阴也，桂枝加芍药汤主之。

此言太阳误下而陷入太阴也。腹满时痛，即前首条之太阴本证也。言本太阳中风，医不汗解而反下之，致里虚邪陷，遂入太阴，因而腹满时痛，故曰属太阴也。然虽属太阴，终是太阳之邪未解，故仍以桂枝汤解之。加芍药者，桂枝汤中已有芍药，因误下伤脾，故多用之以收敛阴气也。神农本经言其能治邪气腹痛。张元素云，与姜同用，能温经散湿通塞，利腹中痛，胃气不通，入脾经而补中焦，太阴病之所不可缺。得甘草为佐，治腹中痛。热加黄芩寒加桂。此仲景神方也。李时珍云，白芍益脾，能于土中泻木，所以倍加入桂枝汤也。若下后脉沉迟而寒者，张元素之姜桂，非谬言也。

桂枝加芍药汤方

于桂枝汤方内，更加芍药三两，随前共六两。余依桂枝汤法。

大实痛者，桂枝加大黄汤主之。

桂枝加大黄汤方

桂枝（三两） 大黄（一两） 芍药（六两） 甘草（二两，炙） 生姜（三两，切） 大枣（十二枚，擘）

上六味，以水七升，煮取三升，去滓，温服一升，日三服。

此承上文言，医误下而腹满时痛者，为属太阴。若大实满而按之痛者，终是阳经传邪。虽属太阴，已兼阳明胃实矣。当下之，然不可如阳明证中之腹满痛者，急下之而用大承气汤也。此本因太阳未解，误下而入太阴，故仍于加芍药之桂枝汤中，增入大黄一两耳。

《普济方·卷一百三十九·伤寒门·伤寒心腹痞满（附论）》：

《活人书》云，问心下满而不痛，此名痞也。伤寒本无痞，应其有身冷，医反下，遂成痞，枳实理中丸最良。仲景治痞气诸汤中，有生姜泻心汤、半夏泻心汤，此方平和，宜常用。仲景云，满而不痛为痞，柴胡不中与也，半夏泻心汤主之。此汤药味，盖本理中人参黄芩汤方也，审知是痞，先用桔梗枳壳汤，尤妙，缘桔梗枳壳行气下膈，先用之。无论结胸与痞，关脉须皆沉。若关脉浮者，大黄黄连黄芩泻心汤主之。关浮则结热，三黄以验也，泻肝。若复恶寒汗出者，附子泻心汤主之。病人心下痞，与泻心汤痞不解，发渴口热烦，小便不利者，五苓散主之。汗出表

腹痛

解，而胃中不和，心下痞硬，干噫食臭。胁下有水气，腹中雷鸣，下利者，生姜泻心汤主之。下利日数十行，谷不化，腹中雷鸣，心下痞硬而满，此以医下之也，若复下之，其痞益甚，甘草泻心汤主之，盖此非结热，以胃中虚客气上逆。故使硬也。下利而心下痞，生姜泻心汤、甘草泻心汤并主之。若下利不止者，当治其下焦，赤石脂禹余粮汤主之，盖生姜泻心，甘草泻心汤，皆治中焦，此利在下焦，若只治中焦，则利益甚耳。服赤石脂禹余粮汤，利复不止者，当利其小便，五苓散主之。凡痞胀泻心汤不愈，然后可与陷胸丸下之，不可用陷胸汤，盖太猛，只用陷胸丸，大抵结胸与痞皆应。不然。表未解者，不可攻也。仲景云，当先解表，表解乃可攻痞，解表。宜桂枝汤。攻痞，宜大黄黄连黄芩汤。外证未解，心下妨闷者，非痞也，谓之支结，柴胡桂枝汤主之。胸胁满，微结，小柴胡加干姜牡蛎汤主之。若太阳证未除，而数下之。遂热而利，利不止，心下痞硬，表里不解者，桂枝人参汤主之。十枣汤、大柴胡汤，皆治心下痞。此方尤难用，须是表证罢，不恶寒，身凉，其人热汗出，发作有时，头疼，心下痞硬满，引胁下疼，干呕短气者，乃可行十枣汤。表未解者，甚不可用也。大柴胡汤治伤寒发热，汗出不解，心中痞硬，呕吐而下利者，非大柴胡不可也。若发汗吐下后，心下痞硬，怒气不除者，旋复代赭汤主之。有旋复代赭汤证之人，其或咳逆气虚者，先服四逆汤。其胃寒者，先服理中丸，次服旋复代赭汤为良。旋复代赭汤是解心下痞硬证，宜详察之。

又云，伤寒腹满者，俗谓之肚胀是也。华佗曰，伤寒一日在皮，二日在肤，三日在肌，四日在胸，五日在腹，六日入胃，谓入腑也，是在腑也。犹未全入里者，虽腹满为里证，故亦有浅深之别。经曰，表已解而内不消，非大满，犹生寒热，则病不除，是其未全入腑，若大满大实，坚有燥屎自可除下之。虽四五日不能为祸，谓之邪气已入腑也。伤寒邪入腑，是里证已深，故腹满，乃可下之多矣。如经曰，其热不潮，未可与承气汤，若腹大满不通者，可与小承气汤。发汗不解。腹满痛者，急下之，本太阳病，医反下之，因而腹满时痛者，属太阴也，桂枝芍药汤主之。大实痛者，桂枝加大黄汤主之。少阴病，腹胀不大便者，急下之，诸如此者，皆里证也，虽曰腹中满痛者，此为实也，当下之。然腹满不减者，则为实也。若腹满时减者。又为虚也，则不可下。经曰，腹不减，减不足言，当下之。金匮略曰，腹满时减，复如故，此虚寒从下上也，当以温药和之。盖虚留滞，亦为之胀，但比之实者，不至坚痛也，大抵腹属太阴证也，阳热为邪者，则腹满而咽干。阴寒为邪者，则腹满而吐食不下，自利益甚，时腹痛。自太阴者，属脾土也，治中央，故专主腹满之候。又发汗吐下之后，因而腹成满者，皆邪气乘虚内客而为之，而所生又各不同。经曰，发汗后，腹胀满者，厚朴生姜甘草半夏人参汤主之。伤寒吐后，腹胀者，调胃承气汤主之。伤寒下后，心烦腹胀满。卧起不安者，栀子厚朴汤主之。有当温者，有当下者，有当吐者何。邪气不一也。但发汗后腹满，当温之。邪气在表，因发散则邪去，胃为津液之主，发汗亡阳，则胃所虚而不能敷布，诸气壅滞而为胀满，是当温散可也。吐后腹满，可下之，邪气在胸者，则可吐之，则邪去人安。若吐后，邪气不去，加之腹胀者，是胸中之邪，下传入胃，拥而实，故主胀满。当须下之可也。下后腹满可吐者，邪气在表，未传入腑，而妄下之也。自表乘虚而入，郁于胸中而为虚烦，气上下不得通利者，腹为之满，故当吐之可也。凡为医者，要识邪气所起所在，审其所起，知邪气之由来，观其所在，邪气之虚实。发汗吐下之不瘥，温补针艾之适，则十全之功，自可得也。

《伤寒论纲目·卷首·总论·阴阳·附录楼氏节候用药》：腹满时痛，桂枝加芍药汤。《辨少阴证》云，少阴病，始得之，发热，脉沉者，麻黄附子细辛汤。少阴病，二三日，麻黄附子甘草汤。少阴病，手足寒，身体痛，骨节疼，脉沉者，附子汤。又厥阴病，吐利，手足厥冷，烦躁欲死者，吴茱萸汤。又少阴病，脉沉，急温之，四逆汤。今举仲景论中数条，最是三阴病之良法。近今每夏至前，有病伤寒人，十中七八，两手脉俱沉细数，多是胸膈满闷，或呕逆气塞，肠鸣腹痛，与仲景三阴病说理同而证不同，因不敢妄投仲景三阴病药，若以脉沉及胸膈满，便数，下药往往不救，常斟酌仲景理中丸与服之，其病轻者，胸中便快，重者，半日许，满闷依然，或有病人脉迟细，投仲景四逆汤温之，以药力大热，后必发烦躁。

《医学衷中参西录·医论·伤寒讲义·太阴病坏证桂枝加芍药汤及桂枝加大黄汤证》：

《伤寒论》原文，本太阳病，医反下之，因而腹满时痛者，属太阴也，桂枝加芍药汤主之。大实痛者，桂枝加大黄汤主之。

盖当误下之后，外感之邪固可乘虚而入太阴，究之，脾土骤为降下所伤，肝木即乘虚而侮脾土，腹中之满而且痛，实由肝脾之相龃龉也。

至于本太阳证，因误下病陷太阴，腹满时痛，而独将方中芍药加倍者，因芍药善治腹痛也。试观仲景用小柴胡汤，腹痛者去黄芩加芍药，通脉四逆汤腹痛者，去葱加芍药此明征也。若与甘草等分同用，为甘草芍药汤，原为仲景复阴之方，愚尝用之以治外感杂证、骤然腹痛（须审其腹痛非凉者），莫不随手奏效。且二药如此并用，大有开通之力，则不惟能治腹痛，且能除腹满也。

《古今名医方论·卷四·附补方药杂论十七条》：看仲景加减法，当细审其深意。如腹中痛者，少阳加芍药，少阴加附子，太阴加人参。若心下悸者，少阴加桂枝，少阳加茯苓。若渴者，少阳加栝楼根、人参，太阴加白术。仲景于加减中分阴阳表里如此。故熟仲景方，始知仲景立方之妙。理会仲景法，才知仲景用药取舍之精。

《伤寒缵论·卷下·脏结结胸痞痛》：

脏结之所以不可攻者，从来置之不讲，以为仲景未尝明言，后人无从知之。不知仲景言之甚明，人第不参讨耳。夫所谓不可攻者，乃垂戒之辞，正欲人详审其攻之之次第也。试思脏已结矣匪攻，而结何由开耶，所谓其外不解者尚未可攻，又谓下利呕逆不可攻，又谓表解乃可攻痞，言之已悉，于此特出一诀，谓脏结无阳证，不往来寒热，其人反静，则证不在六经之表里，而在上焦下焦之两途。欲知其候，但观舌上有无苔滑，有之则外感之阳热夹痞气而反，在下，素痞之阴寒，夹热势而反，在上，此与里证已具，表证未除者，相去不远，但其阴阳悖逆，格拒不入，证转凶危耳，岂结胸腹内拒痛，而脏结腹内不拒痛耶，此而攻之，是速其痛引阴筋而死，不攻则病不除，所以以攻为戒。是则调其阴阳，使之相入，而滑苔既退，然后攻之则邪热外散，阳气内消，此持危扶颠之真手眼也。

病胁下素有痞，连在脐旁痛引少腹，入阴筋者，此名脏结死。

太阳病，重发汗而复下之，不大便五六日，舌上燥而渴，日晡所小有潮热，从心下至少腹硬满而痛，不可近者，大陷胸汤主之。

伤寒胸中有热，胃中有邪气，腹中痛欲呕吐者，黄连汤主之。

伤寒邪气传里而为下寒上热也，胃中有邪气，使阴阳不交，阴不得升，而独滞于下，为下寒腹中痛，阳不得降，而独菀于上，为胸中热欲呕吐，故于半夏泻心汤中，除去黄芩而加桂枝，去黄芩者，为其有下寒腹痛也，加桂枝者，用以散胸中之热邪。而治呕吐也，经曰上热者，泻之以苦下寒者，散之以辛，故用黄连以泻上热，干姜桂枝半夏以散下寒，人参甘草大枣以益胃而缓其中，此分理阴阳，和解上下之正法也，常因此而推及脏结之舌上苔滑，湿家之舌上如苔者，皆不出是方也。

二、各家评说

《临证指南医案·卷八·腹痛》：徐评，腹痛久者必有积滞。必用消积丸药以渐除之。煎方恐不足以愈久病也。案中用丸散，绝妙。

《景岳全书·卷之二十五心集·杂证谟·心腹痛》：凡病心腹痛者，有上中下三焦之别。今之医家，但见心腹痛证，无问有无寒热，便云诸痛皆属于火，多用寒凉，不知此说出自何典。而彼此讹传，无墨无根，妄亦甚矣。又见丹溪治法云，凡心腹痛者，必用温散，此是郁结不行，阻气不运，故痛也，此说诚是也。

《孙氏医案·五卷·宜兴治验》：东垣治例，腹痛以芍药为君，恶热而痛，加黄柏效，效此法则治当万全矣。

《医学衷中参西录·药物·黄芩解》：李濒湖曰，有人素多酒欲，病少腹绞痛不可忍，小便如淋诸药不效，偶用黄芩、木通、甘草三味，煎服遂止。按，黄芩治少腹绞痛，《名医别录》原明载之，由此见古人审药之精非后人所能及也。然必因热气所迫致少腹绞痛者始可用，非可概以之治腹痛也。又须知太阴腹痛无热证，必少阳腹痛始有热证，《名医别录》明标之曰"少腹绞痛"，是尤其立言精细处。

《伤寒论纲目·卷首·愈解》：魏荔彤曰，四肢烦疼，阳微发热，阴涩汗出，纯乎太阳中风矣。然腹满时痛，下利，吐不能食，如故，是非太阳中风宜表散者，乃太阴病而类于太阳之中风。有阴证欲还复于阳证之机也，若脉并见长，则邪自太阴欲还少阳必矣，经邪内陷，因有腹满等症，若经邪欲出，则症见四末，而不久于内陷可知矣。于是阳微阴涩，邪已有渐透营卫之势，兼以弦长脉，见少阳之门户辟，而生发之气已动矣，更得四末之间，蠢然烦疼，汗出发热，邪纯回太阳矣，曰，为欲愈。亦见太阴之邪，必由少阳越太阳而出也，至脉见长，在阳明篇屡言之，曰，脉弦者生，长即弦也，在阳明以少阳为出路者，见弦长为生机，岂太阴亦以少阳为出路者，见弦长有异哉，此余言长脉之据也。

《女科折衷纂要·调经门·痰气污血论》：丹溪云，涩郁胸中，清气不升，故经脉壅遏而降下，非开涩不足以行气，非气升则血不能归隧道（又得一种见解，人尝谓丹溪先生善治痰，然哉）。此论血泄之议甚明。盖开胸膈浊痰则清气升。清气升则血归隧道而不崩矣。故其症或腹满如孕，或脐腹痛，或血结成块，或血出则快，血止则痛，或脐上动。其治法宜开结痰、行滞气、消污血，此丹溪先生之妙法也。

《冷庐医话·卷三·腹痛》：医书言腹痛者，中脘属太阴，脐腹属少阴，小腹属厥阴。此指各经所隶而言，然不可执一而论。凡伤食腹有燥屎者，往往当脐腹痛不可按，或欲以手擦而移动之，则痛似稍缓。

《金匮玉函要略辑义·卷二·论一首、脉证十六条、方十三首》：张氏医通云，邪从胸胁而入于阳位，合用大柴胡两解之。与脐腹硬痛，承气证不同，案数说如是，而金鉴谓满痛之下，当有潮热之三字，若无此三字，则不当与大柴胡汤。此尤有理，然今据脉经，而味经旨，此亦厚朴三物汤之证，宜大柴胡汤五字，恐是衍文，其方亦错出。

《资生集·卷六·产后阴阳不足寒热用药不同》：薛立斋曰，按良甫云，此由气血虚损，阴阳不和，宜四物加减。若败血不散，腹内作痛，宜夺命丹。夫阳气不足，阴气上入阳中而恶寒者，补中汤。若阴气不足，阳气下陷阴中发热者，六味丸。若气血不足，恶寒发热者，八珍汤。慎斋按，以上五条，序产后有寒热往来之证也。寒热往来，为少阳经病，产后见之，明属阴阳两虚、营卫不和之候，当遵丹溪大补气血为治，非小柴可例也。若云败血不散为寒热，郭稽中有入肺入脾之论，陈无择有闭阴闭阳之议，两说均不能无疑也。夫败血瘀滞，岂有或入肺或入脾之理。况寒热何独专于脾肺。其心肾肝独不可为寒热乎。败血闭阴为寒，便不能闭阳为热。闭阳为热，便不能闭阴为寒。岂有既闭阴，复闭阳，得谓之败血不散乎。立言之谬，恐有惑于后人。总之败血为病，乃生寒热，本于荣卫不通，阴阳乖格之故，武叔卿始得其旨。

《妇科玉尺·卷四·产后》：发寒热，饮食少，腹胀等疾，增损柴胡汤。张从政曰，产后之疾，皆是败血恶物，发作寒热，脐腹撮痛，乳汁枯涸，食饮少减，医者不察，便谓气血俱虚，便用温热之剂。

《医学正传·卷之三·积聚》：《内经》曰，积聚留饮，痞膈中满，湿积霍乱吐下，癥坚硬腹满，皆太阴湿土。乃脾胃之气，积聚之根也。《难经》曰，积者阴气也，聚者阳气也，故阴沉而伏，阳浮而动。血之所积名曰积，气之所聚名曰聚，故积者五脏所生，聚者六腑所成也。夫所谓积者阴气也，其始发有常处，其痛不离其部，上下有所终始，左右有所穷处。谓聚者阳气也，其始发无根本，其痛或隐或见，上下无所留止，痛发无所定位。是故肝之积名曰肥气，在左胁下，如覆杯，有头足，久不愈，令人发咳逆疟连岁不已。心之积名曰伏梁，起脐上，大如臂，上至心下，久不愈，令人烦心。脾之积名曰痞气，在胃脘右侧，复大如盘，久不愈，令人四肢不收，发黄疸，饮食不为肌肤。肺之积名曰息奔，在右胁下，大如覆杯，久不愈，令人洒淅寒热，喘咳发肺痈。肾之积名曰奔豚，在小腹，上至心下，若豚状，或上或下无时，久不愈，令人喘逆骨痿少气。东垣曰，《针经》云，其成积者，盖厥气生足，足生胫寒，胫寒则血脉凝涩，故寒气上入肠胃，所以腹胀，腹胀则肠外之汁沫迫聚而不得散，日以成积矣。或盛食多饮则脾伤，或起居不节、用力过度则络脉伤，阳络脉伤则血外溢，血外溢则衄血，阴络脉伤则血内溢，血内溢则便血，肠胃之络脉伤则血溢于肠外，肠外有寒汁沫与血相搏，则凝聚而成积矣。或外中于寒、内伤于忧怒则气上逆，气逆则六不通，温气不行，凝血蕴裹不散，津液凝涩，渗着不去而成积矣。又曰，生于阴者，盖忧思伤心。重寒伤肺，忿怒伤肝，醉以入房、汗出当风则伤脾，用力过度、入浴则伤肾，此内外三部之所生病也。故《难经》中说五积各有其名，如肝积曰肥气，在左胁下如杯，而脐左有动气，按之牢若痛者是。无是，非也。余积皆然，治者当察其所痛，以知其应，有余不足，可补则补，可泻则泻，毋逆天时，详脏腑之高下，如寒者热之，结者散之，客者除之，留者行之，坚者削之，按之摩之，咸以软之，苦以泻之，全其真气而补益之，随其所利而行之，节饮食，慎起居，和其中外，可使必已。不然，徒以大毒之剂攻之，积不能除，反伤正气，终难复也，可不慎欤。

《经络全书·前编·脐》：李东垣曰，脐腹痛，少阴也，四逆真武附子汤之类主之。故脐下或大痛，人中黑色者，不可治。胃中寒，肠中热，则胀而且泄。胃中热，肠中寒，则疾饥，小腹痛胀。《素问》曰，人有身体髀股胻皆肿，环脐而痛者，病名伏梁，此风根也。其气溢于大肠而着于肓。肓之原在脐下，故环脐而痛。《中藏》曰，冬日大肠，重感于寒，则腹中当脐而痛，鸣濯濯，不能久立，痛已则泄白物，兼属足太阳膀胱经、厥阴肝经（朱丹溪曰，足太阳膀胱经见症，脐反出）。

三、病类琐谈

（一）脚气

《太平圣惠方·卷第四十五·脚气论》：论曰，夫脚气者，晋宋以前，名为缓风，小品谓之脚弱。古来无脚气之说，而病源有脚气之候者，皆因良医所立，以其病从脚起，故曰脚气。如此则缓风脚弱，得其总称矣。然皆由感于风毒所致，其病先从脚起，渐入腿髀，遍及四肢，令人不觉。或见食呕吐，恶闻食气。或腹痛不利，大小便秘涩。或胸中怔悸，不欲见光明。或精神昏沉。或喜多忘误，言语謇涩，头痛心烦。或时节热疼。或身体酷冷，脚膝欲痹。或时复转筋。或小腹不仁。或脚肿不肿。或百节挛急。或缓纵不随，此皆脚气之候也。然此病多即不觉，或无他疾而忽得之，或因众病后得之，初起甚微，食饮嬉戏气力如故，惟猝起屈弱者，是其始也。若不早治，渐至不仁，毒气上攻于心，便致危殆，急不旋踵，宽延岁月尔。古方多用风引续命等汤，疗气毒，而风多者得瘥。若以脚气法，用疗风病药，而十愈八九矣。如应病用药，终无不瘥。脚气非死病，若不肯疗，自取其毙，非病能杀人也。夫江东岭南，土地卑湿，气候不同，夏则炎毒郁蒸，冬则温暖无雪，风湿之气，易伤于人，故经云，浸湿袭虚，病起于下，所以风毒多从下上，脚先屈弱，然后痹疼，两胻微肿，小腹不仁，猝上冲心，便至危困。其病多以春末夏初发动，得之皆因热蒸，春发如轻，夏发更重，入秋稍轻，至冬自歇。大约如此，亦时有异于此候者。京国室女妇人，或少年学士，得此病者，皆以不在江岭，庸医不识，诊为他疾，皆错疗之。而有死者，则风毒行天下，非独江岭间也。妇人之病，又非肾虚，而得自卑湿之地。斯病由众不为此疗，枉死甚多，深可哀悼也。

（二）痢

《医方选要·卷之二》：痢之为病，古方所谓滞下是也。其病多由感受风寒暑湿之气，及饮食不节，有伤脾胃，宿积郁结而成也。其为证也，大便窘迫，里急后重，数至圊而不能便，腹中疼痛，所下或白或赤，或赤白相杂，或下鲜血，或如豆汁，或如鱼脑脓血相杂，或如屋漏水，此为感之有轻重，积之有浅深也。古方谓赤者属热，白者属寒，赤白者寒热相杂。刘河间以为赤白痢皆属热而无寒，《内经》亦以为热多而寒少，丹溪以为有夹虚夹寒者，不可执一而论也。大抵此疾外感天地六气，内伤饮食积滞，岂无寒热哉。要在察脉以验之。若脉数大者为有热，若脉沉细者为有寒，若脉大而浮洪，及身热者多难治，若脉微小身凉和者则易治，若下纯血及如屋漏水者，亦难治也。治之，当先疏导其积滞，如槟榔、木香、青皮、黄连、茱萸等散积导气，当归、芍药、白术、苍术之类和血祛湿，此其大法也。若其人素实，大便窘重不通，亦可微下之，以泄其滞也。亦有痢而不食，名噤口痢，最为难治，可用败毒散加陈米煎服，多有得生者。凡痢疾初起，切不可骤用罂粟、诃子止涩之剂，恐邪毒停留不泄，多致危殆。至于日久不愈，脏腑虚脱，滑而不禁者，亦可用养脏汤、木香丸之类收涩之，要在临病审察焉。

《妇人大全良方·卷之八·妇人滞下方论第十》：

夫赤白痢疾者，古人名之滞下是也。究疾之源，皆因外感五邪之气，内伤生硬、冷热之食。其证不一，有赤、有白、有赤白相杂，有冷、有热，有虚、有实。大抵四时皆以胃气为本，未有不因外感寒、暑、燥、湿、风之气而伤于脾胃，脾胃既亏，而又内伤饮食，饮食不能克化，致令积滞而成滞下。古人云，无积不成痢者，此也。经云，春伤于风，夏生飧泄。

盖风喜伤肝，然春时肝木正旺而不受邪，反移气克于脾土。然脾既受克，又不能忌慎口腹，恣食生冷、黏硬之物，致令脾胃不能克化，因此积滞。又夏、秋之间，或再感暑湿、风冷之气，发动而成痢也。其证必先脐腹痛，洞泄、水泻，里急后重，或有或无，或赤或白，或赤白相杂，日夜无度。如有此证，不问冷热、虚实，但当先服神术散，可以发散风冷、寒湿之气。次服五苓散，分利水谷。兼用加巴感应丸，温脾胃、去积滞。或六神丸，未有不安者也。或曰，虽古人有言，无积不成痢。亦不专以去积为先，岂有一岁之内，独于夏秋之间人皆有积，而春冬无之。盖风邪入胃，木来胜土，不为暴下，则为痢疾，其神术散要药也。又有一方，一郡之内，上下传染，疾状相似。或只有一家，长幼皆然。或上下邻里间相传染。或有病同而证异。亦有证异而治同。或用温剂而安，或用凉药而愈。有如此等，是毒疫痢也。治疫毒痢者，虽当察五运六气之相胜，亦不可狃泥此说。且如运气相胜，岂毒偏于一方、一郡而独于一家、二家者乎。如有此证，当先察其虚实、冷热，首以败毒散，多加人参、甘草、陈米、姜枣煎服。及三黄熟艾汤、黄连阿胶丸、五苓散、驻车丸，可选而用之。如下痢赤多，或纯下鲜血，里急后重，大便不通，身体壮热，手足心热，大烦躁渴，腹胁胀痛，小便赤涩，六脉洪大，或紧而数，或沉而实，此热痢也。宜白头翁汤及三黄熟艾汤、五苓散，可选而用之。若风痢下血太过，宜用胃风汤加木香、黑豆煎

腹
痛

服。若夏秋之间下痢，或赤或白，或赤白相杂，脐腹痛，里急后重，憎寒发热，心胸烦闷，燥渴引饮，呕逆恶心，小便不利及五心烦热，六脉虚弱。此等脉证，正因伏暑而得此疾，宜服香薷散加黄连、甘草、当归，酒水浓煎，沉令水冷，顿服。仍兼服酒蒸黄连丸，或小柴胡汤加人参煎服必愈。（沈内翰云，治痢之药极多，然无如此药之妙，盖小柴胡汤能治暑毒。）如杂证一退，而痢尚未止，则以四物汤加胶、艾煎服，以调阴阳，未有不安者也。如水谷不分，小便不利，宜用五苓散，淡竹叶煎汤调服。如烦渴甚者，亦宜服之。若不明伏暑之证，但以脉虚而妄投硫、附、姜、桂、丹石之药而杀之，深可叹息。若下痢纯白，状如鱼脑，脐腹冷痛，日夜无度，手足逆冷。或有呕逆，全不入食，饮食欲温而恶冷，六脉微细。此由脏腑虚冷之极，宜木香散加服四味理中汤及钟乳健脾丸。甚者，四肢逆冷，六脉沉绝。当一味峻补，兼灸气海、丹田二穴，更以助胃之药，此守而不攻之意也。宜四顺附子汤、三建丹、白丹、加味参附汤、姜附汤，皆可选用。如年尊虚弱之人，或素来禀受怯弱，亦宜以此法详酌调理。然大宜开胃、进食为先，食可得入，则脾胃运化，糟粕便聚。糟粕既成，垢腻鲜血，瘀滞不患其不除矣。

如久痢不瘥，肠滑不禁，溏泄不止，诸药无效，方可施之涩肠止痢之剂。亦宜先以龙骨、肉豆蔻、诃子、钟乳、胡粉之药。近人多用罂粟壳、地榆之属，然此物性太紧涩，能损胃气。

如少壮之人、壮健者服之，间奏奇效。若是疫毒、受暑受湿之证及年尊之人，或禀受怯弱，服此莫不受其大害。若以固秘涩肠为先，则风寒、暑湿之邪，非惟涩而不去。而胃管闭而不通，禁口不食，日渐羸瘦。糟粕不入肠中，所患无由可除矣。若有此证，宜以参苓白术散、四君子汤及以石莲、山药之剂，治之必愈。治痢欲投补药，必须有温通之意在焉，如四君子汤、理中汤、十全汤加木香、白豆蔻、茯苓、官桂、厚朴之属，可以散风邪，可以分水道，可以开胃管，可以治缠扰，可以通秘涩。此攻守之意两全也。大抵治痢之法，虚者补之，实者泻之，滑者涩之，闭者通之，有积者推之，风则散之，暑则涤之，湿则燥之，热则凉之，冷则温之，冷热者调之，以平为期，不可以过，此为大法。药隐老人序。

《友渔斋医话·第二种·橘旁杂论下卷·治病何者为难》：如恶风身热，又患腹痛赤痢。须先散其寒邪，再用清热之药是也。何谓上热下寒。如咳嗽吐血，又大便清泄，脚冷等症。前贤用八味汤冷服，冷从上热所好，桂、附能除下寒是也。何谓表里受邪，气血交病。如发寒热，又患赤痢腹痛，须表里双顾，柴平汤加黄连、楂肉。或壮热不休，头疼恶风，腹痞拒按，须大柴胡等汤是也。

（三）疳

《邵兰荪医案·卷三·泄泻》：介按，疳泻治法，不离脾胃，约分数种，如胃滞当消，脾弱宜补，因热则苦寒清火，因冷则辛温健脾，有虫则用杀虫之品，因虚则补本脏之母。今此案系是湿热内滞，夹着虫积，以致腹痛便溏。治宗安胃丸之意，而以健脾驱虫，理气导滞，洵治虫积腹痛而兼便溏之良方。

《幼幼新书·卷第二十二·癖气第三》：

茅先生论小儿生下五个月日，上至七岁，有结癖在腹成块如梅核大，来去或似卵大，常叫疼痛不住者，亦分数类。

钱乙论小儿病癖，由乳食不消，伏在腹中，乍凉乍热，饮水或喘嗽，与潮热相类，不早治必成疳。

《婴童宝鉴》，小儿食癖者，是小时失乳，或母无乳暴将食哺之，或动或不动，食在于脾，儿不能消化，结聚成块。其腹内左右不定，或如梨栗，覆杯之状是也。

《婴童宝鉴》，小儿癖者，于腹中来往不常者是也。

《外台》，《广济》疗老小腹中癖气方。

《外台》，《广济》疗小儿痃癖发，腹痛不食，黄瘦。

陈藏器治小儿闪癖，大腹痞满方。

《圣惠》治小儿腹中癖气不散，肌肉瘦瘁，或多心烦，不能饮食，食即吐逆，或大小便秘涩，及天钓、惊风并宜服。

《圣惠》治小儿癖气腹痛。

《圣惠》治小儿腹中结聚，胁下有癖，手足烦热。

《圣惠》治小儿宿食不化，积成癖气，两胁妨闷，气急，不能下食，腹大胀硬。

《圣惠》治小儿赢瘦，腹内有癖气，胁下坚满，时有腹痛，虽食不成肌肉。

《圣惠》治小儿癖气不消，四肢黄瘦，时有腹痛。

《婴孺》治小儿赢瘦，腹中有癖，两胁坚满，时痛，食不生肌。

《吉氏家传》治腹肚不调，并癖气久不愈方。

《朱氏家传》治小儿腹痛不调，兼癖气。

长沙医者王兑传，二丁散，治小儿诸癖，久不消，腹痛，乍寒乍热，泄泻无时，多渴黄瘦，或下痢，腹胁有块如掌，癖侧石硬方。

（四）痧毒

《验方新编·卷之二十二·痧症·蛔结痧》：痧毒攻胃，蛔死入大肠，与宿粪相结，腹中大痛，又有胃中热胀之甚，蛔不能存，因而上涌，乘吐而出。或蛔结腹痛，不大便，或由大便出，与伤寒吐蛔伏阴在内者不同，治宜清痧胀为主，加熟大黄。（竹七）

（五）冲疝

《先哲医话·卷下·高阶枳园》：无触犯之因，猝然小腹坚硬，痛难忍，或从右，或左上抢冲胁，胁气急息迫，手不可近，烦闷扰乱，身热甚似温病，口渴舌燥，小便不利，大便秘，或呕吐恶心，或时呃逆，从少腹直上冲心下，或下牵阴囊，但坐不能卧，或肚腹臌胀，弹之为声者，名曰冲疝。其证多属热，宜融疝加大黄汤。

（六）带下

《女科百问·卷上·第四十九问·带下三十六疾》：答曰，带下者，由劳伤过度，损动经血，致令体虚受冷，风冷入于胞络，搏其血之所成也。诸方说带下三十六疾者，是十二症，九痛，七害，五伤，三因，谓之三十六疾也。十二症者，是所下之物，一者如膏，二者如青，三者如紫，四者如赤皮，五者如脓痂，六者如豆汁，七者如葵羹，八者如凝血，九者如青血，血似水，十者如米汁，十一者如月浣，十二者经度不应期也。九痛者，一者阴中痛伤，二者阴中淋痛，三者小便刺痛，四者寒冷痛，五者月水来腹痛，六者气满并痛，七者汗出，阴中如虫啮痛，八者胁下皮肤痛，九者腰痛。七害者，一者害食，二者害冷，三者害气，四者害劳，五者害房，六者害妊，七者害睡。五伤者，一者腹吼痛，二者阴中寒热痛，三者小便急牢痛，四者藏不仁，五者子门不正引背痛。三因（因字一本或作固）一者月水闭塞不通，其余二固者，文阙不载，三因方论云，三固者，形羸不生肌肉，断绪不产，经水闭塞，名品虽殊，无非血病，多因经络失于调理，产蓐不善调护，内作七情，外感六淫，阴阳劳逸饮生冷，遂致营卫不和，新陈相干，随经败浊淋露，凝为癥瘕，流溢秽恶，痛害伤瘤，犯时微若秋毫，作病重如山岳。古人所谓妇人病比男子十倍难治，而张仲景所说三十六种疾，皆緣子脏冷热劳损，而夹带起于阴内也，条目混混，与诸方不同，但仲景义最玄深，非愚浅者能解，恐其文虽异而义同也。

《女科要旨·卷四·金匮方一十九首》：方约之曰，带脉总束诸脉，使不妄行，如人束带而前垂也。妇人多郁怒伤肝，肝属木，脾属土，肝邪乘脾，则土受伤而有湿。湿生热，热则流通，故滑浊之物渗入膀胱，从小便而出。古人作湿寒，用辛温药则非矣。丹溪作湿热，用苦温药为是。不知用苦寒正治也，用辛温从治也。如湿热拂郁于内，腹痛带下，非辛温从治，能开散之乎。若少腹不痛，上下赤白带者，虽有湿热，而气不郁结，用苦寒治之为当也。吴梅坡治赤白带下，用自制十六味保元汤，骨碎补、贯众（去毛）三钱，杜仲、小茴香（盐水炒）各一钱五分，人参、巴戟各二钱，黄芪、当归、山药、独活、莲蕊须各一钱，石斛、升麻、茯苓各七分，甘草六分，黄柏八分，桂圆肉二枚。又方，用六龙固本丸，山药、巴戟肉、山茱肉各四两，川楝子、补骨脂、（青盐三钱，汤泡）人参、莲肉、黄芪各二两，小茴香，川芎、木瓜各一两。

（七）调经

《女科要旨·卷一·调经》：门人问曰，经候不调既得闻命矣，今愿闻调经之法。曰，诸家调经之说，是非参半。而萧慎斋以调经莫先于去病，录李氏之论一条，以分因详证治法。录方氏之论一条，又参以统论二氏之说，深合鄙意，今全录于后。李氏云，妇人月水循环，纤疴不作而有子。若兼潮热、腹痛，重则咳嗽、汗、呕，或泻，有潮热则血愈消耗，有汗、咳、呕则气往上行，泻则津偏于后，痛则积结于中，是以必先去病，而后可以滋血调经。

（八）疹

《证治针经·卷四·幼科总赋下篇》:

疹迟腹痛，勿言伤食而用攻消。泻痢因伤于生冷格阳，莫以口疮疑桂附。（服参、术、姜、桂，唇口生疮，易以附子，更咽肿，然喜极滚汤饮，乃增附子钱半，及参、地、姜、桂、肉果之属，泻渐止而喉口亦痊。同上。）

盘肠内钓，（腹痛曲腰，干哭无泪，面青白，唇黑肢冷。）淋洗先用葱汤，（熨脐腹间，次用木香磨汁滚数沸，调乳香、没药末，只一服效。曾氏）。撮口脐风，（面青，吐白沫，须看牙龈有水泡如粟，以银针挑破，出脓血少许即愈）。

滋肾地黄丸、益胃补中益气汤为先（并同上）。苏合丸灌中恶而猝死（猝然心腹刺痛，闷乱欲死。巢氏），龙胆汤（胆草、柴胡、黄芩、桔梗、钩藤、炙草、茯苓、芍药、大黄、蜣螂，为散煎服）救客忤而似痫。（吐利腹痛，面变五色，状如发痫，但眼不上插耳。同上。）至于胎毒发丹、赤游风、火焰丹，并由伏热使然，解毒更须针砭，否则涂药防危，概砭应虞致变（治此症用砭法，必势危气壮血实者始宜之，否则不得概用。若度其势，必展引咽颈腹心阴尻诸虚处，可先涂药以护之，仍砭其引头所向，微出恶血以泄其毒。上并详《准绳》儿科）。

（九）暑热

《杂病广要·外因类·中暑》:人有常言，伤暑做出百般病，其果厚诬哉。盖暑之入人，伏于三焦肠胃之间，至有兼旬累月而不可测识者。如呕吐，如中满，如泄泻，如下利，如焦渴，如发疟，如腹痛，如下血，以至诸热等证，苟因暑得之，其根未除，虽百药遍尝，难施其巧。夫人心胞络与胃口相应，胃气稍虚，或因饥冒暑，故暑气自口鼻而入，凝之于牙颊，达之于心胞络，如响应声。遇暑以还，急漱口而勿咽可也。若觉暑毒逼塞咽喉，尤当灌涤而吐之。伤暑脉虚，面垢自汗，身热背寒，烦闷大渴，倦怠少气，毛耸恶寒，或头疼，或霍乱，或四肢厥冷，但身体无痛。经云，热则诸毛孔开放，洒然恶寒。体认不精，妄以伤暑为伤寒，误人不小。然而暑家何以脉虚。暑能消气，气消则血散，脉安得而不虚。其或六脉沉伏，冷汗自出，闷绝而昏不知人，此则中暑证候，又加重耳。治法大要，虽贵于驱暑，尤贵于和中，二者并行，则其间杂证不战而自屈。若汗，若下，若用药差冷，古人戒之。虽然，夏月伏阴在内，暑家气虚脉虚，或饮水过多，或冷药无度，伤动其中，呕吐不食，自利不渴，此则外热里寒，无惑乎伤暑伏热之说，非理中汤不可也。又有冷药过度，胃寒停水，潮热而呕，或身热微烦，此则阳浮外而不内，非小半夏茯苓汤不可也。抑犹有戒焉，暑家脉虚，面黧冷汗，洒然毛耸，手足微寒，苟不明辨其里热之证，误以刚剂投之，抱薪救焚，不发黄则发斑，甚者蓄血闷乱而毙矣，吁，可畏哉。（《直指》）

腹
痛

（十）脏结

《伤寒缵论·卷下·脏结结胸痞痛》：

脏结之所以不可攻者，从来置之不讲，以为仲景未尝明言，后人无从知之，不知仲景言之甚明，人第不参讨耳。夫所谓不可攻者，乃垂戒之辞，正欲人详审其攻之之次第也。试思脏已结矣，匪攻而结何由开耶。所谓其外不解者尚未可攻，又谓下利呕逆不可攻，又谓表解乃可攻痞，言之已悉，于此特出一诀，谓脏结无阳证，不往来寒热，其人反静，则证不在六经之表里，而在上焦下焦之两途，欲知其候，但观舌上有无苔滑，有之则外感之阳热夹痞气而反在下，素痞之阴寒，夹热势而反在上，此与里证已具，表证未除者，相去不远。但其阴阳悖逆，格拒不入，证转凶危耳，岂结胸腹内拒痛，而脏结腹内不拒痛耶，此而攻之，是速其痛引阴筋而死，不攻则病不除，所以以攻为戒，是则调其阴阳，使之相入，而滑苔既退，然后攻之，则邪热外散，阳气内消，此持危扶颠之真手眼也。

病胁下素有痞，连在脐旁，痛引少腹，入阴筋者，此名脏结，死。

太阳病，重发汗而复下之，不大便五六日，舌上燥而渴，日晡所小有潮热，从心下至少腹硬满而痛，不可近者，大陷胸汤主之。

伤寒，胸中有热，胃中有邪气，腹中痛，欲呕吐者，黄连汤主之。

伤寒，邪气传里，而为下寒上热也。胃中有邪气，使阴阳不交。阴不得升，而独滞于下，为下寒腹中痛。阳不得降而独菀于上，为胸中热欲呕吐。故于半夏泻心汤中除去黄芩而加桂枝，去黄芩者，为其有下寒腹痛也，加桂枝者，用以散胸中之热邪而治呕吐也。经曰，上热者泻之以苦，下寒者散之以辛。故用黄连以泻上热，干姜、桂枝、半夏以散下寒，人参、甘草、大枣以益胃而缓其中。此分理阴阳，和解上下之正法也。常因此而推及脏结之舌上苔滑，湿家之舌上如苔者，皆不出是方。

（十一）胎产

《妇人大全良方·卷十七·产难生死诀第六》：

欲产之妇脉离经（《难经》云，一呼三至曰离经。此是阳加于阴二倍。一呼一至亦曰离经，此是阴加于阳四倍也。注云，经者常也，谓脉离常经之处。细而言之，一呼脉再至，一吸脉再至，曰平和之脉。故一呼脉行三寸，一吸脉行三寸，呼吸定息，脉行六寸。一日一夜，一万三千五百息，脉行八百一十丈，乃为一周，复从始之经再行。今一呼脉三至，一吸脉三至，呼吸定息，脉行九寸。一日一夜，脉行通计一千二百一十五丈，过于平脉之数，不在所起之经再起，故曰离经。若一呼一至，脉行寸半。一吸一至，脉行寸半。呼吸定息，脉行三寸。一日一夜，通计脉行得四百单五丈，乃为一周，是不及平脉之数。周而复始，亦不在所起之经再起，亦曰离经也），沉细而滑也同名（临产之妇，脉见沉细而滑者，乃肾脏本脉之形。然肾系胞胎，见此脉者，亦与离经之脉同名也）。

夜半觉痛应分诞，来日日午定知生。（若妊妇夜半时觉得腹痛，定知来日午时当分娩也。《圣惠方》云，夜半子时觉腹痛，来日午时必定生产。谓子午相对，正半日时数也。）身重体热寒又频，舌下之脉黑复青。反舌上冷子当死，腹中须遣母归冥。（凡妊妇身体沉重者，胃气绝也。又体热寒栗频并者，阳气衰，阴气盛也。若舌根下脉见黑青色及舌反卷上，冰冷不温者，子母俱死之候。）面赤舌青细寻看，母活子死定应难。（凡妊妇面色赤是荣气流通，母活之候。舌上青色是妊脉络绝，胎死之候。）

唇口俱青沫又出，子母俱死总高判。（若妊妇唇口俱青色者，荣卫气绝也。又口中吐出痰沫者，是脾胃之气俱绝，此是子母死之候也。）面青舌青沫出频，母死子活定知真。不信若能看应验，寻之贤哲不虚陈。（凡妊妇面与舌皆青色又频生痰沫者，是产母荣卫俱绝，胎气冲上之候。此是子活母死之候，产下子，母必死也。此古贤哲应验之文，不虚妄陈其说也。）

新产之脉缓活吉，实大弦急死来亲。（凡妇人新产之后，其脉来缓滑者，为气血通和，是生活安吉之兆也。若见实大弦急之脉则凶，必死之脉。）若得沉重小者吉，忽若坚牢命不停。（若产妇诊得沉重微小者，此是形脉虚相应，故云吉兆之脉。忽然诊得坚硬牢实之脉，是脉盛形衰相反，性命不可停留，必死也。）寸口涩疾不调死。（若产后诊得寸口脉涩疾、大小不调匀者，此是血气衰绝之脉，故云死也。）沉细附骨不绝生。（若重手按之乃得，其脉沉细附着于骨，不断绝有力者，此生活之兆也。）审看此候分明记，长须念此向心经。（凡为医者，宜详审脉证分明，记于心胸也。）

《胎产心法·卷之下·伤食论》：产后形体劳倦，脾胃俱伤。是以新产之后，去膏粱，远厚味，食粥茹蔬，以为调摄。不知者，惟虑产后之虚，以厚味为有补。更有本不思食而强与之，胃虽少纳，脾难转运，易致食停痞塞，甚而伤食发热，切勿误认为阴虚。更有食滞腹痛，又勿错疑为血凝。治斯证者，体认真实。如发热而饮食调者，方可补血。若恶食嗳酸者，食滞之征，即当扶元为主，补气养血，健脾助胃，审伤何物，佐以何药消导，则脾气复而转输易，滞物行而胃思谷矣。如此补消兼治，无有不安。故善治者，治法有先后缓急，论证因块痛有无，产后有日数新久，能重产虚之本，而兼去停积之标，攻补如法，无不应手而愈。故有生化消食汤、健脾消食汤之分别施治。如误服峻药，过于消导，致不思谷，惟活命丹可救。予每见治产者，但知速消食物，反损正气，益加满闷。一剂不效又加峻药，一医无功又更一医，先后互异，轻证反重，以致命绝。病家自归命数，医家以为尽技，岂不惜哉。

《竹亭医案·女科·卷一》：问，按生产常规，起自脐腹痛甚，必至腰重痛极，眼中如火，谷道挺并，浆出血下，方是正产之候。则腰腹痛是必产确据也。然腰虽痛而腹未痛，于正产之候尚欠一层，故以气虚下陷断之，而于芎、归外加补气药。

《女科要旨·卷二·胎前》：

门人问曰，临产将护及救治之法何如。

曰，《达生篇》一书，发挥详尽，一字一珠，不必再赘。凡男人遇本妇怀孕，宜执此书，日与讲论三四页，不过半月也，可令全书熟记。较日夜与之博弈，或闲谈消遣，孰得孰失。请一再

腹
痛

思之。余又于《达生篇》所未及者补之，凡验产法，腰痛腹不痛者未产。腹痛腰不痛者未产。必腰腹齐痛甚紧时，此真欲产也。如遇迟滞，以药投之则得矣。盖天之生人，原造化自然之妙，不用人力之造作，但顺其性之自然而已。

《产鉴·沥痢》：产后肠胃虚怯，寒邪易侵。若未盈月，饮冷当风，乘虚袭留于盲膜，散于腹胁，故腹痛作阵，或如锥刀所刺。流入大肠，水谷不化，洞泄肠鸣，或下赤白，胠胁□胀，急服调中汤立愈。若医者以为积滞取之，祸不旋踵，谨之谨之。

《证治准绳·女科·第四卷·临产坐草法》：上伤产一法，最为切要，慎勿轻忽也。凡十月未足，临产腹痛，或作或止，或痛不甚者，名曰弄痛，非正产之候。或腹虽痛甚而腰不甚者，非正产之候。

《妇人大全良方·卷十七·产难论第一》：

凡妇人以血为主，惟气顺则血顺，胎气安而后生理和。今富贵之家，往往保惜产母，惟恐运动，故羞出入、专坐卧。曾不思气闭而不舒快，则血凝而不流畅，胎不转动。以致生理失宜，临产必难，甚至闷绝，一也。且如贫者生育，日夕劳苦，血气舒畅，生理甚易，何俟乎药，则孕妇常贵于运动者明矣。

次则妇人妊娠已经六七个月，胎形已具，而世人不知禁忌，恣情交合，嗜欲不节，使败精、瘀血聚于胞中，致令子大母小，临产必难，二也。何以知之。生下孩子头上有白膜一片，滞腻如胶，俗强名曰戴白生。儿身有青有黑，俗强名曰宿痣，此皆是入月交合所致也。如此则不特母病，其子亦生浸淫、赤烂疮疡，俗谓之胎蛆，动逾岁月不差，可不戒乎。

三则临觉太早，大小挥霍，或信卜筮，或说鬼祟，多方误恐，致令产母心惊神恐，忧恼怖惧。又被闲杂妇人、丧孝秽浊之人冲触，若不预为杜绝，临产必难，三也。何以知之。如偷生之女、不正之属，既无产厄，子母均安，其理可知。

凡临产初，然腹痛或作或止，名曰弄痛。坐婆疏率，不候时至，便令试水。试水频并，胞浆先破，风飒产门，产道干涩。及其儿转，便令坐草，坐草太早，儿转亦难，致令产难，四也。直候痛极，眼中如火，此是儿逼产门，方可坐草，即令易产。如坐草稍久，用力太过，产母困睡，抱腰之人又不稳当，致令坐立倾侧，胎死腹中，其为产难，五也。时当盛暑，宜居深幽房室，日色远处，开启窗户，多贮清水，以防血晕、血闷、血溢妄行、血虚发热之证。如冬末春初，天色凝寒，宜密闭产室，窒塞罅隙，内外生火，常令暖气如春，仍下部衣服不可去绵，方免胎寒血结，毋致产难，六也。

凡孕妇入月断不可洗头，方免产难及横生逆产。（自明）谨论。

《妇人大全良方·卷十八·产后将护法第一》：新产后不问腹痛不痛，有病无病，以童子小便以酒和半盏温服，五七服妙。一腊（七日也）之后，方可少进醇酒并些小盐味。一法才产不得与酒，缘酒引血进入四肢，兼产母脏腑方虚，不禁酒力，热酒入腹，必致昏闷。七日后少进些酒，不可多饮。如未出月，间欲酒吃或服药者，可用净黑豆一升，炒令烟出，以无灰酒五升浇淋之，仍入好羌活一两（洗净，拍破）同浸尤妙。当用此酒下药，或时时饮少许，可以避风邪、养气血、下恶露、行乳脉也。如产妇素不善饮酒，或夏月之间，亦不须强饮。一腊之后，恐吃物无味，可烂煮羊肉或雌鸡汁，略用滋味，作粥饮之。

《万氏女科·附录·保产良方》：产后之病，不可枚举，总以补气补血为主。产后往往血晕，头痛，身热，腹疼，或手足逆而转筋，或心胁满而吐呕，风邪入而变阴寒，或凉气侵而直为厥逆，皆死亡定于旦夕，而危急乱于须臾也。此时若作外证治之，药下喉即变证莫测矣，可不慎欤。

（十二）癥瘕

《妇人大全良方·卷七·妇人癖诸气方论第七（凡四方）》：夫痃癖癥瘕，血气兜硬，发歇刺痛，甚则欲死。究而言之，皆血之所为。仆尝治一妇人血气刺痛，极不可忍，甚而死一、二日方省。医巫并治，数年不愈。仆以葱白散、乌鸡丸遂安。又尝治一妇人，血气作楚，如一小盘样，走注刺痛，要一人伏定方少止，亦用此二药而愈。寻常小小血气，用此二药亦有奇效，故录于后。

《景岳全书·卷之三十九·妇人规（下）·论证》：

癥瘕之病，即积聚之别名。《内经》止有积聚疝瘕，并无癥字之名，此后世之所增设者。盖癥者，征也。瘕者，假也。征者，成形而坚硬不移者是也。假者，无形而可聚可散者是也。成形者，或由血结，谓之血癥。或由食结，谓之食癥。无形者，瘕在气分，气滞则聚而见形，气行则散而无迹。此癥瘕之辨也。然又有痛者，有不痛者。痛者联于气血，所以知气血行则愈，故痛者易治。不痛者，不通气血，另结窠囊，药食难及，故不痛者难治。此又治之有辨也，其他如肺之积曰息奔，心之积曰伏梁，脾之积曰痞气，肝之积曰肥气，肾之积曰奔豚。以至后世有曰痃癖、曰痞块之属，亦不过以形见之处有不同，故名亦因之而异耳。总之，非在气分，则在血分，知斯二者，则癥瘕二字已尽之矣。但血证气瘕各有虚实，而宜攻宜补，当审之真而用之确也。诸经义另详积聚门，所当参阅。

《骨空论》曰，任脉为病，男子内结七疝，女子带下瘕聚。张子和曰，遗溺、闭癃、阴痿、胕痹、精滑、白淫，皆男子之疝也。若血涸月事不行，行后小腹有块，或时动移，前阴突出，后阴痔核。皆女子之疝也。但女子不谓之疝，而谓之瘕。

《女科要旨·卷三·产后》：《金匮》云，问曰，新产妇人有三病，一曰病痉，二曰病郁冒，三曰大便难，何谓也。师曰，新产（之妇，畏其无汗。若其无汗，则荣卫不相和，而为发热无汗等症，似乎伤寒之表病，但舌头无白苔，及无头痛项强之可辨也。然而虽欲有汗，又恐其）血虚，（气热，热则腠理开，而）多汗出，（汗出则腠理愈开，而）喜中风，（血不养筋，而风又动火，）故令病痉。（新产之妇，畏血不行，若不行，则血瘀于内，而为发热、腹痛等症，似乎伤寒之里病，但舌无黄苔，及无大烦躁、大狂渴之可辨也。然虽欲血下，又恐过多）而亡血，（血亡，其气无耦而外泄，则）复汗，（血气两耗，则寒自内生而）寒多，（血为阴，阴亡失守。气为阳，阳虚上厥）故令（头眩目瞀，或不省人事而）郁冒。

腹痛

《沈氏女科辑要·卷下·小腹痛瘀血成脓》：薛案载一产后小腹作痛，行气破血不应，脉洪数，此瘀血成脓也。用瓜子仁汤，二剂痛止，更以太乙膏下脓而愈，产后多有此证。虽非痈，用之神效。脉洪数，已有脓，脉但数，微有脓，脉迟紧，但有瘀血，尚未成脓，下血即愈。若腹胀大。转侧作水声，或脓从脐出，或从大便出名，宜用蜡矾丸、太乙膏及托里散。凡瘀血宜急治，缓则化为脓，难治，若流注关节，则患骨疽，失治多为坏证。

（十三）恶露

《证治准绳·女科·第五卷·腹痛》：《大全》，以恶露不尽腹痛及儿枕心腹刺痛，小腹疼痛，寒疝，分为四门。由母胎中宿有血块，产后不与儿俱下而仍在腹作痛，谓之儿枕。其恶露下不快而作痛者，胎中原无积聚，不为儿枕也。若恶露已尽，或由它故腹痛，如仲景枳实芍药散证，或由血虚腹痛，如仲景当归生姜羊肉汤证，自当别论。

四、论方辨药

《普济方·卷一百九十八·诸疟门·足太阴脾疟（附论）》：

夫足太阴之经，脾之脉也。脾经之疟，令人不乐，好太息，不嗜食，多寒热汗出，病至则呕，呕已乃寒，寒则腹中痛，热则肠中鸣，鸣已汗出，故谓之太阴疟，又名脾疟。

方，木香丸，治脾疟。

木香　附子（炮，去皮脐）　大黄（锉，炒）　厚朴（去粗皮，姜汁炙）　人参（各一两）　芍药桂（去粗皮）　京三棱（煨）　独活（去芦头）　干姜（炮）　芎䓖　羌活（去芦）　甘草（炙）（各半两）　陈皮槟榔（锉）（各二两）

上为细末，炼蜜丸，如梧桐子大。每服三十丸，未发温水下，日三。一方以前药十五味为末。瓷器盛之，密封。临服，加牵牛末二分。同药末一两，同研匀，炼蜜为丸，如梧桐子大。心胀腹满，一切风劳冷气，脐下刺痛，口吐清水白沫，醋心，痃癖气块。男子肾脏风毒攻刺四体，及阳毒脚气，目昏头痛，心间呕逆，及两胁坚满不消。卧时橘皮汤下三十丸，以利为度。此后每夜二十丸。女人血利下血痛刺，积年血块，胃口逆，手足心烦热，不思饮食，姜汤下三十丸，取利，每夜更服二十丸。小儿五岁以上，脾气肠胃气喘，空心温汤下五七丸。小者减丸数服。凡胸腹饱闷不消，脾泄不止，临卧温酒下，取利。食毒痈疽发背，山岚瘴气，头痛背缚拘紧，便宜服之，快利为度。人常服此药，可以不染瘴疾。凡瘴气皆因脾胃实热所致，常以凉药解隔上壅热，并以此药通利称善。此丸本治岚瘴及温疟大效。李敦裕以此方刻石于大庾岭，得效者不可胜数。昔人尝有拥兵过漳者，军人皆感疟，用此治之，应时患愈。江南时值岁发温疟，以此药服之其效如神，皆以得快利为度。又记，凡久疟服药讫，乃灸气海百壮，又灸中脘三十壮尤善。又加肉豆蔻六枚去根止泻方用。

《医方考·卷四·古方治积聚药总考·鳖瘕》：宋有温革郎中者，自少壮健无疾，执不信医，见方书有云食鳖不可觅食者，故并啖之。自此苦腹痛，每作时，几不知人，始疑鳖觅所致，而未审也。复以二物令小苍头并食之，遂得病与革类，而委顿尤剧，未几遽死。异其尸置马厩，未敛也，忽小鳖无数自上下窍涌出，散走厩中，惟遇马溺辄化为水。革闻，自视之，掊聚众鳖以马溺灌之，皆化为水。革乃自饮马溺，其疾亦愈。巢元方亦谓有患鳖瘕者死，其主破其腹，得一白鳖，鳖乃活，有乘白马来看者，白马遂尿随落鳖上，即缩头，乃以马尿灌之，随化为水。昆谓鳖苋并啖而成瘕者，苋能回鳖之生气故也。瘕成遇马溺而化者，象数克之故也。昔尼父系《易》，系鳖于离，以其外刚内柔，肖其象也。故鳖瘕者，离象。马溺者，坎象也。离为火，坎为水，天地变化，坎离交媾，则火涵乎水，水涵乎火，而鳖生于水，各正性命，象数相制，则火仇于水，水制其火，而鳖瘕化于马溺。然马溺能化鳖瘕，而不能化鳖者，气生者可化，形生者可死而已。他溺不可化，而惟马溺能化者，马得乾之刚，其气悍味厚，非凡溺可例故耳。

《丹溪心法·卷二·泄泻》：

青六丸，去三焦湿热，治泄泻多与清化丸同用，并不单用，兼治产后腹痛或自利者。能补脾补血，亦治血痢。

附录

寒泄，寒气在腹，攻刺作痛，洞下清水，腹内雷鸣，米饮不化者，理中汤，或吞大已寒丸，宜附子桂香丸，畏食者，八味汤。热泻粪巴赤黄，肛门焦痛，粪出谷道犹如汤浇，烦渴，小便不利，宜五苓散，吞香连丸。湿泻由坐卧湿处，以致湿气伤脾，土不克水，梅雨久阴，多有此病，宜除湿汤，吞戊己丸，佐以胃苓汤，重者术附汤。伤食泻，因饮食过多，有伤脾气，遂成泄泻，其人必噫气，如败卵臭，宜治中汤加砂仁半钱，或吞感应丸尤当。有脾气久虚，不受饮食者，食毕即肠鸣腹急，尽下所食物，才方宽快，不食则无事，俗名禄食泻，经年不愈，宜快脾丸三五粒。因伤于酒，每晨起必泻者，宜理中汤加干葛，或吞酒煮黄连丸。因伤面而泻者，养胃汤加萝卜子，炒，研破，一钱。痛者，更加木香半钱。泻甚者，去藿香，加炮姜半钱。

《苏沈良方·卷第四·小建中汤》：

治腹中切痛。

桂（削）　生姜（切）（各三分）　甘草（炙，半两）　大枣（十二枚，擘）　白芍（一两半）　胶饴（二两）（以上并细切）

上以水二升，煮取九合，去滓，内饴更上火微煮，令饴化。温服三合，日三服。尝有人患心腹病不可忍，累用良医治之皆不效。灸十余处亦不差，士人陈承善医，投一药遂定。问之，乃小建中汤也。此药偏治腹中虚寒，补血，尤主腹痛，常人见其药性温平，未必信之。古人补虚只用此体面药，不须附子硫黄。承用此药，治腹痛如神。然腹痛按之便痛，重按却不甚痛。此止是气痛，重按愈痛而坚者，当自有积也。气痛不可下，下之愈痛，此虚寒证也，此药尤相当。按《外台》，虚劳腹中痛，梦失精，四肢酸痛，手足烦热，咽干口燥，妇人少腹痛，宜服《仲景伤寒论》。阳脉涩，阴脉弦，法当腹中急痛，先与此不瘥，小柴胡汤主之。此二药皆主腹痛，予已于小柴胡汤叙之。若作散，即每服五钱匕，生姜五片，枣三个大者，饴一栗大。若疾势甚，须作汤剂，散服恐力不胜病。元丰中，丞相王郇公，病小腹痛不止。宣差太医，攻治备至皆不效。凡药之至热，如附子硫黄五夜叉丸之类，用之亦不瘥。驸马张都尉，令取妇人油头发烧为灰，细研筛过，温酒服二钱，即时痛止。（女用男发）

《医灯续焰·卷十四·肠痈脉证第七十六·附方》：

薏苡仁汤，治肠痈，腹中疞痛，烦躁不安。或胀满不食，小便涩。妇人产后虚热，多有此病。纵非痈，但疑似间，便可服。

薏苡仁　瓜蒌仁（各三钱）　牡丹皮（去骨）　桃仁（各二钱）

上作一服。水二钟，煎一钟，不拘时服。

按此方药品和平，其功且速，常治腹痛，或发热，或胀满不食，水道涩滞。产后多有此证。或月经欲行，或行后作痛尤效。

《冷庐医话·补编·医范》：如腹痛呕逆之症，寒亦有之，热亦有之，暑气触秽亦有之，或见此症，而饮生姜汤，如果属热，不散寒而用生姜热性之药，与寒气相斗，已非正治，然犹有得效之理，其余三症饮之必危。曾见有人中暑，而服浓姜汤一碗，覆杯即死，若服紫苏汤，寒即立散，暑热亦无害，盖紫苏性发散，不拘何症，皆能散也。按，此论惩药误而发，微病用之，最为稳善，养生家不可不知。

《证治针经·卷三·腹痛》：

腹处乎中，痛因非一，须分有形无形，主治机宜已得。何谓无形。寒凝、火郁、抑气阻、营虚，（及夏秋）痧秽、暑湿。何谓有形。蓄血、伤食、瘕疝、蛔蛲，偏嗜成积。于是泄浊通阳，吴茱萸汤、四逆汤。清火泄郁，六一左金丸、金铃子散。开通气分，四七汤、五磨饮子。宜攻营络，归须、桃仁、山甲、韭根，（及下瘀血汤法。）缓而和兮，戊己汤加减，小麦甘草大枣汤。柔而通兮，复脉汤加减，柏子仁、肉桂、当归、苁蓉。发疹（五六年）形（体畏）寒（大便腹痛里急），郁病（气血凝滞）自宜宣导。（当归、酒大黄、枳实、桂枝、白芍。）当脐腹痛（冬发春愈，病作嗳气），营虚却喜温通。（当归、肉桂、茯苓、炮姜、炙草、大枣。上并仿《指南案》论。）是症也，郁火阻于寒凉，（怒后胸腹胀痛，消补攻下不效。）温清并用。（白蔻、官桂、木香、姜汁、黄连、栀子、钩藤。陆祖愚案。）胃（中积）冷偏兼肠（中）热，制药宜工。（详陆养愚案。）故有壮热、谵语，吐利交频，舌灰（刺如芒）、足冷，心下按之大疼，六脉模糊涩弱，谁知食壅太阴，（不能鼓运其脉。）凉膈散甫投一匕，顿令脉复神清。（张石顽案。）二尺沉弦（按之益坚，向患寒疝，停食感冒）知积疝，若气逆则暴绝堪虞。（是夜果复暴满而逝。同上详原案。）右脉滑大（有力，左沉伏）属胶痰，（脐腹右痛，便秘呕吐。）令便通则痛呕自止。（元胡索五钱，调服元明粉三钱。《生生子案》。）伤冷食而燥矢作痛，先投丁附（治中汤一帖），而后与巴霜、沉（香、木香作丸，下五六次而愈。虞恒德案。）病积热而腹中如火时疼，轻用（二陈汤下）芩、连，而重宜（调胃）承气（汤，元明粉亦可。《治法汇》。）痛而积血欲吐，（久患腹痛，脉人迎气口洪滑侵上。）涌血饼以烧盐。（《易氏医案》。）痛而绕脐有形，（其状如死，脉近尺带滑。）疗脐疝以枸杞。（白芍、茯苓、吴萸、肉桂，六剂痛止。《芷园臆草》。）若脐下之大疼，人中黑而多死。（《治法汇》。）又有小腹胀疼，形如覆碗，气壅者，吐之斯安，瘀停者（脉沉弦，小水或通或秘），下之自缓。如小水之不通，尿涩、血凝分勘。（瘀血亦有小便不通者，当以余症及脉参之。同上。）更有（少年酒食后，又色欲过度）火夹脐起，上入胸膈，腹痛若抽，胸中阻如（有物扞）格，此由丹田有寒，（若相火上冲，则必上至头面矣。）乌药（二钱）、回阳（附子三分）有力。（五日见效，服附子百枚而痊愈。《慎斋遗书》。）筋骨、皮肉之痛，经邪勿治中宫。（景岳。）腰脊控睾而疼，要药无如羌活。（《类案》。）

附《医级》心腹痛摘要

痛极脉伏，察伏阳、更推脱候。痛分经络，横痛络、直痛在经。膈疼牵引背肓，宣通肺膈。正腹痛连彻背，温化阳明。环口青、扛痛、厥晕、唇红者，蛔结之状，唇疮介齿，颦蹙额、扪腹昏默者，狐惑之形。痛沉着而腹足钓牵，法必温行，温行反剧者，肠痈欲作。痛引阴而囊痈蔓串，治难消溃，溃后屎出者，盘肠妨生。烧锤紫石英、镇阴煎，镇攻冲之厥痛。刮刺、蒸脐、探吐，探脱伏之旋冲。掣背之疼，宜调中鹿胶平胃。肩肓之痛，须桂甘活络温通。横痛者，进桂桃、寄生、山甲。直痛者，宜升麻、苏梗、青葱。

又云，心腹之痛，在经文《举痛论》，因寒者十三条，因热者惟一条。然尝验之初病多因寒，久则成热，则寒亦化火矣，故治此症，不宜偏热也。

《折肱漫录》云，霍乱腹痛，误饮米汤即死，屡屡见之，不可不慎。

《资生集·卷六·疟疾痢疾·产后滞下不可用下药》：

缪仲淳曰，凡产后痢，积滞虽多，腹痛虽极，不可用大黄等药行之，致伤胃气，遂不可救。但用人参、归、芍、红曲、醋炒升麻，倍加甘草与益母草、滑石足矣。若恶露未尽，兼用乳香、没药、砂仁、阿胶自愈。

慎斋按，以上五条，序产后有痢疾之证也。痢本于外感六淫，内伤饮食所致。若产后，当兼气血虚治，故不可用治痢常法，而以调补脾胃为要也。又按产后痢，属气血大虚，不可治痢，惟补气血，以大剂人参、当归主之。

《退思集类方歌注·承气汤类·（附）温脾汤》：

（孙思邈《千金要方》）治久痢赤白，脾胃冷积，脐腹绞结痛甚。

人参　附子　芒硝　甘草（各二两）　大黄（五两）　当归　干姜（各三两）

㕮咀，以水七升，煮取三升，分服，日三。

温脾汤里大黄少，桂附姜甘厚朴多。（许叔微此方，仿仲景温下之法，以下肠胃之冷积。夫冷积腹痛泄泻，而仍下之者，以锢冷积滞，久留肠胃而不去，徒用温补无益也。今此方以干姜、桂、附为君，复入承气汤法，其大黄止用四钱，更为有见。盖不用则温药必不能下，而久留之积，非攻不去。多用则温药恐不能制，而洞泄之势，或至转增。裁酌用之，真足为法矣。）痼冷久留肠胃泻，宜先取去勿蹉跎。（许叔微《普济本事方》曰，痼冷在肠胃间，连年泄泻腹痛，休作无时，服诸药不效，宜先取去，然后调治易瘥。不可畏虚以养病也。旭高按，畏虚养病，为千古之通弊。叔微此语，顶门一针，医当猛省。）或益参归除桂朴，亦号温脾治不讹。寒热并行下寒积，脐腹绞结痛难过。（《千金》此方，重用大黄，略兼温补，与《本事方》重用温通，略加大黄，法有殊矣。盖《本事方》治冷积泄泻，故大黄宜少用。此治滞下赤白，是其始原由于热积，故重用大黄，因痢久脾胃虚寒，而积仍未去，故加参、甘、姜、附，温补中宫。同一大黄，而佐使君臣不同，则治证亦因之而异，后人乌得以古方轻于加减也。按，古方中多硝、黄、芩、连，与姜、茱、桂、附寒热并用者，亦有参、术、硝、黄补泻兼施者，亦有大黄、麻黄汗下同行者，今人罕识其旨，姑录数方于上，以见治疗之妙，不一端也。）

《医学心悟·卷三·腹痛》：腹中痛，其寒热、食积、气血、虫蛊，辨法亦与心痛相符。惟有肝木乘脾、搅肠痧、腹内痈，兹三症有不同耳。经云，诸痛皆属于肝，肝木乘脾，则腹痛，仲景以芍药甘草汤主之。甘草味甘，甘者，己也，芍药味酸，酸者，甲也，甲己化土，则肝木平，而腹痛止矣。伤寒症中，有由少阳传入太阴而腹痛者，柴胡汤加芍药。有因误下传入太阴而腹痛者，桂枝汤加芍药，即同此意。寻常腹痛，全在寒热、食积，分别详明为主。凡腹痛乍作乍止，脉洪有力，热也，以芍药甘草汤加黄连清之。若嗳腐吞酸，饱闷膨胀，腹中有一条扛起者，是食积也，保和丸消之。消之而痛不止，便闭不行，腹痛拒按者，三黄枳术丸下之。设或下后仍痛，以手按其腹，若更痛者，积未尽也，仍用平药再消之。若腹痛绵绵不减，脉迟无力者，寒也，香砂理中汤温之。其腹内痈一症，当脐肿痛，转侧作水声，小便如淋，千金牡丹皮散化之。古方治腹痛症，多以寒者为虚，热者为实，未尽然也，盖寒证亦有实痛者，热证亦有虚痛者，如寒痛兼食，则为实矣，夹热久痢，则为虚矣，凡看症之法，寒热虚实，互相辨明，斯无误也。

《古今名医方论·卷二·温脾汤》：喻嘉言曰，许叔微制此方，深合仲景以温药下之之法。其大黄只用四钱，更为有见。夫痼冷在肠胃而泄泻矣，即温药中，宁敢用大黄之猛重困之乎。减而五分之一，乃知叔微之得于仲景深也。仲景云，病人旧微溏者，栀子汤不可与服。又云，太阴病脉弱便利，设当行大黄、芍药者，宜减之，以其人胃气弱，易动故也。即是观之，肠胃痼冷之泄泻，而可恣用大黄耶。不用则温药必不能下，而久留之邪非攻不去。多用则温药恐不能制，而洞下之势或至转增。裁酌用之，真足法矣。（方妙矣，议更妙。）

《伤寒瘟疫条辨·卷三·脏结》：有腹痛引胁下不可按者，附子泻心汤。素有积痞，痛引阴筋者，四逆汤加吴茱萸。按，《蕴要》治法与《绪论》治法略有不同，而《绪论》较稳，贵在临病者详证活法耳。要之此皆论伤寒治法也。若温病而见脏结之证，一有舌苔，便知热邪内结，即酌用神解散、大复苏饮之类清解之，亦可与太极丸缓下之，庶几可生。

《华佗神方·卷二·华佗临症神方·华佗治死胎要诀》：

朱砂，鸡白，蜜，硇砂，当归末等分，酒服，出。

按，此系《普济方》。考《魏志》甘陵相夫人有身六月，腹痛不安，先生视之曰，胎已死。使人手摸知所在，在左则男，在右则女。人云在左，于是为汤下之，果下男形，即愈。然用何汤药，则未言明，不能无疑。意先生善解剖，固有下之之术，不专恃汤药，特以汤药为辅佐品乎。今观此书，则知先生之治斯症，固有汤药在也。因为稽考故事以实之，且余亦尝用此方下胎，屡见奇效，人且视为仙方也。（孙思邈注）

《厘正按摩要术·卷二·立法·定痛法》：

陈飞霞曰，小儿胸腹饱闷，时觉疼痛，用食盐一碗，锅内炒热，布包之，由胸腹从上运下，冷则又炒又运。盐走血分，最能软坚，所以止痛。即以治男妇气痛，皆能取效。由疏表至此九法，皆古书不载，实由异人传授，经验既久，神效无匹，笔之以公诸天下后世者。

按，陈飞霞九法，外治确精，实有神效，及措辞殊多未洽。余不辞僭妄，取其义，易其词，以求明显，务期读者一目了然，方能惬心贵当。是卷二十八法，以之治小儿可，以之治大人亦可，切勿视为泛常也。（惕厉子）

《伤寒论浅注补正·卷二·辨阳明病脉证》：

男元犀按，三承气俱阳明之正方，调胃承气其方已载于太阳篇，故不复列。《伤寒论》云，阳明病不吐不下，心烦者，可与调胃承气汤。言阳明病者，胃不和也。言不吐不下者，胃不虚也。胃络上通于心，阳明之燥火与少阴之君火相合，故心烦。可与此汤，解见太阳本方下。至于大承气取急下之义，阳明谵语潮热、胃中有燥屎五六枚，及二阳并病潮热，及阳明下后心中懊忱而烦、胃有燥屎，及大下后六七日，不大便，烦不解，腹满痛，本有宿食，及少阴证，口燥舌干，或自利清水、色纯青等证。俾奏功于顷刻。小承气取微和胃气，勿令大泄下之义，阳明病，热未潮，大便不硬，恐有燥屎，少与此汤，转失气者，可与大承气攻之，若不转失气者，不与，及太阳病，汗吐下后，微烦，小便数，大便因硬者，令邪去而正不伤。论中逐条俱有深义。

脉实固宜下矣，然有大下后六七日，不大便，烦仍不解，腹仍满痛者，此有未尽之燥屎也。所以然者，以胃为水谷之海，能容水谷三斗五升，本有宿食未尽故也，宜大承气汤以推陈致新。是知大承气汤不独能下胃热，而亦能下宿食。

更有宜急下者，悍热为病，阳气盛也。阳盛则阴虚，复发汗以伤阴液，其病不解，悍热之气反留于腹，其腹满痛者，与燥屎之可以缓下者不同，须急下之，宜大承气汤。

述，承上文而言腹满痛者，固宜急下，若不痛而满云云。虽不甚急，而病在悍气，非下不足以济之也。问曰，三急下证，本经并不说出悍气，兹何以知其为悍气也。答曰，阳明有胃气，有燥气，有悍气。悍气者，别走阳明而下循于脐腹，《素问·痹论》云，卫气者，水谷之悍气也。其气慓疾滑利，不入于脉，循皮肤之中，分肉之间，熏于肓膜，散于胸腹。目中不了了，睛不和者，上走空窍也。发热汗多者，循皮肤分肉之间也。腹满痛者，熏肓膜而散胸腹也。剽悍之气伤人甚捷，非若阳明燥实之证，内归中土，无所复传，可以缓治也，故下一急字，有急不容待之意焉，所谓意不尽言也。学者得其意而通之，则缓急攸分，轻重立见，庶不临时舛错也。

按仲师自序云，撰用《素问》《九卷》，可知《伤寒论》全书皆《素问》《九卷》之精华也。钱塘张氏注中，补出悍气二字，可谓读书得间，然长沙何不明提此二字乎。不知《伤寒论》字字皆经，却无一字引经，撰用之所以入神也。

《医原·卷下·燥气论》：又见习俗，遇有霍乱，不辨燥湿，但见腹痛吐泻，辄用藿香正气散，甚有用香、砂、桂、附、吴萸诸燥药，其在湿邪，自可冀以温中止泻，若是燥邪，不独泻不能止，必致耗液亡阴，内闭外脱，或上焦之邪，走入中下，气分之邪，走入营分，每见大便下

腹
痛

红，形如血，遂不可救。

《新订痘疹济世真诠·二集·晖亭自订医案》：

柳金泉之孙，时行痘亦密，不能起发，色白无红晕，脉甚微细，无神，平时常多腹痛溏泻，重用芪、术、姜、附、鹿胶、当归、山药、炙草，五剂而愈，即从前之腹痛泄泻亦安。

解两外侄女，及自如兄之季子两女，体素虚寒，发热三日，不见痘点，脉皆紧细微弱，皆重用芪、术、附、桂、生芪，兼楂肉、当归、炙草，一剂即见苗色皆淡红，连进大剂，加山药、鹿胶，其中有腹泻者，加肉蔻兜塞之，无不应手而效，何尝有白术渗浆之患乎。

余长男体素多火，布种后发热二日，身上即多淡红隐疹，脉亦虚涩，用蜜芪两半，党参八钱，生芪四钱，当归钱半，楂肉钱半，蝉蜕十五只，白芷、炙草各一钱，一剂疹退，再剂见苗，虽痘色不同淡红，亦非老红之色，以前单去楂肉、白芷、蝉蜕，加山药、鹿胶数帖，脓浆充足，忽右眼起红丝，有翳膜之状，用连翘、赤芍、归尾、蝉蜕、木贼、甘、桔、柴胡、密蒙、石决、薄荷，二剂而安。

门人问曰，有人布种，发热二三日，面部已报苗影，越一夕，热退苗散，人事清爽，六七日后，忽腹疼喘汗，顷刻而亡，是诚何故。余曰，此必其人元阳不足，正气亏损，不能送毒出外，故一报苗而即隐伏，医者见其清醒，不解极力补托，致毒伏于中，日与正相贼，久之正气益虚，邪气日炽，而又不得暴发于外，是以一旦攻击而亡。余于此等，竭力救苏，而莫明其攻者多矣。如刘蒲庵兄之两侄，及李氏孙氏之子，俱发热三日，抖牙惊惕，俨成发作之象，寻之果得淡红苗点，诊之脉极沉细微弱，进以芪、术、姜、附，兼芎、归、楂肉、升麻托苗之品，日一大剂，转见神清能食，身热全退，痘影全没，极力照脉峻补三四日，黄芪用至二三两，附片皆用一两，白术两半，佐以芎、归，不稍停止，后皆复得身热苗呈，即以大补催浆而愈。设当时轻视忽略，不急补托，不终死于腹疼喘汗乎。又问曰，有人布种，发热数日，全不见苗，极力托之，终无形影，后亦安宁无患，是又何说。余曰，此问亦不可少，余于此证怀疑者久矣。

一有正气虚弱，不能送毒，以致毒不能出，上越清虚之府，其证亦多腹疼、腰痛、声弱、脉微或虚大无神，宜芪、术、附、桂、芎、归，加楂肉、蝉蜕以补托之，庶正气盛而痘出毒化矣。

有门生与伊族人治痘，遇极虚之人，进以芪、术，尚皆无恙，痘科妄议有热，改进芩、连，四人各服一杯，乃致诸痘洁白，毫无红晕，且有灰陷者，有毒反内攻而腹大痛者，后虽温补不应，连伤二命，殊堪悯惜。

问曰，有人痘见点未全，身热逐退，小便清长，面色白，痘不甚红，而腹时痛不止，何故。曰，此气虚不能送痘也，主补中益气汤，加以四肢厥逆，或呕吐泄泻，又宜加姜、附、砂仁、肉蔻，以制其阴寒。又有人痘见点未全，壮热口渴，痘色紫赤，而腹亦时痛不止，又何故。曰，此火毒伏郁，不能发越于外也，主败毒宣中散，二证虚实显然，刿参之以脉，更复何疑。

医误投以芩、连凉剂，痘皆白陷，或有腹痛者，后如法以姜、附补之，竟至溺血不救。

从溺孔出者，更为肝肾虚寒，非重用姜、附莫救，且热迫者下血多痛，是无所痛苦，其为纯阴无阳可知，不然当用芩、连后诸热皆清矣，何以反转白陷，腹痛溺血，无所措手。观立斋治出痘便血，屡用归脾汤。

《女科要旨·卷四·杂病》：妇人腹中诸疾痛，当归芍药散主之。此为妇人腹中诸疾痛，而出其方治也。寒、热、虚、实、气、食等邪，皆令腹痛，谓可以就此方为加减，非真以此方而统治之也。尤在泾云，妇人以血为主，而血以中气为主。中气者，土气也，土燥不能生物，土湿亦不能生物，芎劳、芍药滋其血，苓、术、泽泻治其湿，燥湿得宜，而土能生物，疾痛并蠲矣。

五、针灸外治

《针灸问对·卷下》：罗氏曰，覃公四十九岁病脐腹冷疼，完谷不化，足跗寒逆，精神困弱，脉沉细微，灸气海、三里、阳辅。三日后，以葱熨灸疮，皆不发，复灸数壮，亦不发。十日后，全不作脓，疮干而愈。针书曰，凡用针，气不至不效，灸之亦不发，大抵血气空虚，不能作脓，失其所养故也，加以不慎，邪气加之，病必不退。或曰，覃公所养，无不如意，何谓失其所养。曰，君言所养，口体者也，此论所养，性命者也。覃公壮年得志，务快其心，血气空虚，以致此耳。

《针灸学纲要·附录》：

一旧书禁针穴二十二穴，禁灸穴四十五穴，最忌刺合谷。而孕妇堕胎，或灸石门，则女子终身无妊娠。灸哑门而成哑。刺鸠尾则死。是说也，予颇疑之。一人患头痛，其痛引脑，不可忍，至哑门之穴，灸五壮，顿治。又中暑腹痛已欲绝，则刺鸠尾之一穴，而作吐即瘳。孕妇麻木，刺合谷之二穴而愈。所谓禁穴，亦未尝见其害，反得奇效者，不可举数焉。然则其为妄诞，可不辨而知矣。窃以为对症而治，无所谓禁穴。治不对症，或治不得法，周身皆禁穴也。何者，虽至刺如中脘、上脘之穴，不能手法，则或聚成块，或肿痛或出血，不可忍，或发惊，或成眩晕，或针断肉中，或针刺不拔，不禁而成禁穴矣。故但依病症，针刺有法。此说非入门同道，则难共论焉。

一下血，当灸命门之穴。命门在十四椎下，所对脐是也。令患人平身，垂手正立，于木石之上，目无斜视，身无偏倚，去上衣服，用直杖子，从地至脐，中央截断，却回杖子于背上，当脊骨中，杖尽处，即是命门穴也。（命门之灸，治淋疾、腰腹痛，或治疝气、脚气，无不取效。）

《女科折衷纂要·胎前门·子悬》：妇人伤胎怀身，腹满不得小便，从腰以上重如水气状，怀身七月，太阴当养不养，此心气实，当刺泻劳宫及关元，小便微利则愈。

六、治法辨疑

《伤寒兼证析义·心腹诸痛兼伤寒论》：问，凡宿有心腹诸痛，因外感之邪触动而发。若欲先治表证，里痛势难刻缓。若欲兼治其痛，又恐有碍于表，历考方论中，素无成法，可师幸显示至理，以补昔贤之未逮，曰，诸痛皆有表里气血虚实寒热之分。其痛在肌表者，中间不无里症，如胃脘留饮之臂痛，肾虚足不任地之脚心痛，肾衰风袭之下体痿弱，骨节疼痛，岂非痛出外而病根于里者乎。然病虽从内而发，其实痛在经络，所以治表之药，总无妨于本病，但不可不顾虑血气以虚其虚，痛必转剧也，其胸胁肩背诸痛，症虽不一，以大纲论之，悉为阳分之疾，纵有伤寒表证，而痛楚不堪者，不妨兼治其痛，并无引邪入犯三阴之虞，即使阴邪上逆，不过先温其里。若肾心痛之与背相控，如从后触其心者，仍无碍于里症也。观仲景太阳例中，伤寒医下之，续得下利清谷不止，身疼痛，急当救里，后身疼痛，清便自调者，急当救表，内有虚寒者，必当先温其里而后解表，乃正治也。至于腰脐少腹诸痛，虽皆阴分之患，然既有表证则当从表治之，如腰痛而兼外感，亦须桂枝汤以分解太阳之邪，则里气亦得疏通，而痛必少缓，寒者则加附子以温之。腹痛用小建中为土中伐木之圣药，血虚而气散者尤宜，有寒则加干姜，寒甚则加附子。虚寒则用桂枝人参汤，寒极而呕，金匮大建中汤。少腹痛，用当归四逆汤，寒加吴茱萸最妙，此皆兼理外内之良法也，大抵有宿病之人，不得用峻汗峻攻之法，必参其人之形气盛衰，客邪微甚，本病之新久虚实，向来之宜寒宜热宜补宜泻宜燥宜润宜降宜升，或近日服过何药之相安不相安，其间或夹痰，或夹血，或夹火，或夹气，或夹水，或夹积，务在审症详明，投剂果决，自然随手克应矣。故凡智者用方，法法不离古人，而实未尝执古人之成法也。

《医学源流论·卷上·方药·劫剂论》：腹痛甚，不求其因，而以香燥御之。泄痢甚，不去其积，而以收敛之药塞之之类，此峻厉之法也。

《丁甘仁医案·卷二·痢疾》：腹痛后重，已减其半。谷食无味，口干不多饮，神疲色萎，苔薄黄，脉濡滑而数。阴液暗伤，湿热滞尚未清澈，肠胃气机不和。今拟理脾和胃，清化湿浊，更宜薄滋味，节饮食，恐有食复之弊，虽有虚象，不可骤补。

《存存斋医话稿·卷一》：故哮喘胸痞，腹痛癥瘕，胀满便闭，滞下疳黄等病，皆可量用。宜下之证，而体质柔脆不能率投硝黄者，余辄重用，随机佐以枳朴之类，无不默收敏效。

《资生集·卷五·头痛（附心腹腰胁遍身痛）·产后腹痛属伤食裹血》：王节斋曰，假如产妇朝数内，或饮食如常，忽作腹痛，六脉沉伏，四肢厥冷，此恶露不尽，伤食裹血，而脉不起也。不可误认为气血两虚，用大补剂，须用消导行血之药。

《邯郸遗稿·卷之一·经候》：经水行后，腹痛绵绵不止，虽曰虚寒宜补，然气亦能作痛，若一概补之，不益痛乎。须视受补与否。如不受补者，以四物加陈皮。如受补者，以八物加香附，血虚者倍参、芪，夹寒者加干姜，血行气滞者加艾。若经净后腰腹疼痛者，此血虚也，宜服八珍散，以白芍易赤芍，白术易砂仁。如觉腹冷，加肉桂。

《济阴纲目·卷之七·前阴诸疾门·论阴户肿痛》：其外证，或两拗小腹肿痛，或玉门掀肿作痛。或寒热往来，憎寒壮热。其内证，或小便涩滞，或腹内急痛，或小腹痞闷，或上攻两胁，或晡热重坠。若两拗小腹肿痛，肝经湿热壅滞也，用龙胆泻肝汤。玉门肿胀，肝火血虚也，用加味逍遥散及龙胆泻肝汤加木香（肝经之脉环阴器，故见证如是，而治法亦如是也）。若概投散血攻毒之剂，误甚矣。

《女科折衷纂要·胎前门·子悬》：

《大全》云，妊娠心腹胀满者，由腹内素有寒气，致令停饮，重因触冷饮发动，与气相争，故令心腹胀满也。

按薛氏曰，前症若外感风寒，内伤饮食，用藿香正气散。若食伤脾胃，用六君子汤。若阳气壅滞，胎上逼心，用紫苏饮。李氏曰，子悬者，心腹胀满也。娠孕四五月以来，相火养胎，以致胎热气逆凑心，心腹胀满疼痛，宜紫苏饮。有郁心胀满甚者，加莪术及丁香少许。不食者，芩术汤倍白术加芍药。若火盛极一时，心气闷绝而死，连进紫苏饮救之。此症两尺脉绝者，有误服动胎药，子死腹中则憎寒，手指唇爪俱青，全以舌为证验，芎归汤救之。仲景云，妇人怀孕六七月，脉弦，发热，其胎愈胀，腹痛恶寒者，少腹如扇，所以然，子脏寒故也。当以附子汤温其脏。妇人伤胎怀身，腹满不得小便，从腰以上重如水气状，怀身七月，太阴当养不养，此心气实，当刺泻劳宫及关元，小便微利则愈。

七、审因辨病

《先哲医话·卷下·福井枫亭》：其状似伤食伤滞，然伤食伤滞者，腹满痛而吐泻如倾，则明日霍然而愈。至霍乱则虽既吐泻，腹痛不止，反发热身疼痛，剧者手足厥冷，烦闷燥渴。此证四时俱有，而夏月者尤重，故世或以霍乱为中暑，益误矣。

《回春录·内科·霍乱》：此外，如胸腹疼痛，疟疾哮喘，经阻产后等证，世俗亦多指为寒病，虽以热药剁（杀）之不知。呃忒则尤多枉死。孟英尝治一角妓，患呃累日。此因破身太早，固是虚证，然血去阴伤，岂可反以温燥助热，遂至下焦不摄。妓性畏药，用一味鸡子黄，连进数服而安。

《不知医必要·卷二·小儿科·腹胀腹痛》：小儿肚腹或痛或胀，虽由食积与寒凉伤脾而然，然使脾胃不虚，则腹中和暖，运化以时，何至为寒凉食积所伤。故治之者，当以健脾暖胃为主，审无火症，不得妄用凉药。无拒按坚实等症，切不可妄用攻击之药。慎之。

《家传女科经验摘奇·产后总论》：

凡病起于血气之衰、脾胃之虚，况产妇血气、脾胃其虚衰殆有甚焉。是以丹溪先生论产后必当以大补气血为先，虽有杂症，以末治之。此三言者，尽医产之大旨也。若能扩充立方用药，则治产可以无大过矣。夫产后忧惊劳倦，血气暴虚，诸症乘虚易袭。如有气，毋专耗散。有食，毋专消导。热不可用芩、连，寒不可多桂、附。寒则血块停涩，热则新血流崩。

痛块未除，未可遽加参、术。腹中痛止，补中益气无疑。

《妇人大全良方·卷七·妇人两胁胀痛方论第十七（凡六方）》：

又已未在金陵，有家提干上之下巽内人，病心腹胀痛。众医投木香、沉香、槟榔、大腹、芍药、姜、桂之类，病益甚。召仆诊之，六脉弦紧而和，不似病脉。但诊之时两手如火，以此知其实痛也。众问如何治疗。仆曰，大凡心腹刺痛，不可便作虚冷治疗。有两医答曰，非冷而何。热即生风，冷生气是也。仆曰不然。《难经》云，虚则痒，实则痛。又仲景云，腹痛者，桂枝加芍药汤。痛甚者，桂枝加大黄汤。家提干云，荆布素来质弱。仆曰，有可辨处，遇痛时使一婢按之，若痛止，是虚寒证也。若按之转甚，手不可近，此实痛也。即令一婢按之，手不可近，叫唤异常。仆曰，此实热无可疑者，当用大柴胡汤治之。众皆不许，仆责状而投之，八服愈。

腹
痛

论胁肋疼痛，服木通散（亦可治男子，出《明理方》）。

心下、胁肋、少腹疼痛，皆素有积寒，而温暖汤散亦可主治。甚者以温约卜之。心下与小腹痛，诸书并有效方。而胁肋下痛，鲜获治法，此散可以主之。

《济阴纲目·卷之二·血崩门·治崩漏虚寒》：而腹痛一症，人皆以为瘀血者多，而此以为漏不止者，服熟附丸，正元礼所谓崩而腹痛者，崩止而痛除也。

《济阴纲目·卷之一·调经门·论调经当抑气》：气之为病，男子妇人皆有之，惟妇人血气为患尤甚。盖人身血随气行，气一壅滞，则血与气并，或月事不调，心腹作痛。或月事将行，预先作痛。或月事已行，淋漓不断，心腹作痛。或遵腰胁，或引背脊，上下攻刺，吐逆不食，甚则手足搐搦，状类惊痫。或作寒热，或为癥瘕，肌肉消瘦，非特不能受孕，久而不治，转而为瘵疾者多矣（其抑气治法，须随证采后方治之，故此不备列）。

《济阴纲目·卷之一·调经门·论经水异色》：然风寒外乘者，十中常见一二，何以辨之。盖寒主引涩，小腹内必时常冷痛，经行之际，或手足厥冷，唇青面白，尺脉或迟或微或虚，或虽大而必无力。热则尺脉或洪或数或实，或虽小而必有力，于此审之，可以得其情矣（脉症相参，尤为的确）。

《女科精要·卷十七·胎前杂证门·堕胎》：倘有腹痛成块有形，多属血虚气逆，惟加大为温补，则新者生，而瘀者去。若加消瘀破滞，则逆气愈攻而愈升，多致不救，戒之哉。况有血虚而腹痛者，更有真阴亏损，不能纳气，以致疝瘕为患者，更有真阴亏损，不能纳气，以致疝瘕为患者，（张）常以八味丸加牛膝、五味子者，早晚吞服而安。

《女科折衷纂要·调经门·血崩论》：按戴复庵云，血大至曰崩中，或清或浊，或纯下瘀血，或腐臭不堪，甚则头目昏晕，四肢厥冷，急宜童便调理中汤加入百草霜饮之。又有崩甚而腹痛，人多疑为恶血未尽，又见血色瘀黑，愈信恶血之说，不敢止截。大凡血之为患，欲出未出际停在腹中，即成为瘀血难尽，以瘀为恶血，又焉知瘀之不为虚冷。若必待瘀尽而后截之，恐并与人无之矣。况此腹痛更有说焉。瘀停腹痛，血通而痛止。崩行腹痛，血住而痛止。宜芎归汤加炮姜、熟附止其血而痛自止。

《正体类要·上卷·扑伤之症治验·肝经郁火》：后口干作渴，小腹引阴茎作痛，小便如淋，时出白津，此肝经郁火也，遂以小柴胡汤加大黄、黄连、山栀饮之，诸症悉退。再用养血等药而安。夫小腹引阴茎作痛等症，往往误认为寒证，投以热剂，则诸窍出血，或二便不通，以及危殆，轻亦损其目矣。

《冷庐医话·补编·医范》：如腹痛呕逆之症，寒亦有之，热亦有之，暑气触秽亦有之，或见此症，而饮生姜汤，如果属热，不散寒而用生姜热性之药，与寒气相斗，已非正治，然犹有得效之理，其余三症饮之必危。曾见有人中暑，而服浓姜汤一碗，覆杯即死，若服紫苏汤，寒即立散，暑热亦无害，盖紫苏性发散，不拘何症，皆能散也。按，此论惩药误而发，微病用之，最为稳善，养生家不可不知。

第二节
医案

一、伤寒经症

（一）三阳合病案

《伤寒九十论·三阳合病证（三十五）》：有市人李九妻患腹痛，身体重，不能转侧，小便遗失，或作中湿治。予曰，非是也，三阳合病证。仲景云见阳明篇第十证，三阳合病，腹满身重，难转侧，口不仁，面垢，谵语，遗尿，不可汗，汗则谵语，下则额上汗出，手足逆冷。乃三投白虎汤而愈。

（二）脏结案

《伤寒九十论·脏结证（六十七）》：甲辰，盐商舣舟江次，得伤寒，胸膈痞，连脐下旁不可忍，饮食不进。予诊之曰，此非结胸，乃脏结也，不可救矣。脏结者，寸脉浮，关脉细小沉紧者，尚有白苔，痛引小腹则死。仲景云，痛引小腹，入阴经者死。次日痛引小腹，午时果死。

《医门补要·卷下·医案》：

一妪脐腹咬痛，便泄昼夜无度，诸治罔验，亦脏结症，故疼常无休息，旬日遂亡。

一人左肋生流注未完口，因远行跌倒，碰伤患口，竟出血不止。乃远奔则浮火必腾，使经脉错乱，逼血而出，投犀角地黄汤入腹即止。

一人食牛肉，便腹胀壮热，以山楂、建曲，青皮、槟榔、厚朴、麦芽、枳壳、苍术，加稻草为引，因牛喜食草，物理当然，覆杯则消。

一妇因寒凝气滞腹痛，以温通理气方，六帖不效，次用吴萸、肉桂、木香、附子、陈皮，研末，温陈酒冲服，痛立止。（盖末药尚存原性，故治速效，不似煎剂，性已淡，故鲜效。）

（三）阴阳易案

《得心集医案·卷一·伤寒门·失表发黄（二条）》：王富春愈后，其妻一日微觉飒飒寒热，少腹疼痛，小水紧急，欲解不出，痛甚牵引腰胯，两目花乱，头重莫举。其家见症急厉，告诸母家，诸医群集，曰寒曰火，莫辨其症。余曰，小腹痛引腰胯，小便不利，头重眼中生花，岂非阴阳易之症乎。处逍遥汤，调烧裈散，药下果验。

《伤寒九十论·阴阳易证（五十七）》：己巳，邻人王友生以贩京为业，蓄一婢，患伤寒，热八九日，予为治之，得汗而愈。未数日生自病，身热头重不欲举，目中生花，召予视之，予曰，是必伤寒初愈，妇人交接得之，即令阴头上必肿，小腹绞痛，然是阴阳易也，生曰前患者婢子、意谓已安，遂与之交，翌日得此疾，良苦，予曰，失所治，必吐舌数寸而死，予作鼠粪、烧裈散等，以利其毒气，旬日安。

（四）蓄血案

《心医集·卷三·纪验》：徽商汪凤溪，病三四日后，只腹痛不能忍，诸药无效，一日疼甚，眼直猝倒。予视脉曰，此伤寒蓄血症也。以井水半碗饮之，其病稍止，即能言，云冷入快极，用药下之即愈。

（五）阳明腑实案

《经方实验录·第一集上卷·第三五案·调胃承气汤证》：沈宝宝（上巳日），病延四十余日，大便不通，口燥渴，此即阳明主中土，无所复传之阳明证。前日经用泻叶下后，大便先硬后溏，稍稍安睡，此即病之转机。下后，腹中尚痛，余滞未清，脉仍滑数，宜调胃承气汤小和之。

《建殊录·正文》：一日忽腹痛，连呕吐，于是始服先生之明，更求诊治，为大半夏汤饮之。数日痛止不复吐，乃复为大承气汤下之。

（六）太阳阳明合病案

《医权初编·卷下·吴妇感寒一案第十四》：吴妇忽腹大痛大泻，医投以消滞行气之品，愈甚。予诊脉浮数，且兼表证，知为太阳阳明合病也。但仲景止云下利，并未言痛，然症与书，每每不能恰合，当以意消息得之。仍投以葛根汤，汗出而愈。

（七）厥阴自利案

《伤寒绪论·卷下·渴》：罗谦甫治一人，伤寒脉沉细而微，厥逆自利腹痛，目不欲开，两手常抱脐下，昏卧口燥舌干，四逆加人参、葱白而愈。

《伤寒绪论·卷下·唾脓血》：石顽治陆中行室，年二十余，腊月中旬，患咳嗽，挨过半月，病势稍减，新正五日复咳倍前，自汗体倦，咽喉干痛，至元夕忽微恶寒发热，明日转为腹痛自利，手足逆冷，咽痛异常。又三日则咳唾脓血，始延余治。其脉轻取微数，寻之则仍不数，寸口似动而软，尺部略重则无，审其脉证寒热难分，颇似仲景厥阴例中麻黄升麻汤证。盖始本冬温，所伤原不为重，故咳至半月渐减，乃勉力支持岁事，过于劳役，伤其脾肺之气，故咳复甚于前，至望夜忽憎寒发热，来日遂自利厥逆者，当是病中体疏，复感寒邪之故，热邪既伤于内，寒邪复加于外，寒闭热邪，不得外散，势必内奔而为自利，致邪传少阴厥阴，而为咽喉不利唾脓血也。虽伤寒大下后与伤热后自利不同，而寒热错杂则一。遂与麻黄升麻汤一剂，肢体微汗，手足温暖，自利即止，明日诊之，脉亦向和，嗣后与异功生脉合服数剂而安。

（八）虚劳里急案

《杂病广要·内因类·虚劳》：石顽治颜汝玉女，病虚羸寒热，腹痛里急，自汗喘嗽者，三月余，屡更医药不愈，忽然吐血数口。前医转邀石顽，同往诊候，其气口虚涩不调，左皆弦微而尺微尤甚，令与黄芪建中，加当归、细辛。前医曰，虚劳失血，曷不用滋阴降火，反行辛燥乎。余曰，不然。虚劳之成，未必皆本虚也，大抵多由误药所致。今病欲成劳，乘其根蒂未固，急以辛温之药，提出阳分，庶几挽回前失。若仍用阴药，则阴愈亢而血愈逆上矣。从古治劳，莫若《金匮》诸法，如虚劳里急诸不足，用黄芪建中，原有所祖，即腹痛悸衄，亦不出此。更兼内补建中之制，加当归以和营血，细辛以利肺气，毋虑辛燥伤血也。遂与数帖，血止，次以桂枝人参汤数服，腹痛寒热顿除，后以六味丸，以枣仁易萸肉，或时间进保元、异功，当归补血之类，随证调理而安。余治虚劳，尝屏绝一切虚劳之药，使病气不致陷入阴分，深得《金匮》之力也。（《医通》）

（九）蓄水案

《续名医类案·卷一·伤寒》：一门子，病伤寒。医与发汗，七日后不愈，小腹满而痛。欲下之，未敢。万脉之，沉弦而急，问，曾渴饮水乎。答曰，甚渴，虽饮水，渴不止。曰，此蓄水似疝症，不可下也。乃用五苓散以利其水，加川楝子、小茴香以止小腹之痛，一服洞泄四五行，皆清水。次日再求诊，曰，不必再药，水尽泄自止矣。三日后果安。

二、内科杂病

（一）伤暑案

1. 阴暑

《续名医类案·卷六·霍乱》：陈三农治一妇，暑月方饭后，即饮水而睡，睡中心腹痛极，肢冷上过肘膝，欲吐利而不得吐利，绞痛垂死，六脉俱伏，令以藿香正气散，煎汤吐之，一吐减半，再吐而安矣。（《局方》藿香正气散，朴、陈、桔、夏、草、芷、苓、藿、腹皮、苏叶。）

2. 暑秽

《一得集·卷中·乐姓女受暑呕逆胸腹胀痛治验》：宁郡乐姓女，年及笄。夏秋之交，患腹胀痛，瞀闷呕逆，水谷不入，肢冷汗出，身热口渴，脉之浮部洪数，沉部弦劲。是为暑秽之邪，从口鼻吸受，直趋中道，入于募原，夹少阳胆火而上冲，故胸腹痛而呕逆也。方用荸荠汁、藕汁、西瓜汁、莱菔汁各一杯，磨郁金、枳实、木香、槟榔各五分，投七而瘳。

（二）客寒案

1. 伤冷

《回春录·内科·咳嗽》：适大雪祁寒，更衣时略感冷风，腹中微痛。自啜姜糖汤两碗，而喘嗽复作。口干咽痛，大渴舌破，仍不能眠。复用前方，以绿豆煎清汤代水煮药，始渐向安。

《续名医类案·卷十九·腰痛》：卢不远治陈孟枋父，六月中受寒，尚淹淹未甚也。至次年二月，忽小腹与腰急痛，即令人紧挽外肾，稍松便欲死，与羌活、黄柏、茯苓、肉桂等剂，令刮委中，痛止而足软。

《医方考·卷五·腹痛门第五十六·冰煎理中丸》：宋徽宗常食冰，因致腹痛，国医进药俱不效，乃召泗州杨吉老脉之。吉老曰，宜主理中丸。上曰，服之屡矣，不验。吉老曰，所进汤使不同，陛下之疾，得之食冰，今臣以冰煎药，此欲已其受病之原也。果一服而瘳。昆谓是义也，《大易》所谓同气相求，《内经》所谓衰之以属也。自非吉老之良，乌能主此。

《古今医统大全·卷之五十七·腹痛门》：

一人六月投渊取鱼，至秋水凉，半夜忽小腹痛甚，大汗，脉沉弦细实，重取如循刀刃责责然。与大承气汤加桂二服，微利痛止。仍连日于酉时复痛，每与前药得微利痛暂止。又以前药加桃仁，下紫黑血数升。依时腹痛，脉虽减而责责然犹在。又于前药加附子，下紫黑血如破絮者二升而愈。又伤食，酉时复痛在脐腹间，脉和，与小建中汤一服愈。

一少年自小面微黄，夏间腹大痛，或与小建中汤加丁香不效。加呕吐清汁，又与丁沉透膈汤一帖，不食困卧，痛无休止不可按，又与阿魏丸一粒，夜熟不寐，左脉沉弦而数，关尤甚，上右滑数实。与大柴胡加甘草四帖下之，痛呕虽减，食未进，以小柴胡去参、苓加芍药、陈皮、黄连、生甘草二十帖，安。

《金匮翼·卷三·恶寒·恶寒》：罗谦甫治金院董诚彦，夏月劳役过甚，烦渴不止，极饮潼乳，又伤冷物，遂自利，肠鸣腹痛，四肢逆冷，冷汗自出，口鼻气亦冷，六脉如珠丝，时发昏愦。众大医议，以葱熨脐下。又以四逆汤五两，生姜二十片，连须葱白九茎，水三升，煮取一升，去滓，凉服。至夜半，气温身热，思粥饮，至天明而愈。许鲁斋先生闻知，叹曰：病有轻重，方有大小，治有缓急，金院之病，非大方从权急治，不能愈也。

2. 真寒

《续名医类案·卷十九·腹痛》：

赵从先治保义郎顿公，苦冷疾，时方盛暑，俾就屋开三天窗，于日光下射处，使顿仰卧，操艾遍铺腹上，约数斤，移时日光透脐腹不可忍，俄而腹中雷鸣下泻，口鼻间皆浓艾气乃止。明日复为之，如是一月，疾良已。乃令满百二十日，宿疴如洗，壮健如少年时。赵曰，此孙真人秘诀也。世人但知灼艾，而不知点穴，又不审虚实，徒受痛楚，损耗气力。日者太阳真火，艾既遍腹，徐徐照射，入腹之功极大，五六七月最佳。若秋冬间当以厚艾铺腹，蒙以棉衣，以熨斗盛炭火慢熨之，以闻浓艾气为度，亦其次也。

示吉曰，毛方来，忽患真寒证，腹痛自汗，四肢厥冷，诸医束手，予用回阳汤急救而痊。吴石虹曰，症暂愈，后必下脓血则危矣。数日后，果下痢如鱼脑，全无臭气，投参、附不应。忽思三物桃花汤，仲景法也，为丸与之，三四服，愈。（沈效兄抄本。徐灵胎曰，腹痛久者必有积滞，必用消积丸药以渐除之。但用煎方，不足以愈久病也。）

《得心集医案·卷三·吐泻门（下痢红白症附）·用白通汤异症同验并答门人问》：周孔昌体肥而弱，忽然腹痛，泄泻，十指稍冷，脉甚微，因与理中汤。服后泄未止，而厥逆愈进，腹痛愈甚，再诊无脉，知阴寒入肾。盖理中者，仅理中焦，与下焦迥别，改进白通汤，一服而安。

《薛案辨疏·卷上·脾胃亏损吞酸嗳腐等症》：大司马王浚川，呕吐宿滞，脐腹痛甚，手足俱冷，脉微细，用附子理中丸一服益甚，脉浮大，按之而细，用参附汤一剂顿愈。

（三）瘀血案

《立斋外科发挥·卷八·杖疮（附坠马并破伤风及犬蛇虫伤）》：
腹痛者宜下血。

一男子坠马，腹作痛，以桃仁承气汤，加苏木、红花下之，顿愈。更以四物汤，加天花粉、柴胡，二剂而愈。

一老人坠马，腹作痛，以复元通气散，用童便调，进二服少愈。更以四物汤加柴胡、桃仁、红花，四剂而安。

《杂病广要·身体类·胸痹心痛》：两浙江淮都漕运使崔君长男云卿，年二十有五，体本丰肥，奉养膏粱，时有热证。友人劝食寒凉物，及服寒凉药。于至元庚辰秋，病疟久不除。医以砒霜等药治之，新汲水送下，禁食热物。疟病不除，反添吐泻，脾胃复伤，中气愈虚，腹痛肠鸣，时复胃脘当心而痛，不任其苦。屡易医药，未尝有效。至冬还家，百般治疗而不瘥。延至四月间，因劳役烦恼过度，前证大作。请予治之，具说其由。诊得脉弦细而微，手足稍冷，面色青黄而不泽，情思不乐，恶人烦冗，饮食减少，微饱则心下痞闷，呕吐酸水，发作疼痛，冷汗时出，气促闷乱不安，须人额相抵而坐，少时易之。予思《内经》云，中气不足，溲便为之变，肠为之苦鸣。下气不足，则为痿厥心悗。又曰，寒气客于肠胃之间，则猝然而痛，得炅则已。炅者热

腹痛

也，非甘辛大热之剂则不能愈，遂制一方，名之曰扶阳助胃汤方。

（四）痈疽案

1. 腹痈

《古今医案按·卷十·外科·腹痈》：

鸿胪苏龙溪，小腹内肿胀作痛，大小便秘结，作渴欲饮冷，脉洪数而实，用黄连解毒散，二剂热痛顿止，二便调和，用活命饮而愈。

大司马李梧山，腹痛而势已成，用活命饮一剂，痛即退。用托里消毒散，肿顿起。此脓将成，用托里散补其元气，自溃而愈。

《外科枢要·卷二·论腹痛（十三）》：从侄孙年十四而媾姻，乙巳春，年二十四，腹中气痛，用大黄等药二剂，下血甚多，胸腹胀满，痰喘发热。又服破气降火药一剂，汗出如水，手足如冰。余他往适归，诊之，左关洪数，右尺尤甚。乃腹痛也，虽能收敛，至夏必变而成瘵症。用参、芪各一两，归、术各五钱，陈皮、茯苓各三钱，炙草、炮姜各一钱，二剂诸症少退，腹始微赤，按之觉痛，又二剂作痛，又二剂肿痛脉滑数，针出脓瘀。更用大补汤，精神饮食如故。

2. 附骨疽

《证治准绳·疡医·卷四·附骨疽》：

至秋忽不饮食，痰气壅盛，劳则口舌生疮，服寒药腹痛，彼疑为疮。脾胃脉轻取似大，按之无力，此真气不足，虚火炎上也，治以八味丸。彼不信，自服二陈、四物汤，几殆，复请予。仍以前丸治之而愈。

一人附骨痈，畏针不开，臀膝通溃，脉数发渴，烦躁时嗽，饮食少思。齐氏曰，疮疡烦躁时嗽，腹痛渴甚。或泄利无度，或小便如淋，此恶证也，脓出之后，若脉洪数难治，微涩迟缓易治。

万历乙亥，予方闭关作举子业，适姻家虞懋庵，股内侧痛久矣，医作痛风治月余不效，脓熟肉厚，不得穿穴出，因溃入腹，精神昏愦，粥药不入，医不能措手，请教于余。余特破例为诊之，脉细如蛛丝，气息奄奄欲绝，曰，无伤也，可以破针刺其腹，脓大泄数升，然皆清如水，疮口若蟹吐沫，医疑其透膜不可治。

黄狗下颏方，治肚痈、少腹痈及腿上贴骨痈，神效。又云可治发背，大抵此方，治下部痈疽妙。

用黄狗下颏，连舌、连皮毛、劈下，入罐盐泥封固，铁盏盖口，一炷香，觉烟清即止，务宜存性，不可过，过则无用矣。视其骨灰，正黑色者为妙，若带白色，其性已过勿用，（用时，研极细）白蔹末豌豆粉（俗名水寒豆，又名小寒豆。生用）。

上三味等分，以各五钱为率，酒调空腹服外，又以三味等分，为敷药，香油调敷患处。其验以服药后出臭汗，及熟睡为准。史鹤亭太史，亲见顾天宇室人验过。（宜于屠家取已杀者，制以备用。若生取特杀，反招不祥。）

3. 肠痈

《杂病广要·内因类·胀满》：光禄卿吴伯玉夫人，患腹满而痛，喘急异常，大便不通，饮食不进。医者用理气利水之剂，二十日不效。余诊之，脉大而数，右尺为甚，令人按腹，手不可近。余曰，此大肠痈也，脉数为脓已成。用黄芪、皂刺、白芷之类，加葵根一两，煎一碗顿服之。未申痛甚，至夜半而脓血大下，昏晕不支，即与独参汤，稍安，更与十全大补，一月而愈（此似胀而实非者）。（《必读》）

《古今医案按·卷十·外科·肠痈》：

丹溪治一女子腹痛，百方不治，脉滑数，时作热，腹微急。曰，痛病脉当沉细，今滑数，此肠痈也。以云母膏一两，丸梧子大，以牛皮胶溶入酒中，井水下之。饷时服尽，下脓血一盆而愈。

江汝洁治一男子病小肠痈，初起左小腹近胁下，一块如掌大，甚疼。江以蜂蜜调大黄末敷于痛处，再以生姜一大块，切片置于大黄之上，以火熨之四五度，逾半月而块自消。

《续名医类案·卷三十三（外科）·肠痈》：

孙某治一女子，腹痛，百方不效，脉滑数，时作热，腹微急。孙曰，痛病脉当沉细，今滑数，肠痈也。以云母膏一两，为丸如梧子大，以牛皮胶溶入酒中，并水吞之，饷时服尽，下脓血愈。（《外科心法》）

一男子，小腹痛而坚硬，小便数，汗时出，脉迟紧。以大黄汤一剂，下瘀合许，以薏苡仁汤四剂而安。（苡仁、瓜蒌各三钱，丹皮、桃仁各二钱。）

《医门补要·卷下·医案》：

一女少腹隐痛，不能仰卧，小便下脓血，乃小肠痈，以归尾、苡米，泽兰、没药、玄胡索、桃仁、蒌仁、乳香、木通、车前子，十二帖全安。

一妇腹疼月余，转成腹胀气促痰鸣，汤药入口即吐，用铜铁钥匙廿四把煎饮，至夜半泻水甚多，胀消能纳饮食。

（五）霍乱案

《痧胀玉衡·卷之下·霍乱痧》：

治验

一沈篆玉九月间，干霍乱，腹中盘肠大痛，放痧三十余针，又王君先为之刮痧，不愈。余用宝花散加大黄丸，清茶稍冷饮之而痊。

一彭君明晚间腹中大痛，吐泻数十次，痛益甚。用独活红花汤，圆红散微温饮之，吐泻腹痛少愈。次日，服前药吐泻腹痛俱已。

一童敬桥内室，吐泻腹痛，自刮痧，服阴阳水痛益甚。余用三香丸微冷饮之而安。

《全国名医验案类编·二集传染病案·第十卷时疫霍乱病案·干霍乱案》：

证候

心腹绞痛，欲吐不吐，欲泻不泻，面青舌强，足膝拘挛。

诊断

左手脉涩，右关滑实。脉证合参，此于霍乱证也。既因停积而壅塞腑气，复受秽浊而阻逆经气，则中州扰乱，胃脘气逆，此腹痛而不吐泻等证所由作也。面青舌强者，是邪已入营，营血凝而不流之象。骤发之病，勿虑其虚，非内外急救，鲜克有济。周时内饮食米汤，切勿下咽，免致胀逆莫救。

疗法

内外兼治。以磁锋刺委中穴深青色之筋出血，以泄其毒，复用盐汤探吐，以宣其滞。得吐后，再以栀子豉汤加香附、益母草、川朴、菖阳、法夏、茯苓、生草，调气行血，解毒安中，以善其后，日服二剂。

处方

磁锋（极尖锐者，二枚） 盐（一撮）

放刀上用火炙透，用阴阳水和服，以鹅羽探吐。

又方

栀炭（一钱五分） 香豉（三钱） 制香附（二钱） 川朴（一钱） 菖蒲（八分） 法夏（一钱） 茯苓（三钱） 益母草（二钱） 生草（五分）

效果

磁锋砭后，手足遂舒。用盐汤探吐，当吐黄碧色之痰涎碗许，腹痛遂愈。三日胃能纳食，五日康健如常矣。

《活人事证方后集·卷之十·哕逆治法·大藿香散》：

大治一切心肺、脾胃气变为万病，服之皆愈。

盛季文传于贺方回，云，顷在河朔，因食羊肝，生脾胃泄泻、脓血，仍发脾气，呕吐霍乱，心腹撮痛，时出冷汗，四体厥逆，殆不可忍。邑宰万俟湜怀此药，煎以进，再服即定。既而求其方，常服尤能和气进食。

藿香叶（一两） 木香 陈皮（去白） 肉豆蔻（面裹，煨） 诃子（煨，去棱） 人参（去芦） 大麦（炒） 高良姜（炒） 神曲（炒） 白茯苓 甘草（炒） 青皮（去瓤，面炒） 厚朴（姜汁制，炒）（以上各一两） 白干姜（半两，炮）

上为细末，每服二钱，吐逆泻痢不下食，或呕酸苦水，翻胃恶心，并用水一盏，煨生姜半块，拍破同煎，盐一捻，安盏中，候煎药及七分，热呷。

（六）痧病案

《灵验良方汇编·卷之一·内科·治腹痛》：

括沙治法

张景岳曰，余荆妻年及四旬，偶因暴雨后中阴寒沙毒之气。忽于二鼓时，上为呕恶、下为胸腹搅痛，势不可当。时值暮夜，药饵不及，因以盐汤探吐之，痛不为减，遂连吐数次，其气愈升，则其痛愈剧。因而上塞咽喉，甚至声不能出，水、药毫不可入，危在顷刻间矣。余忽忆曾得秘传括沙法，乃用热汤一盅，入麻油一、二匙。择一光滑细口瓷碗，将碗口入油汤内，令其暖而且滑。于病者背心轻轻向下括之，以渐加重。碗干而寒则再浸再括，良久，觉胸中胀滞渐渐有下行之意，稍见宽舒，始能出声。顷之，忽腹中大响，遂大泻如倾，其痛遂减。得睡一饭顷，复通身瘙痒之极，随发出风饼如钱大者不其数。至四鼓而消，遂以平复。细穷其义，盖五脏之系咸附于背，故向下括之，则邪气亦随而降。凡毒气上行则逆，下行则顺，改逆而顺，所以得泻而愈。近时有两臂括沙之法，亦能治痛。然毒深病急者，非背不可也。至若风饼之由，正以寒毒之气充塞表里，经脏俱闭，故致危剧。今其脏毒即降，然后经气得行，而表里俱散也。效日后，有魏姓者亦于二鼓后患此症，治不得法，竟至五鼓痛极而毙，益见荆妻之幸以括沙而活也。

治满洲沙肚痛、浑身碎痛，用生盐将背上擦，并遍身擦之，即愈。

又方，治绞腹沙痛。

用明矾末，滚水、冷水各半调服。

又方，若阴沙腹痛，则手足冷，身上有红点。以灯草蘸油点火，于红点上淬之，即安。若阳沙腹痛，则手足暖，以针刺其大手指近爪甲处一分半许，出血即安。先自两臂捋下恶血，令著指头，然后刺之。

又治诸般腹痛方（唯缩脚斑沙忌用）

苏叶（三钱） 广皮（三钱） 明矾（三钱）

上用长流水煎好，俟少温，徐服，取吐即愈。百发百中，神效无比。最重者，二服无有不效，诚神方也。

《景岳全书发挥·卷三·心腹痛·括沙新按》：向予荆人，年及四旬，于八月终初寒之时，因暴雨后中阴寒痧毒之气，忽于二鼓时，呕恶，胸腹搅痛，势不可当。忽忆括沙法，刮之良久，忽腹中大响，遂大泻如倾，其痛遂减，一饭顷，通身瘙痒，随发出疙瘩风饼如钱大者，不计其数，至四鼓而退。考诸《内经》从无沙之一字，近来好奇者，凡病先议痧而用刮痧一法，惟干霍乱腹痛不吐不泻，俗名绞肠痧，亦因秽恶不正之气所触，或感受山岚瘴气之毒，毒气攻冲，故古人委中出血、十指出血以泄其毒，即针之一法，亦有刮之而安者，即《内经》开之、发之、散之之法也。

《验方新编·卷之二十二·痧症·流火流痰痧》：一妇日间左小腿红肿大痛，暮即腹痛而足痛止，次日右小腿红肿大痛，腹痛又止。六脉如常，难据为痧。腿弯有青筋三条，刺血甚多，反加痰喘，此放痧未尽之故，用竹二方加土贝母二钱，两服稍愈。次日左腿弯又刺痧筋一条，颠顶一针，服前汤加牛膝三钱，痧即退，更服丝七方，俱痊。

《痧胀玉衡·卷之下·痧块》：

一王介甫内室，腹痛，放痧二次，忽左胁有块屡痛不止，坐卧不安。延余，脉芤而沉微，此毒留滞不行之故。用苏木散并三香散合桃仁红花汤，微温服，块消痛减而痊。

一陈奉山腹中绞痛，放痧三次，变右胁下块，大痛不止，卧不能起。延余，脉沉实而弦紧，此食积为患，用阿魏丸并棱术汤加牛膝，治之而痊。

一夏少溪内室，腹痛，放痧稍愈，左胁下变成块痛，口吐痰涎，卧床不起。延余，脉沉而微滑，用沉香阿魏丸加贝母、白芥子治之而痊。

《医门补要·卷下·医案》：

一孕妇六月受暑发痧，误饮生姜汤，遂腹疼不止（凡痧忌姜，暑天尤宜戒）。用白王瓜皮煎饮，再刺痧症诸穴，立定痛而瘳。

一老人病久阴伤，相火震动无制，玉茎破皮流血痛甚，外搽珍珠散，进生地、元参、川柏、生首乌、山栀、丹皮、知母、龟板、女贞子、麦句，二十帖渐敛口矣。

一妇腹痛，引阴不止。凡温通理气去瘀杀虫，及平肝针灸诸法，均不应。乃脏结症，数日溘逝。

《验方新编·卷之二十二·痧症·小腹痛痧》：

一少年小腹大痛，每每左卧左足不能屈伸，太阳小肠经痧也。服土四方三帖筋始现，刺左腿弯二针，用丝七方冷服、愈。

一人小腹大痛，每每右卧右足不能屈伸，阳明大肠经痧也。刺腿弯青筋四针血流不愈，用竹八方冷服，半夜痧退而安。

《验方新编·卷之二十二·痧症·附景岳刮痧新案》：向余荆人，年近四旬，于八月终初寒之时，偶因暴雨后中阴寒痧毒之气，忽于二鼓时，上为呕恶，下为胸腹搅痛，势不可当时值暮夜，药饵不及，因以盐汤探吐之，痛不为减，遂连吐数次，其气愈升，则其痛愈剧，因而上塞喉嗌，甚至声不能出，水药毫不可入，危在顷刻间矣。余忽忆先年曾得秘传刮痧法，乃择一光滑细口瓷碗，别用热汤一钟，入香油一二匙，却将碗口蘸油汤内，令其暖而且滑，乃两手覆托其碗，于病者背心轻轻向下刮之，以渐加重，碗干而寒，则再浸再刮。良久，觉胸中胀滞渐有下行之间，稍见宽舒，始能出声。顷之，忽腹中大响，遂大泻如倾，其痛遂减，幸而得活，泻后得睡一饭顷，复通身瘙痒之极，随发出疙瘩风饼如钱大者，不计其数，至四鼓而退。愈后，细穷其义。盖以五脏之系咸附于背，故向下刮之，则邪气亦随而降。凡毒气上行则逆，下行则顺，改逆为顺，所以得愈。虽近有两臂刮痧之法，亦能治痛，然毒深病急者，非治背不可也。至若风饼疙瘩之由，正以寒毒之气，充塞表里，经脏俱闭，故致危剧。今其脏毒既解，然后经气得行，而表里俱散也。可见寒邪外感之毒，凡脏气未调，则表亦不解，表邪未散，则脏必不和，此其表里相关，义自如此。故治分缓急，权衡在人矣。继后数日，一魏姓者，亦于二鼓忽患此症，治不得法，竟至五鼓痛极而毙，遇与不遇，此其所以为命也。

（七）泄泻案

《肯堂医论·卷下·妇科验方》：庚申腊月二十七夜，予患腹痛，恶寒，泄泻，平旦且止，至暮复作，明日又止。至改元五日，肛左微痛。起因房室，意为肾泄，服四神丸一大剂，泄、痛竟止。

《回春录·内科·霍乱》：蒋敬堂母，年七十四。陡患呕泻，身热腹痛，神思不清，孟英诊之，脉微弱而数。曰，暑脉自虚，不可以高年而畏脱，然辛散痧药，则不免耗伤其津液。爰定，黄芩、黄连、滑石、石斛、竹茹、黄柏、银花、竹叶、橘皮、枇杷叶之方，冬瓜汤煎，一剂而热退神清，再剂霍然。

《薛案辨疏·卷上·脾胃亏损停食泄泻等症》：金宪高如斋，饮食难化，腹痛泄泻，用六君子加砂仁、木香治之而痊。后复作完谷不化，腹痛头疼，体重倦怠，余以为脾虚受湿，用芍药防风汤而愈。

《不居集·上集卷之二十一·泄泻总录·治案》：江应宿治一人，患脾肾泄十余年，五鼓初必腹痛，数如厕，至辰刻共四度，已午腹微痛而泄，凡七八度，日以为常，食少倦怠，嗜卧。诊得右关滑数，左尺微弦无力。此肾虚而脾中有积热病也。投黄连枳术丸，腹痛除，渐至天明而起，更与四神丸、八味丸，滋其化源，半年饮食倍进，而泄愈矣。

《医述·卷六·便血·选案》：韩晋度患痛泻下血，或用香连丸，遂饮食艰进，少腹急结，小便癃闭，面色萎黄，昼夜去血五十余度，脉沉细紧，所下之血瘀晦如苋汁。与理中汤加肉桂，一剂溺通，少腹即宽，再剂血减食进，四剂泻止三四次，更与补中益气加炮姜而康。（张路玉）

《续名医类案·卷七·泄泻》：吴孚先治腧用昭，秋间水泻，腹痛异常，右脉弦数洪实，知肠胃湿热夹积。用枳壳、山楂、黄连、青皮、槟榔、木香，一剂而滞见。

《续名医类案·卷二十七·痢》：一痘后，初秋利下白积，身热腹痛，呕哕不食，此湿热瘀积，兼受寒邪。理中汤加防风，一剂哕止。平胃散加香、连、青、葛、麦，愈。

（八）疝案

《续名医类案·卷十八·心胃痛》：李士材治宋敬夫，心腹大痛，伛偻不能抑，自服行气和血药罔效。其脉左滑而急，其气不能以息，偶一咳，攒眉欲绝，为疝无疑。以生姜饮粥，用小茴香、川楝子、青木香、吴茱萸、木通、延胡索、归身、青皮，一服而痛减，五日而安。（《医通》）

《伤寒论集成·卷五》：独啸庵漫游杂记曰，一男子病腹痛，苦楚不可堪，四肢厥冷，额上生汗，脉沉迟，食饮则吐，按其腹，痛连胸胁，绕脐入阴筋，硬满难近手，诸医畏缩而归。余曰。是寒疝，应不死，作附子泻心与之，夜死。余不知其故，沉思数日，偶读伤寒论，其所谓藏结也。余当时汎然不精思，误鉴如此。噫呼，读伤寒论十五年，甚哉事实难周。

（九）痢案

1. 疫痢

《医学衷中参西录·第六期第四卷·温病门·温热腹疼兼下痢》：

天津一区教堂后，张姓媪，年过五旬，先得温病，腹疼即又下痢。

病因

因其夫与子相继病故，屡次伤心，蕴有内热，又当端阳节后，天气干热非常，遂得斯证。

证候

腹中搅疼，号呼辗转不能安卧，周身温热，心中亦甚觉热，为其卧不安枕，手足扰动，脉难细诊，其大致总近热象，其舌色紫而干，舌根微有黄苔，大便两日未行。

诊断

此乃因日日伤心，身体虚损，始则因痛悼而脏腑生热，继则因热久耗阴而更生虚热，继又因时令之燥热内侵与内蕴之热相并，激动肝火下迫腹中，是以作疼，火热炽盛，是以表里俱觉发热。此宜清其温热，平其肝火，理其腹疼，更宜防其腹疼成痢也。

处方

先用生杭芍一两，甘草三钱，煎汤一大盅，分两次温服。每次送服卫生防疫宝丹（方载三期霍乱门）四十粒，约点半钟服完两次，腹已不疼。又俾用连翘一两，甘草三钱，煎汤一大盅，分作三次温服。每次送服拙拟离中丹三钱（方即益元散，以生石膏代滑石），嘱约两点钟温服一次。

复诊

翌日晚三点钟，复为诊视，闭目昏昏，呼之不应。其家人言，前日将药服完，里外之热皆觉轻减，午前精神颇清爽，午后又渐发潮热，病势一时重于一时。前半点钟呼之犹知答应，兹则大声呼之亦不应矣。又自黎明时下脓血，至午后已十余次，今则将近两点钟未见下矣。诊其脉左右皆似大而有力，重按不实，数近六至，知其身体本虚，又因屡次下痢，更兼外感实热之灼耗，是以精神昏愦，分毫不能支持也。拟放胆投以大剂白虎加人参汤，复即原方略为加减，俾与病机适宜。

处方

生石膏（捣细，三两）　野台参（五钱）　生杭芍（一两）　生怀地黄（一两）甘草（三钱）　生怀山药（八钱）

共煎汤三盅，分三次徐徐温服下。

此方系以生地黄代原方中知母，生山药代原方中粳米，而又加芍药。以芍药与方中甘草并用，即《伤寒论》中甘草芍药汤，为仲圣复真阴之妙方。而用于此方之中，又善治后重腹疼，为治下痢之要药也。

复诊

将药三次服完后，时过夜半，其人豁然醒悟，其家人言自诊脉疏方后，又下脓血数次，至将药服完，即不复下脓血矣。再诊其脉，大见和平，问其心中，仍微觉热，且觉心中怔忡不安。拟再治以凉润育阴之剂，以清余热，而更加保合气化之品，以治其心中怔忡。

处方

玄参（一两） 生杭芍（六钱） 净萸肉（六钱） 生龙骨（捣碎，六钱） 生牡蛎（捣碎，六钱） 沙参（四钱） 酸枣仁（炒，捣，四钱） 甘草（二钱）

共煎汤两盅，分两次温服。每服一次，调入生鸡子黄一枚。

效果

将药连服三剂，余热全消，心中亦不复怔忡矣。遂停服汤药，俾用生怀山药细末一两弱，煮作茶汤，少兑以鲜梨自然汁，当点心服之，以善其后。

说明

温而兼痢之证，愚治之多矣，未有若此证之剧者。盖此证腹疼至辗转号呼不能诊脉，不但因肝火下迫欲作痢也，实兼有外感毒疠之气以相助为虐。故用芍药以泻肝之热，甘草之缓肝之急，更用卫生防疫宝丹以驱逐外侵之邪气。迨腹疼已愈，又恐其温热增剧，故又俾用连翘、甘草煎汤，送服离中丹以清其温热，是以其证翌日头午颇见轻。

《全国名医验案类编·二集·第十一卷时行痢疫病案·急性疫痢案》：

何拯华（绍兴同善局）

病者

王传荣，年念八岁，业农，住绍兴东关镇。

病名

急性疫痢。

原因

仲秋久晴无雨，天气燥热，疫痢流行，感染时气而陡发。

证候

身热口渴，脐腹大痛，如刺如割，里急后重，下痢频并，或肠垢带血，或纯下鲜血，日夜数十度，或百余次，面赤唇红，吐酸呕苦，胸腹如焚，按之灼手，小溲赤涩，点滴而痛。

诊断

脉右洪数，左弦劲，舌红刺如杨梅状，苔黄燥如刺。此由血分热毒，与积滞相并，内攻肠胃，劫夺血液下趋，即《内经》所谓肠澼下血，身热者死。亦即吴又可所谓下痢脓血，更加发热而渴，心腹痞满，呕而不食。此疫痢兼症，最为危急是也。

疗法

若以痢势太频，妄用提涩，或但用凉敛，必至肠胃腐烂而毙。即以楂、曲、槟、朴、香、连、芩、芍、银花炭等普通治痢之法，以治此种毒痢，亦必胃肠液涸而亡。惟有仿吴氏急症急攻之法，用槟芍顺气汤加减，日夜连服二三剂，纯服头煎，以先下其疫毒。

处方

花槟榔（二钱） 赤白芍（各五钱） 青子芩（三钱） 小枳实（二钱） 生甘草（一钱） 元明粉（三钱） 拌炒生锦纹（六钱）

先用鲜贯仲一两、银花五钱，煎汤代水。

次诊

次日复诊，赤痢次数已减其半，腹痛亦渐轻减，呕吐酸苦亦除。惟身仍热，胸腹依然灼手，黄苔虽退，舌转紫红起刺，扪之少津。脉左弦劲已减，转为沉数。此胃肠血液渐伤，而疫毒尚未肃清也。议以拔萃犀角地黄汤加玉枢丹，凉血泻火，扑灭毒菌，以救济之。

次方

犀角粉（一钱） 鲜生地（四两，捣汁，冲） 青子芩（二钱） 小川连（一钱） 生锦纹（三钱，酒洗） 生西草（一钱） 生白芍（一两） 玉枢丹（五粒，研细，药汤调下）

三诊

痢虽十减七八，而腹中切痛，常常后重，所便之物多如烂炙，且有腐败之臭，深恐肠中腐烂，病势尚在险途，幸而脉势稍柔，舌紫渐转红活，姑以解毒生化汤加鲜生地、金汁化腐生肌，滋阴消毒，以救肠中之溃烂。

三方

金银花（一两） 生白芍（八钱） 生甘草（钱半） 参三七（二钱） 鲜生地（四两，捣汁，冲） 陈金汁（二两，冲） 鸦胆子（四十九粒，去皮，拣成实者，用龙眼肉一颗包七粒，以七七之数为剂）

2. 疟痢

《续名医类案·卷二十四·疟痢》：沈尧封曰，夏墓荡一妇，丰前桥章氏女也。己卯夏，章氏来请，云，怀孕七月，患三疟痢疾。及诊，病者止云，小便不通，腹痛欲死，小腹时有物隆起，至若痢疾，昼夜数十起，所下无多，仍是粪水，疟亦寒热甚微。予思俱是肝病，盖肝脉环阴器，抵小腹，肝气作胀，故小腹痛，溺不利，胀甚则数欲大便。肝病似疟，故寒热。予议泻肝法，许其先止腹痛，后利小便。彼云但得如此即活，不必顾胎。用川楝子、橘核、白通草、白芍、茯苓、甘草，煎服一剂，腹痛止，小便利。四剂疟痢尽除，胎亦不坠。以后竟不服药，弥月而产。

3. 痧痢

《验方新编·卷之二十二·痧症·痧痢》：一人发热痢血水，日百余次，肛门窘迫，腹痛异常，呕哕不食，六脉迟数不常，或时歇止，此痧痢也。刮放后，痛减半，用石一方，砂仁汤下，煎用竹六方，去赤白滞甚多，诸症悉愈。

4. 虚痢

《痢疾明辨·正文·辨痢疾有燥矢冻腻旁流》：附医案。忆道光戊子七月，先君七十七岁，患痢，腹痛后重，日夜三十余次，进"败毒散"，用人参，是夕不减，明晨又进一剂。

5. 赤白痢

《全国名医验案类编·二集传染病案·第十一卷时行痢疫病案·暑毒赤痢案》：

钱苏斋（住苏州谢衙前）

病者

汪栽之，年四十，徽州人，寓苏城。

病名

暑毒赤痢。

原因

夏秋暑热，留于肠胃，得油腻积滞，或瓜果生冷，酝酿遏抑而成，病未发而不自觉也。

证候

发热一二日，口渴腹痛，由泻转痢，里急后重，瀄瀄不爽，滞下赤多白少，脓血相杂。

诊断

初病发热，脉弦苔黄，必有暑热。下痢赤白脓血，肠中必有溃疡。赤白多而粪少、腹痛者，肠中疮溃脓血由渐而下，故必里急后重，极力努挣，其滞方下少许也。其病类多发于夏秋，乃大小肠内皮疮溃证也。

疗法

须与排脓逐瘀之剂，非徒关乎食积也。予观仲景《金匮》治肠痈，用大黄牡丹汤，因得治痢之法，以凡属赤白下痢，皆系大小肠内皮生疮已溃之症，盖白而腻者为脓，赤而腻者为血，脓血齐下，其疮已溃可知，非排脓逐瘀，不足以去肠间之蕴毒。凡人皮肤生疮，以夏秋为多，痢亦犹是，故予治赤白痢，以大黄、丹皮、赤芍、楂炭排脓逐瘀为主，以黄连、木香、槟榔、枳实疏利泄降为佐，表热者加苏梗、藿香之类，湿重者加川朴、苍术之类，夹食者加莱菔、神曲之类，痛甚者加乌药、乳香之类，随宜酌用，其效颇速。予观昔人治痢验方，有用当归、枳壳二味者，治痢用血药，即此意也。

处方

秋水丸（三钱，绢包）　山楂炭（四钱）　川连（七分）　小枳实（钱半）　佩兰叶（三钱）　丹皮炭（三钱）　牛膝炭（三钱）　煨木香（钱半）　大腹绒（钱半）　焦六曲（三钱）　赤芍炭（三钱）　苏梗（钱半）　槟榔（钱半）　赤茯苓（三钱）

方中秋水丸，或改用制大黄及大黄炭，均可。俟脓血积滞畅下后，腹痛止，赤白净，然后改用实脾利水，生肌等药收功。

腹痛

次方

真於术（三钱）　制半夏（三钱）　浙茯苓（三钱）　怀山药（三钱）　稆豆衣（三钱）　广陈皮（一钱）　粉泽泻（三钱）　生甘草（五分）　扁豆衣（三钱）　炒苡仁（三钱）　红枣肉（一枚）

效果

前方一二剂得畅下，腹痛止，赤白净，续进后方二三剂而愈。治夏秋赤白痢，用此法其效颇速，并无久延不愈，或成休息痢者。

《心医集·卷三·纪验》：

一满洲将官黑得喇，己丑秋，患白痢两月，腹痛不可忍，若进饮食更痛，气将绝。予视脉曰，此有饮食之毒，因虚弱不能发，是以痛极，整一鹅蛋药与之，两日而愈。

药方

用大鹅蛋一个，将蛋顶锥一孔，入人参末五分、川乌末五分、雄黄五分、麝香半分，搅匀，用绵纸浸湿，裹十层，外用陈壁土调湿包好，其孔上多用泥，火煨三个时，取出，用布包蛋，以线缚，沉井底一宿，取开好烧酒调服。

《友渔斋医话·第二种·橘旁杂论下卷·为医须明阴阳之理》：文学戈生之母，早秋患赤痢，腹痛日夜数十回，予用川连、黄芩、白芍等药。戈生曰，我母当腹痛甚时，用热水泡布置于大腹，则痛缓，内必有寒。若属火，何以得暖而痛缓乎。予曰，若属火，火为阳，阳中有阴，譬如灯火之焰，以物罩之，其色则黑。黑属水，水属阴，腹痛得暖而缓者，亦犹火本阳而焰则阴也，是为假寒。

《孙文垣医案·卷四》：族侄良诠，患血痢，腹痛，里急后重。时师治以香连丸、黄芩芍药汤不愈，腹反增痛。面赤唇红，有似涂朱，喊叫之声，四舍悚骇。

《外科备要·卷三·方药·肿疡主治汇方》：

一治搅肠痧、乌痧胀，通腹揽痛非常，用清水磨服一锭即愈。

一赤痢肚腹胀痛，及霍乱腹痛，诸痰喘急，皆用生姜汤磨服。

《友渔斋医话·第四种·肘后偶钞下卷·疟痢》：凤（三一）劳复疟兼赤痢腹痛，补中益气，合黄芩汤而愈。

《友渔斋医话·第二种·橘旁杂论下卷·痢无止法》：如邻翁姚姓子，年二十岁，七月患赤痢腹痛，日夜数十行。人传一方，用罂粟壳一钱煎汤服，才下咽，痢固止，不半日腹胀胸闷气急，身作寒热。延医治之，用柴平汤，一服胀满更甚，两目赤突，招予治之。

《续名医类案·卷八·痢》：龚子才治刘司寇，年近七十，患痢，脓血腹痛，诸药弗效。诊之，六脉微数，此肥甘太过，内有积热，当服酒蒸大黄一两清利之。刘曰，吾衰老，恐不胜，用滋补平和乃可。因再四引喻，始勉从之，逾日而愈。

《全国名医验案类编·二集传染病案·第十一卷时行痢疫病案·急性疫痢案》：

陈务斋（住梧州四方井街）

病者

陈伟明女士，年十二岁，广西容县，住乡，学生，体壮。

病名

急性疫痢。

原因

素因饮食不节，腻滞太过，消化不良，蓄积肠胃。诱因往探姻戚，适痢疾流行，微菌飞扬，空气不洁，防卫不慎，传染而来。

证候

骤然腹中绞痛大作，大便屡次下痢，前急后重，日夜达百余次，排便之后，生剧烈之疼痛，肛门灼热，口渴连连饮水不能制止，食物不能下咽，排泄之便，绝无粪色，俱是赤多白少，赤者稀量之血水，白者乃脂肪膏油之类，面色黑紧，唇焦齿枯，舌苔黄厚，边尖赤起刺，昼夜不能安眠，全体大热不休，瞬息不绝，势甚急逼，危在旦夕。

诊断

左右六脉浮弦数极，一吸已动七星（见真人脉法）。脉证合参，传染病中之赤痢证也，查阅前医之方，多用耗散之药，耗其津，劫其血，损其气，则焦躁异常，肺胃气逆，津液枯竭，渴饮不止，肠胃炎热已极，则噤口不能食，至成危急不治之症。余于此症，略有经验，不得不力图救济。

《全国名医验案类编·二集传染病案·第十一卷时行痢疫病案·热毒赤痢案》：

张锡纯（住天津）

病者

怀姓，年三十馀，官署中车夫，住奉天白塔寺旁。

病名

热毒赤痢。

原因

因吸鸦片消去差事，归家懊侬异常，又患痢疾。

证候

初次所下之痢，赤白参半，继则纯下赤痢，继则变为腥臭，血水夹杂脂膜，或如烂炙，时时腹中切疼，心中烦躁，不能饮食。

诊断

其脉弦而微数，一呼吸约五至，重按有力。知其因懊侬而生内热，其热下移肠中，酿为痢疾。调治失宜，痢久不愈，肠中脂膜为痢所侵，变为溃疡性而下注。再久之则肠烂而穿，药无所施矣。今幸未至其候，犹可挽回。

疗法

当用治疮治痢之药合并治之，以清热解毒，化瘀生肌，自然就愈。

处方

金银花（一两）　生白芍（六钱）　粉甘草（三钱）　旱三七（三钱，细末）　鸦胆子（六十粒，去皮，拣成实者）

共药五味，先将三七、鸦胆子，用白糖水各送服一半，即将余三味煎汤服。当日煎渣再服，亦先服所余三七及鸦胆子。（此方载《衷中参西录》名解毒生化丹。）

效果

如法服药一剂，腹疼即止，脉亦和缓，所便已见粪色，次数亦减。继投以通变白头翁汤（见前痢疾案中），服两剂痊愈。

《脉症治方·医案·春岩医案》：一男子年近四十，因官事奔走受热，患血痢，日夜十五六次。中脘连小腹痛如刀割，水不入者二日。诊其六脉，弦细而数。

6. 暑痢

《爱庐医案·正文·下痢》：

林（左），腹痛下痢，昼夜无度，汗冷肢冷，脉细舌白。暑湿热夹滞互结，病经五日不减，嗜酒中虚之体，不克发热，而已见多汗伤阳，多痢伤阴之险。凡里急后重腹痛者，法当宜通，口渴烦躁溲秘者，又当清渗。此际涉及虚波将至，诚属掣肘之极。姑拟温清并进，宗泻心意，参以疏化邪滞。若正气保和之类，何足恃耶。

附子（五分）　制川朴（七分）　桂木（五分）　藿梗（一钱五分）　赤苓（三钱）　酒炒川连（五分）　木香（三分）　姜渣（三分）　炒建曲（一钱五分）

复诊，下痢减半，赤白相杂，肢冷较和，汗亦稀少，舌白，苔腻不化，里急后重已缓。诊脉沉细，腹中犹痛，究属中虚湿胜，暑湿热滞之结，不能藉阳和运动，尚非坦途也。再拟温中运邪一法。

制附子（五分）　土炒白术（一钱五分）　制川朴（七分）　炒防风（一钱）　酒炒川连（三分）　干姜炭（四分）　煨木香（三分）　炒枳实（七分）　丹皮炭（一钱）　赤茯苓（三钱）

《医权初编·卷下·陈辅廷子少腹痛一案第五十五》：痢疾之痛在少腹，以其大小肠俱在少腹也。木匠陈辅廷子，孟秋少腹忽痛，一盐商乃廪膳生，书方送人。人意其医道必通，求方者众。予偶见方内有附、桂、炮姜，问其症，乃云少腹痛，某以为阴寒，故发此单，予思盛暑而服大热之药，若少有不真，则杀人于俄顷矣。予为亲视，乃痢疾将发而未出，遂用导滞汤一帖，血痢乃出，后以痢药收功。盖医道贵明理、博学、阅症，三者缺一不可。儒者固明理矣，奈少博学阅症何。又有痢疾已发而小腹痛，大腹更有未变痢之食滞而作痛者，又当以导滞汤加桔梗、厚朴、青皮治之。外此更有大小肠痛，并少腹冤热诸症，皆不可用热药。医道岂可轻视哉。

《回春录·内科·痢疾》：吴尔纯，八月下旬患滞下，腹痛异常，伊外祖许仲廉，延孟英往诊，形瘦，脉数而弦，口渴，音微，溺涩，乃阴分极虚，肝阳炽盛，伏暑为痢。治法不但与寒例迥异，即与他人之伏暑成痢者，亦当分别用药也。与白头翁汤加知母、花粉、银花、丹皮、金铃、延胡、沙参、（黄）芩、（黄）连服之。

7. 滞下

《脉因证治·卷二·下利》：有一人，年三十，奉养厚。秋间患滞下，腹大痛，左脉弦大似数，右脉亦然，稍减，重取似紧。此乃醉饱后吃寒凉，当作虚寒治之，遂以四物，桃仁、红花，去地黄，加参、术、干姜，煎入姜汁、茯苓，一月而安。

《济阳纲目·卷二十二·下·滞下》：

娄长官年三十余，奉养厚者，夏秋间患滞下，腹大痛，有人教服单煮干姜，与一帖则痛定，少顷又作，又与之定，由是服干姜至三斤。

金氏妇年近四十，秋初尚热患滞下，腹但隐痛，夜重于昼，全不得睡，食亦稍减，口干不饮，已得治痢灵砂二帖矣。

《回春录·内科·痢疾》：一叟，患滞下，色白不黏，不饥不渴，腹微痛而不胀。孟英切脉，迟微。进大剂真武汤加人参而愈。

（十）癥、瘕、积、聚案

1. 癥瘕

《济阴纲目·卷之五·积聚癥瘕门·分治八瘕》：《本事方》云，顷年在毗陵，有一贵宦妻，患小便不通，脐腹胀不可忍，众医皆作淋，治以八正散之类，愈甚。予诊之曰，此血瘕也，非瞑眩药不可去，用此药更初服，至日午，大痛不可忍，遂卧，少顷下血块如拳者数枚，小便如黑豆汁一二升，痛止得愈。

《续名医类案·卷二十四·妊娠》：南京户都主事韩文光妻，病腹中作痛，按之若有物在脐左右者。适浙中一名医至京，请诊之，云，是癥瘕。服三棱、蓬术之剂旬余，觉愈长，亦以其不效，乃止。后数月，生二男。此皆有命而然，可不慎哉。（《客中间集》）

《吴鞠通医案·卷三·积聚》：车五十五岁，须发已白大半，脐左坚大如盘，隐隐微痛，不大便十数日。先延外科治之，外科谓肠痈，以大承气下之，三四次终不通。延余诊视，按之坚冷如石，面色青黄，脉短涩而迟，先尚能食，屡下之后，糜粥不进，不大便已四十九日。余曰，此癥也，金气之所结也，以肝木抑郁，又感秋金燥气，邪中入里，久而结成，愈久愈坚，非下不可。然寒下非其治也，以天台乌药散二钱，加巴豆一分，姜汤和服。

《医学衷中参西录·医方·理冲汤》：

一妇人，年三十余。癥瘕起于少腹，渐长而上。

一媪，年六旬。气弱而且郁，心腹满闷，不能饮食，一日所进谷食，不过两许，如此已月余矣。

奉天省议员孙益三之夫人，年四十许。自幼时有癥瘕结于下脘，历二十余年。癥瘕之积，竟至满腹，常常作疼，心中怔忡，不能饮食，求为诊治。因思此证，久而且剧，非轻剂所能疗。幸脉有根底，犹可调治。遂投以理冲汤，加水蛭三钱。恐开破之力太过，参、芪又各加一钱，又加天冬三钱，以解参、芪之热。数剂后，遂能进食。服至四十余剂，下瘀积若干，癥瘕消有强半。益三柳河人，因有事与夫人还籍，药遂停止。阅一载，腹中之积，又将复旧，复来院求为诊治。仍照前方加减，俾其补破凉热之间，与病体适宜。仍服四十余剂，积下数块。又继服三十余剂，瘀积大下。其中或片或块且有膜甚厚，若胞形。此时身体觉弱，而腹中甚松畅。恐瘀犹未争，又调以补正活血之药，以善其后。

隔数月，益三又介绍其同邑友人王尊三之夫人，来院求为治癥瘕。自言瘀积十九年矣，满腹皆系硬块。亦治以理冲汤，为其平素气虚，将方中参芪加重，三棱、莪术减半。服数剂，饮食增加，将三棱、莪术渐增至原定分量。又服数剂，气力较壮，又加水蛭二钱、樗鸡（俗名红娘）十枚。又服二十余剂，届行经之期，随经下紫黑血块若干，病愈其半。又继服三十剂，届经期，瘀血遂大下，满腹积块皆消。又俾服生新化瘀之药，以善其后。

一少年，因治吐血，服药失宜，疝癖结于少腹（在女子为癥瘕，在男子为疝癖）大如锦瓜。按之甚坚硬，其上相连有如瓜蔓一条，斜冲心口，饮食减少，形体羸弱。其脉微细稍数。治以此汤，服十余剂疝癖全消。

《古今医案按·卷八·前阴病》：一妇产后，因子死，经断不行者半年。一日少腹忽痛，阴户内有物如石，硬塞之而痛不禁。众医不识。青林曰，此石瘕病也。用四物加桃仁、大黄、三棱、槟榔、元胡索、附子、泽泻、血竭为汤，二剂而愈。

2. 积聚

《孙文垣医案·卷三》：吴勉斋，年近五十，有腹痛疾，或作或止，性极急，多躁多怒。今痛在当脐，不间昼夜，市里医者为下之，已五日，大便虽泻，痛则尤甚，饮食不进，手足清冷，形神俱倦，脉仅四至，重按则伏而有力。此由攻克太过，寒凉伤脾，脾虚则中气不运，积反凝滞，以故大便虽泻而积不行，痛终不减也。

《续名医类案·卷十九·腹痛》：

汪石山治大坑方细，形瘦，年三十余，忽病腹痛，磊块起落如波浪然，昼轻夜重（病在血分可知）。医用木香磨服，及服六君子汤，皆不验。诊其脉浮缓弦小，重按似涩，曰，此血病也，前药作气治，谬矣。彼谓血则有形，发时有块垒痛，减则消而无迹，非气而何（此难亦不可少）。盖不知有形者，血积也，无形者，血滞也。滞视积略轻耳，安得作气论邪。若然，则前药胡为不验。遂用四物汤加三棱、蓬术、乳香、没药，服之其痛遂脱然。（《本传》）

孙文垣治严印老长媳，患腹痛，有小块累累然，腹觉冷甚，两寸关皆滑数，两尺沉微。此脾气弱而饮食不消，又当秋令湿淫之候，不利亦泻，宜预防之。与白术、苍术、茯苓、甘草、白蔻仁、木香、半夏、陈皮、泽泻煎服，其夜果泻一度，次早又泻一度。小腹仍痛，且里急后重。盖其禀赋素虚，当补中兼消兼利。白芍药三钱，桂心一钱，甘草、人参、茯苓、泽泻、陈皮、白术各八分，升麻、葛根各六分，服后脉皆软弱不滑，累块亦消。改以人参、黄芪、白芍各二钱，炙甘草、陈皮、泽泻、葛根、柴胡、茯苓各一钱，调理而安。

3. 结

《景景医话·医谈录旧·龟症产》：明·杨循吉《蓬轩吴记》载，葛可久国初名医，有奇验。一人患腹疼，延葛治，葛视之，谓其家曰，腹有肉龟，俟熟睡吾针之，勿令患者知，知则龟藏矣。患者问故，家人诳曰，医云寒气凝结，多饮酿酒自散耳。患者乃引筋剧饮，沉酣而卧，家人亟报葛，葛诊其脉，以针刺其腹，患者惊寤，界以药，须臾，有物下，俨如龟，厥首有穴，盖针所中也，病遂愈。

《续名医类案·卷十六·痰》：郭邑侯夫人，素有败痰失道，左右两胁俱有结块，大如覆杯，发则咳嗽喘逆，腹胁掣痛，六脉至促，按之少力。用六君子汤加胆星、枳实、香附、沉香二剂，服之大吐稠痰结垢一二升。因呕势太甚，促往诊之。至则呕吐已宁，脉息调匀，不必更药矣。

（十一）食伤案

《古今医统大全·卷之二十三·医案》：

丹溪治一妇人，因宿食伤，腹大痛连及两胁，以香附末汤调探吐而愈。

一人啖马肉过多腹胀，服大黄、巴豆益甚。

《续名医类案·卷九·饮食伤》：聂久吾曰，一侍婢，停食腹痛，先用消导药，略加发散，一剂而痛未减。因用炒盐汤，服二碗吐之，其痛减半。又用发散为主加消导一剂，其痛立止。因悟寒邪停食作痛，散其寒气，则食自消而痛自止。自后依此施治，无不神效。

《续名医类案·卷二十七·呕吐哕》：万密斋治一儿，痘本轻，因伤食腹痛而呕。用平胃散加砂仁、藿香叶、煨姜而呕止。

《续名医类案·卷十九·腹痛》：张道南内人以饮食忤于气，因腹痛，不饮食五日矣，两寸关弦尺滑。孙曰，此上焦气虚，下有郁滞。以姜黄、青皮为君，山楂、槟榔、当归、杏仁、乌药、枳壳为臣，柴胡、木香为佐，吴萸为使，（此症气虚轻而郁滞重，故治法如此。否则，未通其郁，先伤其气。可若何，即调理善后之方，亦仍以通郁滞为重。不然，用小建中汤何尝有此等加减法耶。）服后，气稍顺。然后用葱二斤煎汤，浴洗腰腹，即将熟葱擦摩，使气通透（郁滞外治法）。洗毕即安卧少顷，其夜大便通，先下皆黑硬结块，后皆清水，此积滞行而正气虚也，以建中汤加山楂、茯苓、泽泻、柴胡、香附、姜连，调理而痊。

《医验大成·恶心章》：一友偶患伤寒，将及月余矣，因食糯团子，为食所伤，自用自专，竟（服）消食降气之剂，有伤元气，此时稍进粥一杯许，则腹左右痛不可忍，必待手按摩之，此痛方止。

《续名医类案·卷九·饮食伤》：马二尹迪庵，年五十五，以过食鳗鱼卷饼，心腹胀痛，医不知吐法，遽以硝、黄下之。大便不行，胀痛愈甚，又用木香槟榔丸，继又有下以大小承气汤者。

腹痛

《冷庐医话·卷四·伤食》：少壮时饭后作书，未尝有滞食之病，中岁以来，遂膺斯患。丁巳年假得秘书数种，克期约还，又不敢假手于人，亲自抄录，日无暇晷，饱食后即倚案挥毫，因患腹痛，大便闭，数日不食，服保和丸及米灰等不效，投陆氏润字丸（大黄一两，酒浸，晒干，蒸半熟，制半夏、前胡、山楂肉、天花粉、陈皮、白术、枳实、槟榔各钱二分五厘，每药须略炒或晒干为末，姜汁打神曲糊为丸梧子大），始愈。

《古今名医汇粹·卷七·辑选薛立斋各证医案四十六条》：进士刘华甫，停食腹痛，泻黄吐痰，服二陈、山栀、黄连、枳实之类，其证益甚，左关弦紧，右关弦长，乃肝木克脾土，用六君加木香治之而愈。

《内科摘要·卷上·脾肾亏损停食泄泻等症》：进士刘华甫，停食腹痛，泻黄吐痰，服二陈、山栀、黄连、枳实之类，其症益甚，左关弦紧，右关弦长，乃肝木克脾土，用六君加木香治之而愈。

《黄澹翁医案·卷四》：在徐州治一拾粪者，一家九口，吃甜瓜后，腹痛不止，已死五口，伊在外拾粪未吃，来乞方药，令伊回家，煮糯米饭加食盐一把，共煮熟，与病者食之而愈。

《孙文垣医案·卷五》：宜兴令君镜阳先生，上焦有浮热，胃中有食积痰饮，平常好食热物，稍凉即腹痛泄泻，大便后，间有红，又因劳心动火，头面生疮疖作疼，脉左数，右滑数，以玄参、石斛、白芍药（各二钱），甘草（一钱），天花粉、连翘、贝母（各一钱），茯苓（八分），薄荷（五分），四帖，疮疖皆愈。再以保和丸加姜连、滑石、红曲、白术丸与服，半月全安。

《竹亭医案·卷之五》：暑热交蒸，纵啖西瓜，脾土遏抑，致令小腹胀痛。医作寒湿治不应，继用温补下焦，痛缓胀未除，忽又增一团热气，略偏于小腹之左。医又以黄芩、丹皮、丹参、生地荤凉之，而热终未清，胀亦未减，食饮日少。

1. 疟病

《内科摘要·卷上·脾胃亏损疟疾寒热等症》：

冬官朱省庵，停食感寒而患疟，自用清脾、截疟二药，食后腹胀，时或作痛，服二陈、黄连、枳实之类，小腹重坠，腿足浮肿，加白术、山楂，吐食未化。谓余曰，何也。余曰，食后胀痛，乃脾虚不能克化也。小腹重坠，乃脾虚不能升举也。腿足浮肿，乃脾虚不能运行也。吐食不消，乃脾胃虚寒无火也。

一儒者，秋患寒热，至春未愈，胸痞腹胀，余用人参二两，生姜二两煨熟，煎，顿服，寒热即止。更以调中益气加半夏、茯苓、炮姜，数剂，元气顿复。后任县尹，每饮食劳倦疾作，服前药即愈。

大凡久疟乃属元气虚，盖气虚则寒，血虚则热，胃虚则恶寒，脾虚则发热，阴火下流则寒热交作，或吐涎不食，泄泻腹痛，手足逆冷，寒战如栗。若误投以清脾、截疟二饮，多致不起。

一妇人，劳役停食，患疟，或用消导止截，饮食少思，体瘦腹胀。余以补中益气，倍用参、芪、归、术、甘草，加茯苓、半夏各一钱五分，炮姜五钱，一剂顿安。又以前药，炮姜用一钱，不数剂，元气复而痊愈。

《友渔斋医话·第四种·肘后偶钞下卷·寒热》：许（三八），三疟年半，阴阳俱虚，大小腹常痛，宜益先天之真，遵仲景八味丸而愈。

2. 杂症

《回春录·内科·腹痛腹胀》：许仲筠，患腹痛不饥，医与参、附、姜、术诸药，痛胀日加，水饮不沾，沉沉如寐。孟英诊脉弦细，苔色黄腻。投以，枳（实）、（厚）朴、（吴）萸、（黄）连、栀（子）、楝（实）、香附、蒺藜、延胡等药，二剂。便行脉起，苔退知饥而愈。

《续名医类案·卷十六·痰》：考功杨林庵，呕吐痰涎，胸腹胀痛，饮食少思，左关脉弦长，按之微弱。此木克土，用六君子加柴胡、山栀、木香而愈。

《薛案辨疏·卷上·脾胃亏损停食痢疾等症》：太常边华泉，呕吐不食，腹痛后重，自用大黄等药，一剂腹痛益甚，自汗发热，昏愦脉大，余用参、术各一两，炙甘草、炮姜各三钱，升麻一钱，一钟而苏。又用补中益气加炮姜，两剂而愈。

《伤寒论辑义·卷四·辨阳明病脉证并治》：吴勉学《汇聚单方》。余治一少年，腹痛目不见人，阴茎缩入，喊声彻天，医方灸脐愈痛，欲得附子理中汤。余偶过其门，诸亲友邀入，余曰，非阴症也。主人曰，晚于他处有失，已审侍儿矣。余曰，阴症声低少，止呻吟耳，今高厉有力，非也。脉之伏而数且弦，肝为甚，外肾为筋之会，肝主筋，肝火盛也，肝脉绕阴茎，肝开窍于目，故目不明。用承气汤，一服立止，知有结粪在下故也。凡痛须审察寒热虚实，诸症皆然，久腹痛，多有积，宜消之。

《玉台新案·发黄医案》：吴静山（敬权）孝廉令正钱夫人，时邪后遂发黄肿，日嗜干茶无度，苏太诸医，皆用气血并补，久而不愈。延余诊之。脉两手俱洪数之甚，询得腹中攻痛无常，夜则身热如烙，此由阴液不充，瘀滞干黏所致。宿血不去，则肢体浮肿。新血不生，则肌肉消瘦。一切补脾刚药，未可施于此证。考仲景治黄，有猪膏发煎润燥之法，爰仿其义，专用滋润之品，调养肾肝而愈。

《齐氏医案·卷五·梦遗精滑》：又治张思廷，小腹不时作痛，茎中出白淫。乃与小柴胡汤加山栀、龙胆草、山萸肉、川芎、当归而愈。

《续名医类案·卷二十·疝》：司厅张检斋，小腹不时作痛，茎出白淫，用小柴胡、山栀、龙胆草、山茱、芎、归而愈。

《金台医案·医贵读书择善·拣药宜用戥称》：余昔病阴虚一症，而又偶加一阳虚腹痛之症，如此阴阳夹杂，上盛下虚最为难治，时于补阴药中略加补阳之药巴戟五分，服之其痛自息，然去之，则痛即至，余欲重用之，将巴戟加至一钱，腹虽不痛，则头又痛不堪，盖阳分药一重，则助火上升，而头疼也，此可知医病如持衡，轻重之间，真有丝毫不可苟者。

《孙文垣医案·卷五》：吴中翰汉源先生，肠风下血，腹中微痛，脉左寸短，右关滑，两尺弦大，以地榆、槐花、枳壳（各三钱），荆芥穗、秦艽、青蒿、葛根（各一钱半），黄连（二钱），两剂而愈。

《杂病广要·身体类·四肢诸痛》：石顽治礼科姜如农次媳，春初患发热头疼腹痛，咳逆无痰，十指皆紫黑而痛。或用发表顺气不效，延余诊之，脉来弦细而数，右大于左。曰，此怀抱不舒，肝火郁于脾土而发热，热蒸于肺故咳。因肺本燥，故无痰。脾受木克，故腹痛。阳气不得发越，故头疼。四肢为诸阳之本，阳气不行，气凝血滞，故十指疼紫。其脉弦者肝也，数者火也，细者火郁于血分也。遂以加味逍遥散加桂枝，于土中达木，三剂而诸证霍然，十指亦不疼紫矣。（《医通》）

《周慎斋遗书·卷八·胀》：

验案

一人少腹青筋胀痛，小便不利，此伤肝也。肝主筋，肝伤则宗筋伤，小便不利矣。少腹，肝之部也，青色，肝之色也，肝既伤，故少腹痛、青色见而胀也。

一人喘促腹胀。盖病在下求之上，病在上求之中。下之胀，肺之弱也。然而补肺用甘寒，寒则伤脾，不若补脾以生肺金也。肺补得行降令，而下中自平矣。中气一足，邪火自退。故曰下病求上，上病求中。中者，气血之源也。

一人腹胀时吐，小便利而大便闭，大便通而小便闭。此中气实故胀，浊阴不降故吐，清阳下陷，填塞下焦，故二便不能齐通。用炮姜三钱温中而健运，升麻一钱五分升于下，吴茱萸一钱降于上。八帖而愈。

一人腹胀，大便燥结，小便赤涩，口微渴。方用山茱萸、丹皮、茯苓各七分，车前、牛膝各一钱，熟地一钱五分，泽泻三钱。盖脉洪大，服此而安。

一人单腹胀大，温中为主。人参五分，吴茱萸一分，苍术、白术、炮姜、茯苓各五分，炙甘草二分。腹痛加肉桂，小便滞增炮姜，加神曲。

一人呕吐腹胀。用木香三钱，乌药四两，香附、苏叶各二两、甘草一两，为末，滚水调服。

一人腹胀满，常常如饱，不欲饮食，食亦无味。吴茱萸汤，用吴萸、厚朴、炮姜各二钱，白术、去白、陈皮、川椒各五钱，共末。每服三钱，姜三片，空心煎服。

《普济方·卷一百九十三·水病门·湿肿（附论）》：

湿肿胃气有本。至元戊寅五月间，积雨淋淫。鲁斋许仲平先生，时年五十有八岁，面目肢体浮肿，大便溏多，腹胀肠鸣时痛，饮食减少，命予治之。脉弦细而缓。鲁斋曰，年壮时，曾多服牵牛、大黄药，面目四肢有浮肿。今因阴雨故大发。予曰，营运之气，出于中焦者，胃也。胃气弱，不能布散水谷之气，荣养脏腑、经络、皮毛，故湿气行涩而为肿。大便溏多，腹肿肠鸣，皆湿气胜也。四时五脏，皆以胃气为本。五脏有胃气则和平而安，若胃气虚，不能运动滋养五脏，则五脏脉不和平。若向来气盛者，其脉独见轻。若病太甚则心死。故经曰，真脏之脉。弦无胃气则死。君之疾，幸而未至于甚，尚可调补。人知多服牵牛、大黄为一时之快，不知其为终身之害也。遂以平胃散加白术、茯苓、草豆蔻仁，数服而溏泻、肠鸣、腹痛皆愈，饭食进至如常。其肢体浮肿，以导滞通经汤主之，良愈。

导滞通经汤，专治脾湿有余，胃气不宣通，面目手足浮肿。

陈皮（一两）　桑白皮（一两）　木香（五分）　茯苓（五分）

上㕮咀。每服五钱，水二盏，煎至一盏，去滓，食前温服。

《古今医统大全·卷之一·历世圣贤名医姓氏》：李子豫，不知何许人，少善医方，当代称其通神。时许永为豫州刺史，其弟患心腹痛十余年，殆死。忽一日夜间，自屏风后有鬼谓腹中鬼曰，明日李子豫从此过，以赤丸杀汝，汝其死矣。腹中鬼对曰，吾不畏之。于是使人候子豫，豫果至，未入门，患者自闻腹中有呻吟声。遂出八毒赤丸与服，须臾腹中雷鸣彭转，大利数行遂愈。今八毒丸方是也。出《搜神记》。

《奇症汇·卷三·口》：乙酉春，有绍兴杨石林云漕白一人，忽患腹大痛，约二日许，糟粕悉从口出，医无措剂。时有医云，此阴阳错乱，肾气逆上，用茯苓五钱数服而愈。后又有患者，服之亦随愈。

《杂病广要·脏腑类·淋病》：建安林回甫秘校，熙宁中与予同客龙门李氏家。林一日下血，李兄弟煎八正散与服，既服不胜其苦，小腹前阴痛益甚。余教林服菟丝山药丸（当考），林病去，气血亦小充实。盖不可专以热药，血得热则盈溢为说也。（《鸡峰》）

《妇人大全良方·卷七·妇人两胁胀痛方论第十七（凡六方）》：

又己未在金陵，有家提干上之下巽内人，病心腹胀痛。众医投木香、沉香、槟榔、大腹、芍药、姜、桂之类，病益甚。召仆诊之，六脉弦紧而和，不似病脉。但诊之时两手如火，以此知其实痛也。众问如何治疗。仆曰，大凡心腹刺痛，不可便作虚冷治疗。有两医答曰，非冷而何。热即生风，冷生气是也。仆曰不然。《难经》云，虚则痒，实则痛。又仲景云，腹痛者，桂枝加芍药汤。痛甚者，桂枝加大黄汤。家提干云，荆布素来质弱。仆曰，有可辨处，遇痛时使一婢按之，若痛止，是虚寒证也。若按之转甚，手不可近，此实痛也。即令一婢按之，手不可近，叫唤异常。仆曰，此实热无可疑者，当用大柴胡汤治之。众皆不许，仆责状而投之，八服愈。

论胁肋疼痛，服木通散（亦可治男子，出《明理方》）。

心下、胁肋、少腹疼痛，皆素有积寒，而温暖汤散亦可主治。甚者以温药下之。心下与小腹痛，诸书并有效方。而胁肋下痛，鲜获治法，此散可以主之。

木通散

治胁肋苦痛偏效。并心下、胁肋，并小腹牵引痛者皆主之。

木通（去皮节）　青皮（去白）　川楝子（去皮核）（各一两，以上三味，用巴豆半两炒黄，去巴豆不用）　萝卜子（炒）　舶上茴香（一两，炒）　莪术　木香　滑石（各半两）

上为细末，煎葱白，酒调三钱，一服愈。甚者不过再服。

三脘散

治中焦虚痞，两胁气痛，面目手足浮肿，大便秘涩。兼治脚气。

大腹皮　紫苏　沉香　干木瓜　独活（各一两）　白术　川芎　木香　甘草　陈皮　槟榔（各三分）

腹痛

上咀，每服三钱。水一盏，煎至七分，去滓，空心热服，日中服。

（戊午秋，在京城有一妇人，中焦虚痞，腹胁胀痛，大便秘结，六脉微弱，更数医服药无效，仆投此药不终剂而愈。）

（十二）情志案

1. 情志不调

《内科摘要·卷上·脾胃亏损心腹作痛等症》：

唐仪部胸内作痛，月余，腹亦痛，左关弦长，右关弦紧，此脾虚肝邪所乘，以补中益气加半夏、木香二剂而愈，又用六君子汤二剂而安。此面色黄中见青。

仪部李北川，常患腹痛，每治以补中益气加山栀即愈。一日，因怒，肚腹作痛，胸胁作胀，呕吐不食，肝脉弦紧。此脾气虚弱，肝火所乘，仍用前汤吞左金丸，一服而愈。

《薛案辨疏·卷上·脾胃亏损心腹作痛等症》：

太守朱阳山，因怒腹痛作泻，或两胁作胀，或胸乳作痛，或寒热往来，或小便不利，饮食不入，呕吐痰涎，神思不清。此肝木乘脾土，用小柴胡加山栀、炮姜、茯苓、陈皮、制黄连一剂即愈。

一妇人怀抱郁结，不时心腹作痛，年余不愈，诸药不应，余用归脾加炒山栀而愈。

2. 郁怒

《医学衷中参西录·第四期第二卷·山萸肉解》：门生万泽东，曾治一壮年男子，因屡经恼怒之余，腹中常常作疼。他医用通气、活血、消食、祛寒之药，皆不效。诊其脉左关微弱，知系怒久伤肝，肝虚不能疏泄也。遂用净萸肉二两，佐以当归、丹参、柏子仁各数钱，连服数剂，腹疼遂愈。后凡遇此等证，投以此方皆效。

《回春录·内科·腹痛腹胀》：阮范书明府令正，患腹痛欲厥，医见其体甚弱也，与镇逆通补之法，而势日甚。孟英察脉，弦数左溢，是因忿怒而肝阳勃升也。便秘不饥，口苦而渴。与雪羹、栀（子）、楝（实）、旋（复）、绛（屑）、元胡、丹皮、（竹）茹、贝（母）、（调）下左金丸而愈。逾年，以他疾殁于任所。

《续名医类案·卷十·郁症》：一妇郁怒忧思，胸腹胀痛，痛甚则四肢厥冷，口噤冷汗。用二陈汤加芍、归、乌药、青皮、枳壳、香附、厚朴、苏叶一剂，痛胀即愈。后去苏叶，加姜炒黄连，再服一剂而安。

3. 抑郁

《杂病广要·内因类·痰涎》：一老，年七十，因抑郁成病，气滞痰凝，胁有积块，尝作寒热，医者与病者俱不知也，以疟治之，又以虚治之，凡十月服药六七十剂，不效，又以疟求方于予，予以久疟方与之，亦不效，亲就予诊脉。予细察其脉，详问其症，谓之曰，此乃郁火郁痰，凝滞胸膈，积成痞块，因作寒热，似疟而非疟也。以开郁清热化痰行气药与之，服数剂后，忽然胁腹大痛，其子急求救于予。予知其痰热积滞已久，服此开导之药，发动其病根，是以作痛。又询其大便久秘，知其必大利而后痛可除也。以牵牛大黄丸五钱与之，令用熟水，分二次服，已服而大便不行。又以牵牛大黄丸四钱与之服，仍不行。因以炼蜜滚痰丸一两与之，令分三次服，大利数次，腹痛立止，积滞俱除，痞块亦消，久病顿愈矣，此乃因药发病，胁腹大痛，遂不得已而峻行，用峻行而痼疾除于一旦，是亦一奇也。又牵牛、滚痰二丸，每服二钱以上，无不即利者，此老一旦服二两而后大利，又一奇也。然此老得此病，其犯必死者二，当其痰热凝结胸胁，若不得对症之剂，逾年必郁闭而死，及其胁腹大痛，若不得峻下之剂，三日必痛苦而死。犯此二死，乃得回生，此老亦大幸矣哉。(《奇效医述》)

（十三）鼓胀案

《杂病广要·内因类·胀满》：项彦章治一女，腹痛胀如鼓，四体骨立，众医或以为娠、为蛊、为瘵也，诊其脉，告曰，此气薄血室。其父曰，服芎归辈积岁月，非血药乎。曰，失于顺气也。夫气，道也。血，水也。气一息不运，则血一息不行。经曰，气血同出而异名。故治血必先顺气，俾经隧得通，而后血可行。乃以苏合香丸投之，三日而腰作痛。曰，血欲行矣。急以芒硝、大黄峻逐之，下污血累累如瓜者可数十枚而愈。其六脉弦滑而且数，弦为气结，滑为血聚，实邪也，故气行而大下之。又一女，病名同而诊异。项曰，此不治，法当数月死。向者钟女脉滑为实邪，今脉虚，元气夺矣。又一女子病亦同，而六脉独弦。项曰，真藏脉见，法当逾月死。后皆如之。(《类案》)（按，此本出《医史》。）

（十四）劳伤案

《薛案辨疏·卷上·脾胃亏损停食痢疾等症》：廷评曲汝为，食后入房，翌午腹痛，去后似痢非痢，次日下皆脓血，烦热作渴，神思昏倦，用四神丸一服顿减，又用八味丸料加五味、吴茱、骨脂、肉蔻二剂痊愈。

《医学举要·卷四·治法合论》：凡病在危急，必得出奇制胜，方能速愈。李濒湖治外甥柳乔，素多酒色病，下极胀痛，二便不通，不能坐卧，立哭呻吟者七昼夜，用通利药不效，遣人叩李。李曰，此乃湿热之邪，在精窍道，壅胀隧路，病不在大肠膀胱，而在二阴之间，故前阻小便，后阻大便。乃用楝实茴香穿穿山甲诸药，入牵牛加倍煎服，一服而减，三服而平。喻嘉言治叶茂卿乃郎出痘，未大成浆，其壳甚薄，两月后尚有著肉不脱者，一夕腹痛，大叫而绝。喻用梨汁入温汤灌之立苏，顷复痛绝，灌之又苏，遂以黄芩二两煎汤和梨汁与服，痛止，令制膏子药频服，不听，其后忽肚大无伦，一夕痛叫，小肠突出脐外五寸，交钮各二寸半，如竹节壶顶状，茎物交摺长七八寸，明亮如灯笼，外症从来未经闻见，喻知其为肺热而气壅不行，仍为治之。以黄芩阿胶二味，清肺之热，润肺之燥，日进十余剂，三日后始得小水，五日后水道清利，脐收肿缩而痊愈。凡病至延久，药初投之而效，继投之而不效者，必求其本而治之。柯韵伯治孙介夫春间病咯血，旋愈旋作，初服芩连而愈。继而寒凉不效，更进参芪而愈。后用温补不效，复用寒凉而又不效，因而就商于柯，柯曰，斯未求其本耳，诸寒之而热者取诸阴，所谓求其属也。君病阴虚而阳盛，以寒药治之，阳少衰，故病少愈耳。复进寒凉而阳亦虚，得温补而病少愈耳。再进温补而阴愈虚，复进寒凉而阴阳俱虚，故连绵而不解耳。岂知脏腑之源，有寒热温凉之主哉，必壮水之主，以制阳光，方为合法。因立加减肾气丸，一剂而喘嗽安。再剂而神气爽。

《医学举要·玉台新案·腹痛医案》：枫泾镇宋元英境享安闲，恣情房帏，患腹痛二年，医药不效，遂就诊于吴郡极时之医，以绝证为辞。宋即归家，料理后事，深信医言为不谬。余适过枫，晤宋氏西席程永孚，谈及医理，遂为知己。遂同元英来寓就诊，细按其脉，细询其证，总是阴阳悖逆，升降不利使然。问曰，曾服泻心汤，进退黄连汤否。曰未也。因酌一方以授，投一剂而稍平，数剂而痊愈。

《续名医类案·卷十八·心胃痛》：一人，中脘至小腹痛不可忍，已十三日，香燥历试，且不得卧，卧则痛顶胸上，每痛急则脉不见。询之，因入房后过食肉食而致，遂以为阴症，而投姜、附。因思其饮食自倍，中气损矣。况在房室之后，宜宿物不能运化，又加燥剂太多，消耗津液，致成燥矢郁滞不通，所以不得卧而痛也。古云，胃不和则卧不安，遂以枳实导滞丸三钱，去黑矢碗许，小腹痛减矣。又与黄连、枳实、瓜蒌、麦芽、厚朴、山楂、莱菔子二服，痛复移于小腹。乃更与润肠丸二服，更衣痛除。第软倦不支，投补中益气汤调理，半月而愈。

《重订灵兰要览·卷下·淋》：外兄贺晋卿因有不如意事，又当劳役之后，忽小腹急痛欲溺，溺中有白物如脓并血而下，茎中急痛不可忍，正如滞下后重之状，日数十行，更数医不效，问方于余。余作瘀血治，下以牛膝四两，去芦酒浸一宿，长流水十二碗，煎至八碗，再入桃仁一两去皮尖炒，红花二钱五分，当归梢一两酒浸，赤芍药一两五钱，木通一两，生甘草二钱五分，苎麻根二茎，同煎至二碗去渣，入琥珀末二钱，麝香少许，分作四服，一日夜饮尽，势减大半。按，《素问·奇病论》云，病有癃者，一日数十溲，此不足也。今瘀血虽散，宜用地黄丸加菟丝子、杜仲、益智仁、牛膝之属，补肾阴之不足，以杜复至。因循未及修治，遂不得痊愈。或闭或一夜数十起，溺讫痛甚，迨服前丸，及以补肾之药入煎剂调理而安。从兄淳甫得淋疾，日数十溲，略带黄，服五苓散顿减。因腹中未快，多服利药三五日，复忽见血星，医以八正散治之不应，索方于余。

（十五）疮案

《景岳全书·卷之四十六贤集·外科钤（下）·杨梅疮》：一童子，玉茎患之，延及小腹数枚，作痛发热，以小柴胡汤吞芦荟丸，更贴神异膏，月余而安。一儒者，患前证，先玉茎作痒出水，后阴囊、股内、小腹、胁臂发小瘰，或干或脓窠，误服祛风等药，肢体倦怠，恶寒发热，饮食渐减，大便不实，脉见浮弦，两尺浮数，此肾水虚热，肝木乘脾土也。

三、小儿病

（一）泄泻

《新订痘疹济世真诠·二集·晖亭自订医案》：

柳金泉之孙，时行痘亦密，不能起发，色白无红晕，脉甚微细，无神，平时常多腹痛溏泻，重用芪、术、姜、附、鹿胶、当归、山药、炙草，五剂而愈，即从前之腹痛泄泻亦安。

解两外侄女，及自如兄之季子两女，体素虚寒，发热三日，不见痘点，脉皆紧细微弱，皆重用芪、术、附、桂、生芪，兼楂肉、当归、炙草，一剂即见苗色皆淡红，连进大剂，加山药、鹿胶，其中有腹泻者，加肉蔻兜塞之，无不应手而效，何尝有白术渗浆之患乎。

余长男体素多火，布种后发热二日，身上即多淡红隐疹，脉亦虚涩，用蜜芪两半，党参八钱，生芪四钱，当归钱半，楂肉钱半，蝉蜕十五只，白芷、炙草各一钱，一剂疹退，再剂见苗，虽痘色不同淡红，亦非老红之色，以前单去楂肉、白芷、蝉蜕，加山药、鹿胶数帖，脓浆充足，忽右眼起红丝，有翳膜之状，用连翘、赤芍、归尾、蝉蜕、木贼、甘、桔、柴胡、密蒙、石决、薄荷，二剂而安。

《一得集·卷中·陈姓小儿泄泻慢脾危而复安治验》：腹痛口渴。泄泻无度。身热咳嗽。将成慢脾暑瘵。病已垂危。乃召余诊。方用清暑化积之品。以鲜荷叶、鲜芦根、黄连、黄芩、木香汁、甘草、橘红、莱菔子、鸡内金、车前子、益元散等，服两剂而诸症大减。

（二）食伤

《普济方·卷三百九十四·婴孩吐泻门·总论》：陈氏二子。大者五岁，腹疼阵阵，呕吐酸臭。次者三岁，食物不化，泻粪酸臭。召余视之，并用紫丸子下之，益黄散补之。主人曰，受病不同。何用药同。答曰，大者肠疼吐酸，因食伤也，宜下之。孙氏云，腹内疼成阵，来时呕吐酸。如因伤食得，泻下自然安。小者，泄泻酸臭，亦伤食也，法当温之。虚秘方云，食泻重当泻，脾虚用补虚。再伤宜再取，何患病难除。二子泻补俱安。凡有积聚，当下即下。凡有虚损，当补即补，宜随其虚实而用也。

《平治会萃·卷三·小儿科·鼻赤》：一小儿好吃粽成腹痛，黄连、白酒药为末，调服乃愈。

《古今医统大全·卷之八十八·幼幼汇集（上）》：罗谦甫案，一小儿五月间，因食冷粉，腹中作痛，遂于市药铺中赎得神芎丸服，脐腹渐加冷痛，时发时止，逾七八年不已。

《保婴撮要·卷七·热泻》：

治验

一小儿夏间食粽伤胃，吐而腹痛，余用保和丸，彼以为缓，另用重剂，吐泻并作，腹痛益甚，按其腹却不痛。

后母伤食患血痢腹痛，其子亦然，治以四君子加前三味，母子俱服，因惑于人言，但令母服，子另服治痫之药，加作呕不乳，手足并冷，余用五味异功散加木香、炮姜、漏芦，母子并服而愈。

一小儿泻而腹痛，按之不痛，用异功散加升麻而愈。后复泻，服消乳丸，益加腹痛，余谓脾气伤也，复用异功散加木香而痊。

一小儿吐泻腹痛，睡而露睛，小腹重坠，手足并冷，先用六君、升麻、干姜四服而痛坠愈。又用异功散加升麻、木香而悉愈。后又伤食腹痛，别服祛逐之剂，虚症悉具，余用理中丸、六君子汤而寻愈。但噫气下气，口角流涎，此脾胃虚寒也，复用理中、六君子二汤而愈。

《保婴撮要·卷三·五软》：

一小儿十二岁，疟疾后项软，手足冷，饮食少思，粥汤稍离火，食之即腹中觉冷。

又饮食停滞，吐泻腹痛，按之不疼，此脾胃受伤也，用六君子汤加木香、肉豆蔻治之，其吐未已，左尺右关二脉轻诊浮大，按之如无。

《对山医话·卷二》：有子七龄，好食瓜果，因患腹痛，日夜号哭，肌肉尽削。一日有行脚僧过其门，见之曰，此孩腹有虫，今尚可治，再延一月，即不救。居士肯舍香金五百，当为疗之。莫即首肯，僧于囊中出药草一束，令煎服，是晚泻出白虫升许，腹痛遂止。

《保婴撮要·卷十·盗汗》：一小儿五岁，腹中作痛，大便不实，患盗汗，鼻间左腮皆白，此脾肺俱虚而食积所致也，用六君、山楂、神曲四剂，腹痛顿止。去楂、曲，又四剂大便调和，乃用四君、归、芪而汗止。

《证治准绳·幼科·集之八·虚羸》：一小儿九岁，吞酸恶食，肌体消瘦，腹中作痛。余谓食积虚羸也。用保和丸而愈。后腹中数痛，皆服保和丸。余曰此因脾胃虚而饮食所伤也，当调补脾土以杜后患。不信，后腹痛喜按，余用五味异功散二剂，因未应，自用平胃散等药，腹胀作痛，余仍以异功散加木香四剂而愈。若屡用攻伐之剂，阴损元气，多致虚羸，慎之。

《续名医类案·卷二十八·伤食》：立斋治杨锦衣子，十岁，腹胀痛，服消导药，不应。彼以为毒，请诊其脉，右关沉伏，此食积也。河间云，食入即吐，胃脘痛，更兼身体痛难移，腹胀善噫，舌本强，得后与气快然衰，皆脾病也。审之，果因食粽得此，以白酒曲，热酒服而愈。

《钱氏小儿直诀·卷三·五脏杂症主治》：

一小儿，停食腹痛，夜间盗汗。此脾虚食积所致，用六君子汤数剂，腹痛渐愈，盗汗亦止。后复停食，服消积丸，作泻不止，自汗盗汗，饮食甚少，睡而露睛，四肢发搐。此脾土虚而肝木所侮，用六君子少加柴胡治之，饮食渐进，诸症渐愈。但盗汗不止，属肾虚，佐以地黄丸愈。

薛按，前症多因小儿禀赋不足，或乳母饮食，七情亏损所致。若面赤白，及白睛多者，属肾气不足，至夜则阴盛而腹痛也，用六味丸。若脸青唇白，或小便黄短，属脾气不足，至夜则阴盛而腹痛也，用钩藤散。若脸红舌白，或小便赤涩，小肠热也，用导赤散加辰砂。如不应，属肾火，用地黄丸。唇色青白，口中气冷，或肢体冷，或泄泻曲腰，或泄泻不乳，此脾肾虚弱，用六神散。兼呕吐，用六君子汤。大便不化，乳少腹胀，用五味异功散加漏芦，令母服之，儿病自愈。儿亦服四五滴，尤妙。儿大数滴。

愚治一小儿，停食腹痛，夜啼，用大安丸而愈。后乳食虽入，其腹仍痛，用六君子加山楂、神曲，痛少止，乃去二味。又四剂，全痛止。

若服攻伐之剂，兼呕吐，或腹痛，脾胃复伤也，用四君子汤。

若手足并冷，或腹痛恶寒，用六君、炮姜以温中。

若二便赤涩，腹胀面赤，饮水，用茵陈汤调五苓散。

（三）伤冷

《杂病广要·内因类·黄瘅》：王文川令郎，原伤饮食，又伤于冷菱等物，遍身发黄，眼如金色，夜发热，天明则退，腹痛手不可近，号叫通宵。市医因其黄，而曰胡苴真矣，众议以草头药进。予至，急止之，曰，向以草药几误其母，复欲误其子乎。盖脾胃喜温恶寒，且此症乃食积酿成，而黄为湿热所致，法当健脾，用温暖之剂下之，湿热去而黄自退。草头药性多寒，用之是损脾土而益其疾也，可用哉。即以保和丸一钱，入备急丸五分，作一次服之，少顷泻一次，又少顷，连下三次，积物所下甚多，腹痛尽止，再与调中丸服一月，不但一身之黄尽去，而步履轻捷如飞。（《赤水》）

（四）虚寒

《续名医类案·卷三十·心腹痛》：蒋仲芳治魏交让子，年十岁，患小腹痛，三四年矣，诸医不效。诊之，脉来沉迟，二便如常，按之无块，此必肾家虚寒也。六味地黄丸加炮姜、肉桂、青皮、香附、车前、牛膝而愈。（雄按，炮姜不若用橘核或茴香，否则易以当归。）

《证治准绳·幼科·集之二·天钓》：

一小儿因乳母受惊，发搐时目赤壮热，腹痛哭而曲腰。用四物加柴胡防风，又用加味逍遥散加熟地黄以清肝热、生肝血，再用地黄丸滋肾水以生肝木，母子俱安。

一小儿曲腰而啼，面青唇黑。此寒气所乘，内钓腹痛也。用五味异功散加木香、干姜一剂，与母服之，顿愈。后因母感寒，腹痛而啼，用人参理中汤一剂，与母服，其子亦安。

一小儿曲腰干啼，手足并冷。用六君加干姜、木香服之，未应，又加肉桂，母子俱服而愈。

一小儿忽干啼作泻，睡中搐，手足冷。此脾土虚寒，肝木侮之而作发搐，乃内钓也。用益黄散一剂而安，用四君加柴胡、升麻，乳食渐进而安。

一小儿干啼，面青或赤，手足并热，或用清热之剂，久不愈。诊其乳母，有肝火气滞，用加味逍遥散及越鞠丸以治其母，时灌子数滴，不旬日，子母并愈。

一小儿患前证，服魏香散而愈。后复作，服祛风镇惊之药，上气喘粗。此元气虚寒也。余先用乌蝎四君子汤，稍愈，但倦怠殊甚，用补中益气汤及五味异功散而痊。

一小儿，因母每感寒腹痛饮烧酒，发热痰盛面赤，手足并热。属胃经实热之天钓也。用清胃散，子母服之并愈。后因伤乳吐泻，面色或青或白，手足并冷。属脾气虚寒。用六君、木香、干姜而愈。三岁后伤食腹痛，唇黑作泻，数去后而无粪，或粪少而青。此气虚寒下陷。用补中益气汤，渐愈。

一小儿啼哭阴囊肿大，眼目上翻，赤脉流泪。此肝热内钓。用柴胡清肝散加钩藤钩治之，诸证渐愈，又用钩藤饮而痊。后复发，或用祛病根之药，致乳食日少，肚中胀痛，手足浮肿。余先用六君、升麻、柴胡数剂，诸证稍愈。又伤乳食吐泻，用平胃散一服即愈。

一小儿，因乳母怀抱郁结，腹痛发搐，久而不愈。用加味归脾汤加漏芦，母子并服，渐愈。又母大怒发厥而苏，儿遂食乳腹痛作泻，面青作呕。先用小柴胡汤二剂，母子并服，少愈，其母又咽酸腹胀，用越鞠丸、加味归脾汤，佐以加味逍遥散而痊。

（五）外感

《怡堂散记·卷上·甲辰秋时痢甚计其所见复论症记之》：溪南吴氏子六岁，园中随赏桂花，其夜发热腹痛，天明下痢，上午惊作，连下数行，延予至已二更矣，急入诊视，额汗指冷，脉息已绝。后数日，又一三岁子，亦于夜间发热、腹痛，天明惊作，旋下白冻，延予至，见其病难救，不忍坐视，勉与平肝风扶脾土之剂，六君加柴胡、钩藤、山栀、白芍、木香、车前，一服而惊稍定，二服而食稍进，但腹痛下痢不减，第三日清晨连下数行而脱。予所见惊与痢齐作者，竟不能救。有惊定热退而后痢作者，又在可治之例。

《证治准绳·幼科·集之三·发热》：一小儿申酉时发热面赤，腹中作痛，或用峻利之剂下之，致发搐吐痰，作渴腹痛，按之即止。

（六）结聚、痞块、积癖

《幼幼新书·卷第二十二·癖气第三》：

茅先生论小儿生下五个月日，上至七岁，有结癖在腹成块如梅核大，来去或似卵大，常叫疼痛不住者，亦分数类。

钱乙论小儿病癖，由乳食不消，伏在腹中，乍凉乍热，饮水或喘嗽，与潮热相类，不早治必成疳。

《婴童宝鉴》，小儿食癖者，是小时失乳，或母无乳暴将食哺之，或动或不动，食在于脾，儿不能消化，结聚成块。其腹内左右不定，或如梨栗，覆杯之状是也。

《婴童宝鉴》，小儿癖者，于腹中来往不常者是也。

《外台》，《广济》疗老小腹中癖气方。

牛膝　枳实（炙）　鳖甲（炙）　茯苓（各八分）　桔梗　芍药　白术　人参　厚朴　大黄桂心　槟榔（各六分）

上十二味捣、筛，蜜和丸。空肚温酒服如梧子二十丸，日二服，渐加至三十丸。老、小减丸，微利。忌生冷、油腻、小豆、黏食、苋菜、桃、李、雀肉、大醋、生葱、猪肉。

《外台》，《广济》疗小儿疟癖发，腹痛不食，黄瘦。

陈藏器治小儿闪癖，大腹痞满方。

上用鹳脚骨及嘴，并煮汁服之。亦烧为黑灰饮服。

《圣惠》治小儿腹中癖气不散，肌肉瘦瘁，或多心烦，不能饮食，食即吐逆，或大小便秘涩，及天钓、惊风并宜服。

《圣惠》治小儿癖气腹痛。

《圣惠》治小儿腹中结聚，胁下有癖，手足烦热。

《圣惠》治小儿宿食不化，积成癖气，两胁妨闷，气急，不能下食，腹大胀硬。

《圣惠》治小儿羸瘦，腹内有癖气，胁下坚满，时有腹痛，虽食不成肌肉。

《圣惠》治小儿癖气不消，四肢黄瘦，时有腹痛。

《婴孺》治小儿羸瘦，腹中有癖，两胁坚满，时痛，食不生肌。

《吉氏家传》治腹肚不调，并癖气久不愈方。

《朱氏家传》治小儿腹痛不调，兼癖气。

长沙医者王兑传，二丁散，治小儿诸癖，久不消，腹痛，乍寒乍热，泄泻无时，多渴黄瘦，或下痢，腹胁有块如掌，癖侧石硬方。

拣丁香　白丁香　没石子（各二钱）　硫黄　密陀僧（各三钱）

上为细末，研匀。每服一字至半钱。白汤调下，空心临卧日二服。以消为度。

《保婴撮要·卷五·癖块痞结》：

一小儿素嗜肉食腹痛，大便不调。半载后右胁结一块，三月后左胁又结一块，腹胀食少作渴，小便赤涩，大便色秽。用四味肥儿丸、五味异功散之类，热渴渐止，腹胀渐可。佐以九味芦荟丸，结核渐消。后用四君子为主，佐以四味肥儿丸之类，三月余而痊。

一小儿停食吐泻后饮食不节，作泻腹痛膨胀，腹中结块作痛，发热龈烂口臭，服消导克滞之药而前症益甚，形体益瘦，视其面色，黄中隐青，乃脾土亏损而肝木所侮也。

一小儿患痞结，久而四肢消瘦，肚腹渐大，寒热嗜卧，作渴引饮，用白术散为主，佐以四味肥儿丸，月余诸症渐愈。

挨痞丸，治乳癖谷症，腹中块痛。

进食丸，治乳食不消，心腹胀满，壮热喘粗，呕吐痰逆，肠鸣泄泻，或食症乳癖，痃气痞结，并皆治之。

（七）虫

《普济方·卷三百九十九·婴孩诸疳诸虫·蛔虫（附论）》：辛氏女年五岁，病虫痛。诸医以巴漆、硇砂之属治之，不效。至五日外，多哭而俯仰，睡卧不安，自按心腹，时大叫。面无正色，或青或黄，或白或黑，目无光而慢，唇白吐沫。至六日，胸高而卧转不安。钱详而视之，用芜荑散三服，见目不除青白色。大惊曰，此病大困，若更加泻，则为逆矣。至次日。辛见钱曰，夜来三更果泻。钱于泻盆中看，如药汁，以杖搅之，见有药丸，钱曰，此子肌厚当气实，今证反虚，不可治也。辛曰，何以然。钱曰，脾虚胃冷则虫动，而今反目青，此肝乘脾，又更加泻，知其气极虚也，而丸药随粪下，即脾胃已脱，兼形病不相应，故知死病。后五日危笃，七日而死。

《奇症汇·卷八·溺孔》：予常小腹甚痛，百药不应。一医为灸关元十余壮，次日茎中淫淫而痒，视之如虫，出四五分，急用铁钳扯出，长五六寸，连日虫出，如是痛不复作。

《孙文垣医案·卷四》：汪郎兄，腹痛，呕吐不止，城中诸友毕力医治不瘥。予为脉之，早晚、大小、缓急不一，知其为虫也。以干姜、槟榔、苍术各一钱，五灵脂三钱，乌梅三个，川椒三分水煎饮之，痛吐立止。

《续名医类案·卷三十·虫》：阎姓子有虫病，黄瘦，腹中时痛，口馋，如有肉食则痛不发，一日无肉，则痛甚。万视其体甚弱，不敢下，只用苦楝根皮放肉汁中煮食之，单服三日，下虫如蝌蚪者一盆，色黄黑。后以养脾丸调理而安。

（八）痘疹

《保婴撮要·卷二十·痘腹痛》：

娄全善先生云，痘腹痛多是热毒为患，当临症消息之。又云，痘出腹痛，或身痛脉洪数者，用解毒凉药加芍药、甘草。窃谓前症若痘未出而发热烦躁，或作渴饮冷，大便坚实，此热毒壅滞也，用疏利之药。若痘已出而不热躁，不饮冷，大便不实，此元气虚弱也，用白术散之类补之。若嗳腐吞酸，大便秽臭，乳食停滞也，用保和丸消之。凡腹痛作渴饮冷，手足并热者，属实热。作渴饮汤，手足并冷者，属虚寒。虚寒者，当温补脾胃。虚弱者，当调补脾胃。

一小儿善食作渴，腹痛便秘，痘痕赤色，先用加味四物汤而愈。

一小儿痘将靥，腹胀发热面赤，午后益甚，按其腹不痛，余谓脾虚，用五味异功散而瘥。

一小儿出痘腹痛，大便似利，寒热往来，余以为脾气虚，用白术散而瘥。

一小儿出痘，腹痛作渴，饮食如常，光泽红活，此胃经实热，先用泻黄散，一剂顿安，又用白术散而瘥。

一小儿痘后，腹痛作渴，饮冷便秘，用清凉饮末五分顿安。后腹痛吐泻发搐，用白术散加钩藤钩而愈。

一小儿出痘腹痛，嗳腐吞酸，此饮食停滞，先用保和丸二服，续用五味异功散而痛止，又用托里散而靥。

人参理中汤，治脾胃虚寒，胸膈痞满，或心腹疼痛，痰逆呕吐少气。或霍乱吐利，手足厥冷，不喜饮水。（加附子，名附子理中汤。）

桔梗枳壳汤，治气壅痞结，腹胁疼痛。

七味白术散，治肚腹作痛，和胃气，生津液。若脾胃气虚，作渴饮汤，或因吐泻，津液亏损，烦渴引饮。或脾胃气虚，腹胀泻渴，弄舌流涎，手足指冷，并宜服之，以温补脾气，化生津液。（方见发热属阴阳。）

保和丸，治饮食停滞腹痛，或恶寒发热，不可多服。

六君子汤，治脾胃气虚，肚腹作痛，或吐泻不食。或肺虚痰喘，气促恶寒。或肝虚惊搐，眩晕自汗诸症，并宜服。

《痘疹心法·卷之十二·治痘总歌括》：

邑训导马公顺，蜀人也，一孙五岁出痘，至八九日脓成将靥，忽腹痛烦哭，大便秘，马骇甚。予曰，此结粪也，当急下之。马公曰，痘疮首尾不可下，今当收靥，中气要实，敢下耶。予思不急下，加腹胀、气喘且不救。乃作桂枝汤，暗入酒蒸大黄，煎服，下燥粪，腹痛即止，痘靥而安。马公知之，谢曰，非子通变，几误此孙。

（九）疳积

《证治准绳·幼科·集之三·发热》：嘉靖甲寅，敬臣之女年十二，患脾胃素弱，自夏入秋，时泻时止，小腹微痛，至八九月间，遂成疳积之证，发热凡二十余日不止，汗泄热解，汗已复热，自中脘至小腹膨胀坚直，大便溏，气喘咳嗽作噫，俱昼轻夜重，彻夜烦躁不睡，鼻塞眼暗语。其母以为必死矣。立斋先生诊之曰，脉浮大而无根，此大虚证也，非独参汤不可。乃用参一两，加熟附三分、煨生姜三片，日进二剂，仍并渣煎服之，大下疳积，其气则腥，腹渐宽，热渐减，脉渐敛，然手犹寻捻不已，鼻孔出血。先生曰，此肝证也，煎六味丸料与之，一服如脱。乃昼服独参姜附汤，夜服六味丸料，脉渐有根，诸证渐退。先此手足恒热，至是乃始觉寒，先生喜曰，此病邪尽退，而真气见矣。然犹饮食不进，乃单用六君子汤加炮姜，遂能食，咳嗽独甚，与补中益气汤，嗽遂止，夜始有睡。凡弱女之得生，皆先生力也，向非先生卓有定见，专治其本而其末自愈，则为丘中之骨，必矣，敬书施疗之颠末，以告同患此者，幸无所误。亦推展先生一念之仁于万一云尔。王敬臣书。

《续名医类案·卷三十·疳》：胡凤厓子，病疳，但多食则腹痛。曰，人以食为本，谷入作痛，岂新谷为患乎。必有旧谷为积，未能消去，故新谷相持也。乃与养脾消积丸，服之而安。

（十）痧

《痧胀玉衡·后卷·痘麻秽触相同》：

治验

一陈姓婢十四岁，四月，壮热烦闷，腹痛身重，斑痧遍体，脉微而细，触痧之症也。阅腿弯痧筋，放七针，手指放十余针，俱紫黑毒血，烦闷稍松，用宝花散、阿魏丸，清茶微冷饮之，又付活血顺气之剂，腹痛遂止，斑痧渐散，身体轻快，痘即起发，视其形色，已四朝矣，后皆如期灌脓收靥而愈，可见痘中触痧，因痧而隐者，比比也。

《痧胀玉衡·后卷·小儿夜啼痧》：

小儿暮夜啼哭不止，父母爱之，尝百计抚摩，忧疑无极，曾不得立时安静为憾，不知胸腹疼痛，故尔啼哭，若曰小儿无痧，吾不信也。

治验

一朱广函女，二岁，时至夜半，忽然啼哭，叫跳不住，意其胸腹作痛，将刷子蘸香油刮之，痧起，不药而愈。

（十一）疹

《痧胀玉衡·后卷·麻疹夹痧胀蛔结》：

治验

一刘香仲孙女，二月间伤风，发热咳嗽，麻疹隐现不发，喉哑失音，脐腹疼痛，昏闷沉沉。前医不治，延余，左脉芤，右脉涩，时有歇指。

一刘姓婢，犯麻疹，发热咳嗽腹痛，脉洪大无伦，亦夹痧胀者也。

一方原行次子，伤风发热，咳嗽烦闷，腹中大痛，麻疹现而复隐，喉哑失音，六脉弦紧，放乳上，指臂痧二十余针，未愈。用射干兜铃汤，减甘菊、花粉，加石膏、桃仁、红花、大黄，二剂，微冷饮之，下宿粪、死蛔三条，麻疹始透。复放腿弯痧，腹痛余症俱瘳。

《痧胀玉衡·后卷·痧胀类麻疹》：

治验

一闻德音内人，腹中疼痛，右脉微而弦，左脉细而涩。

一施均季孙女，发热咳嗽，腹胀昏沉，微有麻疹形影，大便泻黄水。有用升发之药，不效。

一薛思高，发热迷闷，气不得舒，胸腹头面有麻疹形。

一张省原子，胸腹饱闷，昏沉不醒，痧筋不现，但微有麻疹形，脉左寸关沉细如无，右寸亦伏。

（十二）肝脾不调

《续名医类案·卷二十九·惊风》：龚子才治一小儿，瘛疭啼叫，额间青黑，此惊风肝木乘脾，腹中作痛也。先用六君子汤，加木香、柴胡、钩藤钩，啼叫渐缓。更加当归，二剂而安。

（十三）疟

《友渔斋医话·第四种·肘后偶钞下卷·寒热》：王女（六岁），日发寒热，两月不瘥。当病作时，腹痛难禁，牙肉与指甲惨淡无华，神气潦倒。此症俗名胎疟，从前屡次更医，或补或清，总无定见。以余观之，先贤治疟，从少阳居多，此又邪缠募原，太阴受病，腹痛可验。或曰，少阳亦有腹痛。余曰，少阳腹痛，南阳论有明条，但此症脉小而软，略无弦象，所以医贵变通。请以予药投之，即明言之不妄矣。

（十四）霍乱

《逊园医案·卷上》：舍侄智荃，当七八岁时，忽患干霍乱，肚腹绞痛异常，正值子夜，幸余家居，被衣而起，即命家人取食盐一杯，以砂罐就火上炒枯，阴阳水调之，灌入，令吐数次，使正气上下通调，便瘥。

四、妇人病

（一）腹肿

《续名医类案·卷三十三·痃癖》：

一妇人，拗中肿胀，小腹作痛。服下血之剂，其痛益甚，更吐泻少食。此肝脾复伤，用六君子汤加升麻、柴胡而愈。

一妇人，腹拗肿痛，小水不利，或时胸乳作痛，胁腹作胀。此肝火气滞，四物加柴胡、青皮、元胡索、木香而愈。

（二）痈

《古今医案按·卷十·外科·肠痈》：一妇人小腹胀痛，小便如淋，此毒结于内。先以神效瓜蒌散，二剂少愈，更以薏苡仁汤而安。

《先哲医话·卷上·后藤艮山》：一妇人腹痛在脐上一寸许，按之惕然彻痛，脉数，乃断为内痈。饵以鸡蛋，服以黄芪、薏苡剂，后十日，大便果下脓血。

《怡堂散记·卷上·病可治病家不知信任者录四》：潭渡黄氏妇，患腹痛，痛在胃脘，烦呕不能食，日夜不成寐，延予治时，病旬日矣，诊其脉滑大，体素丰腴，见其痛甚作晕，且与和胃理气一剂，不效，次日复诊，予曰，腹痛久，脉当沉细，寸口滑大而数，此胃脘痈也。

《济阴纲目·卷之十一·产后门（上）·腹痛》：一产妇小腹痛，小便不利，用薏苡仁汤二剂痛止，更以四物加红花、桃仁下瘀血而愈。大抵此证皆因荣卫不调，或瘀血停滞所致。若脉洪数，已有脓。脉但数，微有脓。脉迟紧，乃有瘀血，下之即愈。若腹胀大，转侧作水声，或脓从脐出，或从大便出，宜用蜡矾丸、太乙膏及托里散。

（三）瘕

《妇人大全良方·卷七·妇人疝瘕方论第八（凡四方）》：余族子妇病，腹中有大块如杯，每发痛不可忍。时子妇已贵，京下善医者悉，常服其药莫愈。陈应之曰，此血瘕也。投黑神丸三丸，杯气尽消，终身不复作。

《齐氏医案·卷六·女科秘要》：曾见一妇，腹中有块作痛，医者因以行瘀未见血下，转增膨胀，更加槟榔、厚朴、木香、沉香，数剂而胀满加甚。

《济阴纲目·卷之五·积聚癥瘕门·论疝瘕》：一妇人小腹胀痛，小水不利，或胸乳作痛。或胁肋作胀，或气逆心吻，余以为肝火而血伤脾，用四物、柴胡、青皮、玄胡索、木香而愈。

《续名医类案·卷十九·腹痛》：一妇人，小腹块痛。医作阴治，投热剂，不应。又有作燥矢治者，硝黄润肠丸等药屡用，不减。询之，七日前作寒起，遂腹痛。左三部皆弦小无力，右寸关俱弦滑，必起于外感内伤，夹气下早，故食滞不下，每疼则下黄水，止作无时，下伤气液，故作渴。遂以炒白芍药、茯苓保脾，木香、青皮疏气，炒山楂清块中之火，当归润燥，陈皮、甘草和中，小水不利，加泽泻、升麻、车前，二剂，黄水虽少，痛块不减。用葱豉熨法，复投二剂，二便大去而安。

（四）泄泻、下痢

《慎五堂治验录·卷二》：吕少堂，久官湖北，喜服热剂，乃方宜之异也。壬午岁底旋里，癸未二月中旬，忽起腹痛泄泻，色赤无度，身热有汗不凉，舌苔糙腻。谱伯王若怀投以清化，反加口渴神疲，腹痛似厥，脉之紧数不堪，知是山水沉寒，痼积腹中

《孙文垣医案·卷一》：金文学元岩之眷，产后两日，腹痛，下痢纯红，肠鸣三越月，时当孟秋，而脉皆软弱，用佛手散加减以治，川芎三钱，当归五钱，艾叶、炮姜各一钱，桂心五分，酒炒白芍药二钱，连进三帖，而疾减半。

《爱庐医案·晨泻》：

倪（右），五载晨泻，起自产后，纳减形瘦足浮，日甚一日，培中分利之药，遍尝罔效。询系每在五鼓，必腹中雷鸣切痛，晨起一泻之后，痛除而竟日安然。脉已濡细，又非夹滞，其痛也，始终不更。其泻也，不专责于脾矣。产之时，痧子杂来，产后五年中，风痧频发，个中有奥妙焉，且不道破，俟同学见之一想。

土炒白术（一钱五分） 荆芥炭（一钱） 炒防风（一钱） 霞天曲（一钱五分，炒） 煨肉果（四分） 桠柳炭（一钱五分） 桔梗（一钱） 丹皮炭（一钱） 生甘草（三分） 小赤豆（三钱）

复诊，五载之累，一朝顿释。盖晨泻一症，腹膨胀则有之，而必雷鸣切痛者特少，是以不专责于脾虚，而旁敲侧击，庶得窥其真谛。信哉，临证之望闻问切，四字不可缺一也。兹既幻想见效，不必更以方药，就原方再服十剂，可以拔其根矣。

《续名医类案·卷二十四·疟痢》：其仆妇产后数日，亦忽下痢脓血，至夜微发寒热，小腹胀痛，与《千金》三物胶艾汤去榴皮，加炮姜、山楂，六服而瘳。

《续名医类案·卷二十四·下痢》：友人虞元静房中人，方孕五月，患滞下腹痛，日不下数十次，为定此方，甫服一钟，觉行至腹，即解一次，痛亦随已，滞亦痊愈。川黄连四钱，白芍、黄芩、枳壳各三钱，莲肉四十粒，橘红、干葛各一钱五分，扁豆、红曲各二钱，升麻五分，炙草一钱，乌梅肉一个。（《广笔记》）

《女科撮要·卷下·产后泻痢》：一妇人五月患痢，日夜无度，小腹坠痛，发热恶寒，用六君子汤送香连丸，二服渐愈，仍以前汤送四神丸，四服痊愈。至七月终，怠惰嗜卧，四肢不收，体重节痛，口舌干燥，饮食无味，大便不实，小便频数，洒淅恶寒，凄惨不乐，此肺之脾胃虚，而阳气寒不伸也，用升阳益胃汤而痊。

《孙文垣医案·卷三》：陈铁兄内人产后腹痛，发热下痢脓血，里急后重，川芎二钱，当归三钱，茯苓、干姜、肉桂、山楂、陈皮、酒炒白芍药、白术各一钱，粉草五分，一帖而腹痛止，痢轻，后重亦除，惟发寒热多汗，改用人参、白芍药、桂枝、粉草、川芎、当归、白术、茯苓、香

附、陈皮、山楂，再剂而诸症如释。

《孙文垣医案·卷一》：有臧氏之妇，原以有痰火，服降火之药过多，至秋痰积，因令气，下行而滞于大肠，脐边有硬块，按之甚痛，痢下红白八日，下惟点滴，日夜二十余行，腹痛潮热，口渴，小水不利，大便里急后重，饮食不进，身重不能转侧。予诊之，喜左脉皆有神气，即从刘守真之法，行血则便脓自愈，调气则后重自除治之。

《证治准绳·女科·卷之五·泻利》：一产妇腹痛后重，去痢无度，形体倦怠，饮食不进。与死为邻，此脾肾俱虚。用四神丸、十全大补汤而愈。但饮食难化，肢体倦怠，用补中益气汤而康。

（五）食伤

《程杏轩医案·初集·许生母伤食腹痛》：许生咏堂母病请治，据云因食豚肝面饼后，偶触怫郁，致患腹痛，自用麦芽、楂、曲、香砂、二陈，不应。因其痛在少腹，以为寒凝厥阴，加吴萸、炮姜，服之益剧。

《济阴纲目·卷之十一·产后门（上）·腹痛》：一产妇小腹作痛，有块，脉芤而涩，以四物加玄胡、红花、桃仁、牛膝、木香，治之而愈。

《证治准绳·女科·卷之五·赤白痢》：一产妇食鸡子，腹中作痛，面色青黄，服平胃、二陈，更下痢腹胀。用流气饮子，又小腹一块不时上攻，饮食愈少。此脾胃虚寒，肝木克侮所致。用补中益气加木香、吴茱渐愈。又用八珍大补，兼服调理寻愈。

《济阴纲目·卷之十三·产后门（下）·痞闷》：一妇人食角黍，烦渴痞闷，腹痛，大便欲去不去，服消导之药不应，饮食日减，肌体日瘦，半年矣。余谓此食积为患，用大酒曲炒为末，温酒调服二钱，俄而腹鸣，良久仍下粽而愈。一妇人食鱼胙，腹痛患痢，诸药不应，用陈皮白术等分为末，以陈皮汤送下，数剂而愈。

（六）妊娠、胎产

《续名医类案·卷二十五·瘀滞》：南濠陈鳌妻，新产五六日，患腹痛，恶寒发热。医曰，此元气太虚，正合丹溪云产后当大补气血。遂用人参大剂，入口痛剧，面黑发喘而死。殊不知丹溪以产后当以大补气血为主治，有杂症，以末治之。今陈氏之妻因瘀血未尽而恶寒发热，不先去其瘀血，骤施大补，是失丹溪主末二字之意矣。主末者，即标本之谓也。（《续医说》。丹溪之言本有语病，不须与之回护。）

《妇人大全良方·卷之十二·妊娠心腹痛方论第十二（凡十一方）》：

治妊娠五个月以后，常胸腹间气刺满痛，或肠鸣，以致呕逆减食。此由喜怒忧虑过度，饮食失节之所致。

蔡元度宠人有子，夫人怒，欲逐之，遂病。医官王师复处此方，三服而愈，后用果验。

广中莪术（一两，煨）　丁香（半两）　粉草（一分）

上为细末，空心，盐汤点服一大钱，觉胸中如物按下之状。

《回春录·妇产科·妊娠感冒》：钱氏妇，怀孕四月而患寒热如疟，医与发散安胎，乃至舌黑神昏，大渴便泻，臭痰顿（频）吐，腰腹痛坠，人皆不能措手。孟英诊曰，伏暑失于清解，舌虽黑而脉形滑数，痰虽臭而气息调和，是胎尚未坏，犹可治也。重用气血两清之药，五剂而安。糜粥渐进，腰腹皆舒，胎亦跃跃。

《女科切要·卷五·难产》：壬午年间，曾有某室怀孕，十月满足，忽然腹中大痛，即唤稳婆守候，稳婆欲图大望，假意探胎消息，将指摘破胞衣，水流不止，胞水流干，胎元干涸，不能转运，日夜无眠，痛亦不已，约四五日矣。邀余往视，诊其脉，六脉离经，或曰六脉已散，命将危矣。余察其舌色鲜红，毫无青色，谓曰不妨，将临盆矣。或曰胞浆已干，有何生理。答曰，古有急开支河之法，即大剂四物人参，加入车前五钱，柞枝一两，煎汤代水煎服。房中稳婆三个，议论纷纷，或欲早用钩割，以全母命。余曰，各人不可动手，瓜熟蒂落，可保子母两全。服过药后，少顷，腹中大痛，唤人扶掖走动，儿即堕地。今已十二岁矣。

《孙文垣医案·卷二》：屠学恒先生乃眷，以产后欠补养，而精神疲困，脾胃亦弱，腹中间作痛，作泻，脉两手皆濡软无力，以六君子汤加藿香、砂仁、香附、苍术、泽泻，调理而安。

《续名医类案·卷二十五·腹痛》：一产妇，患小腹痛，或作呕，或昏愦。此脾气虚寒，用人参理中汤，渐愈。又以补中益气汤加茯苓、半夏痊愈。后复作痛而兼喘，仍用补中益气汤，培补脾肺而遂瘥。（《良方》）

《济阴纲目·卷之十四·产后门（下）·产门不闭肿痛》：一产妇玉门不闭，小便淋沥，腹内一块，攻走胁下，或胀或痛，用加味逍遥散加车前子而愈（此从胁下胀痛淋沥治）。

《续名医类案·卷二十五·瘀滞》：朱丹溪治一妇人，年十八，难产七日。产后，大便泻，口渴气喘，面红有紫斑，小腹胀痛，小便不通。用牛膝、桃仁、当归、红花、木通、滑石、甘草、白术、陈皮、茯苓煎汤，调益母膏，不减，后以杜牛膝煎浓汁一碗饮之，至一更许，大利，下血一桶，小便通而愈。（《心法》。雄按，此症余每以当归龙荟丸投之，立效。）

《邅园医案·卷上》：

九弟妇梁氏，产后瘀血未净，得外感，往来寒热，舌苔白滑，脉弦，以小柴胡去参加桂尖，一剂寒热止。后数日，腹痛，值余应戚友请外出，他医以四物汤加行气等药服之，痛益剧。余归时，询知痛处有形，手不可按，乃以四物汤去地黄，加桃仁、肉桂、大黄（醋炒）二剂，下黑粪极多而瘳。

王氏妇年二十，产后四五日，患外感，寒热往来，余以小柴胡汤二剂愈之。厥后七八日，疾复作，他医进四物汤加味，益剧。复求示方，脉之沉实，日晡发热，烦躁，谵语，大便难，腹痛拒按，疏方用大承气汤。

《续名医类案·卷二十五·痉》：一产妇，患儿枕腹痛，或用驱逐之剂，昏愦口噤，手足发搐，此血气虚极之变症也。用八珍汤加炮姜二钱，四剂未应。又以十全大补汤加炮姜一钱，二剂而苏。

《济阴纲目·卷之十一·产后门（上）·腹痛》：一妇人寒月中，产后腹大痛，觉有块，百方不治。一人教以羊肉四两，熟地二两，生姜一两，水煎服之，二三次愈。（曰觉有块，想是寒气乘虚而聚，非真实症也，不然，何以羊肉、熟地愈哉。）

《证治准绳·女科·卷一·赤白带下》：一妇人因产后虚寒，呕恶不食，腹痛如割，时作寒热，复出盗汗，瘦悴骨立，脐腹之左，结成硬块，其大如掌，冰冷，虽盛暑此处独无汗，每块微动则痛不可忍，百药治不效。梦中忽有人授以此方，因服之，恶心寒热盗汗辄止，尽一料遂平复，独血块如故。服至五六料，其块自融化而出，如鱼冻。

《赤水玄珠·第二十一卷·妇人（二）》：一妊妇，饮食停滞，心腹胀满，或用人参养胃汤加山楂、青皮、枳壳，其胀益甚，其胎上攻，恶心不食。右关脉浮大，按之则弦。此脾土不足，肝木所侮，用六君子加升麻、柴胡而愈，后小腹痞闷，用补中益气汤升举脾气乃瘥。

（七）虚痞

《妇人大全良方·卷七·妇人两胁胀痛方论第十七（凡六方）》：

治中焦虚痞，两胁气痛，面目手足浮肿，大便秘涩。兼治脚气。

大腹皮　紫苏　沉香　干木瓜　独活（各一两）　白术　川芎　木香　甘草　陈皮　槟榔（各三分）

上咀，每服三钱。水一盏，煎至七分，去滓，空心，热服，日中服。

（戊午秋，在京城有一妇人，中焦虚痞，腹胁胀痛，大便秘结，六脉微弱，更数医服药无效，仆投此药不终剂而愈。）

《续名医类案·卷二十五·癫狂》：丁润兄室，素有吞酸症，孕八九月，心腹大痛，时时眩晕欲绝，与大益气汤十余帖，痊愈。

《校注妇人良方·卷二十四·疮疡门·妇人痃癖方论第八》：一妇人小腹内作痛，或痞闷，两拗肿痛，内热寒热，胸膈不利，饮食不甘，形体日瘦。此肝气滞而气伤也，朝用补中益气汤，夕用芦荟丸渐愈，更用六味丸痊愈。

（八）情志不调、郁滞

《续名医类案·卷二十三·经水》：吕东庄治曹远思内人，月水不至四月矣，腹痛不止，饮食少进。医作胎病治。吕曰，此郁血也。然气禀怯弱，当补而行之。用八珍汤三大剂，果下血块升许，腹痛犹未除也。以大剂养荣等药调理，而痛除食进。（与立斋一案略同。）

《续名医类案·卷二十四·下血》：一妊妇，六月，每怒血下，甚至寒热头痛，胁胀腹痛，作呕少食。薛谓寒热头痛，乃肝火上冲（此语无人解通）。胁胀腹痛，乃肝气不行。作呕少食，乃肝火侮胃。小便下血，乃肝火血热。用小柴胡加白芍、炒山栀、茯苓、白术而愈。

《女科撮要·卷上·小便出血》：一妇人尿血，因怒气寒热，或头痛，或胁胀，用加味逍遥，诸症稍愈，惟头痛，此阳气虚，用补中益气加蔓荆子而瘥。后郁怒，小腹内疞痛，次日尿血热甚，仍用前散加龙胆草并归脾汤，将愈，因饮食所伤，血仍作，彻夜不寐，心忡不宁，此脾血尚虚，用前汤而痊。

《女科撮要·卷上·经候不调》：一妇人性善怒，产后唇肿内热，用清热败毒。唇口肿胀，日晡热甚，月水不调，用降火化痰。食少作呕，大便不实，唇出血水，用理气消导。胸膈痞满，头目不清，唇肿经闭，用清胃行血。肢体倦怠，发热烦躁，涎水涌出，欲用通经之剂。余曰，病本七情，肝脾亏损，数行攻伐，元气益虚故耳，法当补阴益阳。遂以加味归脾汤、加味逍遥散、补中益气汤如法调治，元气渐复，唇疮亦愈。后因怒，寒热耳痛，胸膈胀闷，唇焮肿甚，此是怒动肝火而血伤，遂用四物合小柴胡加山栀，顿愈。后又怒，胁乳作胀，肚腹作痛，呕吐酸涎，饮食不入，小水不利，此是怒动肝木克脾土，乃用补脾气、养脾血而愈。又因劳役怒气，饮食失时，发热喘渴，体倦不食，去血如崩，唇肿炽甚，此是肝经有火，脾经气虚，遂用补中益气加炒黑山栀、芍药、丹皮而愈。此症每见，但治其疮，不固其本，而死者多矣。

《女科撮要·卷上·阴疮》：一妇人胸膈不利，内热作渴，饮食不甘，肢体倦怠，阴中闷痒，小便赤涩，此郁怒所致，用归脾加山栀而愈。后因怒，患处并小腹胀痛，用小柴胡加山栀、芎、归、芍药而愈。但内热晡热，用逍遥散加山栀而愈。后因劳役发热，患处肿胀，小便仍涩，用补中益气加山栀、茯苓、丹皮而愈。

《女科撮要·卷下·保胎》：一妊娠饮食后恼怒，寒热呕吐，头痛恶寒，胸腹胀痛，大便不实而色青，小便频数而有血。余曰，当清肝健脾为主。不信，乃主安胎止血，益甚。问余曰，何也。余曰，大便不实而色青，此是饮食既伤脾土而兼木侮。小便频数而有血，此是肝火血流于胞而兼挺痿也。用六君子加枳壳、紫苏、山栀二剂，脾胃顿醒，又用加味逍遥加紫苏、枳壳二剂，小便顿清，更节饮食，调理而安。

（九）积聚

《续名医类案·卷二十四·妊娠》：昆山周知县景星家一妇，病腹中块痛，专科诊之曰，气积。投以流气破积之剂，又命人以汤饼熨戛之，不效。闻有巫峰神庙颇灵，往问之云，此胎气也，勿用药。信之，彼果生一男。

《女科撮要·卷上·经候不调》：一妇人性沉静，勤于女工，善怒，小腹内结一块，或作痛，或痞闷，月经不调，恪服伐肝之剂，内热寒热，胸膈不利，饮食不甘，形体日瘦，牙龈蚀烂，此脾土不能生肺金，肺金不能生肾水，肾水不能生肝木，当滋化源，用补中益气、六味地黄，至仲春而愈。

《证治准绳·女科·卷之五·积聚》：一妇月经不调，两拗肿胀，小便涩滞，腹中一块作痛，或上攻胁腹，或下攻小腹，发热晡热，恶寒，肌肤消瘦，饮食无味，殊类瘵证，久而不愈。余谓肝脾血气亏损，用八珍汤、逍遥散、归脾汤，随证互服而愈。

《古今医统大全·卷之三十四·痞块门》：

一妇人腹下有块，一男子心痛膈有块，俱用白术汤吞保和丸三十粒愈。

一妇人年五十，形气俱实，富而劳神，味厚性急，常经水过多。医每用涩药止之，后病走气，胸腹中共有大小块十余枚，遇夜痛甚，着床累月。其脉两手皆涩而弱。此因用涩药，致败血积聚不行故耳。时三月间以蜀葵根煎汤，再煎人参、白术、陈皮、青皮、甘草梢、牛膝成汤，入玄明粉少许，研桃仁调热饮之。服三帖腹痛，下块一枚。再并渣服，又下一枚。后去葵根、玄明粉，服数剂，渐消。

一人病脚气，夜半痞，绕胁有块，硬如石，痛欲死。用杉木汤服下食顷，大下三次，气通块散。方用杉木节一大节、橘叶一大升，无叶以皮代之，大腹槟榔七个，三味切，用童便三升共煮一升半，分二服。若一服得快利，则止后服。

（十）经带

《金匮启钥·妇科·卷四·眼目论（附脏躁、悲伤、鬼胎）》：

一妇经停似孕，外证口干、心烦、腹痛，有时下血，其保胎救漏之药，服之久矣。予诊脉，仅四至平静，独两寸洪，不滑数，心脉更有力，予断其无孕，乃夏火盛，系上焦有热，故烦而呕也，以橘皮竹茹汤加栀仁，以为一二剂必愈，后不应，仍原方加黄连一钱，渴止呕停，而腹痛未宁，胸膈右胁又甚，仍以二陈汤加枳壳、桔梗、牛膝，次早竟下恶物甚多，云是白物如猪状，但血来多，有汗眩晕，又以大剂七福饮加炮姜，先服二三剂，后兼服理阴煎，加肉桂、黑姜而愈。

一妇有孕，患口渴腹痛，予从胡、江二人医治，进恶阻腹痛之药，服至二月，凡服药初二剂皆有验，续又不效，予虽未临症，亦屡参末议，后小腹痛，伊等以理阴煎加棱、术之类，亦下白物甚多，如白脂状，边围有小珠，如虾蟆子状，噫此物不下，其病不知，伊于胡底，伊等见之不的，亦不能治斯疾而救此妇也。

《爱庐医案·痛经》：

邵（右），痛经数年，不得孕育，经来三日前必腹痛，腹中有块凝滞，状似癥瘕伏梁之类，纳减运迟，形瘦神羸，调经诸法，医者岂曰无之，数载之中，服药亦云无间，何以漠然不应。询知闺阁之时无是痛，既嫁之后有是疾，痛之来源，良有以也。是症考古却无，曾见于《济阴纲目》中载及，姑勿道其名目，宗其意而立方，不必于平时服，俟其痛而进之，经至即止，下期再服。

荆三棱（一钱，醋炒） 延胡（一钱五分，醋炒） 香附（一钱五分，生杵） 制军（一钱） 蓬莪术（一钱，酒炒） 桃仁（三钱） 丹皮（一钱五分） 炒归身（一钱五分） 炒枳实（七分） 川芎（四分，炒）

复诊，前方于第二期经前三剂，经来紫黑，下有似胎非胎长形者一块，迄月不腹痛而经至矣。盖是症亦系凝结于胞中者，今既下矣，复何虑乎。

《秘珍济阴·卷之一·调经门》：

岳太邑庠陈树蕙翁傅治妇人奇病，名曰珍珠积。因血气凝滞，经水数月不行如孕子状，但腹痛，时用手按之有小团，或至年余不产，形体消瘦，宜服琥珀汤。

琥珀汤

琥珀（一两，火砖烧红焙研末） 家生地（一两，捣汁和调） 生泽兰（二两）

煎水，酒兑服，即产下血珠、水珠痊愈（湘门）。在省一妇患此病，依方治之，捷效。真妙方也。

《奇症汇·卷八·溺孔》：一妇腹中微疼，经行不流利，喉痛，四肢麻木作战，不知饥饿，左脉洪大，如豌豆大。以川乌、香附、麦芽、山楂、乌梅、粉草、桔梗、酒芩、防风、荆芥、白术、茯苓，四剂而安。

《邃园医案·卷上》：赵公惺予之家妇，因经水适至，患往来寒热，身体疼痛，无汗，脉浮紧，与小柴胡汤加麻、桂等药两剂微汗之，寒热身痛已，嗣复经水中止，腹剧痛如被杖伤，不可手按，伛偻不能行动，按脉弦数。

《冷庐医话·卷四·胎产》：又仁和王学权《重庆堂随笔》载王大昌语云，老医辅沛霖治周缝人妻，经阻腹痛而硬，服药不效，至两年余，忽举一子，而胀病如失，其子甚短小，名曰关保，余常见之云与。

《济阴纲目·卷之十一·产后门（上）·血晕（附厥逆）》：家人妇产后，小腹作痛，忽牙关紧，急灌以失笑散，良久而苏。又用四物加炮姜、白术、陈皮而愈。

《证治准绳·女科·卷之一·经候总论》：

［楼］一妇人三十岁，每因浴后必用冷水淋通身，又尝大惊，遂患经来时必先少腹大痛，口吐涎水，然后经行，行后又吐水二日，其痛直至六七日经水止时方住，百药不效。予诊其脉，寸滑大而弦，关、尺皆弦大而急，尺小于关，关小于寸，所谓前大后小也。遂用香附三两，半夏二两，茯苓、黄芩各一两半，枳实、玄胡、牡丹皮、人参、当归、白术、桃仁各一两，黄连七钱，川楝、远志、甘草各半两，桂三钱，茱萸一钱半，分十五帖，水煎，入生姜汁两蚬壳，热服，后用热汤洗浴，得微汗乃已。忌当风坐卧，手足见水，并吃生冷，服三十帖痊愈。半年后，又因惊忧，前病复举，腰腹时痛，小便淋闭，心惕惕跳，惊悸。予意其表已解，病独在里。先与灸少冲、劳宫、昆仑、三阴交，止悸定痛，次用桃仁承气大下之，下后用香附三两，蓬术、当归身各一两半，三棱、玄胡索、桂、大黄、青皮，俱醋制，青木香、茴香、滑石、木通、桃仁各一两，乌药、甘草、缩砂、槟榔、苦楝肉各半两，木香、吴茱萸各二钱，分作二十帖，入新取牛膝湿者二钱，生姜五片，用荷叶汤煎服，服讫渐安。

一妇人经行腹痛，食则呕吐，肢体倦怠，发热作渴。此乃素禀气血不足，用八珍汤二十余帖而愈。后生子二年而经不行，前证仍作，服八珍汤、逍遥散百余剂方愈。（八珍汤即杂病虚劳门八物汤。）

《济阴纲目·卷之十三·产后门（下）·积聚》：一妇月经不调，两拗肿胀，小便涩滞，腹中一块作痛，或上攻胁腹，或下攻小腹，发热，晡热，恶寒，肌肤消瘦，饮食无味（两拗即髀厌，属肝经，小便、小腹寒热等症皆肝所主，而饮食无味则脾也，故须肝脾兼治），殊类废症，久而不愈。余谓肝脾血气亏损，用八珍汤、逍遥散、归脾汤、随症互服而愈。

（十一）梅核气

《金匮玉函要略辑义·卷五·妇人杂病脉证并治第二十二》：孙氏《三吴医案》云，张溪亭乃眷，喉中梗梗有肉，如炙脔，吞之不下，吐之不出，鼻塞头晕，耳常啾啾不安，汗出如雨，心惊胆怯，不敢出门，稍见风即遍身疼，小腹时疼，小水淋沥而疼，脉两寸皆短，两关滑大，右关尤搏指，此梅核气症也。以半夏四钱，厚朴一钱，紫苏叶一钱五分，茯苓一钱三分，姜三分，水煎，食后服，每用此汤，调理多效。

（十二）闭经

《秘珍济阴·卷之一·调经门》：有室女忽经闭，腹胀痛。医用行气逐瘀之药罔效，又用延胡、棱莪、桃红等药，痛甚难当，至数月。延湘门诊视，其脉虚缓，作血虚气滞治，用四物加丹参、明党、茯苓、香附、乌药、陈皮、小茴养血理气，使血足气行而经自通。服十剂相安，仍守方，间有热加酒柴芩至三十余剂，忽胀痛甚如产，速逐至湘，知经将通，即以生丹参、赤芍、延胡、香附（童便炒）、乌药、木通、川膝、山楂炭、桂心、没药、泽兰、树乌苞根、车前草同煎，童便对服，外用干荷叶、旧棕烧灰，取艾绒（烧酒炒）和前灰，将稀布包熨脐腹，令热入内，血即大下，其病若失。

《杂病广要·腑类·噎醋（吐酸）》：族妹经不行者八十日，每饮食入腹，即疼痛，必尽吐出乃止，居常亦吐酸水，上焦热，下焦寒，大便半月始一行，食饮不进者四十日，六脉皆数，左滑右软弱。妹能事者，以其夫多病，且不谙世故，由是悒悒，病从思虑而得，恐成膈症。今大便燥结，吐酸，乃膈之征，急宜拂虑，庶药有功。先与丁灵丸（按，此当是香灵丸，用丁香、辰砂、五灵脂，用狗胆汁或猪胆汁丸）一粒而吐止。继用温胆汤加姜、连，痛吐全安。改以二陈汤加香附、条芩、山栀仁、丹参、砂仁，调理两月，经行，大便始润而膈症斯不作矣。（《赤水》）

（十三）崩漏

《济阴纲目·卷之十一·产后门（上）·血崩不止》：一产妇血崩，小腹胀痛，用破气行血之剂，其崩如涌，四肢不收，恶寒呕吐，大便频泻，余用六君加炮黑干姜，四剂稍愈（见症在脾胃，故用六君加炮姜），又以十全大补三十余剂而痊。

《类证治裁·卷之八·胎前·胎前医案》：

某氏，经闭成块，疑为瘀，腹痛猝崩。

魏氏，经止两月，腹痛胀，食减夜热。医谓经闭，用通利药，血下不止。更医见亦同，用牛膝、红花、炮姜、枳壳，漏益甚，腹加痛胀，头晕腰疼，烦热不寐。

汤氏，孕四月，胎漏鲜红，系伤胞络。辄用芩芍苎根汤，转致腹痛泄泻。

侄女，孕七月，久泄泻，肛坠足肿，吐咳，腹微痛，晡寒热如疟，脉弦，右尺滑大。

吕氏，将产腹痛血下，脉短滑，左虚芤。予谓：脉未离经，决非正产。右关短滑，系食滞，

腹痛

腹痛见红由触损，但须行气补血。

某氏，过期不产，按月经行，事所或有。今述孕已两载，兼见乳汁腹大不产，计欲攻堕，然细诊却非产脉，须知漏卮不塞，孕何由成。

五、药食中毒

（一）食物中毒

《类编朱氏集验医方·卷之十四·中毒门·治方》：雷州民康材妻为蛮巫，林公荣用鸡肉挑生，值商人杨一者，善医疗，与药服之。才食顷，吐积肉一块，剖开筋膜，中有生肉存，已成鸡形，头尾嘴翅悉肖似。康诉于州，州捕林置狱。而呼杨生，令具疾证、用药其略。云，凡吃鱼肉、瓜果、汤茶，皆可挑生。初中毒觉胸腹稍痛，明日渐加搅刺，满十日则物生能动，腾上胸痛，沉下则腹痛，积以瘦悴，此其候也。在膈上，则取之。其法，用热茶一瓯，投胆矾半钱于中，候矾化尽，通口呷服，良久以鸡翎探喉，即吐出毒物。在下膈即泻之。以米饮下郁金末二钱，毒即泻下。乃择人参、白术各半两，碾末，同无灰酒半升，纳瓶内慢火熬半日许，度酒熟，取温温服之，日一盏，五日止，然后饮食如故。

《医学衷中参西录·医论·少阴病麻黄附子细辛汤证》：曾治一少年，时当夏季，午间恣食西瓜，因夜间失眠，遂于食余当窗醋睡，值东风骤至，天气忽变寒凉，因而冻醒，其未醒之先，又复梦中遗精，醒后遂觉周身寒凉抖战，腹中隐隐作疼，须臾觉疼浸加剧。急迎为延医，其脉微细若无，为疏方，用麻黄二钱，乌附子三钱，细辛一钱，熟地黄一两，生山药、净萸肉各五钱，干姜三钱，公丁香十粒，共煎汤，服之。服后温覆，周身得微汗，抖战与腹疼皆愈。此于麻黄附子细辛汤外而复加药数味者，为其少阴暴虚腹中疼痛也。

《万病回春·卷之二·饮食》：

一人患因房劳后，吃红柿十数枚，又饮凉水数碗，少顷，又食热面数碗而心腹大痛。予诊六脉沉微而气口稍大，此寒热相搏而致也。以附子、干姜、肉桂、枳实、山楂、神曲、莪术、香附一服立止。后浑身发热，又以小柴胡汤一剂而安。

一人腊月赌食羊肉数斤，被羊肉冷油冻住，堵塞在胸膈不下，胀闷而死。诸医掣肘。余见六脉俱有，用黄酒一大坛，温热入大缸内，令患人坐于中，众手轻轻乱拍胸腹背心，令二人吹其耳，及将热烧酒灌之，次服万亿丸，得吐泻而愈。

（二）误饮中毒

《类编朱氏集验医方·卷之十四·中毒门·蛇虫伤》：陈斋郎，湖州安吉人，因涉春，渴，掬涧水两口咽之，数日觉心腹微痛，日久疼甚，服药。医诊之云，心脾受毒，今心脉损甚。斋郎答云，去年步春，渴饮涧水，得此病。医云，斋郎吃却蛇在涧边遗下不净，在涧水内蛇已成形，在腹中食其心而痛也。遂以水调雄黄服之，果下赤蛇数条，皆能走也。（《名医录》）

（三）虫、蛊毒

《医碥·卷二·杂症·虫》：陈正敏遯斋间览载杨勔得异病，每发言应答，腹中有小声效之，数年间其声浸大。有道人见而惊曰，此应声虫也，久不治延及妻子。令读《本草》，至雷丸虫无声，乃顿服之，遂愈。赵子山苦寸白虫，医者戒云，是疾当止酒，而以素所耽嗜，欲罢不能，一夕醉归寓已夜半，口干咽燥，仓促无汤饮，适廊庑下有瓮水，月色下照，莹然可掬，即酌而饮之，其甘如饴，连饮数酌，乃就寝。迨晓，虫出盈席，觉心腹顿宽，宿疾遂愈。验视，乃织草履者浸红藤根水也。吴少师尝得疾，数月间肌肉消瘦，每日饮食下咽，少时腹如万虫攒攻，且痒且痛。张锐切脉，戒云，明日早且忍饥，勿啖一物。锐取黄土一盂，温酒一升，投土搅其内，出药百粒。饮之，觉肠胃掣痛，几不堪忍，须臾暴下如倾，秽恶斗许，有蚂蟥千余，宛转盘结。锐曰，虫入人肝脾里，势须滋生，此虫喜酒，又久不得土味，乘饥毕集，故一药能洗空之耳。

《医学入门·卷首·历代医学姓氏》：

甄立言，权之弟，为太常丞，撰《本草音义》七卷，《古今录验方》五十卷。治一道人心腹烦满弥二岁。公诊曰，腹有蛊，误食发而然。令饵雄黄一剂，少选，吐一蛇，如拇无目，烧之有发气乃愈。

祝仲宁，号橘泉，四明人。世为医家，至公益精，永乐初被召。治小儿八岁哮喘不得卧，喉中声如拽锯，用泻火清气之剂而愈。或云，小儿无火。公曰，人有老稚，诸气郁，肺火之发则同。治坠马不省人事，他医用理伤断续之药不效，公与降火消痰立愈。治周身百节痛及胸腹胀满，目闭肢厥，爪甲青黑，医以伤寒治之，七日昏沉弗效。公曰，此得之怒火与痰相搏。与四逆散加芩、连，泻三焦火而愈。

（四）鸦片毒

《医门补要·卷下·医案》：

一妇因夫殴后腹疼，十日未止，遂服鸦片自尽，当遭救醒，腹疼更甚，连进跌打理气方不效，加紫棉秸二两入原方中，煎服立愈。

一人咯痰带血，三年来左胁板痛，渐串至胸，腹胀形紫，瘦不食，痛处喜风，吹之方快爽，若是无风即用扇自扇，百治不灵，死时十指卷起，两足蜷缩。

六、失治误治

（一）误下

《秘珍济阴·卷之三·产后门》：妇已生二子，至四十余岁又妊孕，仅六七月因腹痛，误药水瘀俱下欲产，医治罔效。至五六日，腹痛更甚，心胸满闷难当，延湘门诊视，面色白，脉沉细歇指，舌黑大半，不问而知胎已损也。因以芎归合保元（见前）加人参五分同煎服，一时胎衣俱下，腥臭不堪，保妞无虞。但便闭三日，此是气血不足，湘门用芎归合保元，无人参加火麻仁养血补气润肠，令待数日自通。至四日（湘）复往。有一医称治此病神效，其夫延至家，用归芎甘庄（名元戎四物汤）一服不久便通，医夸谈而去。次早又延至复脉，医令尽剂，即刻呕泻，昏倒不省人事，忙进十全大补汤罔效。仍延余理治，用四君子汤（方见首卷）加丁香、白豆蔻、熟参一钱，浓蒸挠口灌入一盏，半时略醒，尽剂方苏。盖此通方非体实不可用也，特表以为戒。

《脚气钩要·卷上·备案》：一沽竖，年二十三，形质肥胖，染疫。舌上黄褐色，其脉弦大，谵语潮热，时时蹙频，时时呕吐。按腹，若腹痛者，用大柴胡加芒硝汤，大下之。数日，续下利，里急后重，肠垢杂下，二十行至三十行。饮啖少进，热势大减，始自告所苦。转芍药汤，诸候向安。一日忽息迫，不能坐卧，膻中动气如奔马。予知其变于脚气，急叠用苏长史吴茱萸汤及甘遂大戟之类，不及而毙。按，此症初而疫邪，中变痢，终变脚气。固虽属危险，非无可救之术。盖攻伐屡用，胃元顿虚，遂生水毒。然复以快药劫之，我速其死必矣。今而思之，不能无赧然于怀。

（二）误作他病治疗

《竹林女科证治·卷二·安胎上》：少妞初次怀胎一月满足，含羞不对人言，医者不识，误作阻经医治，致有头晕呕吐恶心，饮食不进，腰腹疼痛，六脉浮紧，及体弱病后受胎，宜罩胎煎。

（三）误用针灸

《疡医大全·卷二十八·诸风部·痛风门》：脐间少腹非多衬红布不可轻试，若衬得不厚，怕灸疮溃烂误事。（太乙神针其功甚巨，极有奇验，只恐施之不善，适足误事。澄曾见用此针隔皮袍针左臂麻木者，孰知持针重按，而皮袍袖口折叠，火气蒸伤臂肉成疮为害，六十余日始愈，此其小误也。又见一张姓妞，年三十余，患腹痛服理中汤未愈，一医用太乙神针针脐下丹田，一针其痛稍止，次日又针，而其腹痛更甚，岂知妇女皮肤被药针火气走散，灸疮大作，溃烂钟口一块，洞腹透肠，无法补救而死。嗟乎，腹痛未必即亡，而医之用针不善，致戕其生，岂可归咎于太乙神针乎。故不得不详述其误，以诫后之用此针者留意焉。）

（四）误用苦寒

《孙文垣医案·卷五》：吴鹤洲先生太夫人，年八十六，素有痰火，大便一日三四行，一夜两起，肠鸣，脐腹膨胀，脉三四至一止，或七八至一止，诸医不知温补，妄以平胃散加黄连、山楂、白芍，一切苦寒之剂投之，克伐太过，因致腹疼。

《妇人规·上卷·经脉类·治崩淋经漏之法》：大尹王天成之内，久患崩，自服四物凉血之剂，或作或彻。因怒发热，其血不止，服前药不应，乃主降火，更加胁腹大痛，手足俱冷。

（五）误汗

《齐氏医案·卷四·气血两虚辨》：又治一男子，发热烦渴，头痛，误行发汗，喘急腹痛，自汗谵语。用十全大补汤加附子，服之熟睡，唤而不醒，至觉证退，再剂而安。

（六）误用温燥

《回春录·内科·黄疸》：朱湘槎令侄新泉之室人，怀妊患痢，医投温燥止涩，腹痛甚而遍身发黄，饮食不思。孟英视之，暑湿也。与（黄）芩、（黄）连、银花、茅根、桑叶、栀（子）、楝（实）、竹叶、茵陈、冬瓜皮而愈。

《王氏医案绎注·卷五·卷五》：俞子患感，即兼腹痛而胀。胡某投以温散，二便不行，昏谵大渴，舌苔黑刺。孟英以犀、翘、楝、薄、栀、连、花粉、元参、大黄服之。便下神清。

《齐氏医案·卷二·风寒证辨》：偶与景陆闵公谈医，曰，昨见一少年，其身壮盛，患少腹痛，以渐上攻而至心下，医者用桂枝加桂汤四剂，遂汗迫厥逆而死矣。

《续名医类案·卷十九·腹痛》：通府赵孟威云，其妹小腹痛，服附子理中汤，附子服过八十余粒。此乃沉寒痼冷之甚，不多有者。又壬午仲冬，金台一男子患腹痛，误服干姜理中丸，即时口鼻出血，烦躁发狂，入井而死。（二条俱见薛公案。）

《景岳全书·卷之四十五圣集·外科钤（上）·舍时从证》：壬午仲冬，金台一男子患腹痛，误服干姜理中丸，即时口鼻出血，烦躁发狂，入井而死。辛卯冬，一吏患伤寒，误服附子药一钟，下咽发躁，奔走跌死。夫盛暑之际，附子、姜、桂三药并用，连进三四剂无事，严冬时令，三药单用一味，只进一剂者即死，可见罗谦甫先生有舍时从证、权宜用药之妙。余宗此法，凡冬间疮证，如脉沉实洪数，大便秘，疮焮痛，烦躁，或饮冷不绝者，即用硝、黄、芩、连之剂攻之。虽在夏令，而脉见虚弱或浮大，疮不溃，脓清稀，恶寒饮者，即用姜、桂、参、芪之剂补之。如脉见沉细，疮不溃不痛作呃逆，手足冷，大便不实，或泻利，或腹痛，更加附子，皆获大效。次日，呃逆尤甚，自利，脐腹冷痛，腹满，饮食减少，时发昏愦。

《回春录·内科·痢疾》：徐氏妇，怀妊患痢，医投温补，胸腹痛极，昏厥咽糜，水饮碍下。孟英诊之，脉洪数，舌绛燥。亟吹锡类散，灌以犀角、石膏、元参、知母、花粉、竹沥、麦冬、银花、栀子、石斛、旋复、青蒿、白薇等，大剂投之，神气渐清。旬日后，各恙始平。继去犀角，加生地，服二月痊愈。

《心医集·卷三·纪验》：一友俞成伯，阴症，因自知医，先用理中汤，后益腹疼、气冷，用三建汤等热药，囊愈缩不能言语，将危矣。予视脉曰，此当先通其气，气通则阳起，起阳之药有秘法，不专在天雄附子也。整一方与之，一服而愈。

《心医集·卷三·纪验》：一友黄涵素，九日登高回，忽腹中微痛，医者进以香砂等药，渐加痛，又服药，益痛不可忍，至五六日几痛绝，口不能言。予视脉曰，此脉无恙，必腹中有毒物。整方与之，一服而愈。

《脉症治方·医案·春岩医案》：

一女年七岁，患小腹痛，抢上心，连两胁后背俱痛，诸药不效。

一妇人年近四十，八月间生产，子死腹中，历八日方产出，产后小腹内如梭大一块，直抢上心口，痛不可忍，至夜尤甚。凡医皆用行血、破血、破气、香燥之剂，愈服愈剧。至十一月初，予为诊视，六脉弦涩而数，两关尤甚，知其肝木乘脾，中气下陷。

（七）误补

《孙文垣医案·卷一》：沈继庵先生，下痢十二日，腹痛，脱肛，后重，嗳气，不知饥。一友用补中益气加白芍药，腹痛愈加，后重亦甚。

《杂病广要·身体类·腰痛》：

行血诸方

戊寅，芝山寺施医。一人患腰痛，经年不愈，服补肾诸药，其痛渐剧，渐至饮食减少，骨瘦如柴。诸医谓不治之症，求余诊视。见其脉弦长而大，按之有力，小腹坚硬闷痛。当时以桃仁承气汤与服，大便遂通，黑粪半桶，其痛立止。继用桃仁酒服，半月全痊。凡有积热于肠胃之间，郁伏不得通达，亦能发痛。今与通药，非治肾虚腰痛，乃治积热腰痛也。（《医约》）

（八）误用活血

《正体类要·上卷·血虚腹痛》：有一患者，杖后服四物、红花、桃仁、大黄等剂，以逐瘀血，腹反痛，更服一剂痛益甚，按其腹不痛。

《证治准绳·女科·卷之五·腹痛》：丹溪先生云，产后当大补气血为先，虽有杂证，从末治之，一切病多是血虚，皆不可发表，一产妇腹痛发热，气口脉大，余以为饮食停滞，不信，乃破血补虚，反寒热头痛，呕吐涎沫，又用降火化痰理气，四肢逆冷，泄泻下坠，始悔。

【评述】

医话，乃医者诊余之笔记，可鉴诊疗之得失，阐理论，辨章义。医话部分汇聚了临床医生在临床案例中的学术经验与心得体会，对学习者而言，具有重要的参考意义。医案是对临床案例的记录与整理，部分还加以按语评注，能够较为真实、具体地呈现专病治疗方案，最大程度上还原诊疗过程，完整保留诊治信息和疾病数据。

在腹痛的医话方面，本章节初步分为"伤寒医话""各家评说""灵素阐释""病类琐谈""论方辨药""针灸外治""治法辨疑""审因辨病"几个专题。在内科病种范畴中，不局限于腹痛，以《伤寒杂病论》构建的病因病机与证治体系长期占据基础性地位，故而在论述专病时，围绕"伤寒"为核心的内容自成一脉。医家通过辨析经方的应用规律，探讨病种的特色内容，进而推动伤寒论治学术体系的发展。"伤寒医话"主要围绕条文辨治、方药应用、六经识证、杂病辨难等内容展开。在《伤寒论纲目》中，魏荔彤对建中与柴胡剂治疗腹中急痛的机理进行过辨析，论述道："用小建中以奠安内虚，助其生胃阳，使小柴胡之力有所凭藉，然后能上升下降，指挥如意。"柯琴则更加直接地指出其方治在厥阴位："则腹中皆厥阴部也。尺为阴，阴主里。弦者，为肝脉，必当腹中急痛矣。"沈金鳌对魏、柯二人的观点评价道："柏乡专主虚寒，谓与太阳阳明诸症，同一里虚先治里之义，固非无识。而韵伯据腹中急痛，特揭寒伤厥阴，不在少阳，更为眼明手捷。"医话无疑为带有名家个人化色彩的学术观点提供了表达空间，也为了解学派及各家的观点提供了便捷途径。同时，在医话里较为集中地展现出不迷信权威、辨讹勘误的自由风气。《伤寒溯源集》在辨误时径直提出："成氏谓太阴为病者，阳邪传里也。其说殊谬。"在伤寒医话部分，还能够看到一些经典用药被确定下来的过程轨迹，《苏沈良方》中记："腹中痛者，去黄芩，加芍药三分，此一证最有验，常时腹痛亦疗。"芍药治疗腹痛的加减方法，在当时其疗效得到了进一步验证。此外，在《伤寒论翼》中可以看到，关于经别确定的一些指征，实际上是在各家的研讨强化中得以发展的："腹满亦两经之症，不大便而满痛，或绕脐痛者，为实热，属阳明。下利而腹满时痛，为虚寒，属太阴。"

在医话的"各家评说"部分，徐灵胎针对叶桂的《临证指南医案》作出治法评述，认为消积须缓图："腹痛久者必有积滞。必用消积丸药以渐除之……案中用丸散，绝妙。"张景岳则对部分医家不辨病位的做法提出尖锐批评："凡病心腹痛者，有上中下三焦之别。今之医家，但见心腹痛证，无问有无寒热，便云诸痛皆属于火，多用寒凉，不知此说出自何典。而彼此讹传，无墨无根，妄亦甚矣。"诸如此类，从医家的相互论辩中，我们既能看到对同一观点从不同视角观察所呈现出的精妙之处，也能体会到临证治疗与审因辨理过程的复杂性。

关于"病类医话"的归纳，收录了医家对一些腹痛相关病种的论述，如"脚气""痢""疳""痧毒"等。在"脚气"的论述中，提到该病的发展过程为"其病先从脚起，渐入腿膝，遍及四肢，令人不觉，或见食呕吐，恶闻食气，或腹痛不利"，又指出其危证表现为"小腹不仁，猝上冲心，便至危困"。在小儿疳积方面，《幼幼新书》提道："小儿生下五个月日，上至七岁，有结癖在腹成块如梅核大，来去或似卵大，常叫疼痛不住者，亦分数类。"书中还具体征引了钱乙及《外台》《圣惠》《婴童宝鉴》《吉氏家传》的记载，将分类后的相关症状鉴别描述、诊治方案和病理情况详细载录并进行述评。《验方新编》对"痧毒"引发的"蛔结"症的表现进行辨别，指出其病机因热，称"与伤寒吐蛔伏阴在内者不同，治宜清痧胀为主。"关于妇人带下，《女科百问》详细说明了带下"三十六疾"的各种成因和表现，其中涵盖"十二症""九痛""七害""五伤""三因"，总结归纳其病因要素可分为"经经失于调理""产褥不善调护""七情六淫""阴阳劳逸""饮生冷"等。辨析了带下宜温、宜凉的区别，谈道："不知用苦寒正治也，用辛温从治也。"在论述小儿疹病时，《证治针经》提到"疹迟腹痛"的治疗，不能一味因循经验，滥用攻消之药，对于口疮、咽肿等症状，若因伤于冷而阳气格拒，应不疑桂附，以通阳之法治疗。除此之外，对于小儿其他常见疾病，如内钓、撮口脐风、客忤、中恶等，若伴有腹痛者，各有其病因和

腹痛

特征表现，书中还给出了相关的内外治疗方案。对于"暑热"一病，《杂病广要》强调"心胞络与胃口相应"，称："胃气稍虚，或因饥冒暑，故暑气自口鼻而入，凝之于牙颊，达之于心胞络，如响应声。"提到冒暑热证时，当"急漱口而勿咽"。

妇人胎产病历来是女科与内科医学家讨论的重点。在中国传统宗法观念里，生养不仅关乎个人，更是家族最重要的大事之一。然而，在古代医疗卫生条件较差的情况下，如何在不借助外科手段的前提下保障生产安全，成为内科医生面临的重要课题。妇人病涵盖经、带、胎、产等方面，其病机复杂。在妊娠胎产过程中，误治的后果严重，风险性高，对诊断明确性的要求难度大，且病情变化迅速。因此，在胎产相关诊疗中，明确诊断、厘清机理显得尤为紧要。《妇人大全良方》提及妇人欲产时脉象中的"离经""肾脏本脉"的具体特征，还总结了腹痛应时的规律："夜半觉痛应分娩，来日日午定知生。"《产心法》针对产后伤食所致腹痛的误治情况作出评论："予每见治产者，但知速消食物，反损正气，益加满闷。一剂不效又加峻药，一医无功又更一医，先后互异，轻证反重，以致命绝。"对于正产之候的腰腹痛鉴别，《女科要旨》指出腰腹齐痛是正产鉴别的重要标准："腰痛腹不痛者未产；腹痛腰不痛者未产；必腰腹齐痛甚紧时，此真欲产也。"《竹亭医案》指出脐腹痛与腰痛的先后发作时间，以及两者不吻合情况的病理推断："起自脐腹痛甚，必至腰重痛极，眼中火火，谷道挺并，浆出血下，方是正产之候……然腰虽痛而腹未痛，于正产之候尚欠一层，故以气虚下陷断之。"在产后泻痢的辨治方面，对于产后因虚怯寒侵导致腹痛下利的情况，《产鉴》对于攻伐积滞的误治给出批评意见："若医者以为积滞取之，祸不旋踵，谨之谨之。"《妇人大全良方》还对孕期房劳发出诫训，针对恣情交合、嗜欲不节引起败血积聚，导致临产弄痛、产难，出现腹痛或作或止的情况，强调应候时至，不能过早催产。关于妇人癥瘕病，依《妇人规》所载，早期只有积聚疝瘕之名。从出土文献来看，亦只见"瘕"不见"癥"，如"牡瘕""字瘕""勇瘕""石瘕"等。这一阶段病位相对宽泛，心胸、腹部、肢体、脉道、经络皆可生瘕，常被广泛嵌套一些其他病因要素来解释病理。隋唐时期，以"癥""瘕"二字合为病名的情况较为普遍，宗《说文》释"瘕"为女子病，"癥瘕"一名，后多专指妇人积聚病，与"疝瘕"相承。《妇人规》总结血癥、食癥两病，实际上有以"癥"通"瘕"的传统。

在"论方辨药"部分，引用了《普济方》《医方考》《丹溪心法》《退思集类方歌注》《资生集》《古今名医方论》等著作中记录的疗腹痛方，多以按语、评语的形式附在方剂之后进行解释。同时，摘选了"木香丸""小建中汤""仙方活命饮""温脾汤"等方剂的应用论述。在评按内容中，医家又根据主治类型，对相类方剂和药物展开讨论。《普济方》评价"木香丸"治疗疟瘴感染所致腹痛时提道："昔人尝有拥兵过漳者。军人皆感疟。用此治之。应时愈。江南时值岁发温疟。以此药服之其效如神。"并言其服后反应："皆以得快利为度。"《医方考》中记载："马溺"能化"鳖瘕"，书中引用《易》之阴阳之道来解释，虽未完全可信，但也值得参考。《资生集》在论述产后下痢积滞属于"气血大虚"时指出，此时不可单纯治痢，而应以调补脾胃为要，以大剂人参、当归主之，并指出，如伤脾胃，可致不救。《厘正按摩要术》引用陈飞霞食盐炒热包熨的方法，认为其："古书不载，实由异人传授，经验既久，神效无匹。"实际上，这种方法记载由来已久，今所少用，但对于痼寒冷积确有意外之效，现今多用粗盐炒热来施行此方法。

在针灸外治篇中，本节选有"灸法"相关内容。在治疗覃公脐腹冷疼时，选取气海、三里、阳辅三穴进行艾灸，对灸疮处理以葱熨，并指出灸疮不出脓是因为气血空虚。《针灸学纲要》提到，灸命门穴治疗淋疾引起的腰腹痛，无不取效。在针法方面，针对旧书中禁忌针刺的穴位，有了新的思考。例如，鸠尾穴虽为旧书所禁忌下针，但在中暑腹痛欲绝的情况下，针刺该穴，可使患者作吐即瘥，反得奇效。此外，对于妇人妊娠期间出现水气的情况，一些古籍提到禁刺劳宫穴、关元穴。然而，《女科折衷纂要》指出，对于"心气实"的情况，刺此两穴，可使患者小便微利，从而病愈。

在审因和治法辨疑部分，存在一些特殊情况，如患者素有心腹诸痛，内外因皆具，治外恐不逮，治内又忧碍于表。针对这种状况，《伤寒兼证析义》描述道："历考方论中，素无成法"，并主张"审症详明""兼治其痛"。对于不审明病因就进行论治的做法，诸如在腹痛时妄用香燥，泻痢时早用或误用收敛，皆认为是峻厉之法。丁甘仁对于腹痛下利的治疗次第有"薄滋味、节饮食"的观点，以防止食复，同时禁忌骤补。明代医家王伦认为，若产妇饮食如常，忽作腹痛，脉沉伏，肢厥冷，此时须重点关注恶露未尽这一因素，不能施以骤补剂。对骤然腹痛，吐泻而自愈者，《先哲医话》提到了中暑和霍乱的辨析方法。此外，内容还涉及诸多症状的鉴别，如口渴、胸腹疼痛、哮喘、崩漏、呃逆等，强调不可轻率地断定其寒热虚实，须从细微处详审。

在医案部分，将常见的内科杂病腹痛归入"杂病辨惑"小节。在选案中，其病因或涉及病种较为集中的，如"鼓胀""外伤""肠痈""积聚""伤寒病""时疫"等，均归纳为一节。此外，还有一些药物中毒、食物中毒及失治、误治的案例，也各归为一节。选案数量较多，覆盖面较为广泛。选案来源既有医案汇编的古籍，如《续名医类案》；也有医家个人的医案著作，如《孙文垣医案》《吴鞠通医案》等；还有主要是从医学家综合性著作中摘录的，如《一得集》《医学举要》《景岳全书》等；另外，一些方书中具有典型案例记载的也被收录在内。在医案内容中，一些特色治疗方法值得关注，如《回春录》记载，一人在大雪天感寒腹痛，自行服用姜糖汤，导致热变。治疗时，医者虽仍不易原服之方，但易以绿豆汤煮水代煎，患者病方愈，由此可见医者识证精准、用药精细。在《伤寒论辑义》里提到，对于腹痛缩阳，传统认识里，多主虚寒。患者用灸和进温热剂后，症状不减，后以下法得安。《医学举要》里辨治燥邪，有用猪膏发煎进而使患者得安。此方用于腹痛，尤其是攻痛剧烈的情况并不多见，可值一观。在治疗宋徽宗食冰腹痛一案中，徽宗因食冰导致腹痛，其病因甚清，屡进温热药，似对证而不取效。杨吉老认为其病由食冰而得，当以冰而解，故嘱咐用冰水熬药，徽宗一服而愈。其谓同气相求，实际上，这与热药冷服治疗格阳有类似之处。在贵宦妻血瘕腹痛案中，提到用药的瞑眩反应，并指出："非瞑眩药不可去"，早在《孟子·滕文公上》就有记载："《书》曰，若药不瞑眩，厥疾不瘳。"对于一些痼疾，常规药物难以取效，重剂以瞑眩，往往能使疾病迅速痊愈。除此之外，在失治、误治的案例中蕴含大量临床教训，至今仍可供参考。日本汉方医家永富独啸庵在《漫游杂记》中记录了自己不辨寒疝、脏结而误投"附子泻心汤"致人死亡的案例，并感慨："误鉴如此，噫呼，读伤寒论十五

腹痛

年，甚哉事实难周。"其他案例还涉及将妊娠误诊为血瘀，导致流产；误用针刺小腹，导致肠穿孔糜烂而死亡；湿热痢疾误用温燥导致发黄；以桂枝加桂汤治疗少腹攻痛心下，引发汗迫厥逆而死；误服干姜理中九，造成热盛口鼻出血、烦躁发狂而死。此类皆是极具警示意义的极端临床案例，其他误治案例大多源于审因不明、辨病机不准，用药后或使病情加重，或变生他患。不过，大部分案例在经历前医误治后，通过重新调整治疗思路，最终得以痊愈。从这些正反两方面的案例中，我们能够较为全面地学习并体会其中的经验。